개정 7판

노인재활

Geriatric Rehabilitation

JN496602

개정 7판

노인재활

■ 감수: 福井圀彦　■ 편저: 前田真治　■ 옮긴이: 이 인 학

Geriatric Rehabilitation

영 문 출 판 사

■ 옮긴이 (가나다 순)

고은경 마산대학교 물리치료과 교수
권춘숙 대전보훈병원 재활의학과 실장
김근조 김천대학교 물리치료학과 교수
김순자 안산대학교 물리치료과 교수
서현규 대구보건대학교 물리치료과 교수
양영애 인제대학교 작업치료학과 교수
이인학 대전보건대학교 물리치료과 교수
한상완 광주보건대학교 물리치료과 교수

Authorized translation from the seventh Japanese language edition entitled.
福井圀彦・監修　前田真治・著　『老人のリハビリテーション (第7版)』
Copyright ⓒ 2008 Igaku-Shoin Ltd., Tokyo.

Translation Copyright ⓒ 2012 by Yeong Mun Publishing Company

노인재활 개정 7판

2012년 7월 24일 초판인쇄
2012년 7월 30일 초판발행

감　수 : 福井圀彦
지은이 : 前田真治
옮긴이 : 이 인 학 외
발행인 : 박 병 조
발행처 : 도서출판 영문출판사
등　록 : 1987년 12월 21일 제2-419호
주　소 : 서울시 강남구 삼성동 69-1
전　화 : (02) 514-5590, 776-5590
팩　스 : (02) 756-8943
E-mail : yeongmunsa@empal.com
정　가 : 35,000원
ISBN 978-89-7224-305-2 93510

※ 파본은 교환해 드립니다.

제 7 판 감수의 서문

제1판이 출판된 후 이미 33년이 지나갔다. 마에다 선생에게 후계 저자를 의뢰한 후도 머지않아 20년을 맞이하려 하고 있다. 책의 내용도 매우 섬세하고 꼼꼼한 도표가 많이 수록된 내용이 되었으며 또한 매우 이해하기 쉬어졌다. 그리고 새로운 지식이 증가하고 뇌졸중만이 아니라 노인에게 많은 질환(관절류마티스, 척수손상, 절단 등)도 언급하였으며 이에 더해서 노인 특히 뇌졸중 환자가 고생하는 삼킴 곤란에 대해서도 해설한 것은 내가 미처 하지 못한 것을 보충해주어 매우 기쁘게 생각한다.

내가 정년으로 제1선에서 떠난 후 20년 남짓 되지만, 그 동안에도 재활의학의 영역에서의 진보는 눈부신 것이었고 특히 실어증을 비롯하여 고차뇌기능의 영역에서의 임상병리학에 큰 개척이 이루어져 임상분류학과의 관계를 매우 깔끔하게 이해할 수 있게 되었으며, 이들의 훈련 · 지도에도 새로운 길이 열린 것은 매우 큰 감명을 받으면서 감수를 맡게 된 것이다.

지구의 온난화도 그러하거니와 최근의 일본의 사정은 일상생활의 개선이나 의학의 진보, 1947~1949년 무렵의 일본의 베이비 붐 시대에 태어난 세대가 정년을 맞이하는 것도 가세하여 노인인구는 예상을 초월하여 증가하고 장수 세계 제1이 되는 한편, 이것을 지탱할 젊은이는 감소하여 중국 · 인도 · 아프리카 등의 경제적 진보 등을 곁눈질하면서 위험한 다리를 건너고 있는 상태이어서 매우 불안정한 시기라 말하지 않을 수 없는 상태이다.

향후, 노인을 위한 복지시설, 의료시설, 주택구상 등에도 언급하려고 하였으나 현재로서는 후생노동성에서도 한창 모색하고 있는 중이다.

향후의 노인의 경제적 격차, 치매의 예상 밖의 증가, 최근의 어린이들의 부모에 대한 효행정신의 결여 등, 이제부터의 일본의 노인의 미래는 도대체 어떻게 될 것인지 우려스럽지만 이 책이 많은 노인에게 도움이 되기를 바란다.

2008년 2월 길일

후쿠이 구니히코

제 7 판의 서문

일본의 고령화는 세계에서 유례가 없는 속도로 진행되고 있어 고령자를 에워싼 사회는 큰 변모를 하고 있다. 한편, 그 고령화도 지역에 따른 치우침을 보이고 젊은이의 도시집중으로부터 남겨진 지역에서는 큰 사회문제가 되고 있다. 이에 더해서 인구가 지나치게 성긴 지역에서의 의사 · 의료 종사자 부족은 심각하고 안전하고 쾌적한 고령화 사회에의 진행에 어두운 면을 보이고 있는 느낌도 있다. 노인의료의 높은 증가 때문에 도입된 개호보험도 고령인구의 증가와 더불어 그 재정기반도 재고할 시기가 왔다. 고령자로서 안심하고 생활할 수 있는 사회를 전개하기 위해서는 다시 한 번 이들의 제도를 재검토할 필요가 있다고 생각된다. 향후 일본이 보여주는 정책은 마찬가지로 세계규모로 고령화하고 있는 각 나라가 주목하고 있다. 의료비를 억제하려고 도입된 입원기간 단축은 재활의 효율적인 전개와 개혁을 가져오고, 조기에 사회복귀가 가능한 체제를 만들어내고 있다. 그러나 이들의 변화는 다채로운 질환을 갖고 그 치료나 장애의 수용에도 시간이 걸리는 고령자에 있어서 충분한 재활을 시행할 수 있다고는 말하기 어려운 현 상황도 있어, 현 의료체제에 따른 유연한 대응을 하여야 한다.

줄기세포 치료의 등장이나 유전자 치료, 재생의료 등 고도로 발달한 의료는 자연체로서의 인간의 존재에까지 관여하고 있다. 이러한 가운데 예방의학이나 재활의 전개로부터 "건강하고 존엄에 충만한 고령사회를 살다"와 같은 건강한 사람도 장애가 있는 사람도 존엄성이 있는 만족할 수 있는 일생을 보내는 것을 염두에 둔 의료가 전개되어야 한다고 생각한다.

제7판에서는 고령자가 있어야 할 인간상을 추구하여 고령자의 존엄에 대해서 최초로 언급하고 있다. 게다가 고령화에 수반하는 질병 구조의 변화에 수반하여 장애를 초래하여 재활을 시행하여야 하는 것으로서 몇 가지의 질환이 추가되어 있다. 이전에는 젊은이에게 많았던 팔다리 절단도 동맥경화 등의 질환에 수반하여 고령자에 많은 장애의 하나로 되어있다. 또한 관절류마티스도 고령자 쪽으로 발병연령이나 질환분포가 변화하고 있다. 이에 더해서 나이를 먹음에 따른 척추의 변화나 척수 종양 등에 의해서 척수손상이 증가하고 있어, 이들 세 가지 질환의 재활을 채택하여 가필하였다. 이것에 의해서 소아질환 이외의 재활에서 다루는 많은 장애를 망라한 것이 되어 의미가 깊은 것이라 생각된다. 그러나 제6판까지는 개호보험 등의 복지제도나 사회제도 등에 많은 지면을 쪼개어 왔으나 나날이 변화하는 제도에 대해서는 그 속도를 쫓아가는 것이 어려워 부득이 생략하고 있다.

다종다양한 문제를 가진 일본의 현 상황에 입각하여 이상(ideal)으로 해야 할 고령자의 재활에 대해서 많은 독자에게 생각할 기회를 제공하는 책이 되기를 바라는 바이다.

2008년 2월

마에다 마사하루

제 1 판의 서문

북유럽 여러 나라에서의 인구구성의 노인비율 증가현상은 일본에서도 예외는 아니며 인구의 증가와 함께 큰 사회문제로 되어있다. 노인인구의 증가는 필연적으로 심신장애를 수반한 노인의 증가를 초래하고 가족, 지역사회의 큰 부담이 되어가고 있다.

이미 한 집안의 주인도 주부도 아니고 벌어 먹이는 사람도 아니며 소비자로 바뀌어버린 노인들은 가족으로부터 조차도 소외되는 입장에 몰리고 있고 농촌지역에서는 뒤쪽의 어둡고 추운 방에서 조용히 누워있거나 도시의 좁은 주택에서는 창고와 마찬가지의 방에 잡다한 가구 사이에 묻혀 지내는 일도 많다.

재활병원에서 어떻게든 보행이나 신변동작이 가능해져 퇴원한 노인이 가정에 돌아온 다음부터는 그 환경의 열악함이나 집사람의 몰이해 때문에 병상에 누운 채 일어나지 못하는 노인이 되어버리는 예는 적지 않다. 이러한 예를 보게 됨으로써 사회적 재활의 뒷받침이 없는 의학적 재활이 얼마나 무력한지를 통감하게 된다.

일본에서도 물론 노인을 위한 복지행정이 시행되고 있지 않는 것은 아니다. 그러나 북유럽의 철저한 노인복지 시스템을 보게 됨으로써 그 차이가 너무나도 크다는 것을 통감하게 된다. 물론 사회구조가 다르기 때문에 완전히 같은 관점에서부터 논할 수는 없다. 그러나 노인인구비율의 증가가 예측되는 오늘날, 그리고 언젠가는 우리들도 그 동료가 될 것이라는 것을 생각할 때 더욱더 노인복지를 진지하게 생각하여 이것에 대처해야 하는 것이 아닐까.

일본재활의학회에서도 제10회(1973년), 제11회(1974년) 2년 연속으로 "노인의 재활"이 심포지엄에 채택되고 있다. 본 학회가 이 테마를 채택한 것은 그 중대성을 보여주는 것이라 생각한다. "노인의 재활"이라는 말을 그 문자대로 해석하면 모순이 있으므로 "노인과 재활"이라 하는 편이 좋다고 생각하였으나, 이 책에서는 학회의 그것에 따르도록 하였다.

이 책이 노인을 위해 일하는 사람에게 어떤 도움이 된다면 다행으로 생각한다.

1975년 5월

후쿠이 구니히코

역자 서문

노인 물리치료를 강의 한지 20년이 지나가고 있다. 노인보건학, 노인물리치료학 등을 교제로 사용하면서, 좀 더 재활분야 학생들과 임상에 도움이 될 책을 찾고 있던 중 마에다 마사하루의 노인재활의 책을 영문출판사로부터 소개를 받았다.

일본과 한국은 인구, 경제적으로 비슷한 양상을 뛰고 있으며, 재활과 개호분야에 많은 발전을 하고 있다.

1999년 노르웨이에 연수 시 재활 및 요양 시설을 본 적이 있었다. 그 후 독일의 재활병원, 일본의 병원 및 개호시설들의 설명을 들으며 10년 후의 한국의 미래를 보았다.

한국에도 재활병원과 요양보험(일본의 개호보험)이 발전이 되고 있다.

삶의 질 향상을 목적으로 재활의 변화하고, 파워 재활을 중시하며, 건강증진에 힘쓰는 시대, 100세 노인의 시대에 한국은 도달하여 있다.

일반 클라이언트의 재활과 달리 노인재활은 존엄에 가치를 두고, 사회복귀와 가정의 모든 구성원들의 협조를 얻어 세심하고, 더욱 전문화된 치료기술과 복지의 영역까지도 생각하여 삶의 질 향상을 위하여 노력 하여야 한다.

경제의 눈부신 발전과 복지국가 시대에서의 노인 정책은 앞으로 많은 변화가 있으리라 사료가 된다. 노인의 의료부양비 및 복지비용의 증대 할 것으로 생각이 되며, 훈련되고, 전문화된 노인 전문의, 물리치료사, 작업치료사, 간호사 등이 필요할 것이다. 이 책이 임상과 대학에 노인재활분야에 연구와 전문성을 살리는데 일익을 할 것이라 생각한다.

내용 중에 미비한 사항과 용어 등은 여러 교수님, 임상 선생님의 조언으로 계속 수정 보완을 할 것을 약속 드리며, 끝으로 이 책의 출판하기 까지 열정적으로 도움을 주신 영문출판사 박병조 사장님과 임직원님께 감사의 말씀 드립니다.

2012년 6월 17일

역자대표 : 이인학 보건학 박사

목 차

Ⅰ. 노령과 질환

Ⅱ. 노인의 존엄과 그 응대하는 방법

Ⅲ. 주된 노인성 질환의 재활

Ⅳ. 알아두어야 할 다양한 문제점

I. 노령과 질환

일본인의 평균수명은 현저하게 늘어나 1935년의 시점에서는 남성 46.92세, 여성 49.63세이었으나 2007년의 시점에서는 남성 79.00세, 여성 85.81세가 되어 현재 세계 제1이다[1]. 생활연령만으로 "노인"을 정의하는 것은 어렵지만, 생리적 연령을 추정하는 것은 더욱 어려우므로 사회통념으로서 65세 이상을 노인이라 하고 있다.

노년인구의 추이를 보면, 1940년에는 345만 명에 지나지 않았던 것이 2006년에는 2,572만 명이 되어 2차 대전 후 65년 동안에 7배 이상으로 증가하고 있다. 전체 인구에 차지하는 65세 이상의 비율을 보면 1985년의 시점에서는 10.3%, 2005년에서는 20.2%로 증가하고 있다. 2035년의 예측은 33.7% 정도가 되어 3명에 1명이 65세 이상의 노인이라는 것이 되어 커다란 문제가 되어가고 있다[2]. 또한 75세 이상의 인구의 비율은 1985년에서는 3.9%이었던 것이 2006년에는 9.5%로 급속하게 증가하고 있다. 2035년의 예측은 20.2%가 되어 5명에 1명이 75세 이상의 노인이다. 노년인구가 증가하는 속도가 매우 빠르고 노년인구 중 후기노년 인구가 증가하고 있는 것도 큰 문제이다.

2005년에서의 여러 외국의 노년인구는 이탈리아(20.2%), 독일(18.8%), 그리스(18.2%), 벨기에(17.6%)로 되어 있고 일본의 19.7%는 이탈리아에 이어서 두 번째로 높은 것이다.

1 노화의 특징

나이를 먹음에 따른 노화는 인간도 생명을 가진 것인 이상 피할 수 없는 것이며 자연의 생리에 수반하는 진행성 현상이다. 이 현상은 다양한 신체기능이 장애되는 결과, 몸에 있어서 해로운 것이다. 노화에는 생리적인 노화와 병적인 노화가 있으며 생리적인 노화는 예컨대 노안과 같이 누구에게나 일어나는 현상이다. 한편, 병적인 노화는 환경요인이나 질병에 의해서 노화현상이 현저하게 촉진된 상태이고 생리적 노화와 구별하고 있다(표 I • 1).

표 I•1 생리적 노화와 병적 노화

	생리적인 노화	병적인 노화
대상	모든 사람	질병이 있는 사람
발생 시기	20~30세부터	이환되었을 때
진행	불가역적	가역적
속도	느리게	비교적 빠르다
임상소견	건강한 사람	병자
대처방법	일상생활에서의 섭생	노년병의 치료

2 노령에 따른 변화

나이를 먹음에 따라 온갖 기능이 직선적으로 저하하는데 그 저하의 속도에는 다양한 것이 있다. 예컨대, 사구체 여과율이나 콩팥 혈류량으로 대표되는 콩팥기능, 폐활량이나 최대 환기량으로 대표되는 허파기능 등은 나이를 먹음에 따라 급속하게 저하하고, 반대로 신경전달 속도나 기초대사율은 느리게 저하한다고 알려져 있다.

각 장기별의 나이를 먹음에 따른 신체기능의 변화를 다음에 게재한다.

나이를 먹음에 따른 신체기능의 변화

A. 신체 구성성분의 변화
① 지방 이외의 신체 구성성분의 감소
② 신체 구성성분의 지방비율의 증가
③ 혈장 알부민양의 감소

B. 심혈관계
① 심장 : 심장 박출량 저하, 스트레스에 대한 반응의 저하

② 순환 : 동맥경화에 의한 혈관 탄성의 저하, 혈관 벽의 비후, 말초혈관 저항의 증가, 콩팥 · 간 · 뇌 · 근육의 혈류 감소

C. 콩팥기능

① 기능적 네프론(nephron)의 감소
② 사구체 여과율 및 콩팥 혈류량의 감소
③ 혈청 크레아티닌 불변, 크레아티닌 클리어런스 저하

D. 소화기계

① 타액, 위액의 분비 저하
② 소화관의 연동운동 저하, 변비의 증가

E. 간

① 중량 감소
② 약물 대사능력 등의 저하

F. 신경계

① 뇌 : 순환혈류량의 감소, 단기기억의 저하, 뇌기능(특히 협동성) 저하, 약물에 대한 문턱값(threshold)의 저하

G. 호흡기계

① 기능적 잔기량, 사강의 증가, 허파 탄성력의 저하
② 기관 : 기관지 섬모의 수의 감소, 운동의 저하

H. 내분비계

① 성호르몬 분비량의 감소
② 코르티솔 · 싸이록신은 불변
③ 고나도트로핀 · 췌장폴리펩티드의 증가
④ 갑상샘자극호르몬 · 코르티솔에 대한 반응성 저하
⑤ 성장호르몬 · 부갑상샘호르몬에 대한 반응성 불변

I. 면역계

① 세포성 면역 · 체액성 면역 모두 저하 (항원항체반응 저하)
② 체내 이물질의 배제처리 능력의 저하 (악성종양 발병 · 쉽게 감염)
③ 가기항체 형성의 증가

상기와 같은 변화를 초래하기 때문에 노인의 질병은 성인의 질병과 현저하게 다른 특성을 갖고 있다.

3 노화질환의 특징

노년기가 되면 장년기에 더하여 각종 신체기능과 예비능력의 저하가 일어나고 게다가 노년기 특유의 이른바 노인병이 출현한다. 많은 장기에 기능저하 · 약화가 존재하므로 어떤 장기가 나빠지면 차례로 다른 장기에 파급되어 합병증이 출현하기 쉬워진다는 특징이 있다. 또한 증상이 수식되거나 출현하기 어려워지거나 하여 비전형적으로 되기 쉬우며, 일단 발생하면 회복이 느리다는 특징도 있다. 이에 더해서 노년기 이전의 질환이 만성화 내지는 후유증으로서 존재하는 일이 있으며, 이 때문에 노인은 한 사람이 많은 질환을 아울러 갖는 경우가 많다. 40~80세대의 사람에게 한 사람이 몇 가지의 질병을 갖고 있는지를 조사해보면, 40세대에서는 한 가지 정도밖에 질병이

표 I·2 노인에 비교적 특징적인 질환[4]

신경정신질환	뇌혈관장애, 노년치매, 파킨슨병, 말초신경장애, 변형성경추증, 노인성 망상상태, 우울증, 진행마비, 알코올성 정신병 등
순환기질환	고혈압, 협심증, 심근경색, 부정맥, 심부전, 심장판막증, 폐색성동맥경화증, 대동맥류, 전신성동맥경화증 등
콩팥 · 요로질환	콩팥경화증, 당뇨병성 신증, 신우신염, 요로감염증, 전립샘비대증, 전랩샘암 등
호흡기질환	만성폐기종, 만성기관지염, 폐암, 폐결핵, 폐렴, 폐색전 등
소화기질환	각종 소화기암, 위몸통부분 궤양, 식도열공탈장, 담석증, 간경변, 대장게실증 등
내분비 · 대사질환	갑상샘기능저하증, 당뇨병, 통풍, 비만, 고지혈증 등
근골격계 질환	골다공증, 변형성관절증, 관절류마티스 등
감각기관 질환	백내장, 난청
피부질환	피부가려움증, 만성습진, 대상포진
구강 내 질환	치아의 상실, 잇몸염증

없는 것에 비하여 80세대가 되면 대개 평균하여 7가지 정도의 병명이 붙게 된다. 이것은 multiple pathology라는 말로 불리고 있으며 노인의 큰 특징이다.

아래에 그 특징을 요약하였다.

내과학으로부터 본 노령자 질환의 특징

① 한 사람이 많은 질환을 갖고 있다(multiple pathology)
② 질환의 병태나 징후가 젊은 사람과 매우 다르다.
③ 증상 · 징후가 비정형적이거나 적거나 하기 때문에 정확한 임상진단이 곤란한 경우가 적지 않다.
④ 물이나 전해질 등의 생명유지에 필요한 항상성(homeostasis)을 관장하는 대사이상을 일으키기 쉽다(노인에서는 쉽사리 탈수, 저칼륨혈증, 저나트륨혈증과 같은 전해질 이상을 일으키기 쉽다).
⑤ 각종 검사성적의 개인차가 매우 크다(나이를 먹으면 먹을수록 개인차가 커진다).
⑥ 원래의 질환과는 관계가 없는 합병증을 병발하기 쉽다.
⑦ 치료, 특히 약제에 대한 반응이 젊은 사람과는 다르다.
⑧ 환자의 예후가 의학이나 생물학적인 면과 함께 사회나 환경적인 면에 의해서 지배되는 경우가 드물지 않다(특히 가족에 대한 배려가 필요하다).
⑨ 만성질환이 많다.
⑩ 병력, 기왕증이 복잡하다.
⑪ 저항력이 낮고, 때로는 급격한 경과를 거치는 경우가 있다.
⑫ 정신증상과의 연관성이 많아진다.

(문헌 3에서부터 인용, 일부 변경)

이상, 노인은 한 사람이 많은 장기에 걸쳐서 많은 질병을 갖고 있기 때문에 각종 질환을 널리 진찰할 수 있는 의료인이 필요하고 노인의 생활의 질(quality of life, QOL)을 어떻게 유지하고 높여가는지가 노인이라는 인간을 진찰할 때에 중요한 목표가 된다고 생각한다.

4 노인에 비교적 특징적인 질환

노인에 비교적 특징적인 질환으로서 **표 I・2**[4)]와 같은 것이 있다.

5 노인의 기능저하의 특징

노인의 기능저하의 특징을 **표 I・3**[5)]에 게재한다.

표 I•3 노령자의 기능저하

종목	내용
1. 뇌세포	태어날 때 100억, 성인에서 150억. 뇌세포는 재생되지 않을 뿐만 아니라 20세가 지나면 1일 100만 개씩 감소하고 50세 이후는 20만 개씩 감소한다. 그러나 뇌에 끊임없이 자극을 가하는 사람(즉 머리를 잘 사용하는 사람)은 경험과 학습에 의해서 신경회로의 자기조직화가 일어나(주 : 가지돌기[수상돌기]) 기능저하는 하지 않는다고 일컬어지고 있다(예 : 풍류인, 정치가, 예술가 등)
2. 지적 능력	50세에서 최고가 된다. 80세대에서도 창조력, 계획성 등 유지할 수 있으므로 재활의 장에서 활용한다.
3. 기억	60세대에서 20세대 기억력의 약 1/3이 된다. 따라서 젊은 사람에서는 5~6항목의 지시를 동시에 이해하여 기억하지만 노령자는 최초의 1~2항목밖에 기억할 수 없으므로 하나의 지시항목을 실행한 후에 다음의 지시를 준다. 다만 옛날의 기억을 잘 외우고 있다. 젊은 무렵부터 좋은 환경에서 바르게 학습을 하고 끊임없이 머리를 사용하는 것이 중용하다. 각종 취미, 예능, 스포츠 등의 습득은 노령자가 된 후부터의 치매예방에 도움이 된다.
4. 이마엽	전반적으로 뇌 혈류량은 저하하지만, 이마엽에 두드러진다. 국소적으로 이마마루, 이마관자에서 기능이 저하한다. 이마연합영역의 기능저하에 의해서 판단을 내리고 정확한 행동을 시행하는 것이 어려워진다. 추리 · 판단 · 상상 · 창조력이 저하한다. 사물에 연연하지 않거나 완고하고 잘 노여워한다.
5. 시력	눈은 발생학적으로 뇌로부터 분화하여 시력은 지적 발달과 연관성이 있으며, 5~6세에서 보통 어른의 시력을 갖는다. 움직이는 물체의 시력은 60세 이상에서 0.6~0.1(성인 : 0.7~0.8)이 된다. 콘트라스트 인식은 약 30% 저하한다. 시각은 사람의 감각의 80%를 관장한다. 조절능력 저하는 10세 무렵부터 시작되고 40세 무렵에 자각한다. 암순응(dark adaptation)은 60세 이후에 저하한다. 백내장은 60세서 60%, 70세에서 70%이고 노령자에게는 굵고 크고 진한 문자를 사용한다.
6. 청력	75세가 지나면 많은 사람이 청력의 부자유를 의식한다. 75~85세에서 대다수가 생활이 부자유스럽다. 가족으로부터 유리되는 원인이 된다. 노령자의 신지식 도입의 나쁜 상태는 난청과 지식도입의 나쁜 상태와의 악순환이다. 대화를 알아듣는 데에 그 지식의 유무의 영향이 크다. 난청은 치매의 촉진인자이다. 높은 음이 들리지 않고 들린다 해도 말이 불명료한 것이 특징이다. 속귀(내이)와 중추의 변화가 중복된다(전도로 겉질의 세포 수가 감소). [주] 난청은 일찍부터 발달하고 태아는 이미 어머니의 심음을 듣고(55Hz) 목소리를 알고 있다고 한다. 마취를 도입할 때 청각은 마지막까지 남고 반대로 각성에는 가장 빨리 반응한다. 재활에서는 상대방의 눈높이에서 끊임없이 말을 걸면서 훈련을 시행한다. 침묵과 정적 속에서의 재활을 피한다. 우리들이 기분 좋게 느끼는 흔들림의 소리는 220Hz이다. 음악치료나 저주파치료에서도 이것이 사용된다. 또한 말은 외우는 것이며 난청은 큰 장애요인이 된다.
7. 평형성	눈을 감고 한쪽 발 서기의 시간은 65세에서 20세대의 1/4, 70세대 후반부터 다시 저하한다(주 : 보행분석에서는 한쪽 발 서기의 시기가 있고 이것이 없으면 올바른 보행은 얻을 수 없다).
8. 근력	30세대부터 저하하기 시작하고 악력은 70세에서 20세대의 약 3/4이 된다.
9. 순환기계	심장박출량은 가벼운 작업에서 최대 심장박출량이 되고 젊은 사람에 비하여 20~30% 저하한다.
10. 호흡기계	호흡근육의 근력저하는 70세에서 가장 왕성한 시기의 40% 저하한다. 심폐기능의 확보는 재활에서 절대 필요하다.
11. 요로계	전립샘 비대는 70세에서 100%이고 요실금은 재활에서 문제가 된다.
12. 수분	성인 체중의 60%가 수분(세포 안 2/3, 세포 밖 1/3)이다. 노령자는 세포 수가 감소한다. 외상, 화상, 욕창 등에 의해서 세포 안의 수분도 동원되어 쇼크를 일으키기 쉬우므로 재활 중의 사고에 주의를 필요로 한다.
13. 심신의 불일치	늙은 사람은 자기가 체득한 최고의 능력을 의식해서 행동하고 있으나 현실적으로는 신체적으로 기능은 저하하여 있고 임상적으로는 심신 불일치의 상태에서 사고로 연결될 가능성이 있다.

(문헌 5에서 인용, 일부 변경)

Ⅱ. 노인의 존엄과 그 응대하는 방법

1 노인의 존엄에 대해서

향후 더욱 진행될 것인 고령사회에서 "고령자가 존엄을 갖고 생활하는 것"을 확보하는 것은 고령자는 물론 사회로서도 가장 중요하다고 생각된다. 이것에는 고령자가 그 사람다운 생활을 자기의 의사에 의해서 영위하는 것을 가능케 하는 것, 즉 "고령자의 존엄을 지지하는 의료 · 복지 · 사회"의 충실성이 반드시 필요하다.

일본의 평균수명은 세계에서도 최고수준이 되고 고령기는 현재 누구라도 맞이하는 시대이다. 또한 고령자가 된 후의 인생도 길고, 그 긴 고령기를 어떻게 지내는가에 대한 것은 개인으로서도 사회로서도 매우 큰 과제이다.

인생의 최후, 죽음을 맞이하기까지 개인으로서 존중되고 그 사람답게 생활해가는 것은 누구나가 희망하는 것이며 이러한 것은 간병이 필요해진 경우에도 마찬가지일 것이다. 가령 치매의 상태가 되었다 하더라도 개인으로서 존중되고 싶다, 이해되고 싶다는 생각은 마찬가지이다.

이 생각에 부응하려면 자기의 인생을 자기가 결정하고 고령자 한 사람 한 사람이 개인으로서 자연스럽게 존중되는 사회, 즉 존엄을 유지하여 생활하는 것을 보통으로 할 수 있는 사회를 형성하여가는 것이 필요하다. 고령자 간병에서도 일상생활에서의 신체적인 자립의 원조만이 아니라 정신 · 심리적인 자립을 유지하고 고령자 자신이 존엄을 유지할 수 있는 것 같은 의료복지가 필수적이라 생각된다.

고령이라는 인생의 최종단계에서 장애 등에 의해서 자기의 의사대로 지낼 수 없게 된 노인에 대해서 "생명의 존엄"인지 "인간으로서의 존엄"인지를 고령자 본인이 아닌 제3자의 인간인 가족이나 의사 · 의료종사자가 판단해야 하는 경우도 있다. 이러한 것은 "존엄사"나 "안락사"에까지 연결되는 것도 있으며 특히 의료종사자는 존엄에 대해서 신중하게 심사숙고해야 한다.

1999년의 국제고령자의 해에 국제연합 총회에서 채택된 "고령자를 위한 국제원칙"에는 고령자의 자립, 사회참여, 케어, 자기실현 그리고 존엄에 대해서 격조 높은 이념의 선언이 있다. 그 제7장에는 "고령자는 존엄과 안전 속에서 살고 또한 착취나 신체적 또는 정신적 학대가 없도록 하여야 한다", 그리고 제18장에는 "고령자는 연령, 성, 가계, 인종적인 배경, 장애 또는 다른 상태에 관계없이 공평하게 다루어지고 또한 경제적인 공헌에 관계없이 존중되어야 한다"라고 언급되고 있다.

고령자의 존엄을 유지한다는 것은 과거의 인생에서 시행하여온 것에 대해서 탄복하는 생각을 가질 뿐만 아니라 그것 이상으로 "연령"이라는 틀을 넘어서 한 사람의 인간으로서 대등한 입장에서 응대하는 것이 가장 중요하다.

일본의 고령자의 대부분은 자리에 누운 채 일어나지 못하는 상태 하에서도 오래 살아 정든 지역사회에서 생활하는 것을 희망하고 있다. 이 때문에 최근, 재가의 고령자를 지원하기 위한 재가복지시책의 중점적인 정비도 시행되고 있다. 고령자의 재가생활의 계속성을 유지하기 위한 새로운 노인복지 서비스의 체계가 중요하고, 가능한 한 재가에서 생활하는 것을 지향하는 사회 · 복지 시스템의 구축이 반드시 필요하다. 자택이 좋은 점은 간병을 위해 생활이나 자유를 희생하는 일이 없이 자기다운 생활을 계속할 수 있다는 점이다. 거기서는 오래 살아 정든 환경에서 자기답게 살아온 생활의 질(QOL)도 유지할 수 있다. 한편, 시설은 충분한 의료나 복지가 받아들여진다는 안심감은 있으나 자기의 자유로운 공간이나 가족과 함께 생활한다는 생활체계는 무너져버린다.

북유럽에서는 일본과는 다른 고령사회를 형성하고

있다. 결혼하면 부모로부터 독립하여 가정을 꾸미는 것이 일반적이고 부모도 자식에게 의존하지 않고 생활하고 있다. 이와 같이 서로 독립된 생활이 젊은이만이 아니라 고령자에게도 극히 자연스런 발상으로 되어있다. 젊었을 때에 일하고 그 세금으로 고령이 되어서도 시설 등에서 생활하여간다는 사회 시스템으로 되어있다. 그러나 이러한 가운데 고령자에 대해서 간병을 받는 노인에게 단순히 장수하는 것만이 아니라, 행복이 수반되는 QOL를 중요시하고 있다. 생활의 주도권은 시설 측이 아니라 어디까지나 노인 측의 주체성에 맡기고 있으며, 이러한 것이 QOL의 확대로 연결되어 있다. 가령 치매에 걸린 사람일지라도 본인이 시설에 사는 것을 싫어하면 누구도 강제할 수 없게 되어있다.

이상과 같이 일본에서는 재가생활을 QOL의 충실이라 파악하고 있는 것에 반해서 북유럽에서는 시설생활을 마찬가지의 것으로 생각하고 있다. 2개의 사회에는 차이가 있기는 하지만, 어떠한 방향이 보다 좋은 것인가는 아직 출발점에 서 있다고 생각된다.

2 응대하는 방법

노인과 의사소통을 할 때에는 친절하고 따뜻한 태도로 묻고 노인의 호소를 진지하게, 때로는 인내하면서 들어야 한다. 노인에 대해서 응대하려면 다양한 특징(그림 Ⅱ • 1)이 있으므로 아래의 점에 유의할 필요가 있다.

- **끈기 있게 시간을 들여서 호소를 듣는 동시에 적당한 정리 · 유도가 필요하다.**

노인의 번거롭게 에둘러서 하는 표현으로 장시간의 호소를 듣는 것은 끈기가 긴요하며, 어려운 일이기는 하지만 가급적 노력할 필요가 있다. 특히 "치매성 다변"이 있는 경우는 몇 번이나 같은 이야기를 반복하여 시간만 소비하고 내용이 부족한 요령부득인 경우가 많으므로 도중에서 말의 궤도를 수정하거나 정리하여 유도하거나, 적당한 질문을 하여 바른 정보를 요령 있게 얻도록 하면 좋다.

- **질문은 노인이 평소 사용하고 있는 말로 구체적 내용을 가진 것이 좋다.**

노인에게는 TV 등 매스컴에서 사용되는 유행어일지라도 새로운 말은 이해하기 어려워 친숙한 표준어로 들려드리면 좋다. 또한 "건강상태가 어떻습니까?"라는 추상적인 질문보다도 "잘 주무셨습니까?" "머리가 아프지 않습니까?" 등의 구체적인 질문을 하는 것이 좋다.

환자의 지적 수준이 저하하여 있는 경우에는 yes-no, 크다-작다 등으로 답할 수 있는 양자택일 형식의 질문으로 내용은 구체적이고 동시에 간략한 것이 바람직하다.

- **질문은 천천히 이해하기 쉽도록 이야기한다.**

나이를 먹음에 따라 말의 변별능력이 저하하여 말을 빠르게 이야기하면 난청경향도 곁들어서 이해하기 어려워진다. 천천히 하나하나의 소리를 분명히 이야기할 필요가 있다.

- **알기 쉬운 말로 짧고 적절한 표현으로 대응하여야 한다.**

노인환자와 이야기할 때에는 의학적 전문용어는 피하고 가급적 일상 사용되고 있는 말을 사용해서 이야기하도록 유념한다. 또한 "화재의 원인이 되는 곳을 확실하게 확인해주세요"와 같은 긴 말보다 "불조심"과 같은 짧고 적절한 말이 이해되기 쉽다.

- **한 번으로 이해되지 않는 경우에는 몸짓 등을 넣으면서 질문을 반복한다.**

한 번의 질문으로 답할 수 없는 경우에는 두 번, 세 번 설명을 가하면서 반복하여 질문하면 좋다. 그래도 대답이 없는 경우에는 난청이나 실어증, 치매, 기타의 고차뇌기능장애 등을 생각하여 정밀조사를 할 필

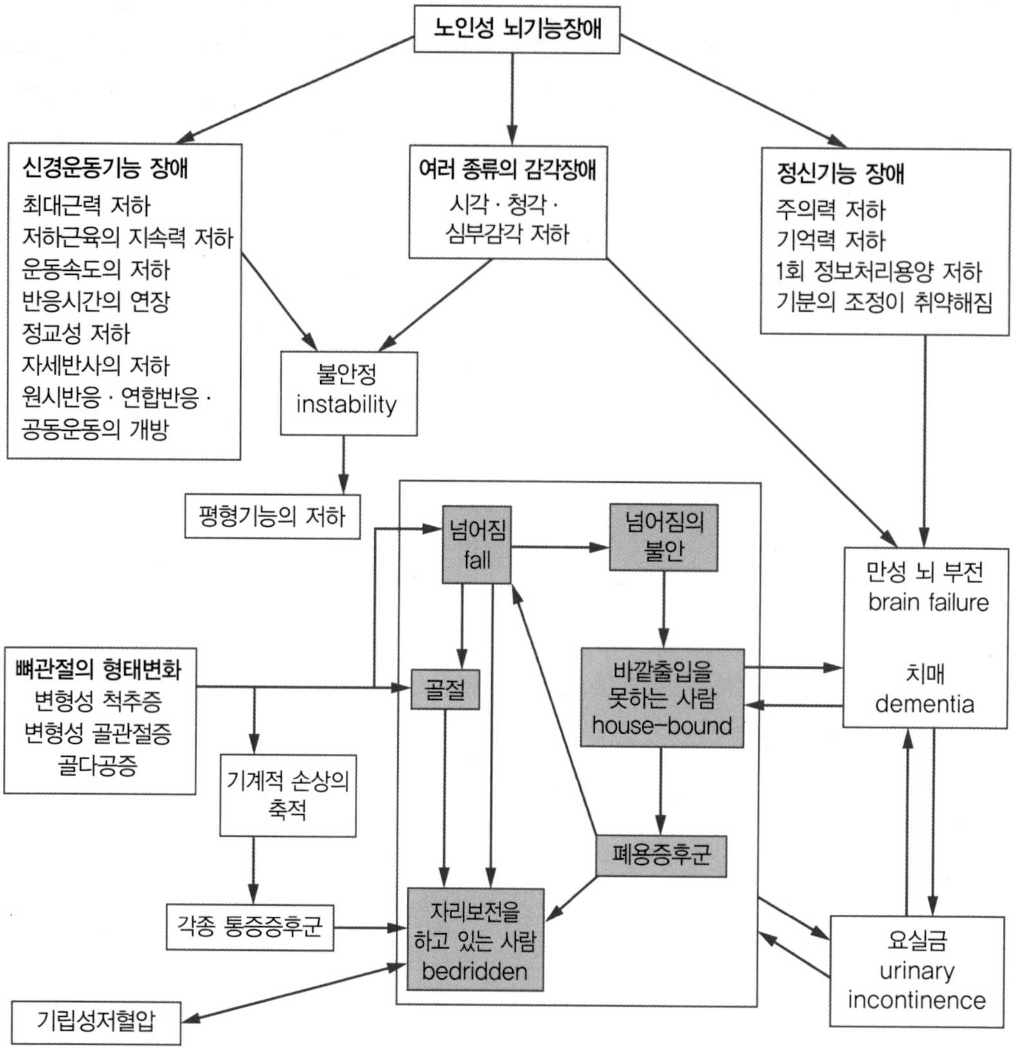

그림 Ⅱ • 1 노인증후군에서의 악순환[1)]

요가 있다.

호소의 표현, 내용에는 오류가 있는 경우가 적지 않으므로 호소를 그대로 받아들이지 말고 객관적 증상에 주의하여 가능하면 가족에게 확인하면 좋다.

기명력의 저하가 있을 때에는 꾸며낸 이야기 등의 내용이 불명료해지기 쉽고 질병경과 중 의식장애를 수반한 경우, 그 동안의 기억은 없는 경우가 많아 현병력을 청취할 때에는 주의가 필요하다.

때때로, 이야기를 꾸며내는 경향이 있는 노인에게 완전히 속는 일도 있으므로 도중에 미심적은 일이 있으면 적절한 질문을 삽입하여 꾸며낸 이야기를 간파하는 것이 필요하다. 그러나 꾸며낸 이야기를 인지하고 노인을 책망해도 무의미하다. 오히려 이야기를 꾸며내는 경향이 있다는 것을 알게 된 자체가 그 노인의 평가에서 도움이 된다고 생각한다.

- **알고 있는 척하는 얼굴을 해도 다시 한 번 확인을 한다.**

들은 이야기를 모를 때에 "무엇입니까"라고 되물어

주면 좋겠지만, 몰라도 아는 척하는 경우가 있다.

지금 막 이해된 것도 잘 이해되어 있지 않은 경우가 자주 있으므로 다시 한 번 말을 조금 바꿔서 확인하도록 하면 좋다.

• 노인에게 애정을 갖는 것이 중요하다.

마치 어린이가 직감적으로 아이를 좋아하는지 어떤지를 알 수 있는 것처럼 노인이 좋은지 싫은지는 신속하게 상대방의 마음에 전달되는 것 같다. 특히 이쪽이 의사인 경우 흰색 가운이 무섭다는 관념이 강한 노인이 있고 몇 번인가 접촉하여 여간 친밀해지지 않으면 본심을 털어놓지 않는다. 이러한 점은 간호사가 접촉하는 기회도 많고 마음 편안히 이야기하기 쉬운 경우도 있어 상담요청을 하는 경우가 많다.

때로는 본심을 털어놓지 않기 때문에 형태를 바꾼 이상언동으로서 표현되어 의사, 간호사를 괴롭히는 일이 있다. 예컨대, 이른 아침 3~4시에 자택의 아내에게 전화를 하고 싶다고 간호사실에 신청하여 설명을 해서 병실로 돌려보내도, 또 다음날 같은 일을 반복하고 있는 환자가 있었다. 그 이유를 물어보아도 단지 불안하고 허전하기 때문이라고 답하는 것뿐이었다. 그러나 아무리 해도 납득이 가지 않는 점이 있어서 간호사에 그 노인의 친구처럼 되어 친하게 응대하도록 하였더니, 본심은 아내가 바람을 피우는 것을 의심하고 있었다는 것을 가까스로 알게 되었다, 라는 예도 있다.

• 호소에 대해서는 가급적 상냥하고 온화하게 설명하는 것이 중요하다.

노인이 자기의 장애를 수용하고 그것을 짊어지면서 자기의 여생을 보내는, 바꿔 말하면 "장애와 함께 사는" 전향적인 자세를 취하기 위해서는 장애의 성질, 향후의 전망 등에 대해서 상세하게 설명하는 것이 절대 필요하다. 설명을 이해할 수 없는 상태(감각성 언어상실증, 치매 등)인 경우에는 부득이 가급적 몸짓, 손짓을 사용하면서라도 조금이라도 이해되도록 설명을 함으로써 의료인 쪽의 열의가 전달된다.

• 노인의 말의 특징에 주의한다.

고령자 특유의 조음(구음)장애가 있어 알아듣기 어려운 경우가 있다. 특히 틀니가 맞지 않거나 틀니를 빼내고 있는 경우에는 그것이 심하다.

일반적으로 마비성조음장애에서는 객관적 장애의 중증도보다도 자각적 중증도가 큰 것이지만, 고령자의 경우는 그 반대이고 조음장애를 별로 신경을 쓰려고 하지 않고, 이쪽에서부터 그것을 지적해도 그것은 모두가 틀니 때문이라고 답하는 경우가 적지 않다. 또한 노인에 따라서는 사투리가 강하게 남아있기 때문에 이야기를 이해하기 어려운 경우가 있다. 언어장애와 혼동해서는 안 된다.

• 말을 걸 때는 가급적 성씨를 사용한다.

노인에게 애정, 친숙함을 표현할 작정으로 "할아버지" "할머니" 라 말을 거는 경우가 많다. 가정 내에서는 그것으로 좋지만, 병원이나 시설 내에서는 개성을 존중하는 의미에서 가급적 성씨로 부르는 편이 좋다. 획일적, 보편적인 호칭(할아버지 등)은 심리적으로도 은퇴자적 무드를 조성하고 치매가 되는 것을 촉진한다고 생각한다.

환자 자신도 노인이라고 생각하는 것을 바라지 않는 심리가 언제까지라도 있기 때문에 성씨로 불리는 편을 선호하는 경우가 많다.

• 인격을 존중하여 응대한다.

이제까지 오래 살아온 인생의 선배인 경우가 많아 지적인 능력이 나이를 먹음에 따라 저하하였다 할지라도 항상 인격을 존중한 발언을 하여야 한다. 특히 지능 테스트나 언어 테스트를 할 때에 주의가 필요하다.

• 노인 특유의 위험에 배려를 한다.

특히 처음으로 응대할 때, 이쪽도 리스크의 전모를 잘 파악되고 있지 않고, 또한 노인 쪽도 긴장하거나 신중하여 무심코 무리를 하는 경우가 있다. 예컨대, 당초의 ROM 테스트에서 골절을 일으키거나 언어평가 후, 피로한 나머지 발열하는 등이 그 예이다.

• **격려와 칭찬**

어떤 면에서는 방자하고, 자기중심적이며 아이같이 되는 일이 있으므로 어떤 치료(특히 적극성이 요구되는 물리치료, 작업치료, 언어치료 등)를 시행하거나, ADL의 수준을 유지하기 위해서는 격려가 필요한 경우가 많다. 이와 동시에 잘 하였을 때에는 칭찬을 하는 것도 잊어서는 안 된다.

그러나 반대로, 좋다고 믿는 것을 지나치게 필요 이상으로 해도 마이너스의 결과를 초래하는 경우도 있기 때문에 억제해야 하는 경우를 만나는 일도 있다. 예컨대 목욕탕에서 몸을 따뜻하게 하면 좋다고 하는 나머지 하루에 3~4회나 목욕을 하거나 온천욕을 하는 것 같은 경우이다.

• **어중간한 지식을 가진 노인**

인텔리 층에서 병전에 지도적인 입장에 있었던 환자에서 때때로 볼 수 있다. 단편적인 의학지식을 책 또는 동료로부터 듣고 있고 자기 나름의 병인, 증상, 치료, 예후 등의 이론을 제멋대로 만들어내는 환자가 있다. 완고한 노인에 많지만 노인에만 한정된 것은 아니다.

실제로 암이 아닌데도 암이라 믿고 의사가 거짓말을 하고 있다고 주장하는 예도 그 한 예이다.

끈기 있게 시간을 들여서 환자가 세운 이론을 무너뜨려갈 수밖에는 없으나 노인의 시야가 좁기 때문에 설득은 여간해서 힘들다.

• **치매노인을 응대하는 방법**

원칙적으로 보호적 · 지지적 · 수용적 태도로 인내와 관용의 정신을 갖고 응대하여야 한다.

진찰의 처음부터 테스트를 시행하는 것 같은 질문을 하는 것은 절대로 피하고 호소를 들으면서, 또한 일상의 회화로부터 아무 일도 없는 것 같이 지적 능력의 상태를 판단하게 한다.

정신적으로만이 아니라 신체적으로도 약점을 갖고 있는 일이 많기 때문에 신체의 청결, 통증에 대한 배려, 배변/배뇨의 케어 등에 주의하고 넘어짐, 화상 등에도 충분한 감시가 필요하다. 그리고 그 신체적 케어는 치매의 진행속도를 늦출 수 있다고 한다.

실패나 오류는 항상 볼 수 있으나 이것을 책망을 해도 아무런 도움이 되지 않는다. 감정적으로 되면 될수록 환자의 반감을 사서 오히려 같은 과오를 반복하는 결과가 된다.

설교를 하는 사람이 되기보다는 우선 좋은 이야기 상대, 좋은 들어주는 사람이 되어주는 것이다.

치매노인에도 많은 유형이 있기 때문에 상대방의 반응을 잘 관찰하면서 서서히 대책을 세우거나 변경하거나 시행착오적인 노력이 필요하다.

3 노인의 호소의 특징

노인의 호소를 듣는 경우, 이야기가 타당하지 않거나 몇 번이나 같은 이야기를 반복하는 경우도 있어 그 호소에는 특징이 있다. 또한 청력저하 때문에 큰 목소리로 이야기할 필요가 있거나 건망 때문에 질문내용이 충분히 이해되지 않거나 하면 안절부절못하기 쉬워진다. 그러나 이 안절부절못함이 얼굴이나 태도에 나타나면 충분한 이야기를 할 수 없어 진단을 할 수 없는 경우가 있다. 어떠한 사정으로 본인으로부터 들을 수 없을 때에는 가족으로부터 청취하게 되는데 간병 피로가 있는 것 같은 경우, 환자의 증상을 실제보다 중증으로 표현하는 경우가 있으므로 주의가 필요하다.

이러한 노인의 애처로운 호소에는 아래와 같은 특징이 있으므로 이들에 대해서도 염두에 두고 끈기 있게 대응하여야 한다.

• **애매한 기억**

발병연월일, 시간, 경과 등 애매한 기억에 기초한 표현을 하는 경우가 많다. 또한 순서가 반대로 되어 있는 경우도 있어 가족에게 확인하는 것도 필요하다. 치매 등의 경우에는 특히 그 경향이 있다.

때로는 그 부정확한 기억을 보완하기 위해 조리에 맞춘 꾸민 이야기를 하는 경우가 있으므로 주의가 필요하다.

• 애매한 표현

호소가 분명하지 않고 애매한 표현을 하기 때문에 엉뚱한 오진을 초래하는 일이 있다. 예컨대 "배가 아픔"에도 불구하고 "가슴이 아프다"라고 말해보거나 "발이 아픈" 것을 "발이 저리다"라 표현하는 일이 있다.

• 당장의 증상에 정신을 빼앗겨 중대한 증상과 사소한 증상과의 구별이 되지 않는다(요령이 나쁜 표현)

병력 등을 청취할 때에 당장의 것밖에 이야기하지 않는 경향이 있다. 문외한이기 때문에 어느 정도는 부득이하지만, 노인에게는 특히 이 경향이 심하다. 예컨대 심근경색 등에서 구역질이 나거나 가슴의 통증이 있는 것은 뒤로 미루고 음식 이야기를 장황하게 하는 일이 있어, 나중에가슴의 통증에 대한 것을 물으면 심한 통증이 그 전에 있었고 지금은 조금 진정되어 있다, 등이라 말하는 경우도 있다.

• 번거롭게 에둘러서 하는 표현

한 가지 일을 이야기하는 데에, 최근에 집에 있었던 일을 이야기하기 시작하거나 그 증상으로서는 쓸데없는 아무래도 좋을 것 같은 것이 이야기 속에 들어가거나 하여 이쪽을 안절부절못하게 하는 경우가 있다.

환자와의 친밀감을 심화시키기 위해서는 필요한 것일지도 모르지만, 요령 있게 듣기 위해서는 적절하게 유도하는 것이 필요한 경우가 많다. 장황한 호소에 비해서는 중요한 증상을 말하는 것을 잊는 경향이 있기 때문이다.

• 반응이 무디다

귀가 멀다, 청각적 이해나 판단력 · 사고력이 나쁘다 등의 이유로 이쪽의 질문에 대한 반응이 무딘 경우가 많아, 대답하는 데에 잠시 간격을 두지 않으면 대답이 없는 경우가 있다. 바쁜 진료 속에서 빠른 말로 조급하게 질문을 해도 엉뚱한 대답이 돌아올 뿐이다.

또한 대답 속에도 "기분이 나쁘다" "괴롭다"와 같은 막연한 표현이 들어가기 쉬우므로 구체성을 가진 대답을 할 수 있도록 유도할 필요가 있다.

• 호소가 많은 경우, 적은 경우

사소한 증상이라도 자주 호소하는 노인은 약간의 증상으로도 죽음으로 연결되는 것 같은 중대한 질병은 아닌지의 불안이 곁들여 여러 가지로 호소를 한다. 게다가 기명력의 저하도 수반하여 같은 것을 몇 번이나 호소하는 일이 적지 않다. 신경질적인 노인에 많지만, 이러한 사람에 한해서 "빨리 죽고 싶다고 말하는가 하면 음식이 맛이 없다"라 불만을 말한다. 오히려 주의를 필요로 하는 것은 호소가 적은 경우이며, "노인에서는 호소가 없는 것과 변화가 없는 것과는 별개라는" 것을 명심해야 한다.

노인에서는 급성염증일지라도 젊은 사람에 비하여 염증증상이 심해지고, 또한 지각이 무디거나 의식장애 등 때문에 호소가 없는 경우가 많아 갑자기 상태가 악화하여 당황하는 경우가 있다. 호소가 없어도 객관적 증상에 주의를 기울여야 한다.

• 불가역성 증상의 증가에 의한 호소의 특징

노령이 되면 될수록 불가역성의 장애를 갖고 있는 경우가 많아지고 게다가 이중삼중으로 중복되는 경우가 많아지기 때문에 그것에 수반하는 호소도 증가한다. 예컨대 변형성척추증, 관절증 등에 의한 요통, 관절통 등이 그 예이다.

고통을 경감할 수는 있어도 완치할 수 없다는 것을 이해할 수 없어(또는 설명이 부족하여) 전전하면서 의사를 바꾸거나 온천요양이나 민간요법을 받으러 돌아다니는 경우가 적지 않다.

요통, 관절통 이외에 노인이 흔히 호소하는 증상은 머리가 무거운 느낌, 현기증, 목덜미 통증, 기억력 저하, 수면시간의 감소, 배변 · 배뇨이상, 숨이 참, 두근거림 등이 있다.

• 증상을 감추는 경우

검사나 치료에서 큰 고통을 받은 예에 흔히 관찰되는 일인데, 그렇지 않아도 노인에서는 가벼운 처치나 검사를 두려워하여 증상을 감추려고 하는 경우가 있다.

환자 자신 또는 가족으로서 불리하거나 수치스러운 일은 감추는 경우가 많다(가족도 함께 입을 맞추어 거짓말을 하는 경우가 있다). 그 대표적인 것은 성행위 중의 사고이며, 단순히 잠을 자려고 하였더니 상태가 나빠졌다는 것처럼 언급하는 경우가 많다. 또한 가족 내에서의 폭력에 의한 사고도 넘어져 다쳤다든가, 자동차에 부딪쳤다 등의 표현으로 바꾸는 일이 많으므로 약간의 모순을 캐어물을 필요가 있는 경우도 드물지 않다.

또한 뇌의 장애부위에 따라서는 병태를 인식하지 않고 질병을 부인하는 경우도 있다는 것을 명심하여야 한다.

• 노인의 부정수소증후군은 적다.

노령자에서는 부정수소증후군(indefinite complaints syndrome)은 없다는 생각으로 호소를 듣고 충분히 분석할 필요가 있다. 노인에서는 젊은 사람과 같이 모든 기질적 질환을 완전히 감별하는 것은 불가능에 가깝고 모든 기질적 질환에 기초하는 표현과 생각으로 대응하는 편이 좋다. 또한 증상이 일정하지 않다는 것으로부터도 약간의 증상 · 징후라도 최악의 병변을 생각하여 진찰을 진행시킬 필요가 있다. "만에 하나"의 병변은 노인에게는 실현되기 쉬운 것이다.

질환의 초기증상으로서의 노령자의 비특이적 징후

① 식욕부진
② 현기증, 넘어짐, 실신
③ 실금
④ 의식장애, 섬망
⑤ 치매증상
⑥ 체중감소, 체중증가
⑦ 부종(얼굴, 종아리, 발등)

비특이적인 징후로 발병하는 노년기의 질환

① 무통성 심근경색
② 무열성 폐렴
③ 호흡곤란이 없는 폐울혈
④ 목덜미 강직이 없는 수막염 · 거미막밑 출혈
⑤ 의식장애가 전조증상으로서 나타나는 급성복증 (acute abdomen)

Ⅲ. 주된 노인성 질환의 재활

A 신경질환과 재활

1 뇌혈관장애의 재활

a 뇌혈관장애

1 뇌혈관장애와 재활적 예후

뇌혈관장애(cerebro-vascular disease[CVD])는 뇌졸중(stroke)이라고도 일컬어지며 뇌졸중은 뇌에 갑자기 어떤 중대한 일이 일어나는 것을 의미하고 있다. 그리고 증상이 가볍고 의식은 있으나 반신불수가 남은 상태를 "중풍"이라 부르고 있다. 이들은 뇌의 혈관의 어떤 장애에 따른 것으로부터 뇌혈관장애라 일컬어진다.

뇌졸중에 포함되는 질환으로서는 다음과 같은 것이 있고 대표적인 것이 뇌내 출혈, 거미막밑 출혈, 뇌경색 등이다.

최근의 의학의 급속한 진보와 함께, 내과적 치료나 뇌외과적 수술은 고도의 발전을 이룩하여 이제까지의 치료방법으로는 아마도 사망하였다고 생각되는 환자에서도 생명을 건지는 예가 많아지고 있다.

이와 같이 생명을 구할 수 있는 일이 많아졌다는 것은 중증사례가 살아남는다는 것을 의미하고 있고 고도의 마비, 치매, 대뇌겉질상실증후군(apallic syndrome), 무운동함구증(akinetic mutism), 중증의 소뇌실조, 고도의 심부지각장애, 중증의 실행(행위상실증)·실인(인식불능증) 등의 고차뇌기능장애를 남긴 환자가 생존의 증가로 연결된다. 즉 적극적으로 재활을 시행해도 신변의 일조차 할 없는 사례나 자리보전을 하게 되는 사례도 만들어내는 결과가 된다.

뇌졸중의 분류

뇌내 출혈
뇌경색
① 죽상 뇌혈전증
② 라쿠나 뇌경색
③ 심원성 뇌색전
거미막밑 출혈
고혈압성뇌증
일과성 뇌 허혈발작(TIA)

2 뇌내 출혈(intracerebral hemorrhage) (표 Ⅲ・A・1)

뇌내 출혈의 분류

① 대뇌반구의 출혈
(a) 조가비핵(피각) 출혈(가쪽형 출혈)
(b) 시상 출혈(안쪽형 출혈)
(c) 겉질밑 출혈
② 뇌줄기 출혈
(a) 중간뇌 출혈
(b) 다리뇌 출혈(대부분)
(c) 숨뇌 출혈
③ 소뇌 출혈

표 Ⅲ・A・1 뇌내 출혈의 부위와 국소 신경증상

뇌내 출혈의 부위	국소 신경증상
조가비핵 출혈	혈종의 크기에 따라서 무증상~팔에 심한 편마비·반신 지각장애, 실어증(언어상실증), 한쪽공간무시

〈계속〉

〈계속〉

시상 출혈	반신지각마비(표재 · 심부)
다리뇌 출혈	교대성편마비, 사지마비, 뇌신경마비, 안구운동장애, 눈떨림(안진), 운동실조
소뇌 출혈	소뇌실조, 눈떨림, 현기증
겉질밑 출혈	실어증 · 실행 · 실인 · 운동마비 등 출혈 부위의 각 겉질의 증상

a. 대뇌반구의 출혈

뇌내 출혈의 약 80%는 대뇌반구의 출혈이다. 이 중의 대부분은 속섬유막(내포) · 바닥핵(대뇌기저핵) 부분에 발생하고 전체 뇌출혈의 약 70%를 차지하며 나머지의 약 10%는 대뇌 백색질에 발생한다.

1) 조가비핵 출혈(putaminal hemorrhage)

(가쪽형 출혈, lateral type) (그림 Ⅲ • A • 1)

뇌내 출혈의 약 40%를 차지하고 가장 빈도가 높은 것이다. 출혈이 속섬유막에 1차 발생하는 일은 적으며 중간대뇌동맥의 가쪽렌즈핵선조체동맥(lateral lenticulostriate arteries)의 관류영역인 조가비핵, 담장(전장, claustrum), 바깥섬유막(외포)에 출혈하고 그것이 속섬유막까지 확산되어 대출혈로 진전하는 일이 많다. 약 30%는 뇌실 내 찢어짐을 초래하여 중증의 증상을 나타내는 일이 있으나 후에 언급하는 안쪽형이나 뇌줄기 출혈에 비하면 생명예후는 비교적 양호하고 2/3 이상은 생존할 수 있어 적극적인 재활의 적응이 되는 비율이 가장 높은 것의 하나이다. 일반적으로 재활 프로그램에 편입시키기 쉽고 경과도 순조로운 것이 많다. 가쪽에 치우치는 출혈로 속섬유막이 압박되어 있을 뿐인 증상사례에서는 혈종의 소실과 함께 급속한 증상의 개선이 되는 것도 이 유형이다. 더욱이 외과적 수술의 적응이 될 수 있는 유형이고 혈종 제거 후 급속한 개선이 관찰되는 경우도 있다.

2) 시상 출혈(thalamic hemorrhage)

(안쪽형 출혈, medial type) (그림 Ⅲ • A • 2)

시상 출혈은 안쪽형 출혈이라고도 일컬어지고 시상슬상체동맥(thalamogeniculate artery), 시상천통동맥(thalamoperforating artery)의 지배영역의 출혈이 많다. 안쪽형은 시상 하부의 자율신경 중추에 가깝다는 것, 시상을 비롯하여 뇌줄기에 2차적으로 영향을 주기 쉽고 뇌실이 찢어지기 쉽다는 것으로부

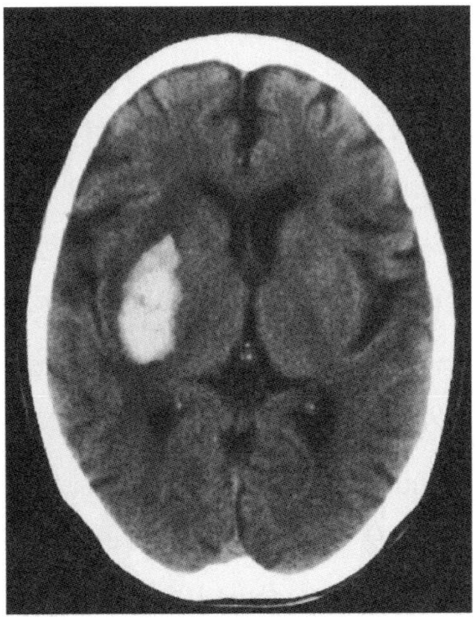

그림 Ⅲ • A • 1 조가비핵 출혈의 X선 CT

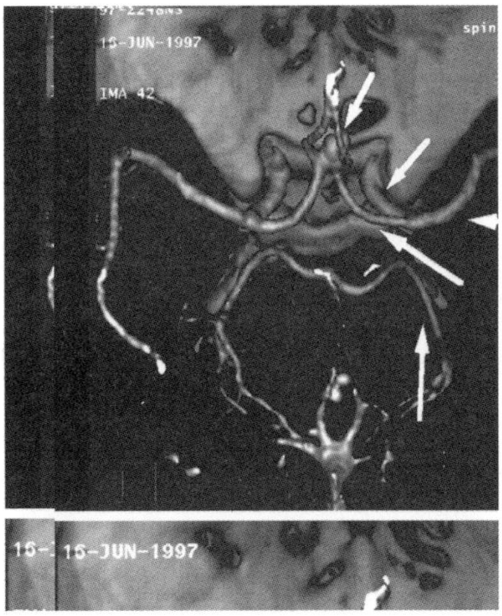

그림 Ⅲ • A • 2 시상 출혈의 X선 CT

시상증후군(thalamic syndrome 또는 D · jerine-Roussy syndrome)

① 반신 완전 지각장애
② 불쾌하고 격렬한 통증
③ 통증과민증(hyperpathia)
④ 시상손(thalamic hand)
⑤ 가벼운 반신 운동실조
⑥ 입체감각 장애
⑦ 경증 또는 일과성의 편마비
⑧ 반신의 choreo-athetosis모양 불수의운동

터 생명예후는 나쁘다. 또한 뇌의 중앙부분에 있다는 것 때문에 외과적 수술의 적응으로도 되기 어렵다. 더욱이 의식장애, 지각장애는 가쪽형보다 중증이며, 운동마비의 개선은 비교적 양호할지라도 시상증후군(thalamic syndrome 또는 D · jerine-Roussy syndrome)이 수반되면 기능장애는 중증으로 되어 ADL의 개선도 나빠진다.

[시상증후군과 재활]

1) 반신지각장애, 특히 심부지각장애

병소와 반대쪽이 감각저하가 일어나지만, 그 증상은 촉각, 온각, 통각 등의 표재감각 장애에 비하여 관절위치감각, 진동감각, 압력감각 등의 심부감각 장애 쪽이 심한 경우가 많다. 특히 관절위치감각의 장애는 감각으로부터의 피드백이 작동하지 않음으로써 운동조절을 할 수 없어 졸렬한 실조 패턴이 발생한다.

2) 시상통(thalamic pain)

병소와 반대쪽의 반신에 일어나는 지속성의 견디기 어려운 격렬한 자발통증이다. 이 통증은 마비의 출현과 동시에 나타나는 일도 있으나 2~3개월 후에 출현하는 일도 있다. 발작적인 강화도 관찰되고 촉각을 포함하는 온갖 감각자극이 유발요인이 될 뿐만 아니라 운동이나 감정의 기복에 의해서도 강화되는 경우가 있다. 이 통증은 모르핀을 포함하는 모든 진통제가 효과가 없는 통증이다. 이 통증 때문에, 지각장애와의 상승작용으로부터 보다 피드백이 가해지기 어렵기 때문에 실조성 패턴은 보다 강해진다. 견디기 어려운 통증은 환자에게 의욕을 상실시키고 환자를 괴롭히는 인자로서 재활을 저해한다.

3) 감각과민(hyperpathia)

시상 장애에서는 통증에 대한 문턱값이 상승하여 감각둔마를 나타내지만, 문턱값 이상의 자극이 가해지면 과잉반응이 일어나 격렬한 통증을 나타내는 경우가 있다.

환자가 느끼는 감각과민은 작열감에 가깝고 널리 방산하여 반신 전체에 확산되는 경우도 있다.

4) 시상손

손허리손가락관절(metacarpophalangeal joint)에서 굽고 그보다 말초의 손가락관절은 펴지며, 더욱이 그 손가락이 가늘고 떨리고 있다는 특유의 자세이다. 통상, 급성기에는 관찰되지 않고 발병 수주일 후에 출현한다. 이것이 일어나면 보통 손의 정교성은 저해된다.

5) 운동실조

시상 장애에 의한 운동실조는 경증이고 눈을 감음으로써 강화되는 것이 특징이다. 원인으로서 종전에 심부감각장애에 의한 후삭성 실조증과 유사한 증상인 감각성 실조(sensory ataxia)라 생각되고 있었으나 근육긴장(muscle tonus)의 저하 · 활동떨림(기도진전)을 수반하고 최근에는 치아핵(치상핵)-적색핵(적핵)-시상로의 장애 내지 이것이 끝나는 시상의 가쪽 배쪽 핵(nucleus ventralis lateralis)의 장애에 의한 소뇌실조증상이라 생각된다. 이러한 것에 의해서 팔다리에 소뇌증상이 수반되면 근력은 있어도 균형능력이나 정교성이 저하한다.

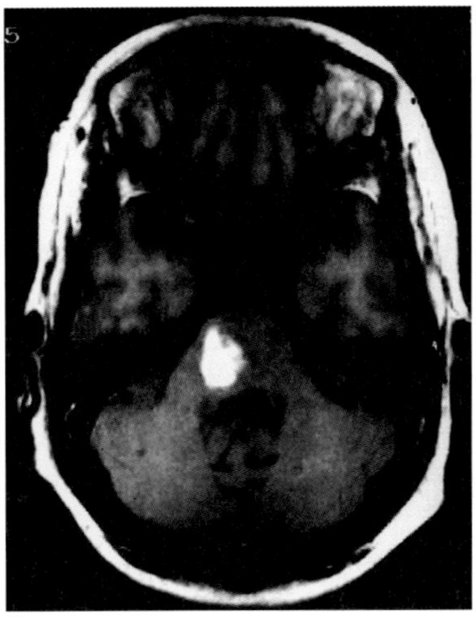

그림 Ⅲ・A・3 다리뇌 출혈의 MRI-CT

6) 불수의운동

병소와 반대쪽 반신의 아테토시스(athetosis), 무도병(chorea), 반도리깨운동증(hemiballism) 등이 있으며 협동운동, 정교성의 장애가 출현하기 때문에 팔의 섬세한 동작은 바랄 수 없게 된다.

7) 기타의 시상증상

① 시상실어증(왼쪽 우위의 시상베개[시상침]의 장애)

② 시상성 치매(등쪽안쪽핵[dorsomedial nucleus], 수판내핵[intralaminar nuleus] 등의 양쪽성 장애)

③ 한쪽공간무시(시상의 뒤쪽 장애, 시상-마루[두정]로의 장애이고 신체감각의 소실도 수반하여 한쪽무시의 증상을 나타내는 경우가 있다)

이들에 의해서 재활효과가 방해된다.

시상 출혈은 뇌출혈의 15~30%를 차지하고 이 부위는 조가비핵 출혈보다 사망률은 높지만 고령에서의 발병빈도가 높기 때문에 재활에서 다루는 빈도는 조가비핵 출혈에 이어서 많다.

b. 다리뇌 출혈(그림 Ⅲ・A・3)

다리뇌(교뇌) 출혈은 뇌줄기 출혈의 대부분을 차지하고 그 빈도는 뇌출혈의 10%라 일컬어진다. 이 부위는 숨뇌(연수)에 가깝고 또한 제4뇌실로 용이하게 뚫고 들어가기 쉽다는 것으로부터 생명예후는 매우 나쁘며 1~2일의 경과로 사망하는 경우가 많다. 이전에는 사망률이 높아 재활에서 다루는 일은 적다고 일컬어져 왔으나 의학의 급속한 진보, 또한 MRI의 진보에 의해서 생명을 구하는 경우가 많아졌다. 더욱이 다리 바닥부분이 소경색이라면 피라미드로가 넓게 분산하여 있기 때문에 마비가 가벼운 경우가 있다는 것이나, 소경색으로 구명된 일도 많아 환자 수가 서서히 증가하고 있다.

전형적인 다리뇌 출혈은 발병 당초부터 증상은 중증이고 깊은 혼수, 사지마비(좌우차이가 불충분하다), 극도의 축동(pinpoint pupiles), 눈돌림신경의 마비증상(doll' s head eye phenomenon이 나타나지 않는다), 강한 자율신경 장애증상(고열, 발한이상 등), 호흡이상 등의 증상을 나타내고 극히 단시간 안에 사망한다.

대뇌 출혈에 대해서 뇌줄기 출혈이라는 말이 사용되는 경우가 있으나 대부분은 다리뇌 출혈이라는 것으로부터 다리뇌 출혈에서 사용되는 일이 많다.

뇌줄기 출혈이라는 진단이 적응되는 것은 2차적 뇌줄기 출혈로서 사용되는 경우가 많다. 이것은 대뇌반구의 대출혈, 대경색, 뇌종양 등의 점거성 병변, 고도의 뇌부종 등이 발생하여 반대쪽이 대뇌반구가 압박되고, 관자엽 해마이랑, 갈고리이랑탈출(uncal or hippocampal herniation)에 의해서 뇌줄기 부분은 압박되고 또한 소뇌 출혈 때에 소뇌편도탈출(tonsillar herniation)에 의해서 마찬가지의 증상이 야기되며 2차적인 혈관압박이나 괴사로부터 중간뇌・다리뇌에 출혈이 일어나는 것이다. 이러한 예는 적극적인 재활로 다루는 일은 적다.

c. 겉질밑 출혈

겉질밑 출혈은 조가비핵 출혈, 시상 출혈, 다리뇌 출혈, 소뇌 출혈과 같은 고혈압을 공통되는 위험인자로 가지는 고혈압성 뇌내 출혈과는 달리, 우선은 고혈압 이외의 위험인자를 생각할 필요가 있다. 예컨대, 출혈성 소인(간경변에 의한 혈소판 감소, 혈소판 감소성 자반병, 백혈병 등), 뇌동정맥 기형의 파열, 악성종양 등의 종양내 출혈, 고령자라면 아밀로이드 혈관병증(amyloid angiopathy)에 수반하는 출혈 등을 최초로 생각해야 한다.

이 출혈은 겉질밑에 국한되는 일이 많고 왼쪽 관자엽이라면 유창성실어증과 같은 출혈한 겉질 부분에 대응하는 증상을 나타낸다.

d. 소뇌출혈(그림 Ⅲ • A • 4)

중등도 이상의 출혈에서는 앞에서 언급한 것처럼 소뇌편도탈출을 일으키고 뇌졸기부분 압박, 출혈, 제4뇌실에의 뚫고 들어감 등에 의해서 중증의 증상 · 경과를 나타내고 죽음에 이른다. 이러한 예는 재활에서 다루는 일은 드물다. 그러나 소뇌에는 침묵영역(silent area, 병변이 있어도 증상이 나타나기 어렵거나 경증의 증상 밖에 나타내지 않는 부위)이 많다는 것으로부터 중등정도까지의 출혈에서는 명확한 증상을 나타내지 않는 경우도 많다(양성소뇌출혈이라 일컬어진다). 탈출을 일으키지 않는 것 같은 사례에서 구명된 사례는 재활의 대상이 되지만 두드러진 소뇌 증상이 있는 사례는 근력이 유지되어 있어도 재활효과가 상승하지 않는 사례가 많다.

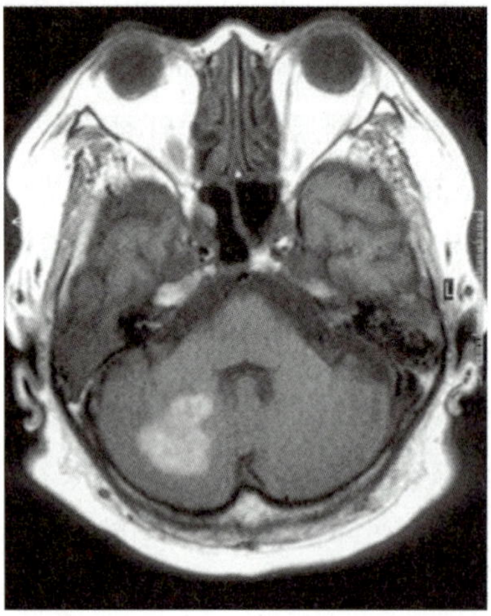

그림 Ⅲ • A • 4 소뇌 출혈의 MRI-CT

소뇌출혈은 외과적인 적응이 있으며, 조기진단에는 아래와 같은 특징적인 증상이 도움이 된다.

① 심하고 잦은 구토
② 뒤통수부분의 통증
③ 현기증(vertigo)
④ 근력저하는 별로 두드러지지 않음에도 불구하고 기립 · 보행이 곤란해진다(astasia, abasia).
⑤ 발병 당초는 의식장애는 없다.
⑥ 마비의 발생은 몇 시간의 경과로 진전된다.
⑦ 축동, 동공좌우부동증.
⑧ 갓돌림신경(외전신경) 마비증상, 스큐편위(skew deviation), 공동편시, 한쪽의 불수의적 눈을 감음, 눈꺼풀 경련(blephalospasm), 눈떨림(nystagmus) 등의 증상
⑨ 얼굴신경 부전마비
⑩ 소뇌실조

e. 급성기 뇌내 출혈의 외과적 치료

뇌내 출혈에 의한 신경증상의 출현은 혈종에 의한 직접 손상과 주변조직의 압박손상에 의해서 일어나는 경우가 많다.

또한 뇌내 출혈은 혈종 확대에 의해서 발병 수주일 동안 진행하는 일이 있으므로 증상의 관찰에 주의가 필요하다.

뇌출혈 발병 조기의 혈종 확대

① Broderic JP 등(1988)[1]
8개 사례의 혈종 증대의 예 : 190mmHg 이상

② 金谷春之 등(1990)[2]
혈종 증대의 예7%
③ 金子尙二 등(1991)[3]
발작 후 3시간 이내 7/46 사례(15%)
입원 후의 고혈압의 지속

이들 뇌내 출혈의 급성기에는 뇌외과적으로 혈종 제거술이 시행되는 경우가 있으며 그 대표적인 것이 정위적 혈종제거술이다. 그 수술적응은 대략 다음과 같다.

CT 정위혈종흡인술의 적응

① 발작에서부터 6시간 이후
② 혈종의 양 30㎖ 이상
③ 신경학적 중증정도 2~4b

실제로는 CT로 혈종의 정확한 장소를 확인하고 CT 가이드 하에 그 장소에 흡인바늘을 삽입하여 유로키나아제 등으로 혈종을 용해하면서 흡인 제거하는 방법이다(그림 Ⅲ・A・5).

그러나 이 방법에서도 수술 중의 출혈이 관찰되어 주의가 필요하다.

수술 중 출혈의 원인

① 굵은 흡인관에 의한 무리한 흡인
② 흡인바늘의 끝이 부적절하다
③ 100% 가까운 흡인
④ 혈압관리의 불량

3 거미막밑 출혈(subarachnoid hemorrhage)

일반적으로 노인성 질환 중에 넣는 것은 적당하지 않고 金谷 등에 의한[4] 10,065 사례의 일본의 통계에서도 40세대 30.3%로 피크를 가지며, 50세대 29.7%로 감소하고 60세대가 되면 16.9%로 급격히 감소한다(表 Ⅲ・A・2).

표 Ⅲ・A・2 거미막밑 출혈의 연령별 분포[10]

연령	증상사례 수	%
0~9	13	0.1
10~19	51	0.5
20~29	340	3.4
30~39	1,641	16.3
40~49	3,049	30.3
50~59	2,989	29.7
60~69	1.704	16.9
70~79	278	2.8

거미막밑 출혈의 원인으로서는 75%가 뇌동맥자루 파열, 5~10%가 뇌동정맥 기형 파열이라 하고 있으며 나머지가 뇌종양, 콜라겐병(교원병), 머리외상, 출혈성 소인, 뇌수막염, 뇌정맥혈전증 등이다. 노인에서는 대부분이 동맥류(동맥자루) 파열에 의한 것이고, 그 중에서도 낭상동맥류(주머니동맥자루, saccular aneurysm)에 의한 것이 대부분이다. 이러한 낭상동맥류(주머니동맥자루)의 생성원인에 대해서는 불명이지만, 일반적으로는 선천적으로 혈관 벽의 중간막(중막) 등의 결손이 있고 차츰 자라나는 것이라 생각되고 있다. 그 원인으로서,

① 선천성 혈관기형
② 동맥경화
③ 고혈압
④ 감염
⑤ 외상

등을 생각할 수 있는 가운데 특히 ①은 중간막 근육층의 결손이 태아기나 신생아기로부터 관찰되고 나이를 먹음에 따라 증가한다는 보고[5]도 있으며 장년층에 많다는 것으로부터도 유력한 원인으로 생각되고 있다.

거미막밑 출혈은 온갖 시간에 일어날 수 있으나 그 중에서도 몇 가지 일어나기 쉬운 상황이 알려져 있다. 구미에서의 보고[6]에서는 동맥자루 파열의 경우 36%가 수면 중이지만, 중량물을 올리고 내리기, 정신적

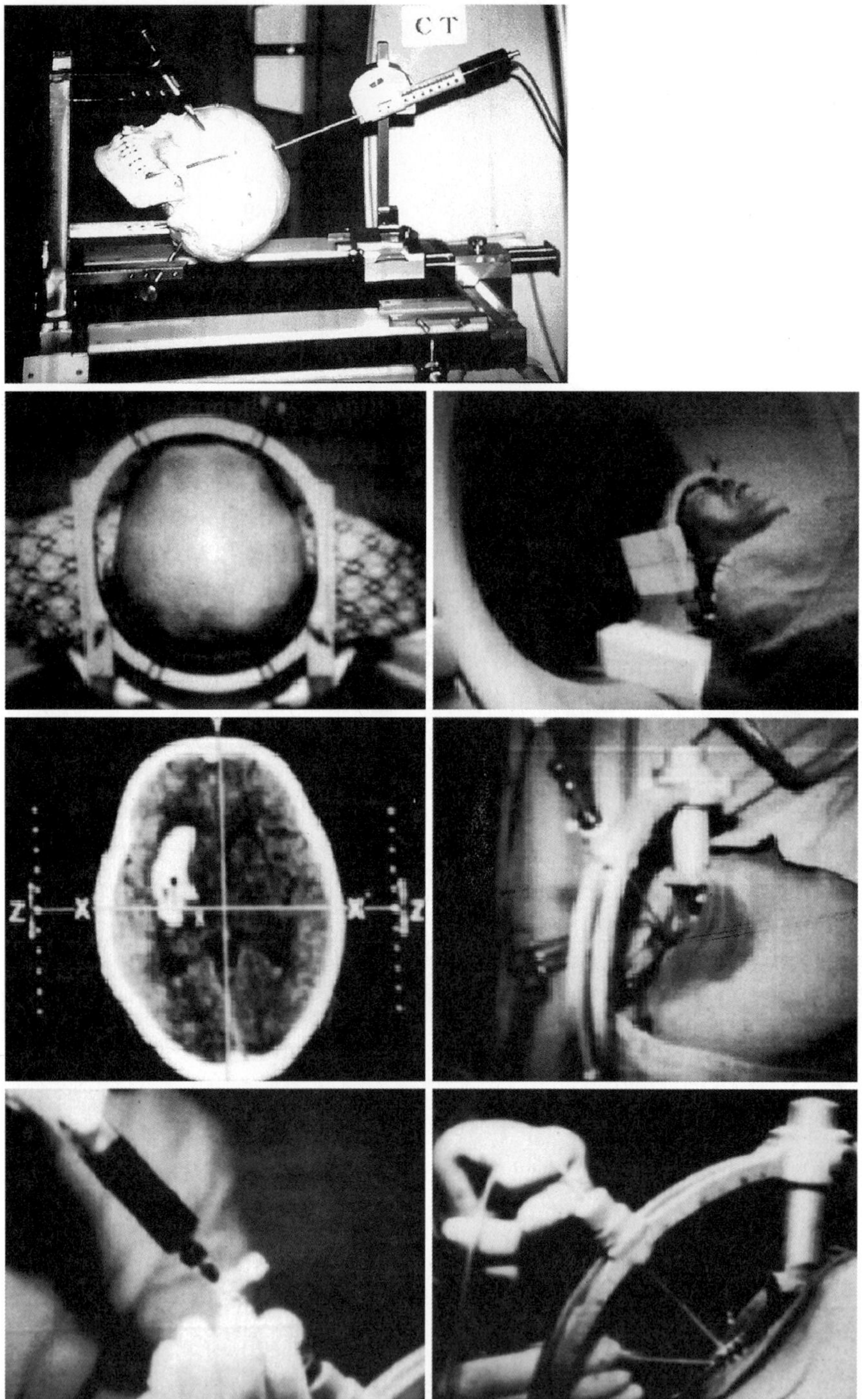

표 Ⅲ・A・5 CT 정위뇌수술의 원리와 실제

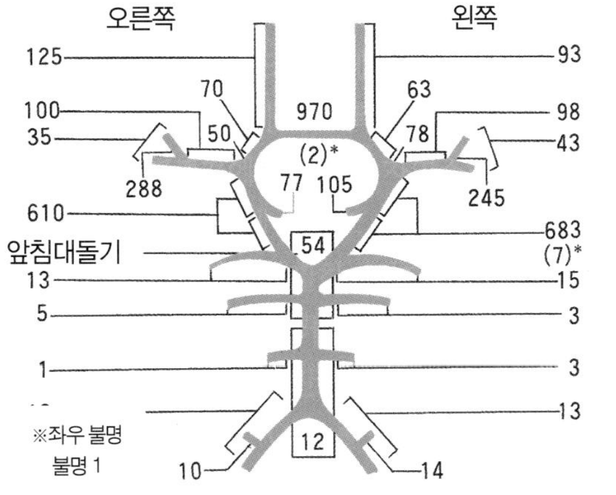

그림 Ⅲ・A・6 뇌바닥동맥(뇌저동맥)에서의 동맥자루의 발생빈도(스즈키 등에 따름)[7)]
앞교통동맥, 속목동맥(내경동맥)-뒤교통동맥 분기부분, 중간대뇌동맥(중대뇌동맥) 영역에 발생하는 빈도가 높다. 발생부위별 뇌동맥류의 수 합계 3,898.

흥분, 배변, 성교, 기침, 배뇨 때 등의 신체적 · 정신적 긴장 부하 때에도 30%가 출현하고 있다고 한다. 한편, 일본에서는 배변 때와 목욕을 할 때에 그 비율이 높은 것이 특징이다. 일본식 변기에서의 힘을 주는 것이나 샤워에 비하여 고온에서 장시간의 목욕습관과 연관성이 있다고 추측된다.

거미막밑 출혈의 진단기준
(일본 문부성 종합연구반)

① 시작은 격렬한 두통
② 목덜미 경직, Kernig 징후 및 Brudzinski 징후 양성
③ 혈성 뇌척수액
④ 국소 신경증상의 결여
⑤ 의식장애
⑥ 유리체(초자체)밑(망막 앞) 출혈

동맥류는 뇌바닥 부분 윌리스 고리(Willis circle)에 잘 발생하고 특히 동맥의 분기부분에 많이 관찰되며 앞교통동맥, 뒤교통동맥에 가장 많고 이어서 중간대뇌종맥 영역에 많다. 또한 다발 사례도 드물지 않아 12~30%에서 관찰되고 재발의 원인으로 연결된다(그림 Ⅲ・A・6).

증상은 돌발하는 격렬한 두통, 목덜미 통증, 의식장애, 구토, 흥분, 경련 등으로 시작되고 목덜미 경직, 케르니히(Kernig) 징후 및 브루진스키(Brudzinski) 징후 등의 수막자극이 특징적이다.

편마비 등의 국소증상은 일반적으로 경증이지만, 혈종의 진전에 따라 다양한 증상을 나타내는 경우가

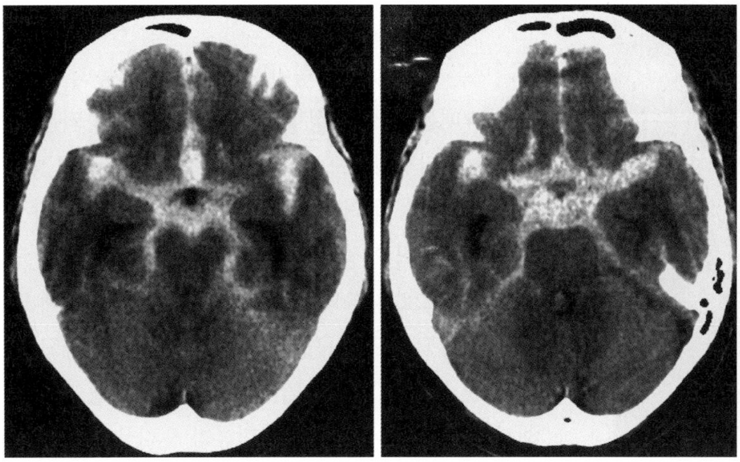

그림 Ⅲ・A・7 거미막밑 출혈의 CT
수조(cistern, 뇌조)(거미막밑 공간)에 높은 흡수영역이 관찰된다.

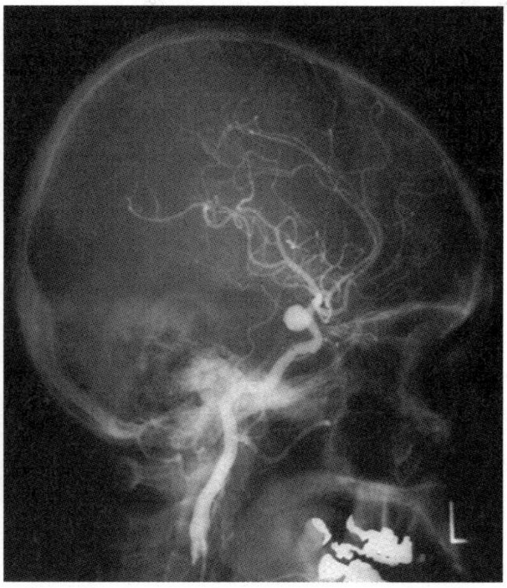

그림 Ⅲ・A・8 혈관조영에 의한 동맥류의 진단

있다. 뇌신경증상으로서는 눈돌림신경(동안신경) 마비가 비교적 많이 관찰된다.

이러한 전형적 증상이 관찰된다면 머리 CT 등에 의해서 거미막밑 공간을 비롯한 혈종의 범위를 확인한 후(그림 Ⅲ・A・7) 뇌혈관 조영으로 동맥류의 확인을 시행하고(그림 Ⅲ・A・8), 조기에 클리핑(clipping) 등의 뇌외과적 수술을 시행하여야 한다. 또한 최근의 거미막밑 출혈의 영상진단의 진보는 두드러진 것이 있고 특히 나선식(helical) CT나 MRI에 의한 동맥자루의 확인은 눈이 휘둥그레지는 것이 있다(그림 Ⅲ・A・9). 만일 보존적으로 치료하면 고발성 뇌동맥류・다발성뇌동맥류・뇌동정맥 기형・기타의 원인에 의한 거미막밑 출혈의 3년 이상의 생존율은 각각 32.3, 30.2, 70.3, 56.3%이고 뇌동맥류에서는 2/3가 사망하고 뇌동정맥 기형에서는 1/3이 사망하고 있다는 것을 보여주고 있다. 또한 재출혈의 빈도는 1주일 이내 10.4%, 제2주에 12.3%, 제3주에 6.9%, 제4주에 8.2%이다. 재출혈 사례에서 보면 그 54%는 2주일 이내에, 70%는 4주일 이내에 일어나고, 초회 발작 시의 사망률 10~15%와 비교하면 재출혈 시의 사망률은 40~45%로 현저하게 높다는 것으로부터 조기에 수술을 시행할 것이 권장된다.

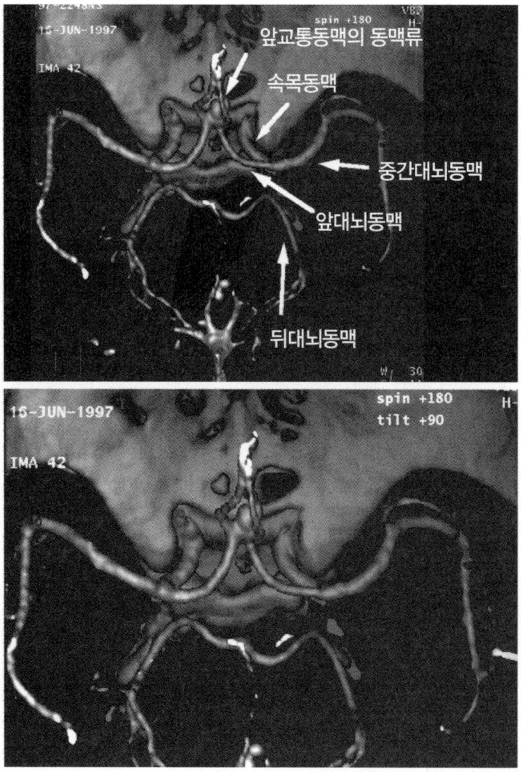

그림 Ⅲ・A・9 나선식 CT에 의한 동맥류의 진단

수술 후의 합병증으로서 가장 문제가 되는 것은 혈관연축이며 지배영역의 혈류량의 감소를 일으키고 나아가서는 광범위한 뇌경색의 원인이 된다. 따라서 거미막밑 출혈에 의한 장애의 발생은 혈종이 거미막밑 공간에 머무르는 경우는 큰 후유증을 남기는 일은 적지만, 혈종이 뇌 실질을 찌부러뜨리는 것에 의한 손상과 혈관연축에 의한 뇌경색에 수반하는 손상이 문제가 된다.

생명을 구할 수 있었던 환자의 재활에서는 마비의 정도가 경증인 사례도 많고, 조기에 회복하는 예도 많다. 그러나 정상압수두증(NPH)이 발생하면 치매나 실금이 발생한 후 문제가 되는 경우가 있고, 만일 일어난다면 VP(뇌실-복강) 션트 또는 VA(뇌실-심방) 션트가 시행된다. 노인의 경우, 거미막밑 출혈은 원래 많지 않지만 만일 일어났을 때에는 생명예후는 나쁘며 재활을 시행할 수 있는 것은 소수이다.

거미막밑 출혈의 원인으로서 또 하나 중요한 뇌동맥기형은 선천성의 기형이며 병소는 수입동맥, 문합을 나타내는 대소 부정형의 동정맥으로 구성되는 혈관병소와 비정상적으로 확장한 수출정맥으로 구성되어 있다. 동정맥 기형이 태생기의 어느 시기에 발생하는지는 아직 확정되어 있지 않지만, 정상이라면 모세혈관망으로 치환되어야 할 동정맥이 혈관동태 때문에 확장되고 구불구불해져 병소를 형성한다고 생각된다. 동정맥 기형이 말초에 있어도 수입동맥에 의해서 높은 압력에 노출되어 혈류가 샛길을 지나서 직접 정맥에 유입한다. 이 때문에 정맥계에는 arterialized vein이라 불리는 것 같은 확장, 구불구불 나아

표 Ⅲ • A • 3 뇌경색 임상병형의 감별[9)]

	죽상혈전성뇌경색	심원성 뇌색전증	라쿠나 뇌경색증
빈도	약 30%	약 20%	약 50%
위험인자	고혈압, 당뇨병, 지질대사이상, 흡연	색전의 원천이 되는 심장질환 (특히 심방세동)	고혈압, 당뇨병, 고헤마토그리트혈증
TIA의 선행	약 20~30%	약 10%	약 10~20%
발병양식	느리게 진행하여 완성, 또는 돌발 완성	돌발 완성	계단모양 진행 또는 급속 진행
신경증후	의식장애, 고차뇌기능장애	의식장애, 고차뇌기능장애	라쿠나증후군, 의식장애 · 고차 뇌기능장애자는 적다
영상소견	겉질가지영역, 경계영역 때로는 관통가지영역	경계가 명료한 겉질가지 경색, 출혈성 경색, 뇌부종	관통가지 영역 (직경 1.5㎝ 이하)
뇌혈관 소견 (혈관조영 또는 MRA)	주된 줄기동맥의 협착 · 폐색	주된 줄기동맥의 폐색, 또는 재개통 소견	주된 줄기동맥 병변 없음
심전도 · 심장초음파검사	명백한 색전의 원천이 없음	색전의 원천 심장질환 있음	명백한 색전의 원천 없음
응혈학적 소견	혈소판, 응고 · 선용계의 활성화	혈소판, 응고 · 선용계의 활성화	의미 있는 변화 없음

감(meandering), 중간막 근육층의 비후, 섬유화, 내막비후 등의 고도의 혈관 벽의 변화가 일어난다. 한편, 동맥계에는 반대로 말초혈관 압력의 약화에 의해서 중간막의 비박화와 섬유화 · 내탄성판의 융해 등의 변화가 관찰된다[8)].

잘 발생하는 부위는 중간대뇌동맥 영역 · 실비우스 고랑 주변이며 좌우차이는 없고 천막 위에 있는 것이 80% 이상을 차지한다.

발병은 뇌출혈 또는 거미막밑 출혈 50%, 경련 30%, 두통 15%가 주이고 동맥류와 비교하여 경련을 수반하는 빈도가 높다. 또한 재출혈률은 1년 후 6%, 그 후의 누적으로 5년 후 13%, 10년 후 16%, 20년 후 47%가 되고 1년 이후의 재출혈률은 연간 2~3%가 된다[10)].

발병연령은 대부분은 20~30세대로 젊으며 40세 이후의 발병은 15% 이하에 지나지 않고 60세대를 넘으면 전혀 없는 것과 같으므로 노인성 질환 안에 넣기 어렵다.

b 뇌경색(cerebral infarction)

뇌혈류의 이상에 의해서 그 관류영역이 순환장애 때문에 허혈상태가 발생하고 그 부분의 괴사를 초래한 경우를 뇌경색이라 한다.

뇌경색은 동맥의 죽상경화성 변화에 의한 동맥폐색으로 일어나는 죽상혈전성 뇌경색과 고혈압성 세동맥의 변화에 의해서 일어난 라쿠나 뇌경색증, 그리고 심장 · 목동맥 유래의 벽에 있는 혈전의 색전에 의한 심원성 뇌색전증으로 나뉜다(표 Ⅲ • A • 3). 이들은 일과성 뇌 허혈발작의 유무, 발병양식, 연령, 고혈압, 당뇨병, 심장질환(심방세동, 심장판막증 등)의 유무 등으로부터 감별되지만 임상증상만으로부터는 판별할 수 없는 경우가 많다. 더욱이 라쿠나 뇌경색증도 다발성의 것이 MRI-CT의 보급에 의해서 많은 노인에 관찰되고 치매와 연관성이 깊다는 것 때문에 중요시되고 있다.

뇌의 기능이나 대사를 유지하기 위해서는 충분한 산소의 공급이 필요하다. 인간의 뇌혈류의 양은 대략 50㎖/min/100g이고 뇌의 산소 소비량은 3.5㎖

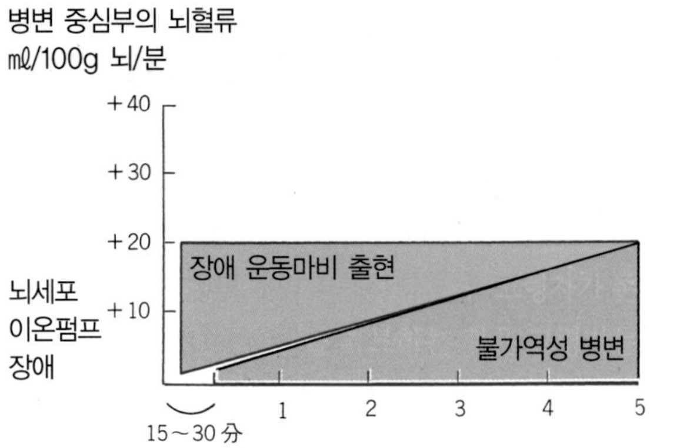

그림 Ⅲ・A・10 실험적 뇌 허혈과 마비[병변 중심부의 뇌혈류량

(㎖/100g 뇌/분) 원숭이의 MCA 경색실험] (Jones 등, 1981)

표 Ⅲ・A・4 뇌혈류에 관한 대략의 정상수치

1. 정상 뇌혈류양 :
   50㎖/min/100g(성인)
   105㎖/min/100g(소아, 유아기)
2. 뇌 순환량 : 심장박출량의 15%
3. 뇌 총산소소비량 : 3.5㎖/min/100g
4. 자동조절능력 : 전신 평균혈압 45～160mmHg이고 일정 뇌 혈류량을 유지한다.
5. 화학인자 : PaO_2 50mmHg 이하에서 증가, 30mmHg 이하에서 2배, 100% O_2에서 10% 감소.
   $PaCO_2$ 80mmHg에서 2배, 20mmHg 이하에서 50% 감소.

표 Ⅲ・A・5 뇌경색 때의 국소 신경증상

뇌경색 혈관	지배영역	신경증상
앞대뇌동맥	이마엽 안쪽면, 뇌들보	다리에 심한 편마비, 강제 움켜쥠, 정신증상
중간대뇌동맥 관통가지	속섬유막, 조가비핵, 대뇌부챗살(방사관)	팔에 심한 편마비, 반신 지각마비
중간대뇌동맥 겉질가지	이마엽 가쪽면, 관자엽 위 가쪽면, 마루엽	얼굴・팔에 심한 편마비, 반신 지각마비, 실어증, 한쪽공간무시 등
뒤대뇌동맥 관통가지	시상	반신 지각마비(표재・심부)
뒤대뇌동맥 겉질가지	뒤통수엽, 관자엽 안쪽 바닥면	동명반맹, 기억장애, 안면실인, 지리실인증
뇌바닥동맥	뇌줄기, 소뇌	교대성 편마비, 사지마비, 뇌신경마비, 안구운동장애, 눈떨림, 운동실조

/min/100g이다. 보통은 뇌는 혈액에 포함되어 있는 산소의 약 1/3밖에 이용하고 있지 않다. 따라서 관류압력이 저하하여 뇌혈류의 양이 1/2까지 저하해도 뇌의 산소 소비량은 변하하지 않고 뇌기능을 유지하고 있을 수 있다. 그러나 뇌 관류의 양이 저하하여 뇌혈류의 양이 정상의 40%까지 저하하면 뇌내 신경의 탈분극에 영향을 주고, 30%에서는 전기활동은 없어지며 10%가 되면 칼륨의 세포 밖 방출이 일어나 신경세포의 괴사를 초래하게 된다. 뇌 허혈이 뇌경색이 되기 위해서는 일정시간 이상의 허혈상태가 필요하고, 실험적으로로는 뇌혈류의 양을 4～12 ㎖/min/100g로 감소시켜 2～3시간 계속하면 뇌경색이 일어난다. 또한 뇌혈류가 17～18㎖/min/100g에서도 장시간 계속하면 뇌경색을 일으키게 할 수 있다(표 Ⅲ・A・10, 표 Ⅲ・A・4, 5).

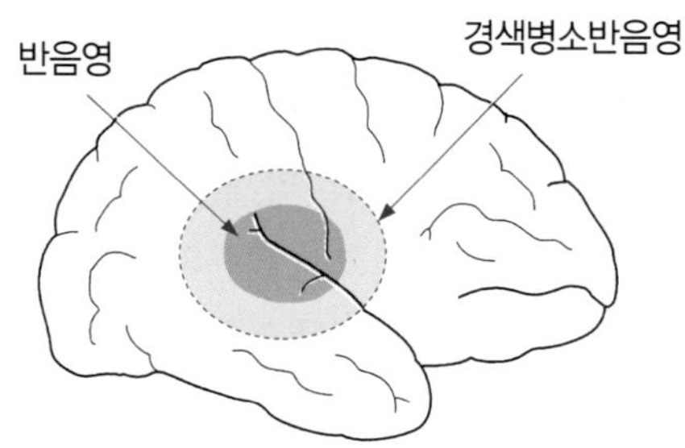

그림 Ⅲ・A・11 경색병소반음영(penumbra)

또한 개선에 대해서도 20% 이하의 혈류의 양이 1시간 이상 계속되면 재개통시켜도 완전한 회복은 관찰되지 않고, 30%에서는 1시간 이내라면 완전한 회복이 되고 2시간으로 연장되면 회복의 정도는 적어진다. 그리고 허혈부분의 주위에 기능부전에 빠져 있지만 신경세포는 사멸되어 있지 않은 반음영(penumbra)이라 불리는 부분이 있고(그림 Ⅲ • A • 11) 이것은 혈류의 양이 개선되면 회복하는 부위라 생각되고 뇌혈류의 양은 10~23㎖/min/100g라 생각 된다.

1 죽상뇌혈전증 (atheromatous cerebral thrombosis)

속목동맥 · 척추동맥(추골동맥) · 뇌내동맥의 죽상경화 부분에 혈전이 부착하여 자라난 것으로 자라나는 조건으로서 ① 혈관병변, ② 혈액의 끈기가 있고 진한 정도 등의 성상의 변화, ③ 혈류역학적 변화의 3요소가 관여한다.

이들 중에서 혈관병변이 가장 중요하고 오카베[11]의 347 사례의 부검에 따르면 직경 10㎜의 경색병소와 뇌바닥동맥 경화의 중증정도와의 상관성이 크고 뇌경색 사례의 3/4은 뇌동맥 경화의 중증사례이었다.

뇌동맥 경화 이외에도 혈액의 끈끈하고 진한 정도 등에 관여해서 혈류속도 · 혈액성분의 변화(혈소판 응집능력 등)도 연관성이 깊다는 것이 알려져 있다. 즉 혈전은 우선 동맥경화와 같은 이상이 있는 혈관 벽에 혈소판이 점착하는 것부터 시작되고 차례로 혈소판이 응집하여 해면모양의 그물코가 형성되며 더욱이 백혈구가 가세하여 혈전이 발육하는 것이라 생각되고 있다.

또한 종전에 뇌혈전이라 생각되고 있었던 증상사례 중에, 예컨대 속목동맥 분기부분에 있는 혈전이 박리하여 뇌내 혈관에 경색을 일으키고 그 부위에서 기질화하는 것 같은 증상사례는 부검 시에는 그 부위에 발생한 뇌혈전과 감별하는 것은 어려워진다. 이러한 사례는 엄밀하게는 뇌색전이라 진단하는 편이 올바른 것이 된다. 이와 같이, 뇌혈전과 뇌경색과의 감별이 곤란한 경색이 있으므로 최근에는 양자를 합쳐서 뇌경색이라는 진단도 사용된다.

폐색부위와 임상증상과의 연관성에 대해서는 개인차가 큰 것은 대뇌의 기능국재의 개인차와 곁혈류로(측부혈류로)의 좋고 나쁨에 의해서 발생하기 때문이다. 예컨대 속목동맥 경색에서는 윌리스 고리의 곁혈류의 좋고 나쁨에 의해서, 또한 중간대뇌동맥 이는 곳(기시부) 경색에서는 앞대뇌동맥 영역으로부터 어느 정도 곁혈류가 흐르는가에 따라서 임상증상은 경증인 것에서부터 최중증의 것까지 다양한 상태가 된다. 일반적으로 같은 부위의 경색에서도 연령을 거듭할수록 곁혈류가 없기 때문인지 젊은 사람에 비하여 마비증상은 중증이며, 이에 더해서 언어상실증 · 행위상실증 · 인식불능증 · 지각장애 등의 증상이 수반되기 쉽고 또한 개선도 젊은 사람에 비하면 별로 없다는 것 때문에 재활을 어렵게 하고 있다.

편마비의 재활에서 필자 등의 경험[12]에서부터도 50세 이하의 증상사례에서는 99%가 보행을 할 수 있다. 그러나 초기부터 충분한 간호 · 치료를 시행하여도 보행을 할 수 없는 사례가 5% 정도 있으며 그 대부분은 60세 이상, 특히 70세 이상의 노인이다. 이것은 재활 프로그램의 진행 도중에도 다양한 저해인자가 있는 것 이외에, 출발점에서 이미 중증사례가 많다는 것도 연관성이 있다고 생각된다.

뇌혈전의 생명예후는 뇌출혈이나 거미막밑 출혈과 비교하면 양호하지만, 뇌바닥동맥계의 경색에서는 예후는 나쁘며, 혼수, 축동(pin-point pupils), 이완성사지마비, 지각소실, 40℃ 이상의 비정상 고열, 대뇌제거경직(decerebrate rigidity), 호흡마비 등 중증의 증상을 나타내고 조기에 사망하게 된다.

그러나 뇌경색은 뇌내 출혈이나 거미막밑 출혈에 비하면 고령자에 많아진다는 것으로부터 다양한 합병증이 병발하기 쉽고 또한 회복도 느리기 때문에 합병증 때문에 사망하거나 재활을 장기화하는 경향이 있다. 실제로 재활에서 다루는 노인질환에서는 뇌경색 사례가 매우 많아지기 때문에 뇌경색에 대해서는 최근 그 중요성이 점점 증가하고 있다.

심원성뇌색전이란 대동맥 · 목동맥 등의 벽에 있는

2 심원성뇌색전 (cardiogenic cerebral embolism)

혈전, 심장 내 혈전이나 공기, 지방 등이 뇌동맥으로 흘러들어가 어떤 부분에서 폐색하는 것을 말한다. 그러나 앞에서 언급한 것처럼 뇌혈전과 감별이 곤란하기 때문에 색전의 원인이 되는 심장질환이 명백하고 특유한 증상을 나타낼 때에 이 진단명이 사용된다.

그 발생기전에 따라서,

① 심장 유래의 것

- 벽에 있는 혈전 : 심방혈전(심방세동), 심실 내 혈전(심근경색)
- 심장판막질환 : 류마티스열(RF), 심내막염, 전신성 홍반성 루푸스
- 심방점액종

② 두개외 동맥 유래의 것

- 죽상경화 ; 특히 목동맥 분기부분 주변

③ 기타

- 공기색전 : 흉부외과 수술 후, 외상 후
- 지방색전 : 골절 등의 외상 후
- 종양색전 : 악성종양에 의한 것 등
- 기이성 색전 : (정맥계서부터의 혈전이 우심 → 좌심의 션트를 통해서 발생하는 색전.

타원구멍(난원공)을 통하는 경우가 많다.

등으로 나눌 수 있으나 대동맥 조영이나 내막 제거술 후에 일어나는 색전, 외상 후에 발생한 공기색전, 지방색전과 같이 인과관계가 명백한 경우를 제외하고 혈전인지 색전인지를 결정하는 것은 반드시 필요하다.

고령자에 관찰되는 심원성뇌색전의 대부분은 심장에 발생한 혈전이 박리하여 뇌동맥 폐색을 일으키는 것으로 그 중에서도 비판막성 심방세동에 기인하는 것이 많으며 그 예방치료는 중요하다. MRI-CT의 보급에 따라 소경색까지 파악할 수 있게 되어 심방세동이 있는 사례에서는 없는 사례에 비하여 매우 높은 비율로 발생하고 있다는 것을 알게 되었다. 또한 일과성 심방세동이 있는 사례에서는 더 높은 비율로 발생한다는 것도 알려져 있다.

그 밖에 노인에 관찰되는 심원성뇌색전으로서는 류마티스성 심장내막염 · 심장판막증 · 비세균성혈전성 심장내막염(non-bacterial thrombotic endocareditis)(악성종양 등의 소모성 질환에 수반하는 비세균성혈전성 심장내막염), 심근경색 등에 부수하여 발생하는 것 등이 있다.

심원성뇌색전은 일단 폐색된 주된 줄기동맥이 색전자의 융해에 의해서 재개통하고 괴사에 빠진 조직으로 혈류가 다시 소통을 하면 혈관투과성이 항진하여 있다는 것과, 괴사에 빠진 모세혈관, 세정맥이 찢어지는 것에 의해서 누출성 출혈이 일어나고 출혈성 경색이 일어나기 쉽다는 특징을 갖는다.

생명예후는 색전 그 자체에 대해서는 뇌내 출혈보다 양호하지만, 출혈성 뇌경색을 수반하기 쉽다는 것으로부터 뇌 혈전보다는 약간 나쁜 것이 있으나 큰 차이는 없다.

재활의 경과에 대해서도 특히 심장질환의 상태에 따라서 리스크관리의 관점에서부터 적극적 기능훈련이 제한을 받기 때문에 각 증상사례마다 다르다. 그러나 두드러진 판막증이나 심근장애 등에 의한 심부전 징후가 수반하지 않으면 문제없이 재활 프로그램을 진행하는 것이 가능한 경우가 많다.

3 라쿠나 뇌경색 (lacunar type cerebral infarction)

뇌의 깊은 부분에 관찰되는 작은 관통가지 영역의 소경색이며, 보통 그 최대직경이 10㎜ 이하의 소경색 병소가 발생하고 많이 발생한 것을 라쿠나 경색(lacunar infarction또는lacunar stroke)이라 부르고 있다.

MRI-CT의 발달과 보급에 따라 노인의 대부분의 증상사례에 라쿠나 경색을 발견할 수 있게 되었고 대부분은 증상 없이 경과하는 무증후성뇌경색(asymptomatic cerebral infarction)이 많이 발생하거나 특이적인 부위에 발생하면 증상을 나타내거나 한다. 그 원인으로서 관통가지의 세동맥 경화, 주된 줄기동맥의 죽상경화에 의한 관통가지 분기부분의 협착 또는 폐색, 주된 줄기동맥의 죽상경화 등으로부터의 미소색전자에 의한 색전, 혈류역학적 요인 등을 생각할 수 있다. 그 중에서 최대의 위험인자로서 고혈압과 나이를 먹어가는 것을 들 수 있다. 특히 고혈압에 대해서는 하루 안 변동을 파악하기 위해 24시간 혈압을 포함한 혈압의 측정이 필요하고 혈압강하요법에서는 뇌 혈류가 저하할 가능성을 생각하여 급격한 혈압강하를 피함과 동시에 야간의 과도한 혈압강하에 주의할 필요가 있다.

보통, 라쿠나 뇌경색의 병소는 양쪽성이고 바닥핵(기저핵), 뇌줄기부분에 많이 발생하므로 파킨슨병과 유사한 임상증상을 나타내는 경우가 많다. 일반적으로 열공 상태(lacunar state)에 관찰되는 임상증상은 회복이 양호한 편마비, 근육경직, 종종걸음 보행, 조음장애, 거짓숨뇌마비(가성구마비), 의욕저하, 정신 또는 지능 저하, 강박울음, 강박웃음 등을 나타낸다.

재활에서는 인구의 고령화, MRI의 진보, 전신관리의 진보 등에 의해서 서서히 이러한 환자를 다루는 기회가 증가하고 있다.

4 일과성 뇌 허혈발작 (transient ischemic attack[TIA])

TIA란 허혈성 뇌혈관장애에 의한 뇌 국소증상이 발병으로부터 24시간 이내에 소실하는 것 같은 지속시간이 짧은 것을 개념으로서 파악한 것이다. 그 생성원인에 대해서는 예부터 논쟁이 있으나, 최근에는 미소색전(microembolism)설이 주된 요인이라 생각되고 임상에 있어서 뇌경색의 경고발작으로서 중요시되고 있다. 따라서 TIA에 대해서 시기를 기다림이 없이 치료를 시작하고 뇌경색으로의 이행을 가급적 예방하는 것이 중요하다.

임상적인 특징

① 혈관병변에 기인하는 일과성 뇌졸중 국소기능의 이상이다.
② 발병은 급격하고 증상의 완성까지 5분 이내(보통 1분 이내)인 경우가 많다.
③ 증상의 지속시간은 24시간 이내라 정의되어 있으나, 보통 2~15분 이내이고 2~3분이 가장 많다.
④ 증상의 소실은 수분 이내에 인지되는 경우가 많다.
⑤ 발작의 출현은 1회 뿐에서부터 여러 가지 간격으로 반복되는 경우도 있으며 여러 종류에 걸쳐 있다.
⑥ 발작 때의 신경증상은 속목동맥계와 척추동맥 · 뇌바닥동맥계로 분류되고 또한 TIA의 가능성이 시사되는 증상에 부기된다.
⑦ 이에 더해서 편두통이나 실신발작 등과의 혼동을 피하기 위해 제외항목이 부가되어 있다.

5 고혈압성뇌증 (hyertensive encephalopathy)

고혈압성뇌증의 개념에 대해서는 현재도 역시 논의가 많지만, 일반적으로는 악성고혈압 환자이고 혈압이 급격히 상승할 때 두통, 의식장애, 경련 등 미만성의 뇌증상을 나타내는 것이며 요독성뇌증, 뇌출혈 기타의 원인을 제외할 수 있고 동시에 혈압의 강하에 의해서 신속하게 회복하는 것을 말한다.

악성고혈압의 원인으로서는 급성사구체신염, 만성신부전, 신혈관성고혈압, 갈색세포종, Cushing증후군 등에 유래하는 경우가 많다.

병태생리로서는 고혈압에서의 뇌 순환의 자동순환조절(autoregulation)의 장애가 1차적 원인이고 그 결과로서 소혈관의 혈관확장(vasodilatation)이 일어나 뇌부종, 피브리노이드 괴사, 미소경색, 점상출혈을 초래한다고 한다.

증상은 급격한 혈압의 상승에 수반하여 급성으로 출현하는 심한 두통으로 시작되어 착란에서부터 혼수상태에 이르는 의식장애, 전신성 경련발작이 관찰된다. 울혈유두(choked disc)를 수반하는 일이 많으며 구토, 목덜미 강직, 시력장애, 편마비, 언어상실증 등을 수반하는 일도 있다. 뇌척수액은 250~500mmH_2O로 압력이 높고 단백도 약간 상승한다. 뇌파는 특이적인 것은 없으며 느린 파형(서파)으로 되어간다.

신경증상의 후는 일반적으로 양호하고 혈압을 내리면 수시간~수일에서 회복 · 소실되는 경우가 많지만, 치료가 늦어지거나 방치하면 혼수상태에서부터 사망한다. 잦은 경련은 예후불량의 징후인 경우가 많다.

c 기타

그 밖에 뇌혈관장애에는 뇌정맥 · 정맥굴혈전증, 윌리스동맥고리폐색증(모야모야병) 등이 있으나 노인에게는 별로 많지 않으므로 생략한다.

2 뇌졸중 발병직후의 혈압관리와 재활

a 뇌출혈의 혈압관리와 재활

뇌졸중 급성기의 혈압은 손상조직을 보호한다는 작용도 있어 보통 높지만, 수일에서부터 수주일이 되면 혈압강하제를 사용하지 않아도 내려간다(그림 Ⅲ • A • 12). 또한 뇌 순환은 정상에서는 평균 동맥혈압 50~160mmHg로 뇌 순환을 일정하게 하는 자동조절능력(그림 Ⅲ • A • 12)이 있다. 급성기는 이 자동조절능력이 장애되어 있고 혈압이 높은 쪽으로 변이하고 있다(그림 Ⅲ • A • 13). 따라서 혈압을 지나치게 내리면 뇌 순환은 쉽게 저하하고 게다가 손상을 확산시키는 것에도 연결된다.

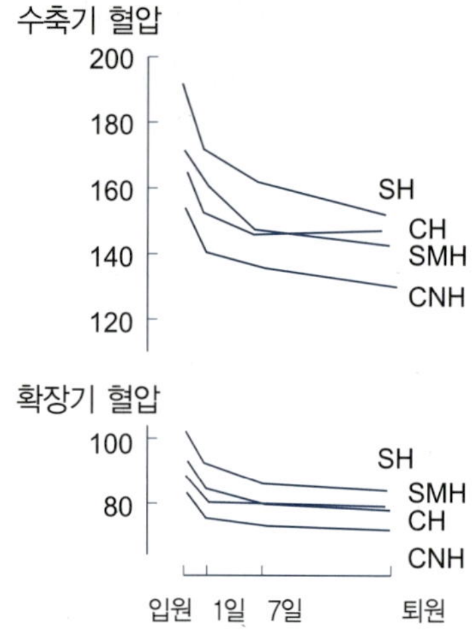

SH : 고혈압의 기왕증이 있는 뇌혈관장애 환자군 (뇌경색 · 뇌출혈 · TIA)
SMH : 고혈압의 기왕증이 없는 뇌혈관장애 환자군 (뇌경색 · 뇌출혈 · TIA)
CH : 고혈압의 기왕증이 있는 비뇌혈관장애 환자군
CNH : 고혈압의 기왕증이 없는 비뇌혈관장애 환자군

그림 Ⅲ • A · 12 뇌혈관장애 환자 급성기 환자 및 비뇌혈관장애 환자의 입원 중의 혈압의 자연경과(Britton, 1986[13])

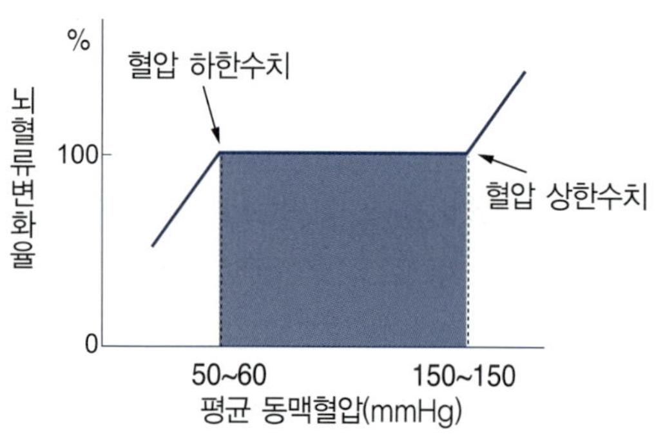

그림 Ⅲ • A · 13 뇌 순환의 자동조절능력(정상)

뇌졸중 급성기의 자동조절능력은 정상과 비교하여 오른쪽으로 변이하고 있다. 또한 만성기에서도 높은 쪽으로 변이가 남아 있으므로 지나치게 내리지 않도록 주의해야 한다(그림 Ⅲ • A • 14).

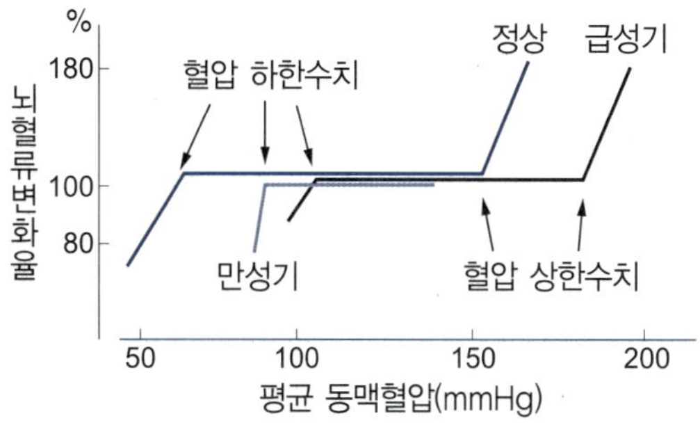

그림 Ⅲ • A · 14 뇌졸중 급성기의 뇌 순환 자동조절능력

1 수술을 전제로 한 경우의 혈압강하치료

수술을 전제로 한 경우의 뇌출혈 급성기의 혈압강하요법의 목적은 ① 발작 조기의 혈종 확대를 방지하다, ② 혈종 흡인 중의 출혈을 피하다, ③ 수술 후 재출혈의 방지 등이다.

혈압강하목표(수축기 혈압)는 발작 조기 120~140mmHg, 수술 후 130~160mmHg 정도로 하면 좋다. 또한 적극적으로 혈압강하치료를 시행한 경우 발병 후 3시간 이내의 210mmHg 이상의 수축기 혈압을 나타낸 조가비핵 출혈 사례에서 32/37 사례(86%)에 혈종의 증대가 인지되었으나 트리메타판(trimethaphan)에 의해서 반입 후 6시간의 수축기 혈압을 120~150mmHg로 유지한 다음부터는 혈종이 증대는 경험하고 있지 않다는 보고도 있다[14, 15]. 따라서 수술을 전제로 한 경우의 뇌출혈 급성기의 혈압관리는 발병직후의 혈압의 80%로 억제하고 약제로 적극적으로 혈압강하를 도모하여 수술에 임하도록 하면 좋다.

2 내과적인 혈압강하치료

내과적인 뇌내 출혈의 급성기의 혈압관리는 뇌졸중 급성기의 병태생리에 기초하여,

① 뇌졸중은 고혈압 환자에 일어나기 쉽고 원래의 상태가 높다는 것.

② 혈압의 자동조절능력이 높은 쪽으로 이동하고 있다.

③ 급성기의 혈압은 상승하고 차츰 내려간다.

등의 이유로부터 수축기 혈압 220mmHg 이상이 되지 않는 한은 혈압은 내리지 않도록(해리성 흉부 대동맥자루, 혈전용해 등 이외) 하면 좋다. 만일 내린다 해도 80%로 유지하도록 한다. 만성기의 혈압관리는 뇌경색에 비하면 약간 적극적으로 시행하지만 140~150/80~90mmHg 정도가 좋고 너무 지나치게 내리지 않도록 한다.

b 뇌경색의 치료와 재활

뇌경색 급성기의 병태로서 5~10분에서 세포 내 부종이 일어나고 완전 허혈인 경우 20분 정도에서 세포 내 부종이 완성하여버리므로 가능한 한 발병 후 조기부터 치료를 시행하여야 한다.

초급성기의 뇌경색의 세포수준의 병태로서 EEA release(glutamate theory : 글루타민산의 분비), 세포독소성 부종, 자유기(free radical)의 생성, 혈관내피의 손상, 일산화탄소 생성, 혈소판 혈전형성, 2차

급성기 뇌경색 치료의 요점

가급적 조기의 혈류 개선
　문제점 : 출혈성 경색, 자유기의 생성
흥분성 아미노산 방출의 억제
　문제점 : 약물투여 시기, 반드시 경색병소를 축소시키는 것은 아니다.
세포 내 Ca 상승의 억제
　문제점 : 약물의 부작용, 세포 내 Ca가 상승한 후는 늦다.
세포성 혈관성 부종의 억제
　문제점 : 세포성 부종 10~20분에서 완성
자유기 발생의 억제
내피장애의 억제
NO 합성의 억제
혈관 내 인자의 변화의 치료
2차적 순환장애의 치료
가급적 조기, 동시에 다면적 치료가 필요

적 순환장애 등이 알려져 있고 이들에 대해서 치료를 시행할 필요가 있다.

또한 뇌혈류의 관점에서부터는

① 중증의 혈류저하 상태가 일정시간 이상 지속하면, 뇌 조직에는 불가역성 변화가 일어난다.

② 급성 국한성의 뇌 병변은 뇌 전체의 혈류 · 대사 저하를 초래한다(기능해리[diaschisis]).

③ 급성기에는 뇌혈류는 혈압의존성으로 변동한다(자동조절장애[dysautoregulation]).

④ 장애 뇌혈관에는 혈관 확장제는 효과가 없는 경우가 많다(혈관마비[vasoparalysis]).

⑤ 장애 뇌에서는 혈류와 대사의 연합(coupling)도 장애된다(연합 해제[uncoupling]).

⑥ 반음영(penumbra)의 부위는 조기의 혈류개선에 의해서 기능회복을 기대할 수 있다.

등의 특성도 있고 가능한 한 조기의 치료가 필요하다.

급성기의 뇌경색의 치료로서는 혈압, 혈당 · 전해질, 뇌부종 등의 전신관리에 더하여 재 관류에 대한 치료와 세포 보호 등의 약물치료를 시행한다(표 Ⅲ • A • 6).

뇌경색 급성기의 혈압의 관리는 우선 혈류량 온존의 사고로부터,

① 원칙적으로 혈압을 강하시키지 않는다.

② 혈류역학적 장애를 수반하는 죽상혈전성 뇌경색은 특히 혈압을 내리지 않도록 한다.

③ 초급성기 혈전용해치료 때의 고혈압은 머리뼈내 출혈의 위험인자는 적응에서부터 제외시켜야 하며 엄중한 혈압 모니터 하에 혈압강하치료가 필요하다. 혈압강하치료도 뇌경색 임상병형별, 발생기전별, 치료방법별(혈전용해치료, 항응혈약물치료 등)로 고혈압관리의 재검토가 필요하다고 생각된다.

구체적인 혈압관리는

① 급성기의 혈압은 자연히 강하하므로 원칙적으로는 혈압강하를 시키지 않고 안정, 항부종 치료, 호흡, 방광관리, 불안의 제거 등에 유념한다. 예외적으로 혈압강하를 하는 경우는 앞의 수치의 80~90% 정도로 유지할 것.

② 만성기의 혈압관리는 발병 1개월 이후부터 수개월에 걸쳐서 느리게 시행하고 뇌혈류 자동조절 능력에 좋은 영향을 가진 칼슘길항제, 안지오텐신 전환효소 억제제가 좋으며(표 Ⅲ • A • 7, 8), 160/95mmHg 전후를 목표로 자각증상을 중시하여 조절한다. 또한 주된 줄기동맥 병변을 가진 고령자에서는 약간 높게 설정한다.

표 Ⅲ • A • 6 뇌경색 급성기의 약물치료

1. 항혈전 치료
   ① 혈전용해 치료(조직 플라스노미겐 활성체) : t-PA, 유로키나아제)
   ② 항응고 치료(헤파린, 저분자 헤파리노이드, 와파린)
   ③ 항혈전 치료(아르가트르핀)
   ④ 항혈소판 치료(아스피린, 티클로피딘, 트롬복산 A2 억제제)
2. 항부종 치료
   고장용액 치료
   · 글리세롤(뇌부종 경감작용, 뇌혈류 개선작용, 뇌대사 개선작용, 적혈구 응집능력 개선작용)
   · 만니톨(뇌부종 경감작용, 중지 후의 rebound형상)
3. 순환대사 개선
   ① 혈관확장제
   ② 뇌대사 부활제
   ③ 혈액희석 치료(저분자 덱스트란)
4. 항라디칼(antiradical) 치료
   라디칼 소거(free radical scavengers : 21-aminosteroids, superoxide dismutage, catalase : 에다라폰)
5. 뇌 보호 · 세포 보호
   ① 수용체 길항
      · Ca 채널 길항제
      · Na 채널 길항제
      · GABA 수용체 자극
      · 유리지방산 저하제
      · 과립구 접착 억제제
      · 글루타민산 수용체 길항제(NMIDA형, AMPA형)
      · 강글리오시드증(GM1 강글리오시드)
   ② 저체온치료

표 Ⅲ•A•7 뇌경색에서의 뇌 순환 자동조절영역의 하한의 혈압

	고혈압 뇌혈전 사례	중간대뇌동맥 이는곳 폐색사례
뇌 순환 자동조절영역의 하한치/수시혈압	80%	90%

표 Ⅲ•A•8 각종 혈압강하제와 뇌혈류 · 뇌혈류 자동조절 하한 영역

혈압강하제	뇌혈류		뇌혈류자동조절하한영역	
	단독투여	장기투여	단독투여	장기투여
Ca 길항제	↑	~(↑)		↓
ACE 억제제	~	~(↑)	↓	↓
α 차단제	↑	~	↓	↓
β 차단제	↓	~(↑)	↑	
강압이뇨제		~(↓)		

↑ : 증가 · 상승, ~ : 불변, ↓ : 감소 · 하강,
( ) : 때때로 관찰된다.

③ 일반적으로는 뇌내 출혈을 포함하여 혈압강하 치료에서 재발률은 감소한다. 재발예방의 관점으로부터는 140~150/80~90mmHg 정도가 좋고 개개에 상응해서 시행하며, 혈압강하제로 야간의 혈압을 내리지 않는 것도 중요하다.

이상의 혈압강하치료를 요약하면 1994년의 급성기 뇌혈관장애 치료 가이드라인에서는 급성기의 혈압상승은 원칙적으로 혈압강하를 하지 않는다. 다만 수축기 혈압이 220mmHg, 평균혈압 130mmHg 이상이거나 대동맥 해리 때는 고려한다고 하고 있다. 라쿠나 뇌경색이나 죽상 뇌혈전증 때는 혈압을 저하시키면 뇌혈류가 감소하여 경색범위를 증대시킬 가능성이 있다. 그러나 심원성 뇌색전에서는 혈압이 높으면 출혈성 뇌경색을 초래할 가능성이 있으므로 경우에 따라서는 혈압강하치료를 고려한다. 뇌내 출혈에서는 혈종과 부종의 증대 예방을 위해 혈압강하를 시행한다. 거미막밑 출혈에서는 직접적인 뇌실질 손상이 적으므로 혈종 증대와 재파열 방지의 목적으로 적극적으로 혈압강하를 한다고 하고 있다.

또한 혈압상승의 다른 원인에 대해서도 주의가 필요하다.

뇌경색 발병직후의 혈압상승의 원인과 치료방침

Ⅰ. 혈압 상승의 원인
① 뇌졸중에 이환되었다는 스트레스
② 고혈압의 합병
③ 방광 충만
④ 통증
⑤ 뇌 허혈에 대한 반응
⑥ 뇌압 항진

Ⅱ. 치료원칙
① 뇌경색에서는 혈압강하는 고려하지 않는다.
② 널리 인지된 혈압강하 목표치는 아직 결정되어 있지 않다.

Ⅲ. 혈압강하 치료를 고려해야 할 때
① 수축기 혈압 · 220mmHg
평균혈압 · 130mmHg
② 출혈성 뇌경색이 되었을 때
③ 심근경색을 합병하였을 때
④ 심부전을 합병한 신부전
⑤ 흉부 대동맥류를 합병하였을 때

Ⅳ. 혈압강하치료의 실제
① 경구치료가 원칙
② 뇌혈관 구경에 영향을 주지 않는 약물을 선택한다.

또한 다음과 같은 뇌졸중의 외과적 치료법도 있다.

뇌졸중의 외과적 치료

① 출혈성

뇌 내 출혈	머리절개 혈종제거술 CT 정위적 혈종용해 배제술
뇌동맥자루	머리절개 클리핑(clipping)술, 혈관 내 수술
AVM	머리절개 적출술, 혈관 내 수술, 감마나이프

② 폐색성

속목동맥협착	내막박리술, 혈관 내 수술(혈관확장술, 스텐트 치료)
뇌경색	혈관우회술, 혈전용해 치료

3 뇌졸중 치료의 미래와 전망

Brain attack(Science, 1996)시대의 뇌졸중이라는 전신질환으로서 혈관병은 그 치료 여하에 따라서는 치료 가능한 질환이라 할 수 있다. 또한 그것이 불가능한 경우에도 병상에서의 자리보존이나 치매 발병의 예방은 최소한 시행하여야 한다. 질환의 특성으로서도 뇌출혈은 발병 몇 시간 이내에 20% 이상은 증가하고 거미막밑 출혈은 12시간 이내에 재출혈이 많으며 뇌경색은 경색부위의 확대, 반음영의 문제 등, 초급성기 치료의 중요성은 종전부터 강조되어 왔다. 이를 위해서는 약물치료(t-Pa치료)나 외과적 치료[혈관 내 외과(그림 Ⅲ • A • 15) : 혈관확장술, 스텐트치료] 등을 비롯한 의학적 치료는 물론 뇌졸중 환자의 대응에는 지역사회 주민의 이해도를 높이고 뇌졸중의 치료를 적절히 시행할 수 있는 병원으로 운반하는 것부터 시작하여야 하며, 지역사회에서의 반송 · 입원 연계 등의 시스템 만들기도 필요하다. 또한 의료인이 뇌졸중에 대한 이해를 심화시켜 가능한 한 신속(발병 후 1~2시간 이내)하게 입원치료를 시작하여야 한다. 이에 더해서 발병 · 재발의 예방의 관점에서부터 재발 예방을 위한 약물치료나 위험인자(고혈압, 당뇨병 등)의 관리, 생활양식의 시정 등도 중요하다.

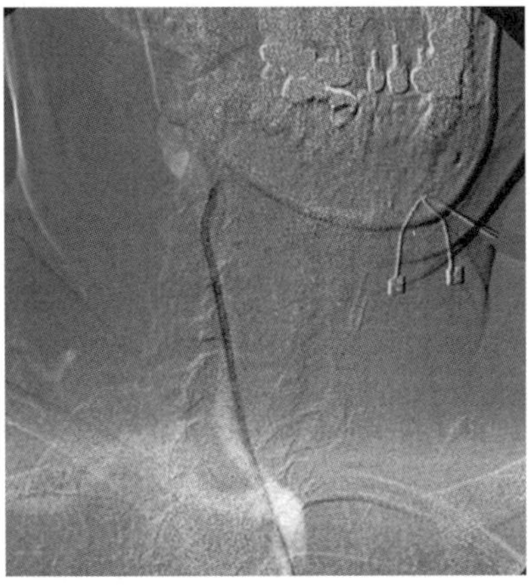

그림 Ⅲ • A • 15 혈관 내 수술

속목동맥 폐색에 대해서 카테터를 목동맥 안까지 진입시켜 혈전 제거를 시행하고 있다.

4 뇌혈관장애의 재활의 기본구조

뇌혈관장애에 의한 편마비의 재활에 대해서는 아래와 같은 것을 공통적으로 말할 수 있다고 생각한다.

① 자연회복을 방해하지 않는 것, 가능하다면 조장하는 것

뇌 순환대사의 개선, 뇌 순환 자동조절능력(autoregulation)이나 혈액-뇌 관문 기전[blood-brain-barrier(BBB)]의 정상화 등, 기능장애의 개선이 신속하고 순조롭게 진행되도록 치료하는 것.

② 본래의 기능장애만으로 저지하는 것.

근육위축, 근력저하, 구축, 골다공증 등의 폐용증후군의 예방. 인대 이완 등의 오용증후군의 예방. 이미 발생하여 있으면 그 교정.

③ 잔존능력의 강화

건전한 쪽 팔다리, 몸통근육의 강화 등. 건전한 쪽 팔다리는 반드시 건전한 것은 아니라는 것을 명심하고 때로는 이들의 훈련에 중점을 두어야 하는 경우도 있다. 특히 노인에서는 병전부터 근력저하가 관찰되는 일이 많다.

④ 마비의 개선

마비의 개선에 관해서는 근력 등의 양의 개선보다도 운동패턴 등의 질의 개선이 중요하며, 이를 위해서는 신경근육촉진법(neuro-muscular facilitation) 등이 합리적이다.

⑤ 고차뇌기능장애(실어증, 실행증, 실인증 등)의 평가

고차뇌기능장애의 평가를 확실히 시행하는 것은 그 장애의 예후만이 아니라 치료 프로그램을 결정하고 종합적 예후를 추측할 때에 매우 중요하며, 최종적인 목표 설정에 중대한 영향을 준다.

〈계속〉

⑥ 배변/배뇨의 자립

배변/배뇨훈련을 조기에 시작하여 자립시키는 것은 보조의 양을 감소시킬 뿐만 아니라 다른 훈련의 원활화 · ADL의 확대로 연결된다. 이에 더해서 요로감염을 비롯한 다른 합병증도 방해한다.

⑦ 보상방법의 고찰

노인에서는 기능개선이 젊은 사람만큼 개선되지 않는 경우가 많고 병전부터도 근력저하가 있는 경우가 많으므로 자조구 · 장구 등 환자에 맞는 것을 적절하게 사용한다.

⑧ 일상생활활동(ADL)에서의 간략화나 요령의 습득

근력저하나 내구력의 저하로부터 오는 ADL의 문제가 남게 될 것 같으면 ADL을 간략화하거나 연구하거나 하여 시행할 수 있는 ADL을 많이 한다.

⑨ 리스크, 합병증의 관리

고혈압, 동맥경화, 당뇨병, 심장질환 등의 합병증을 갖고 있는 경우가 많으므로 이들에 대한 평소부터의 관리 및 재활 중의 관리를 게을리 하지 않도록 한다.

⑩ 신경장애의 개선

여러 가지 신경의 개선은 그 기전이 명백하지 않은 것도 있다. 예컨대 1년 이상 경과한 다음부터 처음으로 급속하게 근력의 개선이 관찰되거나 팔다리의 마비는 완전히 플래토(plateau)에 도달하고 뇌 장애의 개선을 기대할 수 없는 시기에도 실어증이 더욱 개선을 보여주는 일이 때때로 있다. 이 현상은 뇌의 가소성에 기인한다고 생각되지만, 재활의 기술에 의해서 이 가소성이 보다 합리적 · 기능적인 방향으로 조절된다면 그러한 방법을 채택해야하지만, 이러한 것은 향후의 과제가 된다고 생각된다.

5 의학적 재활의 실제

한마디로 뇌졸중이라 말해도 그 임상증상은 각양각색이고 기타의 신체적 조건이나 가정적 · 가족 · 가옥 · 사회적 조건 등을 가미하면, 자연히 재활 프로그램은 개개인에 맞춘 상세한 것이어야 한다.

우선 염두에 두어야 할 것으로서는 Newman[16]에 따르면 편마비의 회복은 1~7주에 시작되어 14주 정도까지 계속되지만, 그 이후는 신경적 개선은 거의 관찰되지 안 된다는 것이다(최근, 신경줄기세포가 발견되어 사고방법이 바뀌어가고 있다).

a 급성기의 자연회복 기전

급성기의 회복기전으로서는 자연회복이 주라고 생각되고 그 기전은

① 뇌 순환의 개선, 뇌부종의 개선
② 혈종의 흡수
③ 손상된 신경조직의 변화 · 흡수 소실
④ 뇌 대사의 개선
⑤ 혈액 · 뇌 관문의 수복, 개선
⑥ 뇌척수액 순환의 개선
⑦ 최근, 신경줄기세포의 존재가 중요한 기능을 발휘한다는 것이 알려지고 이 연구가 기대할 수 있을 것 같다는 것.

등이 있다고 생각된다.

b 아급성기에서부터 만성기의 회복 기전

급성기가 지나면 자연회복이 차지하는 비율은 낮아져 아래와 같은 가소성을 가진 회복이 대부분을 차지하게 된다.

1. 예비기능(sparing)
   ① **다중지배(multiple control)**
   어떤 기능이 복수의 중추에 의해서 지배되어 있다는 사고방법이다. 즉 어떤 뇌의 국한성 손상이 발생하여도 그 부분과 같은 작용을 하는 또 하나의 잔존부분(equipotentiality)으로 그 기능을 보상한다는 사고방법.
   ② **과잉(redundancy)**
   해부학적으로는 별개 구조이지만 기능적으로는 공통된 하위조직이 있고 그것을 통해서 기능이 대행된다는 사고방법.

2. **가소성(plasticity) · 재편성(reorganizational compensation)**

① **발아(sprouting)**

1) 재생발아(regenerative sprouting)
축삭의 절단 후, 몸쪽(근위)에서부터 재생이 관찰되고 말초신경의 재생과 유사한 현상이다.

2) 곁발아(colateral sprouting)
건전한 신경세포로부터 발아하여 탈신경 영역으로 뻗어서 시냅스를 형성한다. 곁발아를 촉진하는 인자는 명백하지 않지만 손상되어 변성된 축삭이 제거되기까지는 일어나지 않는다고 일컬어지고 있다. 발아는 아교세포(glia) 등에 방해되어 목표에 도달하지 않는 경우도 있다.

② **기능적 보상(functional substitution)**
뇌손상과 같은 부위 또는 하위조직이 보상한다는 사고방법이며 하위조직이 재편성되는 경우와 신생되는 경우가 있고 특히 재활의 학습효과와 연관성이 깊다고 생각되고 있다.

③ **탈신경과민(denervation hypersensitivity)**
신경근육 접합부(neuro-muscular junction)에서 연구되어 있는 현상이고 탈신경 때문에 입력이 없어지면 아세틸콜린의 수용체가 출현하거나 이온 투과성이 상승하여 흥분성을 높인다고 생각되고 있다.

3. **은폐회로의 개발(unmasking)**
효율이 나빠 평소에 사용하고 있지 않은 기존의 회로를 이용하는 것이다. 반복해서 사용하는 동안에 전달시간은 단축되고 효율이 좋은 회로로 바뀌어간다는 사고방법이며 이것도 재활의 학습효과에 매우 연관성이 있다고 생각되고 있다[17, 18]. 또한 만성기의 뇌기능의 개선에 관해서는 1차 연동영역의 회복과 같이 대뇌 안에서 특수화되어 있는 것은 개선도 나쁘고 플래토에 도달하는 속도도 빠르다. 그러나 연합영역 등의 각종 섬유가 뒤얽혀 있는 부분은 회복속도도 느리고 플래토에 도달하는 시간도 수년에 걸칠 정도로 느리다[19].

4. **신경줄기세포(neural stem cell)**
신경줄기세포가 신경 재생에 귀중한 역할을 수행한다고 알려지고 이제부터의 새로운 길을 여는 것이라 기대되고 있다.

이상과 같이 뇌기능이 개선되어 있는 시기는 효과적으로 그것을 연장할 필요가 있다. 최초의 1~2개월을 관찰하는 것에 의해서 대부분은 목표의 예측이 되는 것이다. 예외적으로는 장기간에 걸쳐서 신경학적 개선이 관찰되는 경우도 있다. 이러한 것은 이 시기에는 적극적인 재활이 필요하다는 것을 시사하고 있다. 그러나 그 이후의 재활이 무의미하다는 것은 아니다. 예컨대, 발병 수개월 이상 경과하고 어떠한 이유로 재활치료를 받을 수 없었다는 경우, 신경학적 개선은 불충분할지도 모르지만, 그 기능장애가 근육위축, 구축, 건전한 쪽 · 몸통의 근력저하 등의 폐용증후군이 주요 요인이라면 이들을 개선함으로써 ADL 향상의 확대를 바랄 수 있는 예도 적지 않다.

최종적인 목표도 60세 이상에서는 특수한 경우를 제외하고는 복직할 필요가 없는 경우가 많아 ADL의 자립, 가정 복귀에 둘 필요가 있다. 또한 70세 이상에서는 가정 복귀를 하였다 하더라도 연령적으로 기능이 저하한다는 것으로부터 ADL은 서서히 저하하는 경우가 많아 연령적으로 한계가 있다는 것을 시사하고 있다.

6 뇌졸중 재활의 흐름

a 발병 직후 급성기부터의 재활

뇌졸중이 발병한 다음에 즉각 절대 안정으로 하던 시대, 입원을 해도 장기간 안정을 시키는 것 같은 시대는 지나서 이제야말로 뇌졸중 재활은 발병과 동시에 시행하는 것으로 되어왔다. 따라서 뇌졸중 급성기부터의 재활 치료가 주는 영향은 중대하며, 환자에게 처음으로 접촉한 개업의사, 내과, 뇌외과, 응급병원의 의사가 그 재활을 성공시키는지 아닌지의 열쇠를 쥐고 있다고 해도 지나친 말이 아니다.

발병 직후 급성기의 재활 프로그램은 재활이라기보다 케어에 중점을 두고 특히 중증 의식장애에는 관절가동범위 유지, 체위변환, 좋은 자세유지는 반드시 필요한 3점 세트라 할 수 있다.

조기 재활에 눈을 돌리게 된 것은 구미에서는 혈전성정맥염의 빈번한 발생으로부터 다리의 ROM 훈련을 시행함으로써 혈전성정맥염의 예방이 가능하다고 조기부터 훈련을 한 것, 또한 심근경색의 조기 재활의 보급, 폐용증후군의 경감, 조기재활 효과로서의 입원기간 단축, ADL 자립 등이CT, MRI가 등장하기 전에 확립되어 있었다.

미국의 최근의 뇌졸중 재활은 발병 후 1주일에서 3시간의 내성훈련을 하는 것이 메디케어의 기준으로 되어 있고[20], 물리치료를 비롯하여 병상에 작업치료나 언어치료도 진출하고 있다.

병상에서는 의식 상태를 포함한 신경학적 평가에 더하여 고차뇌기능, 앉은 자세 균형, 마비의 상태, 기립능력 등의 재활 평가를 시행하여 재활 적응 및 예측 치료기간을 설정한다.

조기 재활의 시작기준으로서,

① 활력징후(vital sign)의 안정.

② 마비 진행의 정지,

③ 의식상태 JCS의 한 자릿수

를 열거할 수 있고보통 제1～3병일에서 병상재활(bedside rehabilitation)이 시작된다[21].

병상재활 시작 후 상태를 보아 앉은 자세 훈련으로 들어가는데 그 첫 번째 앉은 자세의 방법은 환자의 리스크관리와 심리적 동요 때문에 의사나 간호사가 시행하고 앉은 자세 방법(보조)은 3～5분의 끝에 걸터앉은 자세(발을 침대에서부터 내린다), 휠체어 앉은 자세로 한다.

이때, 안색, 식은땀, 청색증(cyanosis), 하품 등이 혈압강하나 순환부전 징후에 선행하여 출현하는 경우도 많아 이완시키는 것 같은 말을 걸어 접촉하면서도 세심한 관찰과 자각증상에 만전의 주의가 필요하다.

문제는 기립성저혈압인데 60세 이상의 노인에서는 정상인에서도 15%에 기립성저혈압을 나타낸다.

기립성저혈압의 기준은 다양한 기준이 있으나, 일단 시작 전 누운 자세와 비교하여 30mmHg 이상의 저하가 인지되었을 때를 그 기준으로 하고 있다[22].

자세변화의 영향으로서 발병 당초의 자동조절능력의 파탄으로부터 기립성저혈압을 일으키기 쉽다고 일컬어지고 있으나 혈압이 조금 높고 자동조절능력의 효력이 있는 범위 내에서 시행하는 데에는 별로 큰 문제가 없는 것처럼 생각된다. 따라서 혈압은 오히려 약간 높은 상태에서 훈련을 시행하고 수축기 혈압이 140～200mmHg 정도라도 좋다. 훈련시간은 근력유지를 할 수 있을 정도로 통상근력으로 3～5분 정도로 하고 만일 허혈이 진행되었다 하더라도 세포는 괴사하지 않고 기능장애도 가역적인 시간으로서 5분 이내에서 시행하는 것이 좋다고 생각된다. 리스크 관리의 구체적인 방법에 대해서 다음에 나타낸다.

급성기 훈련에서의 주의할 점(문헌 23을 변경)

① 의식장애 : 안색, 표정, 하품이나 말을 걸기, 자극에 대한 반응을 본다. 재발이나 수두증의 발생에 주의한다.

② 혈압 : 자동혈압계로 관리한다. 훈련을 시작할 때, 실시할 때의 혈압관리. 기립성저혈압에 주의한다.

③ 심장박동 수 :모니터로 감시한다. 기외수축이나 비정상 파형에 주의한다. 24시간 홀터 심전계로도 측정한다.

④ 피부경유 산소포화도 : 95% 이상. 폐렴 등의 호흡장애나 기왕증이 있는 경우에는 재설정을 한다.

⑤ 두위(head posture) : 저혈압에 의한 뇌내 혈류의 낮은 관류에 주의한다. 현기증이나 오른쪽으로 향한 두위(right neck rotation : 한쪽공간무시)에도 주의한다.

⑥ 외감압술(external decompression) 시행 환자 : 뇌부종의 관리를 위해 머리뼈를 떼어낸 사례는 헬멧을 장착시켜서 주의한다.

⑦ 낮 동안 수면 패턴 : 불면이나 야간의 불안으로 수면패턴이 바뀌어 있는 경우가 있으며 약물이나 수면패턴의 정보를 수집한다.

⑧ 깊은정맥 혈전증 : 예방으로서의 훈련은 필요하지만, 일단 일어난 것에 대해서는 급격한 움직임을 피하고 폐색전 등의 합병증을 예방한다.

⑨ 경련발작 : 약물사용 상황이나 뇌파 소견의 정보를 수집한다.

〈계속〉

⑩ 현기증이나 구역질, 뒷머리뼈우묵(후두개와)(다리뇌, 숨뇌, 소뇌)의 병소 때에 관찰되기 쉽다.
⑪ 저혈당 : 당뇨병이나 내당능 이상이 있을 때에 주의한다. 식은땀이나 하품 등의 증상. 식사시간과 훈련시간의 연구.
⑫ 발열 : 37.5~38.5℃일 때에는 주치의와 상의하여 병상 등에서 시행한다. 38.5℃ 이상일 때는 중지한다.
⑬ 심리적 반응 : 우울상태나 가성우울, 장애수용, 성격변화, 질병인식(insight)의 저하에 주의한다.
⑭ 치매 : 라쿠나 다발성뇌경색에 많다. 고령자의 가성치매에도 주의한다.
⑮ 약물치료 : 사용 중의 약제의 정보수집. 항응고 치료 중의 출혈경향에 주의한다.
⑯ 병동 침대환경 : 점적주사, 카테터, 배액(drainage), 각종 튜브, 모니터, 복장, 가족, 면회자 등에 배려한다.

발병 직후부터 물리치료, 작업치료를 시행할 때의 재활관리의 요점

항중력 자세로 하는 것의 위험관리 : 뇌 순환의 양을 감소시키지 않는다.
① 혈압을 지나치게 내리지 않는다. 약간 높게 유지한다.
- 혈압의 잦은 모니터링 : 2분 정도마다 측정
- 혈압이 낮을 때에는 시행하지 않는다(병후 혈압의 90% 이하에서는 시행하지 않는다).
- 혈압강하제 사용 때.

② 빠른맥(빈맥)으로 하지 않는다.
- 100 이하에서 시행한다.
- 심방세동일 때는 140 이하

③ 과환기로 하지 않는다.
- 하~ 하~ 하기 시작하면 중지한다.
- 피로에 의한 과환기 때는 주의가 필요하다.

④ 탈수 때에는 주의한다.
- 땀 등을 흘리게 하지 않는다(다혈증으로 하지 않는다).

⑤ 염증에 주의한다.
- 특히 폐렴 · 방광염 등.

⑥ 악성 신생물에는 주의가 필요하다.
- 운동부하에 의한 피로는 암 등을 악화시킨다.

초진 앉은 자세에서부터 보는 기능예측에서는 최초부터 앉은 자세가 가능한 그룹에서는 대부분이 혼자 걷기가 가능해지고, 입원 재활기간도 3~4주간으로 마무리되는 일이 많지만, 앉은 자세의 유지가 불가능한 그룹에서는 감시 · 보조보행 이하의 수준에 머무르기 쉽고 입원기간도 8~12주간 이상이 걸리는 경우도 많다. 실제로 뇌졸중 환자의 약 95%는 어떠한 형태로 걸을 수 있게 되고, 걸을 수 없는 것에 대해서는 중증의 마비, 의식장애, 중증 한쪽무시, 좌우양쪽성마비, 의욕저하 등 어떠한 원인을 갖는 경우가 많다.

2회째 이후의 병상 재활은 휠체어를 사용한 훈련으로 앉은 자세 내구성 향상이나 균형능력을 향상시키고 휠체어 구동이나 침대 · 휠체어 사이의 옮겨타기(transfer), 침대에서부터의 일어서기 등으로 확대하여간다.

조기재활의 기본은 앉은 자세수준 이상의 조기기상이며, 선 자세를 취할 수 있다면 장하지보조기 등을 조기부터 이용하여 적극적으로 훈련을 시행함과 동시에 간호사와 훈련사와의 연계를 취하면서 ADL 훈련은 옮겨타기 · 배설동작 등을 중심으로 시행하도록 한다. 이때의 하지보조기의 기본은 지지이며, 환부 쪽의 힘이 없어도 충분히 마비 쪽을 지지할 수 있는 것 같은 금속지주로 바른 정렬을 유지하는 것과 단기간에 제작하여 장착할 수 있는 것이 원칙이다. 장하지보조기라면 급성기의 일시 사용이라도 상관없다고 생각해도 된다고 생각한다. 조기에 선 자세를 시행하는 목적은 마비의 기능개선보다 병전부터 갖고 있는 선 자세 감각, 보행감각이나 균형감각을 그대로 이용하여 편마비에 의한 잘못된 비정상 자세에 익숙해지지 않도록 하는 것이 중요하며, 선 자세가 가능해졌다면 그 시점부터 보조기치료가 필요하다. 리스크 관리의 면에서 조기 재활에서 필요한 모니터링으로서 자동혈압계(3초마다 측정), 심전도 텔레미터 등에 의한 감시는 필요하지만 환자의 증상, 징후, 반응의 변화를 정확히 파악하여

표 Ⅲ•A•9 24시간 이내 "능동적" 훈련 그룹과 7일 이후 훈련시작 대조 그룹과의 비교

항목	24시간 이내 "능동적" 훈련그룹	7일 이후 훈련시작 대조그룹	논평
몸통근력 첫날→7일→퇴원	유지 : 향상 : 저하 : 악화 62 : 30 : 6 : 2%	18 : 18 : 55 : 9%	대조그룹에 저하 후 향상이 많다.
최종도달 운동기능	지팡이 없이 보행 : 지팡이장구 보행 : 휠체어 : 자리보전 : 사망 54 : 15 : 10 : 13 : 8%	48 : 13 : 16 : 9 : 14%	$x^2 = 1.213$ $(0.7 < p < 0.8)$
건전한 쪽 악력	발병 당일 21.6kg → 7일 후 22.2kg	22.0kg → 2 1.0kg	차이는 없다
1주일 이내의 재발 진행사례	28.2%	30.7%	$x^2 = 0.385$ $(0.5 < p < 0.7)$ 차이는 없다
평균 입원기간	20.2일	33.4일	훈련그룹 쪽이 평균 13일 정도 단축

양 그룹 사이에 연령 · 성별 · 출혈/경색 · 병소부위 · 의식장애 · 마비의 정도에 차이는 없다.

대응하는 것이 중요하다.

이상을 요약하면, 뇌졸중 급성기 재활은 발병 후 가능한 한 조기에 시행할 필요가 있는데, 그 목적은 건전한 쪽과 몸통 근력 등의 잔존 근력과 선 자세 감각 등의 유지이다. 조기에 시행할 때에는 충분한 검사와 관리가 필요하며 결코 무리를 해서는 안 된다. 그러나 폐용성의 것이 불가역성의 것으로 바뀌기 전에 시행하여야 한다고 생각된다(표 Ⅲ • A • 9).

구체적으로는 의식상태가 한 자릿수 이하의 경우, 환자의 상태를 정확히 파악하면서 수분간의 앉은 자세 · 선 자세 유지부터 시작하면 좋다고 생각된다. 내 개인의견이기는 하지만 뇌졸중 급성기의 앉은 자세 훈련과 선 자세 훈련에 대해서는 앉은 자세에서도 선 자세에서도 기립성저혈압이 일어날 가능성에는 변화가 없다고 생각한다. 그렇다면 감시를 하면서 가능한 한 선 자세를 취하게 하는 편이 효과적이라 생각된다. 상태가 좋기만 하다면 1주일 이내에 어떠한 형태로도 좋으니까 서게 하는 것을 뇌졸중 급성기의 운동훈련의 원칙으로 하고 싶다[24].

또한 조기재활의 시작기준에 대해서는 하라(原) 등의 기준이 있으나 저자가 시행하고 있는 기준[25]과 일치하고 있다.

조기기상 시작기준[26]

1. 일반원칙 : 의식장애가 경증(Japan Coma Scale : JCS로 Ⅱ-10 이하이고 입원 후 24시간 신경증후의 악화는 없으며, 운동의 금기가 되는 질환이 없는 경우에는 기상을 시작한다.
2. 뇌경색 병형별 시작기준 : 입원 2병일까지에 MRI 또는 MRA를 사용해서 병소와 병형의 진단을 시행한다.
   ① 죽상뇌혈전증 : MRI 또는 MRA에 의해서 주된 줄기동맥의 폐색 내지 협착이 인지된 경우 진행성 뇌졸중(progressive stroke)으로 이행할 가능성이 있기 때문에 3~5일은 신경증상의 악화가 일어나지 않는 것을 확인하여 기상을 시작한다.
   ② 라쿠나 뇌경색 : 진단일부터 기상을 시작한다.
   ③ 심원성 뇌색전증 : 좌심방 내 혈전의 유무, 심장기능을 심장초음파로 체크하고 심부전의 증후가 없으면 기상을 시작한다. 그리고 경과 중에 출혈성 경색의 출현에 주의한다.
3. 뇌내 출혈 : 발병에서부터 48시간은 CT로 혈종의 증대와 수두증의 발현을 체크하고 그것이 없으면 기상을 시작한다.
   뇌내 출혈 수술사례 : 수술 전에도 의식장애가 JCS로 Ⅱ-10 이하이면 기상을 시작한다. 수술 다음날부터 기상을 시작한다.
4. 기상훈련을 할 수 없는 경우 : 병상에서 구축 예방을 위한 ROM훈련과 건전한 쪽 근력훈련은 최저한으로 실시한다.
5. 혈압관리 : 기상 시의 수축기 혈압 상한을 뇌경색에서는 200mmHg, 뇌내 출혈에서는 160mmHg로 설정하고 기상을 시작할 때의 혈압변동에 따라서 개별적으로 상한을 설정한다.

또한 조기훈련을 보류하여 상태가 진정된 다음에 시행하는 것에 다음과 같은 것을 열거할 수 있다.

조기기상을 기다리는 병태(문헌 27을 변경)

① 뇌내 출혈 : 혈종의 증대(고혈압성 뇌내 출혈의 15%, 대부분은 6시간 이내에 일어나다)
수두증 : 뇌실 내의 찢어짐 증상사례와 소뇌 출혈에 많고 고혈압성 뇌내 출혈에서 5%, 소뇌출혈의 26~65%, 재출혈 2~12%, 재출혈의 1/3은 1개월 이내 혈압강하제로 조절이 불량한 혈압상승사례.

② 뇌경색 : 진행성뇌졸중 4~43%(대부분은 20% 전후)
출혈성뇌경색 : 심원성 뇌색전증에서 33~66%
재경색 : 전체 뇌경색의 15%, 혈전 1개월 이내 4%, 색전사례 1개월 이내 10%

③ 의식수준, 활력징후의 악화사례

④ 저산소혈증 : DIC 등을 수반하는 중증 감염증사례

⑤ 깊은정맥혈전증

발병 직후 조기부터의 훈련의 이점, 결점

이점

① 많은 폐용증후군 발병의 감시와 예방이 가능하다.
  1) 건전한 쪽이나 몸통의 폐용성 근력저하가 일어나기 어렵다.
  2) 근육 · 힘줄의 폐용성 구축이 일어나기 어렵다.
  3) 안정하여 병상에 누워 있는 것에 수반하는 기립성 저혈압이 일어나기 어렵다.

② 전문직이 처음부터 관여함으로써 심리적인 불안을 제거하기 쉽다.

③ 입원기간 단축 등 의료효율이 좋다.

④ 수일 후부터 훈련을 시작한 그룹과 재발 · 진행률에 차이가 없고 무해하다고 생각된다.

결점

① 안전관리를 하면서 훈련을 시행하기 때문에 충분한 검사와 그 시간이 필요하다.

② 뇌부종의 문제 등, 훈련을 시행하기까지의 시간이 짧기 때문에 증상의 경과를 충분히 파악할 수 없는 위험성이 있다.

③ 발병 조기의 자율신경 장애에 의한 기립성저혈압의 위험성이 있어 감시를 필요로 한다.

④ 환자가 쉽게 피로해지는 것이나 의식 상태를 고려하여 훈련을 할 필요가 있다.

이들의 뇌졸중 조기 재활의 시작에 의해서 ADL의 조기 자립, 입원치료기간의 단축, 도달목표의 향상, 신속한 사회복귀를 달성할 수 있다.

필자 등이 시행하고 있는 방법은 표 Ⅲ • A • 10(다음 페이지)과 같은 흐름이다.

b 발병직후부터 급성기에 걸친 재활

뇌졸중의 특징으로서 마비 쪽의 팔다리의 근력저하는 관찰되지만 건전한 쪽과 몸통의 근력은 온존되어 있는 경우가 많고 이들의 근력유지는 그 후의 기능에 크게 영향을 준다. 특히 고령자와 중증 환자에게는 조기부터 신중하게 시행할 필요가 있다(그림 Ⅲ • A • 16).

따라서 이 시기의 프로그램의 주된 목적은 건전한 쪽 · 몸통 등의 잔존 근력의 유지와 폐용증후군의 예방에 있다고 할 수 있다.

근육위축, 구축, 뼈 위축, 기립성저혈압, 욕창, 2차적 정신장애 등, 어느 하나라도 노인을 폐인으로 만들어버리기 때문에 일단 발생하면 고령자에게는 불가역성의 것으로 되기 쉽다.

구체적인 방지방법은 다음과 같이 시행한다.

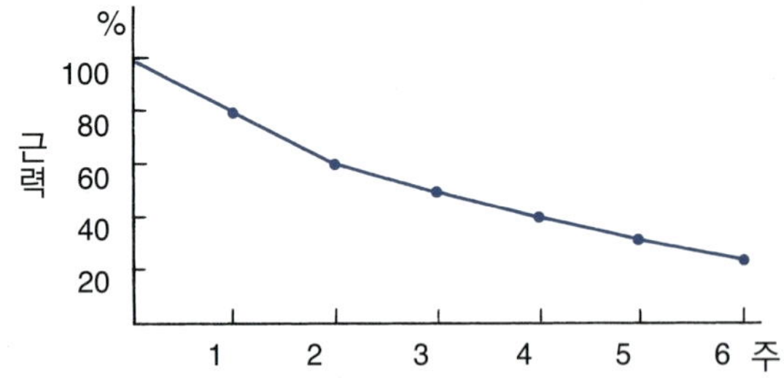

그림 Ⅲ • A • 16 안정에 의한 근력저하

표 Ⅲ • A • 10 뇌경색 · 뇌내 출혈 재활의 흐름

	내과 · 뇌외과적 치료	재활 프로그램	주요 목적
발병직후 급성기 발병 후 24시간 이내	활력징후, 신경소견 머리 CT, MRI 혈액검사, 심전도, 심장초음파검사 혈종제거술(출혈) 뇌부종 예방 · 감압 뇌혈류 유지 대책 재발 · 진행 예방	의식장애 2자릿수 이상 관절가동범위 훈련 등체위 변환 양호한 자세의 유지 의식장애 1자릿수 이내 상기한 것에 더하여 3~5분의 앉은 자세 선 자세, 보행	폐용증후군의 예방 건전한 쪽 · 몸통 근력의 유지 선 자세 감각의 유지 심리적 안정
급성기 2~7일	뇌부종 예방 · 감압 뇌혈류 유지 대책 재발 · 진행 예방 영양관리 리스크 · 전신관리	상기한 것과 마찬가지이다. 진행되지 않으면 서서히 기능을 올려 실용보행을 지향한다.	상기한 것과 마찬가지이다. 심리적 접근 기능장애적 접근
회복 전기 2~4주	재발 · 진행예방 영양관리 리스크 · 전신관리 합병증 예방	기능회복 훈련 일상생활 훈련 고차뇌기능장애 훈련	기능장애, 능력 장애, 심리적 접근
회복 후기 2~6개월	경련 증가 대책 통증대책(시상통 등)	기능회복 훈련 일상생활 훈련 고차뇌기능장애 훈련 생활관련 동작훈련 내구력 · 체력훈련 전직업훈련 재가환경 조정	기능장애, 능력장애, 접근 사회 · 가정에의 접근 장애수용 · 극복에의 접근
만성기 7개월~1년		고차뇌기능장애 훈련 직업환경 조정 기능유지	
초만성기 1년 이상	재발예방, 건강유지증진 정형외과적 개건술	기능유지를 시행하면서 하는 보통의 생활	사회에의 접근

1 체위변환에 의한 욕창예방

체위변환을 1~2시간마다 1회 시행한다(피부 압박 부위의 허혈이 2시간 이상이 되면 불가역성의 조직변화가 일어난다). 시트나 속옷의 구김살 등에도 주의하고 특히 엉치뼈부위나 발꿈치 등의 잘 발생하는 부위에 주의한다.

2 좌우 번갈아 옆으로 누운 자세에 의한 자세조절 [28)]

장시간의 바로 누운 자세는 다리의 긴장성 미로반사에 기초하는 폄의 패턴을 강화하고 양호한 회복을 방해하므로 가능하다면 바로 누운 자세를 피하고 좌우 번갈아 옆으로 누운 자세로 한다. 옆으로 누운 자세에서는 상위가 굽힘 우위, 하위가 폄 우위가 되고 좌우 번갈아 취함으로써 굽힘/폄 우위의 균형을 잡을 수 있다. 환부쪽 팔꿈치는 어느 것이라도 폄 위치이고, 어깨는 상위에서 90~180°, 하위에서 90~130° 굽힘을 유지하고, 어깨의 후퇴 · 불완전 탈구를 방지하도록 베개 등을 설치한다(그림 Ⅲ • A • 17).

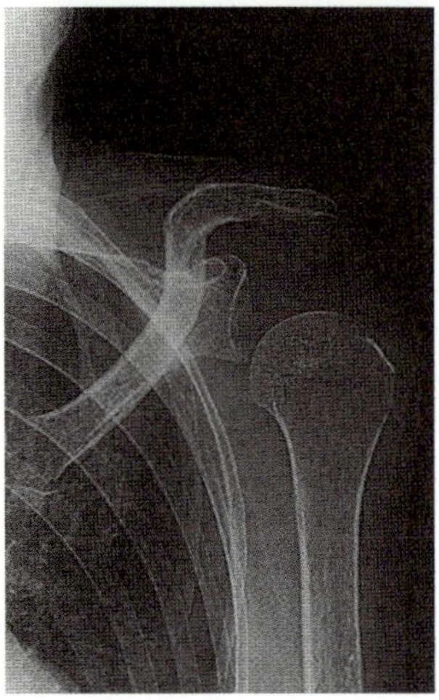

그림 Ⅲ・A・17 환부 쪽 어깨관절의 불완전 탈구

3 적절한 양호한 자세유지

양호한 기능개선을 얻기 위해 초기의 양호한 자세는 중요하지만, 경련이 심해지는 것이 예상되는 경우에는 손에 타월 등을 쥐게 하거나 발바닥에 발판을 대고 90° 로 유지하는 것은 고유수용기의 자극으로부터 손가락 굽힘, 꿈치들린휜발(첨족) 망치발가락 등의 나쁜 영향을 조장한다는 설도 있으며, 회복을 전제로 한 기능적 양호한 자세로 해야 한다(폐용증후군, 377 페이지 참조).

뇌졸중 급성기의 자세잡이(positioning)의 요점

어깨의 보호 : 환부 쪽 아래일 때는 어깨뼈를 충분히 끌어내는 팔의 양호한 자세 세팅.
엉덩관절 보호 : 특히 가쪽회전, 벌림(외전)
무릎관절 젖힘(과신전) 방지, 굽힘구축 방지
발목관절 아래로 처짐, 꿈치바깥들린휜발(내반첨족)의 방지

4 수동적 관절가동범위 훈련

관절구축은 어깨 등 빠른 것에서 발병 7일이 되면 발생하는 것도 있고 일단 발생하면 노인의 경우 개선이 곤란한 경우가 많다. 이러한 장애를 방지하려면 발병 당일부터 확실히 관절가동범위(range of motion : ROM)훈련을 해야 한다(1일 2~3회가 적당). 발병 직후는 ROM 제한은 없거나 있다 해도 연령에 상응하는 것이며, 온화하고 느리게 시행하면 통증도 적고 위험성을 초래할 정도의 운동량도 없다.

표 Ⅲ・A・11 ROM 훈련의 중점 항목

관절	운동패턴
어깨	벌림, 가쪽회전, 굽힘
팔꿈치	폄
손, 손가락	등쪽굽힘, 폄, 엎침
엉덩관절	벌림, 폄
무릎관절	폄
발목관절	등쪽굽힘

전체 관절을 똑같이 시행하는 것이 바람직하지만 환자의 피로감 등을 고려하여 관절구축이 일어나기 쉬운 중점 항목을 주로 시행하면 효율적이다(표 Ⅲ・A・11).

뇌졸중의 중점 항목 중 특히 어깨관절과 발목관절은 구축이 일어나기 쉬워 신중하게 시행하여야 한다.

어깨관절의 움직임은 관절구조를 가진 어깨뼈와 위팔뼈(상완골) 사이에서 2가 움직이면 관절을 형성하고 있지 않은 어깨뼈와 갈비뼈 사이에서 1이 움직인다는 어깨위팔 리듬을 갖고 있다. 그 중, 어깨뼈와 위팔뼈의 사이가 구축하기 쉽고 그것을 무리하게 움직이면 주위의 연부조직에 미세한 손상을 미치게 된다. 이 미세한 손상이 원인으로 어깨의 구축을 초래하는 일이 있으므로 급성기의 어깨관절의 가동범위는 90° 정도로 그치는 것이 좋다고 생각된다. 또한 발목관절에 대해서도 경련 때문에 자칫 바닥쪽 굽힘을 하기 쉬워지고 등쪽굽힘을 초래하는 경우가 많아 그 후의 보행기능에 큰 영향을 초래한다.

ROM 훈련은 초기의 점적주사 중이나 발열 때에도 치료와 병행해서 시행하여야 하고 점적주사부위, 유치바늘 등의 배려가 필요하다.

5 건전한 쪽 팔다리를 사용한 보조능동운동 및 능동운동

의식이 맑으면 보조능동운동(assistive active exercise), 능동운동(free active exercise)을 점차 추가하여간다. 특히 보조능동운동에서는 건전한 쪽 손, 환부 쪽 손을 깍지를 끼어 팔꿈치 폄 · 올림 운동 등을 시행시키면 어깨 · 팔꿈치의 구축 예방으로도 되고 그 후의 앉은 자세 · 기립 시의 기본적 팔의 패턴으로서 효율적으로 이용할 수 있다. 또한 능동운동으로서 다리에서는 건전한 쪽과의 연합운동을 이용한 엉덩관절 · 무릎관절의 모음/벌림 · 안쪽회전/가쪽회전, 무릎의 폄/엉덩관절 굽힘(straight leg raise) 등을 시행시키면, 근육의 위축을 방지할 수 있을 뿐만 아니라 다음 훈련의 이행을 원활하게 할 수 있다.

노령자에서는 건전한 쪽 팔다리의 근육 · 뼈 위축도 급속한 진전을 나타내므로 환부 쪽의 능동적인 움직임이 무리라면 적어도 건전한 쪽의 운동은 시행하여야 한다.

또한 폐용성 뼈 위축의 조직영상은 폐경기의 골다공증과 마찬가지의 영상을 나타내어 보이지만, 뼈 위축에 이르는 경과에 급격한 진전기가 있고 이 시기에 두드러진 칼슘 마이너스 평형(negative calcium balance)이나 때로는 고칼슘혈증을 수반하는 점이 다르다고 하고 있다.

노인, 특히 여성에서는 편마비 발병 이전에 크던 작든 뼈의 위축이 관찰되고 발병 후 급속한 위축이 진행한다. 폐용성 뼈 위축의 발생기전에 대해서는 여러 설이 있으나, 어느 것이든 기계적 · 역학적 스트레스를 없애는 것이 유발(trigger)이 된다는 것은 틀림이 없다고 생각된다. 특히 근육위축을 통한 골막에의 자극이 중요하다고 생각되기 때문에 수동운동만으로는 뼈의 위축을 방지하는 것은 아니다.

앞에서 언급한 것처럼 필자들은 1자릿수 이하의 의식장애의 예에는 앉은 자세, 선 자세, 보행을 발병 당일부터 시행하고 있고 재발 · 진행률에는 다른 시설과 차이가 없다.

마비 쪽 다리에만 관찰되는 부종은 혈장성분의 혈관 밖으로의 침출에 의한 것이고 후에 구축을 일으키는 원인이 되기 때문에 ROM훈련을 시행하거나 병상에 누워있을 때에는 약간 높은 위치에 둠으로써 가능한 한 감소시킬 필요가 있다. 또한 어깨손증후군 등 부종의 원인이 되는 것은 극력 배제하여야 한다.

6 급성기의 재활간호

이 시기의 재활간호는 ① 의학적 정보, 환자 쪽의 정보의 파악부터 시작되고, ② 훈련을 시작해도 되는지 아닌지를 포함한 리스크 관리, ③ 카테터의 조기 제거, 휴대용 변기에의 옮겨타기 등을 포함한 배설동작의 자립으로의 훈련, ④ 튜브를 통한 영양공급 · 경구 섭취를 포함한 영양관리, ⑤ 재활 프로그램에의 적극적 참여, ⑥ 적절한 케어에 의한 변형, 구축 등 국소적 폐용증후군의 예방, ⑦ 조기기상, 앉은 자세 내구성 향상에 의한 전신적 폐용증후군의 예방, ⑧ 비만, 피부질환, 감염증 등의 2차적 합병증의 예방과 치료의 보조, ⑨ 장애수용 등에 대한 심리적 원조, 가족적 · 사회적 문제의 조기발견과 대처, 목욕 · 착탈의 · 몸 단정히 하기 동작 등 자립으로 향한 ADL 원조, 본인 · 가족의 재활에 관한 기초적 지식의 바른 인식과 향상에 대한 교육 · 지도 등을 팀의 일원으로서 시행한다.

C 기능훈련기

Rood나 Hirschberg[29]는 우선 몸 구르기 등의 마루 위 동작으로 기초를 만든 다음에 보행훈련을 하여야 한다고 하고 있다. Peszczynski[30, 31]는 너무 지나치게 조기가 되면 다리의 경련을 높이는 결과가 되지만, 마루 위 동작과 보행훈련은 병행해서 진행시켜야 한다고 언급하고 있다. 그러나 노인에서는 병전도 포함하여 몸통근육의 근력저하가 두드러진 사례가 많으므로 이론적으로는 기본이 되는 마루 위 패턴을 완성시킨 다음에 보행훈련으로 옮겨가는 것이 바람직하다고 생각되지만, 마비의 회복은 양호하지는 않고 개개인이 한결같지 않으므로 마루 위 운동이 완성된 다음부터는 보행훈련은 매우 늦어져버린다. 특히 노령자의 경우는 다리의 근력저하, 뼈 위축, 보행감각의 소실 등 문제점이 증가하므로 마루 위 훈련의 도중에서부터 보행훈련을 시작해야 한다고 생각된다. 이 경향은 연령이 높으면 높을수록 그것이 필요한 사람이 많다고 생각된다.

기능훈련기의 주의할 점 (문헌 29를 인용 · 변경)

① 의식장애 : 의욕저하, 안색, 표정, 자극에 대한 반응을 본다.
② 활력징후(혈압, 맥박 수, 체온, 호흡) : 훈련기준을 사용한다.
③ 수면패턴 : 주야 역전 등에 주의. 약물의 사용상황 등의 정보수집.
④ 자율신경증상 : 식사 후의 저혈압에 주의.
⑤ 현기증, 구역질 : 저혈압에 의한 현기증, 소화기증상에 주의.
⑥ 당뇨병, 내당능력 이상 : 식은땀, 저혈당에 주의(훈련시간의 연구). 운동부하의 양이나 당뇨병성 신경병증에 의한 저린 느낌에도 주의. 폐색성동맥경화증 등의 다리의 저린 느낌에도 주의.
⑦ 삼킴 곤란 : 라쿠나다발성뇌경색 등에 의한 양쪽성대뇌손상 때 등의 거짓숨뇌마비 증상에 주의. 음식물 섭취 때의 자세 등을 고려한다.
⑧ 심리적 반응 ; 치매 등의 행동이상, 우울상태나 의욕의 저하, 장애수용, 의존성, 퇴행현상 등에 주의.
⑨ ADL, QOL : 병동이나 자택에서 "하고 있는 ADL"과 "할 수 있는 ADL"의 파악. APDL, QOL에의 확대.
⑩ 약물치료 : 투약 중인 약물의 확인.
⑪ 통증대책 : 두통, 허리통증, 어깨통증, 마비 쪽 통증(시상통을 포함), 어깨손증후군 등에 대한 대책.
⑫ 형태적 이상에 대한 주의 : 관절구축, 관절변형, 어깨관절 불완전 탈구, 경직에 의한 변형.
⑬ 2차적 합병증 : 폐용증후군, 오용증후군의 예방. 넘어짐 · 골절의 위험 회피.

〈계속〉

⑭ 훈련환경의 정비 : 실온, 복장, 신발, 보행로, 기기나 코드의 배치, 안전관리.
⑮ 장구 · 자조구 : 적절한 시기에서의 장구처방, 생활지원 용구 · 기기의 적응처방.
⑯ 퇴원 전 평가 : 외박계획 · 체크, 가옥평가, 가정에서의 대인관계, 경제상황, 직업평가, 개호보험, 가족지도 등.

1 다리와 몸통

a. 앉은 자세훈련(sitting balance exercise) (그림 Ⅲ • A • 18)

몸통근력의 강화, 앉은 자세 평형능력, 척추에의 체중부하, 뇌 순환의 자동조절능력의 개선 등 많은 목적을 갖는다. 최초에는 가치침대(Gatch bed) 등에서 시행하지만 조기에 등받이를 제거하지 않으면 이들의 목적을 충족시키는 데에 시간이 걸린다.

처음에는 환부 쪽으로 넘어지기 쉬우므로 건전한 쪽으로 중력중심을 두도록 지도하지만, 차츰 몸통을 전후좌우로 흔들게 하여 회전도 조합시켜본다. 이때, 옆쪽 지지 · 뒤쪽 지지에서는 어깨뼈를 반드시 충분히 후퇴시키도록 하지 않으면 어깨를 손상시키게 된다. 걸상에 걸터앉은 자세, 다리를 길게 뻗고 편안히 앉은 자세에서도 시행한다.

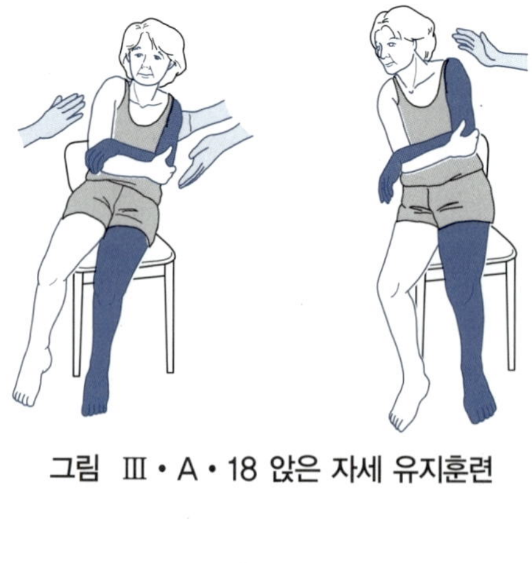

그림 Ⅲ • A • 18 앉은 자세 유지훈련

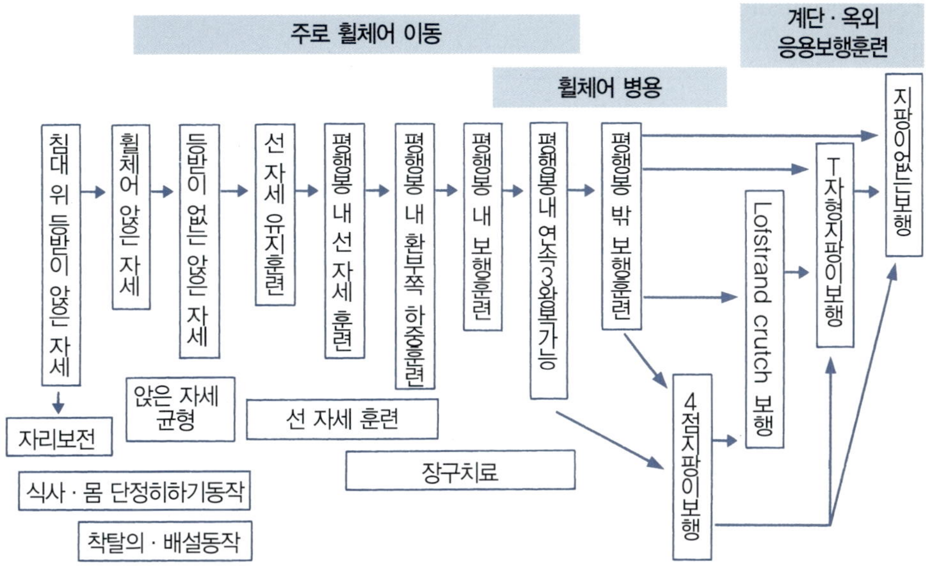

그림 Ⅲ • A • 19 앉은 자세 · 선 자세 · 보행훈련

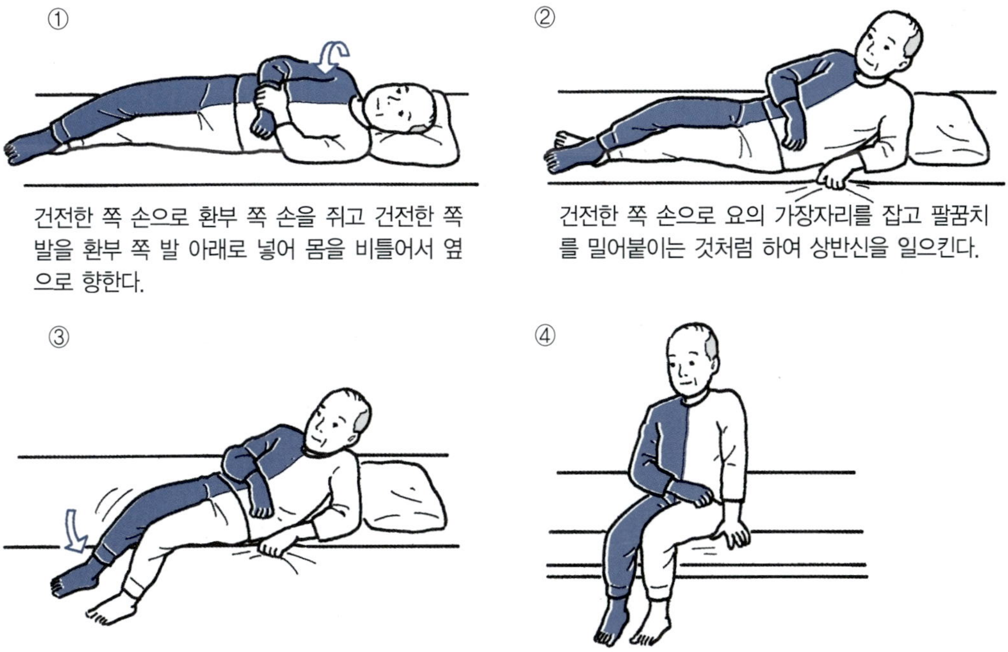

① 건전한 쪽 손으로 환부 쪽 손을 쥐고 건전한 쪽 발을 환부 쪽 발 아래로 넣어 몸을 비틀어서 옆으로 향한다.

② 건전한 쪽 손으로 요의 가장자리를 잡고 팔꿈치를 밀어붙이는 것처럼 하여 상반신을 일으킨다.

③ 양발을 동시에 침대 끝으로부터 약간 늘어뜨린다.

④ 팔꿈치를 펴면서 상반신을 완전히 일으킨다. 건전한 쪽의 손으로 안정을 유지하여 몸을 이동하여 침대로부터 발을 내린다.

그림 Ⅲ • A • 20 끈이 없이 일어난다.

b. 일어나기 훈련(sitting up exercise)
(그림 Ⅲ・A・19, 20)

이 일어나기 동작은 노인의 경우에 어려우며 보행을 할 수 있어도 일어나기를 할 수 없는 사례도 많다. 대부분은 침대 레일을 잡거나 끈을 고안하여 잡아당기거나 하고 있다. 그러나 이 “잡아당기는” 동작에서부터 “미는” 동작으로 옮겨야 하며, 건전한 쪽 팔로 몸통을 일으키면서 환부 쪽 다리를 건전한 쪽 다리로 들어 올려 건전한 쪽의 침대 아래로 내리면서 일어나면 앉기 쉽다.

또한, 일어나기 위해서는 침대의 구조도 중요하고 그 조건으로서 ①의자와 같은 높이의 침대일 것, ②딱딱한 매트리스를 사용하고 있을 것, ③휠체어의 발판이 들어가도록 침대의 아래에 공간이 있을 것 등을 열거할 수 있다.

c. 일어서기 훈련(standing up exercise), 선 자세 균형(standing balance)
(그림 Ⅲ・A・21~23)

침대나 의자에서부터의 일어서기 훈련은 우선 보조자가 환부 쪽에 서고 보조자의 발과 무릎을 환자의 발과 무릎에 대고 환부 쪽의 엉덩관절의 모음과 굽힘이 나타나지 않도록 지지하고, 환부 쪽 손은 보조자의 어깨에 올려놓고 환자의 머리를 앞쪽으로 이동시키면서 허리 또는 겨드랑이의 아래를 지지하여 기립시킨다.

이때에 이미 안쪽들린휜발증(내반족), 꿈치들린휜발(첨족) 등이 심하게 발생하여 있는 것 같으면 단하지보조기나 탄성붕대 등을 사용해서 교정하도록 하지 않으면 오용증후군을 초래할 우려가 있다. 또한 의식장애 등으로 장기간 누워있었던 것 같은 경우에는 기립성저혈압에 주의할 필요가 있고 안색・혈압・현기증 등에 주의할 필요가 있다. 특히 자각증상을 호소할 수 없는 실어증 환자의 경우는 주의가 필요하다.

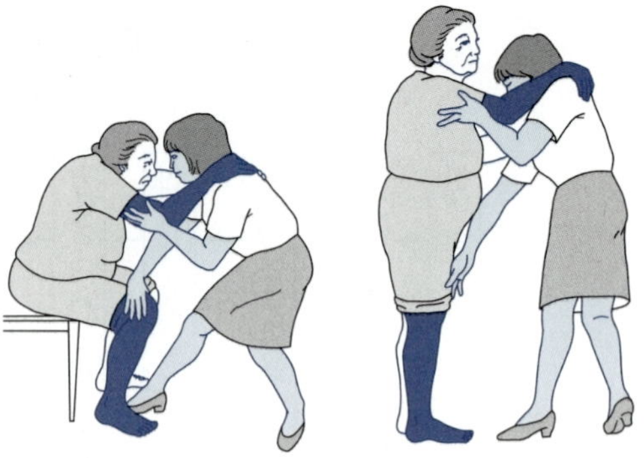

그림 Ⅲ・A・21 앉은 자세에서부터의 일어서기

선 자세 평형은 평행봉 내에서 게다가 전신을 비칠 수 있는 큰 거울 앞에서 시행하는 것이 환자의 불안감을 제거하고 또한 정렬의 교정을 시행하는 데에 편리하지만, 없는 경우에는 책상, 의자 등을 이용해서 환자의 건전한 손으로 잡게 한다.

발목관절이나 무릎관절의 근력의 변형 등의 상황에 따라 단・장하지 장구, 또는 무릎장구 등을 사용해야 한다. 지각장애가 심한 경우에는 시각 등에 의한 피드백이 필요하고 정렬 교정에 거울을 효과적으로 사용하여야 한다. 뒤이어, 체중의 좌우이동, 전후이동, 몸통의 굽힘/폄・회전 등을 시행시키고 건전한 손을 평행봉에서부터 떼거나 올리거나 등의 동작을 추가하여가도록 한다.

노령자, 특히 장기간 병상에 누워있는 환자에게는 경사지게 하는 것(tilting)은 중요한 것이지만 경사대(tilt table)는 수동적 선 자세이므로 아킬레스힘줄 단축 등의 신장(stretch)에는 도움이 되지만, 근력의 개선은 크지 않으며 더욱이 선 자세 평형기능의 개선은 별로 없어, 필요 이상으로 남용하는 것은 바람직하지 않다.

d. 매트 위 훈련(mat exercise) (그림 Ⅲ・A・24)

일부는 급성기에도 시행할 수 있으나 여기서는 비교적 넓고 딱딱한 매트 위에서 앉은 자세・기립훈련

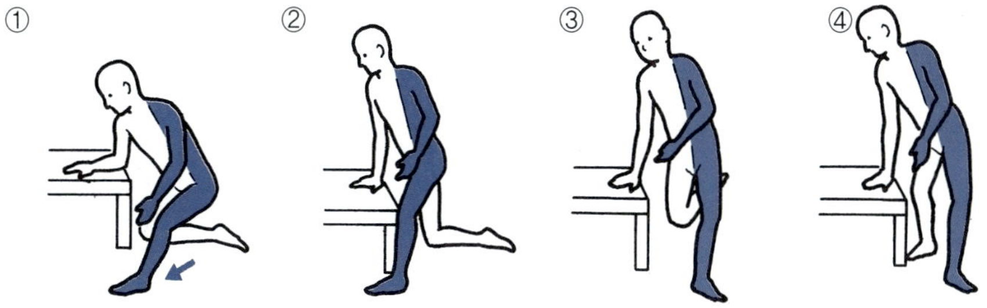

① 건전한 손을 받침대 위에 놓고 환부 쪽 발을 앞 옆으로 내민다.

② 건전한 손을 짚고 뻗혀서 건전한 쪽 무릎으로 선다.

③ 건전한 발을 받침대 쪽으로 돌리고 발끝을 세운다.

④ 건전한 손 · 건전한 발의 힘으로 일어선다.

그림 Ⅲ • A • 22 바닥에서부터 일어서기(받침대에 손을 짚는 방법)

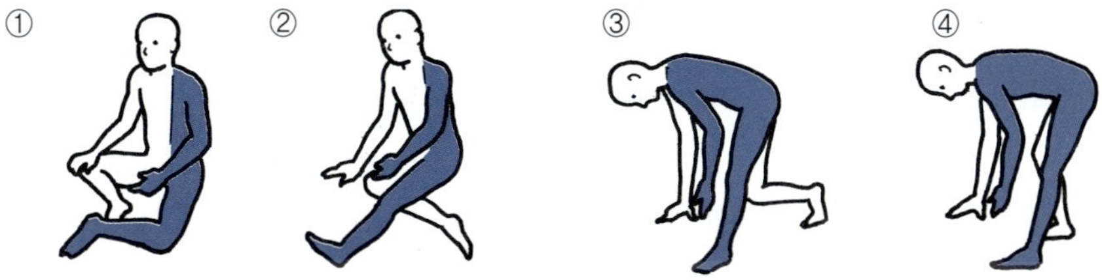

① 준비자세

② 건전한 손을 짚고 건전한 발을 굽혀 엉덩이 아래에 깐다. 환부 쪽 발을 앞으로 내던지듯이 내민다.

③ 건전한 발로 발끝서기를 하고 건전한 무릎을 뻗쳐 건전한 손으로 지지하여 엉거주춤한 자세가 된다.

④ 건전한 손에 체중을 충분히 걸어서 건전한 무릎을 뻗친다.

그림 Ⅲ • A • 23 바닥에서부터의 일어서기 (바닥에 손을 짚는 방법)

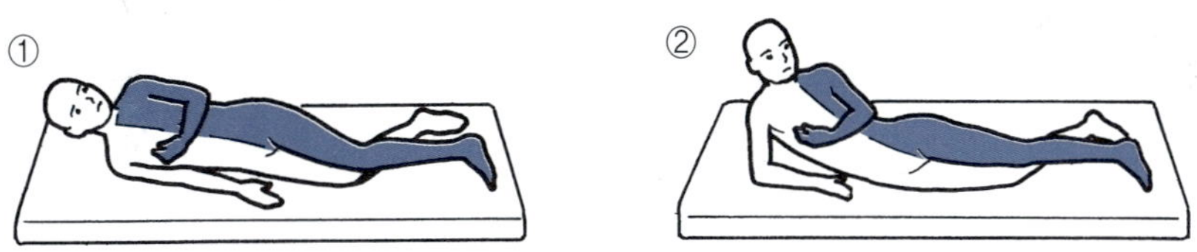

① 건전한 발을 환부 쪽 발아래에 넣는다.

② 건전한 쪽 팔꿈치를 매트 위에 짚고 상반신을 일으킨다.

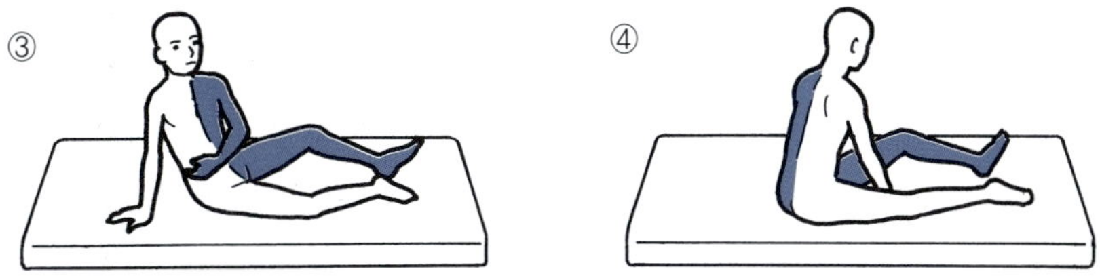

③ 건전한 쪽의 팔꿈치를 뻗치면서 상반신을 똑바로 일으키고 손바닥을 짚어 지지한다.

④ 건전한 손을 떼고 정면을 향해서 앉도록 한다. 처음에는 상반신에 탄력을 붙여 일어나도록 하는 것도 좋다.

그림 Ⅲ • A • 24 매트 위에서의 일어나기

과 병행해서 시행하여야 하는 것으로 기립 · 보행 등의 기초적 훈련으로서의 의미를 가짐과 동시에 최종적으로 보행할 수 없는 것 같은 환자에 대해서도 최소한의 ADL을 획득시키기 위해 반드시 필요한 것이다.

① 몸 구르기(rolling over)

② 바로 누운 자세인 채로의 무릎걷기(좌우방향, 머리 방향, 발 방향)

③ 일어나 앉기(sitting up)

이것 이상의 부분은 선 자세 · 평행봉 내 보행훈련보다도 곤란한 항목이 많고 보행훈련과 병행하여 시행하면 좋다.

④ 절반무릎서기(half kneeling), 무릎서기(kneeling)

⑤ 세발로 기기 자세 훈련(all three exercise), 네발로 기기 자세 훈련(all four exercise)

다리를 양 무릎과 양 발등으로 지지하고 팔은 환부 쪽 위에 건전한 쪽 손을 포개서 몸통을 지지하는 것을 all three, 손을 겹치지 않고 각각의 손으로 몸통을 지지하는 것을 all four라 한다. 팔의 폄의 공동운동의 강화, 손목관절 · 손가락의 신장(stretching)과 함께 머리 · 몸통의 안정성(stability)을 강화하는 데에 유용하다. 이 자세는 편마비 환자에 있어서 곤란한 것이지만, 팔이음뼈(견갑대)와 불기부분에 다대한 체중부하가 걸리기 때문에 같은 부위의 동시수축 능력을 높일 수 있다. 그리고 손가락을 최대로 벌려서 하는 체중부하는 경직의 억제에 도움이 된다. 또한 체중을 전후좌우로 흔들면 더욱 그 효과가 높아진다.

⑥ 기어가기 훈련(creeping, crawling)

네발로 기기 자세로 앞쪽으로 이동하는 것이 creeping이고 배를 깔고 기어가는 것이 crawling이다. 편마비에서는 네발로 기는 자세를 취하는 것이 어렵고 취할 수 있다 하더라도 환부 쪽 팔의 앞쪽으로의 이동 중에 손목관절 · 손가락이 굽어버려 creeping은 곤란한 경우가 많다. 실용적인 보행이 자립할

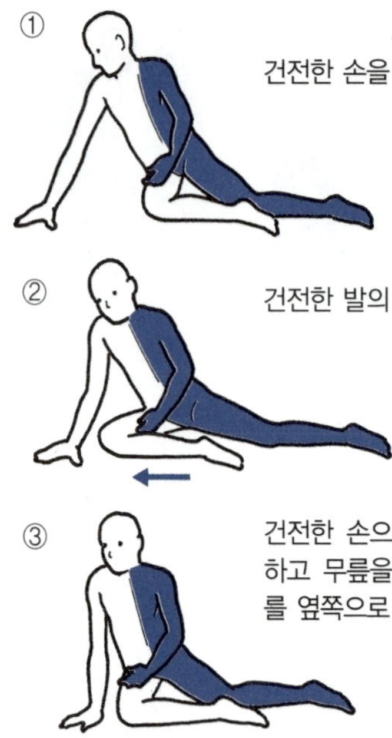
①
건전한 손을 옆으로 내민다.
②
건전한 발의 무릎을 크게 내민다.
③
건전한 손으로 지지하여 몸을 뜨게 하고 무릎을 받침점으로 하여 허리를 옆쪽으로 이동시킨다.

그림 Ⅲ • A • 25 무릎걸음 동작

가망이 없고 ADL상 직접 도움을 줄 목적으로 시행하는 경우, 건전한 쪽 팔다리를 주로 하여 사용하는 "무릎걸음 동작" 쪽이 실용적이다(그림 Ⅲ • A • 25).

⑦ 앉은 자세에서부터의 기립훈련

⑧ 기타, 매트 위의 근력강화훈련

e. 평행봉 내 보행(그림 Ⅲ • A • 26, 27)

편마비 환자로서 보행은 중대한 목표의 하나이며 도달하였을 때의 기쁨도 크다. 선 자세 유지가 안정되고 환부 쪽에 체중을 충분히 부하할 수 있게 되면 보행훈련이 시작된다. 대부분은 평행봉 내 보행부터 시행하지만, 최근에는 환부 쪽 다리에 체중을 가하는 훈련에 중점을 두고 가능한 한 평행봉을 사용하지 않는 훈련방법도 만들어져 있다. 누운 자세에서는 환부 쪽 다리에 체중이 걸릴 것 같지 않아도 선 자세에서는 양성 지지반사(positive supporting reflex : PSR)가 나타나는 경우에는 체중지지가 가능한 경우가 있고, 실제로 체중을 부하해볼 필요가 있다. 그 때 관찰해

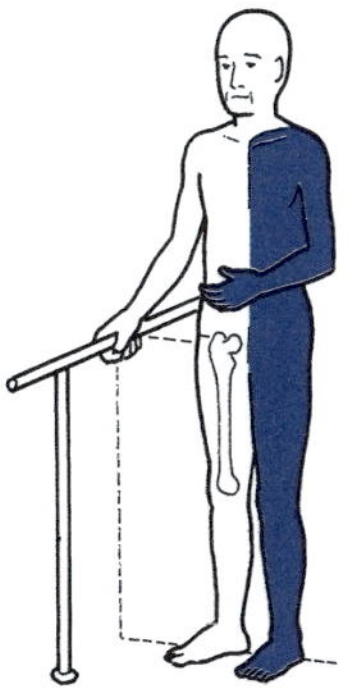

그림 Ⅲ • A · 26 평행봉의 높이를 결정하는 방법(큰돌기의 높이로)

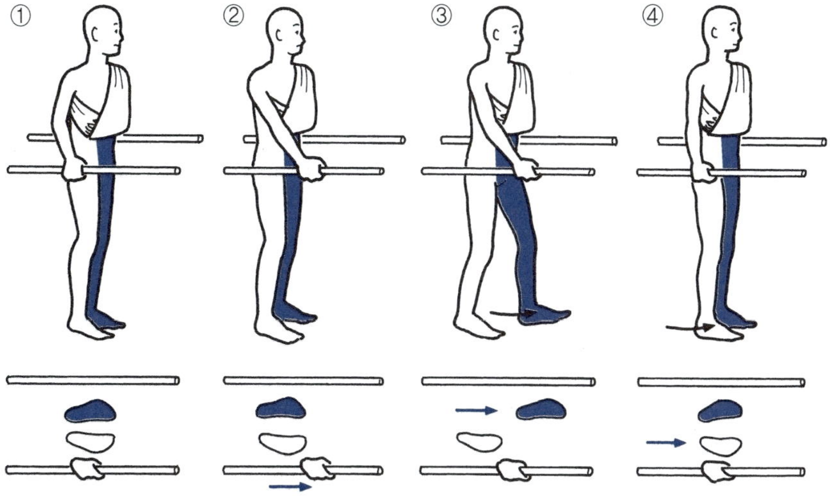

그림 Ⅲ • A • 27 평행봉 내 보행(3동작 보행)

야 할 항목으로서 :

①PSR이 불충분하여 무릎꺾임(buckling)을 하지 않는가, 무릎 로크(locking)를 하지 않는가.

②PSR이 지나치게 심하게 나타나거나 무릎 굽힘근군이 약하여 무릎 로크나 스냅핑(snapping)(무릎꺾임이 일어날 것 같이 생각되자 곧 로크가 일어나는 현상)이 관찰되지 않는가.

③ 안쪽 · 가쪽 방향의 불안정성(ML instability)은 없는가.

등이다. 이것을 게을리 하면 십자인대나 곁인대(측부인대)의 이완 연장이 일어나 무릎의 불안정성이 일어나는 결과가 된다.

우선, 평행봉 내 보행이지만 초기에는 평행봉을 잡아당기는 것(pulling)에 의해서 전진하는 일이 많으므로 가능한 한, 평행봉을 위에서부터 누르는 것(pushing)으로 전환하는 것이 중요하다. pulling을 할 수 없도록 표면이 평판모양으로 쥘 수 없게 되어있는 평행봉도 있으며, 지팡이 보행(지팡이에서는 pulling은 할 수 없다)으로 이행하기 위해 유용하다. 만일, 엉덩관절 주위, 무릎, 발목관절에 근력저하가 있는 것 같은 때에는 장하지 또한 단하지 보조기의 사용을 고려해야 한다. 보통, 건전한 손–환부 쪽 다리–건전한 쪽 다리의 순서로 시행하도록 지도하지만, 고도의 마비 환자나 엉덩이 모음근(내전근)으로 게걸음(crab gait)을 하는 것에서는 건전한 손–건전한 쪽 다리–환부 쪽 다리의 순서로 하는 것이 지도하기 쉬운 경우도 있다.

이 시기는 선 자세 평형과 마찬가지로 다대한 노력을 필요로 하고 간단한 동작에서도 산소섭취량은 크고 혈압이나 심장에 미치는 영향도 크므로 엄중한 리스크 관리가 필요하다. 한편, 발병 후 처음으로 걸을 수 있었다는 감동은 크며, 재활에 대한 의욕을 높이는 데에는 최적의 시기이다.

평행봉의 끝에 도달하였을 때에는 환부 쪽 회전을 원칙으로 하여 우선 건전한 손을 평행봉으로부터 떼고 머리 · 몸통을 환부 쪽으로 회전하며, 건전한 손을 반대쪽의 평행봉으로 바꿔 쥐고 환부 쪽 다리를 1보 후퇴, 건전한 쪽 다리를 1보 전진시켜서 방향전환을 한다. 평행봉의 높이는 큰돌기(대전자)의 높이로 조정한다. 보행이 안정되고 pulling이 적어져 평행봉 내 3왕복 정도가 가능해지면 지팡이보행훈련으로 옮겨간다.

f. 지팡이 보행

실조증이나 고도의 마비, 팔의 근력저하가 있는 경우 로프스트랜드 지팡이(Lofstrand crutch), 3점 지팡이(tripod cane), 4점 지팡이(tetrapod cane) 등을 사용하는 편이 좋지만 대부분은 T자형 지팡이(1본 지팡이)로 아쉬운 대로 쓸 수 있는 경우가 많다.

지팡이의 끝은 고무 캡 등으로 미끄러지지 않도록 하고 지팡이의 높이는 큰돌기의 높이가 기준이지만, 허리가 굽어있는 등 자세의 이상에 맞춘 높이로 할 때에는 개개의 사례에 대해서 검토해야 한다.

평행봉과 지팡이의 관계는 평행봉과 마찬가지로,

지팡이 → 환부 쪽 다리 → 건전한 쪽 다리(second circle)

지팡이 → 건전한 쪽 다리 → 환부 쪽 다리(first circle)

의 두 종류가 있다. first circle은 마비가 고도의 것, 특히 엉덩이 굽힘근 · 허리네모근(요방형근) 등이 작동하지 않는 경우나, 엉덩관절 모음근을 사용하여 게걸음(crab gait)(건전한 쪽 다리를 옆으로 내고 그 뒤를 환부 쪽 다리가 따라가는 옆으로 걷기의 보행 패턴)을 하는 경우, 가위걸음(scissor gait)이 출현하는 경우 등이 적응이고 이것이 안전하다.

건전한 발과 환부 쪽 발의 위치관계로부터,

① 상반형 : 건전한 발, 환부 쪽 발이 번갈아 나가는 것(건전한 발에 주목하여 단순히 앞형이라고도 한다).

② 갖춤형 : 유각기(swing phase)의 발이 입각기(stance phase)의 선에서 멈추는 것.

③ 환부 쪽 발 : 건전한 발이 언제나 환부 쪽 발의 뒤를 따라가는 것(건전한 발에 주목하여 단순히 뒤형이라고도 말한다).

④ 건전한 발 앞형 : 환부 쪽 발이 언제나 건전한 발의 뒤를 따라가는 것(앞형의 일종)

등으로 갈린다. 환부 쪽 발 앞형 → 갖춤형 → 상반형으로 개선되는 예가 많다.

또한 지팡이를 운반하는 시기와 환부 쪽 다리가 나가는 시기와의 시간적 관계로부터 보행이 분류된다.

1) 3점 보행(3-point gait)

지팡이가 나가는 시기에는 건전한 · 환부 쪽 모두 접지하여 있는 것을 말하고 앞에서 언급한 first circle, second circle은 어느 것도 3점 보행이다.

제2 서클(second circle)에서는 보행 당초는

길다 / 짧다
지팡이 —— 환부 쪽 발 —— 건전한 발

와 같은 각 단계(phase)의 시간차(time aberra-tion)가 큰 패턴을 나타내어 보이지만, 숙달되어감에 따라서

길다 / 짧다
지팡이 —— 환부 쪽 발 —— 건전한 발

의 패턴으로 바뀌어가고 최종적으로 지팡이-환부 쪽 발의 시간이 0이 된 것

지팡이 / 환부 쪽 발] —— 건전한 발

이 2점 보행이다.

2) 2점 보행(2-point gait)

앞에서 언급한 것처럼 환부 쪽 발과 지팡이를 동시에 앞으로 내딛는 것으로 3점 보행보다 개선된 패턴이다.

제1 서클(first circle)에서 3점 보행을 시행한 예에서는 제2 서클(second circle)과 같이 각 단계의 시간과의 추이가 제대로 되지 않으므로 2점 보행으로 옮겨가게 하는 것은 어렵다.

지팡이를 제거하는 시기에 대해서는

① 상반형의 2점 보행일 것.

② 2점 보행이었던 것이 지팡이의 시간이 일정하지 않게 되었을 때

③ 일정 거리(예컨대 10m) 보행시간이 지팡이를 사용할 때와 사용하지 않을 때에 10% 이내의 차이일 것.

④ 지팡이를 제거하였을 때에 상체가 그다지 기울지 않을 것 등이 판정기준이 된다.

그러나 중요한 것은 노령자에게는 굳이 적극적으로 지팡이를 제거하지 않는 편이 좋다는 것이다. 마비가 없어도 고령자가 지팡이를 짚는 것은 사회적으로 생각해도 이상한 일은 아니고, 사회적 활동이 필요가 없어진 노인에게 빨리 걷는 것은 필요가 없는 것이기도 하며, 만일의 넘어짐, 골절 등을 일으키지 않도록 평생 지팡이를 벗으로 삼도록 지도하는 편이 좋은 경우가 많다는 것을 명심해야 한다.

g. 계단 오르내리기(그림 Ⅲ • A • 28, 29)

평지보행이 숙달되면 응용보행의 하나인 계단 오르내리기 훈련으로 옮겨간다. 최초에는 난간을 이용하고, 가능하다면 지팡이를 사용하여 시도한다. 앞으로 향하는 것이 불안하다면 뒤로 향해서 안전하게 내려가도 좋다.

오르내리기 패턴으로서는 ① 2족 1단, ② 1족 1단의 두 종류가 있으며 ①은 1단 1단을 양 발을 가지런히 하여 오르내리는 것이고, ②는 한쪽 발씩 오르내리는 것이다(정상형). 2족 1단에서는 오를 때는 건전한 발부터 오르는 것이 쉽고, 내려갈 때는 환부 쪽부터 내려가는 것이 하기 쉽다. 체중을 건전한 쪽 다리에 충분히 실으면서 안전하게 오르내릴 수 있기 때문이다. 그러나 일본의 가옥구조에 맞춘 접근이 필요하다.

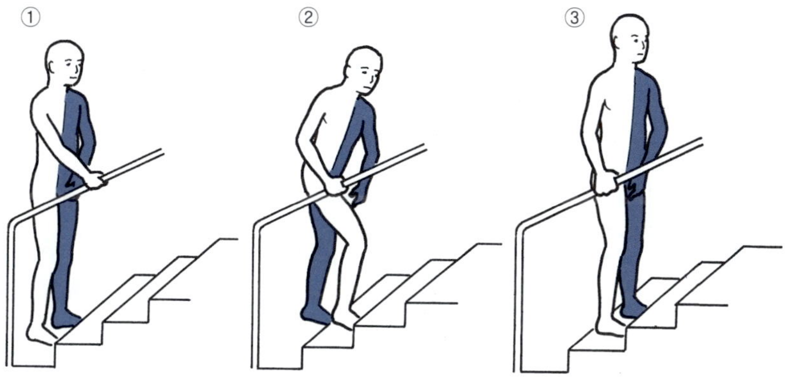

그림 Ⅲ • A • 28 계단을 오르다(난간을 이용해서)

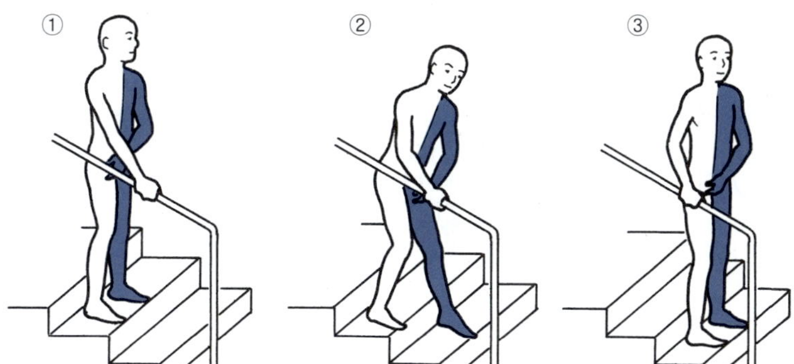

그림 Ⅲ • A • 29 계단을 내려가다(난간을 이용해서)(우에다)[32]

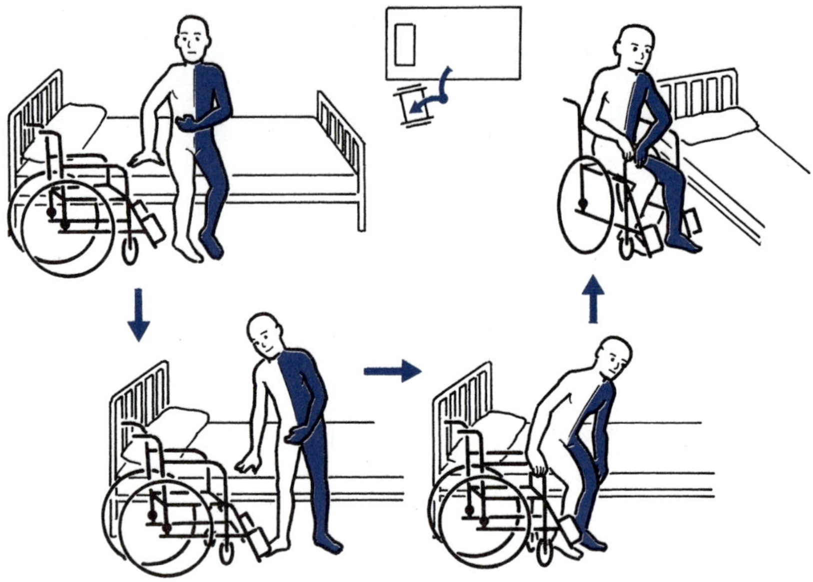

그림 Ⅲ • A • 30 침대에서부터 휠체어에의 옮겨타기(우에다)[35]

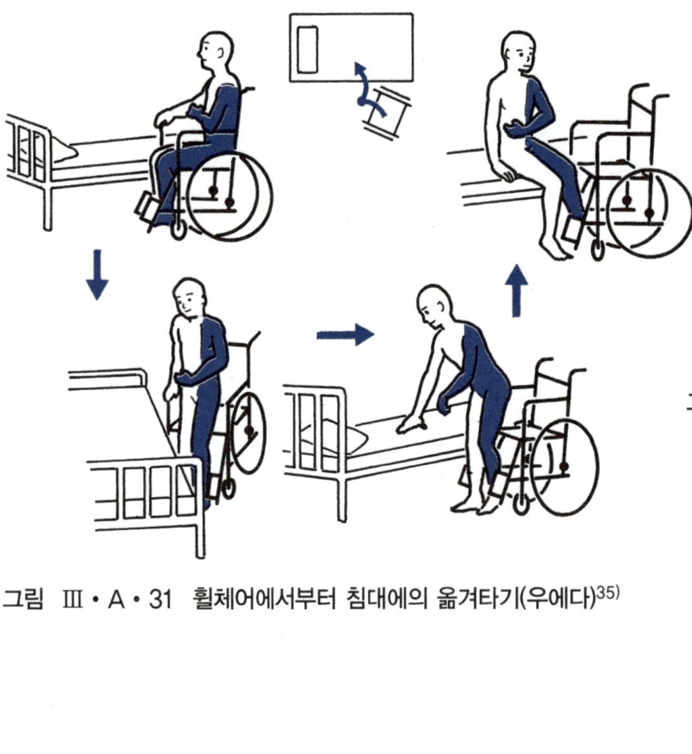

그림 Ⅲ • A • 31 휠체어에서부터 침대에의 옮겨타기(우에다)[35]

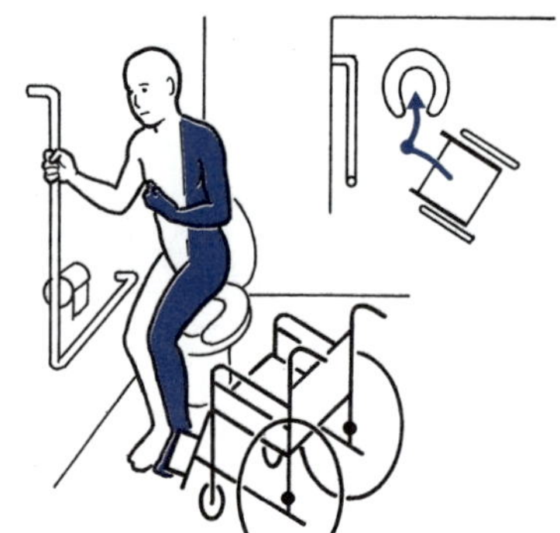

그림 Ⅲ • A • 32 변기에서의 옮겨타기(우에다)[35]

h. 옮겨타기 동작(Ⅲ • A • 30~32)

ADL 훈련의 일부이고 앞에서 언급한 기본동작의 응용동작이라 할 수 있다.

침대 ↔ 휠체어

휠체어 ↔ 변기

등은 실용성 보행을 바랄 수 없는 노인 편마비에서 자리보전을 방지하기 위해 중요한 것이다.

옮겨타기 동작의 기본원칙은

"환부 쪽 돌기를 하면서 옮겨 탄다"

의 한 마디밖에 없다. 이것이 환자로서 하기 쉽고 안전하기 때문이다.

침대 ↔ 지팡이 보행

지팡이 보행 ↔ 변기

지팡이 보행 ↔ 의자

등에 대해서도 그 원칙은 같다. 그러나 가위걸음 등에서 환부 쪽 돌기가 위험할 때에는 개개의 상태에 맞춰야 한다. 또한,

지팡이 보행 ↔ 자동차

휠체어 ↔ 자동차

의 경우는 자동차를 오르내리는 쪽이 정해져 있기 때문에 원칙은 반드시 적합한 것은 아니다.

i. 응용보행 동작

노인 편마비에서도 경증이고 옥외활동이 조금이라도 가능한 것에 계단 오르내리기, 언덕길, 나쁜 길(울퉁불퉁, 자갈길), 고랑을 넘기, 종종걸음 등이 주로 시행된다.

j. 하지보조기 치료

뇌졸중 편마비 환자의 보행능력을 향상시키기 위한 하나의 수법으로서 보장구 치료가 있다. 이것을 효율적으로 적절하게 처방하여 훈련하기 위해서는 각각의 하지보조기가 가지는 기능적 특성을 알아야 한다. 또한 처방을 내릴 때에는 아래의 정보를 평가한 다음에 시행하여야 한다.

1.문진

① 연령 · 성별 · 마비 쪽
② 질환명, 장애명
③ 발병 후의 경과
④ 환자가 요구하는 보행능력
⑤ 가옥, 도로 등의 생활 · 사회 환경
⑥ 장애에 대한 인식
⑦ 실제의 사용빈도
⑧ 비용의 지불구분

2. 진찰소견

① 정적인 상태(static) (걷기 전에)
- a. 다리의 각 관절의 가동범위
- b. 각 인대의 느슨함
- c. 통증부위
- d. 지각장애(심부, 표재감각)
- e. 경련의 정도(발의 클로누스 등)
- f. 다리의 부종
- g. 기왕증으로서 가진 다리의 변형 등
- h. 한쪽무시에 수반하는 신체인식불능증(신체실인) 등

② 동적인 상태(dynamic) (서고, 걷고)
- a. 입각 시의 엉덩관절의 뒤쪽 돌출
- b. 동요무릎
- c. 무릎꺾임
- d. 젖힌무릎(반장슬), 무릎 로크
- e. 깊은 관절 위치감각 장애에 수반하는 ballistic knee의 움직임
- f. 안굽이무릎(내반슬), 밖굽이무릎(외반슬)
- g. 발처짐(drop foot)
- h. 안쪽들린휜발증(내반족), 꿈치들린휜발(첨족)
- i. 특히 입각중기의 외반평발
- j. 입각 때의 망치발가락
- k. 휘돌림걸음(circumduction gait)
- l. 보행패턴(heel-toe pattern, 동시 접지, toe-heel pattern)
- m. 보행 시의 발의 가쪽회전, 안쪽회전 등
- n. 기타의 비정상보행 패턴

많은 다리기능의 장애가 있는 환자에게 처방되는 것은 ① 장하지보조기, ② 단하지보조기, ③ 신발형 보조기 등이다[33]. 그래서 여기서는 각각의 적응에 대해서 간단히 언급하기로 한다.

1) 장하지 보조기(long-leg brace) (LLB, KAFO)

뇌졸중 편마비 환자에게 사용되는 장하지보조기는 급성기에 병원에서 사용되는 훈련용 장구의 색채가 강하고 대규모의 보조기이기 때문에 실제로 가정 내에서 사용되는 일은 적다고 생각된다. 적어도 가정에서 사용되기 위해서는 넓적다리 상위 반달이 없는 semi-LLB 이하의 보조기일 필요가 있는 것처럼 생각된다.

적응으로서는 불안정한 발 및 무릎관절을 고정해도 그래도 역시 체중을 지지할 때에 엉덩관절이 뒤쪽으로 돌출하는(retraction of hip joint) 것 같은 증상사례이고 다리의 Brunnstrom stage가 1 내지 2인 고도의 마비인 경우가 많다.

급성기부터 사용되는 표준적인 장하지보조기의 처방

① 금속지주가 부착된 장하지보조기
② 넓적다리 상위 반달까지(하중 때의 골반의 뒤쪽 돌출이 있을 때에는 골반지지 부착)
③ 무릎 이음매 8° 정도 굽힘, 굄목
④ 단하지보조기로 용이하게 변경이 가능한 연구
⑤ 가쪽 끈(strap) 부착
⑥ 클렌작 2중 발이음매
⑦ 앞심(toe box)의 높이 보정

2) 반장하지보조기(semi-LLB)

휠체어 앉은 자세에서도 엉덩이를 약간 앞으로 이동시키면 어떻게든 착탈이 가능하므로 대규모이기는 하지만 실용적인 보조기라 생각된다. 적응으로서는 입각 때의 엉덩관절의 뒤쪽 돌출이 적거나 없고 동시에 동요무릎이나 젖힌무릎 등으로 무릎의 조절이 단하지보조기로는 불충분한 때에 처방된다.

3) 금속지주 부착 단하지보조기(short-leg brace) (SLB, 금속지주 부착 AFO)

발의 불안정성에 더하여 무릎의 로크, 젖힌무릎, 무릎꺾임 등 무릎의 조절이 불충분할 때나, 발의 클로누스가 출현하거나, 고도의 꿈치바깥들린휜발(내반첨족) 등이 두드러진 경직마비(spastic paralysis)에 처방된다. 다리의 Brunnstrom stage에서는 3 정도의 마비가 많고 또한 stage가 좋아도 고도의 깊은 관절 위치감각장애가 일어나고 있을 때에는 처방되는 경우도 있다.

또한 급성기의 종료 후 경직이 증가한다고 생각될 때나 재가생활 등으로 옮겨가 보행거리 등이 현 시점보다 늘어난다고 예상되는 경우에는 안이하게 플라스틱제 단하지보조기로 변경하지 않고 금속지주 부착 단하지보조기를 그대로 사용하면서 경과를 관찰하는 편이 좋은 경우도 많으므로 주의가 필요하다.

4) 플라스틱 단하지보조기(plastic AFO)

이것에는 플라스틱의 특성으로서의 가공의 용이성으로부터 여러 가지 디자인의 것이 생각되고 있다[40]. 여기서는 필자 등이 비교적 높은 빈도로 사용되는 구두주걱형 단하지보조기(shoe-horn brace[SHB])의 적응에 대해서 언급하기로 한다. 앞에서 언급한 SLB와 비교하면 기능적으로는 무릎의 조절과 경직의 정도가 더 경증인 증상사례에 적응이 되고 구체적으로는 젖힌무릎이나 무릎의 로크가 일어나는 일이 거의 없고, 발의 클로누스가 출현해도 몇 번 정도에서 진정되는 것 같은 거짓의 것(pseudo-clonus)이 적응이 된다. 따라서 다리의 Brunnstrom stage에서는 4~5 정도의 마비에 처방되는 경우가 많다. 그러나 플라스틱이 가지는 경량성이나 내수성으로부터 상당히 광범위한 마비의 정도에 처방되고 있다[34]. 그 중에서도 중증 마비환자의 발밑을 가지런히 하여 옮겨탈 때의 보조하는 양을 경감할 목적으로 사용하는 것은 의미가 있다고 생각된다.

이에 더해서, 무릎의 조절이 충분한 증상사례에서 꿈치바깥들린휜발이나 발처짐 등의 교정 보조기로서 필자 등은 short-SHB를 그 적응으로서 사용하고 있다[35, 36].

5) 장화형 보조기(boots)

발만의 교정 보조기로서 앞에서 언급한 short-SHB 이외에 장화형 보조기를 사용하고 있다. 이 적응으로서는 충분히 무릎이 조절되어 있거나 무릎의 굽힘구축 때문에 입각기에 무릎이 완전히 펴지지 않는 것이 전제조건이 되며, 동시에 꿈치바깥들린휜발이나 발처짐 등이 일어나고 있는 증상사례가 된다. 다리의 Brunnstrom stage에서는 5정도가 되는 경우가 많다. 그러나, 보조기를 처방할 때에는 개개의 증상사례가 가지는 특성이나 퇴원 후의 보행거리, 사회생활 등이 달라, 각 증상사례마다 상세한 처방이 필요하다.

2 팔(상지)

a. 팔의 기능회복의 특징

환자로서 가장 관심이 있고 편마비의 재활에서 문제가 되는 것이 팔이다. 예컨대 잘 쓰는 손에 마비가 있으면 젓가락을 사용하거나 섬세한 동작을 할 수 없게 되고, 잘 쓰지 않는 손의 마비일지라도 밥공기를 들 수 없거나 끈을 맬 수 없다. 그러나 다리에 비하여 일반적으로는 회복이 나쁘며 다리에서는 적절한 재활을 시행하면 90% 이상은 보행을 할 수 있는데도, 팔은 실용 손까지 회복하는 것은 고작 20% 정도이고 약 30%가 보조 손으로, 나머지의 50%는 폐용 손이 되어버린다. 이와 같이 팔의 회복이 나쁘다는 인자에는 다음과 같은 것을 생각할 수 있다.

① 발은 체중을 지지할 수 있으면 어색한 보행방법으로도 걸을 수는 있지만 손은 체중을 지지할 정도의 회복으로는 도움이 되지 않고 특히 손끝은 어깨 · 팔꿈치와 비교해도 자유도가 큰 섬세하고 정교한 일을 한다.

② 잘 쓰는 손이 다리의 경우보다 명확하다.

③ 발목관절에서부터 말초부분까지의 움직임이 전혀 없어도 ADL상 중대한 지장을 초래하지 않지만 손목관절 말초부분이 움직이지 않으면 폐용이 된다. 즉, 팔은 리치(reach, 필요한 곳까지 손끝을 닿게 한다)와 물품조작(manipulation, 물품을 생각하는 대로 조작한다)의 양자가 좋지 않으면 도움이 되는 손으로는 되지 않는다. 어깨에서부터 손목까지의 회복은 다리와 마찬가지로 큰 차이는 없으나 손가락의 섬세한 동작은 회복이 나쁘다는 것이 알려져 있다. 대뇌에서도 손의 운동영역은 넓고 손 이외의 부분의 운동영역과 같은 정도의 면적을 차지하고 있으며, 복잡한 움직임이기 때문에 일단 장애되면 회복은 별로 기대할 수 없다.

④ 다리에서는 ADL의 대부분이 건전한 쪽과의 협동동작이지만 팔에서는 단독동작이 많다.

⑤ 다리에서는 장구 등의 보조에 의해서 기능의 보상이 비교적 용이하지만 팔에서는 복잡한 움직임이기 때문에 이것이 곤란하다.

⑥ 신경해부학적으로 피라미드로는 교차하여 반대쪽의 손발을 지배하지만, 일부는 교차하지 않는 섬유도 있다. 이 교차하지 않는 섬유는 다리에 많고 팔에는 적다. 다리는 팔보다도 양쪽성의 지배를 받을 수 있고 그만큼 개선이 양호하다.

이와 같이 팔의 회복은 병소부위, 넓이, 곁순환(측부혈행) 등에 의해서 운명이 결정되는 것이며 우리들이 할 수 있는 것은 자연회복에 대해서만 말하면 2차적 장애를 일으키지 않고 목표까지 최단시간에 도달시키는 것이다.

팔의 기능예후의 예측에 대해서는 발병 직후 팔의 Brunnstrom stage가 4~5정도이면 급속히 회복하여 1~2개월에서 stage 6에 도달하지만, 발병 직후 완전마비인 경우는 그 시점부터는 예측할 수 없다.

Brunnstrom[37]은 stage 6에 도달하기 위해서는 발병 후 7주에서 stage 5에 들어가 있을 필요가 있다고 하고 있다. 핫도리(服部)[38]는 발병 후 1개월에서 손가락 전체의 굽힘(mass flexion)을 할 수 없는 경우, 3개월을 경과해도 손가락 전체의 폄(mass extension)을 할 수 없는 경우에는 폐용 손이 된다고 하고 있다. 필자 등은 간편한 예측방법[39]으로서 4개월의 시점에서 stage 4에 도달하여 있지 않으면 폐용 손이 되고 실용 손에 도달하는 것은 3개월 이내에 팔 · 손 모두 stage 5에 도달하고 게다가 심부감각장애 · 실조증 · 불수의운동 등이 없는 것에 한정된다고 하고 있다. 이와 같이 팔의 기능예후에 대해서는 조기에 개선의 징조가 보이지 않으면 실용 손에는 도달할 수 없고 발병 후 1개월 정도의 회복경과로 대략의 짐작을 할 수 있다.

일반적으로 팔에 대해서는 그 회복이 플래토(plateau)에 도달하여 있어도 환자는 희망을완전히 버릴 수 없는 사람이 많으며 그 원인의 일단에 폐용 손에 대한 장애 고지(notification)의 문제가 있는 것처럼 생각된다. 환자에 대해서 "폐용 손"이 된다는 것을 고지하는 것은 의사나 재활 스태프로서 괴로운 일이지만 "느긋하게 있으면 언젠가는 좋아집니다"와 같은 표현으로 도망쳐버리면 환자는 자기만은 특별하다고 생각하여 쓸데없는 노력과 훈련에 시간을 소비하고 결국은 안 된다는 것을 깨달을 것이지만, 문제는 그 동안, 중요한 건전한 쪽을 사용한 한손 동작, 잘 쓰는 손 교환에 전념할 수 없게 된다는 것이다. 긴 안목으로 본 경우, 진실을 알리는 편이 남겨진 인생을 보다 효과적으로 사용할 시간이 길어지고, 그 환자의 자유도도 확대된다는 것으로부터 좋은 결과를 만들어내는 것이라 생각된다. 그러나 그 표현에는 주의가 필요하며, 단순히 "폐용이 된다"는 말만이 아니라, 남겨진 기능에 착안하여 "손끝은 사용할 수 없을지 모르지만, 옷이나 쇼핑백은 아래팔에 걸 수 있고, 팔꿈치로 물건을 누르거나 하는 데에 사용하세요" 등이라 말하면 환자는 납득하는 경우가 많다.

이에 더해서 환자는 마찬가지의 질문을 재활 스태프에게 하므로 환자에 대한 신뢰감을 유지하기 위해서도 그 회답이 가지각색이 되지 않도록 배려할 필요가 있다.

b. 팔의 기능회복훈련

팔을 사용한 ADL 중 많은 것은 한손으로도 할 수 있는 동작이며 반드시 팔의 회복이 나쁜 것이 ADL을 불가능하게 한다고는 할 수 없다. 따라서 환부 쪽 손의 훈련은 건전한 손의 ADL 훈련과 병행해서 시행하여야 한다.

표 Ⅲ • A • 12 기본적 팔의 공동운동 패턴[40)]

	굽힘근 공동운동	폄근 공동운동
팔이음뼈	올림과 후퇴	앞쪽 돌출
어깨관절	굽힘, 벌림, 가쪽회전	폄, 모음, 안쪽회전
팔꿉관절	굽힘	폄
아래팔	뒤침	엎침
손목관절	바닥쪽굽힘, 자쪽편위가 많다.	등쪽굽힘, 노쪽편위가 많다
손가락	굽힘이 많다.	폄이 많다.

구체적인 훈련의 방법은 다리와 마찬가지로 "수동운동 → 능동보조운동 → 능동운동 → 저항운동"이지만 다리와 비교하면 크게 힘들여 해야 할 일이 적고 리스크의 점으로부터도 병상에 누워있어도 조기에 능동운동의 수준까지 진행시킬 수 있다.

팔의 회복은 일반적으로 굽힘근군에 일어나기 쉽고 폄근군은 그보다 늦게 회복한다. 굽힘근군이 회복하면 많은 환자는 무거운 물건을 잡아당겨 들어 올리는 것 같은 굽힘근만을 사용한 굽힘근 공동패턴을 강화하는 훈련을 시행하게 되어 폄근 공동패턴을 억제해버리는 결과가 된다. 중요한 것은 편안히 시행할 수 있는 굽힘근 공동패턴을 반복하는 것이 아니라 어렵고 노력이 필요한 폄근의 공동패턴을 반복적으로 연습하고 결과적으로 굽힘근 패턴과 폄근 패턴이 균형있게 회복하도록 가져가는 것이다(표 Ⅲ • A • 12).

1) 수동운동, 능동보조운동

특히 수동운동을 정성 들여 시행하여야 하는 것은 어깨관절이다. 어깨관절은 자유도가 높은 움직임을 하는 데에 비하면 구조역학적으로 약하고 기능장애를 일으키기 쉽다.

위팔뼈(상완골)를 매달고 있는 것은 가시위근(극상근, supraspinatus m), 부리위팔인대(오훼상완인대, coracohumeral ligament), 어깨위팔인대(견갑상완인대, glenohumeral ligament)이므로 가시위근의 마비에 의해서 용이하게 불완전 탈구를 일으킨다.

또한 어깨관절오목(견갑관절와, glenoid fossa of scapula)은 앞쪽 · 옆쪽 · 위쪽으로 향하고 있고 불완전 탈구는 이 면을 미끄러져 떨어지는 것 같은 모양이며 앞 아래쪽 불완전 탈구가 일어난다.

불완전 탈구만으로는 통증이 발생하지 않지만, 관절주머니의 염증(capsulitis[immobilizing arthri-tis])이나 윤활주머니염(bursitis)을 수반하는 일이 많고 침출액의 굄, 통증, ROM 제한 등이 일어나게 된다.

불완전 탈구가 없는 사례에서도 immobilizing arthritis가 적지 않으며 방치함으로써 관절주머니의 유착 등을 수반하여 이른바 동결견(frozen shoulder)의 형태가 되고 어깨위팔관절의 움직임은 없어져 어깨뼈의 모음/벌림, 위/아래쪽 회전, 어깨의 움츠림(shoulder shrugging) 등으로 보상된 움직임이 된다.

어깨 회전근개(rotator cuff)(가시위근, 가시아래근, 어깨밑근, 작은원근으로 구성)에는 그 근육을 관류하는 혈관과 위팔뼈를 양육하는 혈관의 문합이 관찰되는 부위(critical zone, 그림 Ⅲ • A • 33)가 있고 기계적 손상을 받기 쉽다.

위팔뼈를 안쪽회전 그대로 벌림(외전)을 하여가면 80～120°의 부근에서 위팔뼈와 봉우리(견봉)의 사이가 좁아져, 회전근개나 봉우리밑주머니(subacromial bursa)가 끼워 넣어지는 상태가 되고(그림 Ⅲ • A • 34) 힘줄염(건염), 힘줄파열, 윤활주머니염 등을 일으키는 경우가 있다.

또한 위팔두갈래근(상완이두근)의 긴갈래힘줄(장두건)은 어깨관절오목의 관절 거친면에 이는곳(기시부)을 갖고 관절주머니에 에워싸이면서 위팔뼈머리를 빙글 우회하고 도중에 가로위팔인대(횡상완인대, transverse humeral ligament)에 억눌려서 위팔뼈의 벌림 때에는 이 인대 안을 긴갈래힘줄이 이동하는 구조로 되어있다(그림 Ⅲ • A • 35).

이 복잡한 구조는 용이하게 힘줄염을 일으키거나, 때로는 가로위팔인대의 파열을 일으켜서 긴갈래힘줄이 위팔뼈머리부분의 힘줄고랑(tendon groove)에 들어가거나 벗어나는 결과가 되어 이른바 탄발어깨(snapping shoulder)를 일으키게 된다.

이상이 주된 어깨관절 및 그 주변의 장애이며 벌림, 안쪽/가쪽 회전이 제한되는데, 편마비에서 흔히 관찰되는 것은 가쪽회전 · 벌림에 ROM 제한이 심하고 안쪽회전은 별로 제한을 받지 않는 관절주머니 패턴(capsular pattern)(표 Ⅲ Ⅲ • A • 13)을 취하는 경우가 많다.

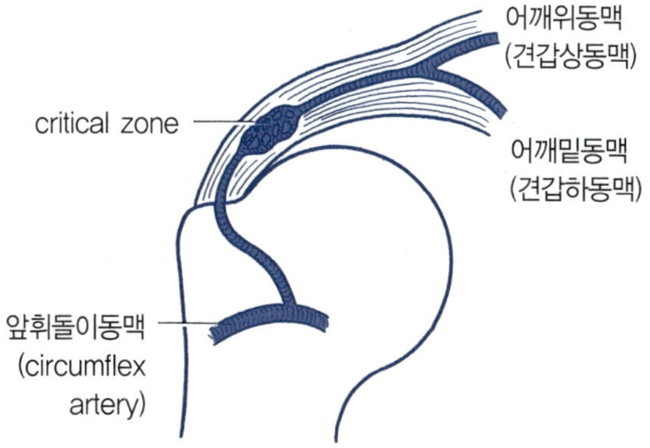

그림 Ⅲ • A • 33 critical zones(Cailliet[41] 에서)

회전근개에는 그것을 구성하는 근육군을 흐르는 혈관과 위팔뼈를 양육하는 혈관이 문합하는 부위가 있고 이것을 critical zone이라 하며, 외력에 의해서 손상을 받기 쉽다.

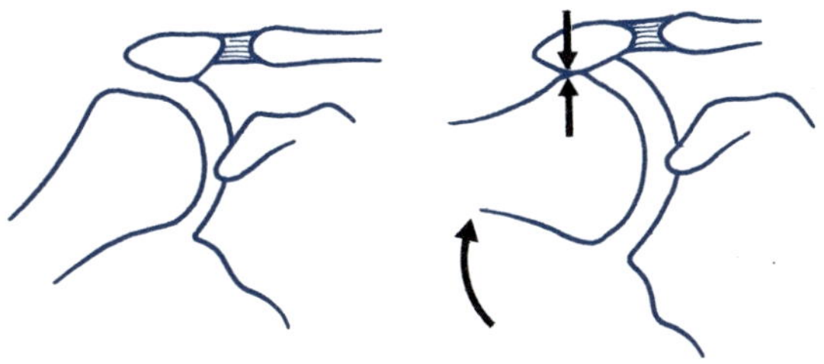

그림 Ⅲ • A • 34 90° 벌림 위치에서의 위팔뼈 큰결절과 봉우리와의 접근

위팔뼈 벌림에 있어서 어깨 안쪽회전 위치 그대로 시행하면 위팔뼈 큰결절과 봉우리가 근접하여 회전근개 등이 압박되어 손상을 받기 쉽다.

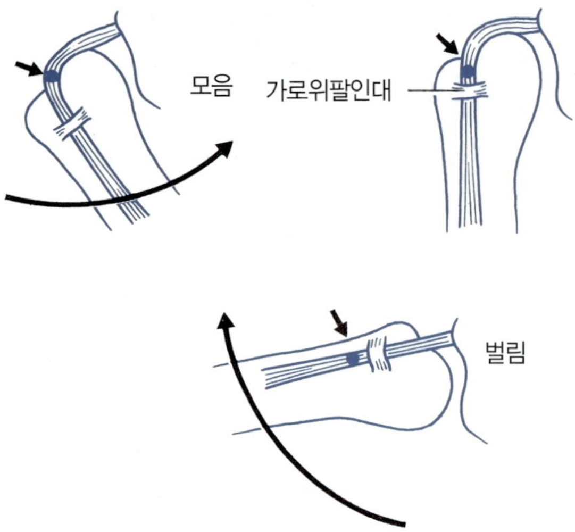

그림 Ⅲ·A·35 위팔두갈래근 긴갈래힘줄과 위팔뼈머리와의 관계(Cailliet에서)

위팔두갈래근의 긴갈래힘줄은 어깨관절오목의 관절 거친면에 이는곳을 갖고 관절주머니안을 관통하여 위팔뼈머리를 빙그르 우회한다. 도중에 가로위팔인대의 터널을 지나므로 어깨 벌림을 할 때에는 그림과 같이 이 터널 안을 이동하게 되어 기계적 손상을 받기 쉽다.

표 Ⅲ·A·13 어깨관절의 ROM 제한(관절주머니형)

	벌림제한	가쪽회전제한	안쪽회전 제한
가벼운 정도	10°	30°	0° 다소의 통증 있음
중간정도	45°	60~70°	10~15°
고도	70~80°	90~110°	30°

이들의 구축을 일으키지 않기 위해서는 발병 조기부터의 ROM훈련이 부동성관절염(immobilizing arthritis)을 방지하기 위해 필요하고 특히 가쪽회전, 벌림은 중요하다.

벌림 때의 주의할 점으로서 어깨 안쪽회전 위치 그대로 시행하면 앞에서 언급한 것처럼 위팔뼈 큰결절(대결절)과 봉우리가 접근하여 어깨회전근개(rotator cuff) 등에 장애를 줄 가능성이 높으므로, 벌림 80° 이상은 어깨를 가쪽회전을 하고 큰결절을 뒤쪽으로 이동시키도록 움직이는 것에 의해서 예방한다.

어깨회전근개의 파열은 관절조영(arthrogram)에 의해서 용이하게 진단할 수 있다. 정상에서는 봉우리밑 그리고 어깨세모근밑 윤활주머니와 관절주머니 내에 연락은 없다. 그러나 파열이 있으면 관절주머니 내의 조영제가 파열부분을 지나서 이행하므로 X선 진단은 용이하다. 다만, 파열부분이 작을 때에는 이행에 시간을 필요로 하므로 조영제의 주입 후30분 정도 경과한 X선 영상도 관찰해야 한다. 또한 어깨관절의 MRI에 의해서도 진단은 용이하며 침습이 없는 검사로서 최근 많이 사용되고 있다.

2) 능동운동, 저항운동

앞에서 언급한 것처럼 팔의 회복에는 한계가 있고 팔에서는 굽힘근 공동운동, 손에서는 손가락 전체의 굽힘(mass flexion)의 단계에서 회복이 멈춰버리는 예가 많고 이러한 환자에게 능동운동, 저항운동을 계속하면, 굽힘근만의 고유수용기가 자극되어 그 결과 폄근군을 억제하게 된다. 이러한 굽힘근 공동운동이 출현하고 있는 단계(Brunnstrom stage3)에서는 굽힘근의 경직이 심하여 γ계가 항진된 상태가 되어있다는 것으로부터 오히려 굽힘근의 경직을 억제하여야 한다. 특히 고령 편마비 환자에서는 신변의 자립이 목표인 경우가 많다는 것 때문에 근력보다도 동작근, 길항근의 균형이 중요하다.

실제로 굽힘근군의 경직을 억제하여 가까스로 출현하는 것 같은 폄근군의 가능성(potential)에서는 그 후의 개선이 실용 손이 되는 것은 바랄 수 없으며 변형·구축을 예방하고 외관을 단정히 하며 수동적인 의미에서의 ADL을 용이하게 하거나 폐용으로 되지는 않더라도 보조 손으로까지 끌어올리는 것이 고작인 경우가 많다. 그러나 노인의 생활체계로부터 보아도 이 정도의 것이라도 ADL으로서도 심리적으로도 의미가 있다고 생각할 수 있다.

발병 후 1개월 이내에 순조로운 회복을 나타내는 것이나 부전마비형에 대해서 Brunnstrom stage 3의

Bronnstrom stage

기본적 개념

1 : 수의운동이 관찰되지 않는다. 근육은 이완성이다.

2 : 수의운동 또는 연합운동으로서 공동운동이 약간 출현한 상태. 관절의 움직임에까지는 도달하지 않아도 된다. 경직이 나타나기 시작한다.

3 : 수의적인 공동운동으로서 연관된 운동이 가능한 단계. 경직은 고도가 된다.

4 : 공동운동 패턴이 무너지고 분리운동이 부분적으로 가능해진 상태. 경직은 감퇴하기 시작한다.

5 : 거듭 분리운동이 진전된 상태이고 stage 4보다도 복잡한 역공동운동의 조합이 가능해진다. 그러나 일부의 동작에는 상당한 노력이 필요하다.

6 : 분리운동을 자유롭고 빠르게 협동성을 갖고 시행할 수 있는 상태. 여러 동작은 정상 또는 정상에 가깝다(다소의 졸렬성은 허용된다). 경직은 소실되거나 거의 눈에 띄지 않는다.

다리

1 : 이완성. 수의운동 없다.

2 : 공동운동, 또는 그 일부가 약간 출현한다(연합운동, 반사를 포함한다).

3 : 엉덩관절, 무릎관절, 발목관절의 굽힘/폄 공동운동 또는 그 일부가 수의적으로 가능하다.

4 : a) 앉은 자세에서 발을 바닥에서 미끄러지게 하면서 무릎 굽힘 90° 이상 가능하다.
b) 무릎 굽힘 위치에서 발목관절만의 등쪽굽힘이 가능하다(앉은 자세에서 발꿈치를 바닥에 붙인 채로 발끝을 들어 올리게 한다).

5 : a) 선 자세에서 엉덩관절을 거의 움직이지 않고 무릎 굽힘이 가능하다.
b) 선 자세에서 환부 쪽 다리를 조금 앞쪽으로 내밀고 무릎을 편 채로 발목관절의 등쪽 굽힘이 가능하다.

6 : 선 자세에서의 엉덩이 벌림이 가능하다(골반 올림에 의한 겉보기의 벌림 이상으로 벌림을 하여야 한다). 앉은 자세에서 안쪽 및 가쪽 무릎 굽힘근의 상반성 수축에 의해서 종아리의 안쪽/가쪽 회전이 가능하다(발의 내반, 외반을 수반한다).

팔

1 : 이완성. 수의운동 없음

2 : 어깨 올림, 후퇴, 벌림, 가쪽회전, 폄, 팔꿈치 굽힘, 뒤침 또는 그 일부가 수의적으로 약간 출현한다.

3 : a) stage 2에서 언급한 굽힘 공동운동이 수의적으로 가능하다.
b) 그리고 어깨 내림, 앞쪽 돌출, 모음, 안쪽회전, 굽힘, 팔꿈치 폄, 엎침 등의 폄 공동운동이 수의적으로 가능하게 된다.

4 : a) 팔의 앞쪽 올림이 가능하다(팔꿈치는 충분히 펴져 있어야 한다).
b) 팔꿈치를 몸통쪽에 붙인 채로90° 굽힘 위치로 하고 엎침, 뒤침이 가능하다.
c) 팔을 뒤로 돌려서 손을 허리에 대는 것이 가능하다.

5 : a) 팔의 앞쪽 올림에서부터 거듭 머리 위로 올리는 것이 가능하다(팔꿈치 폄 위치).
b) 팔의 옆쪽 올림(팔꿈치의 폄 위치인 채로 어깨 90° 벌림)이 가능하다.
c) 팔꿈치 폄 위치인 채로 아래팔의 엎침, 뒤침이 가능하다. 앞쪽 올림위치, 옆쪽 올림위치의 어느 쪽으로 시행해도 되지만, 보통 후자 쪽이 어렵다.

6 : stage 5의 분리운동을 신속하고 편안하게 협동성을 갖고 시행할 수 있다. 정상 또는 정상에 가깝다.

손가락

1 : 이완성.

2 : 손가락 굽힘이 수의적으로는 거의 불가능한 상태이다.

3 : 손가락 전체 쥐기가 가능하지만 뗄 수는 없다. 손가락의 폄은 수의적으로는 할 수 없으나 반사에 의한 폄은 가능한 경우도 있다.

4 : 옆으로 집기가 가능하고 엄지손가락의 움직임에 의해서 떼는 것도 가능하다. 손가락의 폄은 중간정도 수의적으로 약간 가능하다.

5 : 손바닥으로 잡기(palmar prehension), 원통 잡기, 공 잡기가 가능하다(어색하지만 어느 정도 실용성이 있다).
손가락의 전체 벌리기가 가능하다(그러나 그 범위는 제각각이다).

6 : 모든 집기 방법이 가능해지고 능숙하게 할 수 있다. 수의적인 손가락 폄이 가동범위 전체에 걸쳐서 가능해지고, 손가락의 분리운동도 가능해진다. 건전한 쪽보다 다소 졸렬해도 된다.

후반부터는 공동운동 → 분리운동으로 유도하도록 한다. 아래에 그 구체적 방법을 언급한다.

[위팔두갈래근과 어깨세모근의 분리]

위팔두갈래근, 어깨세모근 모두 굽힘근 공동운동 패턴의 주동근이며 그 연계는 매우 강하다. 그리고 굽힘에 더해서 어깨 가쪽회전, 후퇴(retraction), 아래팔 뒤침 등이 추가된다. 이 강한 연계를 절단하기 위해서는 양자의 동시수축을 피하고 게다가 폄의 공동 패턴의 일부와 조합시킬 필요가 있다.

구체적으로는 앉은 자세에서 건전한 쪽 손바닥을 같은 쪽의 무릎 위에 놓고 환부 쪽 손바닥으로 건전한 쪽 아래팔에 접촉하도록 한다. 이 경우 팔꿈치 굽힘에 폄의 공동패턴인 어깨 돌출(protraction) · 모음 · 안쪽회전 등을 조합시킨다. 이 동작이 가능해지면 목표는 아래팔 → 위팔 → 어깨 → 목으로 올려서 훈련을 하여간다.

[위팔세갈래근과 큰가슴근의 분리]

폄 공동운동의 주동근은 위팔세갈래근(상완삼두근)과 큰가슴근(대흉근)이며 강한 연계가 있다. 이 어깨 폄에 앞쪽 돌출(protraction), 모음, 안쪽회전, 아래팔 엎침이 수반한다. 이 폄의 패턴은 어깨세모근의 앞쪽섬유도 보조근으로서 작용하지만 원래 굽힘근 공동운동 쪽에 속하는 어깨세모근과 팔꿈치 폄의 결부를 강화하고, 한편 어깨 안쪽회전 · 모음과의 연계를 적게 하도록 유도하는 것이다.

구체적으로는 폄의 공동패턴의 위치로부터 점차 앞쪽올림 위치로 이행하도록 유도함으로써 이것에 의해서 팔꿈치의 폄과 어깨세모근 앞쪽섬유에 의한 어깨 굽힘과의 조합이 강화되고 동시에 큰가슴근으로부터 해방할 수 있다. 당초는 어깨를 약간 모음위치, 90° 굽힘 위치로 보조하여 지지하고 차츰 모음위치 → 벌림위치로 이행하고 또한 보조를 점차 줄여 가면 하기 쉽다.

또한 또 다른 방법으로서 미리 보조를 하여 앞쪽올림 자세를 취하게 하고 팔꿈치 굽힘 방향으로 보조자가 밀면서 환자에게 저항시키는 방법이 있다. 이것은 원심성 수축(eccentric contraction)이며, 연장성 수축(lengthening contraction)이다. Brunnstrom은 이것을 hold after positioning이라 부르고 있다. 등장성 운동이 불가능한 정도의 근력이라도 그것에 앞서서 가능한 것이 있으므로 크게 이용하여야 한다.

앞쪽올림 자세는 당초는 어깨 안쪽회전 위치(폄의 공동패턴)에서 시행하고 이어서 굽힘근 공동패턴의 가쪽회전과 조합시켜서 시행하면 좋다. 앞쪽올림 자세가 충분히 가능해지면 점차 옆쪽올림 자세로 이행하고 큰가슴근과의 연관성을 더욱 적게 하고 어깨세모근과의 연계를 강화시킨다. 이때에도 어깨 가쪽회전을 적절하게 추가하는 것이 분리를 돕는다.

최종적으로 어깨 뒤쪽 옆쪽올림 자세에서 팔꿈치의 폄을 시행시키면

팔꿈치 폄 ⇔ 어깨 벌림 · 폄 · 후퇴
(폄 패턴)　　　(굽힘 패턴)

의 조합이 되고 팔꿈치 폄과 큰가슴근과의 연계를 완전히 단절하게 되어 분리훈련에 있어서 중요한 의미를 갖는다.

[아래팔 엎침 · 뒤침의 분리]

팔꿈치 폄 위치에서의 엎침, 팔꿈치 굽힘 위치에서의 뒤침의 각각의 공동패턴으로부터 출발하여 최종적으로는 팔꿈치 90° 굽힘 위치에서 엎침 · 뒤침 모두가 가능해지도록 유도하려고 하는 것이다.

구체적으로는 팔꿈치를 약간 폄 위치에서 미리 엎침 위치로 하고, 물리치료사가 뒤침 방향으로 회전하려고 하는 동작에 저항을 시킨다(hold after positioning). 마찬가지로 팔꿈치를 충분히 굽힘 위치(어깨는 폄 위치)에서 미리 뒤침 위치로 하고 물리치료사가 엎침 방향으로 가하는 힘에 저항을 시킨다.

엎침 위치에서의 팔꿈치의 각도를 차츰 증가시키고 또한 뒤침 위치의 팔꿈치의 각도는 차츰 감소시켜 양자가 서로 다가가는 것에 의해서 90°로 접근시킨다. 즉 최종적으로는 팔꿈치 90°에서 몸쪽으로 고정한 채로 엎침·뒤침의 hold after positioning을 시행시킨다. 게다가 상반성의 등장운동을 이것에 추가하면 좋다.

이들 어느 단계에서도 건전한 쪽의 대칭패턴을 동시에 시행시키면 보다 양호한 효과를 기대할 수 있다(대칭성 양쪽성 연합운동[bilateral symmetrical associated movement]).

[앞톱니근과 큰가슴근의 분리]

팔의 앞쪽올림·옆쪽올림을 90° 이상 시행하기 위해서는 앞톱니근(전거근)이 충분히 작동하여 어깨뼈의 벌림 및 위쪽회전(upward rotation)이 충분히 시행되어야 한다. 어깨위팔관절의 움직임 2에 대해서 어깨뼈의 위쪽회전이 1의 비율로 일어난다고 하고 있기 때문이다(어깨위팔 리듬).

그러나 앞쪽올림·옆쪽올림에는 팔꿈치의 폄을 수반하기 때문에 폄의 협동근(공동근)인 큰가슴근이 작용하여 앞쪽올림·옆쪽올림이 방해를 받게 된다. 따라서 팔의 올림을 위해서는 앞톱니근과 큰가슴근의 분리가 필요하다.

우선 앞톱니근의 강화는 팔의 앞쪽올림 자세에 물리치료사는 이것을 뒤쪽으로 향해서 갑자기 밀어 앞톱니근에 stretch reflex를 유발하고 동시에 그 동작에 저항을 시킨다. 그리고 큰가슴근과의 연계를 적게 하기 위해 팔의 위치를 점차 옆쪽으로 이동하는 것은 위팔세갈래근과 큰가슴근의 분리의 경우와 같지만, 앞톱니근의 요소를 강하게 하기 위해 차츰 올림 자세로 가져간다는 점이 다르다. 도중에 hold after positioning을 사용하는 것은 다른 경우와 마찬가지이며, 최종적으로는 180° 올림 자세에 도달하도록 지도한다.

3) 협동동작, 정교한 동작, 동작속도

분리 동작이 가능해지면 이것에 협동성, 정교성, 신속성 등을 가미하여야 한다. 이것이 가능하기 위해서는 아래의 단계일 것이 필요하다.

① 팔, 손 모두 Brunnstrom stage 5~6에 도달하여 있을 것.
② 경직이 없거나, 있다 해도 극히 약간일 것.
③ 심부지각장애·표재지각 장애가 없거나, 있다 해도 극히 약간일 것.
④ 실조증이 없을 것.
⑤ 행위상실증·인식불능증이 없을 것.
⑥ 아테토시스 등의 불수의운동이 없을 것.
⑦ 몸통의 안정근육(stabilizer muscle), 고정근육(fixator muscle)이 충분히 작동할 것.
⑧ 팔의 원래의 상반성 운동용의 근육군은 필요에 따라서 안정근육의 역할을 수행할 수 있을 것, 즉 동시수축도 가능할 것.

또한, 구체적인 방법으로서는 아래와 같은 것이 흔히 사용되고 있다.

① 느린 반복동작(slow reversal)
② 빠른 반복동작(quick reversal)
①, ② 모두 상반성 패턴의 반복이며 느린 속도에서부터 점차 빠르게 한다.
③ 율동운동의 안정(rhythmic stabilization)

외부로부터 어떤 방향의 힘을 가하고 그것에 저항을 시킨다. 이어서 반대방향의 힘을 가하여 다시 그것에 저항을 시킨다. 외부로부터의 힘의 방향의 전환 속도를 증가시키면서 이것을 연속적으로 반복한다. 속도가 빨라지면 최종적으로는 동작근, 길항근의 동시수축의 상태가 된다.

이들 ①~③은 동작근, 길항근 상호의 수축과 이완의 시간적·양적·질적 조절을 개선하는 것에 있으며 양 근육군에 적절한 고유수용기 자극을 주는 것이 주요 기전이다. 경직마비, 소뇌실조 등에 대한 협동동작훈련에 흔히 사용된다.

④ 작업치료(occupational therapy)

작업치료에는 다양한 목적을 가진 프로그램이 있으나 그 하나로서 정교성의 향상을 목적으로 한 프로그램도 있다.

3 경직에 대한 재활

경직(spasticity)은 상위 운동신경세포(motorneuron)장애에 기인한 근육신장반사의 항진에 의해서 일어나는 속도의존성 신장반사 항진상태이며 힘줄반사 항진을 수반하는 것이라 정의되어 있다[43]. 그러나 단순한 힘줄반사 항진만으로는 판정할 수 없고 도수적 근육신장검사법에서 근육신장 자극의 진행 중에만 출현하고 정지에 의해서 즉각 저항이 약화되거나 신장속도에 비례한 저항을 갖는 특징을 아울러 갖는다. 또한 경직이 고도로 되면 클로누스 등의 현상도 수반한다.

임상에서 파악할 수 있는 증상은 많은 종류의 요소가 서로 겹쳐, 그 경직을 한층 복잡한 것으로 하고 있다. 경직에 관찰되는 임상증상은 복잡하여 수의운동의 장애가 모두 신장반사의 항진이라 이해하는 데에는 무리가 있다. 예컨대, 다리에서는 신장반사가 증가하고 있는 폄근보다 굽힘근에서 보다 현저하고 손가락의 정교성 장애를 모두 폄근의 반사항진이라 하는 것도 무리가 있다. 더욱이 "경직마비"라는 말에서도 알 수 있는 것처럼 합병증으로서 마비를 수반하는 일이 많고 그 중에서 경직과 마비의 정도가 병행하지 않는 예나, 그 중에는 마비를 수반하지 않는 예도 있어 양자의 발생기전을 나눠서 생각하여야 한다.

이러한 경직에 대한 의학적 관리의 방법도 일률적으로 모든 경직이 도움이 되지 않는다고 하여 억제하기보다, 그 중에는 재활을 수행하는 데에 유용한 것도 포함되므로 한사람, 한사람 상세하게 임상증상이나 행동을 관찰하여 그 대처를 생각해야 한다.

구체적으로는 항경직약제의 약물치료, 신경차단 등을 물리적 인자를 이용한 물리치료, 운동치료, 보조기치료의 재활치료와 조합시킴으로써 경직의 조절을 시행한다.

또한 교정이 곤란한 구축변형에 도달한 경우에는 근육힘줄 절단과 연장수술 등의 외과적 수단을 취하는 경우가 있다. 그러나 수술의 적응에 대해서는 우선 보존적 수단을 시도한 다음에 신중하게 판단해야 한다.

a. 경직의 평가

자세 · 동작 패턴으로부터 재활에서 관찰해야 할 근육긴장의 요점은 경직이 실제로 어느 정도 출현하고 있는지와 경직에 의해서 기대하는 움직임이 어느 정도 억제되어 있는지를 관찰하는 것이다. 경직은 능동운동이나 수동운동, 환자의 자세, 심리정신상태 등에 의해서 일정한 평가를 얻는 것은 곤란하지만, 일반적으로 알려져 있는 평가방법으로서 Ashworth의 경직 척도(scale)[44]가 있고 0~4단계로 나타내고 있다.

Ashworth의 경직 척도

등급 0 : 긴장 없음
등급 1 : 팔다리를 폄이나 굽힘을 하였을 때 걸리는 것 같은 긴장을 나타내는 가벼운 증가
등급 2 : 긴장은 보다 증가하고 있으나 팔다리는 용이하게 굽힐 수 있다.
등급 3 : 긴장의 현저한 증가로 수동적으로 움직이는 것이 곤란.
등급 4 : 팔다리는 굽힘이나 폄 때에 딱딱하다.

또한 경직에 의해서 어떠한 움직임이 나타나고 있는지와, 그것을 억제함으로써 어떠한 움직임이 나타나는지를 알아야 한다. 예컨대 뇌혈관장애 급성기의 상태에서 침대 위 자세에 주의를 기울일 필요가 있다. 많은 경직은 공동운동을 조장하는 것 같은 형태로 출현하기 때문에 팔은 굽힘 위치로 되고, 다리는 폄 공동운동의 형태로 되기 쉬운 경향이 있다. 이 때문에

경직이 출현하기 시작하면 어깨는 굽힘, 모음, 안쪽 회전, 팔꿈치는 굽힘, 손목관절 바닥쪽굽힘(장굴), 손가락 굽힘의 자세를 취하고, 다리는 특히 꿈치바깥들린휜발(내반첨족)의 자세를 취하기 쉬워진다. 이 때문에 팔은 이들의 반대의 자세를 고려한 좋은 자세 유지를 연구하고 다리도 경직의 시기나 상태에 맞춰서 무릎의 폄 위치 내지는 약간 굽힘 위치, 발목관절의 중간위치 유지를 연구할 필요가 있다.

이에 더해서 경직에 의해서 출현하는 trick motion, 예컨대 손을 쥐는 동작일 때, 신체의 다른 부분을 긴장시킴으로써 마비된 손의 경직이 증가하고 굽힘 경직을 이용하여 쥐는 동작이 관찰되는 일이 있어, 이러한 동작에도 주의를 기울려야 한다.

반대로 선 자세나 보행 때에 다리의 경직이 어느 정도 자세유지에 도움이 되고 있는지를 볼 필요가 있다.

예컨대 경직 출현의 초기에서 약간 출현한 경직을 이용해서 팔을 일정한 각도로 유지시키거나 양성 지지반사를 이용하여 다리를 펴게 하여 선 자세 유지나 옮겨 탈 때의 보조하는 양의 경감에 도움을 주게 할 수 있다. 따라서 이러한 시기에는 경직을 억제하는 것은 신중하게 생각하여야 한다.

b. 재활 저해인자로서의 경직과 유용한 경직

정상적 근육은 어느 정도의 근육긴장(tonus)을 갖고 있으며 특히 항중력근육의 골격근에서는 무의식하에서 반사성으로 근육방추를 통해서 근육긴장이 조정되고 있다.

상위운동신경세포 장애에서 일어나는 경직의 전형적인 증상으로서 접는칼현상(clasp knife phenomenon)이 관찰된다. 이것은 예컨대 팔꿉관절을 굽히면 처음에는 딱딱한 저항을 느끼지만 어느 각도에서부터 갑자기 저항이 소실하는 것 같은 현상을 말한다.

초기의 저항감은 상위운동신경세포 장애에 의해서 α척수운동신경세포의 흥분성이 높아져 정상에서는 상동성으로 되지 않는 정도의 신장속도에서도 근육방추의 1차 종말의 흥분이 일어나고 상동성 신장반사가 일어나기 때문이다. 상세하게는 근육방추는 신장의 속도에 반응하는 핵대섬유와 신장의 전위에 반응하는 핵쇄섬유로 구성되고, 핵대섬유를 상동성 γ_1운동섬유가 지배하고 핵쇄섬유를 지속성 γ_2운동섬유가 지배하고 있다. 이들의 것으로부터 경직은 상동성γ_1운동섬유와 α척수운동신경섬유의 흥분에 의한다고 생각되고 있다[45](그림 Ⅲ • A • 36).

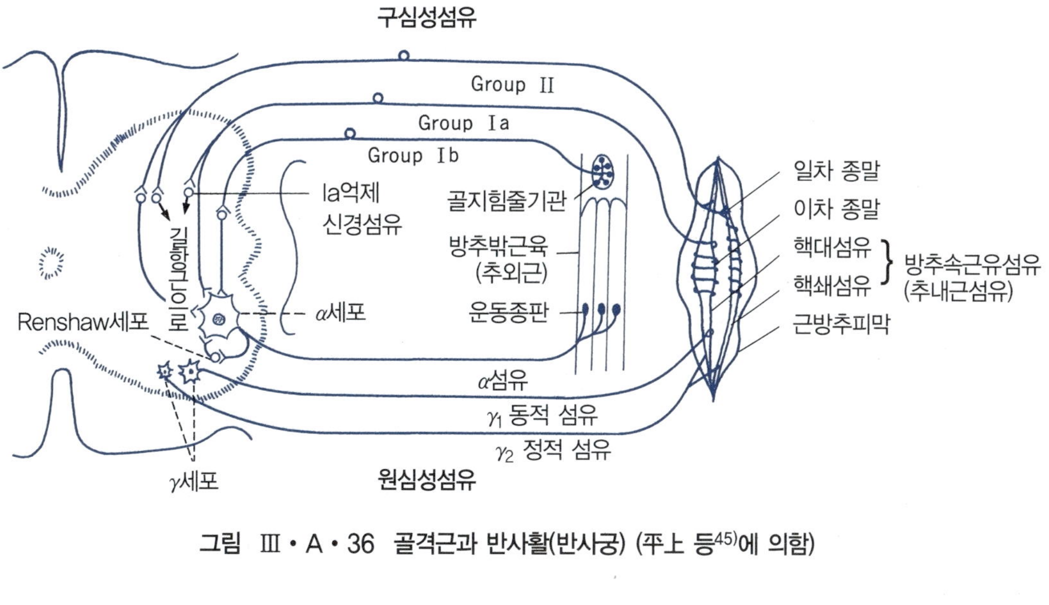

그림 Ⅲ • A • 36 골격근과 반사활(반사궁) (平上 등[45]에 의함)

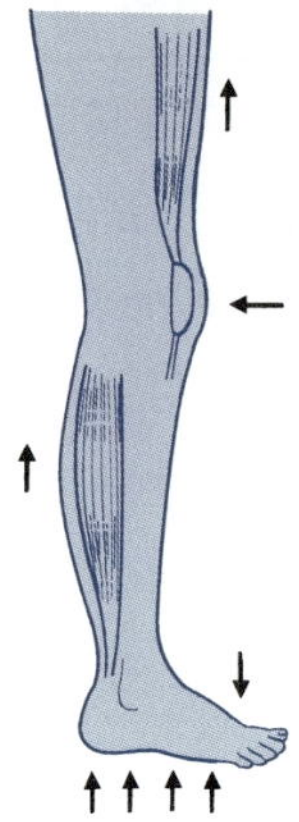

그림 Ⅲ • A • 37 양성 지지반사

또한 그 후의 저항의 소실은 더욱 신장된 결과, 근육방추 2차 종말과 힘줄의 골지기관으로부터 일어나는 억제 임펄스에 의해서 α척수운동신경섬유의 흥분이 억제되기 때문이라고 생각되고 있다.

뇌졸중 등의 중추신경 손상에서는 천연성 이완성 마비 등 일부를 제외하고 다소나마 경직이 출현하며, 이 때문에 기능장애가 일어나는 경우가 있다. 다만, 경직이 출현하는 초기에 근력이 아직 약한 시기에는 앞에서 언급한 넙다리네갈래근의 양성 지지반사(positive supporting reflex, PSR)와 같이 경직이 약한 근력을 어느 정도 보상할 수 있고 또한 신장반사(stretch reflex) 등을 이용해서 근력강화훈련도 시행할 수 있다(그림 Ⅲ • A • 37). 그러나 이들은 오히려 예외적이고 많은 경직은 재활의 저해인자가 된다[46].

발바닥이 접지자극을 받았을 때 동위상성(phasic) 및 긴장성(tonic)으로 다리의 폄이 촉진되는 것으로, 전자를 폄근 돌출, 후자를 양성 지지반사라 부른다.

편마비의 초기 회복기에 넙다리네갈래근의 근력이 MMT에서 2~3 수준이라도 양성 지지반사가 출현하는 경우는 체중부하도 가능하고 선 자세 · 보행 훈련에 있어서 매우 유용하다.

저해인자로서의 경직

① 장기간 경직이 계속되면 구축 · 변형이 일어나기 쉽다. 또한 그것이 통증으로 연결된다. 어느 것이든 ROM의 저하를 초래한다.
② 경직에 의한 구축에는 특유의 팔다리의 형태가 있고, 예컨대 편마비 때의 Wernicke-Mann 자세의 구축이나 고축이 현저할 때의 다리의 굽힘 구축(paraplegia inflexion)이 있다.
③ 경직 근육의 길항근은 강한 억제를 받기 때문에 근력이 잠재적으로 있었다 해도 활용할 수 없는 경우가 많다.
④ 경직 근육과 길항근의 사이에 현저한 균형의 무너짐이 일어나고 관절주변의 인대 등의 연부조직의 이상을 초래한다.
⑤ 경직 근육의 운동은 졸렬한 운동(경직 패턴)이 된다.
⑥ 의자에 앉은 자세에서의 발의 클로누스, 바로 누운 자세에서의 종아리근육 연축 등 안정 때에도 환자를 괴롭힌다.
⑦ 편마비 등에서는 다리 폄 우위의 경직에 의한 꿈치바깥들린휜발이고 휘돌림걸음 등의 비정상 보행이 출현한다.

경직에서는 γ계의 활동이 실험적으로 경직의 발현에 관여하고 있다는 것이 확인되고 있다. 이것은 국소마취제를 말초신경에 사용하면 가느다란 섬유부터 차례로 전도가 차단된다는 것으로부터, 굵은 α척수운동신경섬유 · Ia 신경섬유가 온존되어 가느다란 γ계 신경섬유가 억제되면 경직의 정도가 경감된다는 사실이다[46]. 이 현상을 이용해서 경직 억제를 위해 페놀 차단(phenol block)이 사용된다.

c. 경직의 자연경과

중추신경성 운동마비 발병 직후의 대부분은 이완성 마비이다. 병소의 확산이나 개인차로 다르지만 수시간~2, 3주일 후가 되면 서서히 근육긴장이 항진하여 경직이 출현한다. 그 후는 서서히 경직이 감소함과 동시에 개개의 근육의 분리운동이 출현하여 수의운동이 가능해지는 경과를 거치는 것이 일반적이다.

그러나 경직은 감소하는 일은 있어도 완전히 없어지는 일은 없다. 뇌혈관장애에 수반하는 경직은 중추신경의 손상에 의한 것으로척수, 말초신경, 근골격계에 원칙적으로 아무런 장애도 초래하지 않는다. 신경세포가 완전히 손상을 받으면 재생, 증식되는 일은 없다고 일컬어지고 있으나, 그 후도 근육긴장은 경과와 더불어 변동하여 기능회복을 하고 있다. 급성기의 회복기전은 뇌부종의 소실, 출혈의 흡수, 뇌 순환의 개선 등이 생각되고 있다. 급성기가 지나고 개선의 속도는 느려지지만 그래도 개선은 인지된다. 이른바 신경계의 가소성이라 일컬어지는 것이 그것에 해당되고 중추신경계에서는 말초신경계와 달리 축삭의 재생능력은 매우 부족하지만, 곁가지 발아가 중추신경계에서도 일어난다는 것이 알려져 있다[47].

이 경과에 상응해서 경직도 변화하여 처음에는 이완성이지만 상위운동신경세포의 변성에 수반하여 척수에서의 α운동신경세포의 접합부분이 γ계로 치환되는 형태로 서서히 경직이 강화된다. 그러나 상위운동신경세포의 변성도 없어지고 척수에서의 α운동신경세포의 접합부분에서의 측아형성도 없어지면 그 경직의 강화도 피크에 도달한다. 이와 병행해서 중추신경계의 가소성에 의해서 분리운동에 관여하는 것 같은 신경기전이 발달하고 그만큼 경직이 억제되어 경감하게 된다. 그리고 3~6개월 정도 경과하면 중추부에서의 새로운 측아형성 등의 조직학적 변화도 적어지며, 서서히 경직과 가소성에 의해서 일어난 경직억제의 기전이 평형상태가 되기 때문에 경직은 없어짐이 없이 일정한 상태를 남기게 된다.

최근은 신경줄기세포에 의한 수복이 기대되고 있다.

이 경과 중에 경직의 자연경과에서 현재 어느 시기에 있는지를 알고 경직에 의한 나쁜 영향을 최소한으로 억지하는 것이 경직에 대한 재활의 접근법이라 할 수 있을 것이다.

d. 경직의 치료

경직 억제의 대책으로서 약물치료, 신경차단, 물리적 인자를 이용한 물리치료, 운동치료, 보조기치료, 수술치료 등이 있으며 이들을 병용하면서 안정성 위에 구축된 운동(mobility on stability)을 시행하여가면 보다 양질의 운동개선을 볼 수 있다.

1) 약물치료(항경직제)

약물치료의 적응에 대해서는 경직이 야기하는 저해인자는 팔다리의 일부분인 경우가 많아 전신 투여에는 그 적응을 충분히 고려하여 사용하여야 한다.

- **통증이나 땅기는 느낌 등 자각증상이 심한 경우**

경직 때문에 땅기는 느낌이나 통증이 심하고 그것에 의해서 일상생활이나 사회생활에 지장을 초래하는 경우

- **경직의 개선에 의해서 운동기능의 향상의 가능성이 있는 경우**

항경직제 그 자체에는 운동기능을 개선시키는 효과는 없으나 경직을 경감시킴으로써 운동을 원활하게 하는 것을 기대할 수 있는 경우가 있다. 이 경우, 부작용으로서의 탈력을 가미하여 사용할 필요가 있다.

- **경직의 개선에 의해서 간병이 편안해지는 경우**

자리보전 등의 환자의 경우, 경직 때문에 관절의 가동범위가 제한되어 있는 경우가 있다. 항경직제를 사용하는 것에 의해서 가동범위가 증가하고 앉은 자세를 취하게 하거나 목욕을 시킬 때 등 간병하기 쉬워지는 경우가 있어 효과적인 사용방법이라 할 수 있다.

경직의 발현기전으로부터 중추신경 손상에서는 피라미드로의 탈억제 상태에 있다고 생각되고, 근육의 신장자극에 대해서 척수 앞뿔(전각) 이하의 $\alpha \cdot \gamma$의 운동신경세포가 흥분상태에 있다고 생각되고 있다. 이 때문에 작용기전으로부터 척수수준에서는 구심성 Ia섬유로부터의 단시냅스성 및 다시냅스성의 반사를 억제하는 약제가 일반적이지만, 앞뿔에서부터의 근

표 Ⅲ • A • 14 항경직제

일반명	상품명	사용법(성인)	부작용	작용기전
바클로펜 (Bachlofen)	갸바론 리오렉살	초회 5~15㎎/일 유지량 15~30㎎/일	졸음, 두통	척수 단 · 다시냅성 반사억제
염산톨페리손 (Tolperisone HCl)	무스카룸	300㎎/일	현기증, 탈력감	척수 단 · 다시냅성 반사억제
염산티자니딘 (Tizanidine HCl)	테르네린	초회 3㎎/일 6~9㎎/일 증량 가능	혈압저하, 간 장애	γ운동신경섬유 억제에 의한 근육방추 감도 저하
단틀롤렌나트륨 (Dantrolene Sodium)	단토륨	초회 25㎎/일 150㎎/일 증량 가능	심폐기능 저하, 간 장애	근소포체로부터의 Ca^{2+}의 유리억제
카르바민산클로르페네신 (Chlorphenesin Carbamate)	린라키사	250㎎/일	과민증상, 간 장애	척수 다시냅스성 반사의 사이신경세포의 선택적 차단
염산에피리손 (Epirisone Hcl)	미오나르	150~300㎎/일	탈력감, 두통	근육방추의 Ia섬유의 활동억제, 척수 단 · 다시냅성 반사억제
아플로쿠알론 (Afloqualone)	아로프토	60㎎/일	졸음, 두통	척수 다시냅스성 반사억제
클로르족사존 (Chlorzoxazone)	스라식신	600~1,200㎎/일	과민증, 졸음	척수 다시냅스성 반사의 사이신경 세포 억제
펜프로바메이트	스판톨	600~1,200㎎/일	졸음, 간 장애	중추신경 억제
메토가르바몰 (Methocarbamol)	로바키신	1,500~2,250㎎/일	과민증, 졸음	척수 다시냅스성 반사의 사이신경세포 억제
메실산프리디놀 (Pridinol Mesylate)	콘락스	12㎎/일	녹내장, 전립선비대, 일레우스	척수 다시냅스성 반사의 자극 차단

육방추를 지배하는 운동신경세포나 앞뿔에서부터 근육섬유에 운동을 전달하는 α운동신경세포에 작용하는 근육수준의 억제나 대뇌수준에 작용하는 것도 있다. 어느 것도 운동신경세포의 흥분상태에 대한 억제를 목적으로 하여 사용된다.

사용방법도 작용이 강한 것은 차츰 증가시키는 것이 많고, 약한 것은 처음부터 고정용량을 사용하는 것이 많다. 만일 유용하다면 상당히 장기간 사용하게 되므로 간장의 기능장애나탈력 등에 주의할 필요가 있다(표 Ⅲ • A • 14).

2) 신경차단

운동점(motor point)이나 운동신경에 대해서 알코올이나 페놀, 아직 일반적이지는 않지만 보툴리눔독소에 의한 신경파괴를 시행하여 경직을 개선시킨다. 이 처치는 반영구적이 되는 경우도 많으므로 처치에 앞서서 자일로카인(xylocaine) 등에 의해서 차단의 평가를 하는 경우가 있다.

방법은 우선 피부표면 전기자극에 의해서 목적으로 하는 근육의 운동점이나 운동신경의 부위를 확인한다. 다음으로 전기자극을 하면서 약액을 주입하도록 만들어진 신경차단 바늘(볼 바늘)로 바꾸고 확인된 부위에서부터 바늘을 찔러 넣는다. 이 바늘은 끝 이외는 보호되어(shield)되어 있고 끝에 미약한 전류를 흘림으로써 운동점이나 신경의 전기자극을 할 수 있고 그 부위를 용이하게 알 수 있도록 고안되어 있다. 이 전기자극 가이드 하의 반응을 기준으로 가장 크게 근육수축을 하는 부위에서 약액을 주입한다. 주입 후 바로 전기자극에 의한 근육 수축은 없어져 경직이 경감된 것을 확인할 수 있다.

• **페놀 차단(phenol block)에 대해서**

2~5%의 페놀용액에 의한 신경줄기나 운동점의 차단은 α계 · γ계를 차단하고 그 극적인 임상효과는 다른 것에 비길 데 없는 것이 있다[48-50]. 특히 중추신경장애의 경직마비에서 가장 이용가치가 높은 것은 정강신경(경골신경) · 정중신경 · 근육피부신경 · 폐쇄신경 등의 신경줄기 차단, 엉덩이 모음근 · 무릎 굽힘근 · 넙다리네갈래근 · 위팔두갈래근 등의 운동점(motor point) 차단 등이다. 보조기의 장착은 용이해지며, 또한 보조기에 의한 경직억제작용은 페놀차단의 유효기간을 연장하는 것이라 생각된다. 차단에 의해서 길항근은 작동하기 쉬워지고 이것을 강화함으로써 경직의 재발은 억제되며, 때로는 반영구적인 효과를 얻을 수 있는 경우도 있다. 길항근의 강화는 경직근육을 억제하므로 차단의 효과를 영속시키는 것으로 해석된다.

페놀차단의 적응

정강신경 차단	… 발 클로누스가 심한 경우
넙다리신경 차단	… 무릎 클로누스가 심한 경우
정중신경 차단	… 손가락 굽힘이 심한 경우
근육피부신경 차단	… 팔꿈치 굽힘이 심한 경우
폐쇄신경 차단	… 모음근(내전근)의 경직이 심한 경우

아래에 페놀차단의 결점을 나타낸다.

페놀차단의 결점

① 유효기간을 길게 하기 위해 길항근의 강화를 시행할 필요가 있다.
② α계도 동시에 차단되고 특히 차단 후 약 24시간은 α계 차단이 두드러지고 탈력을 수반하므로 정강신경 차단일 때는 당일은 넘어지지 않도록 주의시킨다.
③ 신경통모양 통증 및 저림 : 신경줄기에 들어가면 통증 · 저림이 일어나고 때로는 견딜 수 없는 격렬한 통증도 있으나 대부분은 1~2개월의 경과로 소실된다. 출현빈도는 3% 페놀용액에서는 15~20%이지만 2% 페놀용액에 0.25% NaCl 등장액을 사용하면 10%로 감소한다.

3) 물리적 인자를 이용한 물리치료

a) 온열치료

핫팩, 파라핀, 극초단파, 온욕 등이 있으며, 피부온도가 38~40℃가 되면 효과가 나타나고 조직 내의 혈액순환의 개선에 의한 대사의 증대와 자율신경으로부터의 γ운동신경의 억제를 생각할 수 있다. 또한 Mense[51]에 따르면 미리 신장된 근육에 온열을 가하면 Ia섬유의 구심성 방전이 증가하지만 Ⅱ섬유의 대부분의 2차 종말은 방전이 감소 내지는 소실한다고 하며, 이에 더해서 골지기관으로부터는 온열에 의해서 방전이 증가함으로써 근육긴장이 저하한다고 생각되고 있다. 이들에 더하여 온열작용에 의한 통증경감은 근육긴장의 완화작용을 초래한다.

b) 한랭치료

피부온도를 서서히 저하시키면, 근육방추로부터의 구심성 방전은 피부온도가 32℃에서 최대가 되고 그 이하로 냉각됨에 따라 방전량은 서서히 감소한다. 그 결과 경직은 경감된다. 단시간의 한랭 노출에서는 구심성 γ섬유로부터의 방전이 증가한다는 것으로부터 근육의 수축을 촉진하는 것에도 사용된다(Rood의 facilitation technique).

그러나 노인에서는 한랭은 별로 좋아하지 않는 경향과 혈압, 심장, 콩팥에 대한 영향 때문에 별로 사용되지 않는다. 특히 동맥경화가 심한 노인은 반사성 충혈이 일어나기 어렵다는 것도 아울러 생각해야 한다.

c) 수치료(hydrotherapy)

온욕에 의한 온열효과, 부력에 의한 중력의 경감

(특히 항중력근), 심리적 이완 등이 경직 억제에 도움이 된다. 경직억제 하의 수중훈련은 그 길항근의 강화에도 효과적이다.

d) **저주파 치료**(low frequency currents therapy)

저주파 치료는 100Hz 전후에서 시행되고 길항근을 자극하는 방법과 경직근육을 자극하는 방법이 있다. 길항근의 자극은 1분 이내의 단시간으로 억제하고 자극의 세기도 근육이 가볍게 수축을 일으킬 정도에서 단계적으로 수축시킬 필요가 있다. 작용기전으로서 Ia섬유로부터 단 · 복 시냅스성의 길항근의 흥분, 주동근의 상반성 억제를 생각할 수 있다. 경직근육의 자극은 10～15분, 약간 약한 자극으로 근육을 지속적으로 수축시킨다. 작용기전으로서는, Ib섬유로부터 복시냅스성의 주동근의 억제, 길항근의 상반성 흥분이 생각되고 있다.

e) **진동치료**(vibration therapy)

진동기계(vibrator)로 길항근의 힘줄이나 근육에 진동을 줌으로써 경직을 억제하는 방법이며, 진폭 0.5～3.5㎜, 주파수 20～200Hz에서 시행된다. 이 자극에 의해서 근육방추가 흥분하고 α운동신경에 의해서 지속적 근육수축이 얻어지고 그 상반성 억제가 경직 근육에 출현하는 것을 겨냥하는 것이다.

4) 운동치료

a) **신장**(stretching)

순간적인 신장에 의해서는 근육방추-Ia섬유의 방전의 증가에 의해서 Hoffmann의 반사가 유발되지만, 천천히 신장하면 근육방추(골지기관)-Ib섬유의 방전을 우위로 할 수 있다.

Ib섬유는 척수후삭에서부터 억제사이시냅스를 통해서 앞뿔 α세포에 도달하고 α섬유를 경유하여 원래의 근육으로 되돌아가며 결과적으로 경직을 억제한다. 도수로 시행하는 경우는 30초～수분, 경사면대 등을 사용하여 체중을 가해서 종아리세갈래근(하퇴삼두근) 등을 신장하는 경우는 20분 정도, 부목(splint) 등을 사용할 때는 수시간, 그리고 야간 수면 중의 오랜 시간에 걸친 신장이 있다.

b) **경직억제 운동**

능동적인 등척운동에 의해서도 Ib섬유 중의 방전이 증가하여 경직이 억제된다. 따라서 아래의 순서로 경직억제 운동이 시행된다.

- 출발 기본자세(starting position) : 경직근육의 수축위치.
- 길항근의 등장성 수축 : 길항근의 능동수축(불가능하다면 수동적 수축이라도 좋다)에 의해서 경직근육을 폄 위치로 가져간다.
- 경직근육의 등척성 수축을 시행시킨다. 치료사가 경직근육 수축력과 같은 저항을 가하여 방해한다(hold). 30초～몇 분간 시행한다.
- 경직근육의 힘을 빼게 하여 이완시킨다.
- 수동적으로 출발 기본자세로 되돌린다(경직근육의 γ-efferent-근육방추-Ia의 흥분을 피하기 위하여).

이상의 테크닉은 PNF[52](proprioceptive neuromuscular facilitation)로 시행되는 "hold-relax"(등척수축-이완)의 테크닉이 중심이며, hold-relax에 의해서 근육수축 종료 후 1～2초 경과한 다음에 약 4초 동안은 근육이완상태가 계속되므로 그 동안에 길항근의 능동운동이나 저항운동을 시행하고 그 강화에 의해서 경직근육을 상반성으로 억제하는 것이다.

또한 팔다리 말단을 흔들흔들 흔드는 운동(shaking out exercise)은 경직근육과 그 길항근의 Ia섬유의 서로 번갈아 하는 흥분에 의해서 그 상반성 지배의 균형을 잡을 수 있다는 것으로부터 이완운동(relaxation exercise)으로서 효과적인 방법이라 생각된다.

5) 자세에 의한 경직억제

바로 누운 자세에서부터 엎드려 누운 자세로 하는 것은 긴장성미로반사를 이용한 폄근의 경직 억제방법으로서 사용된다.

6) 바이오피드백

경직근육으로부터의 근전도를 시각적, 청각적으로 피드백을 하여 경직을 조절하는 방법이지만, 강한 경직일 때는 피드백을 하는 것이 상당히 어렵다.

7) 보조기(brace), 부목(splint)의 사용

보조기, 부목의 사용은 근육방추에 순간적 신장이 가해지는 것을 방지함과 동시에 지속적 신장을 가하여 경직을 억제한다.

8) 외과적 치료

a) 수술 적응과 그 시기에 대해서

경직마비에 대해서 보조기치료, 신경차단, 물리치료, 작업치료, 물리적 인자를 이용한 물리치료 등 여러 가지 비수술적 보존치료를 시행하면 많은 경직은 큰 문제가 되는 일은 적어진다. 그러나 일부의 경직이 매우 심한 경우, 보조기의 장착이나 이동, 착탈의, 목욕 등의 ADL에 지장을 초래하여 보존적 치료로 대처가 곤란한 경우에는 외과적 치료의 적응이 된다. 또한, 조기의 충분한 재활이 시행되지 않고 부득이 안정하여 병상에 누워있게 된 경우 등은 그 경직에 의해서 변형구축이 일어나 그 후의 재활훈련에 지장을 주는 일이 있으며 이 경우도 수술의 적응이 된다. 이에 더해서 기능의 개선에 의해서 보행거리가 연장되면 경직이 높아지고 그때까지는 보조기 등으로 억제되어 있었던 걷는 모습이 악화하여 보조기로 교정을 할 수 없는 경우나 외과적 수술을 하면 보조기의 필요성이 없어지는 경우와 같이 사회적인 적응의 경우가 있다.

수술시기에 대해서는 경직에 의해서 훈련이나 ADL에 다양한 장애가 일어나고 보조기치료나 신경차단 등의 치료를 시행해도 역시 지장이 일어나는 경우, 그 경직이 약화되는 일은 없다고 생각되므로[53] 수술을 지연시킬 필요는 없다. 그러나 그 수술에 의한 안정하는 기간 때문에회복 도중의 적극적 재활을 지연시키지 않도록 수술 후의 상태를 잘 생각해서 시행하여야 한다.

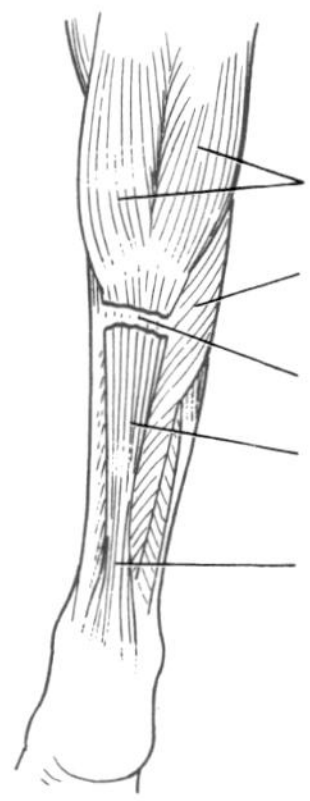

그림 Ⅲ • A • 38 Vulpius 변법

b) 다리의 수술적 치료

• 중등도의 경직인 경우

꿈치바깥들린휜발에 대한 수술치료 : 다리의 폄 우위의 경직인 경우, 내반 · 꿈치들린휜발 · 망치발가락 변형의 세 가지가 큰 변형의 요소이므로 어느 요소가 나쁜 영향을 미치고 있는지에 따라서 수술의 내용을 결정하면 좋다. 그러나 이 3요소는 같은 정도로 일어나고 있는 경우가 많아 모든 요소를 치료하는 것이 일반적이다. 특히 아킬레스힘줄은 꿈치바깥들린휜발에 큰 영향을 미치고 있으므로 이 연장술을 시행하는 빈도가 가장 높다.

수술방식에 대해서는 일반적으로 수술 후 안정을 별로 필요로 하지 않는 Vulpius 변법을 시행하는 경우가 많다(그림 Ⅲ • A • 38). 종아리 뒷면의 중앙 아래를 5㎝ 정도 절개하고 아킬레스힘줄의 연장으로서 장딴지근(비복근)을 덮고 있는 널힘줄(건막)에만 가로로 절개를 넣는 방법이며 1개소를 시행하면 2~3㎝의 연장효과를 얻을 수 있다. 이 방법은 잔존하여 있는 가자미근 널힘줄에 의해서 수술 직후부터 체중부하를 가할 수 있는 간편한 방법이다.

망치발가락 변형에 대한 수술치료 : 또한 망치발가

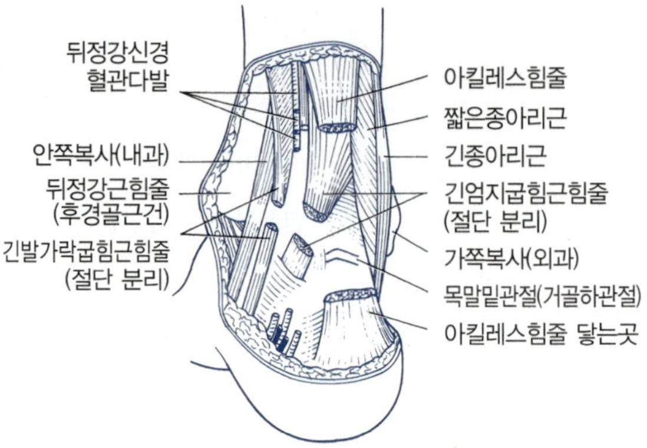

그림 Ⅲ・A・39 긴엄지굽힘근힘줄(FHL) 및 긴발가락굽힘근 힘줄(FDL)의 절단분리

아킬레스힘줄과 뒤정강뼈 혈관 신경다발을 일부 절단하여 표시.

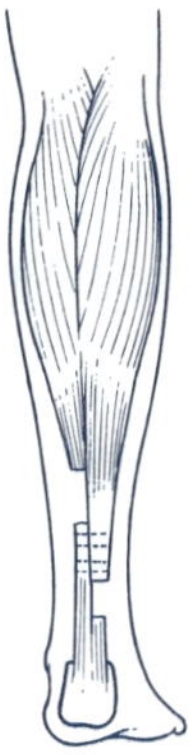

그림 Ⅲ・A・40 Z 아킬레스힘줄 연장술

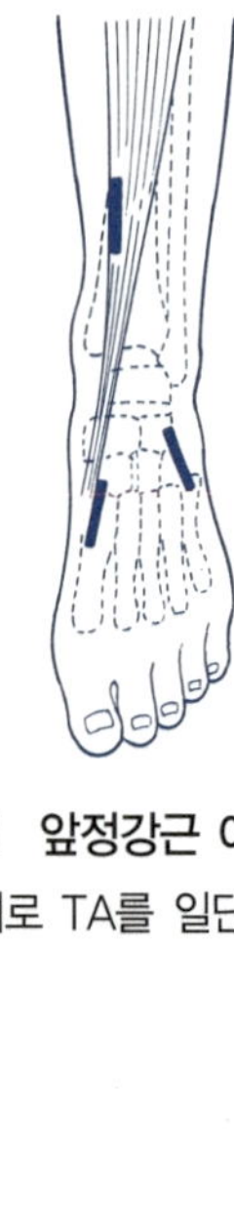

그림 Ⅲ・A・41 앞정강근 이행술

3개소의 피부 절개로 TA를 일단 빼내고 앞 가쪽으로 이행하여 고정한다.

락 변형에 대해서는 발의 가쪽의 긴엄지굽힘근힘줄(장무지굴근건, FHL) 및 긴발가락굽힘근힘줄(장지굴근건, FDL)의 경직이 작용하는 경우가 많으므로 안쪽복사(내과) 수준에서 3~4㎝ 가로로 피부절개를 하고 이 FHL과 FDL의 힘줄을 절단 분리함으로써 개선된다[54)](그림 Ⅲ・A・39).

경직마비의 경우, 보행주기에서 다리에 의한 발끝이지(toe off) 때의 추진력이 없으므로 이 2개의 힘줄을 절단 분리를 해도 큰 문제가 되는 일은 적다.

• **고도의 경직인 경우**[55, 56)]

발의 변형의 개선만으로는 충분한 기능을 얻을 수 없으며 금속지주 부착 단하지보조기 등이 수술 후도 필요한 증상사례이다. 또한 고도의 폐용성 근육구축 등에 의해서 고도의 변형이 일어나고 있는 사례도 적응이 된다.

수술 대상은 내반・꿈치들린휜발・망치발가락 변형 구축이지만, 고도의 변형 때문에 힘줄 연장 등의 수출침습이 커지고 수술 후의 안정기간이나 폐용성 근육위축 등에 충분히 배려하여야 한다.

꿈치들린휜발에 대한 수술치료 : 아킬레스힘줄 Z 영장술이 가장 일반적이다. 연장의 정도는 융통성이 있지만 연장과다가 되는 경우도 있으므로 주의가 필요하다(그림 Ⅲ・A・40).

내반에 대한 수술치료 : 발 안쪽에 위치하는 근육군을 가쪽으로 이행하는 방법이며 앞정강근힘줄을 가쪽으로 이행 고정하는 방법이 간단하다(그림 Ⅲ・A・41).

망치발가락 변형에 대한 수술치료 : 내반에 관여하고 있는 긴엄지굽힘근힘줄(FDL) 및 긴발가락굽힘근힘줄(FDL)의 경직이 주된 경우는 그림 Ⅲ・A・39와 같은 힘줄의 절단 분리가 유용하다. 그러나 발바닥 굽

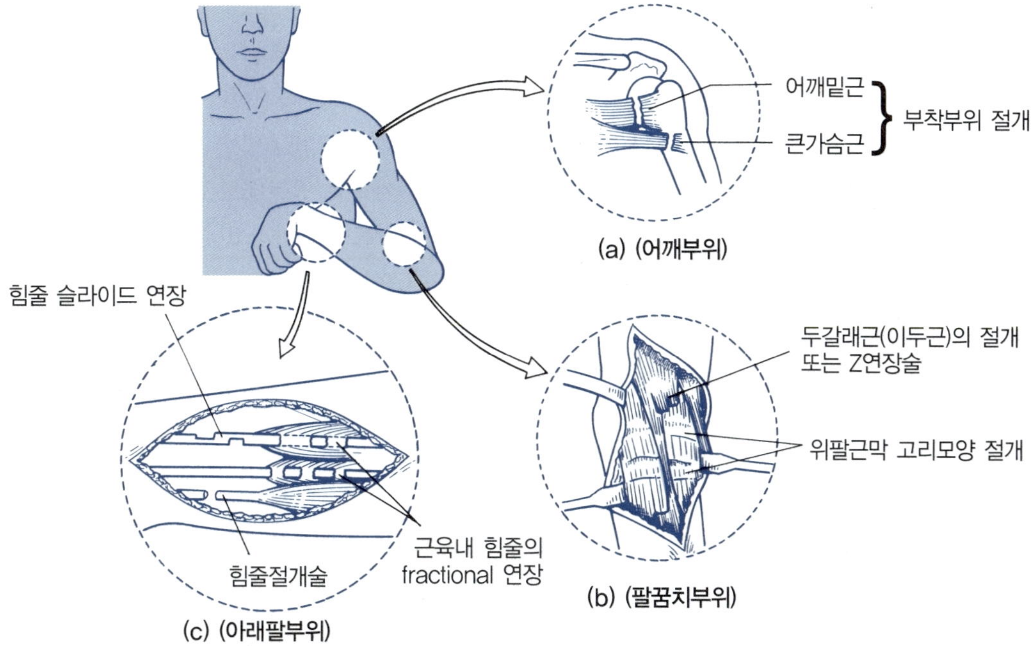

그림 Ⅲ • A • 42 경직에 대한 팔의 수술[60)]

힘근군의 경직이 심하여 갈퀴발가락 변형(claw toe deformity)이 망치발가락 변형에 합병하여 있는 것 같은 경우가 많으며, 이들의 근육군의 힘줄 절단 분리가 필요한 경우도 많다. 수술방식으로서는 발바닥의 MT 부분에 절개를 넣어 엄지발가락 모음근힘줄, 짧은엄지발가락굽힘근힘줄, 짧은발가락굽힘근힘줄 등의 힘줄의 절단 분리를 시행하면 좋다.

무릎관절, 엉덩관절에 대한 수출치료 : 매우 심한 경직이 있어 폐용성의 관절변형이 수반된 경우, 무릎 · 엉덩관절의 굽힘구축을 초래하는 경우가 있다. 보통 무릎관절과 엉덩관절은 병행해서 일어나는 경우가 많다. 이러한 사례에서는 다리의 기능개선에 의해서 ADL의 자립을 지향하는 것은 곤란하고 배설 등의 ADL 보조의 경감이나 굽힘구축에 수반하는 엉치뼈부분 욕창의 발생예방을 위해 시행하는 일이 있다. 이 경우, 모음근군, 넙다리곧은근(대퇴직근), 엉덩허리근(장요근) 등 광범위한 힘줄의 절단분리를 시행함으로써 엉덩관절의 수동적 관절가동범위가 확대된다.

만일, 무릎관절만의 힘줄 단축이라면 오금부분(슬와부)의 힘줄절단술로 보행기능을 얻을 수 있는 경우가 있다[57)].

• **팔의 수술적 치료**(그림 Ⅲ • A • 42)

문제가 되는 경직에 의한 변형은 두드러진 굽힘근 경직에 수반하는 것으로 어깨 안쪽회전 · 모음 · 굽힘 구축, 팔꿈치 굽힘구축, 손 굽힘 · 엎침 구축변형 등이다. 통증이 심한 경우나 ADL 보조에 지장을 초래하는 것 같은 경우, 수술의 적응이 된다.

어깨관절의 수술 : 큰가슴근 및 어깨밑근의 위팔뼈 부착부분에서의 절개[58)]에 의해서 착탈의동작 등의 ADL 보조의 경감을 도모할 수 있다. 또한 겨드랑이 부분의 청결을 유지하기 위해서도 공헌한다.

팔꿉관절의 수술 : 어깨의 굽힘구축(contracture)과 아래팔의 엎침(뒤침을 하는 일도 많다), 팔꿈치의 굽힘이 합쳐져 자기 가슴을 누르고 통증을 호소하거나 착탈의동작 등 ADL에 주는 영향이 크다. 겨드랑이부위에서의 근육피부신경 차단으로 교정할 수 없는 경우에는 수술 적응이 된다. 수술은 팔꿈치 굽힘 쪽에서 위팔두갈래근 널힘줄 절개 또는 Z연장술, 위팔근막 고리모양 절개를 시행하면 좋다.

손의 수술 : 폐용 손의 경우, 아래팔 굽힘 쪽에서 노쪽손목굽힘근(요측수근굴근), 자쪽손목굽힘근(척측수근굴근), 긴손바닥근(장장근)의 각 힘줄을 근육 내 힘줄에서 2~3개소 fractional 연장을 하거나 슬라이드 연장을 한다[59]. 이어서 얕은손가락굽힘근힘줄(천지굴근건, FDS)과 깊은손가락굽힘근힘줄(심지굴근건, FDP)의 힘줄을 마찬가지로 연장한다. 이에 더해서 긴엄지굽힘근힘줄(장무지굴근건)을 연장하면 좋다.

4 뇌졸중에 관찰되는 경축

경축(rigidity)은 수동적으로 팔다리의 관절을 움직이고 있는 동안 줄곧 납의 관(lead pipe)을 움직이고 있는 것 같은 저항을 느끼는 근육의 긴장이다(lead pipe phenomenon). 경축은 파킨슨병에서 흔히 관찰되지만 뇌졸중에서는 다발성뇌혈관장애에 의한 파킨슨증(parkinsonism)에서 흔히 관찰된다. 종전의 보고에서는 피라미드바깥길(추체외로) 계통의 이상으로 근육방추 내의 방추속근육(추내근)을 수축시키는 γ운동신경세포가 흥분하고 1차 종말로부터의 촉진성 임펄스가 연속적으로 발생하여 α운동신경세포가 반복지속성으로 흥분하는 것이라 생각되고 있었다. 그러나 그 후의 연구로부터 경축 이환근육의 근육방추가 정적 및 동적인 신장감수성이 정상적인 근육과 비교하여 명백한 변화를 초래하지 않는다는 것을 보여주어[61, 62] 방추바깥근육(추외근)과 방추속근육의 관계는 정상적인 $\alpha-\gamma$ 연관성이 유지되어 있다고 생각되고 있다. 따라서 γ운동신경세포만의 흥분에 의한 것이 아니라 $\alpha-\gamma$ 연관성을 포함하는 다시냅스성 신장반사의 항진이라 생각되고 있다. 게다가 경축의 강화 때에 방추바깥근육으로부터의 반사성 활동은 증가하고 있는데도 근육방추로부터의 구심성 발사는 반드시 증가하고 있는 것은 아니라는 연구도 있다[63]. 이상으로부터 현재로서는 경축은 근육방추로부터의 구심성 입력에 직접적으로 연관성이 있는 것이 아니라 신장반사회로 내에서의 이득조절의 장애에 의한 과다한 출력의 결과로서 발현한다고 추측되고 있다[64].

a. 경직과 경축의 대비

이와 같이 경직(spasticity)은 피로미드바깥길 계통의 장애이고 경축(rigidity)은 피로미드바깥길 계통의 장애에 의해서 일어난다고 일컬어지고 있다. 그러나 동물실험이기는 하지만 겉질 제4영역 절제나 피라미드로 절단은 단독으로는 경직은 일어나지 않는다는 것이 알려져 있고, 임상적 견지에서부터 피라미드로를 포함한 주위조직의 손상도 필요하다는 것도 논의되고 있다. 또한 뇌졸중 등으로 속섬유막(내포) 부근이 손상된 경우는 피라미드로, 피라미드바깥길 계통 모두가 손상되어 경직과 경축이 혼합된 (rigospastic)이 되는 경우가 많다.

임상적으로 경직과 경축을 명확히 구분하는 것은 쉽지 않지만, 표면근전도 등의 근전도에 의해서 구별이 용이해진다. 경직에서는 근육을 수동적으로 신장시켰을 때에만 근육활동(상동성 근전도[phasic EMG])이 있고 경축에서는 근육을 지속적으로 신장하고 있으면 근육방전이 계속되는 현상이 관찰되며 그 양자가 혼재한 것을 (rigospastic)이라 정의하고 있다.

b. 경축의 증상

1) 몸통

누운 자세로 하면 몸통을 회전할 수 없어 몸 구르기도 곤란해진다. 일어나기는 할 수 없으나 일단 일어나면 몸통의 경축을 이용하여 앉는 것도 서는 것도 가능하고 누운 자세에서부터 앉은 자세, 앉은 자세에서부터 선 자세로는 될 수 없어도 앉은 자세의 유지나 보행을 할 수 있는 것 같은 기이한 동작이 관찰된다.

2) 팔다리

팔의 경축의 영향으로서 보행할 때에 손을 흔들지 않는 등, 전체로서 무동의 양상이 관찰된다. 그러나 공을 던지거나 받는 동작을 해보면 팔의 신속한 동작을 관찰할 수 있어 경축이 빠른 움직임에는 영향을 주고 있지 않다는 것을 알 수 있다. 이러한 빠른 동작을 이용해서 재활 프로그램의 내용을 편성할 수 있다.

또한 손끝의 동작에서는 같은 내용의 동작을 계속하면 작은글자증(소자증, micrographia)에 관찰되는 것 같은 끝이 가늘어지는 동작이 출현하므로 휴식을 잘 사용하거나 어떠한 것을 유지시키는 동작보다도 계통적인 움직임의 조합이거나 율동감이 있는 동작으로 경축의 영향을 경감시킬 수 있어, 작업치료의 경우 등의 내용에 참고가 된다.

3) 삼킴 기능 및 음성

인두 · 후두 주위의 근육에 경축이 관찰되면 삼킴 및 음성 기능이 장애된다. 특히 문제가 되는 것은 인두에서부터 후두를 경유하여 식도에 도달하는 삼킴의 제2단계이며 경축 때문에 음식 덩어리가 기관 쪽으로 잘못 들어가는 일이다. 그리고 이 경우 다발성 뇌경색에 수반하는 거짓숨뇌마비(가성구마비)와 합병하는 일도 많아 그 증상을 더욱 복잡하게 하는 경우가 있다. 또한 음성도 경축 때문에 작은 목소리가 되어 의사소통 장애가 일어난다.

경축의 재활에 대해서는 대략 파킨슨병의 재활에 준하여 시행하기 때문에 파킨슨병의 항(p. 157)을 참조하기 바란다.

5 신경근육촉진법 (neuromuscular facilitation)

a. 신경근육촉진법의 문제점

중추신경의 장애에 의해서 단순히 근력저하만이 아니라 신경생리학적 관점에서 보아 신경-근육 시스템은 신경근육의 불통합이 일어나 보다 미숙한 원시적 패턴(계통 발생학적으로도, 개체 발생적으로도)에 접근한다고 생각되고 있다.

촉진법은 마비된 근육에 보내지는 임펄스의 수를 증가시킬 뿐만 아니라 이러한 신경근육을 정상적인 상태로 접근시키려고 하는 일련의 것을 총칭하고 있다. 이 때문에 때로는 억제(inhibition)하는 것이 중요한 경우가 있다.

이 치료법에 대해서는 Fay, Kabat, Knott, Bobath, Rood, Brunnstrom, 나카무라 등의 방법이 유명하다. 그러나 각각 내용적으로는 전혀 별개의 것이 아니라 공통된 면을 갖고 있으며, 실제의 이용 면에서도 각종 방법을 병용과 수정을 하여 사용하는 경우가 많다.

그러나 이들 방법의 장기적 효과를 생각하였을 때, 다른 운동훈련이나 일상훈련 중에서 무의식중에 이들 촉진법의 요소가 들어가 있는 일이 많고 순수하게 이들의 기법이 효과적인지 아닌지를 판정하는 것은 어렵다.

현 시점에서는 아래의 네 가지 점이 시사되고 있다고 생각한다.

① 병소의 부위, 범위에 따라서 결정된다고 생각되는 최종 도달수준은 촉진기법에 따라서 바뀔지도 모른다. 결국, 뇌의 가소성은 촉진법의 영향을 받아 합목적적으로 개선될 가능성이 있다.

② 최종 도달수준까지 소요되는 기간을 촉진법에

의해서 단축할 수 있을지도 모른다.

③ 개선 도중에 어떠한 이유로 헤어나지 못하고 헤매고 있는 것의 일부는 촉진법에 의해서 개선의 실마리를 찾을 가능성이 있다.

④ 억제기법을 포함한 촉진법을 시행하지 않는 경우, 질이 나쁜 개선밖에 얻을 수 없을지도 모른다.

b. 촉진법의 신경생리학적 근거

1) 자세반사

근육의 반사적 수축은 계통 발생적으로도 개체 발생적으로도 수의적 수축에 선행하는 것으로 중추성 마비에 의해서 수의적 수축이 불가능한 경우는 우선 반사적 수축의 훈련을 시행하는 것이 유용하다.

a) 긴장성목반사(tonic neck reflex)

대칭성 : 목의 굽힘에 의해서 팔의 굽힘, 다리의 폄이 촉진되고 또한 목의 폄에 의해서 팔의 폄, 다리의 굽힘이 촉진된다. 그러나 개인에 따라 반드시 이 패턴을 취하는 것은 아니며 목의 폄으로 양 팔다리의 폄이 촉진되고 목의 굽힘으로 양 팔다리의 굽힘이 촉진되는 경우도 있고, 또한 동일한 사람일지라도 시간에 따라 변동이 있다고 한다.

긴장성목반사를 유발하는 감각수용기는 McCouch 등에 따르면 목뼈의 상부관절에 있다고 하며, 자극을 받은 후 반응하기까지 1초 이하의 것에서부터 1분 이상의 것까지 폭이 넓다.

비대칭성 : 머리를 좌우로 돌렸을 때에 얼굴과 같은 방향의 팔다리는 폄, 반대방향의 팔다리는 굽힘이 촉진되는 것을 말한다.

이들 대칭성도 비대칭성도 신생아기에 출현하는 것 같은 원시적인 반사이지만, 뇌졸중 등으로 고위중추가 장애되면 출현하기 쉬워진다.

b) 긴장성미로반사(tonic labyrinthine reflex)

바로 누운 자세에서는 폄근이, 엎드려 누운 자세에서는 굽힘근이 촉진된다. 옆으로 누운 자세에서는 상위 팔다리에서 굽힘근이, 하위 팔다리에서는 폄근이 촉진된다.

c) 긴장성허리반사(tonic lumber reflex)

상반신을 오른쪽으로 회전하면 오른쪽은 팔의 굽힘근, 다리의 폄근, 왼쪽은 팔의 폄근, 다리의 굽힘근이 촉진된다. 왼쪽으로 회전하였을 때는 그 반대가 된다.

2) 신장반사

근육을 갑자기 움직임으로써 근육방추의 흥분을 일으키고 γ – loop를 통해서 α섬유를 작용시켜 근육수축을 일으킨다. 근력이 매우 약할 때에 사용한다.

3) 양성 지지반사(positive supporting reflex) 및 폄근 돌출(extensor thrust)

발바닥이 접지자극을 받았을 때 등위상성(phasic) 및 긴장성(tonic)으로 다리의 폄이 촉진되는 것으로 전자를 폄근 돌출, 후자를 양성지지반사라 부른다.

편마비의 초기 회복기에 넙다리네갈래근의 근력이 MMT로 2~3 수준이라도 양성 지지반사가 출현하는 경우는 체중부하도 가능하고 선 자세 · 보행훈련에 있어서 매우 유용하다.

4) 바로잡기반사(righting reflex)

머리를 수평으로 유지하려고 하는 미로의 반사, 목근육의 고유수용기의 자극이나 몸 표면의 한쪽이 지면에 접지하는 것 같은 자극에 대해서 신체를 바로 세우려고 하는 반응을 말하며, 그 중추는 중간뇌에 있다고 한다. 장기간 병상에 누워 있음으로써 그 기능은 저하한다는 것 때문에 발병 조기에 이 반사를 사용한 훈련이 필요하다. 바로잡기의 움직임이 필요하다는 것으로부터 경사면대 등에서는 훈련할 수 없다.

5) Strümpell의 반사

엉덩관절의 굽힘에 의해서 전경골근(앞정강근)의 수축이 촉진되는 현상이며 앞정강근의 강화를 목적으로 한여 이용된다. PNF의 일환으로서 사용된다.

6) 연합운동(associated movement)

반대쪽 대칭성 연합운동(contralateral symmetrical associated movement) : 한쪽 팔의 굽힘/폄, 팔다리의 모음/벌림 · 안쪽회전/가쪽회전이 반대쪽의 같은 패턴을 촉진하는 현상을 말하며 Raimiste현상이 그 대표이다.

반대쪽 상반성 연합운동(contralateral reciprocal associated movement) : 한쪽 다리의 굽힘에 의해서 반대쪽의 굽힘을 촉진하는 현상이지만, 대칭성 패턴을 취하는 경우도 있다.

7) 협동작용(synergy)

근육이 수축할 때는 α계보다 추외섬유(extrafusal fiber)가 주로 수축하지만, 동시에 원심성 γ섬유도 임펄스가 증가하여 추내섬유(intrafusal fiber)가 수축하므로 구심성 γ섬유의 임펄스는 증가하고 척수 중의 흥분 개재시냅스를 경유하여 협동근(synergist)을 촉진하게 된다. 굽힘/폄, 모음/벌림, 회전의 3요소가 조합되어 있는 일이 많고 대각선상을 회전하는 패턴의 의미로부터 diagonal spinal irradiation pattern(대각선 회전운동 패턴)으로서 알려져 있으며 PNF의 중추를 이루고 있다.

8) 신장(stretching)

근육이 신장되면 자극 문턱값(역치)이 낮아 phasic에 반응하는 1차 종말이 흥분하고 Ia섬유 중의 임펄스가 증가하지만, 더 오래 신장을 계속하면 II섬유, I 섬유 중의 임펄스도 증가하여 Ib섬유는 척수 중에서 억제 개재시냅스를 통해서 α계와 연락하므로 근육의 긴장도는 저하한다. 긴장저하의 상태는 몇 분, 때로는 몇 십 분이나 계속되는 일이 있고, 이 동안에 길항근의 강화를 시행하면 경련근과 길항근 사이의 균형의 붕괴를 시정할 수 있다. 길항근의 강화를 기대할 수 없을 때는 일시적인 효과에만 그치고 누적적인 효과는 바랄 수 없다.

9) 종말기 동시수축(terminal contraction), 연속적 유도(successive induction)

근육은 상반성 신경지배에 의해서 동작근이 수축하고 있을 때는 그 길항근은 시종 이완상태에 있다고 생각되어 왔으나, 동작근의 수축 종말에는 길항근도 수축한다는 것이 알려졌다. 동작근의 수축 종말에 길항근이 동시수축을 함으로써 동작에 적당한 브레이크를 걸어 관절을 보호하는 의미가 있기 때문이다.

그 기전에 대해서는 불명한 점도 많지만, 운동종말에 길항근이 신장되는 것에 의한 반사적 수축이 주된 것이라 생각되고 있다. 그래서 상반성 동작을 시행시키면 그것이 촉진되는 것으로 연결된다. 이것을 연속적 유도(successive induction)라 한다.

이상, 촉진법의 기본적 원리의 몇 가지에 대해서 언급하였으나, 이들의 원리를 어떤 때는 이용하고, 또한 어떤 때는 억제하여 효율적으로 정상적 패턴에 접근시켜 가는 것을 그 목적으로 한다. 그러나 비정상 패턴의 출현을 두려워하는 나머지 선 자세나 보행을 시키지 않으면 오히려 신체적인 개선을 저해할 가능성도 있어, 지팡이나 보조기를 사용해서라도 조기에 선 자세 보행을 시킬 필요가 있는 것처럼 생각된다.

구제적인 수법에 대해서는 전문서적을 참고하기 바란다.

6 뇌졸중 재활에서의 신경의 회복

① 종전의 가소성 속에서 중추신경의 재생이 상당히 구체화되어 왔기 때문에 그 개선을 위해 해야 할 구체적 사항이 증가하고 있다(특히 facilitation 안에서). 그러나 그 기전은 장애부위에 케모카인(chemokine)이 분비되고 그것을 목표로 하여 신경줄기세포가 모여 주역을 맡아한다는 것이 차츰 해명되어가고 있으나[65-67] 종전의 방

법으로는 마비가 경증이어서 자력으로 수축할 수 있거나, 저항에 거슬러서 수축할 수 있는 수준이라면 개선할 수 있으나, 자력수축이 조기에(늦어도 발병 후 6개월, 가능하다면 3개월 이내에) 가능하게 되지 않는 한 폐용으로 끝난다.

② 근력의 개선이 가능한 기간이 발병 후 대략 6개월 정도로 기한이 주어져 있기 때문에, 그때까지에 자유 능동적(free active), 가능하다면 저항적(resistive) 수축이 가능한 수준까지 강화하여 근육에 위축 또는 구축을 일으키지 않도록, 그리고 폐용이 되지 않도록 하는 것이 중요하다. 수동적인 운동은 위축 · 구축을 경감하는 것은 할 수 있어도 근력을 붙일 수는 없어 언젠가는 폐용을 모면할 수 없다는 것이 알려져 있다.

③ 그것에는 facilitation을 능숙하게, 가급적 조기부터 사용하여 시행하여야 한다. 다행히도 신경계의 개선은 능숙하게 시행하면 4~5년은 지속할 수 있다는 것이 실증되어 있기 때문에, 플래토(plateau)가 되는 시기가 종전과 같이 6개월~1년이라는 것 같은 일은 없으며, 그 동안 노인을 엄습하는 다른 질환에 주의하면 ADL, QOL이 훨씬 양호하고 장수로 연결될 가능성이 커진다.

④ 반대로 시행해서는 안 되는 것은 뭐니 해도 환부 쪽을 사용시키려고 하여 건전한 쪽을 사용할 수 없도록 구속해버리는(CI요법) 것이다. 팔의 미비훈련에 때때로 관찰되는 일이지만, 보조 손 이상의 수준 이상으로는 그러한 것도 허용되지만 오히려 마이너스효과가 있다는 것을 유념해야 한다. 마찬가지로 걸을 수 있는 가능성이 있는데도 환부 쪽이 약하다는 이유로 훈련할 때 이외에는 휠체어에 타도록 지시를 내려 오히려 근력저하나 변형 · 위축을 일으키는 경우가 있다.

⑤ 운동패턴을 당초부터 환부 쪽만이 아니라 건전한 쪽을 섞어서 양쪽성으로 시행하도록 지도하는 편이 진보가 빠르다(건전한 쪽의 주도). 전 일본 큐슈 산업재해 재활 센터의 미야케(三宅) 선생이 다년간에 걸쳐 제창하여온 방법이며, 건전한 쪽으로부터의 촉진효과를 얻을 수 있고 좋은 성과를 올리고 있다. 환부 쪽 다리가 약하여 무릎 · 발목관절에 변형을 초래할 위험성이 있는 경우는 보조기를 초기부터 사용하는 것이 필요하다.

⑥ 가급적 조기부터 양쪽의 동시 또는 교호 길항운동이 권장된다. 이것에 의해서 건전한 쪽으로부터의 촉진효과만이 아니라 교호운동에 의한 연속유도(successive induction)에 의한 길항근끼리의 근력균형을 좋게 하고 경련의 출현을 억제할 수 있다.

⑦ 특히 팔의 훈련에서는 양쪽성으로 시행시키고 길항근 동작을 이용하면 폐용으로 끝나는 비율이 감소하여 수년에 걸치는 개선을 얻을 수 있는 가능성이 커진다. 모처럼 갖춰져 있는 가소성을 잘 이용할 수 있는 것이라 생각된다.

⑧ 뇌졸중 환자에게 양팔을 동시에 반복운동을 하는 재활 프로그램을 시행시키면, 뇌의 새로운 신경근육 경로가 활성화된다는 것도 밝혀져 있다[68](Whitall, et al : JAMA 292 : 1853-1861, 2004).

⑨ 제공세포(donor cell)로서 성인 유래의 신경줄기세포 이외에, 태아 유래의 신경줄기세포, 배아줄기세포, 골수세포 등을 신경이 손상된 동물모델에 이식하고 허혈병소의 부피의 감소가 인지되거나 장애된 운동기능 · 고차기능은 이식하지 않은 그룹에 비하여 개선 개선되는 등, 향후, 신경줄기세포의 이식 등에 의한 회복의 기대는 크다[69].

7 작업치료(occupational therapy)

a. 작업치료의 목적

①ROM의 유지 또는 증대
② 근력의 강화(건전한 쪽, 환부 쪽)
③ 내구력의 강화
④ 협동성, 정교성의 향상
⑤ 집중력의 양성, 정신기능의 향상, 치매의 예방 · 개선
⑥ 기분전환, 레크리에이션
⑦ ADL 훈련(자조구의 사용훈련을 포함한다), 가사동작훈련
⑧ 취업 전 훈련
⑨ 실행, 실인의 치료
⑩ 보조기(부목)의 제작사용

등이 주요 목적이다. 노인 편마비의 경우는 특히 ①, ⑤, ⑥, ⑦ 등이 주된 목적이 된다.

b. 평가, 프로그램 등

노인에서는 신체적으로 기질적 질환을 몇 가지나 갖고 있는 일이 많으며, 진단되지 않더라도 잠재적 기능저하의 소인을 갖고 있고 일반적으로 피로하기 쉬우며, 내구력이 결여되고 특히 시력, 청력의 저하는 작업능력을 현저하게 저하시킨다. 이에 더해서 정신기능의 저하로서 이해력, 기명력, 판단력, 사고력 등의 저하를 초래하는 경우가 많으며 또한 정서 불안정, 인격변화, 의욕상실 등을 수반하고 있을 때는 작업치료를 어렵게 하는 경우가 많다.

이 밖에 연령, 성별은 물론, 환자의 생활이력, 교육수준, 취미, 심리상태, 가정적 · 사회적 배경 등을 고려하여 개개인에 맞춘 프로그램을 편성해야 한다. 또한 외상의 위험성이 있는 무거운 쇠망치, 톱, 나이프 등을 상용할 때는 특히 주의가 필요하다.

작업내용에 대해서 이해되지 않을 때는 몇 번이나 끈기 있게 알기 쉽게 설명하고 가능하다면 작업치료사가 한번 해보인 다음에 환자에게 시켜보면 좋다. 작업 도중에 좌절하거나 진전되지 않을 때는 작업치료사가 일부를 대신 해주거나 원조하는 것이 필요한 경우도 있다. 노인에서는 단순한 작업만으로 끝나는 것(볼트 죄기, 수도꼭지를 틀고나 잠그는 등)보다 작품의 완성과제(종이 · 천 · 가죽 · 도예 세공 등) 쪽이 좋으며, 자기의 작품에 애착을 갖고 다음의 작업과제에 대한 의욕도 생기게 된다.

c. 노인의 작업치료의 실제

노인에 적합한 작업치료로서 아래와 같은 것이 선정되는 경우가 많다. 점토의 세공, 도예, 편물, 종이세공, 목공, 모자이크 퍼즐, 회화, 글씨쓰기, 게임, 원예, 조화, ADL훈련(가사동작, 옷의 착탈) 등이지만 환자의 취미, 능력에 맞춰서 광범위한 것 중에서 선정해야 한다고 생각된다.

노인 편마비에서는 신변동작의 자립이 목표가 되는 경우가 많고, ADL훈련은 중요한 항목의 하나이다. 한손 동작훈련, 잘 쓰는 손의 교환, 가사동작 훈련, 자조구 · 부목의 제작연구 등도 흔히 시행된다.

작업치료, 자조구, 부목 등의 상세한 것에 대해서는 전문서적을 참고하기 바란다.

8 재활간호

질병개념으로서 제1기, 제2기(first, second stage of illness)로 나누면, 제1기는 생물학적 위기의 상태에 있는 시기이고 거기서는 간호는 의학의 보조적 역할을 한다. 위기가 사라진 후 환자는 간호하는 사람이 시행하는 지도로부터 보다 많은 이익을 얻고 또한 학습할 수 있다. 제2기는 비급성적 회복기이고 학습과 재활에 적합한 시기이며, 의학적 케어에 대한 니즈는 작고 섭생과 학습에 대한 니즈가 크다. 이 시기는 전면적 간호케어가 가장 필요한 시기이기도 하다. 재활간호는 제2기에 주로 관여하게 되지만, 제1기부터 적극적인 관여를 하고 제2기에의 원활한 이행

(transition)을 하는 것도 중요하다.

그중에서 재활간호의 효과와 전문성에 대해서는 ① 간호의 대상을 장애를 가진 생활자로서 인식할 수 있다는 것, ② 치료사와의 연계에 의해서 훈련의 효과를 일상생활의 장에서 응용할 수 있다는 것, ③퇴원 후의 생활환경, 가족이나 보조자의 정보를 얻음으로써 퇴원 후의 생활지도를 정확하게 할 수 있다는 것, ④심리적 장애를 이해하여 장애의 수용을 포함시킨 환자의 심리적 지원을 할 수 있다는 것 등을 열거할 수 있다. 또한 재활간호의 활동내용에 대한 개념은 다음과 같은 것이라 생각된다.

재활간호활동

① 질병 또는 신체장애를 가진 개인의 안전유지
② 환자로서 바람직한 사회 환경이 정비되는 것에 대한 원조
③ 환자와 치료자와의 양호한 치료관계가 만들어지는 것에 대한 원조
④ 환자가 생활환경 속에서 최선의 활동을 할 수 있는 것 같은 상태를 정비하기 위한 원조

이를 위해 ① 현 병력을 청취할 때는 그 질환의 진단근거가 되는 것은 당연히 청취할 필요가 있으나, 이에 더해서 그 환자가 가진 장애의 경과나 심리적 문제를 동시에 질문할 필요가 있다. 물론 현 시점의 심리상태를 아는 것도 중요한 요소이다. ② 기왕력도 과거의 장애가 있다면 그 장애의 경과와 현재 그 장애가 이번의 장애에 어느 정도 연관성이 있는지 물어야 한다. ③ 가족력을 청취할 때는 유전적 소인을 묻는 것은 당연하지만, 장애인을 재가복귀를 시킨다면 가족 한 사람 한 사람의 직업이나 역할을 묻고 누가 어느 시간에 간병을 할 수 있는지를 파악할 필요가 있다. ④ 이 밖에 가옥의 상태를 파악하는 것도 간병을 고려하는 면에서는 중요하다. 이에 더해서 경제상황을 묻는 것도 사회복지사(social worker)나 복지와 연계를 하기 위해서도 필요한 것이다.

팀의 일원으로서 재활에 필요한 지식이나 기술은 각 전문직마다 다음과 같은 것이 요구된다.

재활에 필요한 기술이나 지식

재활의학과 의사
① 병동 내 ADL의 평가 · 지도
② 장애의 평가
③ 장애인의 심리적 평가
④ 의지장구의 지식
⑤ 고차뇌기능장애의 지식
⑥ 삼킴의 지도

재활과 치료사
① ADL의 평가 · 지도
② 장애의 평가
③ 장애인의 심리적 평가
④ 사회자원의 평가
⑤ 고차뇌기능장애의 지식
⑥ 리스크 관리

재활과 간호사
① 재활의학의 지식
② 병동 내 ADL의 지도
③ 장애인에 대한 지식
④ 장애인의 심리면의 지지
⑤ 내과질환의 지식과 관리
⑥ 사회자원의 활용

기타 과의 간호사
① 훈련에 대한 지식
② 병동 내 ADL의 지도
③ 정형 · 뇌외과적 지식
④ 장애인의 심리면의 지지
⑤ 사회자원의 지식
⑥ 운동 면의 해부 · 생리

이 중에서 재활간호사로부터 의사에 대해서는 ① 명확한 치료(목표) 방침, ② 접근의 상황, ③ 목표 변경의 이유 등의 정보를, 의사로부터 간호사에게는 ① ADL상의 문제점, ② 가족의 상황, ③ 환자의 심리면 등의 정보가 요구된다. 또한 간호사로부터 치료사에 대해서는 ① 현재의 훈련 상황, ② 병동에서 시행해야 할 ADL, ③ 환자의 훈련에 대한 의욕 등의 정보

를, 치료사로부터 간호사에게는 ① 변동 내에서의 ADL 상황, ② 병동 내에서 필요한 ADL, ③ 외박 시의 상황 등의 정보가 요구된다.

그러나 재활간호 자체도 ① 간호 팀 내의 연락이 철저하지 못하거나, ② 스태프 내에서의 책임이 명료하지 않고, ③ 장애 · ADL · 심리 · 사회자원 등의 지식이나 기술의 습득과 실행이곤란한 경우도 많으며 ④ 환자 · 다른 직종의 이해부족 등 다양한 문제를 열거할 수 있다.

이들 문제 해결의 실마리는 "상호 연락을 긴밀히 하는 것"이 중요하다. 이에 입각하여 재활 팀의 자세로서 ① 재활 팀의 각 스태프가 서로 신뢰하고 각각의 역할을 이해하고 있을 것, ② 환자를 장애인이 아니라 능력이 다른 생활인으로서 진찰하고 · 간호하고 · 관찰할 것, ③ 각 스태프를 통합하여 명확한 치료방침(목표)을 제시하고 그것을 달성시키는 의사(리더)일 것 등을 열거할 수 있다.

병동을 주로 한 재활간호의 구체적 도움주기, 간병인에 대한 지도교육 내용, 또한 주치의와의 연락이나 보건소나 복지 등 외부보직과의 연계에 대해서 각각 나타내어 보인다.

재활 도움주기

① 구축예방(관절가동범위에 관한 케어, 제자리걸음, 손가락 꺾기, 의자에 앉은 자세, 기립 등).
② 보행훈련(병동 내 · 원외 보행, 산보, 휠체어에 옮겨타기, 휴대용 변기에의 옮겨타기)
③ 언어훈련(입둘레근[구륜근]운동, 숫자를 세는 방법, 발성연습, 노래를 부르기, 읽어서 들려주기)
④ 허파기능훈련(스트로의 사용, 피리불기, 하모니카, 풍선 부풀리기)
⑤ 치매예방 지도(취미의 활용, 공기놀이, 화투놀이, 공 놀이)
⑥ 워드 프로세서 훈련(TV 채널 누르기)

간병인에 대한 교육 · 지도

① 간병인에 대한 건강 체크
② 간병방법 지도(욕창예방 및 처치방법, 재활의 방법, 간호행위에 대한 방법)
③ 식사지도 및 고안, 원조
④ 복지제도의 소개
도우미, 목욕자의 도입, 신청방법
간병수당의 신청방법
단기체류, 데이케어의 소개
급식 서비스의 소개
에어매트, 침대 등 복지간병 물품의 소개
⑤ 실내 환경정비의 연구
⑥ 안전대책의 연구
⑦ 의논 상대
⑧ 감염증에 대한 소독지도

주치의, 보건소, 복지 등에 대한 관여

① 주치의와의 연계, 보고
② 사례회의(case conference)
③ 보건소(담당 보건사)와의 연계
④ 복지사무소와의 연계
⑤ 데이 서비스의 체험입소 동행
⑥ 감염증에 대한 예방책 검토
⑦ 정보제공
⑧ 방문간호사와의 미팅
⑨ 응급차량에 의한 운송의 원조
⑩ 가정부 · 도우미협회와의 연계
⑪ 급식 서비스와의 연계
⑫ 방문 치과진료에 대한 연계
⑬ 방문 재활에 대한 연계

9 가족 측의 대응

재활을 진행시킴에 있어서 환자가족의 역할은 크며 그 대응도 문제가 되는 경우가 많다.

일반적으로 재활을 방해하는 가족으로서 아래와 같은 것을 열거할 수 있다.

① 환자의 ADL 모두에 손길을 뻗치는 것 같은 과보호적 가족
② 재활이 어떠한 것인지 잘 이해할 수 없는 가족
③ 환자를 격려하는 것에 그치지 않고 훈련을 스파르타식으로 시행시키는 가족
④ 할 수 없다고 야단치거나 환자의 자존심을 심하게 손상시키는 가족
⑤ 병전의 일에 집착하여 현 상황에 눈을 돌리려 하지 않고 푸념만을 늘어놓는 가족
⑥ 환자를 간병할 마음이 없고 집이 좁고 일손이 없다는 것을 이유로 받아들이는 것을 거부하는 가족
⑦ 경제적 기반이 매우 취약한 가족(수입원이 끊겨 있으나 생활 보호자에도 포함되지 않는 것 같은 가족)
⑧ 독신, 또는 배우자만의 두 식구 생활, 고령자가 보다 고령자를 간병할 수밖에 없는 가족

7 일상생활활동 훈련

a ADL의 개념

일상생활활동(activities of daily living, ADL)의 개념은 명확히 규정되어 있는 것은 아니며 평가에서의 활동범위를 어떻게 기준화하는지가 문제가 된다. 일본재활의학회 평가기준위원회의 1976년의 기준안에서 "ADL은 한 사람의 인간이 독립하여 생활하기 위해 시행하는 기본적인, 게다가 각자 모두 매일 반복되는 일련의 신체동작군을 말한다"라 하고 있다. 또한 그 주의사항으로서 ADL의 평가대상이 되는 능력은 주로 식사 · 배설 등의 신체운동기능이지만 의사소통능력이나 정신활동도 평가대상으로 하는 경우가 있다. 이에 더해서, ADL의 범위는 가정에서의 신변동작을 의미하고 있으며 넓은 의미의 ADL이라 생각되고 있는 가사나 교통수단의 이용 등의 응용동작

표 Ⅲ • A • 15 일상생활활동과 생활관련 동작

일상생활활동	생활관련 동작
① 기거동작 ② 옮겨타기 · 이동동작 ③ 착탈의 동작 ④ 배설동작 ⑤ 목욕동작 ⑥ 세수 · 몸 단정히 하기 동작 ⑦ 식사동작 ⑧ 의사소통	① 가까운 곳에 이동하는 동작 ② 요리동작, 설거지동작 ③ 집 안팎의 정리정돈 ④ 세탁동작 ⑤ 계단 오르내리기, 현관의 오르내리기 등의 동작 ⑥ 자동차, 지하철, 버스 등 교통수단의 이용 ⑦ 전화 등에 의한 가족이외의 사람과의 대화

은 생활관련 동작(activities parallel to daily living, APDL)이라 해야 한다고 하고 있다.

ADL은 신변동작을 말하고 APDL보다 기본적인 동작을 가리킨다(표 Ⅲ • A • 15).

b ADL의 평가

ADL의 평가에 대해서는 시설 독자적인 것, 질환별인 것, 직종별인 것 등 여러 가지의 것이 사용되고 있으나 그 목적에 따라서 상호 비교 등을 할 수 없으므로 공통적인 것이 바람직하다.

이제까지 보고되어 있는 평가방법으로서 PULSES, Katz index of ADL, Kenny self-care evaluation 등이 있고 국제적으로는 Barthel Index(표 Ⅲ • A • 16)나 FIM(Functional Independence Measure[70]), 표 Ⅲ • A • 17, 18)이 흔히 사용된다.

또한 이들의 ADL을 상세하게 평가할 때에는 어떻게 보조하고 있는지 등 보조의 형태, 누가 보조하는가, 병전에는 어떻게 하고 있었는가, 어느 정도 의존하고 그것이 어떻게 경과하여 있는지 등을 알아야 한다.

보행 · 이동능력으로 본 경우, 현 시점에서는 보행,

표 Ⅲ • A • 16 Barthel Index(합계 100점)

항목	점수	기술	기준
1. 식사	10	자립	접시나 식탁에서 음식을 집어서 먹을 수 있다. 자조구는 사용해도 좋다. 식사를 타당한 시간 내에 끝낼 수 있다.
	5	부분보조	어떠한 보조 · 감시가 필요하다.
2. 의자와 침대사이의 이동	15	자립	모든 동작이 가능(휠체어를 안전하게 침대에 접근시킨다. 브레이크를 건다. 발판(footrest)을 들어올린다. 침대로 안전하게 옮긴다. 누운 자세가 된다. 침대의 모서리에 걸터앉는다. 휠체어의 위치를 바꾼다. 이상의 동작의 반대)
	10	최소한의 보조	상기 동작(하나 이상)에 최소한의 보조 또는 안전을 위한 지시나 감시가 필요하다.
	5	옮겨타기의 보조	자력으로 누운 자세에서 일어나서 걸터앉을 수 있으나 옮겨타기에 보조가 필요하다.
3. 몸 단정히 하기	5	자립	손과 얼굴을 씻다, 머리를 빗다, 이빨을 닦다, 면도를 하다(도구는 무엇이라도 좋지만, 서랍에서부터의 꺼내고 넣는 것도 포함한 도구의 조작 · 관리를 보조 없이 할 수 있다). 여성은 화장도 포함한다(다만, 머리를 묶거나 머리모양을 손질하는 것은 제외).
4. 화장실동작	10	자립	화장실의 출입(걸터앉기, 일어서기를 포함). 단추나 지퍼의 착탈과 더러워지지 않기 위한 준비, 화장지의 사용, 난간의 사용은 가능하다. 삽입식 변기를 사용할 때는 변기의 청결관리도 포함한다.
	5	부분보조	균형 불안정, 의복 조작, 화장지 사용에 보조가 필요함.
5. 목욕	5	자립	욕조에 들어가는, 샤워를 사용하는, 몸을 씻는 것을 모두 인적 보조 없이 가능하다.
6. 이동	15	자립	보조나 감시 없이 45m 이상을 걸을 수 있다. 의지 · 장구 · 지팡이는 사용이 가능하다. 장구를 사용할 때는 앉은 자세 · 선 자세에서 잠금(lock)조작 및 장착 · 착탈이 가능하다.
	10	부분보조	약간의 보조가 있으면 45m 이상 걸을 수 있다.
	5	휠체어 사용	걸을 수는 없으나 휠체어의 독자적 조작을 할 수 있다. 모서리를 돌다. 방향전환. 테이블, 침대, 화장실에의 조작 등 45m 이상을 이동할 수 있다. 걸을 수 있는 경우는 채점하지 않는다.
7. 계단 오르내리기	10	자립	보조나 감시가 없이 안전하게 계단의 오르내리기를 할 수 있다. 나간 · 지팡이를 사용해도 된다.
	5	부분보조	상기 사항에 대해서 보조 · 감시가 필요하다.
8. 착탈의	10	자립	의복 · 신발 · 장구의 착탈(상세한 점은 문제로 하지 않고 실용적 착탈)을 할 수 있다.
	5	부분보조	상기 사항에 대해서 보조를 필요로 하지만 작업의 절반 이상은 자기가 할 수 있고 시간이 너무 걸리지 않는다.
9. 배변자제	10	자립	배변의 조절이 가능하고 실패가 없다. 척수손상의 경우, 좌약 · 관장의 사용도 자립.
	5	부분보조	때때로 실패한다. 척수손상의 경우, 좌약 · 관장의 사용에 보조가 필요하다.
10. 배뇨자제	10	자립	주야 모두 배뇨의 자제가 가능하다. 척수손상자에서는 소변 주머니 등의 장착 · 청결관리도 자립하고 있다.
	5	부분보조	때때로 실패한다. 화장실에 가는 것이나 소변기의 준비가 시간에 맞추지 못하거나 소변 주머니의 조작에 보조가 필요하다.

표 Ⅲ • A • 17 FIM의 평가항목, 내용

평가	항목	내용
셀프케어	식사 몸 단정히 하기 목욕 착탈의(상반신) 착탈의(하반신) 화장실 동작	씹기(저작), 삼키기를 포함한 식사동작 구강 케어, 머리다듬기, 손 씻기, 세수 등 목욕, 샤워 등에서 목에서 아래(등 이외)를 씻다. 허리에서 위의 착탈의 및 의지장구의 장착 허리에서 아래의 착탈의 및 의지장구의 장착 의복의 착탈, 배설 후의 청결, 생리용품의 사용
배설 관리	배뇨 배변	배뇨 조절, 기구나 약제의 사용을 포함 배변 조절, 기구나 약제의 사용을 포함
옮겨타기	침대, 의자, 휠체어 변기 목욕 · 샤워	각각의 사이의 옮겨타기, 기립동작을 포함한다. 변기에(에서부터)의 옮겨타기 욕조, 샤워실에(에서부터)의 옮겨타기
이동	보행 · 휠체어 계단	옥내에서의 보행 또는 휠체어 이동 12~13단의 계단 오르내리기
의사소통	이해 표출	청각 · 시각에 의한 의사소통의 이해 언어 또는 비언어적 표현
사회적 인지	사회적 교류 문제해결 기억	다른 환자, 스태프 등과의 교류, 사회적 상황에의 순응 일상생활상에서의 문제해결, 적절한 결단능력 일상생활에 필요한 정보의 기억

표 Ⅲ • A • 18 FIM의 평가척도, 채점의 구체사례(침대, 의자, 휠체어)

레벨			점수	구체사례
보조자 없음	자립	완전 자립 시간,안전성을 포함	7점	보행자에서는 침대 위의 일어나기, 옆으로 눕는 것, 침대에서 일어나기, 의자에의 오르내리기, 이들 일련의 동작의 반대도 포함하여 자립하여 안전하게 시행하는 등
		수정 자립 보장구 등을 사용	6점	침대 레일, 트랜스퍼 보드(transfer board), 리프트, 특수한 의자나 앉는 도구, 지팡이와 같은 보조구를 사용하고 있으나 모두 자기가 시행한다. 휠체어를 난간 대신으로 사용하여 옮겨타기를 자립하고 있다, 등.
보조자 있음	부분 보조	감시 또는 준비	5점	트랜스퍼 보드를 놓아주는, 브레이크를 걸어주는 등의 준비를 해줄 필요가 있다 등.
		최소 보조 환자 자신이 75% 이상	4점	허리띠, 허리벨트를 안전을 위해 잡아주고 있다. 균형이 무너지지 않도록 손을 곁들일 정도의 보조를 필요로 한다, 등
		중등도 보조 50% 이상	3점	가볍게 당겨 올려주어 옮겨타기를 한다. 회전할 때에 지지하여준다, 등
	완전 보조	최대 보조 25% 이상	2점	보조자 1명으로 상당히 들어 올려주어 옮겨타기를 한다. 몸을 들어 올려주면서 회전시킬 필요가 있다 등.
		완전 보조 25% 미만	1점	보조자 2명이 필요하고 또는 1명의 보조로 매우 대단한 보조를 해주어 옮겨타기를 한다. 리프터에 태워서 옮겨타기를 하다 등.

이동이 가능한지 어떤지, 만일 가능하다면 보조가 필요한지 어떤지를 평가할 필요가 있다. 그 다음에 보조가 없어도 걸을 수 있다면 환경이나 거리에 의한 제한은 없는지 등에 눈을 돌리고 보조가 필요한 경우는 그 보조가 사람의 보조인지 어떤지, 만일 사람의 보조라면 일손의 확보는 할 수 있는지 어떤지를 파악하고 보조기, 지팡이 등의 물적인 보조라면 어떠한 것이 어떠한 때에 필요한지를 알아야 한다. 또한 보행, 이동이 불가능하다면 자력으로 곤란한지 보조자가 있어도 불가능한지를 평하여 그 해결책을 검토해간다. 게다가 현재에 이르는 경과도 중요하다.

몸 단정히 하기 동작에서는 병전의 패턴을 파악하고 가옥·가정환경도 조사해야 한다. 착탈의동작에서도 "할 수 있는지, 할 수 없는지?", 또한 "하는지, 하지 않는지?"를 보는 것부터 시작하여 외출복으로의 갈아입기, 어떠한 점에서 제한되어 있는지, 통상의 방법과의 차이 등을 평가해간다.

실제로는 직접적으로 기능장애를 개선시켜 능력장애로 연결하는 것에 병행하여 보조기를 사용하거나 환경정비 등을 시행하여 피로가 적은 방법으로 효율적으로 동작을 할 수 있도록 동작의 지도를 하는 것이 중요하다. 지도에는 훈련실 등의 환경보다 실제의 생활의 장에서의 지도를 시행하고, 입원 중이라면 병동 내에서의 보행이동, 병동에서의 세수 등부터 시작하여 퇴원이 가까워지면 자택 내에서의 실제적인 이동에 맞춰서 지도를 하도록 하면 좋다.

C ADL의 실제

조기 ADL의 자립을 향해서 일상생활 안에서 개개의 동작을 뿔뿔이 시행하는 것이 아니라 복합된 일련의 동작으로서 훈련하고 가능한 한 실제로 시행하는 장면이나 시간, 보조자를 사용해서 매일 반복함으로써 실용화해가는 것이 중요하다. 이를 위해서는 병동, 훈련실의 상태의 파악부터 재활 팀과 협력해서 진행시킬 필요가 있다.

이들 훈련실이나 병동에서 "할 수 있는 ADL"에서부터 병동에서 "하고 있는 ADL"을 향해서 지도하고 가옥상황, 인적 환경 등을 고려한 환경조정을 배려하면서 가정이나 사회에서 "하는 ADL"로 전개하여가면 좋다[71].

이에 더해서 퇴원이 가까워져 시험외박을 하는 경우는 자택·지역사회에 복귀한 후에 "하는 ADL"을 향해서 이제까지의 훈련이나 지도, 자택환경의 정비의 확인과 개선할 점의 파악을 목적으로 하여 만 24시간 이상의 가정 내 생활을 전제로 한 일과 등을 상세하게 계획할 필요가 있다. 상세한 지도와 계획이 없는 외박은 본인이나 가족을 피로하게 만들고 의미가 없는 공포심을 갖게 하여 의욕을 저하시킬 뿐이다.

이를 위해서는 명확한 재가상황을 구체적으로 설정하여 ADL의 상세한 지도하에 적절한 방법과 도달수준을 탐색하고 훈련을 반복해가는 것이 중요하다.

게다가 ADL을 향상시키는 것도 중요하지만 재활의 목표는 QOL의 향상 또는 충실이라는 것을 염두에 두고 그 사람에 있어서 가장 양호한 QOL의 상태가 되는 것에 결부시키도록 하면 좋다.

아래에 개개의 동작에 대해서 개괄적 설명을 한다. 이들의 동작은 문헌 32, 72~74를 인용·참고로 하였다.

1 기거동작

a. 건전한 쪽 방향으로의 몸 구르기(그림 Ⅲ·A·43)

① 건전한 쪽 발로 환부 쪽 발을 떠서 올린다.
② 건전한 쪽 손으로 환부 쪽 손을 잡고 몸을 목 → 어깨 → 허리의 순서로 회전하여 옆으로 눕는다.

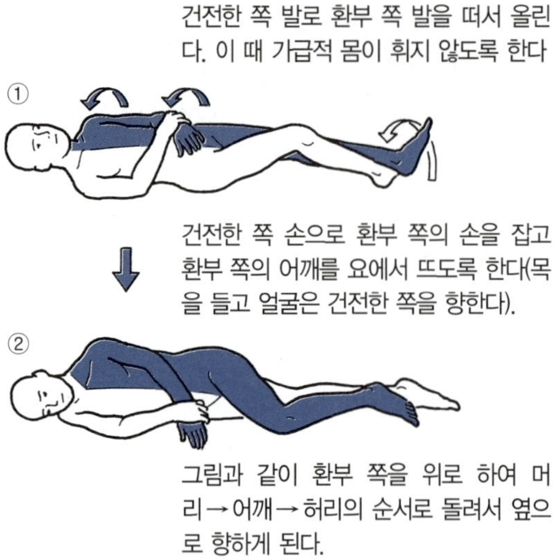

그림 Ⅲ・A・43 건전한 쪽 방향으로의 몸 구르기

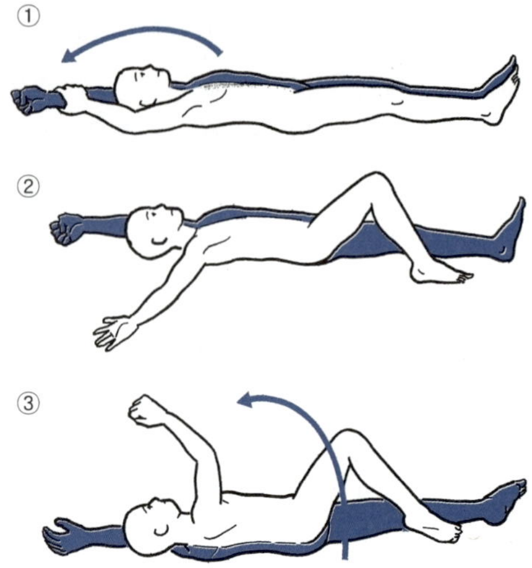

그림 Ⅲ・A・44 환부 쪽 방향으로 몸 구르기

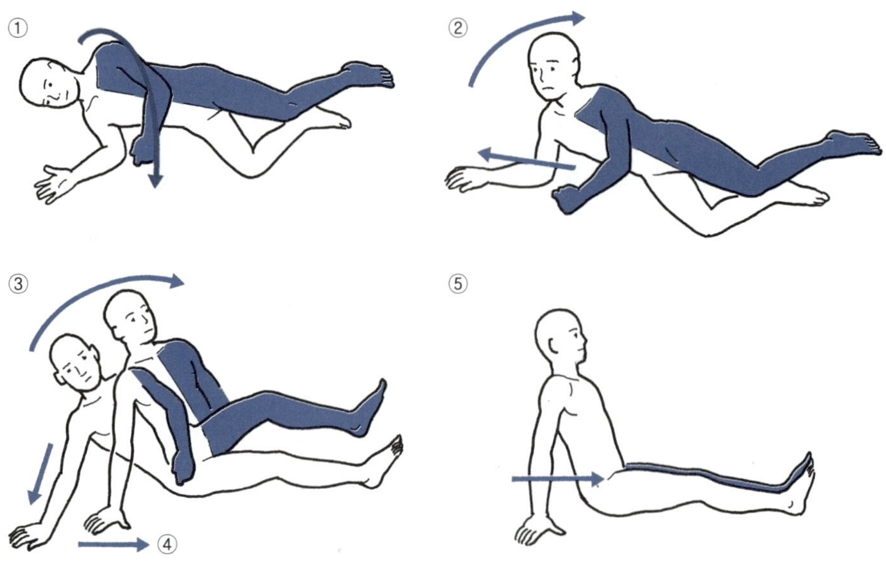

그림 Ⅲ・A・45 누운 자세에서부터 앉은 자세로(건전한 쪽으로 몸 구르기를 하여)

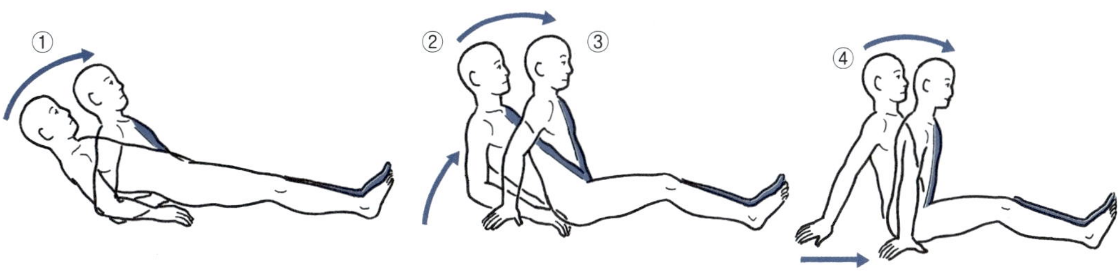

그림 Ⅲ・A・46 누운 자세에서부터 앉은 자세로

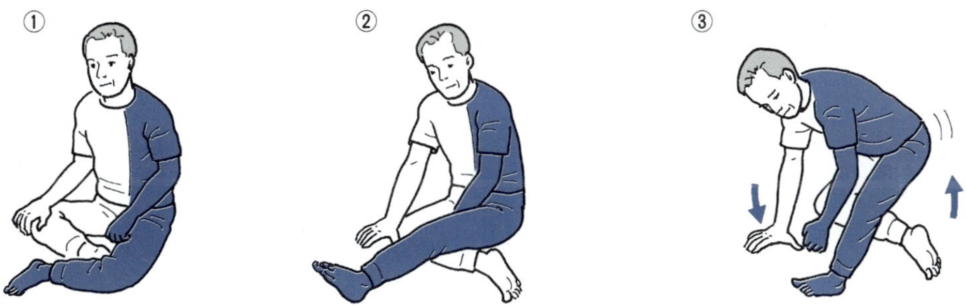

① 좋은 쪽의 무릎을 굽히고 편안한 자세로 앉는다.

② 나쁜 쪽의 발을 앞으로 내밀고 좋은 쪽의 발을 나쁜 쪽의 넓적다리의 아래에서부터 넣고 엉덩이 아래쪽까지 가져간다.

③ 좋은 쪽의 손으로 체중을 지지하고 좋은 쪽의 무릎을 펴면서 서서히 몸을 일으킨다.

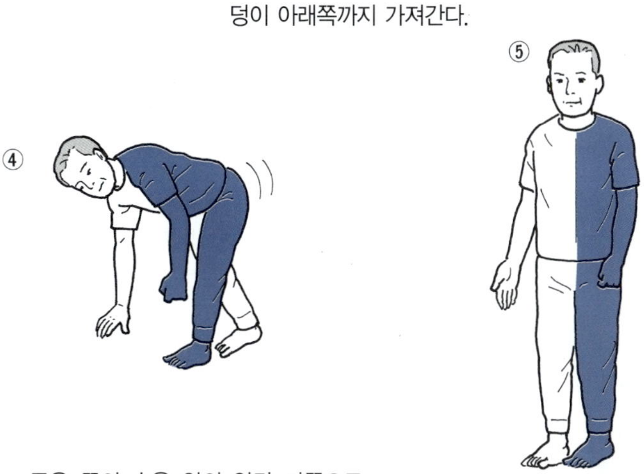

④ 좋은 쪽의 손을 앞의 약간 가쪽으로 짚고 좋은 쪽의 손과 무릎으로 체중을 지지하면서 허리를 뜨게 한다.

⑤ 일어섰으면 나쁜 쪽의 발을 끌어당겨 양발을 가지런히 하여 선다.

그림 Ⅲ・A・47 앉은 자세에서부터 선 자세로

①

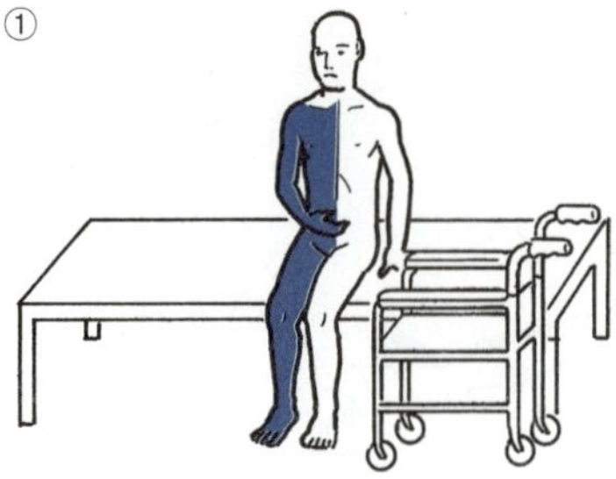

건전한 쪽으로 휠체어를 놓고 보조자는 브레이크를 건다. 침대에 손을 짚고 일어선다.

②

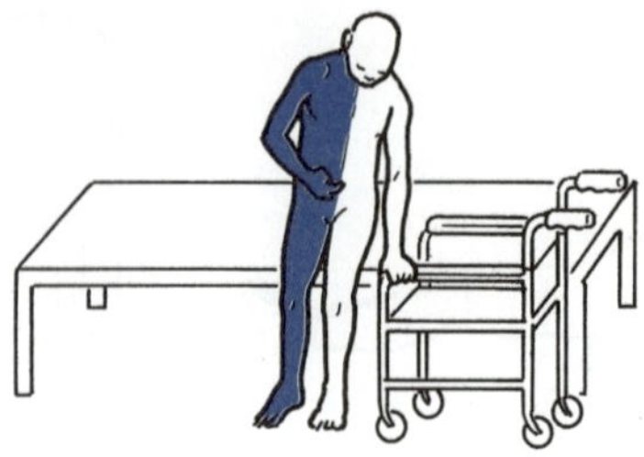

건전한 손을 침대와 반대쪽의 팔걸이(armrest) 위에 놓는다.

③

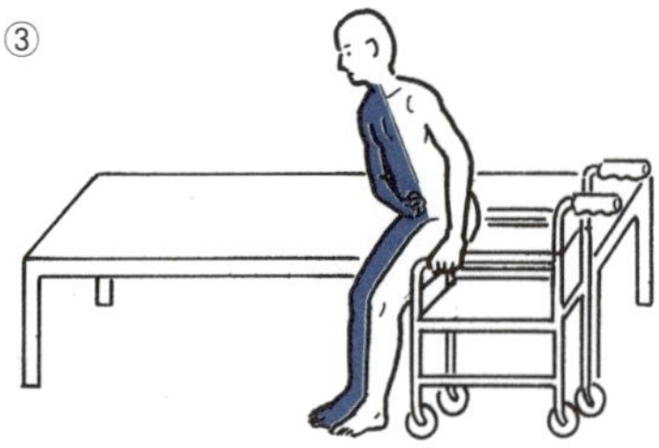

몸을 1/4 회전하면서 허리를 낮춘다.

④

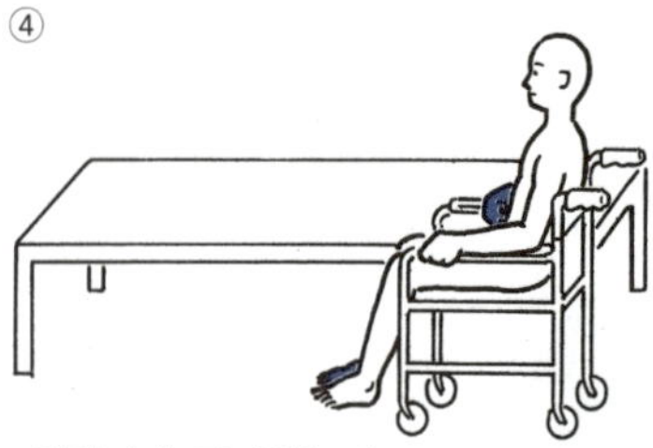

휠체어에 걸터앉는다.

그림 Ⅲ • A • 48 침대 → 휠체어에의 옮겨타기

①

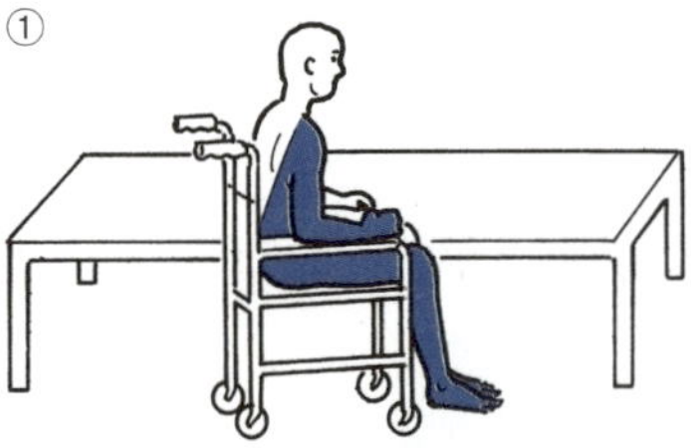

침대 쪽으로 건전한 쪽이 오도록 휠체어를 붙인다.

②

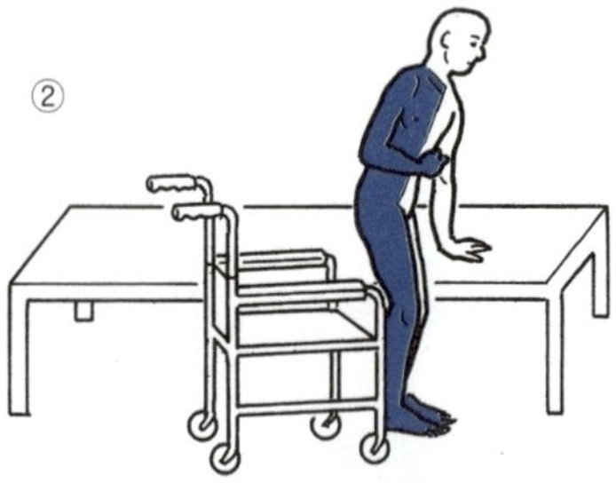

건전한 손을 침대 위에 놓고 건전한 손으로 몸을 지지하여 기립한다.

③

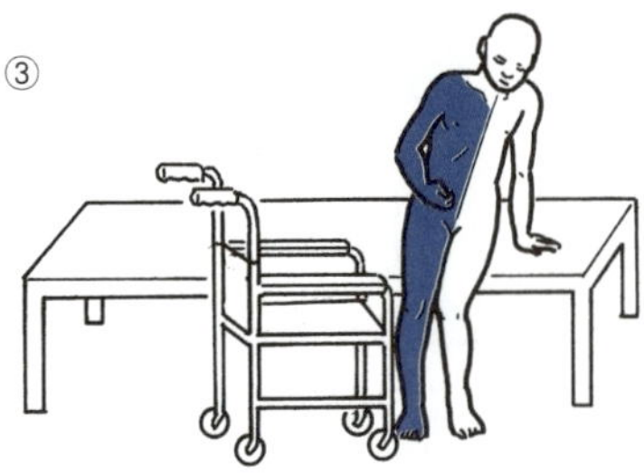

몸을 1/4 회전하여 침대에 앉는 자세가 된다.

④

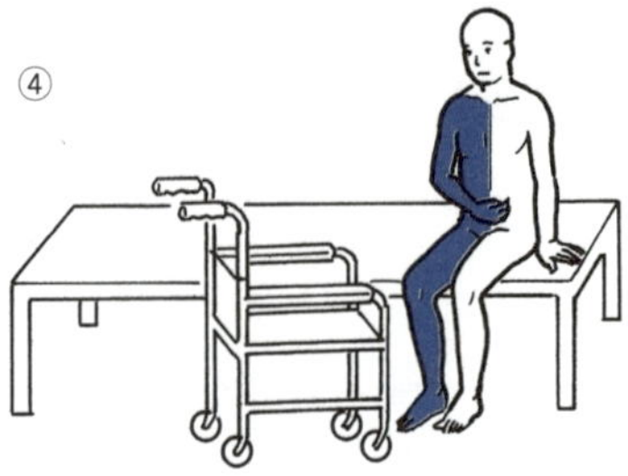

침대에 앉는다.

그림 Ⅲ • A • 49 휠체어 → 침대에의 옮겨타기

b. 환부 쪽 방향으로의 몸 구르기(그림 Ⅲ • A • 44)

① 환부 쪽 팔을 건전한 쪽 손으로 올리게 한다.
② 건전한 쪽 팔을 벌리고 무릎을 세운다.
③ 손을 흔들면서 건전한 쪽 발로 바닥을 걷어차 몸 구르기를 한다.

c. 누운 자세→앉은 자세(건전한 쪽 방향으로 몸 구르기를 하여) (그림 Ⅲ • A • 45)

① 건전한 쪽 방향으로 몸 구르기를 하고 목을 일으킨다.
② 건전한 쪽 팔꿈치로 몸을 밀어올리고 어깨의 아래까지 팔꿈치가 오면 손바닥을 바닥에 붙인다.
③ 팔꿈치를 펴면서 몸을 일으킨다.
④ 팔꿈치가 펴졌으면 손을 몸에 접근시켜간다.

d. 누운 자세→앉은 자세(허리 아래에 손을 넣고) (그림 Ⅲ • A • 46)

① 건전한 쪽 손을 허리 아래에 넣는다.
② 목을 일으키면서 팔꿈치를 약간씩 세우면서 몸을 일으켜간다.
③ 팔꿈치를 펴면서 몸을 밀어 올려 일어난다.

e. 앉은 자세→선 자세(그림 Ⅲ • A • 47)

① 건전한쪽의 무릎을 굽히고 편안한 자세로 앉는다.
② 환부 쪽의 발을 앞으로 내밀고 환부 쪽의 발을 넓적다리의 아래에서부터 엉덩이 아래까지 가져간다.
③ 건전한 쪽의 손을 앞 가쪽으로 짚고 건전한 손과 무릎으로 체중을 지지하면서 허리를 뜨게 한다.
④ 건전한 손으로 체중을 지지하고 건전한 무릎을 펴서 몸을 일으킨다.
⑤ 섰으면 발을 가지런히 한다.

2 옮겨타기 · 이동동작

a. 침대→휠체어에의 옮겨타기(그림 Ⅲ • A • 48)

① 건전한 쪽으로 휠체어를 놓고 브레이크를 건다. 침대에 손을 짚고 일어선다.
② 건전한 손을 침대와 반대쪽의 팔걸이 위에 놓는다.
③ 건전한 쪽 다리를 축으로 하여 몸을 1/4 회전시키면서 허리를 낮춘다.
④ 휠체어에 걸터앉는다.

b. 휠체어→침대에의 옮겨타기(그림 Ⅲ • A • 49)

① 건전한 쪽으로 침대가 오도록 휠체어를 붙인다.
② 건전한 손을 침대 위에 놓고 건전한 손으로 지지하면서 기립한다.
③ 건전한 쪽 다리를 축으로 하여 몸을 1/4 회전시키면서 허리를 낮춘다.
④ 침대에 걸터앉는다.

c. 휠체어의 구동방법(그림 Ⅲ • A • 50)

환부 쪽 다리는 발판(step)에 놓고 건전한 쪽 다리로 바닥을 걷어차서 전진한다. 평지의 움직임은 거의 다리만으로 시행하고 있는 것이 대부분이고 팔은 움직이기 시작할 때의 보조와, 방향전환 등의 섬세한 조작이 필요할 때에 사용하는 일이 많다.

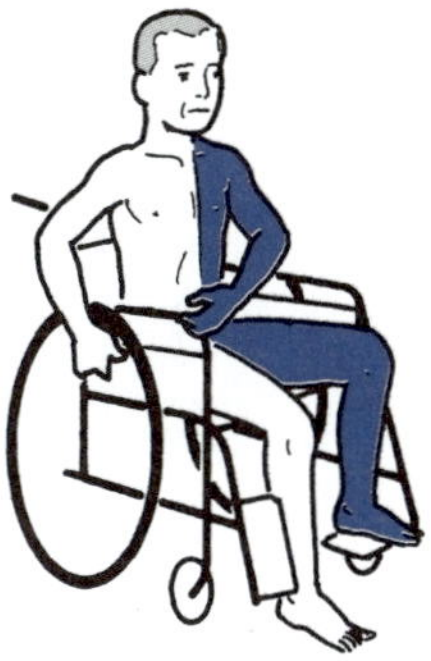

그림 Ⅲ • A • 50 휠체어의 구동방법

3 착탈의동작

a. 웃옷 · 셔츠를 입는 방법(그림 Ⅲ • A • 51)

① 우선 환부 쪽의 팔에 소매를 끼운다.
② 어깨까지 당겨 올려서 완전히 어깨에 걸친다.
③ 건전한 쪽의 팔을 뒤쪽으로 돌리고 소매를 끼운다.

b. 웃옷 · 셔츠를 벗는 방법(그림 Ⅲ • A • 52)

① 우선 환부 쪽 어깨에서부터 의복을 벗긴다.
② 이어서 건전한 쪽의 어깨에서부터 의복을 벗겨서 건전한 쪽 팔을 소매로부터 뺀다.
③ 환부 쪽 팔을 소매로부터 빼서 의복을 벗는다.

c. 바지를 입는다(바닥에 앉아서)(그림 Ⅲ • A • 53)

① 앉은 자세에서 바지에 환부 쪽 다리를 끼워 넣는다.
② 다음으로 건전한 쪽 다리를 끼워 넣는다.
③ 드러누워 무릎과 허리를 올리면서 바지를 당겨 올린다.

d. 바지를 입는다(의자에 앉아서)(그림 Ⅲ • A • 54)

① 환부 쪽 다리를 건전한 쪽의 무릎에 올려놓고 환부 쪽 다리에 바지를 끼워 넣는다.
② 환부 쪽 다리를 내리고 건전한 쪽 다리에 바지를 끼워 넣는다.

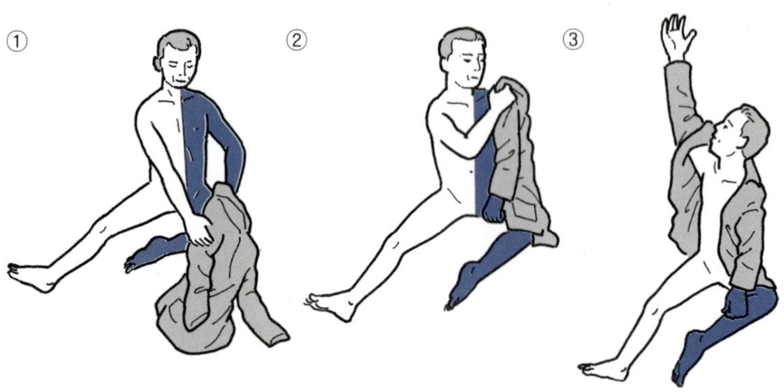

그림 Ⅲ • A • 51 웃옷 · 셔츠를 입는 방법

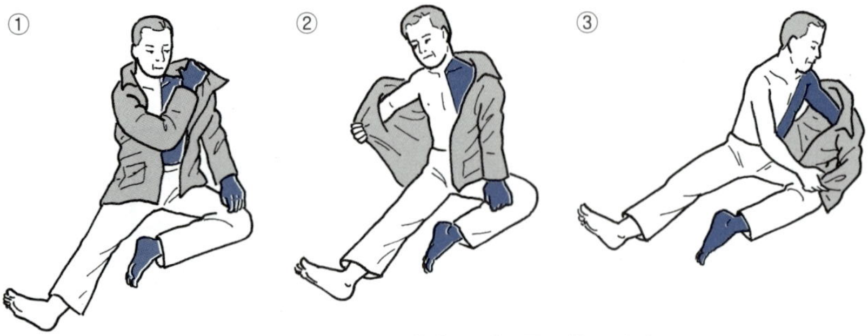

그림 Ⅲ • A • 52 웃옷 · 셔츠를 벗는 방법

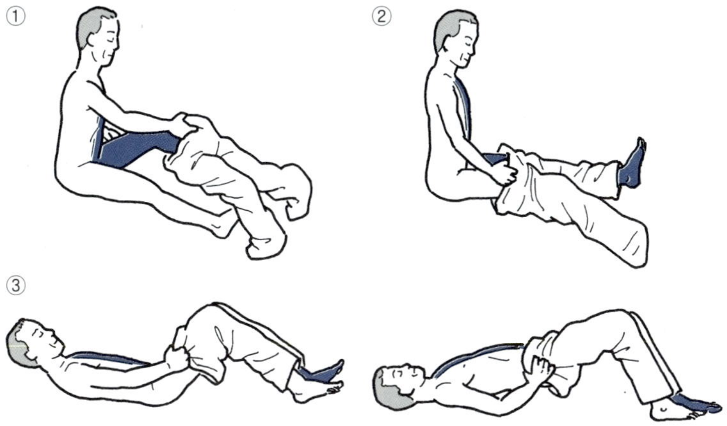

그림 Ⅲ • A • 53 바지를 입는다(바닥에 앉아서)

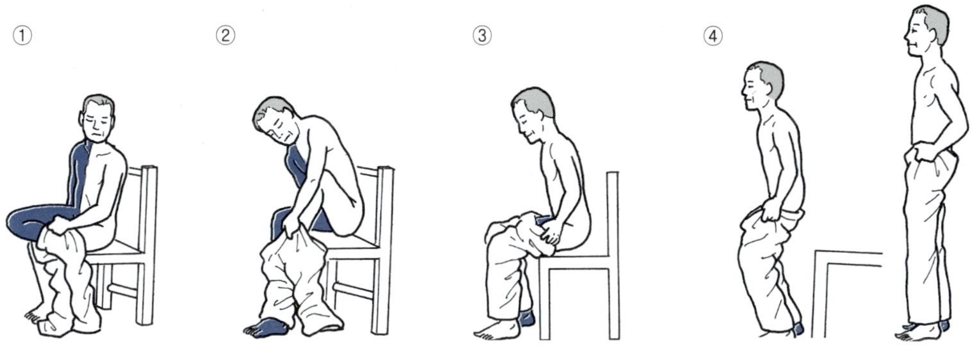

그림 Ⅲ • A • 54 바지를 입는다(의자에 앉아서)

③ 바지를 걸터앉은 채로 가능한 곳까지 당겨 올린다.

④ 바지를 든 채로 서서 위까지 당겨 올린다.

4 배설동작(그림 Ⅲ • A • 55)

① 건전한 쪽을 약간 밖으로 내밀고 침대에 비스듬히 걸터앉는다.

② 팬티를 내리고 휴대용 변기의 뚜껑을 연다.

③ 건전한 쪽 손으로 침대 레일을 잡고 일어선다.

④몸을 회전시키면서 앉는다.

5 목욕동작(그림 Ⅲ • A • 56)

가정 내에서는 욕조의 방향이 정해져 있는 경우가 많아 침대와 휠체어의 관계와 같이 항상 환부 쪽 앞에 욕조나 의자가 있는 것은 아니다. 욕조에 움직이지 않도록 뚜껑을 붙이거나 난간을 붙이거나 하면 목욕동작이 간편해진다.

① 우선 욕조의 뚜껑 위에 앉는다(그림 Ⅲ • A • 57)

② 걸터앉는 채로 다리를 한쪽씩 넣는다.

③ 욕조의 모서리를 손으로 잡으면서 천천히 상반신을 가라앉힌다.

① 환부 쪽을 약간 밖으로 내밀고 침대에 비스듬히 앉는다.

② 아랫도리옷을 내리고 뚜껑을 연다.

③ 건전한 쪽의 손으로 침대 레일을 잡고 일어선다.

④ 몸을 돌려서 앉는다.

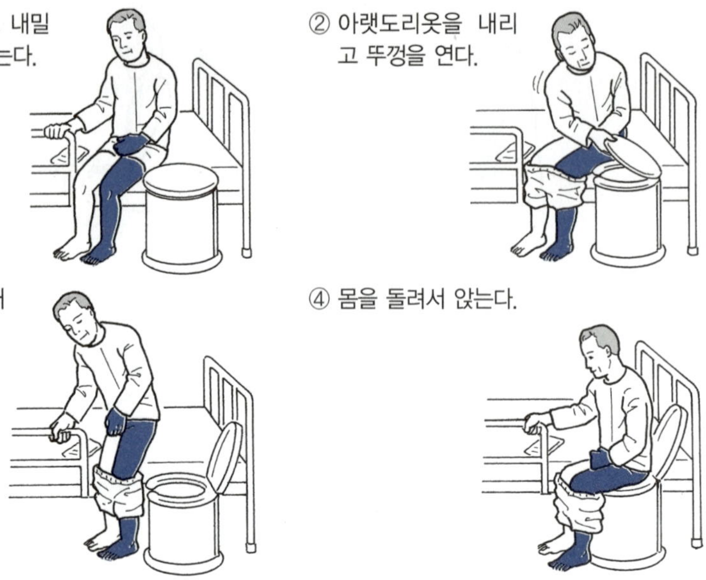

그림 Ⅲ·A·55 배설동작
(휴대용 변기를 사용하는 방법)

그림 Ⅲ·A·56 목욕동작(뚜껑, 의자를 사용한 욕조에 들어가는 방법)

욕조에 출입하는 데에 선 채로는 위험한 경우가 많다. 욕조의 뚜껑을 큰 움직이지 않는(아랫면에 띳장을 붙인다) 것으로 하고, 일단 거기에 걸터앉은 다음에 다리를 한쪽씩 넣거나, 욕조의 모서리와 같은 높이의 받침대(씻는 받침대로도 사용할 수 있다)를 사용한다. 난간이 있으면 안전하지만 경증인 사람이라면 욕조의 모서리를 잡아도 된다.

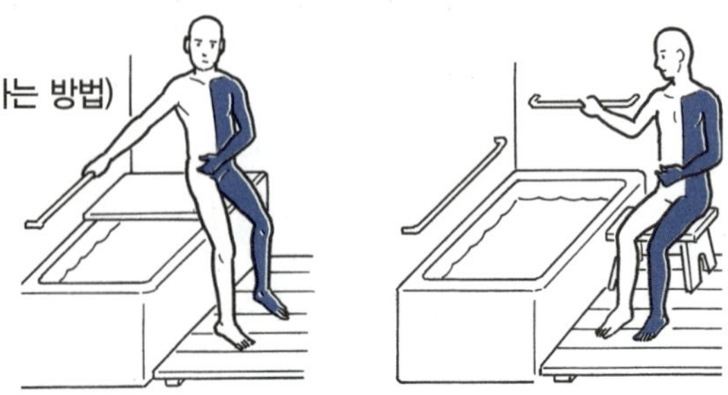

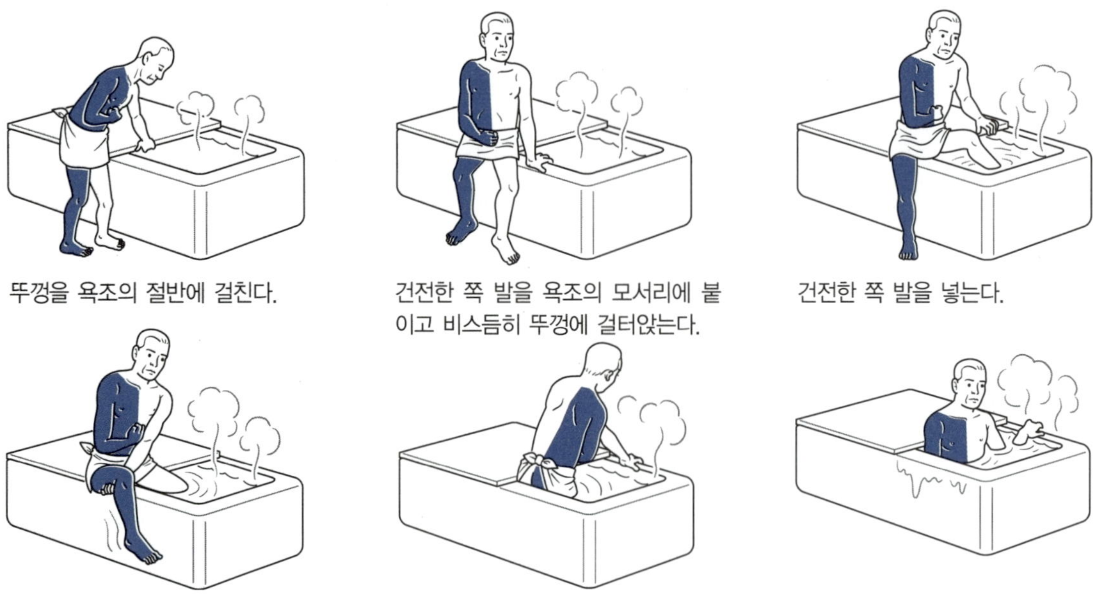

뚜껑을 욕조의 절반에 걸친다.

건전한 쪽 발을 욕조의 모서리에 붙이고 비스듬히 뚜껑에 걸터앉는다.

건전한 쪽 발을 넣는다.

다음으로 건전한 쪽의 손으로 환부 쪽의 발을 껴안고 안에 넣는다.

건전한 쪽의 손으로 욕조의 모서리를 잡고 선다.

모서리를 잡은 채로 몸을 가라앉힌다.

그림 Ⅲ·A·57 목욕동작(욕조에 들어가는 방법)

6 생활관련 동작(activities parallel to daily living)(표 Ⅲ • A • 19)

① 편마비의 자동차에 타는 방법(혼자서 옮겨타기를 할 수 없을 때)(그림 Ⅲ • A • 58)

혼자서 옮겨 탈 수 없을 때는 보조자가 휠체어에서부터 좌석에 옮기도록 허리를 안아 올려서 자동차에 옮겨 태운다. 이 때, 보조자는 열린 도어와 자동차의 좌석 사이에 서고 보조자의 발을 환자의 발 사이에 넣으면 보조하기 쉽다.

② 편마비의 자동차에 타는 방법(혼자서 옮겨타기를 할 수 있을 때(그림 Ⅲ • A • 59)

혼자서 옮겨 탈 수 있을 때는 휠체어를 입구에 비스듬히 45° 로 붙이고 휠체어에서부터 좌석에 옮겨 탄다. 그 후 보조자가 휠체어를 트렁크 등에 수납한다.

③ 편마비의 자동차에 타는 방법(보행가능자) (그림 Ⅲ • A • 60)

지팡이 등으로 보행이 가능한 경우, 우선 자동차의 좌석에 앉고 방향을 바꾸면서 발을 넣는다. 내릴 때는 그 반대로 한다.

④ 편마비의 지하철에 타는 방법(휠체어의 경우) (그림 Ⅲ • A • 61)

휠체어로 지하철에 탈 때는 지하철과 플랫폼 사이의 틈새에 주의하면서 휠체어를 직각으로 붙여서 탄다.

탈 때에는 보조자가 앞바퀴의 캐스터를 올려서 탄다.

내릴 때에는 보조자가 캐스터를 올리면서 후진으

표 Ⅲ • A • 19 IADL 스케일

항목	득점	항목	득점
A. 전화의 사용		**E. 세탁**	
1. 자기가 적극적으로 전화를 건다. (번호를 조사해서 거는 등)	1	1. 자기의 세탁은 자기가 한다.	1
2. 알고 있는 2~3개의 번호에 전화를 건다.	1	2. 양말 정도의 작은 것은 자기가 세탁한다.	1
3. 전화를 받지만 자기가 걸지는 않는다.	1	3. 모두 다른 사람에게 시킨다.	0
4. 전화를 전혀 사용하지 않는다.	0	**F. 외출 시의 이동**	
B. 쇼핑		1. 혼자서 대중교통수단을 이용한다. 또는 자동차를 운전한다.	1
1. 모든 쇼핑을 혼자서 한다.	1	2. 택시를 이용하고 다른 교통수단을 이용하지 않는다.	1
2. 작은 쇼핑은 혼자서 한다.	0	3. 간병인 또는 동행인이 있을 때에 대중교통수단을 이용한다.	1
3. 모든 쇼핑에 시중을 들어야 한다.	0	4. 간병인을 대동한 택시 또는 자동차의 이용에 한정된다.	0
4. 쇼핑은 전혀 할 수 없다.	0	**G. 복약**	
C. 식사준비		1. 적정량, 적정시간의 복약에 책임을 갖고 시행한다.	1
1. 메뉴, 조리, 상차리기를 적절하게 혼자서 할 수 있다.	1	2. 미리 나눠서 포장한 약을 주면 바르게 복약한다.	0
2. 재료가 있으면 적절하게 조리를 한다.	0	3. 자기의 복약에 대해서 책임을 질 수 없다.	0
3. 조리가 끝난 음식을 데워서 상을 차린다. 또한 조리를 하지만 영양적 배려가 불충분하다.	0	**H. 가계관리**	
4. 조리, 상차리기를 다른 사람에게 의뢰할 필요가 있다.	0	1. 가계관리를 자립하여 시행한다.	1
D. 가옥유지		2. 일용품의 구입은 하지만 은행관련 큰 물건의 구입에 관해서는 원조를 한다.	1
1. 자기가 가옥을 유지한다. 또는 힘든 작업만 때때로 원조를 필요로 한다.	1	3. 금전을 다룰 수 없다.	0
2. 설거지, 이브자리 정돈 정도의 가벼운 작업을 한다.	1		
3. 가벼운 작업을 하지만 충분한 청결을 유지할 수 없다.	1		
4. 모든 가옥유지 작업에는 원조를 필요로 한다.	1		
5. 가옥관리 작업에는 전혀 관여하지 않는다.	0		

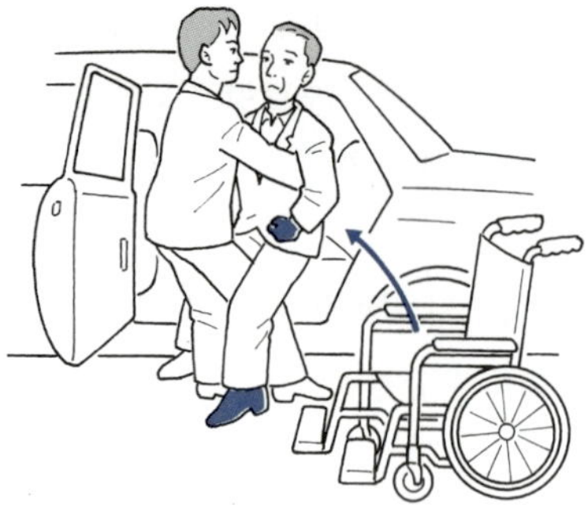

그림 Ⅲ • A • 58 자동차에 타는 방법(보조)

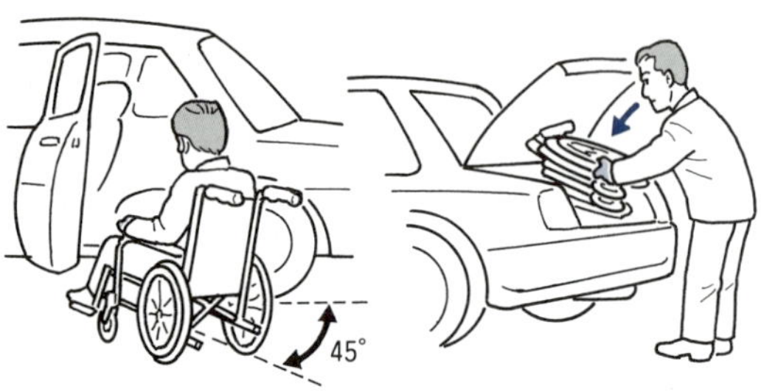

그림 Ⅲ • A • 59 자동차에 타는 방법

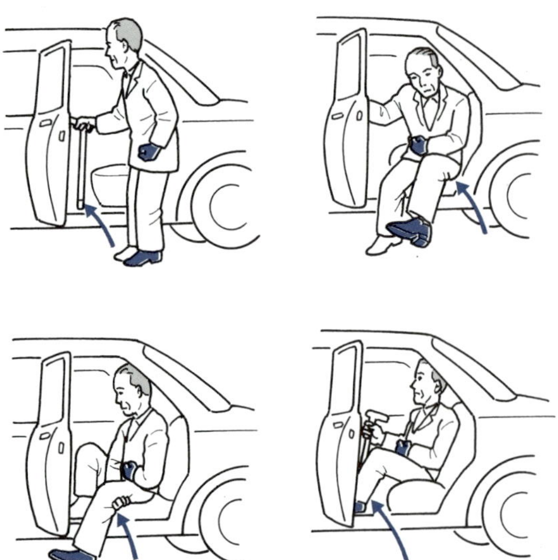

그림 Ⅲ • A • 60 자동차에 타는 방법(혼자서)

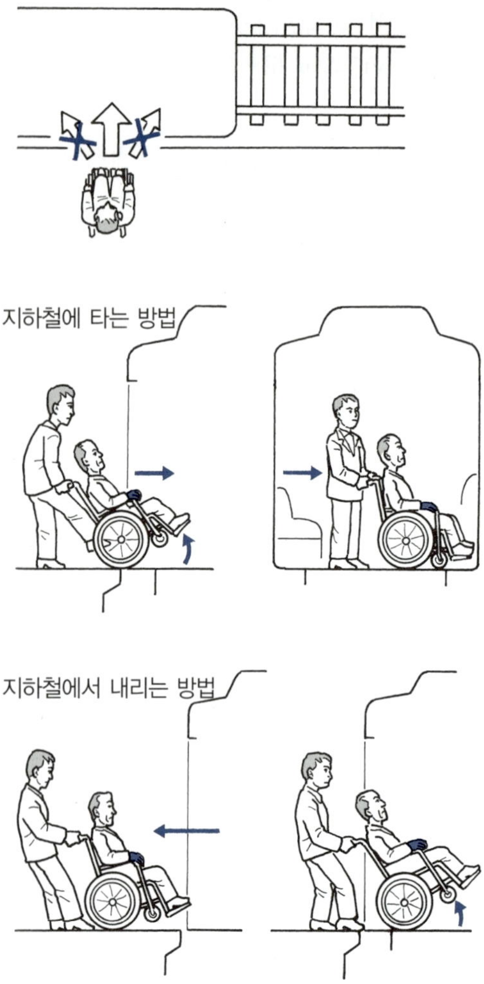

그림 Ⅲ • A • 61 지하철에 타고 내리기

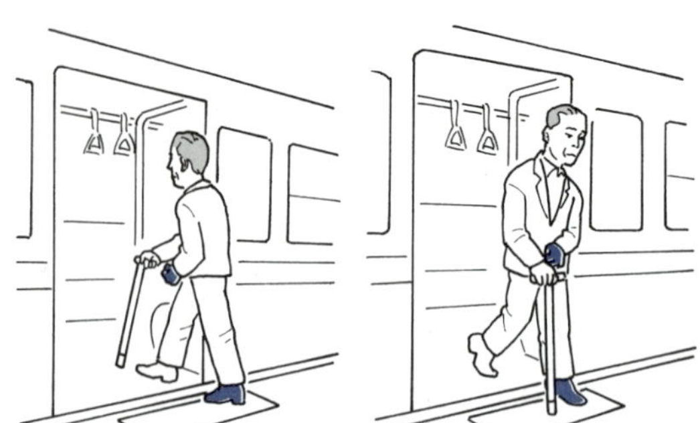

그림 Ⅲ • A • 62 지하철에 타고 내리기

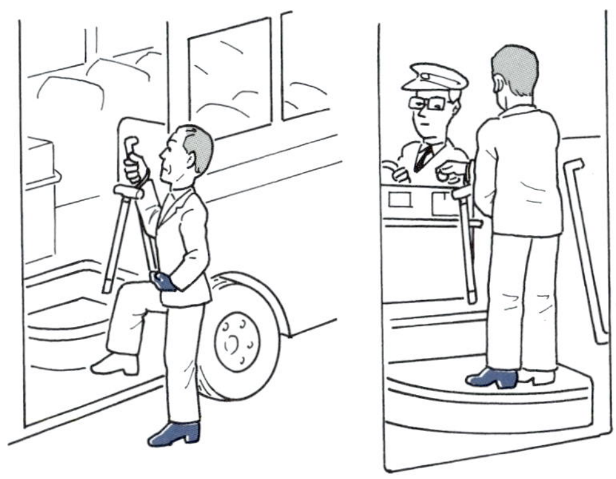

그림 Ⅲ・A・63 버스 층계에 오르는 방법

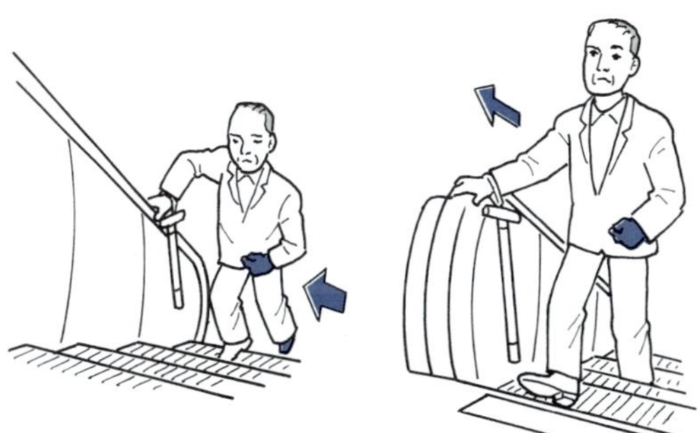

그림 Ⅲ・A・64 에스컬레이터에 타고 내리기

로 내리면 좋다.

⑤ 편마비의 지하철에 타는 방법(보행가능자)(그림 Ⅲ・A・62)

지팡이 등으로 보행 가능한 사람의 경우, 지하철에 탈 때는 계단을 오르는 요령으로 건전한 발부터 타면 좋다. 내릴 때에는 계단을 내려가는 요령으로 환부 쪽 발부터 내리면 좋다.

⑥ 편마비의 버스 층계에 오르는 방법(그림 Ⅲ・A・63)

오를 때에는 지팡이는 건전한 쪽 손에 매다는 등을 하여 건전한 쪽 손으로 난간을 잡고 계단을 오르는 것처럼 건전한 발부터 층계를 오르고 후에 환부 쪽 발을 당겨 올리도록 하면 좋다.

⑦ 편마비의 에스컬레이터에 오르내리기(그림 Ⅲ・A・64)

탈 때는 건전한 쪽 손으로 난간을 잡고 계단을 오르는 요령으로 건전한 쪽 발부터 에스컬레이터에 타도록 한다.

내릴 때는 지팡이로 바로 걸을 준비를 하면서 건전한 쪽의 발을 먼저 내리고 내리면 지팡이로 걷기 시작하도록 하면 좋다. 어느 것도 타이밍을 맞추기 어렵고 탈 때보다 내릴 때 쪽이 어려우므로 주의가 필요하다.

8 노인 편마비환자의 재활에서의 위험관리와 사고

노인 편마비 환자의 재활 중에 일어나는 합병증・사고에는 주된 것으로서 아래의 것이 있다.

① 넘어짐에 의한 골절
② 뇌졸중의 재발
③ 폐렴
④ 심장합병증
⑤ 소화기관 출혈
⑥ 기타

a 넘어짐에 의한 골절

골절의 대부분은 넘어짐에 의한 것으로 거의가 환부 쪽으로 넘어지고 기존의 골다공증과 넘어질 때의 환부 쪽 손에 의한 방어불능의 상태로부터 용이하게 골절을 일으킨다. 특히 위팔뼈머리(상완골두), 넙다리뼈 머리~목 부분, 아래팔의 콜리스골절(Colles fracture)을 일으키기 쉽다. 그 중에서 넙다리뼈목 골절이 압도적으로 많으며 재활을 지연시켜 장기화될 뿐만 아니라 2차성 치매 등의 합병증을 발생시키는 원인으로도 될 수 있으므로, 만일 발생하였을 때는 조기에 인공뼈머리 등의 수술을 시행하여 조기에 기상시키는 것이 긴요하다.

넘어짐 예방을 위한 구체적 주의사항은 아래와 같다.

① 보행 시에 하지장구의 필요가 있는 환자는 꿈치바깥들린휜발(내반첨족), 발을 질질 끄는 걸음, 가위걸음(scissor gate) 등을 나타내는 일이 많고 맨발로 보행하면 넘어질 가능성이 높으므로 환자에게 이러한 것을 잘 교육한다.

② 한쪽무시, 질병인식불능, 심부지각장애, Pusher syndrome[75], 소뇌실조 등이 있는 경우에는 특히 넘어지기 쉬우므로 주의가 필요하다.

③ 복도 등에는 물 등의 미끄러지기 쉬운 것들이 없도록 주의한다.

④ 신발바닥은 고무로 하여 미끄러지지 않도록 한다.

⑤ 이동, 옮겨타기 동작을 서두르지 않는다.

⑥ 보행 중 갑자기 말을 걸거나 주의를 끄는 것 같은 일은 하지 않는다. 또한 환자의 앞을 가로지르거나 곁을 달려서 앞지르지 않도록 한다.

⑦ 불안정한 보행을 하는 환자에게는 4점지지 지팡이나 로프스트란드 지팡이 등 적절한 지팡이를 선정하도록 한다.

⑧ 보조자는 반드시 환자의 마비 쪽에서 시중을 들도록 하여 균형이 무너졌을 때에 언제라도 지지할 수 있도록 한다.

⑨ 화장실, 욕실, 침대 곁 등 미끄러지기 쉽거나 선 직후의 균형의 무너짐에 특히 주의한다.

⑩ 가사동작 등에서의 환부 쪽 방향으로 가로로 이동을 할 때는 특히 주의하고 천천히 가랑이를 조금 넓게 하여 이동한다.

⑪ 의복의 착탈, 특히 바지 등 하반신인 경우, 가급적 앉은 자세에서 발끝부터 끼워 넣고 가급적 위까지 올린 다음에, 이번에는 누운 자세에서 허리를 뜨게 하여 엉덩이를 넣도록 한다.

또한 폐용된 팔다리는 골다공증이 두드러지고 약간의 외력으로도 골절을 일으키기 쉬우므로 주의가 필요하다.

b 뇌졸중의 재발

건전한 사람에 비하여 뇌졸중의 기왕증이 있는 사람은 뇌졸중 재발의 위험성이 몇 배나 높다고 하며 여러 연구자의 통계에 따르면 연간 5~10%에 재발이 일어난다고 한다(표 Ⅲ・A・20). 또한 병형별로는 뇌색전 15%, 뇌혈전 10%, 뇌출혈 5%로 뇌색전에 재발률이 높고 게다가 1회 발작은 9%, 2회 발작은 10%, 3회 발작은 19%로 재발이 반복될수록 재발률은 높아지는 경향이 있다[76]. 이들의 재발을 방지하기 위해서는 내과적인 치료관리가 필요하며, 특히 심장질환, 고혈압, 심방세동, 당뇨병, 기타의 동맥경화 촉진인자에 대해서는 엄중히 관리할 필요가 있다.

표 Ⅲ・A・20 뇌졸중의 재발률[76]

보고자	대상	사례 수	추적기간	재발작
Eisenberg 등	전뇌졸중	191	5년	19%
Matsumoto 등	전뇌졸중	310	1 5	10 10
Sacco 등	뇌혈전	남 111 여 111	5 5	42 24
와다 등	뇌경색	154	5	27

c 폐렴

고령자의 폐렴은 발열을 수반하지 않는 경우도 많고 전신 권태감, 식욕부진, 경증의 의식장애 등의 증상으로 발병하는 일도 있으며 특히 병상에 누워 있는 중인 사람은 전신 저항력의 저하와 침강성폐렴이 발생하기 쉬워 항상 세심한 주의를 기울여야 한다. 폐렴은 뇌졸중의 가장 많은 사망원인의 하나이고 뇌졸중 부검사례의 약 절반에 합병한다고 한다. 재활 프로그램을 지연시키지 않기 위해서도 초기 중에 항생물질 등으로 치료해야 한다.

d 고혈압증

뇌졸중의 초회 발작에 대한 혈압강하치료의 효과성에 대해서는 많은 보고가 있으나 재발 예방에 대해서는 혈압강하 효과가 있는지 아닌지는 아직 견해의 일치를 보고 있지 않다. 실제의 혈압강하 치료에 있어서는 순환동태에 대한 영향, 혈압강하가 필요한 영역과 혈압강하 목표치, 혈압강하 목표에 도달하기까지의 시간, 합병증의 유무, 나이를 먹음에 따른 영향, 사용하는 약제의 약리적 작용기전 등을 고려한 다음에 치료해야 한다(표 Ⅲ • A • 21).

뇌졸중 환자의 혈압강하 치료는 보통 발병 2~3주 이후부터 장기목표를 가진 치료를 시작한다. 혈압강하 목표는 수개월 후의 단기목표로서 150~170/95mmHg 정도로 하고, 장기목표는 140~150/90mmHg 미만으로하면 좋다. 다만 70세 이상의 고령자는 다소 높게 하고, 뇌내 출혈이나 라쿠나경색은 약간 높게 하며 아테롬형 뇌혈전증은 5mmHg 정도로 약간 높게 하는 것을 목표로 하면 좋다[78](표 Ⅲ • A • 22).

e 심장합병증

노령 환자는 어떠한 순환기질환을 갖고 있는 경우가 많으며 재활에 있어서는 이것을 염두에 두고 훈련해야 한다.

고령자의 재활에서 우리가 만나는 것으로서 ① 급성우발성의 것과 ② 만성형의 심부전증의 두 종류로 나눠서 생각하려고 한다.

표 Ⅲ • A • 21 성인에서의 혈압의 분류

분류	수축기 혈압		확장기 혈압
최적 고혈압	<120	동시에	<80
정상 혈압	<130	동시에	<85
정상 높은 수치 혈압	130~139	또는	85~89
경증 고혈압	140~159	또는	90~99
중등증 고혈압	160~179	또는	100~109
중증 고혈압	≧180	또는	≧110
수축기 고혈압	≧140	동시에	<90

표 Ⅲ • A • 22 위험인자를 가진 고혈압증의 치료방침[79]

	위험인자 없음	위험인자 있음(1~2개)	위험인자 있음(3개 이상) 표적 장기장애 당뇨병	순환기 합병증 있음
경증	6~12개월 생활습관 개선 수축기≧150 또는 확장기≧95에서는 약물치료를 시작	3~6개월 생활습관 개선 수축기≧140 또는 확장기≧90에서는 약물치료를 시작	약물치료	엄격한 약물치료
중등증	3~6개월 생활습관 개선 수축기≧140 또는 확장기≧90에서는 약물치료를 시작	3~6개월 생활습관 개선 수축기≧140 또는 확장기≧90에서는 약물치료를 시작	약물치료	엄격한 약물치료
중증	약물치료	엄격한 약물치료	엄격한 약물치료	엄격한 약물치료

위험인자 : 고령(남성 56세 이상, 여성 65세 이상), 흡연, 당뇨병, 고지혈증, 심혈관질환 젊은 연령 발병의 가족력
표적장기 장애 : 좌심실 비대, 단백뇨 또는 혈장 크레아티닌의 약간 상승, 아테롬경화 플라크, 망막동맥의 협착
순환기 합병증 : 뇌혈관, 심장, 콩팥, 혈관질환, 진행성고혈압성망막증

1 급성우발성심장합병증

a. 협심증

고령자의 경우에는 가슴부위를 조이는 느낌 등의 전형적 증상을 나타내지 않고 구역질, 구토, 상복부 불쾌감 등의 위장증상 등의 경우가 있다는 것에 주의하여야 한다. 또한 운동을 할 때만이 아니라 안정 시에도 출현하는 경우가 있어 예측이 곤란한 경우가 많다. 특히 실어증 환자와 같은 적절한 표현을 할 수 없는 환자의 경우는 안색, 맥박, 호흡, 식은땀 등 객관적 관찰을 게을리 해서는 안 된다.

불안정협심증의 정의
(American Heart Association, 1975)

① 새로운 운동협심증(new angina of effort)
완전히 새롭고 또는 6개월 이상 발작이 없었던 경우의 재발.

② 변화하는 유형(changing pattern)
안정된 협심발작의 예이고 통증, 빈도, 지속시간, 유발용이성, 방산의 정도 등이 증가한 것.
니트로글리세린의 효험이 나빠진다.

③ 새로운 안정협심증(new angina of at rest)
안정 시에 발작이 일어나고 15분 이상 계속되며 니트로글리세린으로 완화되지 않는 경우가 있다. 자주 통증과 함께 일과성의 ST 변화(상승 또는 하강), 또는 T의 음성화를 수반한다.

상기의 증상이 3주일 이내에 시작되고 1주일 이내에도 발작 있으며 새로운 경색을 나타내는 심전도 소견이나 혈중 산소 상승이 없는 것.

또한, 불안정 협심증이라는 명칭은 다음과 같이 비교적 최근 시작된 새로운 운동협심증(effort angina) 또는 안정협심증(angina at rest)과 최근 증상이 악화한 협심증에 대해서 붙여지고 심근경색으로의 진전을 배려한 명칭이다. 이들의 증상으로부터 심근경색으로의 진전비율은 20%, 심근경색환자의 30~40%가 이들의 증상을 전구증상으로서 갖고 있다. 이와 같은 경우 능동적인 운동훈련은 할 수 없다.

b. 심근경색

이것을 예지하는 것은 매우 곤란하다. 또한 심근경색은 운동할 때만이 아니라 안정 시에도 일어나는 경우가 있다. 따라서 심근경색을 경계하는 나머지 운동을 전혀 시키지 않는 것은 전체적으로는 오히려 마이너스가 된다.

심근경색의 위험인자로서는 ① 심근경색 · 협심증의 기왕증, ② ST-T 등 심근장애를 나타내는 심전도 변화가 중등도 이상의 것, ③ 운동부하 심전도가 양성인 것, ④ 당뇨병, ⑤ 고지혈증, ⑥ 대량 흡연자, ⑦ 60세 이상의 고령자 등이 있다.

도이(土肥)[80]에 따르면 뇌졸중 편마비환자 1,383명 중 기왕증을 포함한 심근경색은 6.4%이고 일반인 집계의 1~1.5%에 비하여 명백히 높은 비율이라는 것을 지적하고 있다.

c. 부정맥 발작

기왕증으로서의 부정맥이 갑자기 그 성질이나 정도를 바꾸는 일이 있고 상실성 기외수축 등은 일상 진료에서 흔히 보는 것이다. 이들 부정맥은 24시간 홀터(Holter) 심전계를 사용해서 평가되고 그 평가분류로서 Lown분류가 사용되는 경우가 많다(표 Ⅲ • A • 23).

필자들이 뇌졸중 환자를 대상으로 24시간 홀터 심전계로 조사한 결과[81]에서는 약 95%에 어떠한 부정맥이 관찰되고 일반 노인에 비하여 훨씬 부정맥의 빈도가 높다는 것을 알 수 있다. 그러나 빈발하는 것이나 특수한 것을 제외하고는 심부전 징후가 발생하지 않는 한 운동훈련을 계속할 수 있는 경우가 많다.

심방세동도 흔히 관찰되는 것이며, 뇌혈관장애의 원인이 되는 일도 있으나, 판막증이나 심부전 징후가 없는 한 훈련을 시행할 수 있는 경우가 많다.

심실성 빈박증은 맥박은 규칙적이지만 죽음에 이르는 위험성이 있으므로 즉각 적절한 응급처치가 필

표 Ⅲ • A • 23 Lown 분류

grade	심실성 기외수축(VPC)의 빈도
0	심실성 기외수축 없음
1	심실성 기외수축1분 이하 또는 30/시 이하
2	심실성 기외수축1분 이상 또는 30/시 이상
3	다형성심실성 기외수축
4a	2연발 심실성 기외수축
4b	3연발 이상의 심실성 기외수축
5	R on T형

요하다.

이 밖에 동기능부전증후군(sick sinus syndrome), 아담스 스토크스 증후군을 나타내는 것은 박동조율기(pacemaker)의 적응이 되는 경우가 많다.

24시간 홀터 심전계에 의한 뇌졸중 환자 63 사례에서의 부정맥[82] (발병 후 1~3개월, 경색 46 : 출혈 12 : 거미막밑 출혈 2, 평균연령 64세)

1. 심방세동(af) 10 사례
   - 빈박성 4
   - 서박성 2
   - 발작성 4
2. 상실성 기외수축(SVPC) 35
3. 발작성 상실성 기외수축(PAT) 11
4. 심실성 기외수축(VPC) 45
   - Lown 1 (30/시 미만) 9
   - 2 (30/시 이상) 8
   - 3 (다원성) 16
   - 4a (2연발) 7
   - 4b (3연발 이상) 5
5. 부정맥이 전혀 없는 것 1

2 만성형의 심부전증

a. 좌심부전

판막증, 고혈압, 허혈성심장질환 등에 의한 좌심실부전이 있으며, 이 때문에 폐울혈증을 나타내고 호흡곤란, 기침, 객담 등의 증상이 발생한다.

b 우심부전

고령자에서는 만성폐색성 폐질환, 폐섬유증 등 때문에 우심실의 부담으로부터 우심부전을 일으키는 일이 있다. 부종, 복수, 요량 감소, 간종대(hepatic enlargement) 등을 나타낸다.

c. 대사성 심부전

낮은 영양의 노인에서는 저단백혈증이나 빈혈에 의한 심부전증을 고려해야 한다. 또한 탈수에 의해서도 마찬가지의 증상을 일으킨다.

훈련에 있어서는 아래의 자각증상에 의한 기준이 편리하다. 이들을 간편하게 체크하기 위해서는 심전도 모니터 등을 이용하면 좋다(표 Ⅲ • A • 24, 25)

표 Ⅲ • A • 24 자각증상에 의한 심부전의 평점

1. 식욕부진, 구역질, 구토	0.5점
2. 운동 시 두근거림	0.5
3. 원인불명의 체중증가	0.5
4. 야간다뇨	0.5
5. 쉽게 피로함	1.0
6. 요량(소변량) 감소	1.0
7. 부종	1.0
8. 운동 시 호흡곤란	1.0
9. 발작성 야간 호흡곤란	2.0
10. 앉아숨쉬기(기좌호흡, orthopnea)	4.0

합계점수에 의해서 심부전의 정도를 나타낸다.
5점 이상은 훈련중지
4~3점은 훈련제한
2~1점은 훈련은 평상시대로

표 Ⅲ • A • 25 울혈성 심부전의 진단점수

1. 1. 기초 심장질환	5.0점
2. 디지털리스(digitalis)에 의한 증상 개선	5.0
3. 확장기 과잉심음	4.0
4. 교대맥박(alternating pulse)	2.0
5. 간목동맥반사(hepatojugular reflex) : 양성	2.0

6. 앉아숨쉬기(orthopnea)	2.0
7. 발작성 야간호흡곤란	2.0
8. 허파영역 수포음(rales) 청취	2.0
9. 운동성호흡곤란	1.0
10. 정맥압 상승	1.0
11. 순환시간 연장	1.0
12. 폐활량 감소	1.0
13. X선상의 폐문음영의 강화	1.0
14. 심장 확대	1.0
15. 부종	1.0
16. 흉수	1.0
17. 복수	1.0
18. 피로	1.0
19. 요량 감소	1.0
20. 식욕부진, 구역질, 구토	0.5
21. 빈맥, 두근거림	0.5
22. 원인불명의 체중증가	0.5
합계 15점 이상을 심부전이라 한다.	

(도이)[80]

재활의 중지기준(재활의학회 2006 : 마에다 마사하루 등)[83]

1. 적극적인 재활을 실시하지 않는 경우

① 안정 시 맥박 40/분 이하 또는 120/분 이상
② 안정 시 수축기 혈압 70mmHg 이하 또는 200mmHg 이상
③ 안정 시 확장기 혈압 120mmHg 이상
④ 운동협심증이 있는 사람
⑤ 심방세동이 있는 사람으로 현저한 서맥 또는 빈맥이 있는 경우
⑥ 심근경색 발병 직후에 순환동태가 불량한 경우
⑦ 현저한 부정맥이 있는 경우
⑧ 안정 시 흉통이 있는 경우
⑨ 재활 실시 전에 이미 두근거림 · 숨이 차오름 · 흉통이 있는 경우
⑩ 앉은 자세에서 현기증, 식은땀, 구역질 등이 있는 경우
⑪ 안정 시 체온이 38℃ 이상
⑫ 안정 시 산소포화도(SPO_2) 90% 이하

2. 도중에 재활을 중지하는 경우

① 중등도 이상의 호흡곤란, 현기증, 구역질, 협심통, 두통, 강한 피로감 등이 출현한 경우
② 맥박이 140/분을 초과한 경우
③ 운동 시 수축기 혈압이 40mmHg 이상, 또는 확장기 혈압이 20mmHg 이상 상승한 경우
④ 빈호흡(30회/분 이상), 숨이 차오름이 나타난 경우
⑤ 운동에 의해서 부정맥이 증가한 경우
⑥ 서맥이 출현한 경우
⑦ 의식상태의 악화

3. 일단 재활을 중지하고 회복을 기다려서 재개

① 맥박수가 운동 전의 30%를 초과한 경우. 다만 2분간의 안정에서 10% 이하로 되돌아오지 않을 때는 이후의 재활을 중지하거나, 또는 매우 가벼운 운동성의 것으로 전환한다.
② 맥박이 120/분을 초과한 경우
③ 1분간 10회 이상의 기외수축이 출현한 경우
④ 가벼운 두근거림, 숨이 차오름이 출현한 경우

4. 기타의 주의가 필요한 경우

① 혈뇨의 출현
② 객담의 양이 증가하고 있는 경우
③ 체중이 증가하고 있는 경우
④ 권태감이 있는 경우
⑤ 식욕부진 시 · 공복 시
⑥ 다리의 부종이 증가하고 있는 경우

f 소화성궤양

특히 뇌졸중 급성기에서는 일어나기 쉬우므로 정기적인 대변의 잠혈검사와 위점막 보호제의 투여가 필요하다.

g 기타

이 밖에 만성폐색성폐질환, 간기능장애, 콩팥기능장애 등이 노인과 관련된 리스크이지만 그 상세한 것에 대해서는 여기서는 생략한다.

B 뇌혈관장애의 영상진단

1 뇌혈관장애 조기의 영상진단

뇌혈관장애에 대한 영상진단은 brain attack시대의 영상진단으로서 급속한 발전을 보이고 있다(표 Ⅲ • B • 1). 뇌혈관장애의 조기진단은 치료의 첫걸음이며 이것을 빠뜨릴 수는 없다. 얼마나 빨리 진단하고 치료를 시행하는지가 뇌혈관장애의 그 후의 상태를 좌우하는 것이라는 것은 누구나가 인정하는 것이다. 최근에는 많은 병원에서 X선 CT, MRI-CT의 쌍방을 갖고 있는 곳이 많아졌다. 조기에 단시간에 확실한 진단을 시행하려고 한다면, 목 부위 강직을 인지하는 것 같은 거미막밑 출혈을 확실히 의심케 하는 것 이외는 정보가 많은 MRI-CT를 시행해야 한다고 생각하고 있다. 최근에는 X선 CT와 MRI-CT의 촬영시간 등을 비교해도 극단적인 차이는 없으며 환자 이송의 시간단축도 아울러 생각한 경우, 출혈의 유무의 확인에 T1강조 영상을 먼저 촬영한다고 해도 문제는 없는 것이라 생각된다.

혈관 밖으로 출혈한 뇌내 출혈이나 거미막밑 출혈은 X선 CT로도 MRI-CT로도 바로 진단할 수 있는 경우가 많지만, 뇌경색의 경우 MRI-CT의 특수한 촬영방법이 그 조기진단에 도움이 된다. 뇌경색에 수반하여 현저한 뇌 허혈이 발생한 부위에서는 몇 분 후에 ATP의 고갈에 수반하여 신경세포의 이온의 균형이 파탄하여 신경세포막이 탈분극을 일으키게 된다. 이 때, 세포 외액 중의 물 분자가 세포막을 통과하여 세포 내에 들어가 버리기 때문에 세포가 부풀게 된다(cytotoxic edema). 이 물 분자의 변화를 파악하는 영상진단에 확산강조 영상(그림 Ⅲ • B • 1)이 사용된다.

확산강조 영상(diffusion weighted image, DWI)은 초고속 촬영법인 에코 플래너법(EPI)을 사용하여 뇌조직의 물 분자의 확산운동의 어려움을 영상화하는 것이며, 물 분자가 확산하기 어려운 것일수록 높은 신호영역이 되는 영상이다. 세포 내의 물 분자는 세포 외액에 비하여 확산하기 어려우므로 세포독성부종(cytotoxic edema)을 일으킨 조직은 높은 신호영역을 나타내게 된다. 세포독성부종(cytotoxic edema)는 허혈이 발병하고 있는 몇 분 후부터 시작되기 때문에

표 Ⅲ • B • 1 발병 후 조기(몇 시간 이내)에 시행되는 영상진단

영상진단	촬영법	소요시간
X선 CT	단순(plain)	3분
MRI-CT	확산강조영상(DWI) T2강조영상(T2WI) T1강조영상(T1W1)	40초 5분 2분
	FLAIR※, T2 프로톤 강조영상 MRA※※	3분 10분
SPECT	ECD, IMP 뇌혈류량	40분
초음파검사	머리뼈 경유 칼라도플러법 목동맥 초음파검사(목동맥 에코) 심장초음파검사(심 에코)	15분 15분 15분
혈관조영	선택적 동맥조영(필요에 따라서)	40분 이상

※ fluid-attenuated inversion recovery
※※ MR-angiography

증상사례 1 : 뇌경색(방선관, corona radiata) 발병 후 2시간

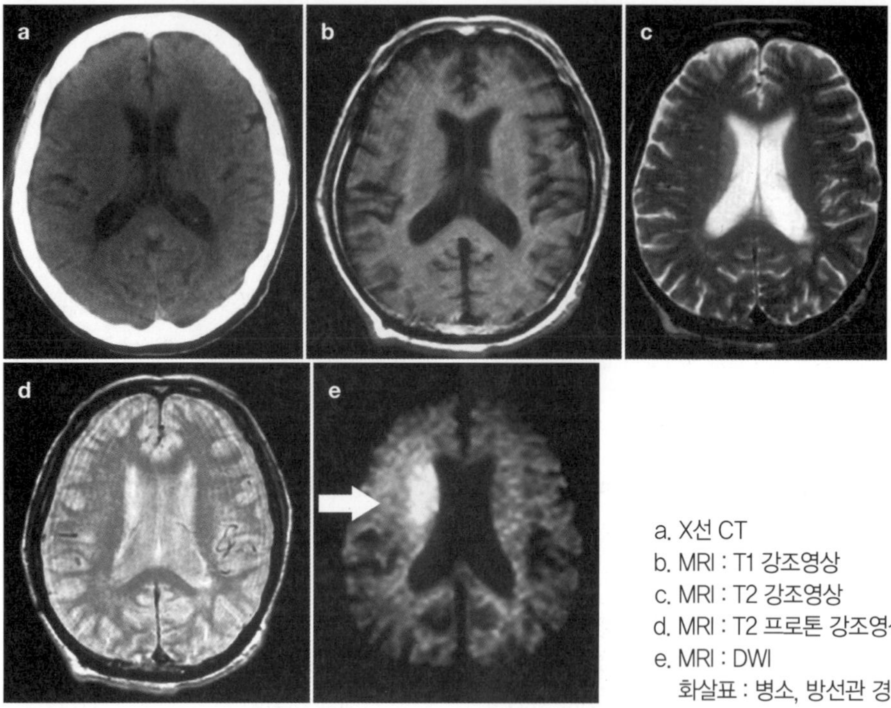

a. X선 CT
b. MRI : T1 강조영상
c. MRI : T2 강조영상
d. MRI : T2 프로톤 강조영상
e. MRI : DWI
화살표 : 병소, 방선관 경색

증상사례 2 : 뇌경색(신선 : 중간대뇌동맥 광범위, 진구성 : 이마엽 가쪽부분) 발병 후 3시간

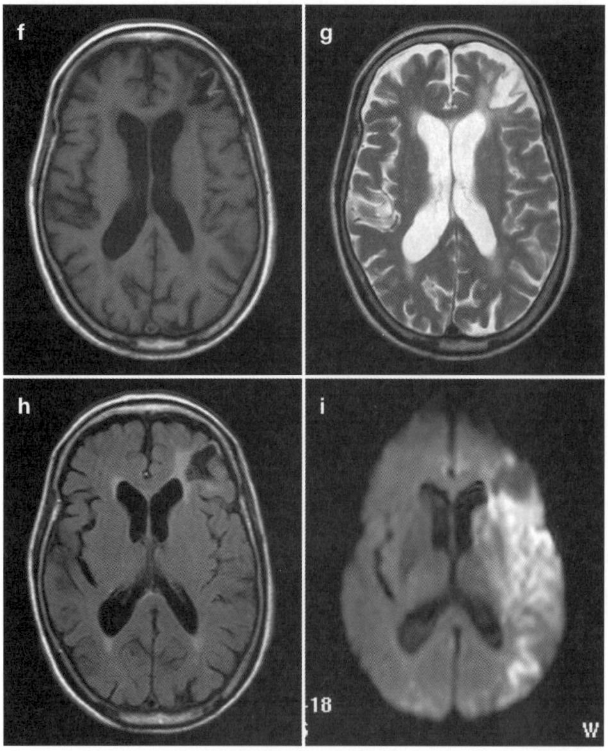

f. MRI : T1 강조영상
g. MRI : T2 강조영상
h. MRI : FLAIR
i. MRI : DWI

그림 Ⅲ • B • 1 뇌경색의 영상진단

DWI에 의해서 매우 조기에 진단이 가능해진다. 이 높은 신호영역은 임상적으로는 발병 후 1~2신간에서 출현하고 다른 T2 강조영상, FLAIR에서 3~4시간 후 높은 신호영역을 나타내기 때문에 발병 조기의 진단에 도움이 될뿐더러 진구성뇌경색과의 감별도 할 수 있다. 또한 이 영상의 높은 신호영역은 약 1개월 후에는 소실되는 특징을 갖고 있다. 그러나 DWI에서의 높은 신호영역은 이미 고도의 허혈로 되어있을 가능성이 있고 재개통에 의한 신경세포의 치료를 생각한 경우, 더 조기의 진단도 필요하다고 생각된다.

2 뇌졸중의 머리 X선 CT 소견

머리 X선 CT는 X선이 투과하는 정도를 컴퓨터로 합성한 영상이기 때문에 각 뇌내 조직이나 병변부위가 어느 정도 X선을 통과시키는가에 의해서 영상이 결정된다. 임상에서 보통 사용되고 있는 것은 뼈 부위를 하얗게(high density area), 뇌실 등을 까맣게(low density area, LDA), 뇌 실질을 그 중간색인 회색으로 하여 영상을 구성하고 있다.

a 뇌경색의 머리 X선 CT 영상

뇌경색에서는 초급성기의 24시간 이내 정도는 혈류장애가 발병하고 나서부터 약간의 시간이기 때문에 X선으로 변화할 정도의 변화가 일어나지 않는다. 이 때문에 편마비 등의 임상증상은 있으나 머리 X선 CT로는 정상 영상인 경우가 많다.

그러나 상세하게 보면 조기뇌경색 CT소견(early CT signs[1])(ECS)(표 Ⅲ・B・2)이 관찰되는 경우가 있다.

다음으로 며칠 경과하면 병변부위는 부종을 수반한 변화가 관찰되고 X선 투과성이 좋아지므로 까맣게 LDA가 되어 병소의 부위와 크기를 확실하게 파악할 수 있게 된다.

표 Ⅲ・B・2 조기 뇌경색 CT 소견

HMCAS	hyperdense MCA sign MCA영역이 약간 하얗게 보인다.
ALN	attenuation of the lentiform nucl. 렌즈핵 주변이 약간 까맣게 보인다.
LIR	loss of the insular ribbon 섬이랑(도회)이 좁아 보인다.
HSE	hemispheric sulcus effacement 뇌고랑이 없어진다(뇌고랑의 좌우 차이)

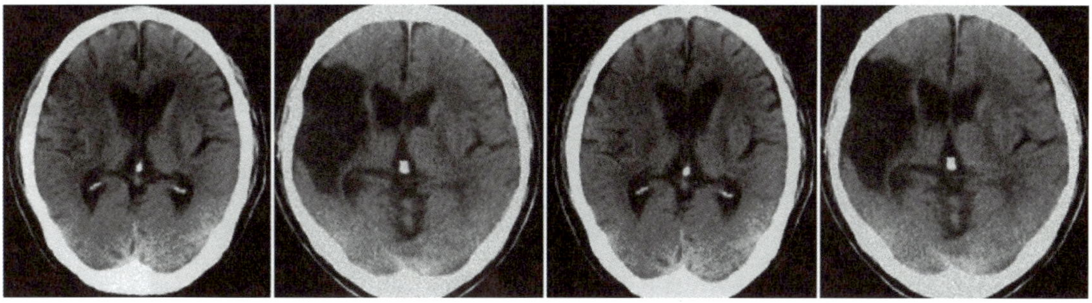

발병 당일 수일 후 2~3주째 : 호화관류 1개월 이후

그림 Ⅲ・B・2 뇌경색의 머리 X선 CT 영상의 자연경과

더 경과하여 2~3주째가 되면 경색부위의 혈류가 병소의 수복기전 때문에 혈류량이 증가한다[호화관류(luxury perfusion)]. 이 때문에 병변부위에는 일시적으로 혈액성분이 증가하기 때문인지 병소가 명확하게 묘출되지 않는 시기가 있다는(foggy effect) 것에 주의하여야 한다.

이 시기가 지나면, 수복기전이 안정되기 때문인지 병소부위의 혈류도 저하하고 이에 더해서 부종의 상태도 개선되어 괴사에 빠진 병소가 연화병소로서 낮은 흡수영역으로 바뀌고, 이후 흉터조직으로서 그대로의 상태가 지속된다(그림 Ⅲ • B • 2).

b 뇌내 출혈의 머리 X선 CT 영상

출혈에서는 혈액의 X선의 투과성이 나쁘기 때문에 영상에서는 혈종이 하얗게(높은 흡수영역, high density area) 보인다. 출혈의 경우 발병 직후부터 병변부위는 하얗게 보여 경색과는 대조적이다.

몇 시간에서부터 며칠 경과하면, 혈종 주위의 조직에 부종이 발생하고 백색 혈종의 주위에 흑색의 부종의 영상이 된다. 그 후 부종은 며칠간 확대하는 경우가 많고 이 시기의 뇌부종 개선을 충분히 시행할 필요가 있다.

더 경과하면 흉터조직으로서 흑색의 낮은 흡수영역이 병소로서 남게 된다(그림 Ⅲ • B • 3).

3 뇌졸중의 머리 MRI-CT 영상

머리 MRI-CT에서는 보통 세 가지 촬영방법을 사용하는 경우가 많고 각각 T1강조영상, T2강조영상, FLAIR영상(또는 T1 프로톤 강조영상이 촬영된다)이라 불린다(그림 Ⅲ • B • 4).

T1강조영상은 거의 X선 CT영상과 마찬가지로 보이는 특징이 있다. 또한 T2강조영상은 수분이 많은 부분이 강조되어 묘출된다. 그리고 FLAIR영상에서는 뇌실질 내의 병소가 뇌실로부터 구별되어 포착할 수 있는 특징을 갖는다.

MRI-CT는 X선 CT와 비교하여 뇌줄기부분 · 소

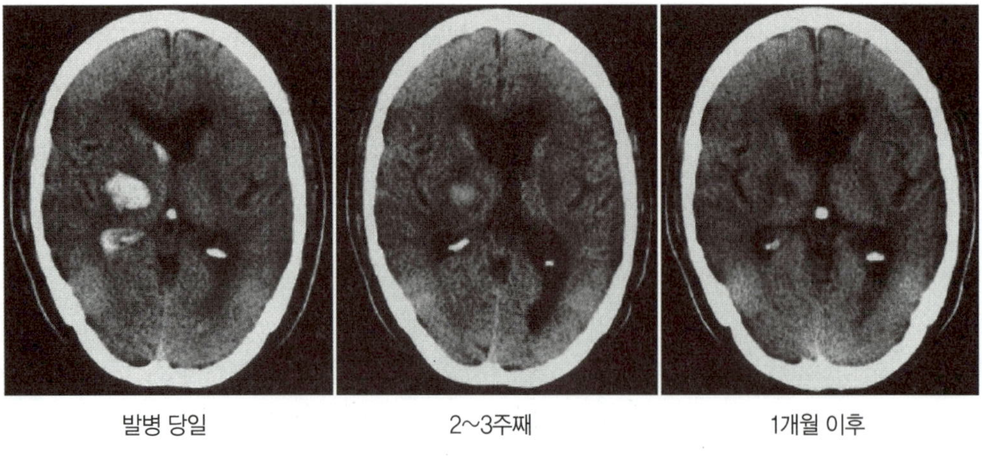

발병 당일 2~3주째 1개월 이후

그림 Ⅲ • B • 3 뇌내 출혈의 머리부위 X선 CT영상의 자연경과(뇌실 찢어짐을 수반하는 시상출혈)

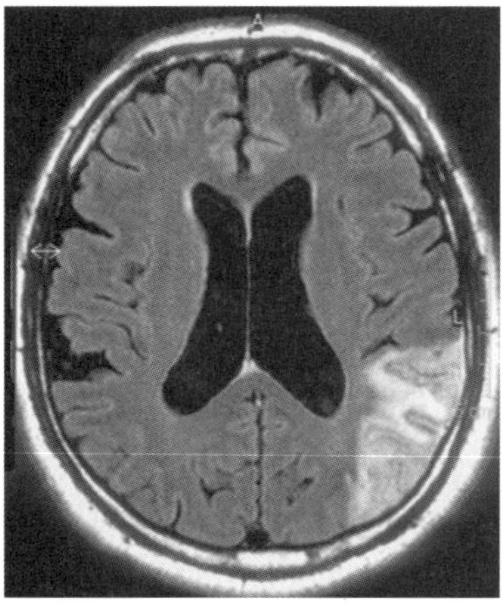

그림 III·B·4 FLAIR(fluid attenuated inversion recovery) 영상(마루엽 뇌경색)

수소원자를 강하게 진동시켜 두고 안정한 물의 성분만을 무시하여 파악하는 방법. TR을 가급적 길에 하여두고 물의 T1수치를 무시하도록 설정하면 T2강조영상에서 하얗게 보이는 뇌실 등의 물이 들어가 있는 부분이 무시되고 작은 라쿠나(소경색) 등의 병소를 묘출하기 쉬워진다. 뇌실 등은 까맣게 되고 뇌내 부종이나 혈종은 하얗게 된다 → T2 프로톤 강조영상과 거의 같은 영상으로 얻어지는 정보도 거의 같다.

뇌 등에서 뼈의 영향을 받는 일이 적고 대뇌도 상세한 영상이 얻어지며 정보량이 많아 임상에서는 매우 유용하다. 그러나 이러한 MRI도 1회의 촬영에 10~20분 정도 필요하여 급성기의 환자에게는 지나치게 시간이 걸리는 검사이거나 좁은 공간 안에 환자를 장시간 넣고 검사하는 것은 큰일이다. 자기(magnetism)에 반응하기 때문에 틀니, 뇌동맥류 클립, 인공관절 등이 체내에 있으면 정확한 영상을 얻을 수 없는 경우가 있다. 최근에는 매우 빨리 촬영할 수 있는 것이나 수술할 때에 자성(magnetic properties)이 없는 것을 사용하는 등의 연구가 되어있다.

최근까지는 급성기 뇌경색의 치료로서 환자가 병원으로 실려 오면 우선 충분한 병태의 파악이 필요하다. 그래서 CT실로 보내서 CT를 촬영하고 X선실로 운반하여 angio(혈관조영)를 시행하고 RI실로 보내서 PET, SPECT를 보고… 등의 과정을 거쳐 치료방침을 결정하고 있었으나, 이것으로는 시간이 지나치게 걸려 비효율적일 것이라 생각한다.

Brain attack 시대의 영상진단으로서는 가능한 한 단일 기계로 동시에 단시간에 가급적 많은 정보를 얻을 수 있는 것이 조건이며 MRI가 그것을 담당할 것이라 생각된다. MRI도 진보를 보여 발병 후 몇 시간 이내의 초조기의 경색부위의 확인에는 확산강조영상이 사용되고, 폐색혈관의 확인에는 MRI angiography(MRA)를, 뇌혈류 상태의 확인에는 perfusion MRI, 뇌 대사의 상황을 알기 위해서는 MRI spec-

T1 T2

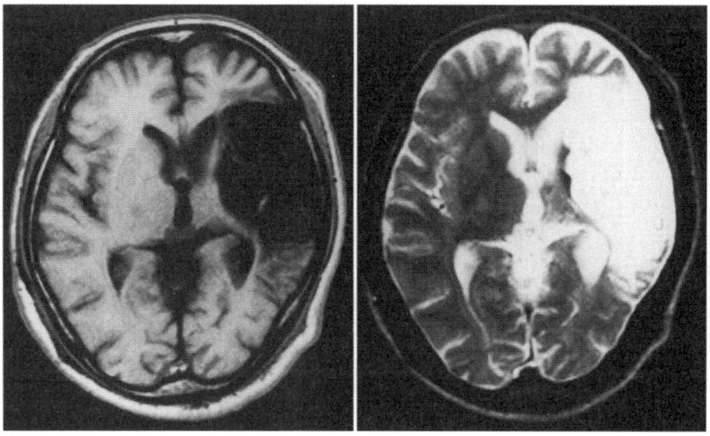

그림 III·B·5 뇌경색의 머리 MRI-CT 영상

troscopy를 사용한다는 것처럼 1대로 단시간에 많은 정보를 얻을 수 있게 되었다.

a 뇌경색의 머리 MRI-CT영상

뇌경색에서는T1, T2에서 발병 후 8시간 이내 정도의 초조기는 MRI로 알 수 있는 것 같은 변화는 없으며 정상범위 내의 영상이다. 그 이상 경과하면 부종 · 흉터조직 등 때문에 병소는 T1에서 까맣고[낮은 신호영역(low intensity area ; LIA)] T2 및 FLAIR에서 하얗게[높은 신호영역(high intensity area: HIA)] 된다. 이것이 부종 등의 시기에 다소 확대하고 그 후 축소되지만 만성기까지 마찬가지로 계속되는 것이 뇌경색의 특징이다(그림 Ⅲ • B • 5).

b 뇌내 출혈의 머리 MRI-CT 영상

뇌내 출혈에서는 혈종이 가지는 신호에 의해서 발병 직후부터 변화가 인지되고 초조기에서는 T1, T2 모두 하얗게 높은 신호영역이 된다. 며칠 안에 혈종 주위의 부종 때문에 T1에서 약간 까맣고 T2에서 약간 하얗게 된다. 그러나 몇 주일 후에는 부종이 서서히 소실함과 동시에 헤모글로빈의 대사산물(hemoglobin → methemoglobin) 때문에 T1에서 중앙부분이 까맣게 되어 도넛처럼 보이는 시기가 있다.

그 후는 혈종의 흡수와 더불어 T1, T2 모두 까맣게 낮은 신호영역이 되고 만성기의 이 상태가 6개월~10년 정도 계속된다. 더 경과하면 흉터조직만으로 되고 뇌경색과 마찬가지로 T1에서 까맣고(낮은 신호

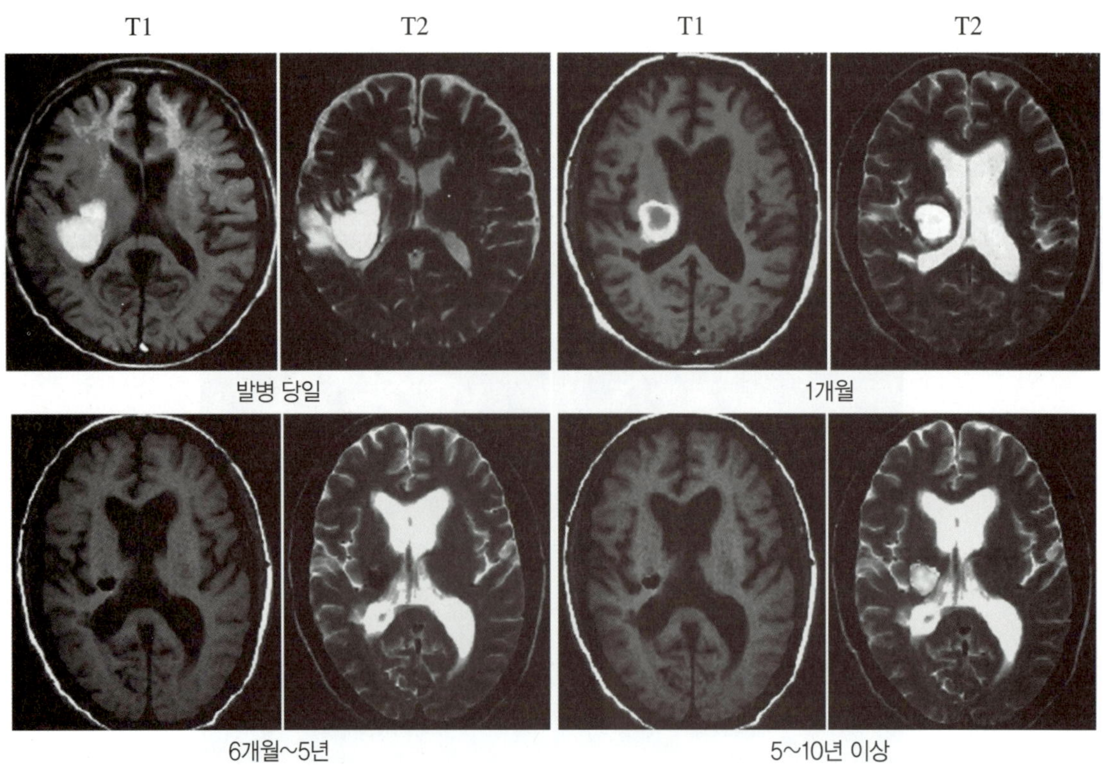

그림 Ⅲ • B • 6 뇌내 출혈의 머리의 MRI-CT 영상

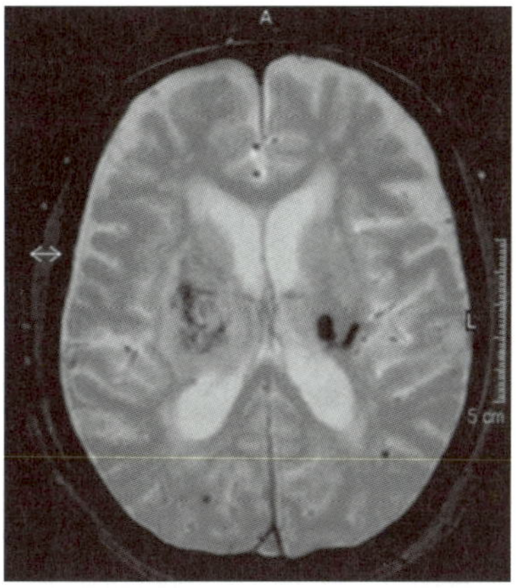

그림 Ⅲ・B・7 시상출혈의 T2*(T2 star)

이 사례는 왼쪽 시상출혈의 예이지만, 거짓숨뇌마비(가성구마비)에 의한 조음장애와 삼킴 곤란을 나타내고 있었다. MRI에서는 왼쪽 시상출혈 이외에 과거의 무증후성의 오른쪽 조가비핵출혈(피각출혈)이 관찰되고 이 영상소견으로부터 MRI로 거짓숨뇌마비의 설명이 가능하다.

영역), T2에서 하얗게(높은 신호영역) 되며 이후 지속된다. 이 시점에서는 출혈인지 경색인지의 감별은 어려워지지만 이것 이전에서의 감별은 MRI-CT에서는 가능한 경우가 많다(그림 Ⅲ・B・6).

최근, T2*(T2 star)라는 촬영방법이 개발되었다(그림 Ⅲ・B・7). 이것은 혈철소(hemociderin)에 포함되는 철(Fe)을 강조한 영상으로 나타나고 과거의 뇌내 출혈인지 아닌지를 정확히 파악할 수 있다.

4 머리 CT영상의 각 수준의 보는 방법

CT영상을 볼 때에 보고 있는 절편(slice)면이 어느 정도의 높이의 뇌인지를 확인할 필요가 있다.여기서 각 절편면의 표식에 대해서 아래쪽에서부터 차례로 설명한다.

a 소뇌의 수준

소뇌의 높이에 대해서는 제4뇌실의 형태가 참고가 된다. 아래쪽은 루시카공(foramen of Luschika)으로서 좌우 양쪽으로 열리고 위쪽은 마장디공(foramen of Magendie)으로서 중간뇌수도관(중뇌수도)에 연결되기 때문에 하나로 통합된다. 이 때문에 아래쪽은 가로의 길이로, 위쪽은 세로의 길이가 된다(그림 Ⅲ・B・8). 또한 위쪽에서부터 소뇌다리(소뇌각), 중간소뇌다리(중소뇌각), 아래소뇌다리(하소

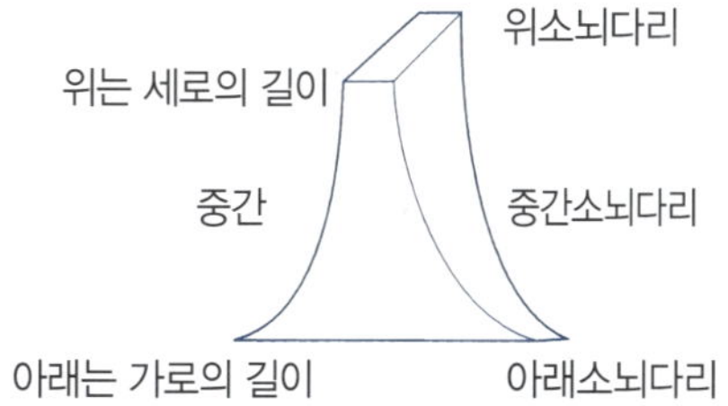

그림 Ⅲ・B・8 제4뇌실의 형태와 수준

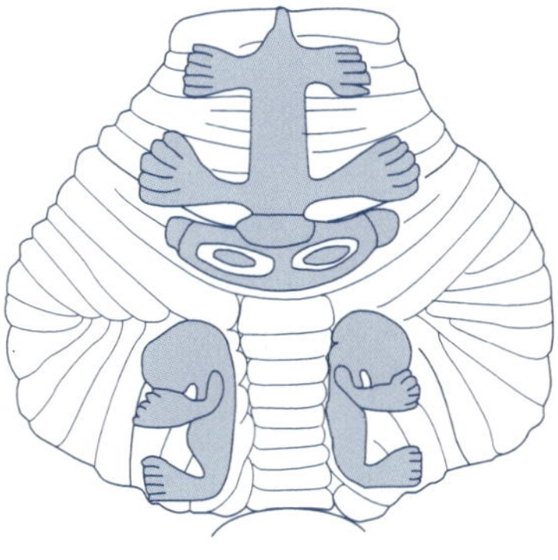

그림 Ⅲ・B・9 소뇌겉질의 체성국재

지각자극 때의 유발전위로부터(Snider에 따름)

뇌각)와 제4뇌실의 옆쪽을 지나고 주로 위소뇌다리(상소뇌각)는 대뇌와 소뇌를 연결하는 팔다리의 신경섬유가 지나고, 중간소뇌다리는 올리브핵 등의 다리뇌(교뇌)와 소뇌를 연결하는 몸통부분의 신경섬유가, 아래소뇌다리는 척수와 소뇌를 연결하는 팔다리의 섬유가 각각 지나가게 된다.

또한 소뇌겉질의 각 지배부위는 그림 Ⅲ・B・9와 같은 국재(localization)가 제창되어 있고, 그 이해에 도움이 된다.

뇌줄기부분에 대해서는 가로의 길이이면 다리뇌 하부의 수준(그림 Ⅲ・B・10)이, 세로의 길이라면 다리뇌 상부의 수준(그림 Ⅲ・B・11)이 각각 대응한다.

b 펜타곤의 수준

다음으로 소뇌에서부터 앞쪽으로 시점을 옮기면 뇌조(cistern)의 형태가 표식이 된다. 이 수준의 뇌조의 현태는 마치 5각형을 나타낸다는 것으로부터 5각형이라는 의미의 펜타곤(pentagon)이라 일컬어진다(그림 Ⅲ・B・12). 이 5각형의 각 변은 윌리스 고리에 일치하여 중요한 의미가 있다는 것을 알 수 있다(그림 Ⅲ・B・13).

c 다비데의 별의 수준

더 위쪽으로 가면 5각형의 밑변의 부분이 뒤쪽으로 패어 들어가 마치 별이 빛나고 있는 것 같은 형태로 뇌조가 보인다. 이 수준을 다비테의 별의 수준이라 하고 뒤쪽의 패임(notch)은 대뇌다리에 일치한다(그림 Ⅲ・B・14).

d 중간뇌의 수준

다비데의 별에서부터 약간 높은 수준에서 시점을 뒤쪽으로 옮기면 미키마우스의 얼굴처럼 보이는 높이이기도 하며, 중간뇌의 수준이 된다. 이 미키마우스의 양 귀에 해당되는 부분이 대뇌다리이고 피라미

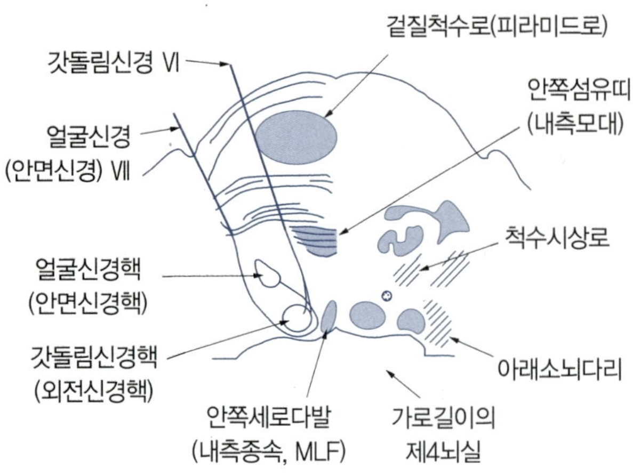

그림 Ⅲ・B・10 다리뇌 하부의 수준
(얼굴신경 : 세로길이의 제4뇌실)

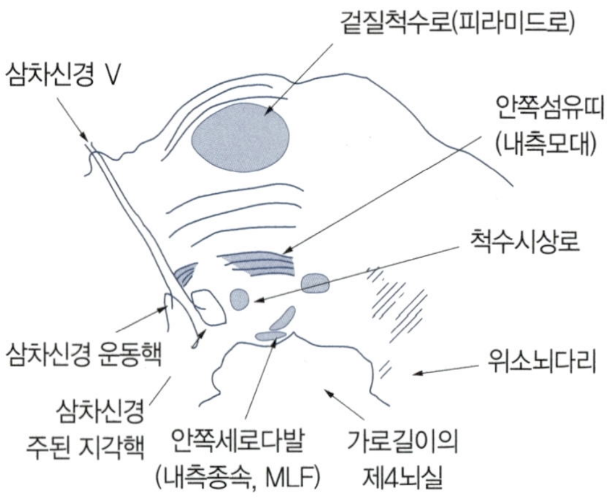

그림 Ⅲ・B・11 다리뇌 상부의 수준
(펜타곤 : 세로길이의 제4뇌실)

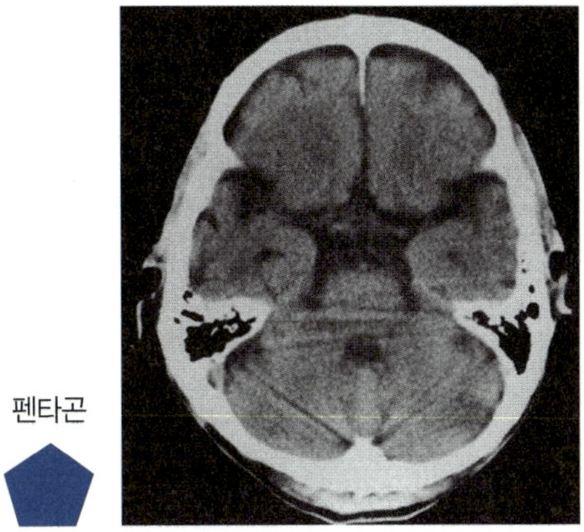

그림 Ⅲ • B • 12 펜타곤의 수준

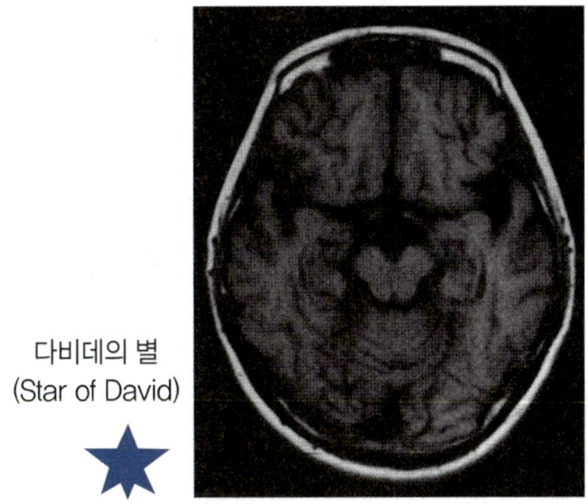

그림 Ⅲ • B • 14 다비데의 별 수준의 X선 CT

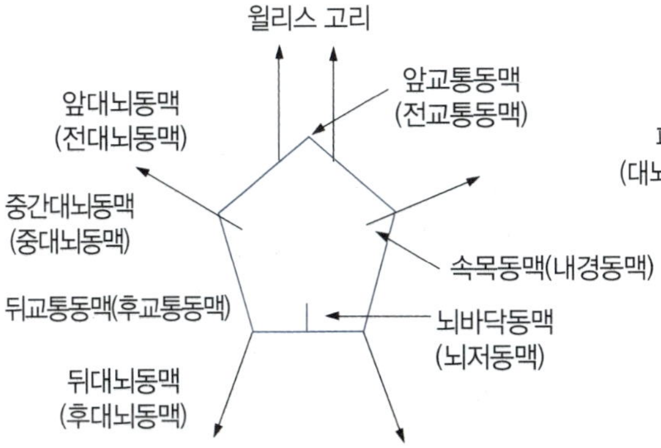

그림 Ⅲ • B • 13 윌리스 고리를 구성하는 각 동맥

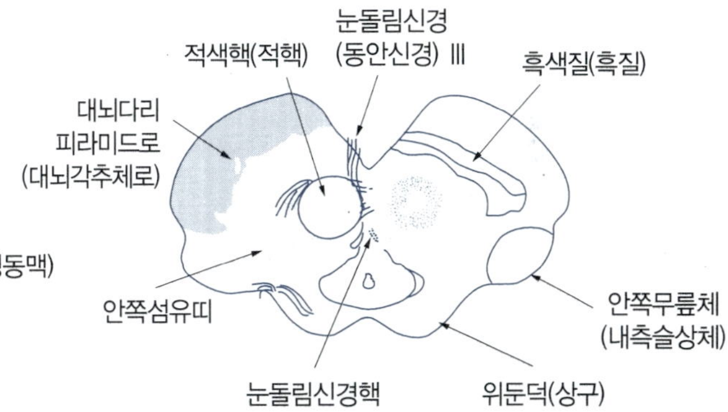

그림 Ⅲ • B • 15 중간뇌 수준의 뇌줄기부분의 구조
(눈돌림신경, 다비데의 별)

드로가 지나고 있다.

이 수준에서의 뇌줄기 부분의 구조는 그림 Ⅲ • B • 15처럼 되고 위둔덕이나 눈돌림신경의 수준에 일치한다.

e 앞맞교차의 수준

좌우의 대뇌를 연결하는 구조로서 뇌들보(뇌량)와 앞맞교차(전교련)가 있다. 앞맞교차는 주로 후각에 관여하는 섬유가 좌우의 뇌로 교차하여 들어가는 곳이며 가쪽뇌실(측뇌실)의 앞뿔(전각)과 제3뇌실의 사이에 위치하는 비교적 작은 구조물이다(그림 Ⅲ • B •.16).

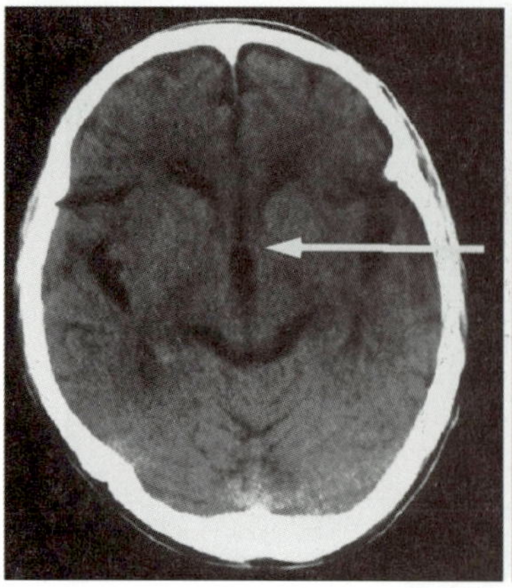

그림 Ⅲ・B・16 앞맞교차 수준의 X선 CT

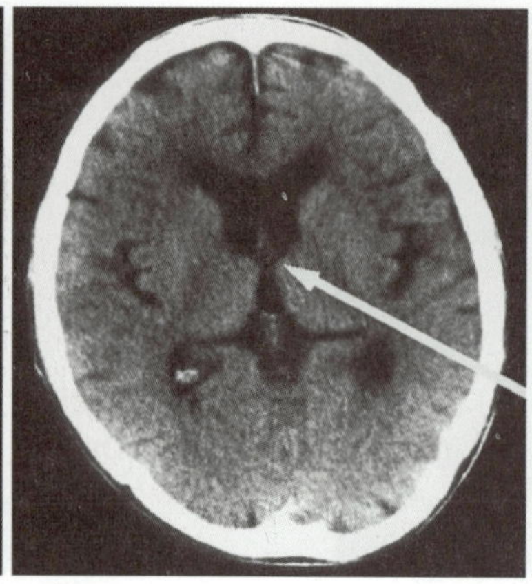

그림 Ⅲ・B・17 몬로공 수준의 X선 CT

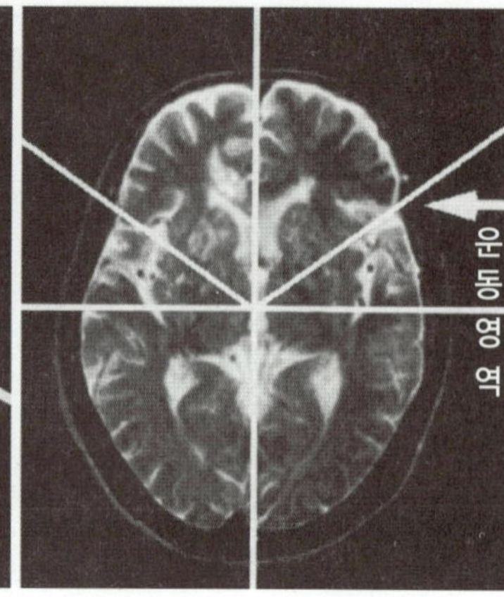

그림 Ⅲ・B・18 운동영역의 CT상의 위치

[OM line에 대해서 약 15° 기울인 절편(slice)]

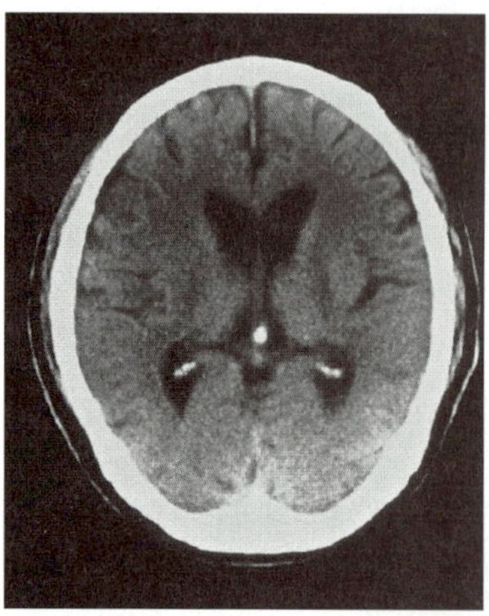

그림 Ⅲ・B・19 솔방울샘(송과체) 수준의 X선 CT

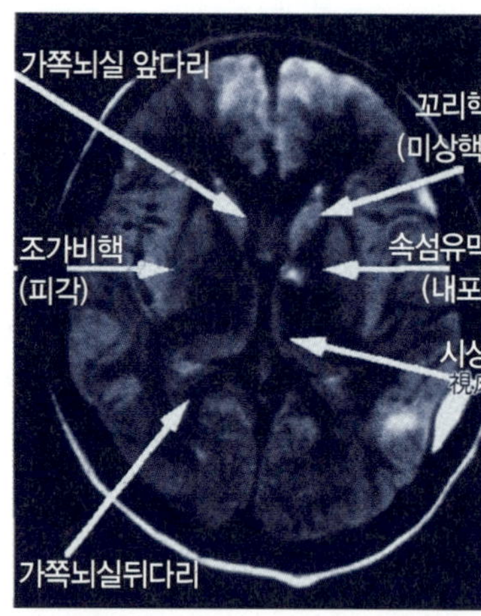

그림 Ⅲ・B・20 대뇌기저핵의 위치

f 몬로공(foramen of Monro) 수준

더 높은 수준이 되면 앞맞교차의 위에서 가쪽뇌실 앞뿔과 제3뇌실이 연결되는 부분이 보인다. 이 뇌실끼리의 연락통로가 몬로공이다. 이 수준에서는 시상을 비롯하여 대뇌기저핵이 가장 명확하게 보인다(그림 Ⅲ・B・18).

g 솔방울샘의 수준

다음의 수준은 X선 CT에서 보면 약간 뒤쪽 중앙에 백색의 점모양의 것이 보이는 수준이 있다. 또한 좌우의 가쪽뇌실 뒤뿔 안에 백색의 점이 보이고 3개의 백색 점이 인상적인 수준이다(그림 Ⅲ・B・19). 중앙의 백색 점은 솔방울샘의 석회화이며, 좌우의 점은 맥락얼기(맥락총)이다. 솔방울샘의 석회화를 표식으

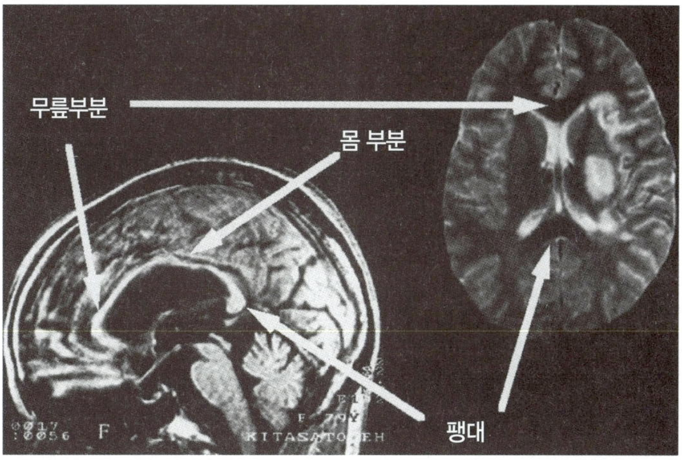

그림 Ⅲ • B • 21 뇌들보의 위치관계

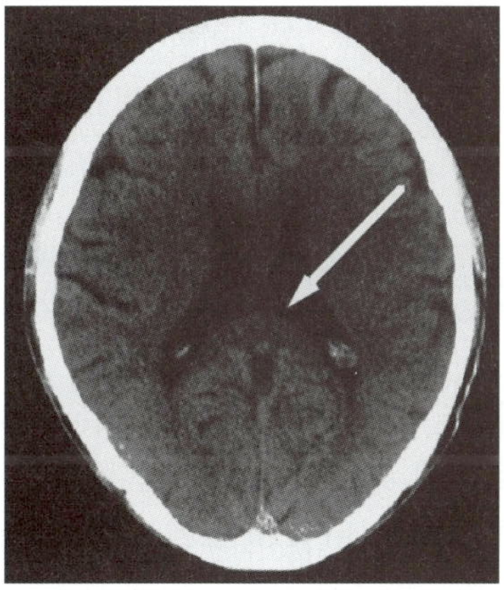

그림 Ⅲ • B • 22 뇌들보 팽대 수준의 X선 CT

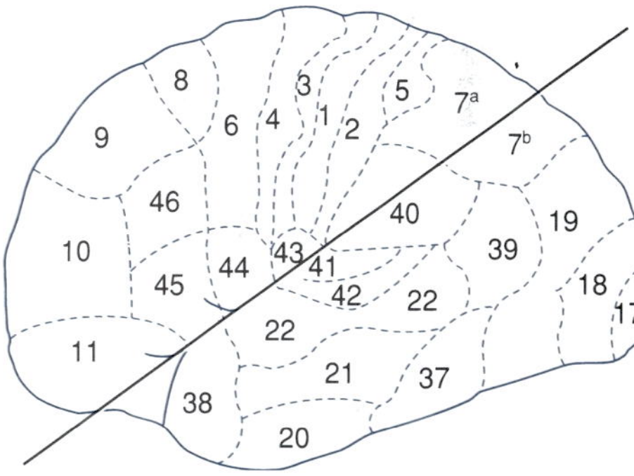

그림 Ⅲ • B • 23 뇌들보 팽대의 수준과 실비우스고랑의 관계

로 하고 있기 때문에 X선 CT에서는 알기 쉽지만, MRI-CT에서는 알기 어려운 특징을 가지는 수준이기도 하다.

또한 앞맞교차에서부터 솔방울샘의 수준에서는 시상, 속섬유막, 조가비핵, 꼬리핵 등의 대뇌기저핵이 잘 보인다(그림 Ⅲ • B • 20).

h 뇌들보 팽대의 수준

더 위의 수준이 되면 뒤쪽의 중앙부분에서 좌우 대뇌를 연결하는 굵은 뇌들보의 섬유다발이 관찰된다(그림 Ⅲ • B • 21).

이 부위는 뇌들보 중에서도 좌우의 대뇌를 연결하는 신경섬유가 많고 뇌들보 팽대라 불린다(그림 Ⅲ • B • 22). 뇌들보 팽대에서는 주로 마루엽(두정엽),

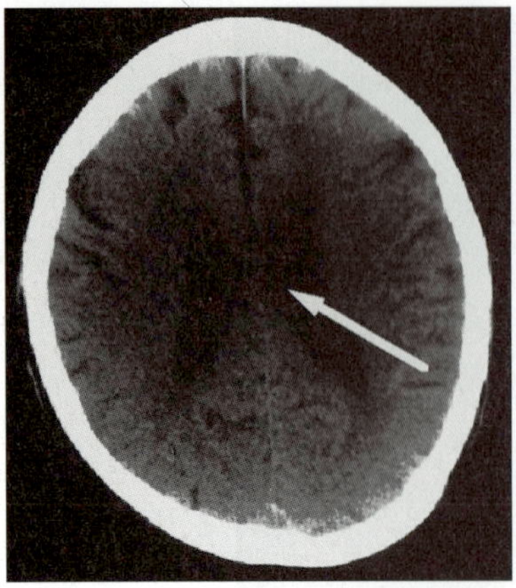

그림 Ⅲ • B • 24 뇌들보 몸 부분의 수준의 X선 CT

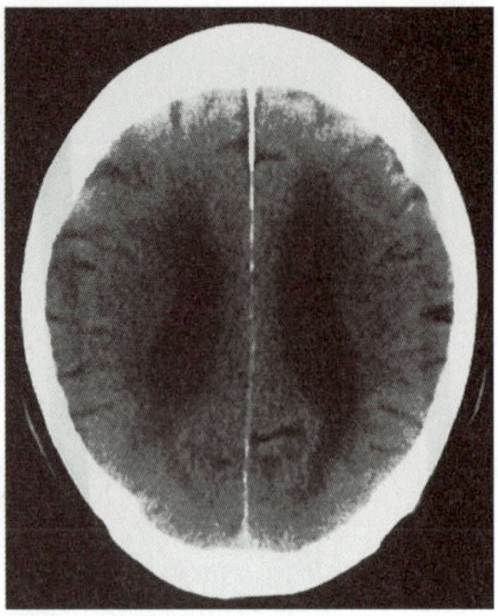

그림 Ⅲ • B • 25 八자의 수준의 X선 CT

관자엽(측두엽), 뒤통수엽(후두엽)의 섬유연락을 하고 있다. 또한 이 수준에서는 가쪽 면에서는 실비우스고랑에 거의 일치한다는 것으로부터 이제까지 나타내어 보여 온옆쪽의 부분은 대부분이 관자엽이고 이로부터 앞쪽의 수준에서는 마루엽이라는 것을 알 수 있다(그림 Ⅲ · B · 23).

i 뇌들보 몸 부분의 수준

좌우 대뇌반구는 앞쪽과 뒤쪽으로부터 대뇌낫(대뇌겸)에 의해서 구분되는데 그 중앙부분에서는 아직도 뇌들보 몸 부분이 연결되어 있다. 이 수준이 뇌들보 몸 부분의 수준이다(그림 Ⅲ • B • 24).

j 八자의 수준

뇌들보 몸 부분의 위쪽에서는 대뇌낫이 좌우 대뇌를 나누기 때문에 좌우 대뇌를 연결하는 구조물은 없어진다. 그러나 뇌들보 몸 부분보다 가쪽뇌실 쪽이 높은 위치까지 있기 때문에 가쪽뇌실이 좌우 대뇌에 보이고, 마치 한자의 "八"자처럼 보이는 수준이 있고 八자의 수준이라 호칭하고 있다(그림 Ⅲ • B • 25).

k 높이 불명의 수준

八자의 수준 이상이 되면 표식이 되는 구조물이 없고 크기의 순서 등으로 하여 차례로 배열하지 않으면 순서부여를 할 수 없다. 이 수준을 높이 불명의 수준이라 하고 그 중앙부분을 마치 달걀의 절반의 형태를 하고 있다는 것으로부터 반난원 중심이라 한다(그림 Ⅲ • B • 26).

이상과 같은 수준을 표식으로 하여 마쓰이(松井) 등의 일러스트[2]를 사용하여 OML (orbito-mental line)에 대해서 뒤쪽 15° 경사의 단층면이 대뇌 안에서의 각 수준의 브로드만(Brodmann)의 뇌지도(그림 Ⅲ • B • · 27, 28)와 앞 · 중간 · 뒤대뇌동맥 각 분지의 동맥 관류영역(그림 Ⅲ • B • 29, 30)의 확인을 시도한 것이 그림 Ⅲ • B • 31이다. 또한 실제의 영상소견과의 대비를 하기 쉽도록 그림 Ⅲ • B • 32에 OML보다 15° 뒤로 기운 CT상의 브로드만영역과 그 혈관지배영역을 나타냈다.

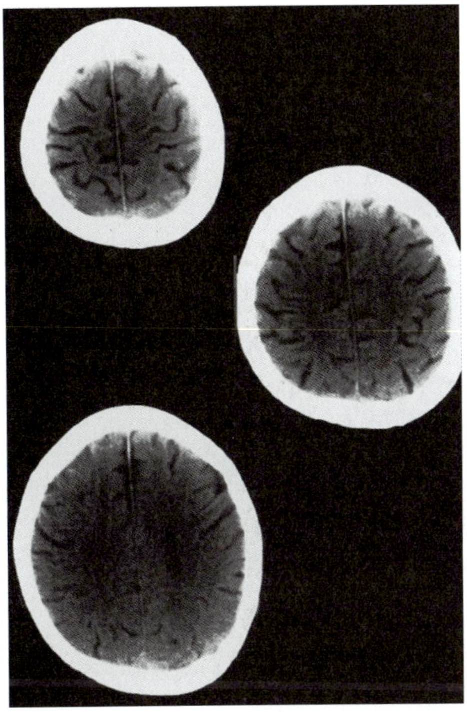

그림 Ⅲ • B • 26 높이 불명의 수준의 X선 CT

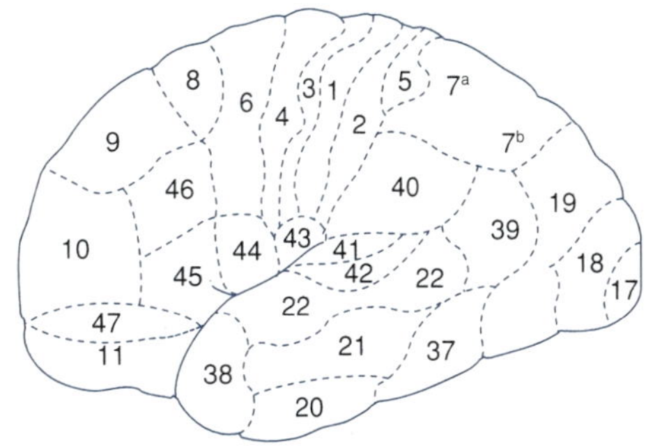

그림 Ⅲ • B • 27 브로드만의 뇌지도(가쪽 면)

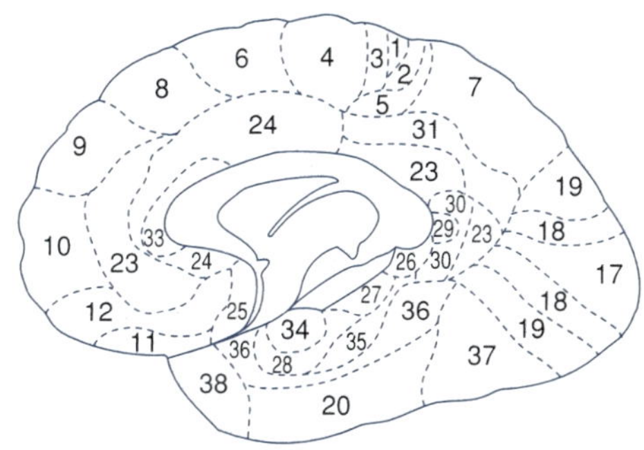

그림 Ⅲ • B • 28 브로드만의 뇌지도(안쪽 면)

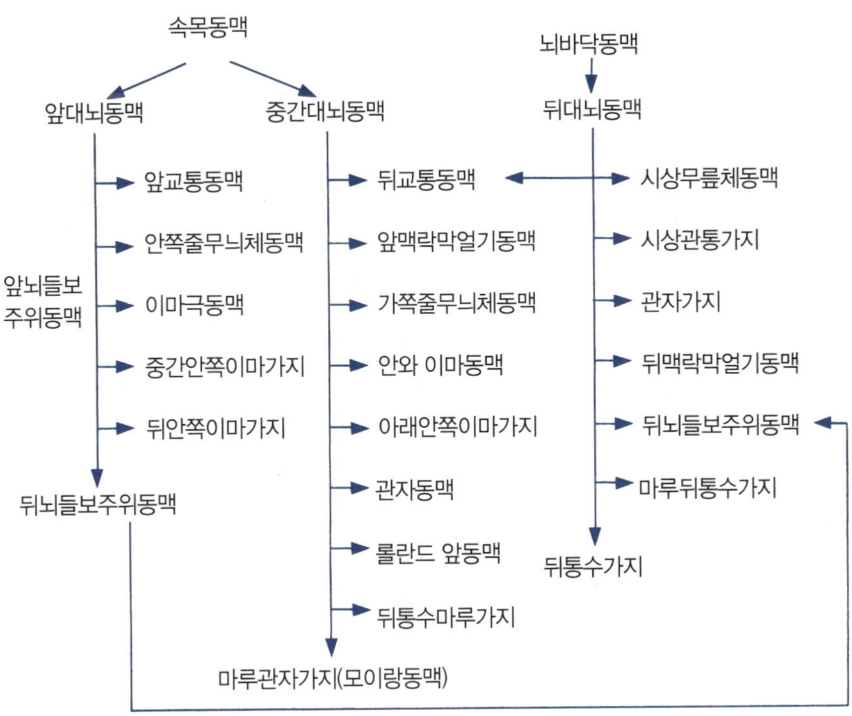

그림 Ⅲ • B • 29 대뇌의 동맥 분지

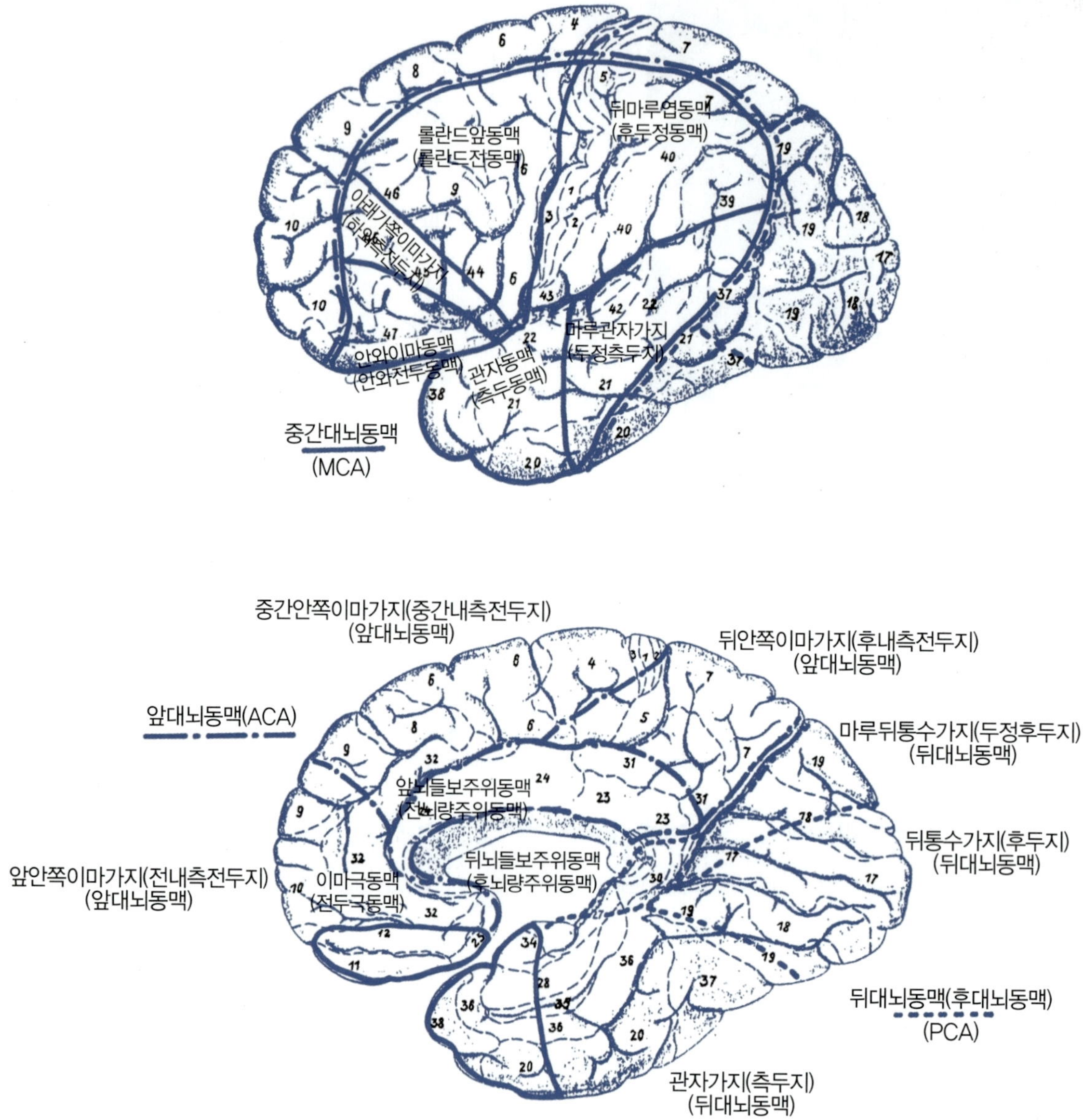

그림 Ⅲ・B・30 대뇌의 동맥의 관류영역

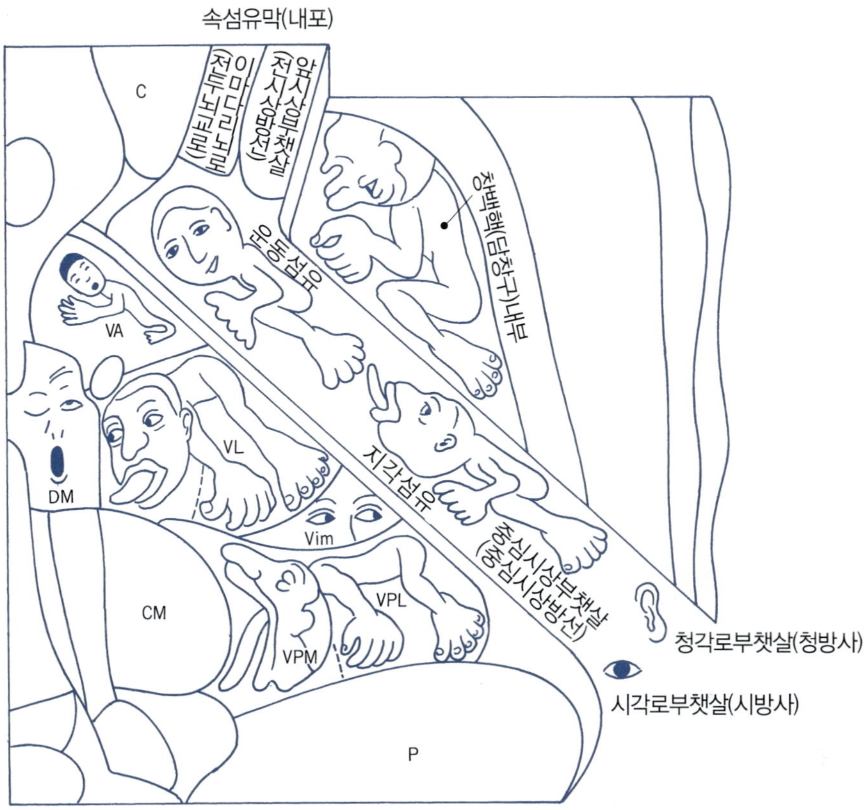

그림 Ⅲ・B・31 시상에서의 체성 국재

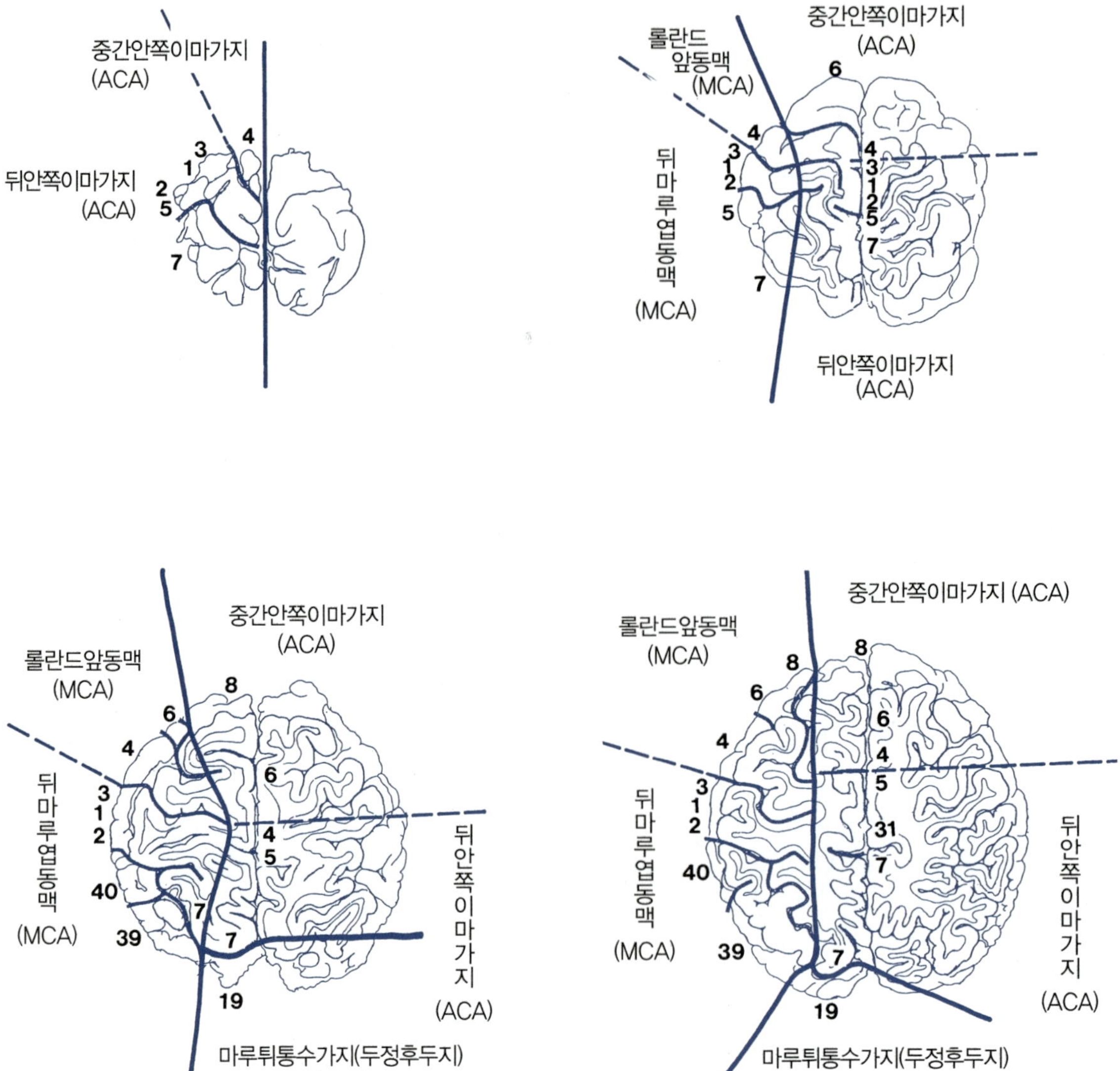

그림 Ⅲ・B・32 OML에서부터 15° 뒤경사 CT상에서의 브로드만영역과 그 혈관지배영역(1)

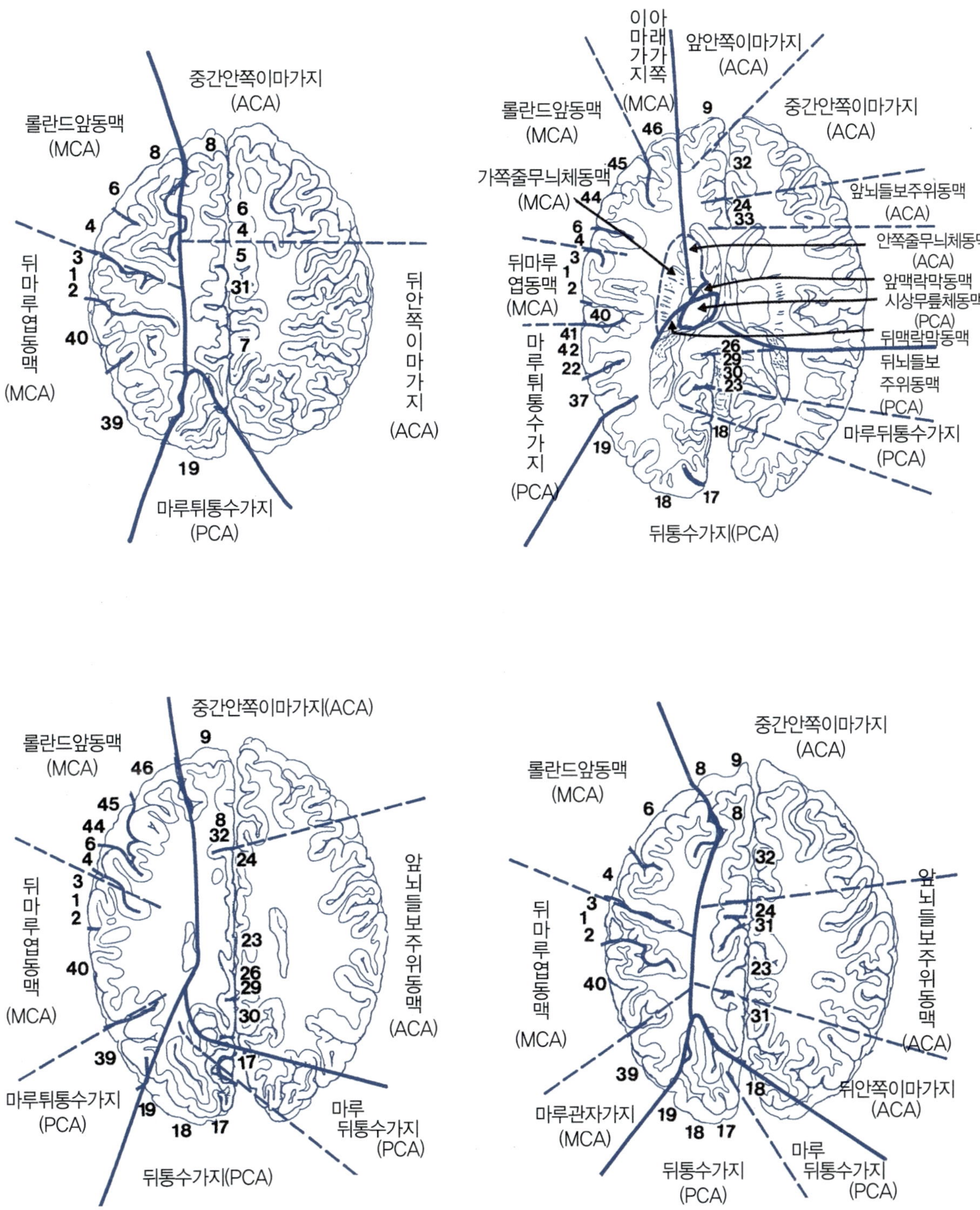

그림 Ⅲ・B・32 OML에서부터 15° 뒤경사 CT상에서의 브로드만영역과 그 혈관지배영역(2-1)

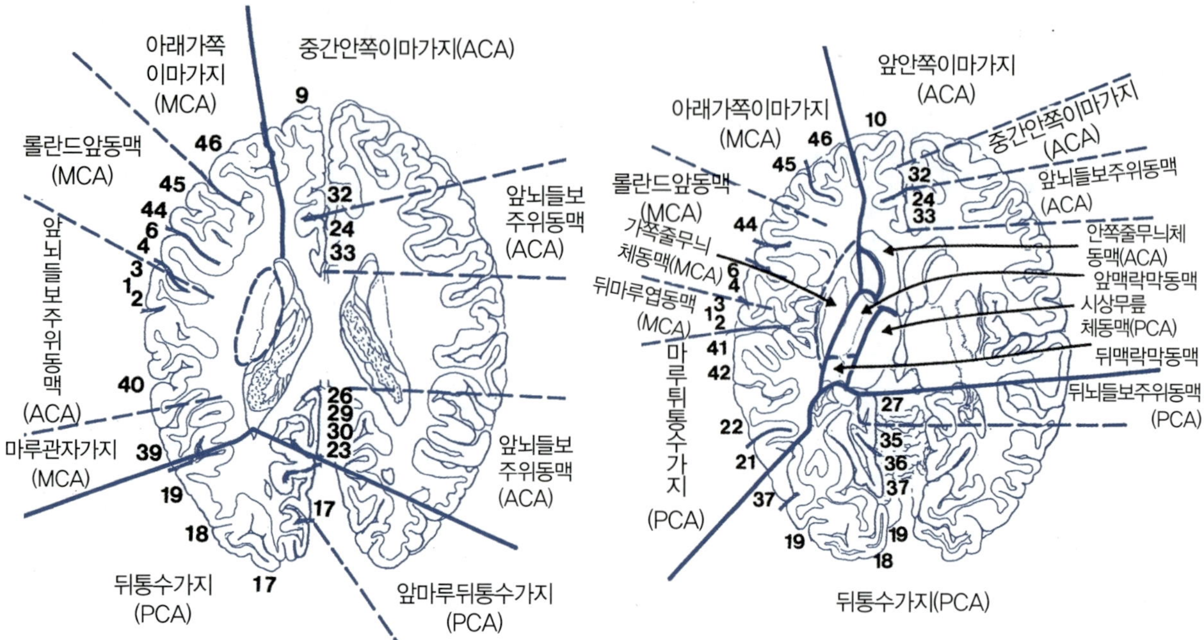

그림 Ⅲ・B・32 OML에서부터 15˚ 뒤경사 CT상에서의 브로드만영역과 그 혈관지배영역(2-2)

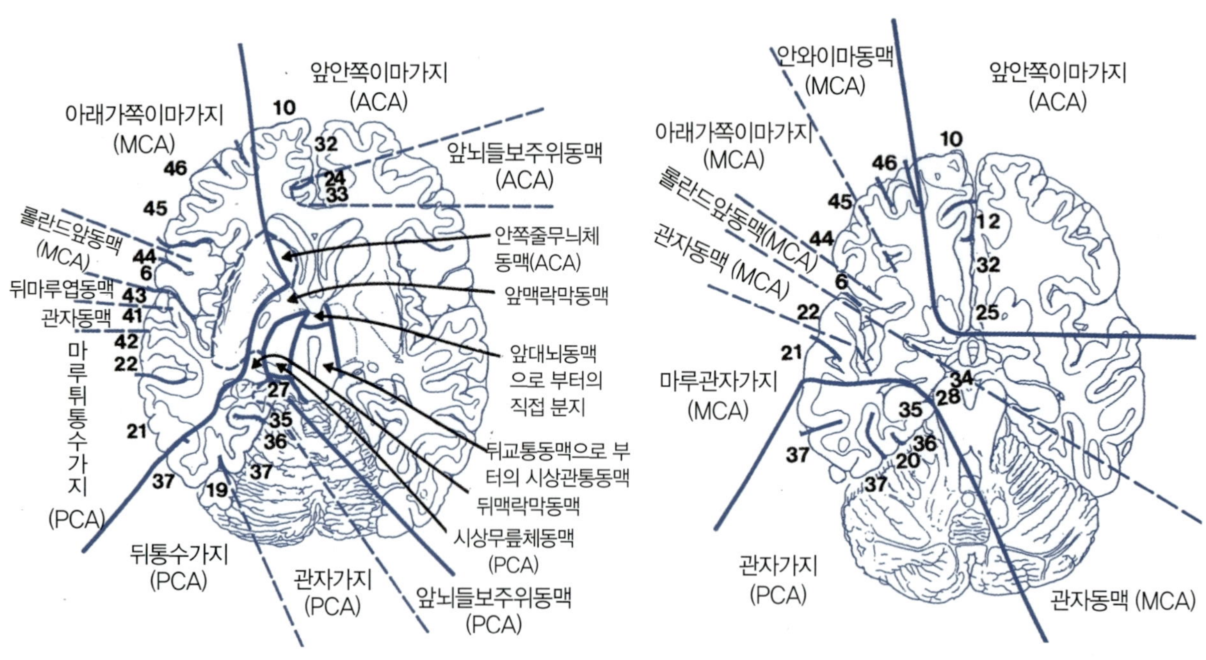

그림 Ⅲ・B・32 OML에서부터 15˚ 뒤경사 CT상에서의 브로드만영역과 그 혈관지배영역(3-1)

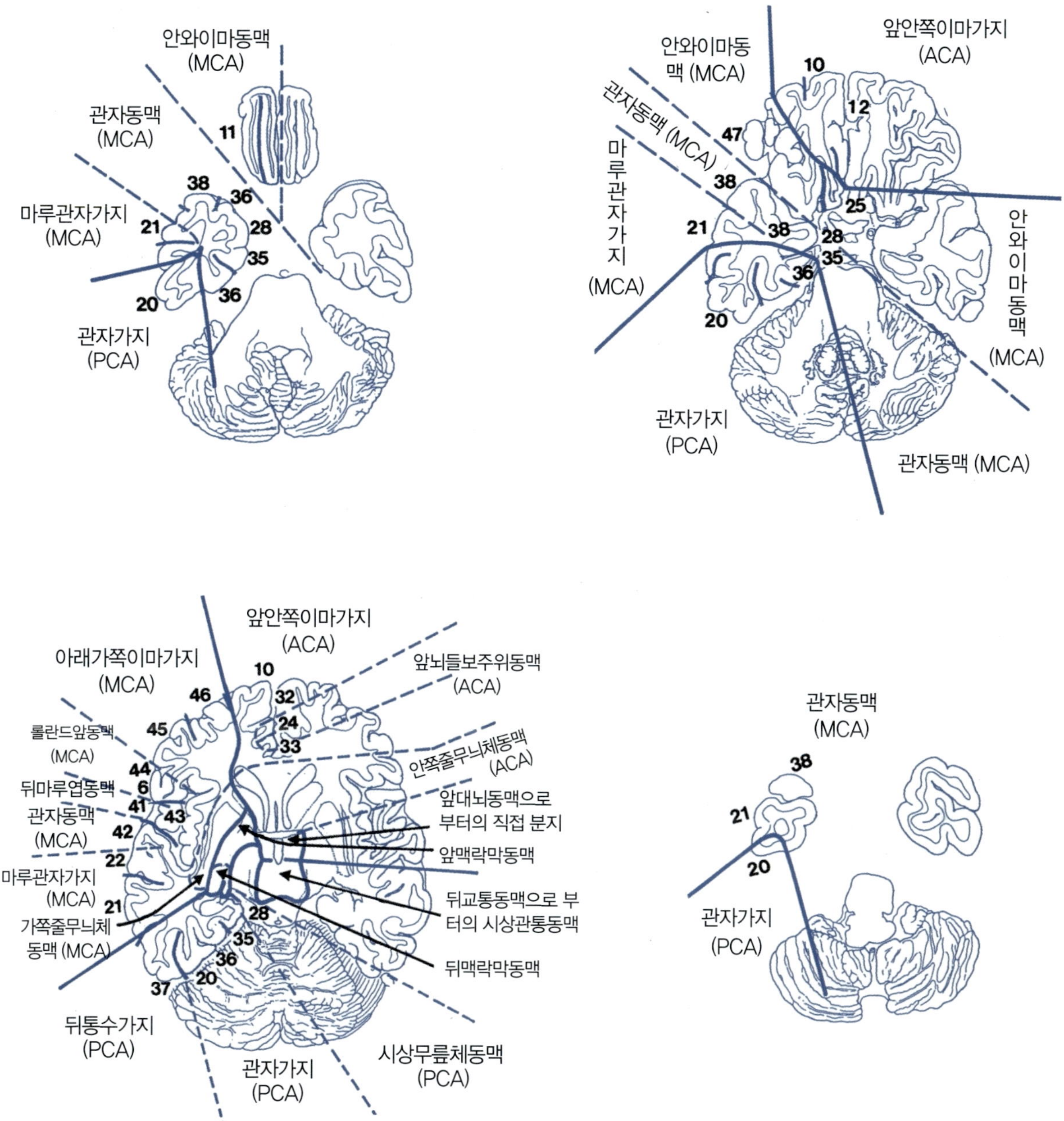

그림 Ⅲ・B・32 OML에서부터 15° 뒤경사 CT상에서의 브로드만영역과 그 혈관지배영역(3-2)

C 뇌손상과 고차뇌기능장애

머리 X선 CT, MRI, SPECT, PET, f-MRI, 자기뇌파검사(magnetoencephalography, 뇌자도) 등 최근의 진단기술 등의 발전에 의해서 상당히 상세한 뇌기능의 분석이 이루어지고 있다. 여기서는 대뇌국재론이 발달에 수반하여 재활에서 유용하다고 생각되는 뇌기능에 대해서 브로드만의 영역과 대응시켜 개략적으로 설명한다.

대뇌국재론에 대해서는 여러 자기 변천이나 전체론의 전개, 또한 연령에 따른 국재성의 차이 등이 있어, 여기서는 일반적인 국재를 채택하였다. 그러나 실제로는 혈관지배영역의 개인차도 크고 또한 곁순환(측부혈행로, collateral circulation)의 발달의 좋고 나쁨에 따라 증상은 크게 다른 것이라 생각된다.

최근의 언어학 등의 발달에 따라 왼쪽 대뇌반구의 언어영역이라 호칭하는 부위에 대해서는 다른 부위와 비교하여 상세한 연구가 이루어져온 경위가 있다. 그러나 이마앞영역(전두전야)이라 불리는 9, 10, 11영역이나, 관자엽(측두엽) 하부 등으로 대표되는 부위 등은 현재 한창 연구가 진행되고 있으며 서서히 그 기능이 해명되고 있다.

또한 고차뇌기능장애란 뇌의 질병이나 사고 등 어떠한 손상이 원인으로 언어, 기억, 행위, 시지각, 주의, 감정 등이 장애된 상태를 말하고 그 종류에는 ① 실어(언어상실증), ② 실행(행위상실증), ③ 실인(인식불능증), ④ 한쪽무시, ⑤ 이마엽증후군(전두엽증후군), ⑥ 감정장애, ⑦ 기억장애 등이 있다. 이것을 바르게 진찰함으로써 개개의 고차뇌기능장애의 증상을 뇌의 전반적인 장애(예컨대 치매)로부터 구별하고 뇌에서의 병변을 추정하거나 증상의 중증정도를 판정할 수 있다. 이들 증상의 파악은 효과적인 재활의 연구에 도움을 줄 수 있다.

1 이마엽

a 4영역(운동영역)

중심고랑(롤란드 고랑) 앞에 위치하는 4영역(area 4)은 중심앞이랑(중심전회), 운동영역 등이라 일컬어지고 운동섬유인 피라미드로(추체로)의 출발점이다. 운동영역의 기능국재에 대해서는 말할 것도 없이 안쪽 면이 발, 위쪽으로 향하여 종아리(하퇴), 넓적다리(대퇴)가 되고 안쪽의 위쪽 모서리가 엉덩관절 부근, 가쪽이 됨에 따라서 몸통, 어깨, 위팔, 아래팔, 새끼손가락에서부터 엄지손가락으로, 상부얼굴에서부터 입, 혀, 목구멍 등으로 분포하고 있다(그림 Ⅲ・C・1). 그러나 이 부위에 국한되는 손상에서는 경직마비(spastic paralysis)가 되는 일이 적고 이완성마비가 되어 힘줄반사가 저하하거나 한다. 바빈스키반사는 양성이 되는 경우가 많다.

피아노나 바이올린 등을 연주할 때에 경험하지만, 일단 악보를 외어버리면 매우 섬세하고 빠른 운동에서도 가능하게 되는 것 같은 정교성을 동반한 운동이 여기서 관장된다. 그 특징으로서 골프나 야구의 배트를 휘두를 때도 알 수 있지만, 멈추려고 해도 갑

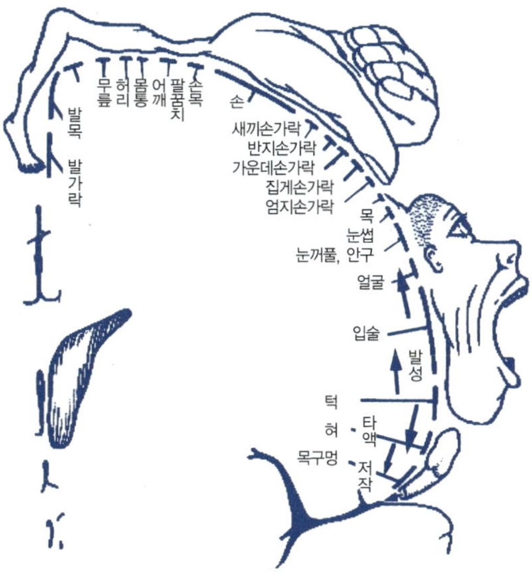

그림 Ⅲ・C・1 운동영역의 기능국재

자기는 멈추지 않고 일단 시작된 운동을 마지막까지 해버리는 "ballistic movement"라 불리는 움직임이다.

b 6영역(운동앞구역)

이 분위는 주로 운동영역에 보내는 운동의 프로그램을 한다고 일컬어지고 있다. 그 부위도 4영역과 대응하면서 4영역의 발의 앞에서 발에 관한 프로그램을 하고, 4영역의 손가락의 앞에서 손가락의 운동 프로그램을 한다. 이 때문에 손가락의 앞 부근의 가쪽 면 중앙의 6영역(area 6)의 손상에서는 손가락행위상수지실행(실증)(지절운동실행증의 일부)이 나타나고, 안쪽 면의 발의 앞에서는 보행행위상보행실행(실증)(특히 양쪽성으로 장애를 받으면 나타나기 쉽다)이 출현하며 얼굴 앞이라면 볼-얼굴실행증(bucco-facial apraxia)이 출현하기 쉽다는 것을 이해할 수 있다.

움직임의 특징으로서 새로운 문자를 외우거나 모르는 곡을 처음으로 피아노 등으로 연주하는 것 같은 때에 피드백을 항상 필요로 하는 운동, 천천히 하는 정교성 동작이고 "ramp movement"라 불린다. 이 움직임은 6・8영역과 4영역, 소뇌, 적색핵 등 많은 부위가 연관성이 있다. 이 때문에 정교성 동작, 협동동작, 숙련된 동작의 학습에 장애가 출현한다.

4영역과 6영역이 손상되면 힘줄반사가 항진된 중증의 마비가 관찰되는 경우가 많다.

c 6~8영역에 걸쳐서(보조운동영역)

이 부위의 특수성으로서, 운동이나 감정을 시작시키거나, 지속시키거나, 멈추게 하거나 하는 등 운동・감정의 스위치의 on-off의 작용이 있다. 이 때문에 운동시작의 곤란이나 운동지속 곤란이 발생하고 이것에 연관되는 여러 가지 증상이 출현한다.

손상된 경우, motor impersistence(운동지속곤란증 : 눈을 감고 10초 + 입을 벌리고 10초)나 emotional impersistence(감정이 쉽게 바뀐다 : 오른쪽 대뇌반구에서 심하지만 자발성이 저하하여 여러 가지 호소가 많고 행동하는 데에 지구력이 없으며 약간의 자극으로 흥분하기 쉬워 정동실금적 색채가 있다) 등이 발생하는 경우가 있다.

또한 대뇌장애 쪽과는 반대의 공간이나 신체동작에 대한 반응성의 저하나 자발동작의 결여(intension, activation의 장애)로부터 일측성운동불능증(unilateral akinesia), 운동성한쪽무시(motor hemineglect) 등의 증상이 나타나는 경우가 있다. 중증이 되면 무운동함구증(akinetic mutism)과 매우 유사한 상태가 되는 경우가 있다.

보조운동영역의 손상에 의해서 운동무시가 발생하는 경우가 많다. 예컨대, "아침, 세수할 대 왼손을 사용하지 않고 오른손만으로 얼굴을 씻고 있는 것을 알아차려 당황해서 왼손을 사용하였다"와 같이 운동무시는 병소와 반대쪽의 팔다리의 낮은 사용으로 부자연스런 자세를 나타내지만, 지시를 하면 정상에 가까운 운동이 가능하고 급성기에 관찰되는 경우가 많다.

이와 같이 운동무시는 의식을 하면 사용할 수 있고 무의식이면 잊는다는 것처럼 능동성 · 의도성의 해리현상이 관찰된다. 빈도는 오른쪽 대뇌반구 손상쪽이 왼쪽 대뇌반구 손상에 비하여 많다.

보행에 관한 운동장애에서는 운동의 시작 곤란으로부터 자석보행(magnetic gait)(마치 자석처럼 지면에 달라붙는 것 같은 보행)이라는 특이적인 것도 관찰되는 경우가 있다.

언어 면에서는 발어의 시작곤란에서부터 중증이 되면 무언이나 완전실어 모양이 되는 경우가 있으며 차츰 복창을 할 수 있게 되어 초겉질성운동실어증(TCM)을 나타내는 경우도 있다. 이 초겉질성운동실어증은 자발언어가 적고 하나하나의 소리는 유창하고 복창은 양호하며, 언어의 상기는 고도로 장애되어 있다는 특징을 갖는다.

신경학적 소견에서는 움켜잡기반사(파악반사, 손바닥을 손가락 끝 방향으로 접촉하면 쥐는 반사)나 병적 움켜잡기 현상(움켜잡기반사에 더하여 쥐기 쉬운 대상물을 손에 근접시키면 뒤쫓아 간다. 또한 쥔 것을 놓으려고 하면 더 강하게 쥐려고 하는 현상), Gegenhalten 현상(근육의 수동적 폄에서 검사자가 느끼는 저항, 팔다리에 접촉함으로써 신경이 거기에 집중하여 근육수축을 일으키기 때문에 수의적으로 이완시키는 것이 곤란하기 때문의 저항) 등이 관찰된다.

또한 신변의 도구를 가까이 놓거나 만지게 하거나 하면 구두로 멈추도록 해도 그 도구를 사용해버리는 "도구의 강박적 사용" 등도 관찰되는 경우가 있다(그림 Ⅲ • C • 2).

이 때 오른손은 의도하는 움직임과 함께 움직이는 경우가 많지만 의도하지 않고 행동에 끌려가 움직이는 일도 있다는 의사(intention)와의 괴리(gap)를 나타내는 경우도 있다.

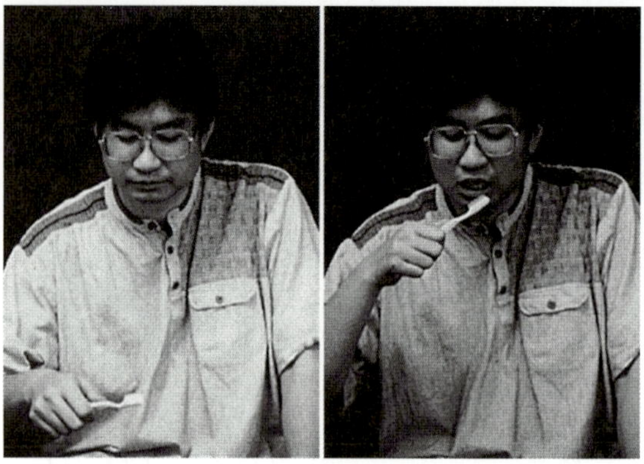

그림 Ⅲ • C • 2 도구의 강박적 사용의 예
칫솔을 들게 하면 멈추려고 해도 사용해버린다.

보조운동영역 · 앞띠이랑(전대상회)의 손상에 의해서 탈억제적, 반사적, 상동적인(stereotyped) 이상행동이나 행위가 뇌손상의 반대쪽의 손에 관찰된다. 환자는 이들의 이상행동 · 행위를 알아차리고 있어 같은 쪽의 손은 그 운동을 억제하려고 하는 행동이 관찰된다.

8영역에 비교적 특이적인 기능으로서는 자극이 있는 방향으로 눈이나 머리를 돌리도록 작용하고 위험회피 등에 관여하고 있는 중요한 부위이다. 다른 신경현상으로서 Rossolimo반사(발바닥 2~4발가락을 망치로 두드리면 굽는다)나 fanning sign(부채벌림 현상 : 바빈스키 때에 2~4발가락이 벌어진다)이 있다.

d 8영역 앞쪽~9, 10, 11, 12영역 (이마엽앞구역)

1 이마엽앞구역(전두전야)의 해부와 기능

이 부위는 이마엽앞구역이라 일컬어지고 그 범위로서 다음과 같은 범위가 제창되고 있다.

이마엽앞구역 영역의 범위(Meslam)[1)]

① motor-premotor components area 46, supplementary motor area(medial 6) caudal area 8, parts of Broca's area(44)
② paralimbic cortex anterior cingulate, parolfactory, caudal orbitofrontal regions
③ heteromodal areas, area 9, 10, 11, 12(rostral), 45, 46, 47

인간이 가지는 고차뇌기능으로서 Jackson 이래 most highest center라 일컬어지고 있고 PET가 만들어진 후에 여러 가지 수준에서 연구되어 해명이 현재 한창 시행되고 있다.

현재까지의 연구로부터 다음과 같은 것이 이마엽앞구역의 기능으로서 열거할 수 있다.

이마엽앞구역의 기능

① stimulus-boundness(Goldstein, 1939)
구체적인 자극에 묶여서 추상적인 것을 할 수 없다.
② 미래에의 투사 이미지에 반응(Denny-Brown, 1951)
계획을 할 수 없다. 장래에의 심상(imagery)을 투사하여 장래에서부터 현재를 되돌아볼 수 없다.
③ test-operate-test-exit설(Pribram, 1960)
시행착오가 잘 되지 않는다.
④ corollary discharge설(Teuber, 1964)[2)]
이마엽이 일을 할 때는 언제나 또 하나의 discharge를 내고 있어 check한다.
⑤ 목적지향성 행동의 조절(Luria, 1973)[3)]
⑥ supervisory attentional systems(Shallice, 1980)[4)]
⑦ working memory설(Baddelyk, 1988)[5)]
⑧ temporal integration(Fuster, 1989)[6)]
시간축의 정리 통합을 할 수 없다.
⑨ response to somatic marker설(Damasio, 1990)[7)]
⑩ 다양한 인지 네트워크의 이마엽앞구역에서의 통합(Mesulam, 1990)
⑪ supramodal association(Benson, 1993)

그러나 이 부위의 손상에서는 이마엽앞구역만이 위해를 당해도 한쪽만으로는 증상이 없거나 행동적인 이상은 나타나지 않는 경우가 많아 silent area라 일컬어져 온 경위가 있다. 이와 같이 이마엽앞구역 병변으로 특이적인 증후가 출현하는지, 그 행위 장애에는 국재증상이 있는지 등, 아직 문제가 많다.

이른바 이마엽앞구역증후군으로서 다음과 같은 것이 열거된다.

이마엽앞구역증후군

① 감정변화 : 무감동(apathy), 무관심(indifference), 우울(depression), 이상행복감(euphoria)
② 발동성 장애 : 운동 불능(akinesia), 충동성(impulsiveness), 과민성(irritability)
③ 지능장애
  a. 주의장애
  b. 기억장애 : 작업기억(working memory), 장애(disturbance) (등쪽가쪽 area 46 중심)
④ 행동장애
  · impairment of "executive function" (실행기능, 관리자, 관리기능의 장애, 정리하는 것을 잘 할 수 없다.
  · environment dependency syndrome(환경에 의존하는 행동) : 안쪽 바닥부분의 증상
  · memory dependency syndrome(기억에 의존하는 행동, 자극이 있어도 전혀 관계없이 행동한다 : 조어) : 안쪽 바닥부분의 증상
⑤ 실행장애증후군(dysexecutive syndrome) (Baddeley, 1983)
아래의 실행기능(executive function)(Lezak, 1986)의 장애
  a. 행동의 목표설정(goal formulation)
  b. 계획(planning)
  c. 계획의 실행(carrying out goal-directed plan)
  d. 효과적 작업(effective performance)

8영역, 특히 가쪽 면에는 단일의 자극으로는 움직이지 않지만 2종류의 자극이 동시에 작용하면 움직이는 신경이 있다. 이러한 것은 2개의 부하를 가하면 결손이 있으나, 하나의 부하만이면 나타나지 않을 가능성이 있다는 이마엽의 특징과 결부된다. 따라서 많은 복잡한 요소를 가지는 것 중에서부터 어떤 복잡한 조건에 적합한 것을 선정할 때 등에 관여

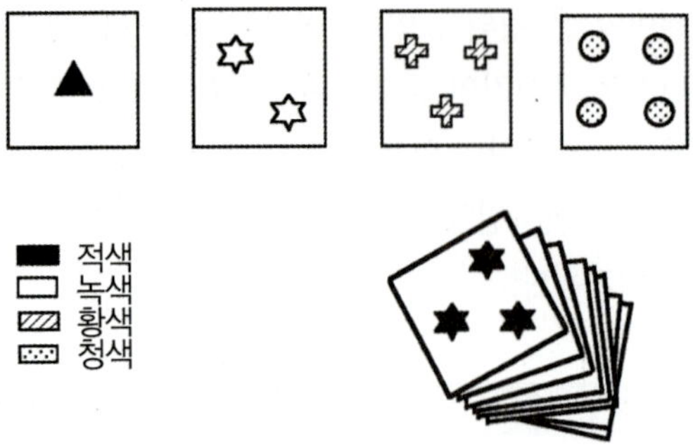

그림 Ⅲ • C • 3 Wisconsin card sorting test

하고 있는 것이라 생각되고 일상생활상의 복잡한 판단이 여기서 이루어지고 있다는 것을 시사한다. 이 부위의 검사로서 Wisconsin card sorting test(그림 Ⅲ • C • 3)나 Vigoski test 등이 있다.

2 강박적 · 반향적 행위

강박적 · 반향적 행동, 강박적 반복 등 아래에 나타내는 증상도 발생하기 쉬운 부위이다.

강박적 · 반향적 행동, 강박적 반복

① 반향행위
② 반향언어
③ 강박적 언어응답
④ 강박적 음독
⑤ 격언 등의 보완현상
⑥ 운동고집증
⑦ 반복언어

여기서 반향행위, 강박적 행동, 모방행동에 대해서는 아래와 같은 증상을 나타낸다.

a 반향행위(echopraxia)

행위를 모방한다. 능동적 · 반사적 성격을 갖고 강박적이다(Lhermitte). 모방을 금지해도 행위는 계속된다.

b. 강박적 행동

일정한 자극에 의해서 저항하기 어렵고 유발된다. 반사적 · 비수의적 · 자동적인 행동이고 환자 자신의 자유의사가 이것을 억지할 수 없는 행동(하타야).

c. 모방행동(imitation behavior)

모방하라는 지시가 없음에도 불구하고 모방한다. 환자는 모방해야 한다고 생각하고 있다(Lhermitte). 모방하지 않아도 된다는 지시로 중단한다.

모방행동과 반향행위에 대해서는 감별하는 것이 어렵지만 다음과 같이 일컬어지고 있다. 또한 반향행위의 특징을 아래에 나타냈다.

모방행동과 반향행위

① 환자의 면전에서 검사자가 일정한 동작(단순 자세, 습관동작, 팬터마임)을 시행한다.
② 유발된 환자의 반응을 강박성의 유무로부터 모방행동과 반향행위로 구별한다.
③ 모방하지 않아도 된다는 지시.
지시를 이해하고 있다는 것을 조건으로 하여,
- 행위가 중단된 경우는 강박성이 없다 하여 모방행동으로 한다.
- 행위가 계속된 경우는 강박성이 있다 하여 반향행위로 한다.

반향행위의 특징

① 검사자의 행위를 모방하는 것을 금지해도 모방해버린다.
② 환자는 모방하지 않아도 된다, 모방이 금지되어 있다고 이해하고 있었다.
- 모방을 하지 않도록 자기의 손을 억제하거나, 입을 다물거나 검사자의 행위를 보지 않도록 하여 모방 후 "흉내를 내었더니 소용이 없었다"라고 말한다.
③ 청각적 자극에 의해서도 반응이 유발되었다.
④ 반향언어를 수반하고 있었다.

이와 같은 반향행위는 이마관자엽치매(전두측두엽치매), 치매를 수반하는 파킨슨병, 진행성핵상마비(progressive supranuclear palsy)에 높은 빈도로 출현하지만 알츠하이머치매에는 거의 관찰되지 않는다.

모방행동은 알츠하이머치매에 자주 관찰된다.

반향행위는 이마엽 기능장애나 이마엽 병변 및 피라미드바깥길(추체외로) 장애를 강력하게 시사한다.

모방행동의 유무와 이마엽 기능장애나 이마엽 병변 또는 다른 인지장애나 병변과의 사이에는 연관성이 발견되지 않고 그 자체에 병적 의미가 있는지 아닌지에 대해서는 의문이 있다. 이들의 증상에 대해서는 아직 검토를 필요로 한다.

3 환경의존증후군

또한 관련되는 증상군으로서 환경의존증후군(Lhermitte, 1986)[8)]이 있다. 이것에는 앞에서 언급한 모방행동(imitation behavior)과 이용행동(utilization behavior)이 포함된다. 예컨대, 주사기나 청진기가 있으면 의사가 아닌데도 사용하거나, 침대에 가면 자기 방이 아닌데도 눕는다, 등과 같은 행동이다. 손상부위로서 하부 이마엽앞구역(inferiorprefrontal area)이 생각되고 있고 외적 자극에 대한 자동성의 우위라 생각되고 있다.

이마엽의 안쪽~바닥부분의 장애에서는 상황판단능력(비가 내리고 있어도 마당을 청소한다)이나 "기억"의 장애(퇴직을 하였는데도 매일 정해진 시간에 출근한다), 예정의 이해능력이나 계획행동의 능력(진료일 전날 밤부터 준비해서 나가려 한다)의 장애, 사람의 의견이나 설득을 전혀 받아들이지 않는다는 설득되는 능력의 장애 등, 여러 가지 행동장애가 출현한다. 이것은 앞에서 언급한 외적 자극에 대한 자동성의 항진에 반해서 내적 자극에 대한 항진이라고도 생각된다. 병소부위로서 양쪽 이마엽, 관자엽 앞부분 등을 열거할 수 있다.

한편, 이마엽치매 중에는 몇 번이나 같은 행동을 반복하는 증상을 나타내는 것이 있다. 예컨대 세면장이 있으면 몇 번이나 손을 씻으러 가거나, 하루에 몇 번이나 세탁을 반복하거나 소량의 쓰레기를 몇 번이나 버리러 간다는 증상이다. 세면장에 몇 번이나 가서 손을 씻는다는 증상은 화장실을 발견하면 손을 씻는 것이지만 거기에서 나와서 되돌아보거나 하면 조금 전에 막 씻었는데도 다시 씻어야 한다는 것으로 반복을 한다, 라고 설명할 수 있다.

이 행동은 일상생활에서 자극에 대해서 일련의 행동이 반사적으로 반복된다는 것 같이, 외적 자극에 대한 행동조절의 이상이라 파악할 수 있다. 따라서 외적 자극(눈에 들어온 것, 동작이나 행동)에 의해서 일정한 행동이 반사적으로 반복되고 있다. 이러한 운동 · 행동에서의 피영향성이나 탈억제의 책임 병소에 대해서는 다음과 같은 부위가 생각되고 있다.

운동 · 행동에서의 피영향성이나 탈억제의 책임병소

① 자극에 대한 운동 · 행위의 억제장애
보조운동영역 · 앞띠이랑
② 자극에 대한 행동의 억제장애
양쪽 이마엽 안쪽 면
③ 외적 자극에 대한 행동의 조절이상
이마엽 둥근 천장(dome)면 · 안쪽 면
④ 내적 욕구와 그 실현에서의 계략이나 생각을 더듬어가는 과정의 이상
이마엽 둥근 천장 면 · 안와면 · 안쪽면

이상의 행위 · 행동억제장애를 요약하면 다음과 같이 된다.

행위 · 행동의 억제장애

운동행위의 억제장애
- 좌우 손의 해리성 운동장애
  본태성 움켜잡기 반응
  운동고집증

길항행위상실증(길항실행)
도구의 강박적 사용현상
분류 곤란한 이상운동(타인의 손 증후)
- 반향행동
- 행위억제장애
이용행동, 모방행동, 환경의존증후군

4 기타의 지적 기능장애

또한 지적 기능의 경향으로서 일반적으로 주의각성 · 추리 · 판단 · 상상 · 창조기능의 장애를 수반하는 일이 많고, 만일 팔다리의 운동마비가 없다 해도 일상생활의 다양한 장면에서 지장을 초래한다. 따라서 이마엽앞구역 병변에 의한 행위장애는 일상 장면에서의 이상을 관찰하고 움켜잡기반사 등을 참고로 시각, 청각, 체성감각 자극에 대한 반응이나 주의장애의 유무를 볼 필요가 있다.

5 행위 수행의 신경처리과정

어떤 운동을 생각한 경우, 그 행동의 프로그램은 행동을 일으키려고 하는 의욕(motivation)이 높아지고 이마엽앞구역에 전달되어 마루연합영역, 관자연합영역과도 연계를 취하면서 소뇌 · 운동앞영역 등을 경유하여 운동영역에 전달되어 운동으로서 실행된다(그림 Ⅲ • C • 4).

또한 이 행위의 발현을 기억 · 정동 · 주의 등의 내적 정보 등의 처리과정과 감각입력 등의 외적 정보의 처리과정과 합쳐서 생각하면 그림 Ⅲ • C • 5와 같이 되고 이마엽앞구역이 가지는 행위에서의 역할이 크다는 것을 알 수 있다.

6 성격의 변화

이마엽의 손상에 의해서 성격의 변화를 초래하는 경우도 많다(표 Ⅲ • C • 1).

사람도 동물도 환경에 대응하여 행동하고 있으나

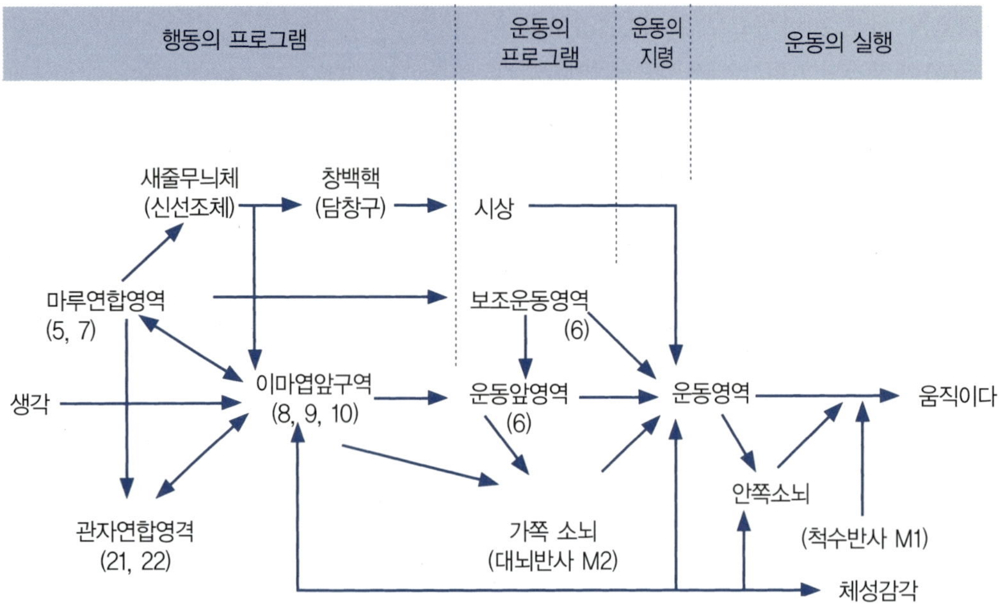

그림 Ⅲ • C • 4 수의운동을 발현시킬 때의 뇌 내의 정보의 흐름(久保田, 1982)

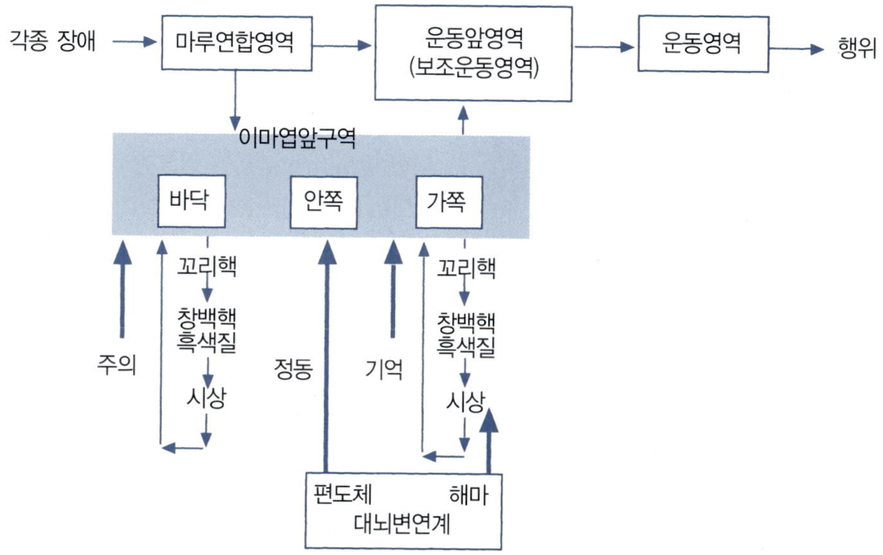

그림 Ⅲ·C·5 행위 수행의 신경학적 모델(Cummings, 1993을 변경)

표 Ⅲ·C·1 뇌 손상에 의한 성격변화

좌뇌 손상의 성격	우뇌 손상의 성격	양쪽 장애
주의가 자기에게 돌려진다. 자기에 대해서 연연한다. 완고하고 고지식해진다. 강박적으로 된다. 주의 깊어진다. 우울해진다. 신중해진다. 정동반응이 강해진다. 믿음이 돈독하고 윤리관이 강하다. 사소한 일에 연연한다.	주의가 자기의 밖으로 돌려진다. 자기에 대해서 조잡하다. 타인에 대해서는 여러모로 연연한다. 다행적이다. 주의력 산만하다. 다변이지만 무동이다. 충동적이다. 성적 지향이 강해진다.	여러 가지 인격·성격변화, 기명력 저하, 학습능력 저하(경증의 지능저하) 다행감을 수반한 무력감, 주도성의 결여, 자기결점의 통찰력 결여(외관에 무관심, 몸 단정히 하기의 저하) 무기력 감정이 쉽게 변한다(감정표출 조절의 상실) (희로애락을 조절할 수 없고 전반적으로 감정이 무너져 감정의 치우침이 없다. 감정실금에 가깝지만 강하지 않다. 변연계 장애에서 치우친 감정실금이 관찰된다). 추리판단능력의 저하.

동물이 그 장면 그 장면의 환경에 반응하여 행동하는 것에 반하여 사람의 행동양식이나 방책은 다채롭다. 또한 사람은 미래의 일을 예상할 수도 있다. 이들 행동의 조절은 목표를 향해서 사고와 행동을 강조시킴으로써 시행된다. 그 조절기능이 사람의 지적 행동의 가장 중요한 작업이다. 이 조절을 이마엽앞구역이 시행하고 있다고 생각된다.

브로드만 46, 9영역을 중심으로 하는 이마엽 등쪽 가쪽부분의 손상에서는 행동이나 언어의 발동성의 저하나 사고의 정체가 인지되고 이마엽앞구역 배쪽 가쪽부분에 의해서 유지되고 있는 정보의 조작 내지는 감시를 시행하는 부위라 하고 있다.

또한 이마엽앞구역 손상에 의해서 일어나는 인지행동 장애에는 ① 이마엽성 행동장애(목표를 상실한 행동, 반복행동, 계획성이 없는 행동, 위험한 행동), ② 기억과 언어의 장애(working memory의 장애,

이마엽성(장기) 기억장애 및 전망기억장애, 이마엽성 언어장애), ③ 발산성 · 발동성의 장애(유창 · 발산성 능력과 유동성 지능의 장애, 발동성 장애) 등이 출현한다.

e 작업기억(46영역)

언어이해, 학습, 추리 등 복잡한 인지작업에 필요한 정보의 일시 저장 및 이들 정보의 처리를 담당하는 대뇌 시스템을 생각하고 그때그때의 작업을 하는 기억을 가리켜서 Baddeley (1992)[9]는 작업기억(working memory)의 개념을 제창하였다.

작업기억은 시각이나 청각적 데이터를 잠시 기억에 남겨두고 환경이나 맥락이나 장기기억 등 다양한 것을 활용하면서 작업이나 과제의 수행을 하는 동안 작동하고 있다. 그리고 실행되면 그 기억은 재설정(reset)된다.

예컨대 영어를 듣고 이해할 때에 마지막까지 듣지 않으면 알 수 없는 경우가 있다. 이 때, 이전의 문장을 판단할 수 있을 때까지 잠시 동안 기억하고 있을 때에 작동한다든지, 어디까지 전화번호를 눌렀는지를 기억하면서 전화를 할 때에 작동하는 것 같은 기억이다. 영어를 이해할 수 있거나 전화번호를 누를 수 있었던 후는 그 기억이 소거되어 재설정된다. 이러한 단시간의 작업에 필요한 기억이다.

Short-term memory는 단순히 단시간 기억을 하는 것뿐인 기억이지만, working memory는 모아두어서 판단을 한다는 것에서 차이가 있다.

이 작업기억을 하는 부위로서 46영역을 중심으로 한 영역을 들 수 있다(그림 Ⅲ • C • 6).

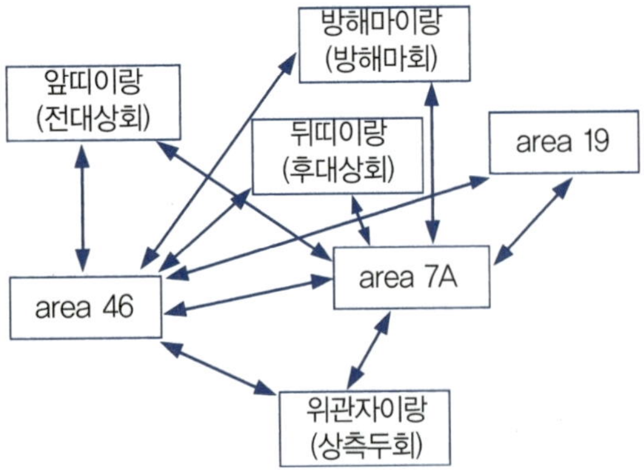

그림 Ⅲ • C • 6 작업기억에 관련되는 영역

f 앞띠이랑[33, (24)영역]

손상에 의해서 요실금이 발생하는 부위라고도 하지만 배뇨중추는 4 · 6영역과도 연관성이 있다.

g 눈확이랑(안와회)(11, 12영역)

브로드만 10, 11, 12영역을 중심으로 하는 이마엽 눈확부분의 손상에서는 통상의 이마엽 기능검사로는 이상을 나타내지 않지만 실직, 빚, 약물남용, 부적절한 정동, 부도덕 등의 사회적 행동장애가 일어나는 경우가 있다. 이 부위의 특이적인 검사로서 도박과제(gambling task)가 있다. 브로드만 47영역은 도덕(moral)에 관여하고 있다고도 일컬어지고 있다.

내장자율신경계가 일부 여기에 투사한다. 감정과 위궤양, 과민성대장염과 관여하는 것인지도 모른다.

h 띠이랑(24, 32영역)

띠이랑성 한쪽무시(cingulate hemineglect)이다.

띠이랑은 motivation의 자리이며 또한 7영역도 조절하고 있다. 이 때문에 운동성을 앞면으로 한 감각성 한쪽공간무시가 수반한 무시증상이 관찰된다.

또한, 이 부위의 최근의 식견으로서 어떤 일정한 시간의 문맥적 기억이 이루어지고 단기기억장애가 특히 안쪽부분에서 일어난다. 따라서 앞뇌 기저부는 시간문맥정보로부터 적절한 기억내용 재생에 관여하고 있다고 생각되고 있다(山鳥, 2002).

단기기억장애(분~시간~일 단위의 기억장애).

i 25영역

무후각증 : 대뇌 내의 후각의 중추.

앞맞교차(전교련)에 의해서 좌우 교차하고 있는 증상사례도 있고 편마비 쪽과 같은 쪽 또는 반대쪽의 후각 저하가 있고, 양쪽이 손상되지 않으면 저하하지 않는 경우가 많다.

j 중심앞이랑 하부 겉질밑과 44, 45영역(제3 이마이랑 덮개부분)

중심앞이랑(중심전회) 하부 겉질밑은 언어의 비유창성, 음운(phoneme)의 조립, 순수발어실행증(pure apraxia of speech) · 순수벙어리(pure word muteness)의 책임병소이다. 이 부위를 포함하여 내적언어장애가 수반됨으로써 비유창성 언어실어증이 된다. 이 부위를 포함하지 않으면 앞쪽 손상에서도 유창성 실어증이 될 가능성이 있다.

44, 45영역 이른바 Broca 영역(제3이마이랑 덮개부분)만이 국한성으로 손상되어도 Broca 실어증이 일어나지 않을 가능성도 있다. 제3이마이랑 덮개부분이 손상을 받으면 발화는 유창하고 조음도 정상이며 낱말 찾기 곤란(word finding difficul-ties)은 있지만 복창은 양호하고 문장의 이해장애가 있다고 하는 언어상실증이 관찰된다.

44 · 45영역의 위쪽으로 손상이 확산되면 초겉질성 감각실어증(TCS)이 발생하는 경우가 있으며 이마엽 손상에 의해서도 초겉질성 감각실어증(TCS)이 발생한다.

2 마루엽(두정엽)

a 3, 1, 2영역(제1차 체성감각중추)

표재감각, 심부감각의 일반 체성감각 식별 : 공간적 관계의 인식.

대상물 사이의 유사성이나 상이성의 인식, 세기가 다른 자극의 인식.

<시상에서부터의 투사>

몸통 팔다리의 체성감각 : VPL[뒤가쪽배쪽핵(후외측복측핵)]에서부터 투사를 받는다.

얼굴 · 혀의 감각 : VPM[뒤안쪽배쪽핵(후내측복측핵)]에서부터 투사된다.

장애 : 지각 피드백이 없기 때문의 운동실조(감각실조). 시각에 의한 교정 가능.

손발 등의 분포는 운동영역과 거의 같다. 따라서 발의 운동영역의 뒤에 발의 감각영역이 있고 손의 운동영역 뒤에 손의 감각영역이 있다는 것처럼 앞뒤에서 짝을 이루고 분포하고 있다.

마루엽성 근육위축(sensory motor의 피드백이 언제나 작동하고 있지 않으면 muscle atrophy가 일어나는가?)이 일어나는 경우가 있다.

b 43영역(제1차 미각겉질)

미각영역 : 양쪽성으로 손상되지 않으면 미각장애가 일어나기 어렵다.

미각실인, 이미증(pica), 미각착오(parageusia) 등이 일어나는 경우도 있다.

c 5, 7, 40영역(마루연합영역)

체성감각의 0.5~1.0초 이내의 단기기억.

이 부위의 손상에 의한 장애의 대부분은 관념운동실행(관념운동행위상실증), 관념실행(관념행위상실증), 지절운동실행(팔다리운동행위상실증), 한쪽무시, 질병실인, 신체부위실인, 구성실행증 등 실행증, 실인이 주된 것이기 때문에 이 상세한 것에 대해서는 실어증 · 실행증 · 실인증의 항으로 미룬다.

d 7영역의 중심부분의 고랑 [마루엽속고랑(두정간구)]

안뜰신경(전정신경)의 방사로, 평형감각과 구성능력의 통합.

왼쪽대뇌반구 손상에서는 다음의 순수실서(순수쓰기언어불능)이 일어나는 경우가 있다.

마루엽성 순수쓰기언어불능

① 왼쪽마루엽속고랑을 포함하는 상하의 병변으로 일어난다.
② 기본증상은 고립성의 글씨쓰기 장애이고 자발글씨쓰기 · 받아쓰기에 장애가 명백하지만 글씨의 베껴쓰기가 유지되어 있다는 점이다.
③ 앞쪽 병변에서 한글에, 뒤쪽 병변에서 한자에 장애가 심한 증상사례가 관찰된다.
④ 발현기전은 병소의 위치에서부터 왼쪽 모이랑(각회)에서부터 이마엽으로 향하는 글씨쓰기출력계통의 장애에 의한다고 생각되며, 이에 더해서 왼손에 장애가 명백히 심한 증상사례가 관찰된다는 것으로부터 좌우 모이랑을 연결하는 맞교차(교련)계의 장애도 관여하는 것으로 생각된다.

e 7영역

선택적 주의집중(selective attention)에 관여하고 있는 것인가. 소음 속에서 사람과 이야기를 할 수 있는 것 같은 주의집중력(칵테일파티 현상 : 왼쪽대뇌반구 시상도 관여).

7영역의 안쪽 면 : 지남력장애. 그 장소가 무엇인지 알아도 어느 쪽으로 가면 되는지 모른다. 한 번에 바라다볼 수 없는 공간 내에서의 각 지점의 위치의 기억 · 기명 장애에 의해서 발현한다. 책임병소는 오른쪽 뒤통수마루 영역과 뇌들보 팽대부 영역의 손상이 중요시된다(오른쪽 관자엽 · 뒤통수엽 안쪽부분 병소에 의한 것 : 지남력 장애. 오른쪽 해마이랑 주변 병변에 의한 것 : 지리적 기억장애).

지남력 장애의 증후

자각증상
- 주위의 건물 등을 보고 그것이 무슨 건물인지를 안다.
- 거기서부터 어느 방향으로 가면 목적지에 도착하는지를 모른다.

신경심리학적 소견
- 시각성 기명력장애(경증)

f 39, 40영역 [모이랑, 모서리위이랑(연상회)]

1) 오른쪽대뇌반구장애 : 시공간 인지장애

2) 왼쪽대뇌반구장애

문장의 이해, 문장능력의 저하가 관찰된다.

3) 계산 불능

왼쪽대뇌반구장애 : 덧셈, 빼셈과 같은 구성적인 것이 장애되기 쉽다.

오른쪽대뇌반구장애 : 왼쪽의 간과에 의한 계산 장애.

4) 게르스트만증후군, 구성실행(구성행위상실) 및 신체부위실인

이 증상에 대해서는 "D. 실어증, 실행증, 실인증"의 항을 참조하기 바란다.

3 뒤통수엽

뒤통수엽(후두엽)과 마루엽(두정엽)의 경계는 가쪽 면에서는 명확하지는 않지만 안쪽 면에서는 마루뒤통수고랑(두정후두구)에서 명확히 나뉜다(그림 Ⅲ • C • 7).

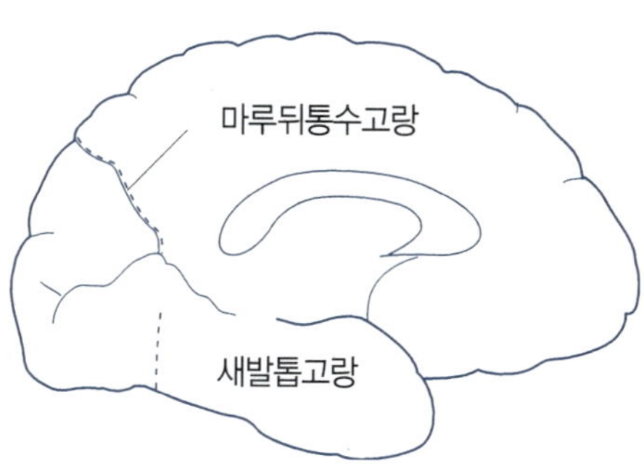

그림 Ⅲ • C • 7 마루뒤통수고랑

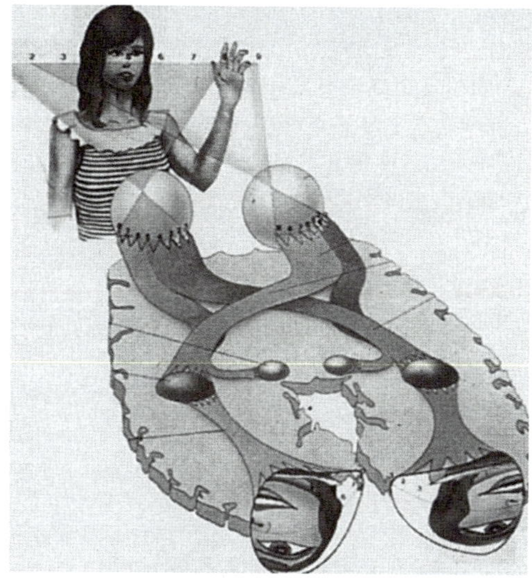

그림 Ⅲ • C • 8 시야
(바쟈 J 지음, ·耕太郎 감역, 笠原美智子 역 : 본다는 것. 白水社, 1993)

a 17영역(제1차 시각중추)

오른쪽 시야는 좌뇌에 , 왼쪽 시야는 우뇌에 들어간다(그림 Ⅲ • C • 8).

같은쪽반맹(동명반맹)

17영역 안쪽 — 주변시야

17영역 뒤쪽 — 중심시야

새발톱고랑(조거구) 위쪽 : 아래쪽 시야 아래쪽 : 위쪽 시야 — 1/4반맹

b 18, 19영역(제2차 시각연합중추)

❶ 시각의 1차 기억중추(몇 초 이내의 단기기억)

❷ 시각영상의 인식 : 장애됨으로써 시각실인이 일어난다.

시각실인(visual agnosia) : 시각대상과 그 인식장애라 파악하면 다음과 같은 관계가 된다.

시각실인

실인증이 시각적 대상에 발생한 것으로서 청각이나 시각을 통하면 인식할 수 있다. 장애되는 것은 대상의 형태로부터의 인식만이고 움직임 등의 시각정보로부터는 인식할 수 있다. 시야에는 대응하고 있지 않다.

시각실인의 분류(Lissauer 1980의 분류)

	개념	판별하는 방법
지각형	시각 특징을 하나로 요약할 수 없다.	모사할 수 없다.
연합형	요약한 결과를 의미와 결부시킬 수 없다.	모사할 수 있다.

1. 지각형(좁은 의미) : 요소적 감각을 부분적 형태로 정리할 수 없다. 모사가 불가능하다.
   명암(밝기), 색채, 운동, 면적 등의 감각은 정상이지만 형태는 모른다.
2. 통합형 : 정리한 부분적 형태를 하나의 대상 전체의 형태와 결부시킬 수 없다. 모사는 천천히 한다.
3. 연합형 : 그 이상의 수준에서 그 시각정보를 의미와 결부시킬 수 없다. 모사는 정상이다.

〈시각대상〉 〈무시증상〉
물체 → 물체실인(물체인식불능)
얼굴 → 안면실인증(얼굴인식불능증)
풍경 → 지리적 기억장애
문자 → 순수실독(순수읽기언어상실)

ⓐ **물체실인**(object agnosia)
물품의 시각적 실인
1) 보아서는 모르지만 만져서 알 수 있다.
2) 특징적인 움직임을 보면 안다(초침이 움직이고 있으면 시계는 인식할 수 있다)
3) 대개의 형태는 파악하고 있고 대답할 수 있다.
4) 형태는 유사하지만 틀리기 쉽다.
5) 재활은 보고 있지만 특징을 다각적으로 인식하는 연습을 시행하고 부분적인 보이는 방법에서부터의 추측을 멈춘다.

ⓑ **영상실인**(picture agnosia)
도형, 회화, 사진, 표식 등의 인지장애.

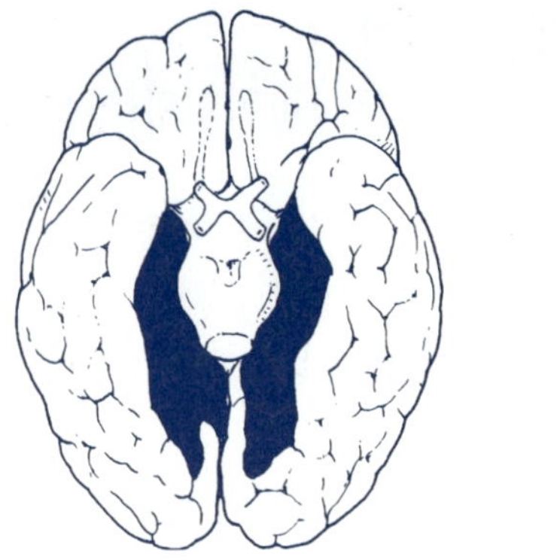

그림 Ⅲ・C・9 안면실인증의 책임병소

표 Ⅲ・C・2 안면실인증에서의 양쪽 뒤통수엽 손상사례와 오른쪽 손상사례의 비교

	양쪽 손상사례	오른쪽 손상사례
안면실인증의 지속	지속성	일과성
알지 못하는 얼굴의 처리	경증~중등도 장애	고도의 장애
주요 합병증상	색각장애(고도)	지리적 지남력 상실
covert 인식	가능성 있음	가능성 없음
장애수준	기억영상과의 대조	지각수준

동시실인 : 정황 면의 의미파악이 장애된다(왼쪽 대뇌반구 관자-마루-뒤통수엽 병변에 의한 경우가 많다).

ⓒ **안면실인**(prosopagnosia) : 인물의 얼굴의 시각적 식별장애(양쪽 뒤통수엽・관자엽 안쪽 아랫면, 그림 Ⅲ・C・9)

충분히 알고 있을 것인 얼굴을 구별할 수 없다(이미 아는 얼굴)

새로이 만난 얼굴 형태를 기억할 수 없다(미지의 얼굴)

또한 우뇌 우위라 일컬어지고 있지만 ① 양쪽 뒤통수관자엽 안쪽 하부의 병소는 일반적으로 중증이고 지속적인 얼굴인식불능증을 나타내는 경우가 많으며 ② 오른쪽 손상으로 일어난 안면실인증은 오른쪽 뒤통수엽 안쪽 부분(18영역 및 19영역을 포함)에 광범위하게 보이고 아래세로다발(하종속), 뇌들보 일부에도 미치는 병소는 지속성이다. 병소가 더 작고 18영역, 19영역의 하부를 포함하여 가쪽에 위치하는 것은 일과성이고 1년 이내에 증상이 개선되는 경우가 많다.

ⓓ **색채실인증(color agnosia)** : 색깔 그 자체를 모른다.

ⓔ **색채 호칭장애** : 색깔은 알고 있어도 문자와 연결되지 않는다. 색채 이름의 선택적 호칭장애(뒤통수엽).

ⓕ **지리적 기억장애** : 잘 할고 있는 도로나 장소를 인지할 수 없게 되는 장애(오른쪽대뇌반구 해마이랑).

지리적 지남력상실(topographical disorientation) : 지남력 장애도 포함한다.

지리적 기억장애(topographical memory-loss)

3 시각에 대한 질병인식불능

ⓐ **Anton증후군** : 물체가 보이지 않는데도 보인다고 하는 일종의 질병실인과도 유사하다.

ⓑ **겉질맹(cortical blindness)** : 거꾸로 보이고 있는데도 마치 맹인처럼 행동을 한다.

4 시각에서부터의 문자인식

ⓐ **왼쪽대뇌반구장애** : 시각적 문자언어인식장애

ⓑ **순수실독(pure alexia)**(그림 Ⅲ • C • 10) : 좌 18, 19영역+뇌들보 손상

1) 본 문자를 읽을 수 없다.
2) 문자를 덧쓰면 읽을 수 있다. 손바닥이나 등에 적은 문자로도 안다.
3) 공중에 쓴 문자도 쓰고 있는 것을 보고 있으면 안다.
4) 문자를 듣거나 말하거나 읽는 것은 정상이다.

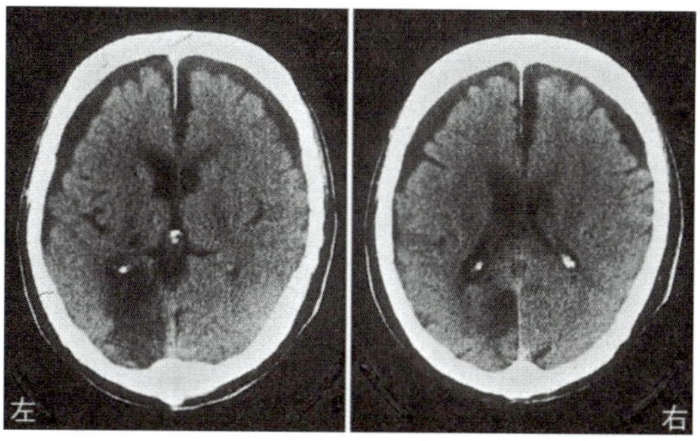

그림 Ⅲ • C • 10 순수실독을 나타낸 증상사례
왼쪽 뒤통수엽 장애와 뇌들보 섬유의 손상이 인지된다.

ⓒ **구성붕괴에 의한 쓰기언어상실(실서)**

순수실독의 회복에 대해서는 Behrmann 등(1990)[10], Arsguin과 Bub(1994)[11], Bhhrmann과 McLeod(1995) 등은 "질적 회복 없음"이라 하고 있으나 Kashiwagi와 Kashiwagi(1989), Seki 등(1995)[12]은 "덧대어 읽기의 효과"를 지적하고 있다. 일반적으로 순수실독은 서서히 회복하고 다음과 같은 특징을 나타낸다.

순수실독의 회복의 특징

① 한글에 "문자수의 효과", 한자에 "획수의 효과"가 관찰되는 경우가 있다.
② 한글, 그리고 한자에 대해서도 덧대고 읽기가 효과적이다. 한자에 대해서는 덧대고 읽기를 사용하지 않고 음운에 이르는 경우가 있다.
③ 문자의 시각적 인지는 가능하지만, 음운이 환기되지 않는다.
④ 일상생활에서는 식독이 소실되어도 순간제시검사 등으로 부하를 가하면 순수실독에 특징적인 장애가 존재한다.

순수실독의 회복기전에 대해서는 Kashiwagi & kashwagi(1989)는 오른쪽 대뇌반구 시각영역으로부터의 글씨쓰기 운동감각 심상(imagery)을 통해서 음운에 이르는 경로가 개선에 관여하고 있다 하고

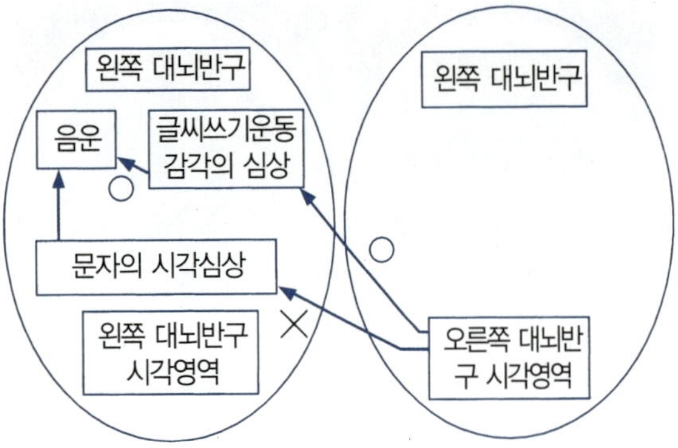

그림 Ⅲ • C • 11 순수실독의 회복기전
(Kashiwagi & Kashiwagi, 1989)

있다(그림 Ⅲ • C • 11).

❺ 시각성 착각 : 변형시, 거대시, 미소시 : 물체가 일그러져 보인다.

환시(elementary unformed) : 미숙한 희미한 형태의 환시가 앞이 안 보이는 부분이나 보이고 있는 부분에 출현한다.

❻ 발린트증후군(Balint' s syndrome) : 시각성주시장애, 정신성주시마비, 시각실조(양쪽 뒤통수엽 장애에서 출현하기 쉽다).

ⓐ **주요 3증후**

- 주의의 공간적 장애 : 시각적 장면에서 몇 가지의 대상을 한 시점에서 인지할 수 없다는 증상이고 한 시점에서 하나의 대상물밖에 인지할 수 없다. 개개의 대상을 인지할 수 있고 전체 이미지를 파악할 수 없어 동시인식불능과는 다르다. 이것이 시각성의 주시장애에 의해서 일어나고 있다.
- 정신성주시마비 ; 안구운동 제한이 없음에도 불구하고 흥미의 대상에 주시를 수의적으로 돌릴 수 없다.
- 시각성운동실조 : 마비는 없음에도 불구하고 시각조절 하에서 물체에 도달할 수 없다. 눈앞의 물체를 잡으려고 하지만 위치결정을 할 수 없다. 위치감각의 장애도 순수한 시각적 장애도 아니라 하고 있다.

ⓑ **발린트증후군의 주의장애의 기전**

시공간성 주의와 시각적 주의 : 뒤통수엽의 배쪽, 등쪽(17, 18, 19영역), 관자엽 · 마루엽과의 결합, 이마엽눈영역(전두안야) · 이마엽앞구역의 네트워크에 지지되어 있다. 배쪽 경로(복측로)는 대상의 인지, 기억의 상향처리(특징 추출분석에 의한 인지)에 중요하다. 또한 신속하고 동시에 연속적인 시각제시에서의 대상 인지능력은 등쪽 경로(배측로)와 마루엽 결합에 의해서 시행된다. 그리고 시각대상과 행위 사이의 전환에서는 이마엽앞구역이 중요한 역할을 가지며 등쪽 및 배쪽 시각로(optic tract)에 하향적으로 영향을 주고 있다.

ⓒ 시각실조

시각실조는 Balint(1909)에 의해서 처음으로 사용된 말이다. 이것은 후에 불리는 발린트증후군의 일련의 증상 속에서 정신성주시장애, 시각성주시장애와 함께 시각성운동실조(optische Ataxie)를 기술하고 있다. 이것은 주시한 대상물을 손으로 잡는 것이 곤란한 현상을 가리키는 것이다. 한편, Garcin 등은 Balint가 말하는 optische Ataxie와는 달리 시각조절 하에서의 물체의 움켜잡기 장애(ataxie optique)를 관찰하여 분리 · 제창하고 있다.

양자의 차이점은 Balint의 optische Ataxie는 주시 하의 표적을 손으로 잡는 것이 곤란한 것에 반해서 Garcin의 ataxie optique는 주시에 장애는 없고 주시점에서 물체를 잡을 수 있으나 주변시야에서 물체를 잡을 수 없다는 것에 있다. 쌍방 모두 우리말로는 시각성운동실조이지만 내용이 다르기 때문에 optische Ataxie와 ataxie optique를 나눠서 표현한다.

표 Ⅲ • C • 3 큰세포계와 작은세포계의 생리학적 성질

	큰세포계	작은세포계
공간분해능	낮다	높다
시간분해능	높다	낮다
색깔의 식별	불량	양호
명암의 감도	높다	낮다

❼ 큰세포계와 작은세포계 : 시각에 관여하는 신경세포에 큰세포계와 작은세포계가 있고 그 각각의 생리학적 성질을 표 Ⅲ • C • 3 에 나타냈다.

이들의 세포에 의해서 시각정보의 병렬적 처리가 이루어진다.

• 큰세포계 : 움직임의 지각, 동체시(움직이고 있는 물체로 보다), 시야 → 마루엽으로

• 작은세포계 : 색깔의 인지, 형태시(형태로 보다) → 관자엽으로

18영역까지는 병렬로 처리되고 그 이후는 분리해 간다.

주로 큰세포계가 손상을 받으면 움직임의 지각이 저하하고 중증이 되면 대뇌성 운동시각 상실 [cerebral akinetopsia(Zihl J, et al : Brain 106 : 313, 1983)]이 일어난다.

대뇌성운동시각상실의 예

43세, 여성
홍차가 얼어 보여 컵에 따를 수 없다. 홍차가 컵에서부터 넘쳐흘러도 모르므로 계속 따른다. 이야기 상대의 입의 움직임을 모르므로 대화를 할 수 없다.
자동차의 정확한 위치를 알 수 없으므로 도로를 횡단할 수 없다. 건너기 시작하였을 때에는 자동차가 멀리 있는데도 건너가기 시작하면 바로 곁에 와있다.
시야결손은 없다. 다른 시각인지에는 문제가 없다.

환자는 움직이고 있는 것을 보지 않도록 대응하고 있고 훈련방법은 모색 중이다.

또한 작은 세포계를 주로 하여 손상되면 대뇌성 완전색맹(cerebral achromatopsia)[Berry D : Arch Ophtalmol(Paris) 8 : 289, 1888]을 초래하는 경우가 있다.

대뇌성 색각상실의 예

흑백농담의 세계
• 먹거나 냄새를 맡거나 하지 않으면 피클인지 딸기잼인지를 구별할 수 없다.
• 같은 크기의 은화(silver coin)와 동화(copper coin)의 구별을 할 수 없다.
• 무슨 색깔인지 알 수 없게 된다.
• 전부 회색, 흑백, 옅은 색깔, 더러워진 느낌의 색깔 등으로 보인다고 말한다. 우뇌 손상이면 왼쪽 시야에 국한되고 장애된 시야에 대응하고 있다. 색깔끼리의 차이(색깔의 농담)는 알 수 있다. 밝기가 같은 색깔의 판단을 할 수 없으므로 이것을 재활에서 연습한다.

4 관자엽 (그림 Ⅲ • C • 12)

a 41, 42영역[헤실이랑 (Heschl's gyrus) : 제1차 청각중추]

① 순수어농(순수말귀먹음, pure word deafness) : 청각적 어음 파악의 선택적 장애(청각적 언어이해, 복창, 받아쓰기의 장애 이외에는 언어증상은 거의 없다. 내언어(internal language)는 온존되어 있다. 병소는 언어영역(Wernicke 영역을 비롯한 내언어영역)은 유지되고 오른쪽 헤실이랑(Heschl' gyrus)(가로관자이랑)의 손상이 있을 때.

② 겉질난청(cortical deafness)(양쪽성 장애) : 관

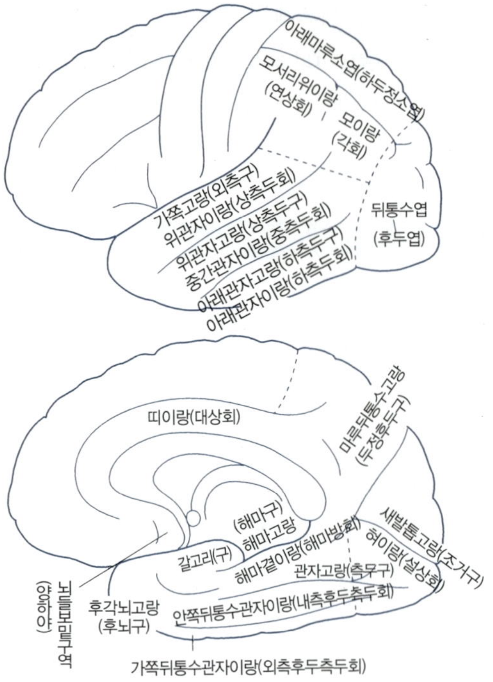

그림 Ⅲ・C・12 관자엽 주변

자엽 손상에 기초하는 deafness(소리에 관한 감도의 장애라는 의미). → 귀 → 같은 쪽과 반대쪽의 섬유가 있다.

소리의 대소, 고저.

41영역 앞부분 : 고음부, 41영역 후부 : 저음부

b 22, 21영역(청각연합영역)

❶ 감각성실어증(왼쪽대뇌반구 : Wernike 언어상실증). 자발어는 유창, 착어(자성 · 어성)가 많다. 복창 · 이해불량, 때로는 횡설수설(jargon)하게 된다.

❷ 청각실인(auditory agnosia) : → 양쪽성의 22영역, 21영역의 일부의 장애.

환경음 · 음악의 인지장애.

리듬상실(오른쪽 대뇌반구).

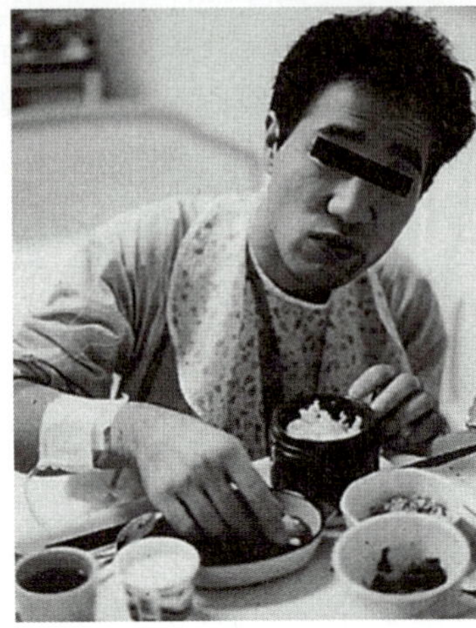

그림 Ⅲ・C・13 클뤼버 · 뷰시증후군의 증상사례
환자는 순으로 집어서 식사를 하고 있다.

감각성실음악증(sensory amusia) : 음악을 지각하거나 기억하거나 즐기거나, 연주하는 기능의 상실 내지는 퇴화한 상태이다. 양쪽의 관자엽(구미인에서는 오른쪽 대뇌반구 우위).

청각 0.5~1.0초 이내의 단기기억, 추상사상이 장기기억.

c 뇌혈관장애

관자엽, 뒤통수엽, 마루엽에의 연합영역에서부터의 정보를 변연계에 보내는 기능의 장애. 현재 일어나고 있는 현상과 과거의 기억과의 통합.

종합정보 실인

복장이나 음성에 의한 성별 인식

복잡한 현상의 동시실인(simultanagnosia)

클뤼버 · 뷰시증후군(Klüver-Bucy syndrome) : 정동개방과 성적 억제가 없는 상태를 특징으로 한다(그림 Ⅲ・C・13).

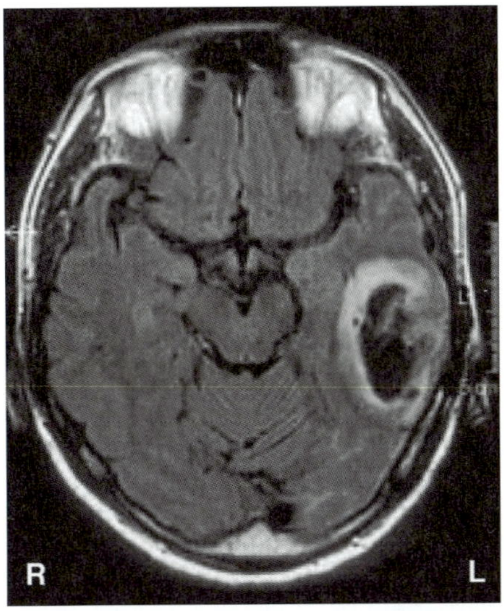

그림 Ⅲ・C・14 왼쪽 37영역의 손상에 의해서 한자의 특이적 장애를 나타낸 증상사례의 MRI

d 37영역(관자엽 뒤 아래 부분)

왼쪽 대뇌반구 : 한자(chinese character)의 선택적 중추.

한글・한자를 문자로 하여 가지는 한국인 특유의 장애.

여기가 손상되면 한자의 선택적인 장애가 출현한다(그림 Ⅲ・C・14). 한글은 음운적으로 읽는 것에 반해서 한자는 시각적으로 읽힌다고 한다(Morton & Sasanuma, 1984).

언어상실증 환자에서는 한자는 비교적 온존되어 있으나 이 장애에서는 반대로 한자가 장애된다(그림 Ⅲ・C・15).

e 38영역(관자극)

청각, 시각, 환상환시, 공포감.

데자뷔(d・j・vu) : 옛날부터 몇 번이나 왔던 곳, 또는 자기가 살고 있는 곳도 처음처럼 느끼는 착각.

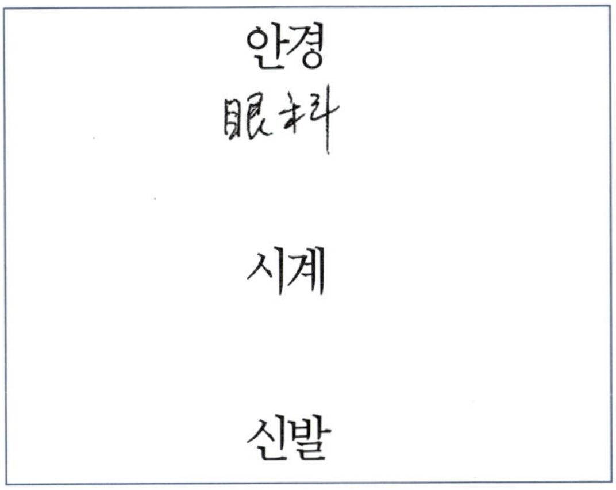

그림 Ⅲ・C・15 이 증상사례의 한자의 특이적 장애

"안경" "시계" "신발"의 글씨쓰기 명령으로 한글은 쓸 수 있으나 한자는 쓸 수 없다.

단어의 음독	아래뒤통수이랑~뒤통수엽・관자엽 이행부분
한자의 음독	방추모양이랑~아래관자이랑 뒷부분
한글의 음독	중간뒤통수이랑
음운처리에 특이적으로 관여하는 부위	실비우스틈새(실비우스열) 뒷가지 깊은 부분의 관자엽・마루엽의 이행부분

f 36영역(이마엽-변연계와의 연락부분)

감정, 행동, 인격의 변화, 정동장애, 정신장애.

또한, 이 주변부위는 정신분열증에서의 뇌 위축이 최근에 지적되고 있다. 정신분열증에서는 해마이랑, 편도체, 해마곁이랑, 위관자이랑, 아래이마이랑, 중간이마이랑, 안쪽이마이랑, 섬이랑(도회)의 위축이 인지되고 있다.

피라미드세포(추체세포)의 세포체의 축소, 가지돌기(수상돌기)의 감소, parvalbumin 양성 사이신경세포(개재 뉴런)가 감소한다는 보고가 있고 체적 감소는 신경세포 사이질(간질)의 감소라 일컬어지고 있다.

표 Ⅲ • C • 4 지리적 실인증의 발생기전

	뇌경색 혈관	지배영역	신경증상
증상	왼쪽을 무시하는 것에 의해서 길을 헤맨다.	자기 집 방의 배치 등을 언어로 표현할 수 없다. 지리적 기억장애, 길의 수서 장애 등이라고도 한다.	언어적으로 진술 가능. 지리적 공간 도식의 장애 한국지도의 장소명칭, 배치 등은 적을 수 있다. 지남력 장애, 거리의 실인 등이라 일컬어진다.
병소	오른쪽 대뇌반구 마루엽 광범위 : MCA영역	관자엽 아랫면 해마이랑 주변	오른쪽 띠이랑 뒤쪽 안쪽 면
재활	한쪽무시에 대한 접근	사진에 의한 보상	문자에 의한 보상

g 26영역(해마이랑)

지리적 기억장애 : 사진을 보고 실제로 보이고 있는 장소와 대조할 수 있으나 그 장소가 무엇인지는 모른다(표 Ⅲ • C • 4).

지리적인 방향과 장소는 알 수 있지만 이전에 갖고 있었던 지리적인 기억과 대조할 수 없는 것에 기인한 지리적인 장애(그림 Ⅲ • C • 16).

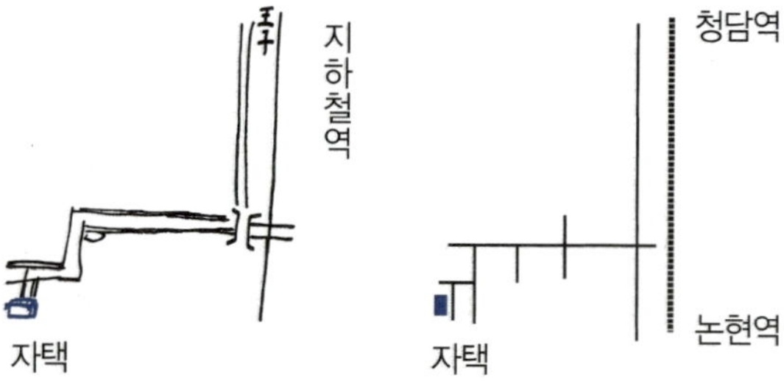

그림 Ⅲ • C • 16 지리적 실인환자가 그린 자택부근의 지도
지하철역에서 자택까지의 지도

지리적 기억장애의 예

① 지하철역~자택까지의 구두진술 : 거의 정확하게 말할 수 있다.
② 자기가 지하철역에서부터 자택까지의 지도를 그린다 : 방향은 거의 맞는다.
③ 자기 집 방의 배치의 구두진술 거의 정확하게 말할 수 있다.
④ 자기 집 방의 배치도 : 대략 그릴 수 있다.
⑤ 실제의 행동 : 침대에서부터 조금이라도 떨어지면 자기의 침대도 알 수 없게 된다.
⑥ 실제로 발병 7일째에 자택 내에서 행동을 시켰으나 방에서부터 나올 수 없다.
⑦ 사진을 본 후의 반응 : 자택 내도 집에서부터 지하철역까지의 사진도 전혀 본 일이 없다고 말한다.

5 변연계

a 34영역, 28영역의 앞부분(1차 후각영역)

배 모양 앞구역(pre-piriform area), 편도핵 주변의 겉질

겉질성 무후각증이 일어나는가?

냄새의 강약

b 28영역 뒷부분과 35영역(2차 후각영역)

냄새의 판별

후각 단기기억

c 34영역(해마체)

해마체 배쪽부분 : 공격반응

해마체 등쪽부분 : 평온반응

단기기억(10~30초)

즉시기억에서부터 선별된 정보만이 단기기억으로 옮겨가고 한번에 5~10항목이 10~30초 정도 유지된다.

양쪽성 해마장애에서는 최근의 사건에 관한 기억이 상실된다. 환자는 완전히 정상적으로 대화에 따라갈 수 있으나 화제가 바뀌면 즉각 이전의 이야기 내용을 잊어버린다. 단기기억에서는 정보의 대부분은 코드화된 어음으로서 기억된다(망각되면 영구적으로 소실한다).

장기사상기억도 해마에 저장된다. 또한 이마엽의 겉질도 관여하여 거대용량을 갖고 있다.

추상사상의 장기기억 : 관자엽, 마루엽, 뒤통수엽의 회백질 바깥층에 있고 이들도 거대한 용량을 갖고 있다.

이들 장기기억은 망각이나 상실하는 일도 있으나 회복의 가능성도 있다.

망각에 대해서는 기억 상호간의 간섭과 말소라는 설도 있는가 하면 뇌에 새겨진 기억흔적의 소멸이라는 설도 있다.

d 편도체

좋고 싫음, 애정, 증오, 노여움, 두려움의 감정의 중추.

정지반응(진행 중인 운동이 갑자기 정지한다)(arrest reaction).

내장현상(빈맥, 서맥, 삼킴, 씹는 일, 맛보는 일).

노여움이나 불안의 감정

반대로, 느긋하고 평온한 기분이 되는 경우도 있다.

파괴에 의해서 길들임(taming)의 경향이 있고 고립된 생활을 영위하게 된다.

A10신경(중간뇌 → 시상하부 → 이마엽 앞구역 : 쾌감을 만들어내는 신경)과 편도체(좋고 싫음을 관장하는 중추) : 사람이 사랑할 수 있다. 중추시상하부에서부터 살아있는 것으로서의 욕구가 생기고 편도체에 의해서 쾌 · 불쾌가 학습되며 이들이 이마엽 앞구역에서 통합되어 조절되어 있다.

e 뇌활(뇌궁)

겉질, 시상하부에의 주요 전도로, 정동과 기억에 관여하는 것 같다.

f 시상하부

등쪽안쪽핵(배내측핵) : 공격성의 조절.

배쪽안쪽핵(복내측핵) : 식욕조절중추로서 음식의 섭취를 조절한다. 시각신경다발앞핵(시속전핵) : 자동체온조절의 역할.

시각로위핵(시삭상핵) : 목마름중추.

뒤핵(후핵) : 성 충동의 조절.

6 뇌들보(corpus callosum)
(그림 Ⅲ • C • 17)

a 뇌들보 분리증상(그림 Ⅲ • C • 18)

1) 왼쪽 증상

a) 왼쪽 감각정보의 호칭장애

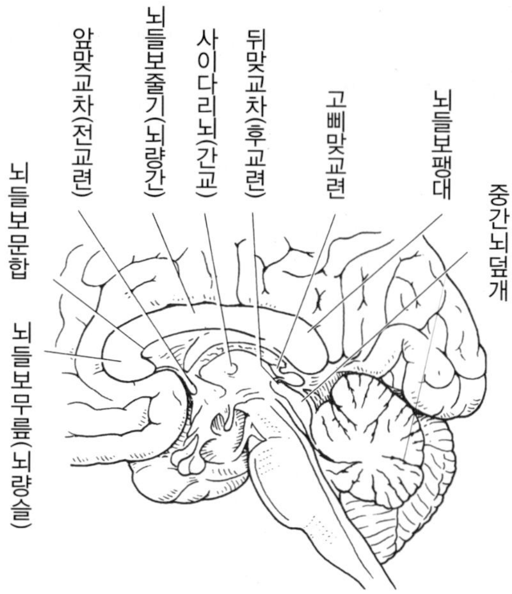

그림 Ⅲ・C・17 뇌들보와 그 주위

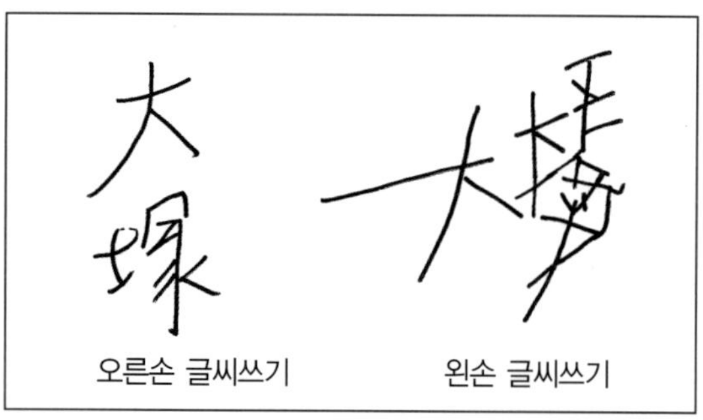

그림 Ⅲ・C・18 좌우 손에 의한 글씨쓰기

(1) 왼쪽시야의 물품 호칭장애
(2) 왼손의 촉각성 호칭장애
(3) dichotic listening 때의 왼쪽 귀 자극의 호칭장애

b) 왼쪽 읽기언어상실
(1) 왼쪽 시야의 실독
(2) 왼손의 촉각성 실독

c) 왼쪽 고차운동장애

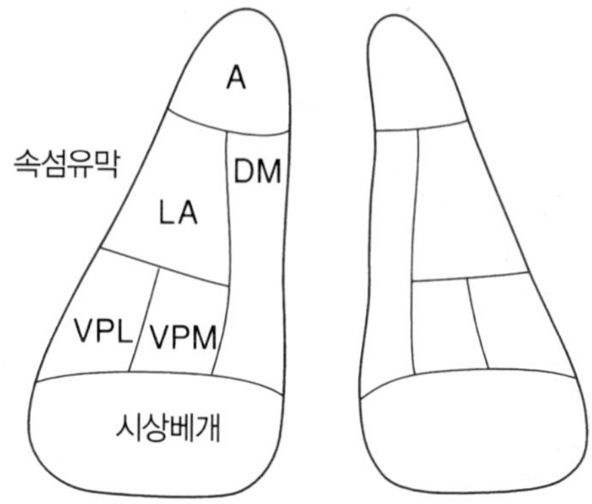

그림 Ⅲ・C・19 시상의 핵

(1) 구두명령에 대한 왼손 실행
(2) 왼손의 실서

2) 오른쪽 증상

a) 오른손의 구성실행, 구성실서
b) 오른손의 한쪽무시

3) 좌우사이 증상

a) 좌우사이의 동종감각 정보의 판단장애
(1) 좌우시야사이의 시각정보의 판단장애
(2) 좌우 손 사이의 입체감각 정보의 판단장애
(3) 좌우 손 사이의 위치감각 정보의 판단장애
(4) 좌우 손 사이의 부위감각 정보의 판단장애

b) 좌우사이의 이종감각 정보의 판단장애
(1) 좌우의 시각 – 입체감각 정보의 판단장애
(2) 좌우사이의 입체감각 – 시각정보의 판단장애

c) 좌우사이의 감각 – 운동연합장애

7 시상

시상에 대해서는 그림 Ⅲ • C • 19와 같이 핵을 나눠서 보면 알기 쉽다.

앞핵(anterior nucleus[A핵]) : 이마엽과 연관성이 있다(의욕장애 등).

등쪽안쪽핵(dorsomedial nucleus[DM핵]) : 띠이랑과 연관성이 있다(기억장애 등).

앞가쪽핵(lateral-anterior nucleus[LA핵]) : 6영역 등과 연관성이 있다(피라미드바깥길 증상 등).

배쪽뒤가쪽핵(ventro-posterio-lateral nucleus [VPL핵]) : 3, 1, 2영역 위쪽과 연관성이 있다(몸통 · 팔다리의 지각장애).

배쪽앞안쪽핵(ventro-anterior-medial nucleus [VPM핵]) : 3, 1, 2영역 바깥아래쪽과 연관성이 있다(얼굴 · 혀의 지각장애).

시상베개(pulvinar) : 마루엽연합영역, 관자엽연합영역과 연관성이 있다(시상성언어상실증, 시상성 한쪽공간무시).

D 실어증, 실행증, 실인증과 기억・회복

1 실어증(aphasia)

a 정의

대뇌의 특정영역의 손상에 의해서 이미 얻은 언어 기능(음성・문자언어의 이해표출[듣다・이야기하다・읽다・쓰다])에 장애가 발생한 상태(내언어장애)를 말한다.

b 실어증의 주된 원인질환(표 Ⅲ・D・1)

표 Ⅲ・D・1 실어증의 주된 원인질환

A. 돌발성	B. 발작성의 실어증을 반복하는 것	c. 느린 진행성의 실어증
뇌혈관장애 뇌경색 뇌내 출혈 거미막밑 출혈(뇌동맥류 파열, 뇌동정맥 기형) 뇌 외상 헤르페스뇌염	일과성 뇌 허혈발작 부분성 간질발작	뇌종양 변성질환 알츠하이머병 피크병

c 발생률

뇌혈관장애 환자의 20% 전후.

오른손을 잘 쓰는 실어증 환자의 99%는 왼쪽 대뇌반구 손상, 나머지 1%는 오른쪽 뇌 손상(교차성언어상실증).

왼손을 잘 쓰는 실어증 환자의 75%도 왼쪽 대뇌반구 손상, 나머지 20%는 양 뇌 지배(한쪽 손상에서는 일어나지 않거나 경증, 양쪽 손상에서 일어난다), 5%는 오른쪽 뇌 손상.

d 문진에서부터 진단으로

언어장애를 가지는 환자는 "혀가 잘 움직이지 않다(말이 잘 되지 않다)", "혀가 꼬부라지다", 또는 가족으로부터 "의미가 불명한 것을 말하다" "갑자기 말하지 않게 되다" 등의 호소로 진료를 받는 일이 많다. 우선 최초로 시행하는 것은 언어상실증인지 조음장애인지의 감별이다. 이를 위해서는 아래의 질문을 우선 시도하면 좋다.

① 환자의 성명, 연령, 주소를 묻는다(자발어).
"당신의 이름은?" "나이는?" "사는 곳은 어디입니까?" "어디가 나쁩니까?" "당신의 병에 대해서 말해주세요" 등을 묻는다.
② 시계, 볼펜, 안경 등 일상적으로 사용하고 있는 물건을 보여주고 그 이름을 말하게 한다(언어상실증의 물품호칭 테스트).
③ 음성언어의 이해를 본다.
1) 진찰장면에서 "손을 올려주세요" "왼손으로 오른쪽 귀를 만지세요."
2) "네" "아니요"로 대답하는 질문 : "지금 빨간 옷을 입고 있습니까?" "코끼리는 개보다 무겁습니까?"
3) 계열동작을 시행시킨다 : "연필을 칫솔의 왼쪽에 놓은

다음 시계를 나에게 건네주세요"
④ 복창이 가능한지 어떤지 본다.
"개" "찻잔" "비가 내리고 있습니다" "바다 저편에 배가 떠 있습니다"
⑤ "동물의 이름을 가능한 한 많이 말해주세요"라 명령을 하고 1분 동안에 10개 이상을 말할 수 있는지 어떤지를 조사한다(언어상실증의 언어 열거 테스트).

이 정도의 문진으로 치매 등의 전반적 정신지적 수준의 저하를 수반하는 의사소통 장애인지 언어상실증인지 조음장애인지의 감별은 대충 가능하다. 전반적 정신지적 수준의 저하를 수반하는 의사소통장애의 경우, 목소리나 말을 사용하는 일이 적고 사용한다 해도 "말"이 되지 않고 말 이외에 인격변화, 감정실금, 기억장애, 지남력장애, 구성장애 등을 수반한다. 다음으로 ①~⑤의 질문을 소화시킬 수 없으면 실어증의 가능성은 높다. 실어증의 경우 어느 유형의 실어증일지라도 명사(noun)의 환기가 곤란하므로 ② 의 질문에서 명칭이 좀처럼 나오지 않거나, 틀린 응답이 관찰되는 일이 많다. 또한 ⑤ 의 질문에서 상기할 수 있는 어수가 적은 경우도 경증이지만 언어상실증을 의심할 수 있다 ③, ④ 의 질문에서 언어상실증의 대략의 중증정도와 유형분류를 알 수 있다. 이들에 의해서 실어증이라 판단한 경우는 더 상세한 증상의 검토를 해갈 필요가 있다. ①~⑤ 의 질문을 일단 소화시킬 수 있다면 조음장애의 감별을 시행한다.

이야기하는 데에 필요한 조음기능은 정상인데도 의도적으로 조음하는 것이 곤란한 발어실행증은 자주 실어증과 합병되지만, 독립적으로 일어나는 경우도 있다.

표 Ⅲ・D・2 실어증에 관찰되는 증상

① 발어실행증 : 조음기관에 마비나 실행증이 없음에도 불구하고 의도된 음절(언어)의 표현을 할 수 없는 상태. 단독증상으로 출현하는 일도 있으나 대부분은 Broca언어상실증에서 특징적으로 관찰되고 운율장애(dysprosody)나 유창하지 않은 발화의 원인이 된다.
② 남은 말 : 완전실어증(전실어) 또는 중증의 실어증에 간신히 남은 말(소리)이다. 내용에 관계없이 발화한다. 남은 말이 연속해서 나오는 것을 재귀성 발화라 한다.
③ 고집증(perseveration) : 이전에 한 말이 그대로 반복해서 나오는 상태이다. 발어만이 아니라 글씨쓰기나 청각/시각에서도 일어나는 증상이다.
④ 단어건망증(verbal amnesia) : 눈앞의 것이 무엇인지 알고 있으나 그 말을 상기할 수 없는 상태이다. 호칭장애나 큰소리로 말하기 어려움의 원인이 될 수 있다.
⑤ 에둘러 말함(periphrasis) : 단어건망증 때문에 에둘러 설명하는 상태이다.
⑥ 착어 : 발음 중에서 원래 의도된 말(음운)과 다른 말(음운)을 표출하는 것. 그 내용에 따라서 자성 · 음운성 착어(연필 → 연팔, 냉장고 → 댕동고), 어성착어(안경 → 시계, 자동차 → 전차), 의미성 착어, 신조어 등이 있다.
⑦ 횡설수설(jargon) : 발화는 풍부하지만 의미를 알 수 없는 것을 말함. 그 유형에 따라서 미분화 횡설수설, 의미성 횡설수설, 신조어 횡설수설 등으로 나뉜다.
⑧ 어음인지장애 : 청력에 문제가 없음에도 불구하고 바르게 어음을 인지 · 판별할 수 없는 상태이다. 청각적 이해 · 복창도 장애된다.
⑨ 어의이해장애 : 어음은 정확히 알지만 그 의미를 이해할 수 없는 상태.
⑩ 메아리증(echolalia) : 언어의 의미를 이해할 수 없고 앵무새처럼 남의 말을 반복하는 것 같은 상태이다.
⑪ 문법장애 : 발화나 글씨쓰기에서 조사가 생략 또는 잘못 사용되거나 동사 · 조동사 등의 활용이 부정확하게 된다고 하는 문법장애, 문법상실증(agrammatism), 착각문법으로 나뉜다.
⑫ 복창장애 : 들은 말을 반복해서 발화하는 것이 곤란하고 부정확하게 되는 상태이다. 언어상실증의 유형에 따라 그 요인은 다르다. 단기기명력(청각적 파악력)의 장애는 아니다.

e 실어증의 진단

실어증이라고 감별되면 유형 진단, 중증정도 등, 그 언어장애의 장애가 되는 방식을 보다 상세하게 볼 필요가 있다. 이를 위해 실어증 검사를 시행하고 있는데, 현재 일본에서 널리 사용되고 있는 것은 표준 실어증검사(SLTA, WAB(Western Aphasia Battery) 등이다.

또한 실어증 환자의 증상에는 표 Ⅲ • D • 2와 같은 것이 관찰되는 경우가 많다.

f 실어증의 유형분류

실어증의 고전적 분류는 ① 고전적 분류에 따라서 언어상실증의 유형분류를 시행하면 실어를 나타내는 환자의 병변부위를 어느 정도 추정할 수 있다, ② 뇌에서의 언어의 메커니즘을 상정하고 있다, 라는 특징이 있다.

우선 최초로 평소의 대화에서 발화가 유창한지 어떤지를 본다. 유창하다면 베르니케 언어상실증, 전도성실어증, 겉질경유 감각성 실어증(trans-cortical sensory aphasia), 명칭실어증을 생각하고, 유창하지 않다면 브로카(Broca)실어증, 완전실어증, 겉질경유 운동실어증을 생각한다. 아래에 각 실어증 유형의 특징을 열거한다(표 Ⅲ • D • 3, 4).

표 Ⅲ • D • 3 언어의 유창 · 비유창의 특징

비유창	⇔	유창
느리다	← 속도 →	빠르다
비정상	← 운율 →	정상
비정상	← 발음 →	정상
짧다	← 구절의 길이 →	길다
현저하다	← 노력성 →	극미하다
빈번하다	← 중도에서 끊김 →	드물다
없다	← 언어충동 →	있다
빈번하다	← 고집증 →	드물다

1 유창형

a. 베르니케실어증 (그림 Ⅲ • D • 1)

발어는 유창하고 막힘이 없는 발화의 인상을 받지만 의미가 불명한 일이 많고 말을 이해하는 능력이 발화의 유창상의 인상에 비하여 낮고 복창하거나 하는 것도 할 수 없다. 물건의 명칭을 말하게 하면 틀린 말이나 소리가 상당히 나온다.

병소는 관자엽 뒤 위쪽에서부터 마루엽 아래쪽에 걸친 부위에 많고 높은 연령이 될수록출현하기 쉽다.

b. 전도성실어증

말을 이해하는 능력은 높고 틀린 말을 말해도 수정하려고 하는 경향이 강하지만(고쳐 말함을 수반하는 자성 착어가 핵심증상) 복창이 말의 이해도에 비해서 저하하여 있다. 또한 최초 복창할 수 없었던 말이라도 일단 재구성할 수 있으면 빠른 속도로 재생 가능하거나, 재 표상된 것을 반복하는 것은 가능하다는 특징도 있다. 발생기전에 관해서는 short-term memory의 장애로 설명하는 시도도 이루어지고 있다. 병소

표 Ⅲ • D • 4 유창하지 않는 발화와 유창한 발화의 특징

유창하지 않는 발화	유창한 발화
• 조음의 운동이 자동적이 아니라 노력성이고 느리다. • 때로는 일그러지다. • 최초의 자음에 음운성의 오류가 두드러지다. 예 : 시계 → 티게 • 음운을 만들어내는 것이 원활하지 않고 사이가 뜨다(소리가 중도에 끊기다) • 문장의 억양(melodic line)이 장애된다.	• 이야기하는 속도는 유지되어 있고 병전보다 느린 경우도 있다. • 조음에 장애는 없고 노력성도 볼 수 없다. • 단숨에 말하는 단어의 수도 정상이고 긴 문장도 만들어낼 수 있다. • 착어가 섞이기 때문에 내용은 전달되기 어렵다.

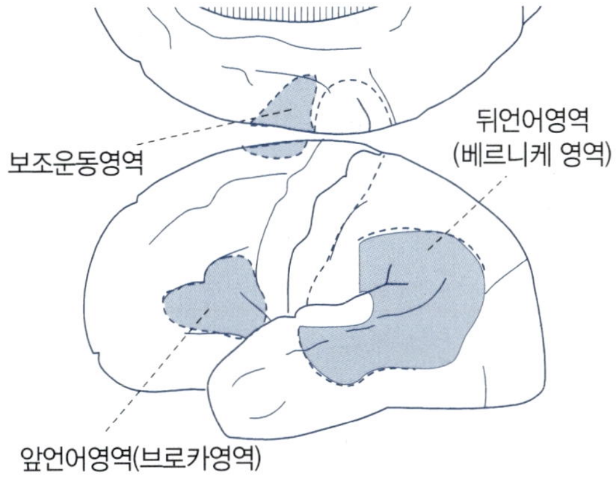

그림 Ⅲ • D • 1 브로카영역과 베르니케영역

는 베르니케 실어증의 부위에 준한다는 의견이나 활신경다발(궁상속), 관자마루엽 깊은 부분 겉질밑, 마루엽 모서리위이랑이라는 의견도 있어 일정한 견해는 없다.

c. 겉질경유 감각성 실어증

전체적으로 베르니케 실어증과 매우 유사하지만 두드러지게 복창이 유지되어 있다. 그러나 복창된 내용은 이해되어 있지 않은 경우가 많다. 병소로서는 앞 · 중간 · 뒤대뇌동맥의 경계영역인 분수령 영역의 장애와 시상 손상 등의 대뇌 기저핵 장애에 의한 것이 많이 보고되고 있다.

d. 명칭실어증 (anomic aphasia)

이해하는 능력은 높고 복창도 가능하지만 특히 명사 등 물건의 명칭을 말할 때에 곤란을 나타내고 에둘러 하는 표현을 사용하거나 하는 비교적 경증의 언어상실증이다. 병소는 왼쪽 대뇌반구의 어느 부위에서도 발생하고 대부분은 작은 병소인 경우가 많다

2 비유창형

a. 브로카 실어증

어색한 발화에 비하여 언어의 이해능력이 있고 듣거나 읽거나 하는 것이 어느 정도 이해할 수 있으나 자기가 생각하는 것을 이야기할 수 없다. 자기가 말하고 싶은 것은 알지만, 그것을 말할 수 없다. 병소는 이마엽 뒤 아랫부분의 병변(운동영역 하부 겉질밑을 포함하는 약간 광범위한 병변)과 조가비핵(피각) 등의 심부 겉질밑의 병변이 지적되어 있다.

이 "4영역 하부 겉질밑"이 음소(phoneme)의 치환에 중요하고 비유창성 요소라는 것을 알 수 있다.

그렇다면, 브로카영역만의 손상에 의한 언어상실증은 ① 문장을 별로 깔끔히 할 수 없다, ② 흐르는 것 같은 문장이 아닌 경우가 많다, ③ 급속히 회복되지만 문장을 잘 작성할 수 없다, ④ 극히 초기에는 무언~발화량의 저하가 두드러진다, ⑤ 곧 개선되어 발어행위상실증은 없다, 등의 특징을 갖는다.

b. 완전실어증 (complete aphasia)

유창하지 않고 무의미한 단편적인 발성밖에 없고 음성 및 문자언어의 이해도 표출능력도 극단적으로 장애되어 있다. 경과와 더불어 브로카 언어상실증으로 이행하는 경우도 있으나 예후는 일반적으로 나쁘다. 병소는 왼쪽 대뇌반구의 광범위한 손상인 경우가 많다.

c. 겉질경유 운동성 실어증 (transcortical motor aphasia)

브로카 실어증의 증상을 나타내지만 다른 언어증상에 비하여 복창능력이 매우 양호하다. 겉질경유 감각성 실어증과 마찬가지로 복창된 말은 이해되어 있지 않은 경우가 많다.

발어의 특징은 말을 꺼내려고 해도 자발성이 없어 유창하지 않게 들리는 경향이 있다. 그러나 발화의욕

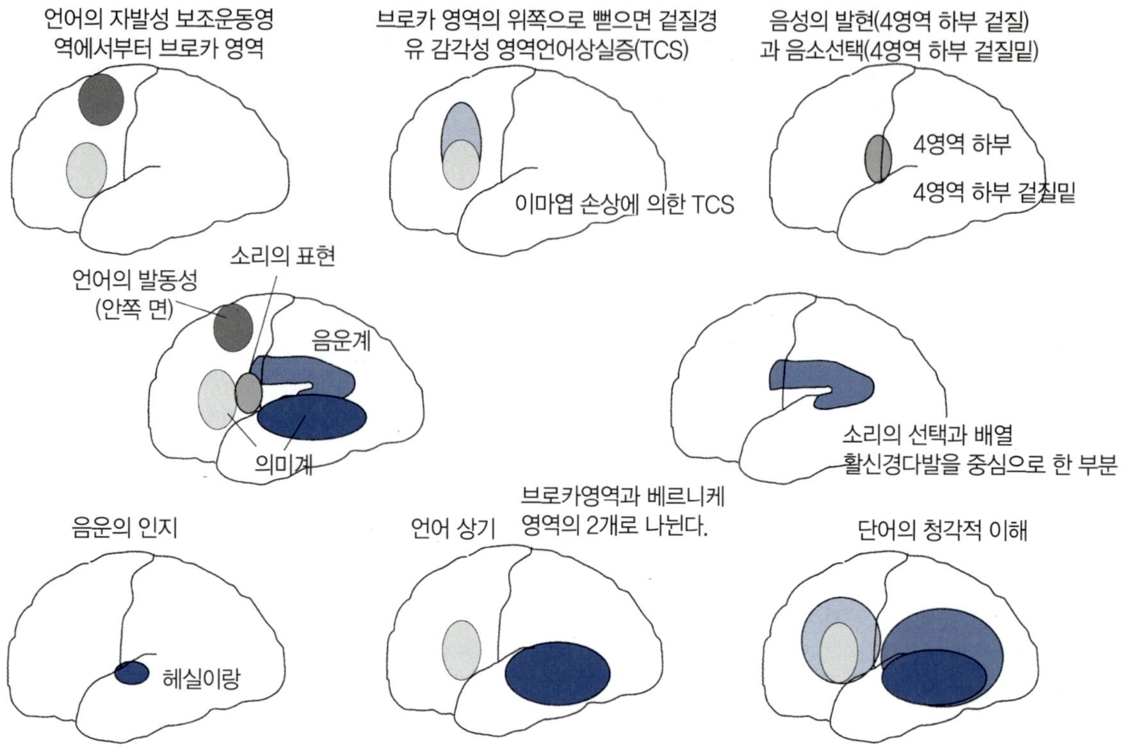

그림 Ⅲ·D·언어의 뇌내 기전(음성언어)

만으로는 설명할 수 없는 것 같은 언어수준에서의 사고표현 선택에서의 망설임도 관찰된다.

병소는 이마엽 안쪽 면(부조운동영역)이나 시상이 지적되어 있으나 정설은 없다.

언어의 뇌내 기전에 대해서 요약한다(그림 Ⅲ·D·2, 3). 우선 헤실이랑에서 소리를 듣고 음운을 인지한다. 다음으로 활신경다발 등을 통하면서 베르니케 영역이나 브로카 영역 주변에서 단어의 청각적 이해나 언어상기가 시행된다. 또한 보조운동영역이나 브로카 영역에서 발성의 의욕이 높아지면 이들이 통합되어 4영역[중심앞이랑(중심전회)] 하부 겉질밑에 전달된다. 그리고 4영역 겉질에서 조음에 관여하는 운동신경에 전달되어 발성된다. 또한 중심앞이랑 하부 겉질밑을 포함하지 않고 브로카 영역의 위쪽으로 진전된 경우, 겉질경유 감각성 언어상실증이 된다는 것도 최근의 연구로부터 알게 되었다(표 Ⅲ·D·5).

표 Ⅲ·D·5 각 실어증의 특징

	유창성	이해	복창	낱말찾기
브로카실어증	×	○	×	×
베르니케실어증	○	×	×	착어 ×
명칭실어증	○	○	○	에둘러 말함
완전실어증	×	×	×	×
전도성실어증	○	○	×	착어 ×
겉질경유 운동성 실어증	×	×	○	×
겉질경유 감각성 실어증	○	×	○	×

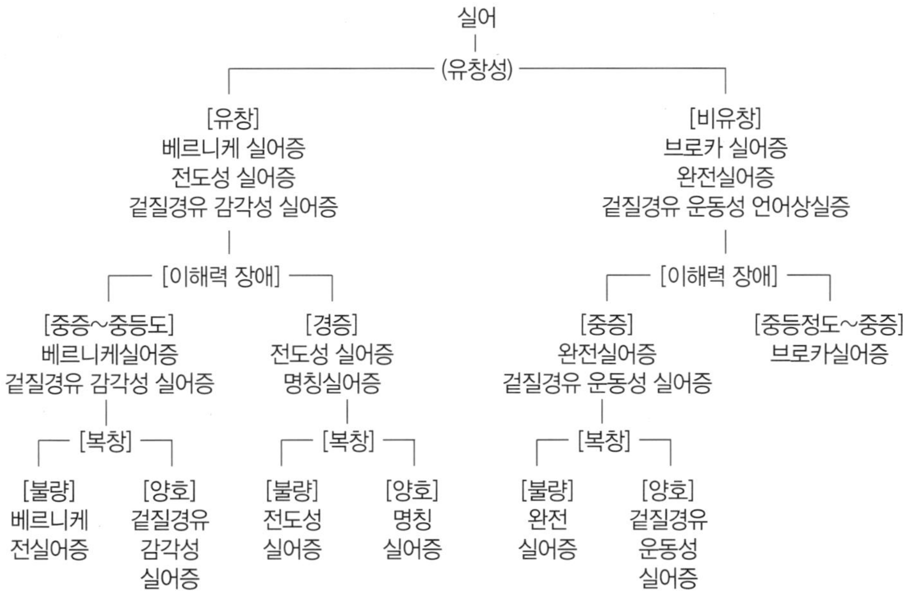

그림 Ⅲ・D・실어증의 분류

(綿森淑子 : 실어증의 분류와 메커니즘. Clinical Neurosience 4 : 371, 1986에서부터 일부 변경하여 인용)

g 실어증의 고전적 분류와 뇌동맥 폐색증후군

이들 실어증 고전적 분류는 증상발생 부위가 특정되고 각 증상의 독립성은 상실되어가고 있다. 그러나 이 실어증 고전적 분류는 뇌동맥폐색증후군으로서 매우 큰 병소 국재가치를 갖고 있다.

① 롤란드 앞가지의 폐색 : 중간대뇌동맥의 분지이고 롤란드 앞가지의 폐색에서는 4영역 하부 겉질밑과 그 주변의 조직이 손상을 받아 비유창성의 책임병소와 활신경다발(arcuate fasciculus) 앞쪽부분 및 내언어 조작능력을 가진 영역이 손상되기 때문에 브로카실어증을 나타낸다(그림 Ⅲ・D・4).

② 중간대뇌동맥 관자엽 하향가지의 폐색 : 관자엽과 마루엽 하부의 영양공급을 하는 중간대뇌동맥의 하향가지가 폐색하면 내언어를 조작하여 언어이해를 하는 관자엽 후반부와 모이랑・모서리위이랑 주변이 손상되고 활신경다발을 포함하는 손상 때문에 이해력은 중증으로 장애되어 복창도 불가능해진다. 그러나 운동영역 하부 겉질밑은 손상되어 있지 않기 때문에 언어는 유창해지고 베르니케실어증을 나타내게 된다(그림 Ⅲ・D・5)

③ 중간대뇌동맥 가쪽 이마엽가지의 폐색 : 혈액관류 영역에 보조운동영역이 있고 손상된 영역이 약간 넓으면 내언어 조작능력이 어느 정도 장애를 받는다. 또한 언어의 발동성이 저하하고 전체로서 비유창으로 들리는 언어가 된다. 그러나 활신경다발이나 운동영역 하부 겉질밑 등의 손상은 모면하기 때문에 복창능력은 온존괴고 겉질경유 운동성 실어증이 된다(그림 Ⅲ・D・6)

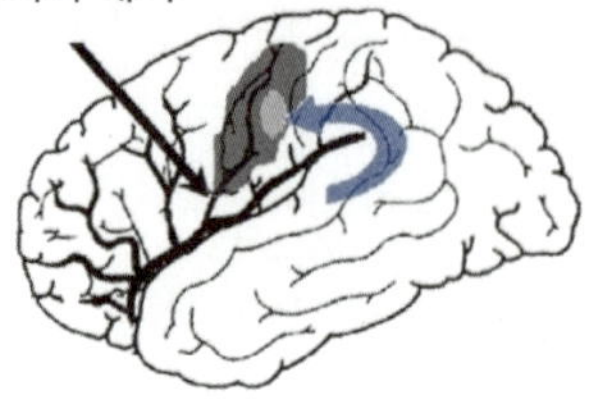

그림 Ⅲ・D・4 롤란드 앞가지의 폐색에 의한 경증~중등증의 브로카실어증

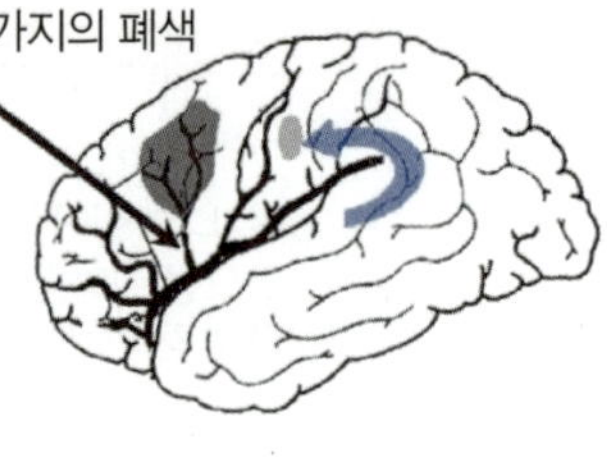

그림 Ⅲ・D・6 중간대뇌동맥 가쪽이마엽가지의 폐색에 의한 겉질경유 운동성 실어증

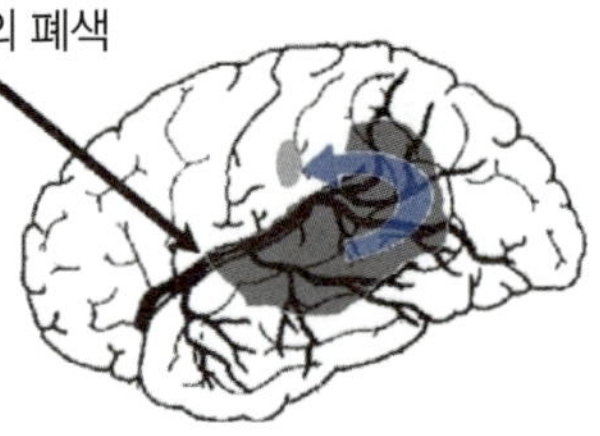

그림 Ⅲ・D・5 중간대뇌동맥 관자엽 하행가지의 폐색에 의한 베르니케 실어증

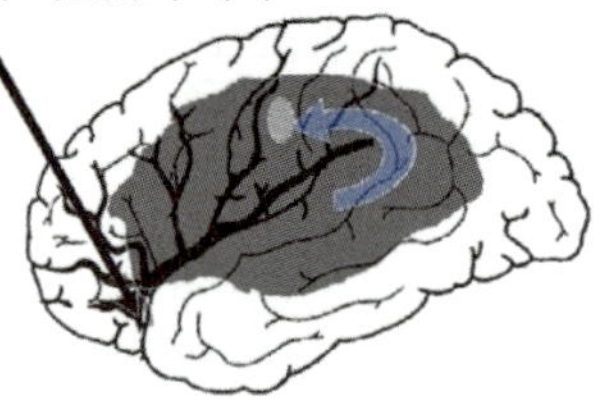

그림 Ⅲ・D・7 중간대뇌동맥 이는곳의 폐색에 의한 완전실어증

④ 중간대뇌동맥 이는곳(기시부(의 폐색 : 중간대뇌돔맥 이는곳의 폐색에서는 이마엽 아래 후반, 마루엽 아래 전반, 관자엽 상부를 포함한 광범위한 손상이 일어나 내언어기능을 가진 대뇌의 대부분이 손상됨과 동시에 활신경다발, 운동영역 하부 겉질을 포함하기 때문에 언어기능은 중증으로 장애되어 복창도 불가능하고 비유창으로 되고 완전실어증을 나타낸다(그림 Ⅲ・D・7).

⑤ 속목동맥(내경동맥) 폐색 : 앞대뇌동맥이나 중간대뇌동맥은 윌리스 고리(Willis circle) 등을 통한 곁혈류(측부혈행)에 의해서 약간이나마 혈류가 있고 게다가 뒤대뇌동맥으로부터도 보충된다. 이 때문에 각 혈관의 끝인 경계역역이 낮은 관류가 되어 경색을 일으킨다(분수령영역 경색 : watershed infarction). 이들은 이마엽, 마루엽, 관자엽의 가쪽 중앙부분에 해당되고 내언어 조작능력의 대부분이 손상되지만 활신경다발 및 운동영역 하부는 모면될 가능성이 있어 복창능력이 유지되어 발어는 유창해진다. 결과적으로는 겉질경유 감각성 실어증을 일으키는 것으로 연결된다(그림 Ⅲ・D・8).

⑥ 유창성이나 복창에 관여하는 부위 이외의 내언어 기능을 가진 부위의 작은 손상에서는 명칭실어증이 발생한다(그림 Ⅲ・D・9).

⑦ 활신경다발을 중심으로 하는 복창기능에만 관계되는 작은 손상에서는 전도성실어증을 일으킨다(그림 Ⅲ・D・10).

⑧ 운동영역 하부 겉질밑을 중심으로 하는 음소의 선택기능에 관여하는 부위의 선택적 손상에서는 발어실행이 일어난다(그림 Ⅲ・D・11).

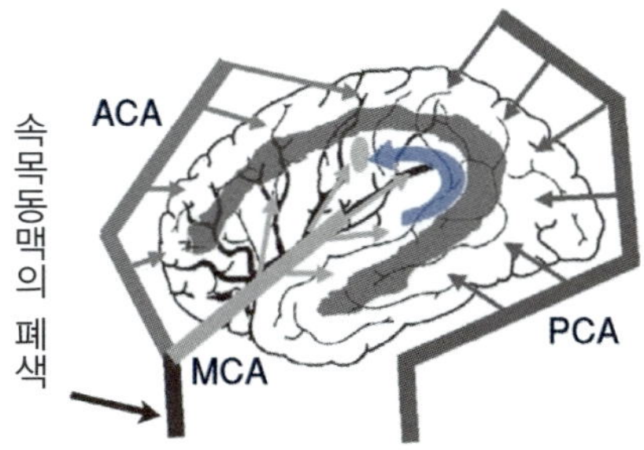

그림 Ⅲ • D • 8 속목동맥 폐색에 의한 겉질경유 감각성 실어증

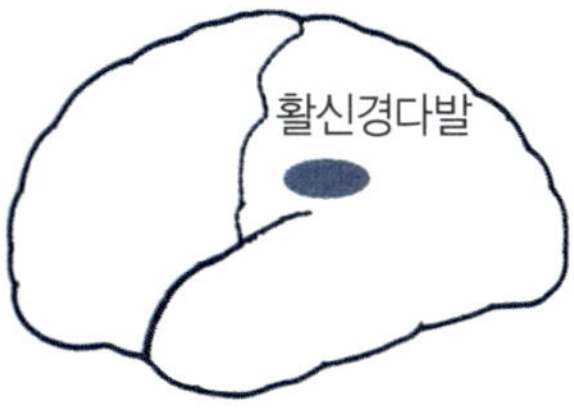

그림 Ⅲ • D • 10 활신경다발을 중심으로 하는 복창에 관한 부위의 손상에 의한 전도성실어증

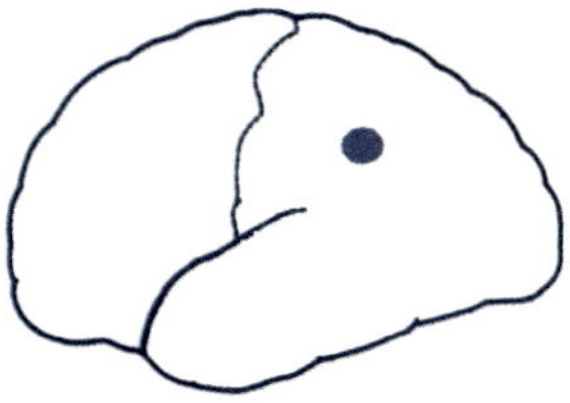

그림 Ⅲ • D • 9 내언어에 관여하는 부위의 작은 손상에 의한 명칭실어증

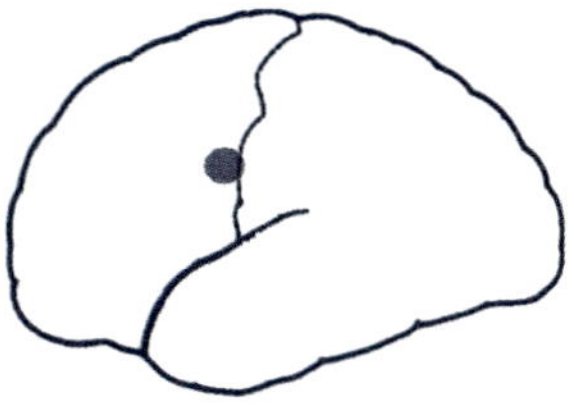

그림 Ⅲ • D • 11 운동영역 하부 겉질밑(발화의 유창성에 관여하는 부위)의 선택적 손상에 의한 발어실행증

이상과 같이 브로카실어증이나 베르니케실어증 등의 언어상실증은 하나하나의 병소 특이성을 가진 언어증상이 모인 실어증후군으로 구성되는 복합증후군으로 간주할 수 있다.

h 실어증의 종류에 따른 치료방법의 차이

일반적으로 고령자의 실어증은 개선이 나쁘고 또한 완전실어증 · 베르니케실어증 등은 언어의 오류를 인식하는 것이 곤란하기 때문에 피드백을 할 수 없어, 치료에 있어서 자극이 들어가기 어렵고 개선이 어렵다. 이것과 비교하면 명칭실어증, 브로카실어증, 전도성실어증은 개선이 양호하다. 더욱이 발병 후 연월이 경과한 것은 당연하지만, 회복은 나쁘다(2년 정도가 한도라 한다). 또한 남성에게 측성화가 크기 때문에 일단 손상을 받으면 언어상실증은 중증이 되기 쉽고 개선도 잘 되지 않는 것이 많다.

따라서 이들 실어증의 유형에 따라서 치료 프로그램은 보통 다르며, 예컨대 완전실어증에 대해서는 언어의 개선보다도 비언어적 의사소통의 확립, 심리적 지지나 기타의 관리가 중요하다.

i 실어증의 재활의 사고방법

대뇌의 특정영역의 손상에 의해서 이미 얻은 언어기능에 장애가 발생한 상태인 실어증은 일과성의 실어을 제외하고는 영구적으로 어떠한 장애를 남긴다는 것을 생각해야 한다.

그래서 완전치유는 바라지 않는다 해도 남겨진 언어기능을 최대한으로 끌어내고그 환자의 언어습관, 교육적 배경을 고려하고 또한 향후 예측되는 일상생활의 본연의 모습(직업에 복귀할 수 있는가, 이전과 같은 직업인가, 또 다른 직업인가, 은거생활인가 등), 또한 동시에 합병되는 일이 있는 다른 고차뇌기능장애 등을 고려해야 한다.

이 때문에 치료는 재활의 넓은 분야의 일환으로서 다른 장애와 합쳐서 방침을 세울 필요가 있다. 또한 환자의 개인적 · 사회적 배경에 따라서 언어치료의 방침을 세우는 방법, 내용이 다른 것이 보통이다. 특히 고령자의 실어증에서는 대부분은 사회적 활동을 필요로 하지 않으므로 가정 내에서의 가족과의 의사소통이 최대의 니즈인 경우가 많고 요구되는 수준은 젊은이에 비하여 낮은 경우가 많다. 또한 일반적으로 한글에 비하여 한자 쪽이 회복이 양호하다는 것이 알려져 있고 환자에게 대응할 때는 한자로 응답하면 의사소통을 하기 쉽다.

j 치료방법의 원칙

바탕을 흐르는 기본원칙은 Wepman, Schuell등에 의해서 개발, 발전된 stimulation approach(자극에 의한 접근법)일 것이다.

실어증의 치료방법

① 실어증의 유형에 따라, 또한 같은 유형이라도 중증정도에 따라서 적절한 언어자극을 준다. 일상 높은 빈도로 사용되는 말 쪽이 적절하다.
② 강력한 자극을 주기 위해서는 청각만이 아니라 시각자극도 가하고 그것도 그림, 문자 등을 조합해서 준다. 자극을 몇 번이나 반복해서 주면 더 강력한 자극이 된다.
③ 피드백 기전의 강화 : 자극에 대해서 어떠한 반응을 얻도록 지도한다(손가락으로 가리키기, 복창, 호칭, 음독, 발화, 글씨쓰기 등). 이들에 의해서 환자는 눈 또는 귀를 통해서 자극을 다시 받게 되고 positive feed back 회로를 형성하게 된다. 얻어진 반응을 더 선택적으로 반복하여 피드백 기전을 더 강화할 수 있다.
④ 교정보다도 자극에 중점을 둔다 : 바른 반응이 얻어지지 않을 때는 자극을 주는 방법이 적절하지 않았는지를 반성해야 한다.

실어증의 훈련방법

① 프로그램 학습법
- man to man법 : 훈련사와 1 : 1로 그림 · 문자, 카드, 연습 문제집(workbook) 등을 사용하고 프로그램에 준한 단계적 훈련.
- 자주훈련 : 훈련기재(language master, 음성기록장치, 컴퓨터 등), 그림카드, 연습 문제집 등을 사용한 방법.

② 자극법 : 청각 · 시각자극을 사용하여 적절한 피드백계통을 촉진하는 강화법.
③ 의사소통능력 촉진법(programming Aphasics' communicative effectiveness(PACE) : 그림카드, 문자카드를 사용하여 환자와 번갈아 뽑아서 설명하고 상대방에게 무엇인가를 맞추게 하여 전달내용을 충분히 상대방에게 전달할 수 있도록 한다.
④ 강화언어치료 : 보통의 훈련시간의 6~7배(1일 4~5시간)의 집중훈련법.

k 그룹훈련

목표 직전 또는 만성기의 환자에서 언어기능수준, 연령, 취미 등 사회적 환경 등이 비슷한 사람들을 모아서 시행함으로써 오히려 효과가 올라가는 경우가 있다. 특히 사회와의 접촉이 필요한 환자에게는 효과적이며 고독에서부터 해방시키기 위해서도 도움이 된다. 그러나 언어기능의 개선을 위한 언어치료라는 입장에서부터는 급격한 회복을 나타내고 있을 때에 시행해야 하는 것이 아니라 어디까지나 만성기의 보조적인 방법이라 생각된다(표 Ⅲ • D • 6, 7).

표 Ⅲ • D • 6 언어훈련의 내용

	훈련의 목적	구체적인 훈련내용
개인훈련	① 장애된 언어기능의 개선 ② 잔존 언어기능의 개선 ③ 비언어적 의사소통능력의 개발	호칭, 자발어, 음독, 청각적 이해, 독해, 글씨를 베껴 씀, 구두 설명, 글씨쓰기, 받아쓰기, 복창, 의사소통 카드 · 노트, 제스처, 그림
집단훈련	① 실용적 의사소통의 개발, 훈련 ② 보상적 의사소통능력의 개발, 훈련	트럼프, 오셀로 게임, 바둑, 노래 등 자유회화, 조음훈련, 신문 등의 음독 등, 일상장면에서의 훈련
자주훈련	① 훈련기구의 활용 ② 책, 신문기사의 활용 ③ 프린트 활용 ④ 일기, 작문, 편지	호칭, 복창, 음독, 받아쓰기 등 독해, 자발글씨쓰기, 음독 등 독해, 자발글씨쓰기, 베껴 쓰기 등 자발 글씨쓰기

[시게노(重野)[2]의 표를 인용, 일부 개정]

표 Ⅲ • D • 7 중증정도별 실어증 훈련내용

	도달목표	훈련원칙	구체적인 훈련방법	훈련재료
중증	Yes-No 반응에 의한 의사소통의 획득	이야기 말 이외의 잔존하는 의사소통 기능의 탐색과 그 이용	몸짓 · 시선 · 몸짓언어의 이용, 노래 부르기, 그림을 손가락으로 가리키기, 일상적으로 빈도가 높은 문자의 복사 · 매칭, 이름, 주소 쓰기, 한자를 중심으로 시행한다.	일상적 물품의 그림 카드 등
중등도	효과적이고 확실한 의사소통 수단의 확보 · 이용	실어증 증상 · 잔존능력의 개선 이야기 말을 중심으로 한 의사소통방법의 다양화	문자의 음독 · 복창 · 받아쓰기(일상적으로 빈도가 높은 언어 → 낮은 빈도의 언어, 한자 · 한글, 숫자), 그림의 설명, 그림에 의한 표현, 계산연습 몸짓언어를 포함하여 다양한 비언어성 기능도 동시에 향상시킨다.	문자 · 그림 카드 초등학생 저학년~중등학년용 훈련
경증	실용적 의사소통능력의 확보 · 향상	실제의 가정 · 직업장면에 적합한 의사소통수단의 연구 · 획득	문장의 음독 · 복창 · 받아쓰기(단문 → 장문으로), 작문 · 문장의 요약 · 발표 계산훈련, 실무서류의 작성, 전화의 응답연습, 편지 · 일기 · 신문 · 잡지의 음독 실제의 직업내용을 사용해서 하는 훈련	초등학생 고학년용 훈련, 신문, 잡지 등

I 발어실행증의 치료

발어실행증(apraxia of speech)은 발성발어에 관여하는 근육의 마비나 협동성의 장애가 없음에도 불구하고 대뇌 손상에 의해서 일어나는 조음, 억양의 장애이다. 마비성조음장애는 조음운동의 실행과정의 장애이지만, 발어실행증은 그 위의 수준의 대뇌에서의 조음운동의 프로그램의 장애이다. 발어행위상실증은 실어증과는 별도로 독립적으로 일어날 수 있는 것이지만 일반적으로는 언어상실증과 함께 일어나는 경우가 많다.

발어실행증의 치료

① 어음의 발음을 거의 할 수 없는 단계에서는 입술이나 혀를 움직이는 방법이나 준비태세에 대하여 잘 설명하고 실제로 발어를 시켜서 그 때의 조음기관으로부터 오는 위치감각이나 운동감각을 충분히 익히게 하는 것에 중점을 둔다.

② 수의적으로 조음기관의 움직임이 가능해면, 일상적으로 친숙한 언어패턴(노래, 계열어 등)을 집중적으로 들려주

거나 말하게 한다.
③ 특정 물품의 그림과 문자를 나타내어 보여주면서 20회 정도 명확하게 말해서 들려주면 그 후 비교적 편안하게 복창할 수 있는 경우가 많다(intensive controlled auditory stimulation technique).
④ 말 전체로서의 억양(prosody), 리듬에 중점으로 두고 표출능력을 자극한다.
⑤ 음절마다 태핑(tapping)을 시켜 리듬을 이해시킨다.
⑥ 환자 자신의 녹음음성으로부터 청각적 피드백을 이용해서 건전한 사람의 것과 비교시킨다.

증상은 실어증과는 달리 발화에 한정된다. 조음(구음)의 오류는 자음의 치환이 많고 그 오류의 방법이 일정하지 않다는 것이 특징이다.

m 가정, 기타 환경의 사람들에 대한 교육

특히 고령자는 퇴원 후는 가정복귀하는 경우가 많고 가정은 언어상실증에 대한 이해와 지식을 갖지 않으면 그 후의 가정생활에 장애가 발생한다. 이 때문에 가정에 구체적 개별적인 가족 · 가정지도를 시행해야 한다. 복직 가능한정도의 경증인 경우에도 직장의 상사, 동료에게 실어증에 대한 기본적 지식을 갖게 하는 것이 필요하다.

[부기]조음장애(dysarthria)의 진단

마비성조음장애를 초래하는 신경질환의 감별은 일반적인 신경학적 검사법이나 근전도, 근육생검 등의 임상검사에 기초하여 시행되지만, 이야기말의 특징으로부터도 그 원인질환을 규명하여 밝혀낼 수 있다. 이를 위해서는 다음의 점에 주의하면서 통상의 대화를 듣는 것이 중요하다.

① 목소리의 질(쉰 목소리)
② 목소리의 높이
③ 목소리의 크기
④ 이야기하는 속도
⑤ 최초의 소리가 나오기 힘들지 않은가, 발화가 부자연스럽게 끊임이 없는지 등의 이야기하는 방법의 특징
⑥ 악센트, 억양의 이상, 억양의 유무 · 이상
⑦ 비음화(개비성)의 유무
⑧ 조음의 이상 유무
⑨ 발음의 명료도
⑩ 삼킴이나 호흡의 이상 유무 등

표 Ⅲ • D • 8 조음장애의 종류와 그 특징

조음장애	장애부위	장애의 내용
마비성조음장애	얼굴신경마비(입둘레근 마비)	입술소리(ㅍ, ㅁ)
	혀인두 · 미주신경마비(입천장근육 · 후두근육마비)	입천장소리(ㄱ, ㅋ)
	혀밑신경마비(혀근육 마비)	혓소리(ㄴ, ㄷ, ㄹ)
운동실조성 조음장애	소뇌반구 장애	단속성 · 폭발성 조음
피라미드 바깥길성 조음장애	피라미드바깥길 장애	작은목소리 · 억양이 부족한 발화

표 Ⅲ • D • 9 마비성 조음장애와 실어증의 차이

	마비성 조음장애	언어상실증
틀리는 방법	일정하다	일정하지 않고 착어가 관찰된다.
이해의 장애	없다	있다
글씨쓰기 장애	없다	없다

또한 아래와 같은 질문을 하면 참고가 된다.
① "파 · 파 · 파 · 파 · 파" "타 · 타 · 타 · 타 · 타" "카 · 카 · 카 · 카 · 카" "파타카 · 파타카 · 파타카 · 파타카 · 파타카" 라 말하게 하고 어느 음이 말하기 어려운지를 본다[파 : 입술소리(구순음),

타 : 혓소리(설음), 카 : 입천장소리(구개음)].

② "나는 나라를 대단히 사랑하다"의 혓소리를 주로 한 무장이라든가, "파파도 마마도 모두 믿었습니다"의 입술소리를 주로 한 문장을 말하게 하면, 예컨대, 혀가 마비된 경우 "아은 아아을 애안히 사앙하아"와 같이 소리의 탈락이 일어난다.

이에 더해서 진찰할 때에 주의할 것으로서 1) 물렁입천장)(연구개)의 움직임의 좋고 나쁨, 2) 인두반사의 이상 유무, 3) 턱반사(하악반사)의 항진의 유무, 4) 입내밀기반사(snout reflex)의 유무, 5) 기타의 신경증상의 유무, 등이 참고가 된다(표 Ⅲ • D • 8, 9).

n 실어증 환자와의 의사소통을 원활하게 하기 위한 방책

① 짧은 문장으로 천천히 말을 건다. 빠르게 말하지 않는다.
② 오래 사용하여 익숙해진 말이나 표현을 사용해서 말을 건다.
③ 환자가 현재 관심을 갖고 있는 구체적인 사항에 대해서 말을 건다.
④ 억양이나 표현을 다양하게 말을 건다. 몸짓을 하거나 실물을 보여주거나, 문자로 나타내거나 한다.
⑤ 말을 걸어도 한 번에 이해할 수 없을 때는 반복하거나 또는 또 다른 표현으로 나타내거나 한다(반복할 때는 큰소리를 내지 말 것. 환자는 귀가 들리지 않는 것은 아니다).
⑥ 한 가지를 이해한 것을 확인한 후에 다음의 것으로 진행화고 화제를 느닷없이 바꾸지 않는다.
⑦ 잘 이야기할 수 없는 환자에 대해서는 Yes-No로 대답할 수 없도록 질문을 궁리한다.
⑧ 환자가 이야기하기 위한 시간을 충분히 주고 천천히 참을성 있게 듣는다.
⑨ 억지로 말하게 하거나 잘못을 정정하지 않는다.
⑩ 환자가 잘 이야기할 수 있거나 이해할 수 있게 될 때는 칭찬을 하거나 함께 기뻐하여 격려한다.

o 실어증의 순수형

내언어(소리를 내지 않고 마음속에서 하는 말)의 장애를 수반하지 않는 것으로 좁은 의미에서는 언어상실증에 포함되지 않는다.

1 어농(pure word deafness)

구두 언어 이해의 장애, 복창장애, 받아쓰기 장애만이 인지된다 : 양쪽관자엽 손상. 헤실이랑(Heschl gyri) 근방 손상.

2 순수실독증(alexia without agraphia)

시각영역에서 수용된 언어에 관한 시각정보가 외쪽의 모이랑(각회)의 언어중추에 도달하지 않기 때문에 발현하는 증상 : 왼쪽뒤통수엽(좌후두엽) + 뇌들보팽대(뇌량팽대) 손상.

3 실독실서증(alexia with agraphia)

왼쪽모이랑의 손상에 의해 읽기와 쓰기에만 장애가 출현한다.

4 순수실서증(pure agraphia)

글씨쓰기 장애만이 단독으로 출현하는 병형 : 왼쪽이마엽 병소.

5 순수구어불능증(pure anarthria)

발어실행증과 거의 같다.

p 기타

교차성실어증 : 오른손잡이의 오른쪽대뇌반구 손상에 의한 실어증.

소아실어증 : 발달 중에 있는 소아에 발생한 후천성

실어증(양쪽성 손상이 많고 증상도 이야기하지 않는 무언 등의 증상이 주이다).

2 실인증(agnosia), 실행증(apraxia)

중추신경장애에 수반하는 증상으로서 언어상실증과 병행하여 중요한 것에 인식불능증과 행위상실증이 있으며 재활을 방해하는 큰 인자의 하나가 된다. 목표를 설정하는 데에도 프로그램의 수립을 위해서도 평가에 있어서는 인식불능증과 행위상실증에 대한 충분한 검색을 시행하는 것이 중요하다.

a 실인증, 실행증이란

1 실인증

시력저하, 청력저하, 기타의 감각장애 그 자체가 없음에도 불구하고 있다 해도그 장애로는 설명할 수 없는 것 같은 청각 등을 통한 바른 인식을 할 수 없는 것(국재성 대뇌장애에 의해서 출현하는, 시각이나 청각등의 단일의 감각양태를 통한, 후천성 인지장애이고 감각장애, 실어증, 실행증, 정신증상에 의한 것은 아니거나, 또는 이들에 의해서 설명하기 어려운 것이다).

2 실행증

마비 기타의 운동기능 그 자체의 장애가 아님에도 불구하고 있다 해도 그 장애로는 설명할 수 없는 것 같은 목적을 가진 의식적인 행위를 바르게 할 수 없는 것[국재성 대뇌손상에 의해서 출현하는 후천성의 행위 장애일지라도 습득된 수의적, 합목적적, 상징적인 숙련을 요하는 운동행위를, 수행해야 할 운동행위가 무엇인가를 충분히 이해하고 있으면서 수행할 수 없는 상태이며 감각장애(마비, 실조, 피라미드로 장애 등), 언어상실증, 인식불능증, 정신증상에 따라서는 설명될 수 없는 것이다].

b 실인증의 종류

1 공간의 인지장애

① 한쪽공간무시 : 한쪽공간에 있는 대상물을 무시하는 증상이다. 병소는 대부분은 오른쪽 마루엽(두정엽)에 있다.
② 지리적 실인증
③ 발린트증후군(Balint syndrome)

2 신체의 인지장애(마루엽-뒤통수엽 이행부분)

① 손가락실인
② 신체부위실인
- 전신의 신체부분을 가리키거나 이름을 말할 수 없다.
- 대부분은 양쪽 대뇌반구에 관찰되고 마루엽-뒤통수엽의 광범위에 이르고 있다.
- 한쪽의 경우는 외쪽 대뇌반구에 있다 하고 있다.

③ 좌우실인
④ 한쪽신체실인
⑤ 질병실인증(병태실인)
⑥ 게르스트만증후군(Gerstmann syndrome)
(손가락 실인 + 좌우 실인 + 실산 + 실서) : 병소는 왼쪽대뇌반구 마루엽 · 뒤통수엽 이행부분

3 물체의 인지장애

① 시각실인증
ⓐ 시각성물체실인증
ⓑ 색채실인증

ⓒ 순수실인증
ⓓ 동시실인증
ⓔ 안면인식불능증
② 청각인식불능증
ⓐ 피질농(겉질난청)
ⓑ 순수어농(순수말귀먹음)
ⓒ 감각성실음악증(감각성음치증)
③ 촉각실인증

c 행위상실증의 종류

① 관념운동실행(관념운동행위상실증)
② 관념실행(관념행위상실증)
③ 구성실행(구성행위상실증)
④ 착의실행(dressing apraxia, 착의행위상실증)
⑤ 팔다리운동행위상실증
ⓐ 수지실행(손가락행위상실증)
ⓑ 안면실행(얼굴행위상실증)
ⓒ 체간하지실행(몸통다리행위상실증),
보행실행(보행행위상실증)
⑥ 볼–얼굴행위상실증(bucco-facial apraxia)
ⓐ 안구운동실행(안구운동행위상실증)
ⓑ 폐안실행(눈을 감은 행위상실증)
ⓒ 개안실행(눈을 뜬 행위상실증)
ⓓ 연하실행(삼킴행위상실증)

d 행위상실증, 인식불능증의 좌우대뇌반구 우위성

1 왼쪽대뇌반구 장애

신체실인증, 좌우실인증, 지리적 장애, 관념운동실행증(앞쪽), 관념실행증(뒤쪽), 세부적 구성실행증 · 시력공간인지 저하, 손가락실인, 순수실독증.

2 오른쪽대뇌반구 장애

질병실인증, 감각성한쪽무시(sensory hemineglect), 한쪽무시, 구성실행증(격자부분의 큰 붕괴), 착의실행증, 한쪽신체실인증, 순서장애.

3 양쪽 어느 쪽에서도 출현하는 것

신체실인증, 촉각실인증, 시각실인증, 청각실인증, 미각후각실인증, 소재실인증, 형태실인증, 2점 식별감각 저하, 구성실행증, 팔다리운동실행증, 물체실인증, 얼굴모양실인증, 색채실인증, 감각성음치증.

e 재활에서 문제가 되는 실인증

이들의 실인증 중에서 특히 재활에 관여하여 저해인자가 되는 것은 한쪽공간무시, 질병실인, 착의불능증(오른쪽대뇌반구 우위장애) 등이라 생각된다.

1 한쪽공간무시 (Unilateral Spatial Neglect : USN)

한쪽공간무시는 손상된 대뇌반구와 반대쪽의 자극을 인지하거나 반응하거나, 그 방향으로 향하거나 하는 것이 장애되어 있는 병태이다. 빈도는 오른쪽대뇌반구 손상에서 보고가 많고, 특히 급성기에서 70~80% 정도, 만성기에서 40% 전후이며, 왼쪽대뇌반구 손상에 의한 오른쪽공간무시는 0~38%라 일컬어지고 있다[3].

반맹(hemianopia)과의 차이는 반맹은 안구를 고정하였을 때의 시각의 결손이라는 시야에서의 장애이고, 장애를 인식하여 보상동작을 시행하지만, 한쪽공간무시는 안구의 움직임을 제한하지 않았을 때의 시각의 결여이고 공간에서의 장애이며 장애를 부인하여 보상동작을 시행하지 않는 것을 특징으로 한다(표 Ⅲ • D • 10).

표Ⅲ • D • 10 한쪽공간무시와 반맹

한쪽공간무시	반맹
안구의 운동을 제한하지 않을 때의 시각의 결여	안구를 고정하였을 때의 시각의 결손
공간에서의 장애	시야에서의 장애
탐색하는 것(searching)에 영향을 준다.	바라보는 것(seeing)에 영향을 준다.
장애를 부인(보기 어려운데도 인지하지 못한다)	장애를 인식(보기 어려운데도 인지한다).
보상동작을 시행하지 않는다.	보상동작을 시행한다.
오른쪽대뇌반구 손상 후에 많다.	대뇌반구 사이의 차이는 없다.
중간대뇌동맥 영역의 병소가 많다.	뒤대뇌동맥 영역의 병소가 많다.
주로 마루엽의 병소	시각경로의 손상
자주 청각 · 촉각등에도 장애가 일어난다.	시각에만 장애가 있다.

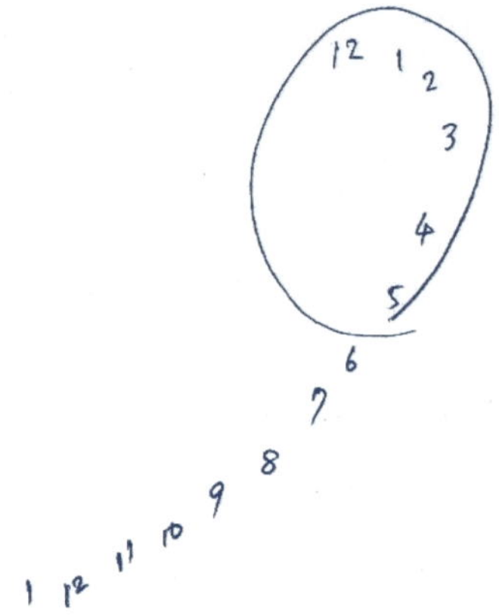

그림 Ⅲ • D • 13 한쪽공간무시 환자의 시계의 문자판의 묘화

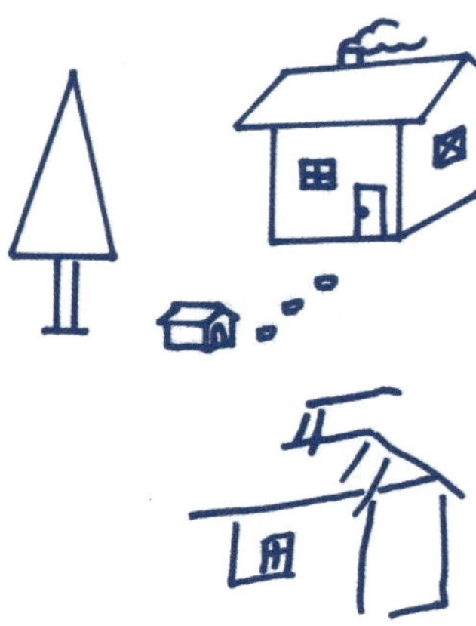

그림 Ⅲ • D • 12 한쪽공간무시 환자의 그림의 모사

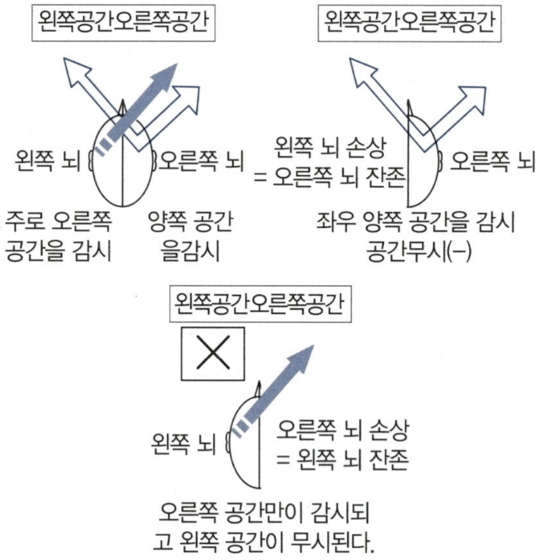

그림 Ⅲ • D • 14 왜 왼쪽을 무시하기 쉬운가?
Kinsbourne의 설

그림의 모사를 시키면 왼쪽 비스듬히 아래를 무시하는 경향이 강하다. 시계의 문자판을 그리게 하면 흐트러진다(그림 Ⅲ • D • 12, 13).

Kinsbourne의 설에 따르면, 오른쪽 뇌는 좌우공간을, 왼쪽 뇌는 오른쪽 공간을 주로 감시하고 있기 때문에 왼쪽 뇌 손상의 경우는 남아있는 오른쪽 뇌가 좌우 양쪽을 감시하기 때문에 무시는 일어나지 않지만, 오른쪽 뇌 손상의 경우는 왼쪽 뇌가 남기 때문에 오른쪽 공간밖에 감시할 수 없어 왼쪽공간무시가 일어난다고 설명되고 있다(그림 Ⅲ • D • 14)[2].

증상으로서 임상적으로 파악하기 쉬운 것은 그림 그리기 시험이고 그림 Ⅲ • D • 15와 같이 용지의 왼

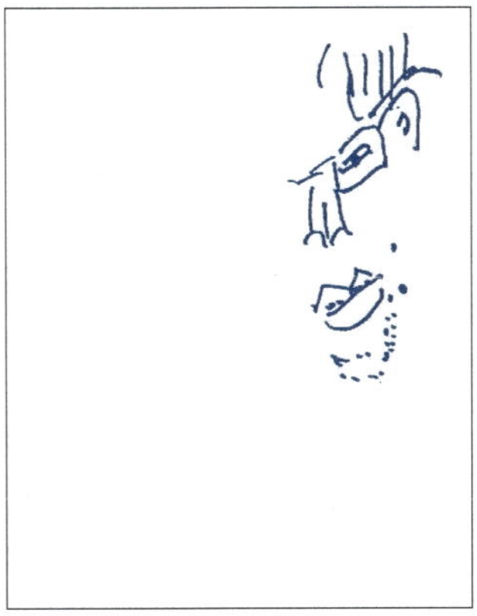

그림 Ⅲ • D • 15 인물 모사

종이는 왼쪽을 무시하여 오른쪽으로 가까이 대어 그린다. 머리카락과 안경과 귀는 오른쪽만을 그리고 종료하고 있다. 검정사마귀나 수염의 섬세한 관찰과 묘사도 할 수 있다.

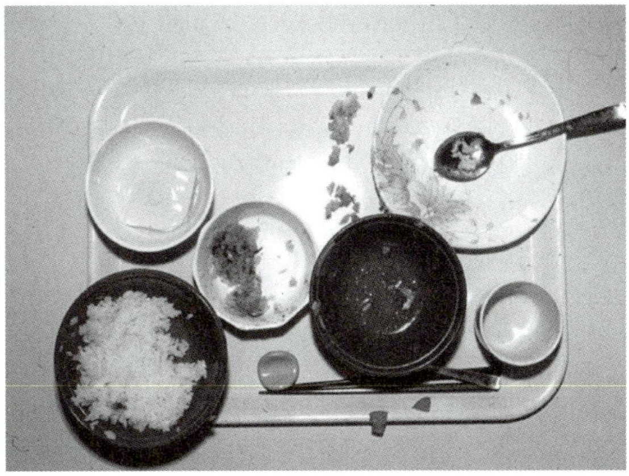

그림 Ⅲ • D • 18 식사동작에서의 한쪽공간무시

	식사 전 →	식사 후 →	180° 회전 후
실제의 상태	■■	■□	□■
환자의 머리 안에서의 이미지	■■	□□ 보완하다	■■ 보완하다
환자의 말	잘 먹겠습니다.	잘 먹었습니다. 조금 양이 적군요.	또 먹을 것이 나왔습니다. 감춰두고 있었군요.

그림 Ⅲ • D • 19 식사동작 때의 이미지

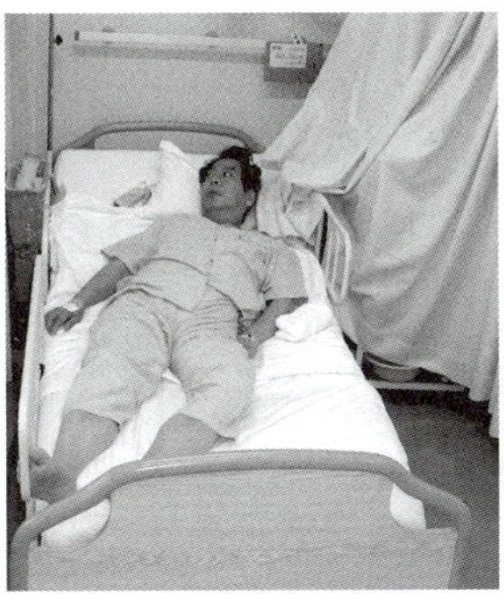

그림 Ⅲ • D • 16 한쪽공간무시 환자가 잠을 자는 방법

신체공간도 왼쪽 아래를 무시하는 경우가 많다.

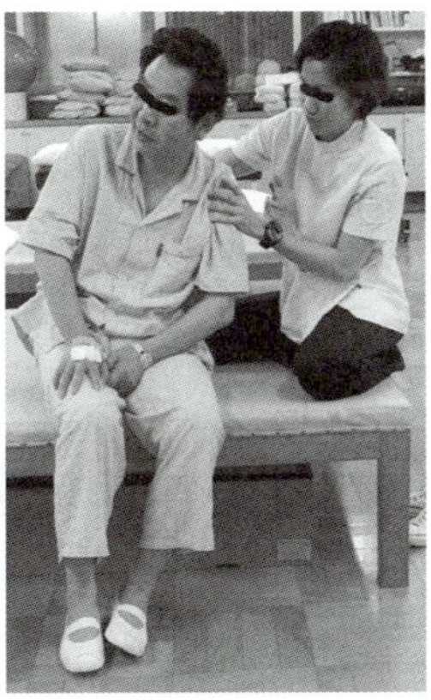

그림 Ⅲ • D • 17 한쪽공간무시 환자의 앉은 자세

똑바로 앉도록 지시를 해도 환부 쪽으로 기우는 경우가 많다.

쪽을 무시하고 오른쪽 위로 가까이 대어 그리는 것이 특징이다. 그리고 왼쪽 아래일수록 무시되기 쉽다는 것도 지적되어 있다.

a. 임상증상

임상에서의 행동관찰로부터는 침대 곁에서는 "얼굴이나 시선이 건전한 쪽을 향하고 있다(right neck rotation)" "비스듬히 누워 왼쪽 손발의 위치에 무관심하다" "앉아 있어도 환부 쪽으로 기울다" "환부 쪽에 있는 사람을 알아차리지 못하다" 등의 증상이 관찰된다(그림 Ⅲ • D • 16, 17). 훈련실에서는 " 휠체어의 환부 쪽 브레이크나 발판(foot plate)의 조작을 잊다" "이동할 때에 환부 쪽 벽이나 물건에 부딪치다, 부딪쳐도 억지로 진행하려고 하다", 갈아 탈 때에도 환부 쪽 팔다리를 둔 곳을 잊고 그 조작도 성급하고 동시에 막무가내다. ADL의 장면에서도 "환부 쪽의 식사를 먹다 남기다" "의복의 왼쪽 소매를 끼우지 않다" 등이 인지되는 일이 많다(그림 Ⅲ • D • 18, 19).

표 Ⅲ • D • 11 Catherine Bergego Scale(CBS)의 한국어 번역 : ADL에서의 무시증상[6)]

1. 머리다듬기 또는 면도할 때 왼쪽을 잊는다.
2. 왼쪽의 소매를 끼우거나 덧버선을 신을 때에 어려움을 느낀다.
3. 접시 왼쪽의 음식을 잊고 먹지 않는다.
4. 식사 후, 입의 왼쪽을 닦는 것을 잊는다.
5. 왼쪽을 향하는 데에 어려움을 느낀다.
6. 왼쪽반신을 잊는다(예 왼팔을 팔걸이에 걸치는 것을 잊는다. 왼발을 휠체어의 발판(footrest)에 놓는 것을 잊는다. 왼팔을 사용하는 것을 잊는다).
7. 왼쪽으로부터의 소리나 왼쪽에 있는 사람에게 주의하는 것이 어렵다.
8. 왼쪽에 있는 사람이나 물건(도어나 가구)에 부딪친다(보행 · 휠체어의 구동 시).
9. 잘 가는 장소나 재활실에서 왼쪽으로 도는 것이 어렵다.
10. 방이나 욕실에서 왼쪽에 있는 소유물을 찾는 것이 어렵다.

각 항목 0~3점으로 평가(0~30점)
0 : 무시 없음.
1 : 경증의 무시(항상 오른쪽의 공간부터 탐색하고 왼쪽의 공간으로 옮기는 것은 느리며 주저하면서 한다. 때때로 왼쪽을 간과한다).
2 : 중등도의 무시(분명한, 항상적인 왼쪽의 간과나 왼쪽으로의 충돌이 인지된다).
3 : 중증의 무시(왼쪽을 전혀 탐색할 수 없다).
상기 항목 중 마비 등으로 그 동작이 불가능한 경우는 시행(trial)이 가능한 항목의 평균점수를 배당한다.

한쪽공간무시에서는 공간축이 변형, 이동하는 현상이 흔히 관찰되고 건전한 사람이 체험하는 공간과는 상이한 변형된 공간에 살고 있다고 생각된다. 공간축의 이동은 회전이동과 평행이동으로 나눌 수 있고 회전이동에서는 반시계방향으로 이동하는 일이 많지만(pusher syndrome)[5)] 시계방향으로 회전하는 일도 있다고 한다.

이들의 환자에게 간단한 도형을 그리게 하거나 시계 문자판의 숫자 기입 등을 시행시키면 왼쪽무시 현상 이외에 공간축의 이동 때문에 그림 Ⅲ • D • 13처럼 단서(cue)로서 주어진 도형 상으로부터 비어져 나와 붕괴하여버리는 예가 적지 않게 관찰된다(붕괴현상). 붕괴현상이 고도로 관찰되는 환자의 보행기능이나 ADL의 개선은 매우 나쁘고 보조를 필요로 하는 보행이나 보행불능으로 끝나는 일이 많다. 이것은 왼쪽대뇌반구 손상에 의한 언어상실증(실어증)에서는 중증인 경우에도 보행의 예후는 영향을 주지 않고 언어상실증이 없는 그룹과 의미 있는 차이가 관찰되지 않는 것과 비교하여 흥미 있다.

왼쪽공간무시 때의 안구운동을 동시에 관찰해보면 왼쪽에 물품을 제시하고 있음에도 불구하고 안구는 왼쪽을 향하려고 하지 않는 경우가 흔히 관찰된다. 이러한 것으로부터 한쪽의 공간을 보고 있으나 인식하지 않는다고 하는 한쪽시공간인식불능이라는 말보다 한쪽공간무시 쪽이 적당한 말이라 생각된다.

ADL의 한쪽공간무시증상의 평가로서 Catherine Bergego Scale(CBS)이 최근 사용되기 시작하고 있다(표 Ⅲ • D • 11)[6)].

문자언어의 읽기장애에서는 ① 변(한자의 왼쪽 부분)을 잊고 방(한자의 오른쪽 부분)만을 읽는다("休"→"木"), ② 숙어의 왼쪽을 생략("탁상시계"→"시계"), ③ 왼쪽의 문자의 치환("메달"→"페달"), ④ 왼

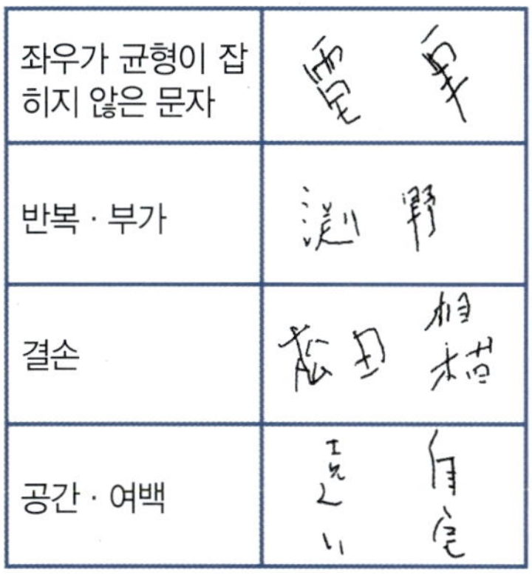

그림 Ⅲ • D • 20(1) 한쪽공간무시 환자의 글씨쓰기 장애

쪽 문자의 치환과 부가("5그램"→"프로그램") 등의 증상이 관찰된다. 글씨쓰기의 장애에서는 그림 Ⅲ • D • 20(1)과 같은 ① 좌우 불균등한 문자, ② 반복 · 부가, ③ 결손, ④ 이질적인 공간 · 여백 등과 같은 증상이 있다.

또한 구두 언어의 장애로서 ① 담화내용을 추론하는 능력의 장애, ② 주된 개념이나 테마를 이해하거나 만들어내는 능력의 장애, ③ 회화의 규칙이나 습관의 이해의 장애, ④ 쓸데없이 길어지는 발화, ⑤ 복잡한 회화내용, ⑥ CIU수(Correct Information Unit. 정보전달 시에 불필요한 단어를 제외한 단어수)의 저하[7]와 같은 담화장애가 알려져 있다.

흔히 관찰되는 정신증상으로서 "중증 장애라도 태연한 표정이고 낙관적이다", 주의를 지속할 수 없어 "주의산만 · 데면데면하다", 문제의식이 없고 "다른 사람을 보살피려고 하다", 자기본위의 행동으로 질병인식불능도 수반하면 "제멋대로 일어서려고 하다" 등이 있다.

한쪽공간무시의 중증정도를 나타내는 데에 다양한 분류가 이루어지고 있으나 3~5단계 정도의 분류가 임상에서 사용되기 쉽다(표 Ⅲ • D • 12).

표 Ⅲ • D • 12 한쪽공간무시의 중증도 분류[6]

등급	증상
1	때때로 한쪽 공간의 물체를 인지하지 못하는 일도 있으나 ADL은 거의 지장이 없다.
2	양쪽 자극에 의한 소거현상이 인지되지만, 한쪽 자극은 인지 가능하다.
3	한쪽 자극에서도 말초부분을 간과한다(빠뜨리고 본다).
4	한쪽만의 자극에서도 전부 간과하고 공간축 전위 · 붕괴현상을 수반하는 일이 많다.
5	한쪽을 완전히 무시하고 right neck rotation, 공간축 전위 · 붕괴현상을 수반한다.

b. 탁상 검사

탁상 검사에는 선분 이등분 시험, 말소시험, 그림 그리기 검사 등이 침대 곁에서 시행되고 있다.

또한, 표준화된 검사로서 BIT 행동성 무시 검사(Behavioral Inattetion Test) 일본판(표 Ⅲ • D • 13 · 그림 Ⅲ • D • 20(2))이 일반적으로 사용되고 있다[9]. 한쪽공간무시를 진단하는 것은 용이하며 이들의 검사의 하나라도 무시를 나타내어 보이면 진단이 얻어진다[10].

선분의 2등분도 긴 선분일수록 오른쪽으로 치우치고 서서히 짧게 하면 중앙으로 가까이 오고 짧게 한 25㎜에서는 오히려 오른쪽으로 가까이 가는 현상도 파악되고 있다[11, 12]. 게다가 왼쪽으로 갈수록 거리감이 길어진다는 보고도 볼 수 있다[13].

c. 주의집중과 무시 공간

한쪽공간무시의 현상에는 무시되어 있지 않은 것 같은 오른쪽 공간에서도 주의하여 보고 있는 가운데 왼쪽을 무시하는 일이 있다. 이와 같이 주의를 돌린 가운데에서의 왼쪽, 게다가 그 안에서 왼쪽을 무시한다는 현상이 있으며 크기의 차례대로 포개 넣을 수 있게 만드는 현상, 양파현상 등이라 불리고 있다(그림 Ⅲ • D • 21).

표 Ⅲ • D • 13 BIT 행동성 무시 검사(일본판)
(통상적 검사와 행동검사로 구성된다)

통상검사	최고 점수	cut off 점수
선분 말소시험	36	34
문자 말소시험	40	34
별표 말소시험	54	51
모사시험	4	3
선분 이등분 시험	9	7
그림 그리기 시험	3	2
합계	146	131

행동검사	최고 점수	cut off 점수
사진과제	9	6
전화과제	9	7
메뉴과제	9	8
음독과제	9	8
시계과제	9	7
동전과제	9	8
글씨 베끼기 과제	9	8
지도과제	9	8
트럼프(카드) 과제	9	8
합계	81	68

또한 시각좌표계의 처리방법을 그림 Ⅲ • D • 22에서 생각해본다. 과제는 상하의 도형이 같은지 아닌지를 묻는 것이다. 왼쪽의 똑바로 선 도형에서는 감별점이 왼쪽에 있기 때문에 같다고 대답한다. 중앙과 같이 45° 오른쪽으로 기울이면, 망막 안에서는 식별점이 오른쪽에 위치하게 된다. 그러나 환자는 같다고 인식하는 일이 많다. 이것은 오른쪽 그림과 같이 자극이 고유의 축을 갖고 있어, 그 왼쪽에 식별점이 있다고 정답을 할 수 없다고 설명되고 무시 환자는 망막중심좌표계보다 물체중심좌표계에서도 인식하여 그 왼쪽을 무시하는 일이 있다고 하고 있다[14].

더욱이, 최근에는 무시 현상의 분석으로부터 보이고 있는 전체의 왼쪽 절반을 무시해버리는 주체성 한쪽공간무시와 전체는 별로 빠뜨리고 보지 않지만 주목한 세부의 왼쪽 절반을 빠뜨리고 보는 대상의존성 한쪽공간무시로 나누는 사고방법이 있다[15]. 그러나 이 2개의 유형이 서로 섞여 나타나는 일도 많다(그림 Ⅲ • D • 23).

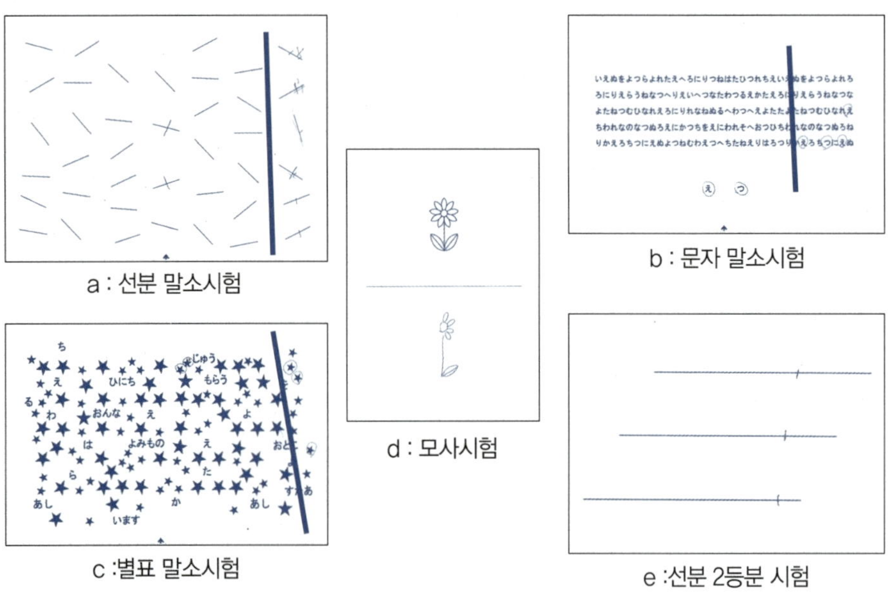
a : 선분 말소시험
b : 문자 말소시험
c :별표 말소시험
d : 모사시험
e :선분 2등분 시험

그림 Ⅲ • D • 20(2) BIT 행동성 무시 검사(일본판) : 통상검사

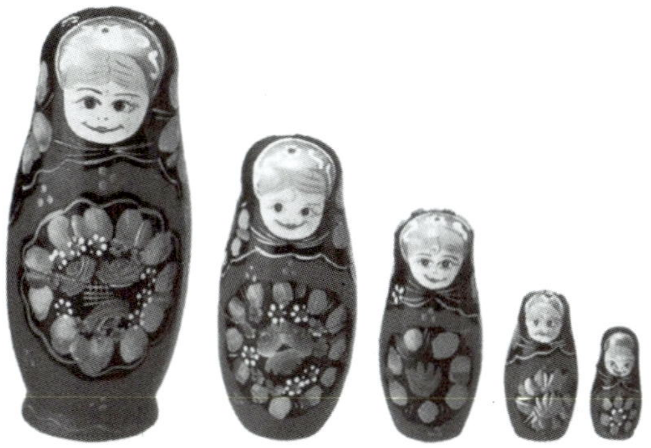

그림 Ⅲ • D • 21 크기의 차례대로 포개 넣을 수 있게 만든 인형
마트료시카 인형 : 러시아의 민예품

주의를 돌린 가운데 왼쪽을 무시하기 쉬운지 어떤지, 얼굴모양의 판별이 주로 눈이나 눈썹으로 시행된다는 특성을 고려하여 회전얼굴모양과제를 사용해서 실험하고 눈이나 눈썹이 왼쪽이나 아래쪽에 있는 편이 무시하기 쉽다는 것이 인지되고 있다(그림 Ⅲ • D • 24)[16].

그러면 왼쪽 반쪽의 자극은 어떻게 처리되고 있는 것일까. 오른쪽 시야, 왼쪽 시야에 각각 순간 제시된 물건의 명칭은 답할 수 있으나 상이한 물건을 좌우 시야를 동시에 순간 제시하면 왼쪽 시야의 물건을 인식할 수 없다. 그래서 굳이 좌우 시야의 물건이 같은지

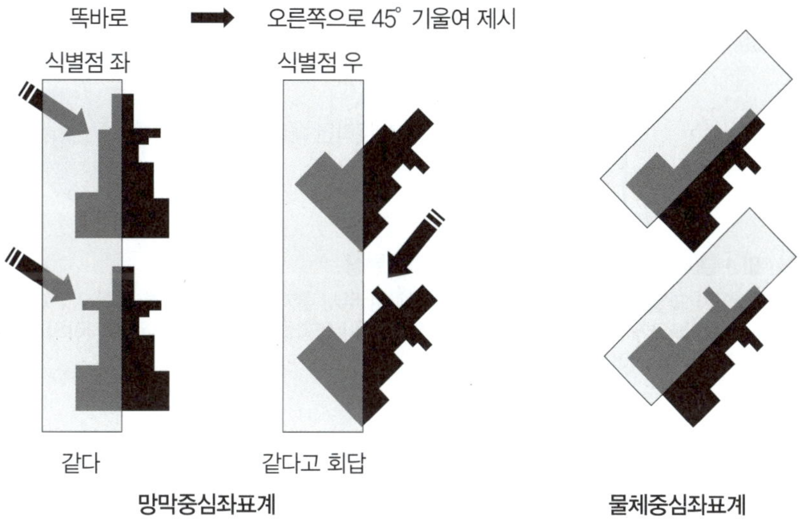

그림 Ⅲ • D • 22 망막중심좌표계와 물체중심좌표계[14]

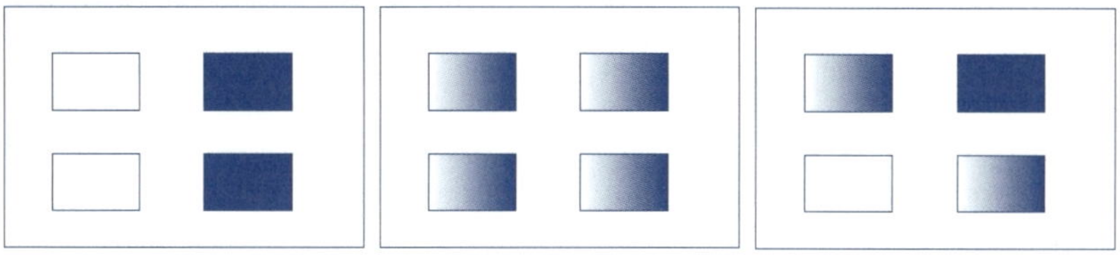

그림 Ⅲ • D • 23 주체성 한쪽공간무시, 대상의존성 한쪽공간무시와 양자가 혼재한 한쪽공간무시

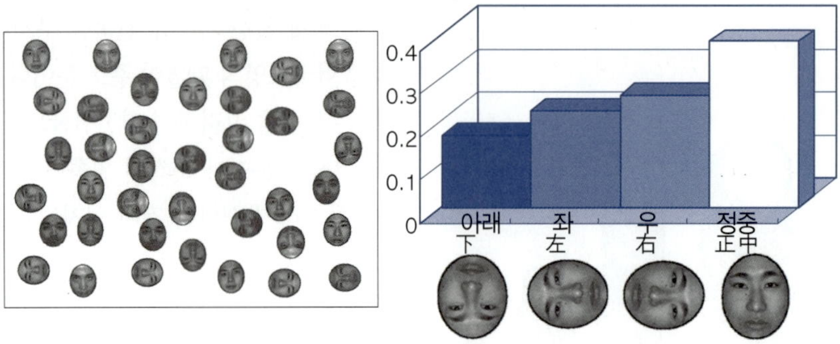

그림 Ⅲ • D • 24 얼굴모양 회전과제와 그 정답률

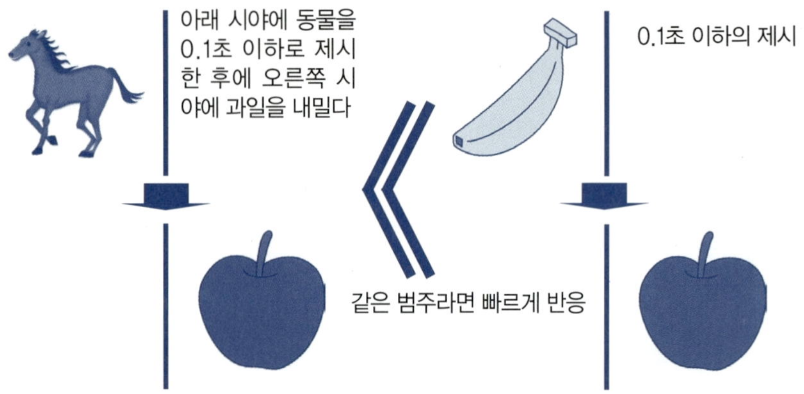
아래 시야에 동물을 0.1초 이하로 제시 한 후에 오른쪽 시야에 과일을 내밀다
0.1초 이하의 제시
같은 범주라면 빠르게 반응

그림 Ⅲ • D • 25 한쪽공간무시의 프라이밍 현상
오른쪽 시야가 과일인지를 대답하게 하는 과제이며 무시 환자는 같은 범주를 왼쪽 시야에 순간 제시하는 편이 빠르게 반응할 수 있고 프라이밍 자극이 영향을 주고 있으며, 왼쪽 시야의 자극도 어느 정도까지 처리되어 있다.

아닌지를 물으면 "무엇인지 모르지만 오른쪽 시야와는 다른 것이다"라고 답하는 확률이 우연 이상이라고 한다.

또한 왼쪽공간무시 환자에게 같은 범주와 상이한 범주의 물건을 왼쪽 시야에 0.1초 이하로 제시하여 오른쪽 시야에 같은 범주의 물건을 제시하면 같은 범주의 물건 쪽이 빠르게 반응할 수 있다. 이러한 것은 프라이밍 자극이 영향을 주고 있다고 생각되고 뇌 안에서 왼쪽 시야의 자극도 어느 정도의 부분까지 처리되고 있다(그림 Ⅲ • D • 25)[17].

d. 책임병소

겉질영역의 병소에서는 ① 중간대뇌동맥 영역이 일반적이고 마루엽성(관자엽 · 마루엽 · 뒤통수엽 접합부, 모이랑, 모서리위이랑[연상회])의 것은 다채로운 소거현상, 시각적 이미지의 왼쪽 절반의 무시(지각적 무시), 오른쪽의 자극으로부터 떨어지는 것이 곤란, 방향성 운동저하 등의 특징을 가지며, 질병인식불능, 중증 왼쪽편마비 · 감각장애 등을 수반하고 예후가 불량인 경우가 많다[18]. ② 뒤대뇌동맥 영역의 병변에서는 왼쪽 같은쪽반맹(동명반맹), 지리적 인식불능 등을 수반하는 일이 있다. ③ 앞대뇌동맥 영역의 띠이랑(대상회)이나 보충운동영역 등 이마엽 병변으로 일어나는 경우가 있다. 시각 스캔이나 시각 정위에서의 왼쪽의 운동성의 무시, 방향성 운동저하 등의 특징을 갖고 예후가 양호한 경우가 많으며 motor impersistence등을 수반하기 쉽다[19].

겉질밑 병소에서는 ④ 앞맥락막얼기동맥 영역의 경색으로 일어나는 일이 있으며 왼쪽편마비, 감각장애, 기명력장애 등을 수반하여 예후가 불량한 경우도 있다. ⑤ 시상병소에서도 일어나는 일이 있고 일과성의 일이 많으며 겉질밑섬유의 장애 등을 생각할 수 있다. 반대쪽 자극에 주의를 고정할 수 없는, 그물체(망상체)에 의한 주의각성장애에 수반하는 무시라는 특징을 갖는다[20]. ⑥ 줄무늬체(선조체) · 속주머니(내낭) · 바깥주머니(외낭) 등 천통가지계의 장애로도 겉질 관련 섬유의 손상에 의해서 일어난다는 것이 알려져 있다[21-28]. 특수한 것으로서 ⑦ 천막 밑의 중간뇌그물체부활계의 손상이나 ⑧ 뇌들보(뇌량)에 의해서 오른손에 한쪽공간무시가 일어난다는 보고도 있다. 이와 같이 책임병소는 여러 갈래에 이르고 있다는 것이 한쪽공간무시의 특징이라 할 수 있다.

또한 흥미 있는 것은 운동계에 대한 한쪽공간무시가 합병하는 일이 많다는 것이며[한쪽 운동저하증 또는 운동불능증(unilateral hypokinesia or akinesia)], 원래 움직일 수 있는 능력을 갖고 있어도 자주적으로는 움직이려고 하지 않는 것이다. 특히 양쪽성 동시동작의 명령을 받은 경우, 그것이 두드러지게 나타난다(motor extinction). 이 한쪽 운동저하증은 지각성 한쪽무시가 없어도 일어날 수 있는 것으로 흑색질 · 줄무늬체(특히 꼬리핵)가 주역이 되는 병소라 생각되고 있으며 무운동함구증(무동무언증, akinetic mutism)이나 파킨슨증후군과 연관하여 흥미 있는 분야가 되어가고 있다.

병소의 문제와 병행하여 남성에게 중증형이 압도적으로 많고 여성에는 적다. 이것은 공간물체의 배열에 관한 인지에 대해서는 남성의 뇌 쪽이 좌우 대뇌반구의 기능분화가 크다는(laterality가 강하다) 것을 의미하는 것이며 흥미 있는 일이다[29].

e. 발현기전

한쪽공간무시의 발현기전으로서 ① 방향성 주의가 오른쪽으로 기울기 쉽고 왼쪽으로 기울이기 어렵다는 "주의장애설". ② 왼쪽 방향으로의 운동을 시작 · 수행하는 것을 장애라 하는 "방향성 운동감소설", ③ 뇌 안에서 이미지를 재현할 때에 표상지도의 왼쪽이 붕괴하는 "표상장애설", 이들의 상호관련설 등이 있다. 기타 표 Ⅲ • D • 14와 같은 것이 있다.

여기서는 주의장애설과 표상장애설에 대해서 개략적 설명을 한다.

1) 주의장애설

무시하는 쪽으로는 주의를 기울이기 어려운, 주의가 오른쪽 대상으로 기울기 쉬운[4], 주의를 오른쪽의 대상으로부터 해방할 수 없는, 눈은 주시점을 향하고 있어도 오른쪽의 자극을 하는 것에 언제나 주의가 기울어져 있는 등의 근거에 기초하는 설이다.

즉, 왼쪽 대뇌반구는 양쪽 방향으로 주의가 기울어져 있으나 오른쪽 대뇌반구는 오른쪽으로 주의가 기울어져 있다고 하고 있다.

선분 2등분시험에서의 무시는 오른쪽 마루엽, 오른쪽 이마엽 어느 것인가의 손상에 의한 왼쪽공간무시일지라도 방향성 운동저하가 그 발현에 수행하는 역할은 작다고 생각되고 주의장애가 주된 원인이라 생각된다. 또한 그림 모사에서도 견본의 왼쪽에 대한 인지장애보다도 오른쪽으로부터 그리기 시작하는 점이 중요하며 이에 수반해서 주의가 오른쪽으로 집중하면, 왼쪽으로의 전환이 곤란해지고 왼쪽을 빠뜨리고 그리는 것이 일어난다고 생각된다.

주의장애설에 의한 한쪽무시의 특징은 다음과 같다.

표 Ⅲ • D • 14 한쪽공간무시의 발현기전

	설명	가설
1	주의장애설[30,31]	오른쪽 뇌는 좌우로 주의를 기울이지만 왼쪽 뇌는 오른쪽으로 주의를 기울이기 때문에 오른쪽 뇌 손상으로 왼쪽으로의 주의가 저하하는 왼쪽 절반에는 주의가 기울여지지 않는다.
2	표상장애설[32]	의식 속에서 바깥 공간, 자기의 신체에 관한 표상이 인식되지 않는다. 뇌 안에서 왼쪽 절반의 이미지가 없다.
3	방향성운동감소설[33, 34]	의식 속에서 바깥 공간, 자기의 신체에 관한 표상이 인식되지 않는다. 뇌 안에서 왼쪽 절반의 이미지가 없다.
4	안구운동장애설	왼쪽으로의 안구의 신속운동(saccade)의 일어서기가 불량이고 좌우 동시에 자극되면 오른쪽으로 끌린다.
5	amorphosynthesis설	마루엽 손상으로 복수의 감각을 공간 처리할 수 없다.
6	한쪽성기억장애설	왼쪽공간에 제시된 자극을 잊어버린다.
7	감각장애설	반맹에 의해서 인식할 수 없다 → 그러나 반맹은 무시를 악화시키지 않으므로[35], 이 설로는 설명이 곤란하다.

① 주의가 자동적으로 정위되고 운동 · 행위는 오른쪽부터 시작된다.
② 오른쪽의 자극에 끌어당겨지는 것.
③ 왼쪽 공간에서 주의의 집중이 좁아진다.
④ 좌우공간에서의 탐색 · 주사(scanning) 행동이 적다.
⑤ 좌우공간에서 자극의 중요성을 주사할 수 없다.
⑥ 오른쪽의 자극으로부터 해방되기 어렵다.
⑦ 왼쪽으로 주의를 환기시키는 단서의 촉진효과가 적다.
⑧ 주의는 운동 · 행위의 수행점에 강하게 집중되어 주의의 독립된 왼쪽방향 이동이 곤란해진다.

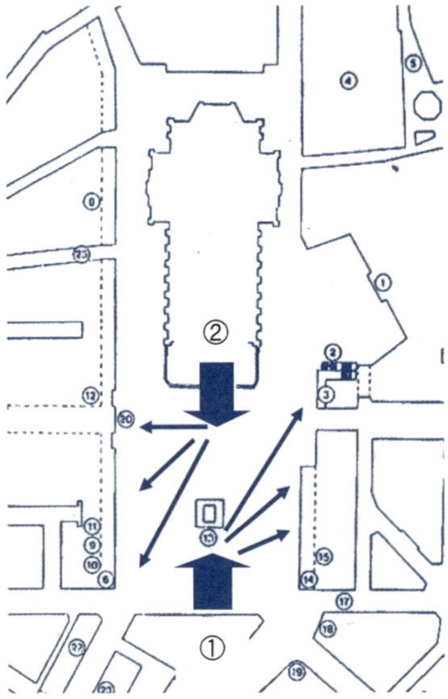

그림 Ⅲ • D • 26 밀라노대성당과 표상장애설
대성당의 앞에 서면 오른쪽의 설명을 할 수 있고 대성당을 등지면 조금 전에 할 수 없었던 건물이 오른쪽이 되어 설명이 가능해진다.

2) 표상장애설

사고과정에서 뇌 안에 사물을 이미지로서 그릴 때에 한쪽을 무시한다는 설이며 Bisiach 등[32]은 입원 중인 침대 위의 환자에게 그림 Ⅲ • D • 26과 같은 밀라노 대성당 앞의 풍경을 상기하여 그릴 때 대성당의 앞에 서서 오른쪽의 건물의 이름을 말할 수 있고 대성당을 등지고 설명을 시키면 조금 전에 말할 수 없었던 왼쪽의 건물 이름을 말할 수 있었다. 시점을 바꾸면 무시되는 대상이 서로 다르다는 보고를 하였다. 눈앞에 있는 자극의 인지와 시각 이미지를 상기할 때에 공통의 표상이 사용되고 있다. 이와 같이 실체가 없는

데도 왼쪽을 무시한다는 것이다. 따라서

① 심적 표상(mental representation)이 공간이나 물체를 의식에 떠오르게 하는 데에 필요하다.

② 한쪽공간무시의 기본적인 장애는 다양한 감각을 사용해서, 또는 기억 속의 정보를 사용해서 mental image를 만들 때에 나타난다고 하는 설이다.

그러나 이 표상장애설에서는 한쪽무시환자의 주의가 병소와 같은 쪽으로 기울고 있다는 것(휠체어 앉은 자세에서의 오른쪽으로 향한 얼굴) 등, 하나의 기전으로 설명할 수 없는 등의 문제점이 있다.

f. 재활

왼쪽공간무시의 재활에는 아래와 같은 다채로운 것이 시도되고 있다.

1. 시각탐색훈련(visual scanning training)[36], 왼쪽의의 주의집중 지도("look to the left" The New York studies)
2. 왼쪽 귀 냉수자극(Caloric stimulation)[37]
3. 시각적 과제에 의한 직접 훈련[38]
4. 피부경유 통전에 의한 자극훈련(그림 Ⅲ • D • 27)[39, 40]
5. 발바닥 접지(버저) 피드백에 의한 보행개선, 왼쪽 팔다리에 버저(buzzer)나 LED 등을 부착하여 주의를 왼쪽으로 돌리는 훈련(Neglect Alert Device)[41]
6. 음악요법[42]
7. 휠체어 옮겨타기 동작의 단계적 스텝훈련(그림 Ⅲ • D • 28)[43]

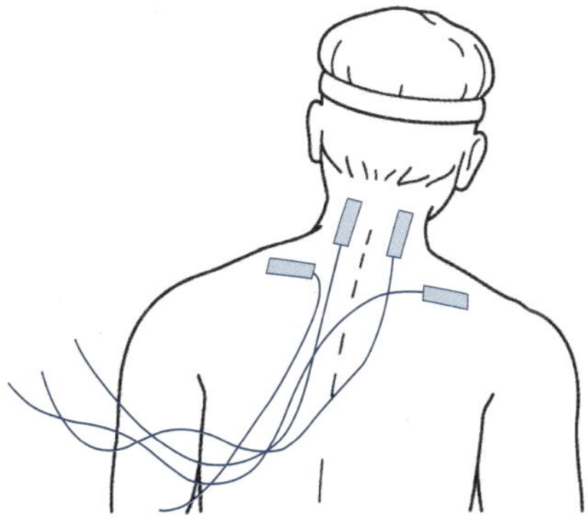

그림 Ⅲ • D • 27 목뒤부분 피부경유 전기자극훈련[39]

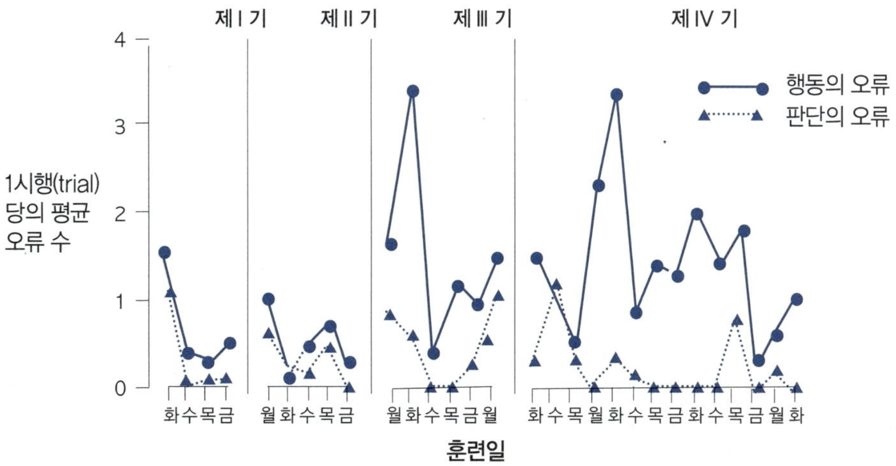

그림 Ⅲ • D • 28 휠체어 옮겨타기 동작의 단계적 스텝훈련

① 옮겨타기 훈련을 26 스텝으로 분해 : 매일 오전 오후에 5회 실시. ② 종이에 적은 26 스텝을 확인, 스스로 답하게 한다. ③ 훈련 빈도를 줄인다. ④ 26 → 13 스텝으로 줄인다.

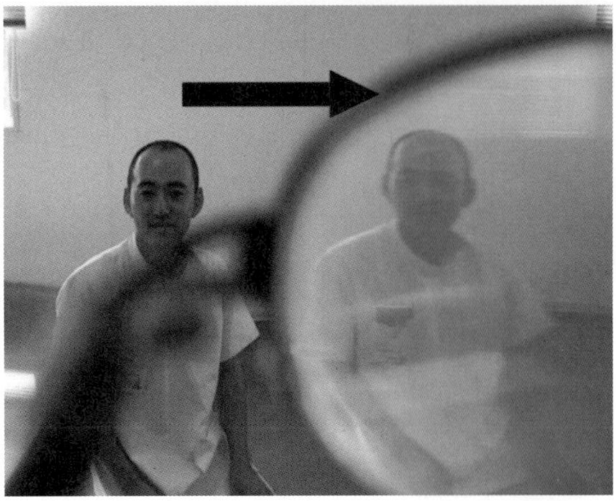

그림 Ⅲ • D • 29 대상물이 10° 오른쪽으로 이동하는 프리즘안경

프렌넬 프리즘(Fresnel prism) 4주간 착용 후, 의미 있게 개선[46], 2시간 착용 후 무시공간에서 동작이 개선[47]

8. Dynamic stimulation LED의 이용[44]
9. 건전한 쪽의 눈에 안대(eye-patching)를 장착[45]
10. 프레넬 프리즘의 이용(대상물이 10° 오른쪽으로 이동하는 프리즘안경 : 그림 Ⅲ • D • 29)[46, 47]
11. 한쪽 선글라스[48]
12. 체성감각에 대한 주의의 환기[49]
13. 인적 보조(mental prosthesis)[50]
14. 왼팔 사용의 활성화와 공간운동의 단서(표 Ⅲ · D · 15, 16)[51]
15. 왼쪽으로의 15°의 몸통회전(그림 III • D • 30)[52, 53]
16. 신경약리학적 치료 : 도파민 길항제[54]
17. 낮은 빈도의 반복 머리뼈경유 자기자극[55]

이들의 한쪽공간무시의 재활을 조립함에 있어서는 ① 검사장면과 자연 상황 하에서의 행동의 차이, ② 할 수 없는 것에 대한 고뇌의 유무, ③ 시간적 · 공간적인 움직이는 방법, ④ 개선시키기 위한 적절한 움직임의 내용 등을 상세하게 관찰하는 것부터 시작해야 한다.

표 Ⅲ • D • 15 Left arm activation(왼손의 사용)

- 오른손을 사용함으로써 왼쪽대뇌반구가 활성화된다→오른손 사용이 무시에 영향을 준다.
- 편마비가 없는 한쪽공간무시 사례에서는 왼손 사용에 의해서 그림그리기 성적이 개선된다.
- 왼손 사용이 왼쪽공간으로의 주의의 단서가 된다(지각의 단서)
- 왼쪽 공간에서의 왼쪽 팔의 사용→신체감각과 신체 주변공간의 통합에 의해서 장애된 신체주변 감각이 활성화된다.

표 Ⅲ • D • 16 한쪽공간무시에 대한 체계적 재활(Diller)

1. 단서
   탐색의 단서를 준다(책을 읽을 때 왼쪽에 적색 선을 긋는다).
2. 추시속도의 균일화
   왼쪽으로 탐색한 시선이 충동적으로 오른쪽으로 끌어당겨지는 것을 억제하기 위해 왼쪽으로부터 오른쪽으로 일정한 속도로 추시를 시킨다.
3. 피드백에 의한 강화
   올바른 반응이 나왔을 때는 환자에게 전달하여 정반응을 강화한다.
4. 반복연습
   자발적 행동의 습관화에 필요한 반복연습
5. 자극의 고안
   용이하게 인지할 수 있도록 큰 자극을 사용하거나 간격을 벌려서 자극을 고안한다.
6. 적은 정보의 부하과제 수행의 처리과정을 줄인다.

환자로서는 왼쪽으로 주의가 기울어지지 않고 "왼쪽을 향하시오"라는 말을 들어도 집요하다고 생각할 뿐이고 "왼쪽을 빠뜨리고 보았다고" 지적을 해줘도 인식할 수 없으며, "몇 번이나 말해야 알 수 있나요" 라는 말을 들어도 그 해결법을 알 수 없는 상태라는 것은 용이하게 짐작이 간다. 이들로부터 그 재활을 진행시킬 때에는 대증적 접근의 한계를 인식한 다음에 아래와 같은 점에 주의하면 좋다. ① 왼쪽에 얽매이지 않고 감정적 교류를 연구하는 것, ② 그대로라면 빠뜨리고 보지만 10개의 별표가 있다고 말하면 빠뜨리고 보지 않는다, 많은 자극이 있으면 빠뜨리고

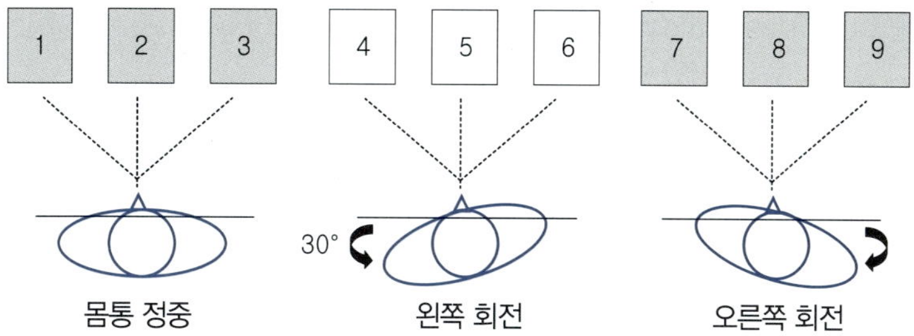

1	6.8±4.8	4	−17.2±6.7	7	11.3±6.0
2	2.0±9.5	5	−14.0±4.8	8	−20.1±5.7
3	−6.3±7.8	6	−26.0±9.5	9	−7.2±7.2

+ : 오른쪽으로 전위 − : 왼쪽으로 전위

그림 Ⅲ • D • 30 왼쪽공간무시 환자의선분 2등분 과제에 대한 몸통 돌림의 영향
왼쪽으로의 30° 의 몸통 돌림[53)]

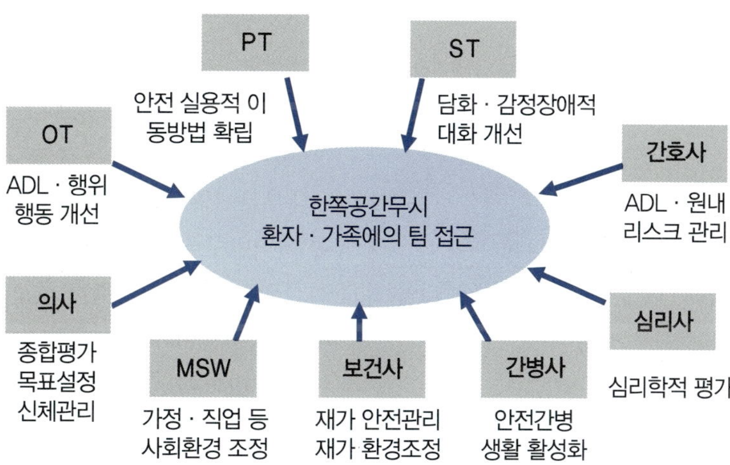

그림 Ⅲ • D • 31 한쪽공간무시의 재활 팀

보지만 하나의 자극이면 빠뜨리고 보지 않는 등 반응하는 방법에 주목하여 자극 제시를 연구 개발하는 것, ③ 할 수 있는 것의 능력평가를 정확히 시행하여 결과의 긍정적 재평가에 노력하는 것, ④ 한쪽공간무시 이외의 행동특성을 분석하는 것, ⑤ 본인의 의욕이나 관심에 결부되는 과제를 설정하여 자기의식화 행동의 원조를 하는 것, ⑥ 환경조정 · 인적 자원의 확보 · 말의 제공 등, 이른바 개념적 보조 장구의 개발을 시행하는 것 등을 열거할 수 있다.

예후의 보고에서는 소실하는 무시의 회복기간 중앙값은 9주이고 발병 2~4주에 잔존하는 예에서는 6개월 후의 완전 소실은 13%였다고 한다[56)].

한쪽공간무시는 발생기전을 이해한 다음에 이상의 주의할 점에 입각하여 재활 팀(그림 Ⅲ • D • 31)으로 적절히 대응해야 한다고 생각된다.

2 신체실인증(신체도식장애)(asomatognosia)

신체의 공간적 지각상(신체도식, body schema)의 장애이며 뇌혈관장애에서는 일상 조우하는 일이 많고 재활에서도 그 저해인자로서 중요한 연관성을 갖는다. 뇌혈관장애에서 관찰되는 신체실인증의 주된 것에는 다음과 같은 것이 있다.

① 한쪽신체실인증(hemiasomatognosia)
② 질병실인증(anosognosia)
③ 자기신체부위실인증(autotopagnosia)
④ 환상사지(phantom limb), 제3환상사지(phantom third limb)
⑤ 기타

이상 이들 신체도식에 관한 장애는 마루엽의 장애가 주역을 이루지만, 이에 더해서 병전 성격, 지능, 교양, 의식의 수준, 주의력 등에 의해서 수식된다.

a. 한쪽신체실인증(hemiasomatognosia)

1939년 Lhermitte의 기재에 시작되는 것으로 다음의 두 종류로 나뉜다.

① 의식형(conscious type) : 환부 쪽은 반신 또는 한쪽 팔다리의 상실감(sentiment absence)을 체험하고 이것을 호소한다. 이 증상은 뇌혈관장애 후 조기에 일과성으로 나타나고 겉질밑의 장애에 기인하는 것이라 하고 있다.
② 무의식형(unconscious or nonconscious type) : 의식형과 같이 스스로 체험하고 의식하는 것이 아니라 반신 상실과 같은 행동을 취하는 것을 특징으로 하고 있다.

Denny-Brown[57]에 따르면 마루엽 장애에 의해서 신체 각 부위로부터의 자극을 공간적으로 집적 합성할 수 없는 것에 기인한 증상이라 생각되고 있으며(amorphosynthesis), 한쪽공간무시와 합병하여 편마비 환자를 자리보전을 하게 하는 중대한 인자의 하나로 되어있다.

무의식형은 의식형에 비하여 빈도가 높고 일과성이 아니라 몇 주일간 또는 그 이상 지속한다.

병소는 마루엽-뒤통수엽이라 하고 있고 기타의 마루엽증후군(질병실인증 구성실행증, 착의실행증, 촉각실인증, 한쪽무시 등)을 수반하고 있는 경우가 많다.

신체실인증을 수반하는 질병실인증(anosognosia)(Anton-Babinski syndrome)은 편마비의 존재를 부인하는 증상이며 뇌혈관장애의 비교적 조기에 관찰되는 경우가 있다.

자기의 편마비를 완고하게 부정하는 것 같은 예에서도 대부분은 며칠간에서 증세가 가벼워진다. 그리고 마비는 인정하지만 무관심하게 되고 고뇌를 나타내어 보이지 않는 상태[병지식결여(anosodia-phoria)]로 이행한다.

정서면은 변동하기 쉽고 다행증(euphoria), 우울상태의 사이를 왕복하는 경향이 있다.

대부분에 왼쪽 편마비가 관찰되므로 병소는 오른쪽 대뇌반구에 한정되어 있는 것 같고 마루엽 겉질, 겉질밑 또는 시상부위라 하고 있으나 Weinstein, Kahn[58], Ullman[59] 등은 병소의 국소적 존재를 부정하고 Korsakoff증후군과 같이 총체적인 지능장애에 의한 것이라 언급하고 있다.

b. 질병실인증(anosognosia)

자기 자신의 병적인 상태를 인지할 수 없는 것을 질병실인증이라 한다. 이 말은 명확한 의식장애가 없음에도 불구하고 자기 자신의 마비를 알아차리지 못할 뿐만 아니라 그 존재도 부정한다는 Joseph Babinski의 1914년의 환자보고에서부터 사용되고 있다[60]. 그러나 이 증상은 자기의 상태나 병태를 알아차리지 못하는 것이며, 자기의 운동기능의 이상(운동마비)을 인지하지 못하는 것 이외에 시각기능의 이상, 청각기능의 이상, 체성감각의 이상 등을 알아차리지 못하는 것에도 해당되고 각각 겉질시각상실(피질맹, Anton

증상), 겉질난청(피질농), 신체실인증 등의 증상에 대응하고 있다.

질병실인증은 좁은 의미로는 뇌손상에 의해서 자기 자신의 편마비의 증상을 부정하는 증상을 말하지만 넓은 의미로는 후술하는 마비에 대한 무관심한 상태인 병지식결여(anosodiaphoria)를 포함하는 경우가 있다.

1) 증상의 평가방법

질병실인증은 환자의 언동으로부터 확인할 수 있다. 따라서 의식장애가 있으면 그 평가는 곤란하지만, 각성수준이 어느 정도 높고 자발적으로 눈을 뜨는 것과 언어성 응답이 가능하다면 그 존재는 평가할 수 있다. 당연한 것이지만 환자의 자각증상은 거의 없기 때문에 주로 검사자의 질문 등에 의해서 확인할 수 있는 증상이므로 질문에 주의를 기울여 환자의 언동을 상세하게 관찰하는 것이 필요하다.

환자가 병태를 알아차리는 정도에 따라서 Anton Babinski나 Bisiach는 아래와 같이 4개로 나누고 있고 중증정도의 평가로서 일반적이다(표 Ⅲ • D • 17, 18).

실제의 질문은 단계적으로 시행하고 Cutting (1978)이나 Starkstein(1992) 등의 질문법이 알려져 있다(표 Ⅲ • D • 19, 20).

2) 증상의 분류

질병인식불능증의 증상에 대해서는 Hecaen 등, Kubo, Frederiks에 의해서 분류가 시도되고 있다(표 Ⅲ • D • 21~23).

게다가 마비 쪽 팔다리의 자기종속성의 부정에 더하여 마비 쪽 팔다리에 대해서 망상이나 작화증(confabulation) 등이 출현하는 신체망상분열증(somatoparaphrenia)이 있다. 이것은 여성이나 고령자가 많고 중증의 운동마비와 감각장애, 탈억제 등을 수반하고 예후가 불량인 경우가 많다.

표 Ⅲ • D • 17 Anton Babinski에 의한 중증정도 평가

a) 자기의 이상(abnormality)을 알아차리고 있다.
b) 자기의 이상을 알아차리고 있으나 무관심.
c) 자기의 이상을 알아차리고 있지 않다.
d) 자기의 이상을 알아차리고 있지 않을 뿐만 아니라 지적을 받으면 그 이상을 부정한다.

표 Ⅲ • D • 18 Bisiach에 의한 질병실인증의 득점에 의한 평가[61)]

0점	환자의 주된 호소에 관한 일반적인 질문에 대해서 환자 자신이 자발적으로 자기의 운동장애에 대해서 언급한다.
1점	환자의 마비 쪽 손발의 힘에 대해서 질문한 경우에만 환자가 본인의 운동장애에 대해서 이야기한다.
2점	통상의 신경학적 진찰을 한 후에 비로소 자기 자신의 운동장애를 인정한다.
3점	마비 쪽에 의한 운동장애를 이정하는 언동이나 반응이 없다.

표 Ⅲ • D • 19 Cutting(1978)의 질병실인증에 대한 질문[62)]

일반적 질문

1. 왜 여기에 있습니까?
2. 무엇이 있었습니까?
3. 손발은 나쁘지 않습니까?
4. 마비나 저림은 없습니까?
5. 어떠한 느낌입니까?

일반적 질문으로 병태의 부인이 인지된 경우

1. 마비된 손을 가리키고
   이것은 무엇입니까?
   올릴 수 있습니까?
   무언가 문제가 없습니까?
2. 팔을 들어 올리도록 지시한다.
   양손은 같습니까?

표 Ⅲ • D • 20 Starkstein(1992)의 질병실인증의 평가항목[63]

질병인식불능증의 존재확인을 위한 질문 1. 왜 여기에 있습니까? 2. 어딘가 상태가 나쁜 부분이 있습니까? 3. 손발의 상태가 나쁜 부분은 없습니까? 4. 눈은 잘 보이지 않습니까? 5. 손발에 힘이 들어가기 어렵거나 저리거나 하는 일은 없습니까? 6. 당신의 손발은 어떻게 느낍니까?
질병인식불능증의 언동이 있었던 경우 1. 팔을 들어 올려서 "이것은 무엇입니까?"라고 묻는다. 2. 팔은 올라갑니까? 3. 양손을 들어 올리도록 지시하고 "양손 모두 같게 느낍니까?" 4. (시야이상이 있는 부분과 없는 부분에서 움직임을 인식시킨다) "어딘가 보기 어려운 부분은 없습니까?"
채점방법 0 : 환자의 애처로운 호소에 관한 일반적 질문에서 환자는 자발적으로 보고 또는 언급을 한다. 1 : 손의 상태가 나쁘거나 시야장애에 관한 특별한 질문 후에 장애가 보고된다. 2 : 일상의 신경학적 진찰에서 장애가 명백해진 후 병태를 인식한다. 3 : 장애를 전혀 인식하지 않는다.

표 Ⅲ • D • 21 Hecaen 등의 분류(1978)[64]

①	마비(기능장애)에 대한 인지장애(좁은 의미의 질병인식불능)
②	마비된 자기 자신의 반신에 대한 주의의 배분장애(hemiasomatognosia)
③	마비된 자기 자신의 반신의 이상체험

표 Ⅲ • D • 22 Kubo의 분류(1995)[65]

①	편마비의 부인(좁은 의미의 질병실인능)
②	신체 한쪽의 망각 · 불사용
③	신체 한쪽의 상실감

표 Ⅲ • D • 23 Frederiks의 분류(1985 : 마비 팔다리에 대한 의식에 주목한 분류)[66]

①	의식된 한쪽신체실인증(conscious hemiasomatognosia) 한쪽 신체의 상실감(중증인 심부 지각장애와 경증의 의식장애가 합병(anosognosia에는 합병하지 않는다)
②	의식되지 않은 한쪽신체실인증(nonconscious hemiasomatognosia) 편마비의 부인과 한쪽 신체의 망각과 불사용(마비 팔다리를 자기의 것으로 인식하지 않는 언동이나 비언어성의 행동도 있고 anosognosia에 합병하는 일이 많다.

또한 마비 쪽의 변형감, 이물감 등도 있고 Cutting이나 Starkstein의 평가방법(표 Ⅲ • D • 19, 20)에서 볼 수 있는 것 같은 신체감각을 묻도록 질문을 하면 좋다.

3) 질병실인증과 병지식결여

질병인식불능증(anosognosia)은 환자 본인의 마비에 대한 완전한 인지의 결여이며 "손발은 보통으로 움직입니다" 등 통상 언어적으로도 병태를 부정한다.

그러나 거기까지는 이르지 않고 언어적으로도 "손발은 움직이지 않습니다" 등이라 편마비의 존재는 인식하지만 이러한 것의 중대성에 별로 관심을 갖지 않는 상태가 있다. 이 상태를 병지식결여(anosodiaphoria)라 한다. 질병실인증 발병의 대부분은 중증의 의식장애의 유무에 관계없이 발병하고 그 기전이 다르다는 설도 있다. 그러나 개선에 수반하여 시간과 더불어 질병실인증에서부터 병지식결여로 이행하는 경우도 많아 중증정도의 차이라 파악하는 것이 일반적이다.

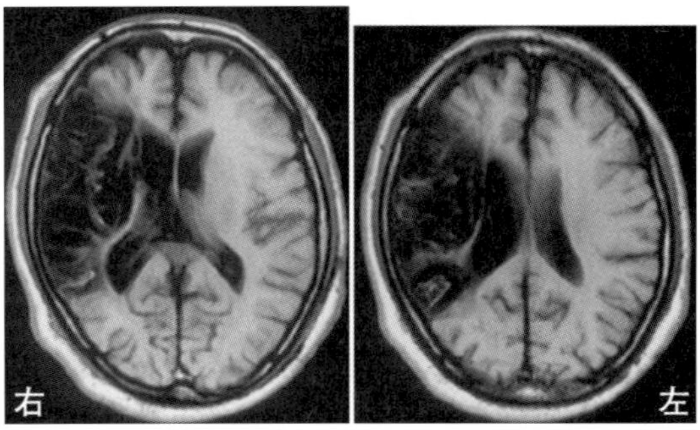

그림 Ⅲ • D • 32 질병실인을 나타낸 환자의 MRI
질병실인을 나타내는 환자는 팔다리의 운동마비의 병소와 오른쪽 마루엽을 포함하기 때문에 중간대뇌동맥 이는곳(기시부)의 폐색 등의 병소를 갖는 것이 많다.

4) 발병빈도

발병은 뇌졸중의 급성기에서 오른쪽 중간대뇌동맥 영역의 광범위한 경색, 오른쪽 조가비핵(피각) 및 시상 출혈에 의한 것이 많다. 또한 뇌종양 등의 느린 진행성의 질환으로 출현하는 일은 드물며 대부분이 급성 발병이 뇌졸중, 특히 뇌경색에 의한다. 발병 후의 시기에 따라서 빈도는 다르며 1주일 이내의 오른쪽 중간대뇌동맥 경색의 54%에[67], 오른쪽 뇌의 주된 줄기부위 병변에 의한 뇌경색의 1개월 이내에서는 45%, 1~3개월에서 14%[68]에 인지되고 있다.

또한 왼쪽 대뇌반구 손상에서도 출현하고 발병 1주일 이내의 뇌졸중에서 왼쪽 편마비 54%, 오른쪽 편마비 14%라는 보고가 있다[19].

예후는 일반적으로 양호하고 많은 예에서는 몇 개월에서 증상은 소실한다. 그러나 고령자, 광범위한 병소, 좌우대뇌 양쪽 손상, 망상분열증(paraphrenia) 합병사례 등은 장기간 증상이 잔존하는 일도 있다.

5) 책임병소

책임병소에 대해서는 예부터 오른쪽 마루엽이 주목되고 있다(병지식결여 그림 Ⅲ • D • 32). Hecaen[69]은 모서리위이랑(연상회) · 모이랑(각회)을 포함하는 오른쪽 마루엽 하부, Mori[67]는 오른쪽 마루엽 하부 · 위관자이랑(상측두회) · 아래이마이랑(하전두회), Hier 등[70]은 오른쪽 마루엽 하부 · 관자엽(측두회) · 이마엽(전두엽)의 광범위한 병소, Maeshima 등[71]은 바닥핵(기저핵) · 겉질밑 병변도 중요시하고 있다. 어느 보고도 마루엽이 포함되는 빈도가 높지만, 편마비를 부인하는 질병실인증 때문에 편마비를 초래하는 병변이 책임병소를 포함할 필요가 있다는 것도 고려해야 한다.

질병실인증을 나타내는 예는 나타내지 않는 예보다 보통 병소가 광범위한 경우가 많지만 같은 크기의 증상사례에서도 발현하는 예로 하지 않는 예가 있다는 것 등으로부터 특정 부위만이 아니라 나이를 먹음에 따른 뇌 위축이나 다른 손상의 유무도 고려해야 한다.

오른쪽 중간대뇌동맥 영역의 경색은 한쪽무시나 motor impersistence가 합병하는 빈도가 높지만, 단독으로 출현하는 예도 있다. 이 단독사례와의 비교검토가 Berti[72]나 Sakai[73]에 의해서 이루어지고 있지만, 마루엽보다 Broadmann 6, 8영역의 이마엽의 연관성도 시사되고 있다.

표 Ⅲ•D•24 질병실인증의 발생기전에 관한 설

	발생기전	내용
1	중증의 감각장애설[74](체성감각정보의 통합기능장애설)	중증의 감각장애, 특히 체성감각의 마루엽 손상에 의해서 통합기능(morphosynthesis)이 장애되었다고 하는 amorphosynthesis 가설.
2	신체도식의 장애설[75]	왼쪽대뇌반구에 신체도식이 편재하여 있다는 가정 하에 오른쪽대뇌반구 손상에 의해서 왼쪽대뇌반구로부터의 입력이 단절되고 결과적으로 왼쪽대뇌반구만의 신체도식이 된다. 왼쪽대뇌반구의 활동만으로 좌우 양쪽의 신체 이미지를 인식하기 때문에 마비 쪽의 정보는 없어져버린다. 왼쪽대뇌반구에 마비 쪽의 설명을 시키면 정당히 반응하기 때문에 작화상태가 된다. 왼쪽편마비의 부인, 환상팔다리, 운동환각 등도 설명이 가능하다.
3	섬유연락의 분리절단설[76]	오른쪽 대뇌손상에 의해서 좌반신으로부터의 체성감각장애와 왼쪽 시야로부터의 시각정보가 왼쪽대뇌반구의 언어영역과 분리 절단되기 때문에 일어난다.
4	감각이나 시공간정보의 불완전한 피드백설[77]	고유지각장애나 인지장애에 의해서 편마비를 발견할 수 없다. 감각장애나 한쪽공간무시, 신체의 불인지에 의해서 불완전한 피드백이 발생하기 때문에 일어난다.
5	운동예측의 장애설[78]	운동예측을 정확히 할 수 없기 때문에 운동의 결과로서의 구심성의 감각입력과의 사이에 오차가 발생하지 않는다. 이 때문에 편마비가 있어도 인지되지 않는다.
6	방어적 심인반응설[79]	환자 자신에게 발생한 편마비라는 중대한 사건으로부터 심리적으로 도피하려고 하는 방어적 심인반응으로부터 발생한다.
7	주의능력의 좌우비대칭설[80]	의식(awareness)에 주목하고 좌우대뇌반구의 주의능력의 차이가 질병실인에 연관성이 있으며, 주의의 방향성에 관련되는 뇌줄기그물체, 이마엽, 마루엽, 띠이랑에 장애가 발생한 경우에 주의의 치우침이 일어나 뇌손상 쪽의 반대방향에 대해서 주의가 불충분하기 때문에 일어난다.

6) 발생기전

발생기전에는 표 Ⅲ•D•24와 같은 여러 설이 있으나 통일된 의견은 없다.

편마비의 질병실인증에 연관성이 깊은 인자로서 광범위한 오른쪽 대뇌반구 병변, 급성기, 고령(뇌 위축), 반대쪽 병변의 존재, 감각장애, 무시증후군, 작화가 있으며, 그 개선에는 극도로 곤란하고 재활에서도 피드백이 걸리지 않아 중대한 저해인자가 된다.

c. 자기신체부위실인증(autotopagnosia)

전신의 신체부분을 가리키거나 이름을 말할 수 없다. 대부분은 양쪽 대뇌반구에 관찰되고 마루엽-뒤통수엽의 넓은 범위에 이르고 있다. 한쪽성인 경우는 왼쪽 대뇌반구 손상 게르스트만증후군 때에 출현하는 경우가 많고 양쪽성의 증상을 나타낸다. 그러나 재활에는 큰 지장이 되는 일은 적고 대부분은 언어상실증이 수반하고 있기 때문에 그 쪽의 장애가 중요시된다.

d. 환상팔다리

환상팔다리(phantom limb)는 팔다리 또는 그 일부, 유방, 외음부, 눈, 얼굴의 일부 등에 나타나는 것으로 위장 등의 내장에는 일어나지 않는다. 환상팔다리감각으로서는 통증인 경우도 있지만 따뜻하다, 차갑다, 무겁다, 가볍다 등의 느낌이 혼합된 것이고, 절단, 말초신경 손상, 척수손상 등에서는 드물지 않은 현상이지만 뇌혈관 손상에서도 마루엽, 뇌줄기부위, 시상 등의 장애의 경우에 관찰되는 일이 있다.

마비된 팔다리 이외에 별도로 팔 또는 다리가 새로이 생겨난 것 같은 느낌을 경험하는 것을 제3환상팔다리라 부르고 있다.

뇌졸중 발작 후 조기에 나타나는 점은 한쪽신체실

인증의 의식형이나 질병실인증과 마찬가지이며 대부분은 일과성이므로(척수손상에 의한 것은 오래 지속되는 것이 있으나) 뇌졸중 재활에서 환상팔다리 그 자체가 문제가 되는 일은 없다.

이상, 뇌혈관 손상에 관찰되는 신체실인증의 주된 것을 언급하였으나 장애된 대뇌반구가 오른쪽인가 왼쪽인가에 따라서 다음과 같은 기본적인 차이가 관찰되고 매우 흥미가 있는 것이 있다. 재활에 있어서 큰 저해인자가 되는 것은 어느 것도 오른쪽 대뇌반구의 마루엽증후군이고 고령자일수록 그 증상이 고도인 경우가 많다.

마루엽증후군의 좌우차이

왼쪽대뇌반구 장애에서는 양쪽실인증상을, 오른쪽대뇌반구 장애에서는 한쪽실인증상을 나타낸다. 재활 저해인자로서는 오른쪽대뇌반구 장애의 영향이 크다.

- 왼쪽대뇌반구 손상 : 양쪽실인[신체부위실인(손가락 인식불능, 좌우실인, 통증실인 등)]
- 오른쪽대뇌반구 손상 : 한쪽 amorphosynthesis, 한쪽 신체실인, 질병실인 등

e. 오른쪽대뇌반구 증상

앞에서 언급한 한쪽무시, 질병실인에 착의행위상실증이나 구성실행증을 합친 오른쪽대뇌반구 증상의 경과에 대해서는 그림 Ⅲ • D • 33과 같이 급성기에서 일어나는 증상이 그 병소의 확산에 따라서는 다양한 장애를 나타내므로 그 장애에 상응한 접근이 필요하다.

f 재활에서 문제가 되는 행위상실증

재활에서 문제가 되는 실행증에는 아래와 같은 것이 있으나 대부분의 실행증에는 인지장애가 관여하고 있다는 것은 확실하며(예컨대 관념실행증에서는

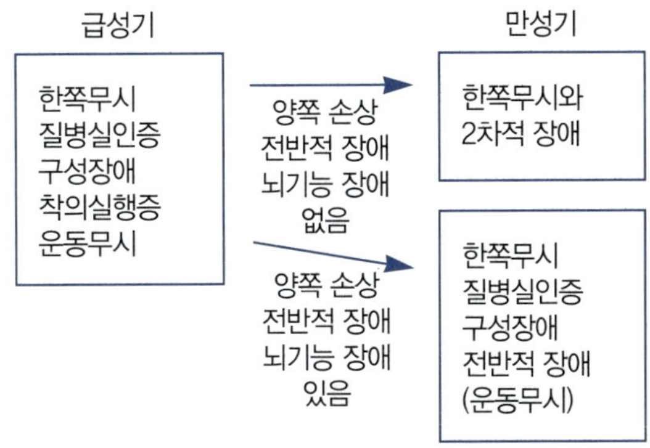

그림 Ⅲ • D • 33 오른쪽대뇌반구 증상의 경과

물품의 이용에 관한 실인이 관여하고 관념운동실행증에서는 공간실인증로부터 오는 운동장애가 관여한다고 생각된다). 동작인식불능증(apractognosia)이라는 말을 제창하고 있다.

1 실행증의 임상적 여러 유형

a. 운동실행증(kinetic apraxia) (Denny-Brown)

일부의 근육군을 사용하는 어떤 특정의 동작, 속도 등의 장애가 관찰된다. 가장 저차원의 실행증이다. 병소는 이마엽운동영역이라 하고 있으나 임상적으로는 바닥핵의 다발 라쿠나 경색(lacunar infarction) 사례가 많다. Denny-Brown[81)]이 말하는 자석증후군(magnetic syndrome)이란 이마엽 장애에 나타나는 증상이며 손바닥 · 발바닥에 접촉하는 것을 떼려고 하지 않는 실행증모양 증상이다. 손바닥에 대해서는 움켜잡기 반사(grasp reflex)로서 흔히 알려져 있으나 발바닥에 대해서는 보행에 있어서 필요한 근력이 있음에도 불구하고 발바닥이 바닥에 닿은 채로 떨어지기 어려운 증상을 나타내는 것이다(Petren' s gait).

Denny-Brown에 따르면, 관자엽 장애에서는 반대

로 접촉하는 것에서부터 떼려는 경향이 있고 건전한 사람에서는 이 관자엽과 이마엽의 균형이 잡혀져 있다고 한다.

[부기] 보행실행증(walking apraxia)[82]

운동실행증의 일종이라 생각되며 근력이나 마비로부터 예상되는 보행보다 낮은 수준의 보행밖에 할 수 없고 보행패턴에 관한 협동운동의 행위상실이라 생각된다. 이마엽 안쪽 면 장애에 의한다고 생각된다.

b. 관념실행증, 관념운동실행증, 팔다리운동실행증(왼쪽대뇌반구 우위장애)

관념실행증, 관념운동실행증, 팔다리운동실행증의 증상은 아래와 같은 도구의 사용동작의 검사나 행동에 관찰된다.

도구 사용동작의 장애

① 도구(복수 물품)를 계열적으로 사용할 수 없다.
　예 : 책상 위에 놓은 성냥을 그어 초에 불을 붙인다.
　　　주전자에 찻잎을 넣고 엽차를 컵에 따른다.
② 단일 물품의 사용 장애
　예 : 연필, 가위, 쇠망치 등의 일상물품을 단일로 사용시킨다.
③ 실제의 도구는 사용 가능한 경우, 도구를 들지 않고 사용동작을 시키면(팬터마임) 할 수 없다.
　예 : 톱을 들었다고 생각하여 자르는흉내를 내게 한다.
　ⓐ 복수 물품의 계열적 사용 장애 : 관념실행증
　ⓑ 단일 물품의 사용 장애 : 관념행위상실증(De Renzi 등), 관념운동실행증(Poeck 등), 개념실행증(Heilman 등)
　ⓒ 팬터마임의 장애. 단순행위(경례, 굿바이 등의 동작)의 장애, 운동의 망각, 착오, 고집증(perseveration)[의도성-자동성이 괴리] : 관념운동실행증
　ⓓ 지절운동실행증 : 지절 운동의 졸렬함, 조잡화

또한 그 책임병소에 대해서는 그림 Ⅲ • D • 34와 같은 부위를 생각하고 있다.

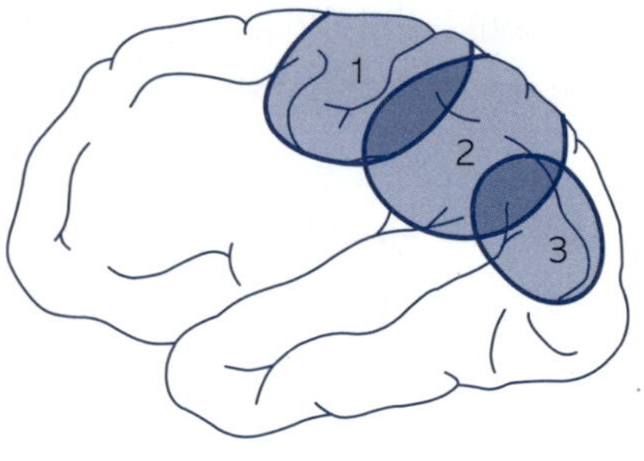

그림 Ⅲ • D • 34 관념행위상실증, 관념운동행위상실증, 팔다리운동행위상실증의 책임병소(Liepman에서)
1 : 팔다리운동행위상실증, 2 : 관념운동행위상실증, 3 : 관념행위상실증

c. 관념실행증(ideational apraxia)

단순한 단일적 행위는 가능하지만 몇 가지의 단일적 행위를 포함하여 복수의 물품을 사용하는 복잡한 계열행위(예컨대, 성냥을 그어 담배에 불을 붙여 피우다)가 장애되어(성냥개비를 입에 물고 담배를 성냥갑에 그어 불을 붙이려고 하는 등), 일상생활 장면에서도 실행증상이 인지된다.

관념실행증의 정의에 대해서 야마토리(1988)[83]는 "졸렬증에 의한 것이 아닌 객체(단수, 복수) 조작의 장애"라 하고 있다.

관념실행증의 검사로서 하나 또는 2개 이상의 물품을 사용하는 동작을 언어명령, 모방명령, 자연 상황하에서 관찰한다. 그 반응에는 정상반응에서부터 졸렬함, 수정, 고집증, 과실행동, 부분반응, 무반응 등이 있고 유의미성이 인지되지 않는 경우 관념실행증이라 판정한다.

이들 관념실행증의 설명가설로서 계열동작의 장애나 도구사용 장애[기억의 장애, 인지장애, 도구를 다루는 다양한 과정의 장애 : Morlaas는 물품 이용에 관한 실인증(agnosia of utilization)을 시사]가 생각되고 있다.

책임병소는 왼쪽대뇌반구 마루엽, 관념운동실행증이 일어나는 부위나 뒤쪽이라 생각되고 있으나 관

자엽, 뒤통수엽도 관여하고 장애부위는 광범위에 걸친다고 한다.

d. 관념운동실행증(ideomotor apraxia)

비교적 단순한 단일적 동작(위협하는 등의 표출적 동작, 경례 등의 상징적인 관습적 동작 쇠망치를 사용하는 등의 수동적 동작 등)이 검사장면에서는 장애되지만, 일상생활장면에서의 능동적 행위의 장애는 관찰되지 않는다. 자연적인 상황 하에서는 가능한 동작이 의도적 상황 하에서는 할 수 없다는 자동성-수의성 해리(Baillarger-Jackson의 법칙)가 관찰되는 것이 특징의 하나이다. 그러나 다른 사람이 시행하는 마찬가지의 동작에 대한 의미도 이해할 수 있고 오류도 지적할 수 있는 것이다. 보통, 양쪽성으로 출현하지만 한쪽성인 경우도 있다(왼쪽관념운동실행증).

자동성과 의도성의 해리에 대한 기전은 의도적 행위에 관여하는 감각정보 의존성의 운동조절이 마루엽-관자엽 연합영역에서부터 운동앞영역의 경로에 의해서 이루어지며(외적 정보의존성 행위 : 마루엽 · 운동앞영역계), 자동적 행위에 관여하는 내적 정보의존성의 운동이 띠이랑에서부터 운동영역에 걸친 경로로 처리되고(내적 정보의존성 행위 : 띠이랑 · 보충운동영역계) 이 2개의 처리기전이 장애의 차이에 의해서 해리현상이 일어난다고 생각된다.

자동성 · 의도성의 해리현상에 관찰되는 실행증

팔다리운동실행증(–)
관념운동실행증(+)
관념실행증(±)
구성실행증(–)
착의실행증(±)

관념운동행위상실증의 정의를 야마토리(1988)는 "언어성으로 환기(불러일으킴)가 가능하고 사회적 관습성이 높은 객체를 사용하지 않는 운동을 대상으로 하여 언어명령 또는 시각적 모방, 명령에 의해서 요구된 목표행동을 달성할 수 없는 상태"라 하고 있다.

관념운동행위상실증의 검사로서 물품을 사용하지 않는 사회적 관습동작이나 팬터마임 동작을 언어명령, 모방명령, 자연 상황 하에서 시행시키고 그 반응을 정상반응, 졸렬함, 수정, 고집증, 과실행위(착행위, parapraxia), 부분반응, 무반응으로 분석하며 유의미성이 인지되지 않는 경우 관념운동실행증이라 판정하고 있다.

관념운동실행증의 설명가설로서는 상징기능의 장애설, 운동의 조립 및 프로그래밍의 장애, 운동능력의 장애, 운동기억의 장애 등이 생각되고 있다.

이들의 실행증상은 다리, 몸통에 비하여 팔, 얼굴에 강하게 나타나는 일이 많다. 병소는 왼쪽대뇌반구 마루엽 하부, 모서리위이랑이라 생각되고 있으며 한쪽성의 것은 뇌들보 분리증상(disconnection syndrome)이라고 생각하는 편이 이해하기 쉽다.

e. 팔다리운동실행증(limb-kinetic apraxia)

제2차 감각영역(3, 1, 2영역 후방)과 운동앞영역 등을 연결하는 겉질밑의 섬유의 손상에 의해서 일어난다고 하고 있으며 팔다리의 수의적인 운동이 졸렬하고 운동 · 감각마비, 관념 · 관념운동실행증에 의해서도 설명할 수 없는 것이다.

마찬가지의 기전에 의해서 일어나는 것에 아래와 같은 것이 있다.

팔다리운동실행증 및 볼 · 얼굴실행증

① 팔다리운동실행증
ⓐ 손가락실행증 ⓑ 얼굴실행증
ⓒ 몸통다리실행증, 보행실행증

② 볼 · 얼굴실행증
ⓐ 안구운동실행증 ⓑ 눈뜨기실행증
ⓒ 눈감기실행증 ⓓ 삼키기실행증

표 Ⅲ・D・25 구성실행증의 좌우대뇌반구 손상에 의한 차이[85)]

왼쪽대뇌반구 손상	오른쪽 대뇌반구 손상
① 구성작업 때에 전반적인 공간관계는 유지된다. ② 동작에 망설임이 일어남 ③ 모사과제에서는 세부의 생략, 간략화 각을 그릴 수 없다 윤곽이 불완전 ④ 집짓기 놀이(building block) 과제에서는 바깥쪽의 유곽을 정리할 수 있다 내부의 모양이 다르다	① 구성작업 때에 전반적인 관점이 결여되다 ② 망설임 없이 진행하고 조잡하고 여분의 조작이 많다 ③ 모사과제에서는 도형의 왼쪽이 결락 오른쪽으로의 겹쳐 쓰기 투박하고 큰 공간관계의 오류 ④ 집짓기 놀이 과제에서는 왼쪽의 탈락 오른쪽으로의 겹쳐 쌓기 좌우의 디자인의 혼란

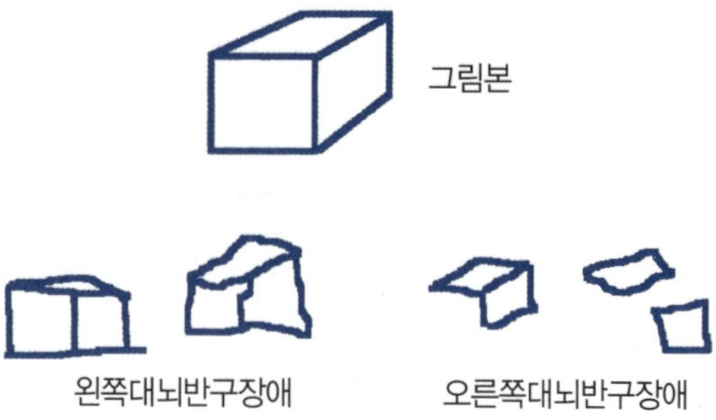

그림 Ⅲ・D・35 구성실행증의 좌우대뇌반구 차이

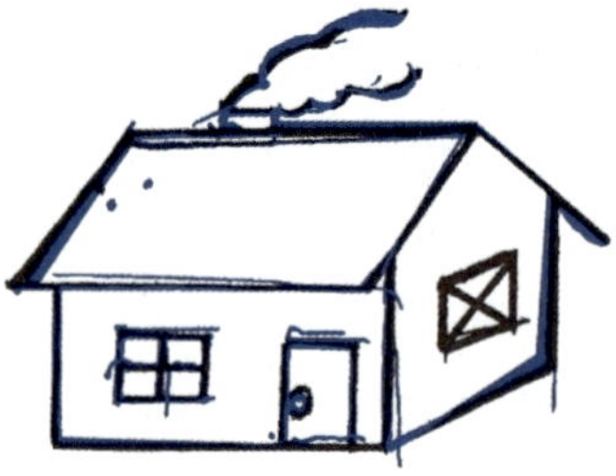

그림 Ⅲ・D・36 종결현상(closing-in phenomenon)

f. 볼・얼굴실행증(bucco-fascial apraxia)

입술에 붙은 음식조각 등을 혀로 입안에 넣을 수는 있어도 혀를 내밀다, 입술을 핥다 등의 지시된 동작을 할 수 없는 것을 볼・안면실행증이라 부르고 있다[84)].

g. 구성실행증(constructional apraxia)

가장 출현빈도가 높은 실행증이며 구두지시에 따라서 또는 주어진 본보기(그림본)를 보면서 다양한 공간적 형태(기하학적 도형, 구체물의 그림)를 2차원적(그림 그리기, 성냥개비의 배열) 또는 3차원(집짓기 놀이)으로 구성할 수 없다. 좌우대뇌손상 모두 30% 정도의 빈도로 어느 것에서도 볼 수 있으나, 왼쪽편마비에 많이 출현하고 중증의 것이 많다. 이러한 예에는 한쪽시공간인식불능, 한쪽신체실인 등을 수반하고 있는 일이 많아 재활에서 중대한 저해인자가 된다.

내용적으로는 그림, 지도 등을 그리게 한 경우, 오른쪽편마비와 왼쪽편마비에서는 기본적인 차이가 관찰된다(표 Ⅲ・D・25).

왼쪽대뇌반구 손상형 :주의 깊고 세심하게 시행된다. 형태의 큰 틀은 좋지만 평면화가 되거나 세부의 탈락 또는 빈약해진다(그림 Ⅲ・D・35). 중증이 되면 그림의 모사 등에서 다른 장소에 그리지 않고 그림본의 위를 덧대고 그리거나, 겹치지 않으면 할 수 없는 것 같은 종결현상(closing-in phenomenon)(그림 Ⅲ・D・36)을 보이는 일이 있다. 오른쪽편마비의 경우, 그림본을 바로 가까이 놓으면 비교적 잘 할 수 있다. 언어상실증이 합병하면 읽기 쓰기에 장애가 심해진다.

오른쪽대뇌반구 손상형 : 동작은 조잡하고 서둘러 부주의하게 시행되며, 전체적인 위치관계가 무너진다. 또한 왼쪽시공간실인증을 합병하는 일이 많고 탈락한다. 그림본을 곁에 놓아도 별로 효과가 없다. 그러나 일단 쓴 곳은 짧은 선으로 몇 번이나 위에서부터 덧대어 그리는 것 같은 현상이 관찰된다(단편적 접근

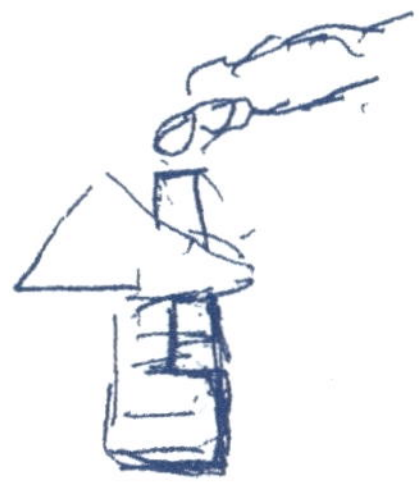

그림 Ⅲ・D・37 단편적 접근현상

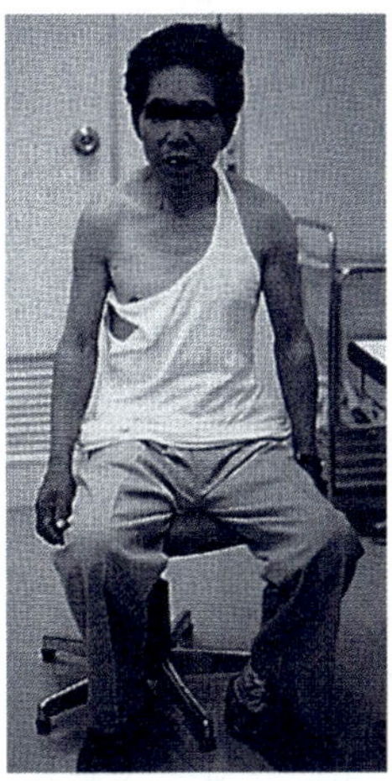

그림 Ⅲ・D・38 착의실행증

현상 : 그림 Ⅲ・D・37).

구성실행증은 좌우 편마비의 검사로서는 Kohs 입방체 등이 유명하다. 장애부위는 모이랑 근방의 마루엽-뒤통수엽이라 하고 있다.

h. 착의실행증(dressing apraxia)

의복의 각 부분과 신체부위와의 관계부여가 곤란하기 때문에 일어나는 것이다. 한쪽신체실인증이나 구성실행증을 수반하고 있는 경우가 많다. 병소로서는 좌우 어느 쪽의 대뇌반구에서도 일어나지만 오른쪽대뇌반구에 많고 마루엽(특히 중심고랑의 뒷부분), 관자엽의 장애에 의한다고 하고 있다(그림 Ⅲ・D・38).

착의실행증에는 다음의 두 종류가 있다.

① 한쪽착의실행증 : 왼쪽편마비에 관찰되고 왼쪽한쪽성신체실인증을 합병하며 오른쪽 절반을 입은 채로 중단하고 왼쪽 절반을 무시한다.

② 양쪽성착의실행증 : 좌우・표리의 혼동이 관찰되고 구성실행 등을 수반한다(좁은 의미의 착의실행증).

재활로서는 의복의 인지를 포함한 접근을 시행하지만, 의복에 좌우나 상하, 표리의 표식을 하는 것 같은 보상적인 접근도 효과성이 높다.

g 게르스트만증후군 (Gerstmann syndrome : 왼쪽대뇌반구 장애)

손가락실인증, 좌우장애, 계산불능증, 실서증의 4개 증후로 구성되는 증후군이다. Gerstmann은 1927년에 이 4개 증후가 동시에 일어난다는 것과 왼쪽모이랑 근방에 국한된 뇌손상과 관련된다는 것을 보고하고[86] 이후 이 4개 증후의 조합을 게르스트만증후군이라 부르고 있다(그림 Ⅲ・D・39).

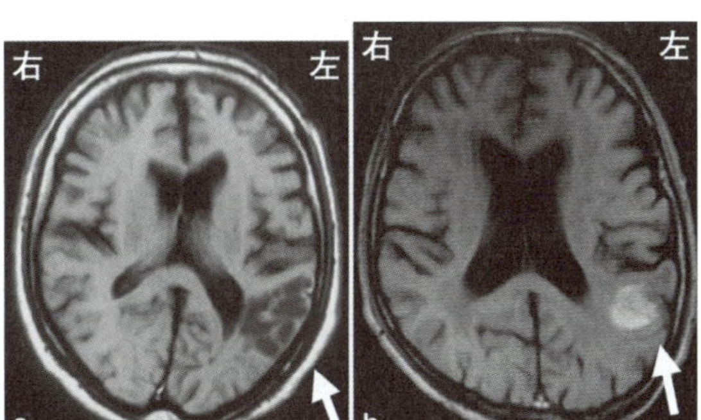

그림 Ⅲ・D・39 게르스트만증후군을 나타낸 환자의 MRI ・T1 강조영상

a : 뇌경색, b : 뇌내출혈

a. 손가락실인증(finger agnosia)

손가락실인증은 신체부위실인증의 한 증상이고 좌우 어느 쪽의 손가락에도 출현하여 양쪽성이다. 환자는 자기 자신의 손가락의 호칭을 할 수 없을 뿐만 아니라 다른 사람의 손가락이나 그림으로 그린 손가락에 대해서도 장애를 나타낸다. 이 장애에는 구두로 지시된 손가락을 가리킬 수 없다고 하는 손가락의 선택장애와 손가락의 호칭장애가 포함된다. 손가락의 그림을 그리게 하면 비정상은 더 명확해진다. 언어상실증의 경우에는 2개의 손가락에 동시에접촉하여 그 사이의 손가락의 수를 말하게 하는 손가락 사이 손가락 수의 검사도 시행하면 좋다.

b. 좌우장애

좌우장애는 환자 자신 또는 검사자의 신체의 좌우를 구별할 수 없는 상태이다. 이 검사는 환자 또는 검사자의 신체의 좌우를 말로 묻는 언어성의 방법과 검사자가 자신의 신체의 부분을 가리키고 환자에게 환자 자신의 같은 부위를 가리키게 하는 것 같은 비언어성의 검사를 해야 한다. 임상장면에서는 구두로 좌우를 묻는 검사로 명백해지는 경우 이외에, 조금 복잡하게 하여 오른손으로 왼쪽 귀를 만지는 등과 같은 방법으로 보다 현저해진다.

c. 계산불능증(acalculia)

뇌 손상에 의해서 계산능력이 장애되는 것을 계산불능증이라 한다. 계산능력에 대해서는 입원 중이라면 계산의 필요성이 적다는 것 때문에 계산능력 장애를 간과하기 쉽다. 계산능력은 수를 세거나 수의 개념의 검사, 암산, 필산 등으로 조사한다. 계산능력에는 여러 가지의 능력이 필요하다는 것 때문에 그 장애로서의 계산불능증도 ① 숫자의 읽기언어/쓰기언어상실증에 기초하는 것, ② 숫자의 공간적 배치의 오류로 일어나는 시공간적 계산불능, ③ 연산조작 그 자체의 장애로서의 연산불능으로 나뉜다.

① 의 숫자의 실독증/실서증는 실어증의 유무에 관계없이 일어난다. 단어와 숫자의 실독증/실서증은 동시에 일어나거나 어느 쪽인가 한쪽에서만도 일어나는 경우가 있다. ② 는 연산에 있어서 숫자의 공간배치를 잘못하는 것으로 한쪽무시 등의 공간장애에 차이가 일어난다. 드물기는 하지만 뺄셈만이 장애되거나 반대로 잔존하는 예가 있다. 구구단과 같은 산술정보는 언어성의 단기기억으로서 모서리위이랑 등에 저장되어 있다고 일컬어지고 있으며 덮어놓고 통째로 암기하고 있는 것은 이 부위가 남아있는지 아닌지로 장애가 다르다. 따라서 덮어놓고 통째로 암기하고 있는 것만으로 할 수 있는 곱셈 쪽이 작업기억을 사용하지 않아도 되므로 뺄셈보다 간단한 일도 있을 수 있다. 임상장면에서도 한 자릿수의 가감산이나 구구의 곱셈은 비교적 용이해도 끌어올리기나 끌어내리기가 있는 계산을 실시하면 장애가 명백해지기 쉽다.

Gerstmann증후군의 계산불능증은 ② 의 시공간적 계산불능증과는 상이하다고 생각되지만 이들의 어느 것에 속하는지 명확한 회답은 얻어져 있지 않다.

책임병소는 숫자의 읽기언어/쓰기언어상실증 및 연산불능증은 왼쪽 모이랑 상부로부터 윗마루소엽 하부 부근, 시공간적 계산불능증은 오른쪽 대뇌반구 중심이랑 후방병소로 추정되고 있다.

d. 실서증(agraphia)

실서증은 자발글씨쓰기, 받아쓰기, 베껴 쓰기 등에서 장애가 관찰된다. 자발글씨쓰기에 비하여 베껴 쓰기 쪽이 좋은 경우가 많다. 쓰기언어상실증에 관해서는 시각적 입력에 의한 정보와 시각적 입력에 의한 정보가 왼쪽모이랑에서 통합된다는 사고나 기능적 MRI(fMRI)나 뇌자도(EMG) 등의 소견으로부터 모이랑 · 모서리위이랑을 중심으로 하는 부위에서 글씨쓰기의 기능이 있다는 것을 보여주고 있다. 또한 순수쓰기언어상실증(순수실서)의 책임병소인 왼쪽

위마루소엽(좌상두정소엽)도 가깝고 모이랑을 중심으로 한 손상에 의한 Gerstmann증후군이 쓰기언어상실증을 아울러 갖는다는 것은 용이하게 생각할 수 있다. 일본에서는 왼쪽관자엽 뒤 아랫부분 병변에 의한 한자의 읽기언어/쓰기언어상실증이 주목되고 있으나 한자에 국한된 것이라는 때문에 Gerstmann증후군의 실서증과는 다른 것이라 생각된다.

더욱이 4개 증후 모두가 갖춰져 출현하는 빈도는 17~21%[87), 88)]로 적고 오히려 4개 증후가 갖춰지지 않고 독립되거나 부분적인 조합으로 일어나는 경우 쪽이 많다. Gerstmann증후군 및 그 부분증상이라 진단할 수 있는 것은 물건을 보고 이름이 나오지 않는 호칭장애나 말하고 싶은 말이 나오지 않는 환어곤란이 있어도 경증의 명칭언어상실증(실명사실어, anomic aphasia)의 경우이다. 중등도 이상의 언어상실증에서는 그 언어장애 때문에 명확한 진단이 곤란한 경우가 적지 않다.

손가락실인증은 일상생활의 장애인자가 되는 일은 적이만 좌우장애, 계산불능 · 실서증은 일상생활의 장애가 된다. 계산불능이나 실서증은 직업내용에 따라서는 복직의 방해가 되는 경우도 있다.

e. 책임병소

책임병소는 모이랑을 중심으로 한 부위를 열거할 수 있다. 이 부위는 중간대뇌동맥의 가장 말단인 모이랑동맥으로 관류되는 영역이며 경색으로서 단독으로 일어나기 쉬운 장소이다. 또한 출혈이라면 겉질밑 출혈의 형태를 취하는 일이 많다. 임상에서 Gerstmann증후군의 몇 가지의 증후가 있는 경우는 왼쪽모이랑의 병소를 추정할 수 있다.

영상소견의 특징은 후방에 뇌들보 팽대가 보이는 슬라이스의 비스듬히 후방이 측뇌실 가쪽의 병소이다(그림 Ⅲ · D · 38).

h 실인증 · 실행증과 마비된 팔다리 기능과의 관계

고차뇌기능장애 중 실어증과 비교하여 인식불능증 · 실행증이 있는 경우, 팔 기능의 회복은 더 좋지 않다. 특히 중증의 실인증이 있는 경우, 천연성이완성마비(prolonged flaccid paralysis, Peszczynski)인 경우가 많고 근력회복이 매우 나쁘며 팔은 폐용(disuse)이 되고 보행도 매우 낮은 목표에 끝나는 예가 많다.

천연성이완성마비와 실인증

이완성마비/왼쪽실인이 있는 왼쪽편마비 예
= 15.3%(22/144)
이완성마비/실인이 없는 왼쪽편마비 예
= 2.6%(8/303)
이완성마비/실어증을 수반하는 오른쪽편마비 예
= 4.1%(6/147)
이완성마비/실어증이 없는 오른쪽편마비 예
= 3.5%(13/369)

실인증이 없는 왼쪽편마비에서는 왼쪽 팔은 약 50%가 폐용인 것에 반해서 중증 실인증이 있는 왼쪽편마비에서는 90%가 폐용으로 끝나있다.

다음으로 보행에 관해서 도달할 수 있었던 목표와 비교하면 다음과 같이 된다. 이러한 것은 실인증의 유무(특히 한쪽무시)는 보행의 목표에 큰 영향을 미친다는 것을 보여주고 있다. 이에 반해서 언어상실증에서는 보조보행, 보행불능으로 끝난 것이 약5%이고, 비언어상실 단순편마비 환자에 비하여 차이가 관찰되지 않는다.

실어증 · 실인증(왼쪽무시)과 실용보행 획득률과의 관계[129]

〈마비 쪽〉		〈실어증 · 실인증의 실용보행 획득률〉
오른쪽편마비	전체 예	69.4%(358/516)
	비언어상실증	68.8%(254/369)
	언어상실증	72.2%(104/147)
왼쪽편마비	전체 예	57.4%(260/453)
	비실인증	67.3%(204/303)
	실인증 예	38.9%(56/144)
전체 증상 예		63.8%(618/969)

실인증의 중증정도와 보행목표

	〈보조를 요하는 보행, 보행불능의 %〉
중증~중등증 정도의 실인증형	90%
경증 실인증형	5%($p<0.01$)
실인증이 없는 왼쪽편마비	3%($p<0.05$)

일반적으로 왼쪽편마비는 오른쪽편마비에 비하여 보행개선의 성적이 나쁘다는 것이 알려져 있으나 이것은 왼쪽편마비에 왼쪽공간무시, 왼쪽한쪽성자기신체 실인증 등이 합병하고 있기 때문이라고 생각된다[90]. 따라서 평가에 있어서는 목표설정을 크게 좌우하는 실인증, 실행증의 유무, 종류, 정도 등을 충분히 검색하는 것을 잊어서는 안 된다. 특히 고령자일수록 중증 인식불능증 예가 많다는 것을 염두에 두어야 한다.

실인증 · 실행증의 검사에 대해서는 일본에서도 표준 고차원 동작성 검사[91, 92] 등 여러 가지 검사가 있다(상세한 것에 대해서는 전문서적을 참조하기 바란다). 그러나 각종 실인증, 실행증에 대해서 일식의 상세한 검사를 시행하게 되면, 다대한 시간과 노력을 필요로 하고 특히 고령자는 피로 때문에 그 검사에 견딜 수 없는 경우가 많다.

i 실인증 · 실행증의 재활

1 현 상황과 문제점

실인증 · 실행증의 재활에 대해서는 아직 확립된 것은 없으며 시행착오적으로 시행하고 있는 단계이다.

실인증 · 실행증에서도 팔, 다리와 마찬가지로 자연치유과정이 관찰된다. 그 기전의 주된 것은 뇌 손상부위 및 그 주변의 순환 · 대사의 개선 등의 뇌의 가소성에 의한 것이라 생각된다.

예컨대 왼쪽공간무시에서는 실인증에 대해서 직접적으로 훈련을 시행하고 있지 않아도 발병 후 5~6개월 정도까지는 상당히 개선을 나타낸다고 알려져 있다. 따라서 실인증, 실행증의 재활을 시행함으로써 ① 자연치유과정을 촉진하고 게다가 질이 좋은 수준까지 유도할 수 있는가, ② 자연치유과정의 종료 후에서도 기능개선을 촉진할 수 있는가 등의 문제를 해결하는 것이 현 단계의 큰 과제이다. 이러한 것에 대해서 Weinberg 등[93]은 훈련 그룹과 비훈련 그룹에 시각적 탐색훈련을 시행한 결과, 훈련 그룹에서는 의미 있게 성적이 좋다는 것을 보여주고 있다. 즉 자연치유 기전은 있으나 적극적인 훈련은 자연회복에 의해서 얻어지는 수준보다도 더 많은 것을 보다 조기에 초래한다는 것을 시사하고 있다.

Luria[94]에 따르면 뇌 손상 후의 기능의 개선, 회복 등을 "기능의 재편성(functional reorganization)"이라 부르고 있으며 또한 최근 뇌의 가소성에 대해서 많은 성과가 관찰되고 시각 · 청각 · 체성감각 등을 통한 말초로부터의 자극(재교육 · 재학습 등)이 중추에서의 가소성 개선에 합목적적 효과를 줄 가능성을 시사하고 있다.

그러나 노인에서는 훈련에 의해서 재학습 · 재획득된 것처럼 보인 능력일지라도 나이를 먹음에 수반하는 신경세포의 감소가 지속하므로 항상 이용되지 않으면 용이하게 그 기능이 저하할 가능성을 갖고 있다. 또한 응용력이 부족하여 훈련성과는 유사한 과제에 미치는 것이 고작이고 새로운 과제가 되자마자 실패를 거듭하는 결과가 된다. 이 때문에 훈련 프로그램을 세울 때는 일상적으로 자주 반복해서 이용 · 일반화되는 것 같은 과제를 선택하는 편이 좋다고 생각된다.

실인증 · 실행증의 재활 접근

① 자기의 장애에 대한 인지, 심리적 장애수용
② 장애개선을 위한 훈련 단서(cue)의 탐색
③ 단서(cue)를 이용한 훈련의 반복, 일반화
④ 보상적 · 보조적 수단의 활용
⑤ 가족, 주위 사람들의 장애에 대한 이해
⑥ 사회 · 가정생활에서의 환경조정

2 치료법, 훈련법

a. 실행증, 실인증의 자연치유 · 개선과정의 촉진

뇌 순환, 대사의 개선을 목적으로 하는 모든 내과적 · 외과적 치료법은 동시에 실행증, 실인증의 개선으로도 연결되고 게다가 뇌의 가소성 개선에도 도움이 될 가능성이 있다.

b. 감각통합 접근[95]

시각적 · 공간적 · 형태적 인식과정은 시각, 안뜰감각, 촉각, 고유수용기감각 등으로부터의 정보가 통합된 결과 얻어지는 것이라 생각된다. 따라서 어떤 특정 감각계의 장애가 있는 경우, 다른 종류의 지각자극을 각종 각 방면으로부터 주어서 통합능력을 높여 이용하고 장애된 기능을 촉진하려고 하는 것이다[96, 97].

이 접근은 뇌의 가소성의 문제 때문에 소아에 비교하면 성인의 뇌혈관 장애에서는 효과가 적다고 일컬어지고 있다. 그러나 성인에서도 손에 촉각자극과 강한 압력자극을 가함으로써 손가락 인지와 형태 인지의 성적이 의미 있게 향상된다는 것도 알려져 있다[98].

c. 기능적 접근

ADL 중에서 이것에 밀착하여 기능을 높이는 기법을 가르치는 것에 있다. 작업치료(OT)부문, 간호부문에서 잘 이용된다.

1) 보상

한쪽무시에 대해서 환부 쪽에 머리나 눈을 돌리도록 ADL 중에서 끈기 있게 몇 번이라도 지도한다.

우선, 단순작업으로 한쪽무시를 개선시키고 이어서 동일과제를 가로로 복수 배열하여 전체적인 한쪽무시와 개별적 한쪽무시의 양쪽의 개선을 도모하고 점차 단계적으로 과제의 수를 증가시켜가는 방법도 간편하고 효과적이다(가마쿠라)[99].

2) 순응

환자에게 결여되어 있는 면을 외부조건을 바꿈으로써 순응을 용이하게 하는 방법이다. 예컨대, 한쪽무시에 대해서는 식사 중에 음식을 가급적 건전한 쪽에 놓는다든가, 도중에 좌우를 반대로 함으로써 적어도 왼쪽 절반을 먹다 남기는 일은 개선된다. 또한 문장이나 글씨의 줄의 왼쪽 끝을 간과하지 않도록, 자를 왼쪽 끝에 놓고 반드시 그것을 본 다음에 읽거나 종이의 방향을 상하 거꾸로 하거나 하여 쓰거나 읽도록 습관을 붙이는 방법이 흔히 사용된다.

또한 착의실행증에 대해서는 의복의 좌우, 전후, 표리 등을 필요에 따라 표식을 하거나 의류를 개키는 방법이나 두는 방법을 정하여 착의의 순서를 일정하게 하여 습관화하는 등의 연구가 착의동작을 개선한다.

문제점은 이러한 표식을 없애도 개선상태가 지속되는지 아닌지 이지만, 그 표식을 대신해야 할 특이적 단서를 문서나 의복 속에서 찾아내는 능력을 획득할 수 있는지 아닌지로 결정된다.

그러나 그 수준까지 도달하지 않는다 해도 표식이

지팡이나 자조구와 마찬가지의 의미를 갖는다고 생각하면 재활적 의미는 충분히 있는 것이라 생각된다.

d. 전이효과

어떤 동작, 행위, 인지 등에 개선이 인정되면 그것과 유사, 동렬에 있는 ADL도 개선될 것이라는 가설 위에 서는 것이다.

예컨대, 바둑의 오목두기, 오셀로 게임에서는 평면 공간적 인지능력이나 구성능력을 높일 것이기 때문에 식탁 위의 음식물의 인지나 식사동작 능력은 향상될 것이고 책상 위의 작은 작업에도 진보가 있을 것이라는 식이다.

마찬가지로 지그소 퍼즐(jigsaw puzzle), 스틱에 의한 도형구성, 장난감 집짓기(building block) 등 수많은 작업치료적 접근은 ADL의 많은 측면에 전이적 효과를 갖는 것이라 생각된다.

이상, 실인증, 실행증에 대한 훈련, 치료의 주된 것에 대해서 언급하여왔으나 한 사람의 환자당의 시간도 상당히 길어(1일 30분 정도) 장애노인으로서 정신적 · 신체적 부담이 되는 것은 확실하다. 또한 중증인 것일수록 각종 마루엽-뒤통수엽-관자엽 증상이 중복해 있고 게다가 치매증상도 가해져 훈련을 한층 곤란하게 한다. 또한 치료사가 한사람의 환자에게 장시간 점유되는 형태가 되는 등, 몇 가지의 문제가 남아 있다.

3 기억

a 기억의 분류

기억에 대해서는 다음과 같이 분류된다.

기억의 분류

① 시간적 경과로부터 보아
- ⓐ 즉시기억(immediate memory)(몇 초~몇 분 이내에서 직후의 기억)
- ⓑ 근시기억(recent memory)(몇 분~ 며칠 이내의 기억)
- ⓒ 원격기억(remote memory)(며칠 · 몇 월~년의 기억)

② 내용으로부터 보아(Squire의 기억분류)
- ⓐ 진술기억(declarative memory)
  - 에피소드 기억(episodic memory : 어떤 시간 · 공간에 일어난 개인의 생활사나 사회적 사건의 기억. 흔히 감정을 수반하고 있다.
  - 의미기억(semantic memory : 이른바 지식에 상당하고 사고의 재료가 된다. 사전에 상당한다.
- ⓑ 비진술 기억(non-declarative memory)
  - 절차기억(procedural memory : 기억에 오르지는 않지만 반복에 의해서 차츰 습득하는 기술(skill)
  - 시동효과(priming effect) : 이전에 체험한 자극이 재차 출현하였을 때에 그 지각확인이 촉진되는 효과(선행자극이 상기의식을 수반하지 않는 경우)

- 시간적 경과와 기억상실(건망, amnesia)
- 기억상실 발생시점부터 과거의 기억장애를 후향기억상실(오래된 기억의 재생장애) (retrograde amnesia)이라 하고 기억상실 발생시점부터 이후의 기억을 할 수 없고 현재에 이르고 있는 것을 전향기억상실(새로운 사건의 기명력 장애)(anterograde amnesia)이라 한다.

① 전향기억상실의 예
- ⓐ 채혈 등의 통증을 수반하는 검사나 식사의 내용을 후에 들어도 전혀 기억하고 있지 않다.
- ⓑ 치료를 받고 있는 병원의 이름, 주치의의 이름을 기억할 수 없고 현재의 일시를 틀리게 대답한다.

② 후향기억상실의 예

대학졸업 무렵까지의 기억은 유지되어 있으나 그 후 회사에 입사한 무렵부터의 기억이 애매해진다. 그 후 전직하였으나 그것을 전혀 기억하고 있지 않다.

표Ⅲ • D • 26 기억장애와 치매의 차이

	기억의 검사	WAIS 지능검사
기억장애뿐	×	○
치매	×	↓~×

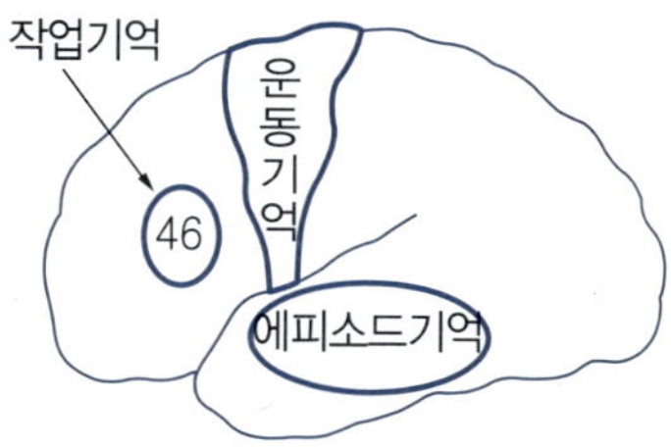

그림 Ⅲ • D • 40 작업기억, 운동기억, 에피소드기억

b 기억장애(기억상실증후군)이란

기억장애(기억상실증후군)란 아래와 같은 특징을 나타내낸다.

① 기억장애(숫자 외우기, visual memory span은 정상)

② 발병 이후에 경험한 새로운 사항을 재생할 수 없다(전향기억상실)

③ 발병 이전에 경험한 사항을 재생할 수 없다(후향기억상실)

④ 지능검사의 성적은 양호

또한 기억장애와 치매의 차이를 표Ⅲ · D · 26에 나타냈다.

c 기억의 장

기억의 부위에 대해서는 자극을 받은 직후의 몇 초 ~ 몇 분 이내의 즉시기억은 청각, 시각, 체성감각 등의 감각중추의 바로 가까이에서 이루어진다. 그것이 시상, 띠이랑, 해마 등을 경유하여 어느 정도의 시간 기억된다. 사건의 에피소드기억 등은 좌우 관자엽 앞~관자엽극에 있거나 어떤 작업을 하고 있는 일정시간만 기억하고 있는 것 같은 작업기억은 46영역을 중심으로 한 부위이고 피아노를 치거나 스포츠를 하거나 하는 것 같은 운동기억은 운동영역 주변에서 이루어진다(그림 Ⅲ • D • 40).

d 기억의 회로

에피소드기억의 회로로서 Papez의 회로가 생각되고 있으며 해마의 작용이 중요시되고 있다. 해마 CA1의 손상에서는 2~3분밖에 기억을 갖지 않는다는 것도 보고되어 있다.

또한 정서기억의 회로로서 Yakovlev의 회로가 중요시되고 있다. 예컨대 싫은 기억은 남기 때문에 유쾌한 체험을 통해서 케어를 한다는 것에 연결된다. 재활의 학습치료 중에서 이른바 errorless learning (오류가 없는 학습과제를 주어 성공체험을 하면서 학습시키는 방법)으로 연결되는 것이다. 또한 정서적인 기억은 해마의 부피가 아니라 편도체의 부피와 연관성이 있다고 일컬어지고 있다.

4 회복의 기전

중추신경의 개선은 거의 없다고 일컬어져 왔으나 최근의 연구로부터 중추신경에도 약간이지만 측아의 형성 등 가소성이 확인되어 있다.

뇌의 기능회복에는 ① 자연치유, ② 다른 회로에 의한 보상, ③ 다른 회로의 기능 억제의 해제, ④ 기능회로의 재생 등을 생각할 수 있다. 이를 위해서는 언어를 비롯한 기억의 기전과 반복자극이 중요하다고 일컬어지고 있다.

이 반복자극의 효과는 활동에 수반해서 어떠한 기전이 있다고 생각되고 있으며 그 활동 의존성의 분자기전으로서 ① 시냅스 형성의 촉진 : ATP, ② 시냅스 형성의 억제와 경합 : ATP와 아데노신 등이 관여하고 반복자극에 의해서 ATP가 방출되고 있다.

이러한 것을 장기기억에 관여하는 신경에 의해서 보면 반복(동기)자극으로 일어나는 시냅스의 가소성 변화로서 아래와 같은 분자기전이 확인되어 있다.

하나하나의 시냅스의 전달효율의 변화에 장기강화(LTP), 장기억압(LTD)이 있고 그 분자 기전으로서 단백질의 인산화 등 시냅스기능분자군의 수식이 관찰된다. 또한 시냅스의 수의 변화(발아, 새로운 시냅스의 형성)에 의해서 시냅스 형성에 관여하는 유전자군 발현의 변화 및 시냅스 면적의 변화(시냅스 형태의 변화)를 볼 수 있다. 이와 같이 세포 밖의 인산화에 의해서 LTP나 시냅스 형성을 촉진하고 아데노신 화합물로 변화하여 시냅스 경합을 하는 ATP의 역할은 중요하다.

신경기능의 재편성에 대해서는 우선 거의 무작위의 시냅스 결합에 의한 신경회로망의 형성이 반복자극에 의해서 형성된다. 다음으로 반복자극에 의해서 바른 학습자극이 반복되면 시냅스 결합의 증가나 탈락이 적정하게 시행되고 기능신경회로가 성립한다.

따라서 시냅스의 재생에 의한 기능수복에는 무작위의 신경회로망 형성과 반복자극에 의한 기능회로 성립이 중요하다. 그러나 무작위의 신경회로망 형성은 시간이 걸리고 자연회복의 속도로는 한계가 있는 것처럼 생각된다. 기능회로 성립에는 훈련 등의 반복자극이 중요하며 여기서 재활이 필요성을 생각할 수 있다.

E 파킨슨병과 재활

James Parkinson(1817)이 shaking palsy라 표현한 것에 비롯한다. 떨림 · 경직 · 무동과 자세반사 장애를 주된 징후로 하는 만성 진행성의 비유전성 신경질환이다. 발병연령은 40세 이후이고 여성에 약간 많다. 흑색질 치밀층 도파민 함유 신경세포의 변성에 기초하는 신경변성질환이며 흑색질 신경세포의 투사경로의 도파민의 저하에 의한 운동기능 저하와 아세틸콜린계의 상대적 기능항진이 있고 L-DOPA에 의한 도파민의 보충요법이나 항콜린약제에 의한 아세틸콜린계의 억제가 효과적이다.

최근, L-DOPA에 의해서 10년 이상이나 자립생활을 유지할 수 있게 되었으나 장기투여에 의한 여러 가지의 불수의운동의 출현, wearing-off현상, on-and-off현상, 움츠림 현상의 악화, 환시 · 섬망(delirium) 등의 문제도 나타나고 있다(표 Ⅲ • E • 1).

1 임상증상

1) 근육경축(rigidity)

수동운동 시에 납관현상(lead pipe phenomenon) 또는 톱니바퀴현상(cogwheel phenomenon)의 저항을 나타낸다. 팔다리만이 아니라, 몸통, 목덜미 등

표 Ⅲ • E • 1 L-DOPA의 장기복용 상의 문제점과 원인[1)]

문제가 되는 현상	원인
1. wearing-off 현상약의 효과시간이 짧아지는 것	L-DOPA 효과시간 단축
2. on-and-off현상 : 복약시간에 관계없이 증상이 갑자기 좋아지거나 나빠지거나 한다.	L-DOPA 혈중농도의 변동과 대응
3. dyskinesia a) peak dose dyskinesia b) off period dyskinesia(early morning dyskinesia) c) end of dose dyskinesia d) onset dyskinesia 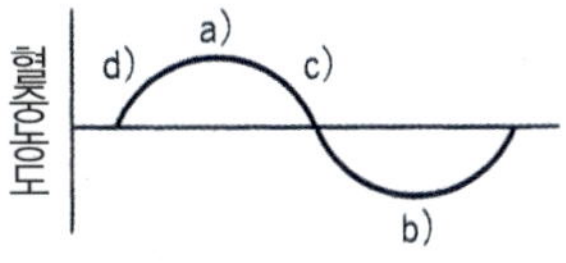	a) 도파민 과잉 b) 도파민 부족으로 줄무늬체(선조체)의 수용체에 supersensitivity c) L-DOPA 혈중농도가 내려가기 시작 d) L-DOPA 혈중농도가 올라가기 시작
4. 동결보행 : 보행 시작 시에 발이 바닥에 접착제로 붙인 것처럼 떨어지지 않고 첫걸음을 내딛지 못하다	뇌 내 노르아드레날린의 저하
5. 정신증상 : 환시, 섬망 등	mesocortical dopaminergic system에서의 도파민 과잉

에도 관찰된다.

2) 안정시떨림(resting tremor)

특징적으로는 4~6Hz의 엄지손가락과 다른 손가락을 서로 비비는 것 같은 떨림(pill-rolling)이 안정시에 관찰되고 수의운동 때에는 소실한다. 주로 손가락, 다리에 관찰된다.

3) 운동불능증(akinesia), 운동완만증(bradykinesia)

동작이 완만해지고 동작의 시작이 어려워진다. 또한 동작 패턴의 전환이 원활하게 이루어지지 않는다.

4) 웅크린 자세(stooped posture)

등을 둥글게 하고 몸통을 약간 앞으로 구부린 자세로 하여 걸으며 팔꿈치, 무릎관절도 가벼운 굽힘 자세를 취한다. 동시에 양팔의 흔듦도 작아진다.

5) 가면얼굴(masked face)

표정이 부족하고 굳은 얼굴모양이 되며 눈의 깜빡임도 적다. 희로애락이 표정에 나타나지 않게 된다.

6) 보행장애

종종걸음(petit pas)이나 동결보행현상(frozen gait) 등이 특유하고 다리의 경축(rigidity)에 의한다고 생각된다.

7) 돌진현상(pulsion)

전방돌진(propulsion), 측방돌진(lateropulsion), 후방돌진(retropulsion) 등이 관찰된다. 자세반사장애와 경직 때문에 순간적 균형을 유지할 수 없어 돌진, 넘어짐이 일어나지만 손으로 지지할 수 없는 현상이다.

8) 자율신경장애

변비, 군침을 흘림, 다한증, 얼굴홍조, 다뇨증, 발기불능, 기립성저혈압, 팔다리순환장애 등이 관찰된다.

9) 정신증상

우울경향, 자발성 결여, 불안, 환각증상 등이 관찰되는 경우가 있으며 지능의 저하를 수반하는 일도 있다.

10) 언어증상

작은 목소리의 단조롭고 낮은 이야기소리(monotonous speech)가 되고 몸짓도 할 수 없는 회화가 된다.

11) 글씨쓰기 장애

손가락의 경직 · 떨림 때문에 글씨가 차츰 작아지고 졸렬해진다(micrographia, 작은글씨증).

일상생활동작 장애에는 양성징후(떨림, 경직)의 정도보다도 음성징후(운동불능증, 자세반사장애)에 상관성이 강하다는 것이 알려져 있다.

2 진단, 평가

앞에서 언급한 증상에 기초하여 약제의 기왕력, 머리 CT, MRI-CT 등에 의해서 증후성 파킨슨증(Parkinsonism)의 원인질환을 부정함으로써 본태성 파킨슨병의 진단을 한다. 파킨슨증에서 가장 많은 뇌혈관장애성 파킨슨증의 감별점을 표 Ⅲ • E • 2, 그 장애상을 표 Ⅲ • E • 3에 나타낸다.

증후성 파킨슨증의 원인질환

1) 뇌혈관장애성
2) 뇌염 후
3) 외상 후
4) 정상압수두증(NPH)
5) 망간 중독
6) 약제성
   a) 항정신병약
      ① 페노티아진(phenothiazine)계
      chlorpromazine fluphenazine
      perphenazine thioridazine
      ② 부티로페논(butyrophenone)계
      haloperidol
      ③ 치옥산텐(thioxanthene)계
      thiothixene
      ④ 기타
      sulpinide pimozide

oxypertine
b) 제토제,
prochlorperazine
c) 위장기능조정제
metocloperazine domperidone
d) 강압제
reserpine α-methyldopa
7) Shy-Drager증후군
8) 줄무늬체흑색질변성증
9) 진행성창백핵(담창구)위축증
10) 진행성핵상성마비
11) Creutzfeldt-Jakob병

표 Ⅲ • E • 2 파킨슨병과 뇌혈관장애성 파킨슨증의 감별

	파킨슨병	뇌혈관성 파킨슨증
발병 및 경과	완만 진행성	계단모양 진행
안정시떨림	한쪽 발병	드물다.
근육경직	한쪽 발병	양쪽성
과동증	조기부터 인지된다.	다소 진행한 다음에 출현.
표정	가면얼굴	표정도 적지만 감정실금도 수반하기 쉽다.
앞으로 기운 자세	+	±
보행	종종걸음	보행행위상실 등도 수반하는 일이 있다.
거짓숨뇌마비(가성구마비)	없음	많다.
힘줄반사	정상 내지 약간 항진	항진하여 있는 일이 많다.
지능저하	많다. 치매로 이행하기 쉽다	있어도 경증이다.
위험인자	없는 경우도 많다.	당뇨병, 고혈압, 고지혈증 등 다채롭다.
약제의 효과	L-DOPA가 효과가 두드러진 경우가 많이 있다.	약제에 반응하지 않는 경우도 많다.
MRI-CT 등 영상소견	뇌 위축이 인지되는 경우도 있다.	다발성 라쿠나형 뇌경색 등 다발병소.

표 Ⅲ • E • 3 파킨슨병의 장애상

장애	증상
관절가동범위 장애	앞으로 기운 자세에 의해서 몸통 무릎의 굽힘 · 구축이 일어나기 쉽다.
근력저하	경직에 의한 폐용성 근력저하
평형기능장애	바로잡기 반사장애, 비스듬한 징후.
팔 기능장애	운동완만(bradykinesia, hypokinesia), 리듬형성의 장애, 작은글씨증.
보행장애	종종걸음보행, 동결보행현상, 가속현상
삼킴장애	인두반사저하, 목근육군의 경직에 의한 삼킴 장애.
구음기능장애	작은 목소리(dysphonia, microphonia), 발성지속시간의 단축.
자율신경장애	기립성저혈압, 신경인성방광.
인지장애	치매로 진전되는 일도 관찰된다.
정서면의 장애	우울경향, 강박경향.
ADL : 기거 동작 장애	몸 구르기, 일어나기, 회전동작 곤란. 팔의 올림을 필요로 하는 동작의 장애.

노인에게 많이 관찰되는 뇌혈관성 파킨슨증에서는 안정시떨림이 명백하지 않는 경우가 많고 돌진현상, 종종걸음 등도 본태성의 것에 비해서 별로 두드러지지 않는다. 또한 L-DOPA도 일반적으로 효과가 없는 경우가 많이 있다.

평가로서 Yahr(1967)의 5단계 ADL 중증도 분류와 생활기능장애도가 흔히 사용된다(표 Ⅲ • E • 4).

3 재활

완만 진행성 질환이기 때문에 현재의 능력의 유지와 폐용증후군 등의 2차성 장애의 배제가 목표가 된다. 실제로는 의학적 관리(항파킨슨 약제의 조정, 자율신경장애의 관리), 운동기능유지, 일상생활의 활

표 Ⅲ • E • 4 Yahr의 중증도 분류와 생활기능장애도

Yahr의 중증도 분류		생활기능장애도	
stage Ⅰ	한쪽성 증상뿐. 통상 기능장애는 경미하거나 없다.	Ⅰ도	일상생활 · 통원에 거의 보조를 필요로 하지않는다.
stage Ⅱ	양쪽 또는 신체중심부의 증상이 되지만 신체의 균형 장애는 수반하지 않는다. 일상생활, 직업은 다소의 제한은 있으나 시행할 수 있다.		
stage Ⅲ	자세반사장애의 초기징후가 관찰되지만, 이것은 보행 시에 방향을 바꿀 때나 눈을 감고 발을 가지런히 하여 서 있는 환자를 밀었을 때에 관찰되는 불안정성으로 판정할 수 있다. 신체기능은 약간 제한되어 있지만, 직업의 종류에 따라서는 어느 정도의 작업도 가능하다. 신체적으로는 독립된 생활을 영위할 수 있고 그 장애정도는 경증 내지는 중등도에 그친다.	Ⅱ도	일상생활 · 통원에 부분보조를 필요로 한다.
stage Ⅳ	병상이 완전히 진행하고 기능장애가 고도이다. 가까스로 기립하고, 보행이 보조 없이 가능하지만 일상생활은 고도로 장애된다.		
stage Ⅴ	보조가 없는 한 자리보전, 또는 부득이 휠체어 생활을 하게 된다.	Ⅲ도	일상생활에 전면적인 보조를 필요로 하고 자력으로는 보행기립이 불가능하다.

동성 유지, 우울이나 불안의 심리적 지지, 사회자원의 활용을 포함한 사회 · 경제적 문제의 대처 등을 종합적으로 시행할 필요가 있다. 이를 위해 의사만이 아니라 물리치료사, 작업치료사, 언어청각사, 임상심리사, 간호사, 사회복지사를 포함한 팀 접근으로 대처해간다.

파킨슨병의 재활(물리치료 · 작업치료는 거의 공통, 언어는 Ⅳ정도부터)

1. **Yahr Ⅰ(한쪽만의 장애) · Ⅱ(양쪽 · 몸통장애 + 평형장애 없음)**
   ① 생활지도(생활리듬을 무너뜨리지 않고 규칙적인 생활, 산보 등)
   ② 스트레칭체조(파킨슨체조 : 선 자세, 앉은 자세)
   ③ ADL훈련(바지의 지퍼를 올리기 어려운 등)
   ④ 생활관련 동작(가사동작 : 부엌칼로 딱딱한 것을 자를 수 없다, 껍질을 벗길 수 없다, 설거지를 할 수 없다 등)
   ⑤ 보건 · 복지 서비스의 도입, 가옥환경정비 검토)
2. **Yahr Ⅲ(바로잡기 장애 있음 + ADL 자립)**
   ① 스트레칭체조(파킨슨체조 : 선 자세, 앉은 자세, 누운 자세)
   ② 관절가동범위훈련
   ③ 자세교정훈련
   ④ 균형훈련(선 자세, 앉은 자세, 네발로 기기)
   ⑤ 보행훈련(방향전환훈련을 포함)
   ⑥ 호흡훈련
   ⑦ ADL훈련
   ⑧ 지팡이나 신발형 장구 · 보행기, 휠체어 등 보장구의 검토
   ⑨ 보건 · 복지 서비스의 활동, 가옥환경정비
3. **Yahr Ⅳ(ADL 보조)**
   ① 스트레칭체조(파킨슨체조 :앉은 자세, 누운 자세)
   ② 관절가동범위훈련
   ③ 자세교정훈련
   ④ 균형훈련(앉은 자세, 네발로 기기)
   ⑤ 보행훈련
   ⑥ 호흡훈련
   ⑦ ADL훈련
   ⑧ 언어 · 삼키기 훈련
   ⑨ 보건 · 복지 서비스의 활용, 가옥환경정비
   ⑩ 심리적 지지(우울경향이 되기 쉽다 : 환자, 가족 양쪽)
4. **Yahr Ⅴ(자리보전 · 케어 중심)**
   ① 기립훈련(경사면대 등을 사용해서)
   ② 관절가동범위훈련
   ③ 근력유지 강화훈련
   ④ 호흡훈련
   ⑤ 언어 · 삼키기 훈련
   ⑥ 보건 · 복지 서비스의 활용, 가옥환경정비
   ⑦ 심리적 지지(환자 · 가족의 양쪽)

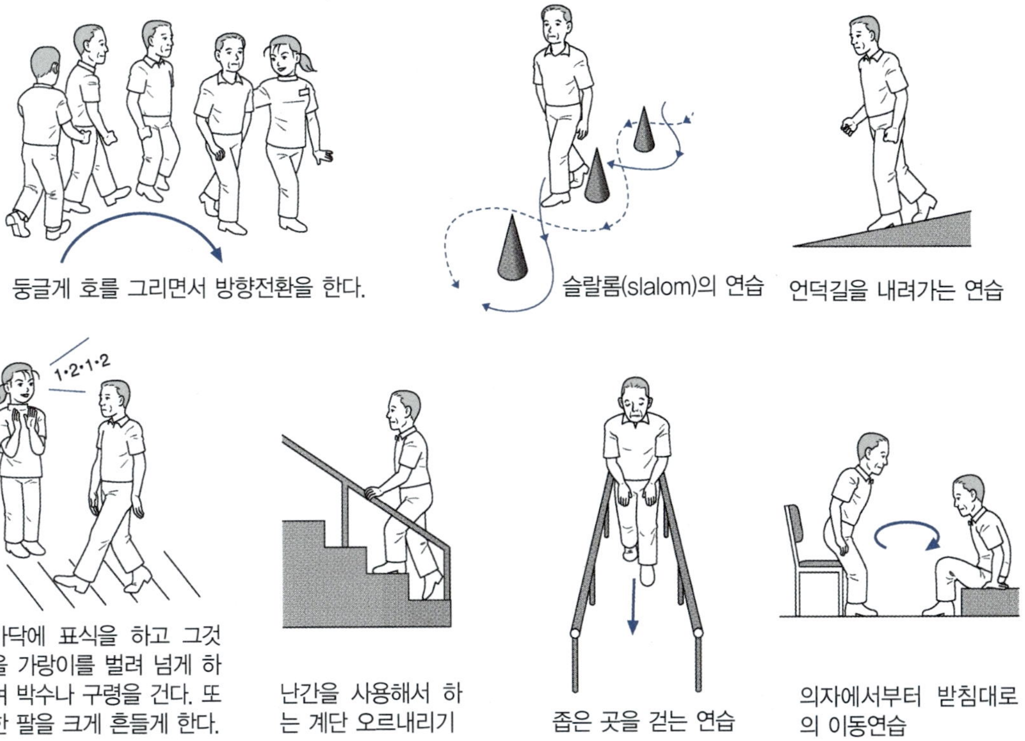

그림 Ⅲ • E • 1 걷는 연습의 여러 가지

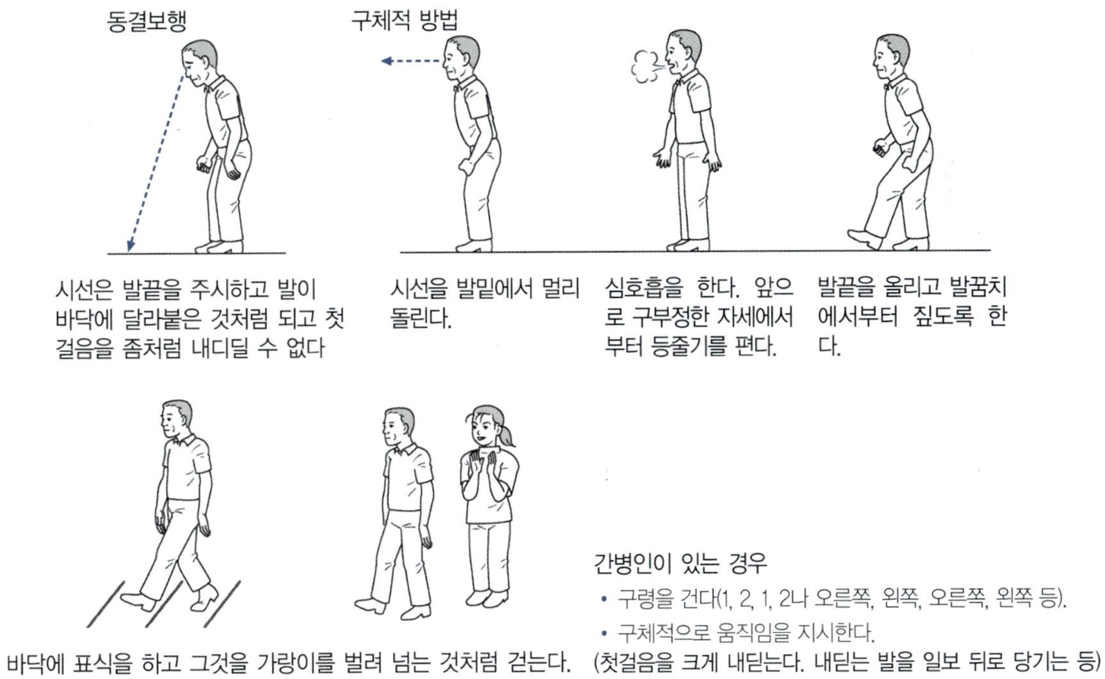

그림 Ⅲ • E • 2 동결보행을 방지하려면

파킨슨병의 재활에서는 아래의 것에 주의해야 한다.

① 환자는 피로하기 쉽다. 떨림(tremor)에 의한 에너지 소모, 경직에 대항해서 하는 운동 등 피로하기 쉽고 빈번하게 휴식을 취하면서 훈련을 시행하여야 한다.

② 우울경향이 있는 경우가 많고 적극성이 부족하며 의욕이 결여된 면이 있으므로 가급적 고무격려를 함과 동시에 필요에 따라서 항우울제도 병용한다.

③ 자세이상이나 이상보행 패턴에 관해서는 조기부터 그 교정을 지도하고 수반하기 쉬운 ROM 제한, 근육구축 · 위축을 예방하여야 한다.

동결보행에 대한 훈련지도에 대해서는 그림 Ⅲ • E • 1, 2를 참조하기 바란다.

동결보행에 대한 훈련지도

① 관절의 구축이나 경직에 대해서 사전에 충분한 스트레칭을 시행한다.
② 몸통의 앞굽음 앞경사 장애에 대해서
　ⓐ 동결보행이 일어난 시점에서 보조자가 몸통을 조금 펴게 할 뿐으로 동결보행현상이 경감한다.
　ⓑ 허리 뒤로 손을 돌리고 등을 펴게 하는 것을 의식시킨다.
　ⓒ 발꿈치를 높인다.
③ 리듬형성 장애에 대해서
　ⓐ 청각적인 자극을 준다.
　　1) 메트로놈, 손의 박자, 구호를 사용한다.
　　2) 경우에 따라서는 휴대용 카세트 리코더에 의한 구령도 시도한다.
　ⓑ 시각적인 자극을 준다.
　　1) 걷는 곳에 선을 긋는다.
　　2) 지팡이 등을 L자형으로 하여 궁리한다.
　　3) 비스듬한 보행도 경우에 따라서 이용할 수 있다.
　ⓒ 환자의 걷는 방법을 지도한다.
　　1) 보행 전
　　　(1) 그 자리에서 제자리걸음
　　　(2) 장애물에 발을 올려놓는 훈련
　　　(3) 장애물을 가랑이를 벌려 넘는 훈련
　　2) 보행을 시작할 때
　　　(1) 시작할 때 구령을 건다.
　　　(2) 언제나 같은 발부터 내딛는다.
　　　(3) 한쪽의 발을 일보 뒤쪽으로 당기거나 앞으로 내밀면, 다음의 일보를 내딛기 쉬워지는 경우가 있다.
　　　(4) 구령을 걸어서 리듬을 탄 다음에 걷는다.
　　3) 보행 중
　　　(1) 보행을 할 때의 발은 높고 크게 앞으로 내딛도록 지도한다.
　　　(2) 팔을 발에 맞춰서 앞뒤로 흔들도록 지도한다(발과 리듬이 맞지 않을 때는 중지. 막대를 이용하는 경우도 있다)
　　　(3) 표식, 목표를 가랑이를 벌려 넘도록 하면서 걷다.
　　4) 방향전환 때
　　　(1) 방향전환을 할 때는 발을 결코 교차시키지 않는다. 또한 발을 어깨 폭 정도 벌린 상태에서 방향전환을 시행한다.
　　5) 정지할 때
　　　(1) 신호로 정지하는 훈련
　ⓓ 보행보조방법
　　1) 후방에서부터 어깨뼈를 유지하면서 좌우방향으로 리듬을 붙여서 흔들어 올리면발을 내딛기 쉬운 경우가 있다(그 반복주기의 적절한 속도와 타이밍이 중요하다).
④ 정신적인 문제에 대해서
　ⓐ 충분한 심호흡을 시행한다.
　ⓑ 불안을 제거하는 것 같은 언동을 한다.

④ 작은 목소리에 대해서는 호흡운동이나 발성훈련 등도 시행한다.

⑤ 치매증상의 출현은 뇌 장애부위가 광범위하게 이르고 있다는 것을 의미하고 재활을 더욱 곤란하게 한다("J. 치매", 258쪽 참조).

⑥ 삼킴 장애, 호흡장애의 출현도 병세의 진행을 의미하고 각각에 대한 적극적인 재활이 필요하다(큰 고형물을 피하고 잘게 다진 음식으로 하며 액상의 것은 끈적거리게 한다).

⑦ 생활연령과 비교하여 생리적 노령화현상이 두드러진 경우는 경과는 별로 좋지 않다.

①

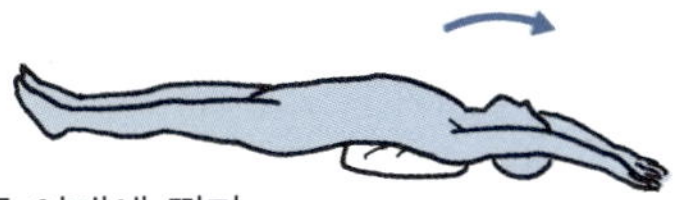

베개를 등 아래에 깐다.
팔꿈치를 뻗으면서 팔을 올린다.
머리는 바닥에 붙이고 등에 깐 베개에서 가슴을 젖힌다.
주의 : 둥근 등이나 통증이 있는 사람은 베개를 제거한다.

②

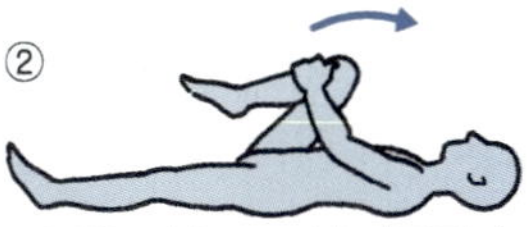

무릎을 가슴으로 끌어당긴다.
반대의 발은 뻗는다. 좌우 번갈아 시행한다.

③

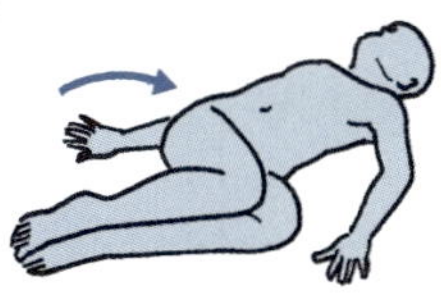

바로 누운 자세에서 양 무릎을 세워 넘어뜨린다.
양 어깨는 바닥에 붙인 채로 한다.
좌우 번갈아 시행한다.

④

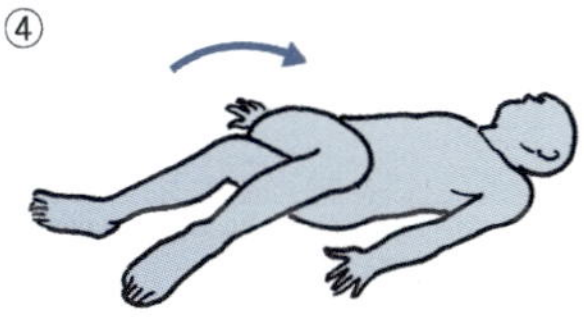

바로 누운 자세에서 발을 교차하여 넘어뜨린다. 양 어깨는 바닥에 붙인채로 한다. 좌우 번갈아 시행한다.
또한 발을 바꿔 교차시켜서 마찬가지로 시행한다.

⑤

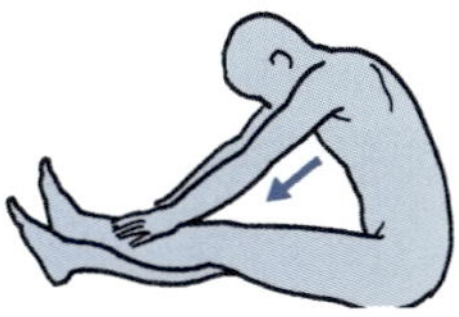

한쪽의 발을 올려놓고 아래로 된 쪽의 무릎을 뻗친다. 천천히 몸을 앞으로 넘어뜨린다.

⑥

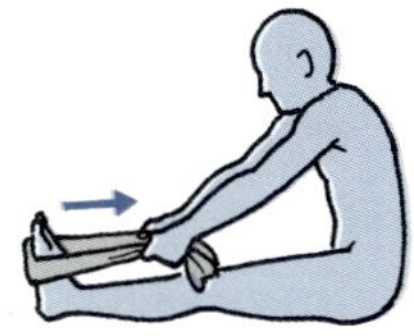

양쪽 발을 뻗고 한쪽 발의 발끝에 타월을 건다. 발끝이 자기 앞으로 젖혀지도록 당긴다. 좌우 번갈아 시행한다.

⑦

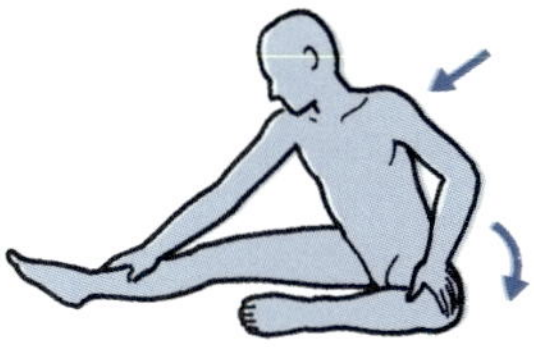

한쪽의 발을 뻗친다.
또 한쪽의 발을 밖으로 넘어뜨려 벌리도록 손으로 민다.

⑧

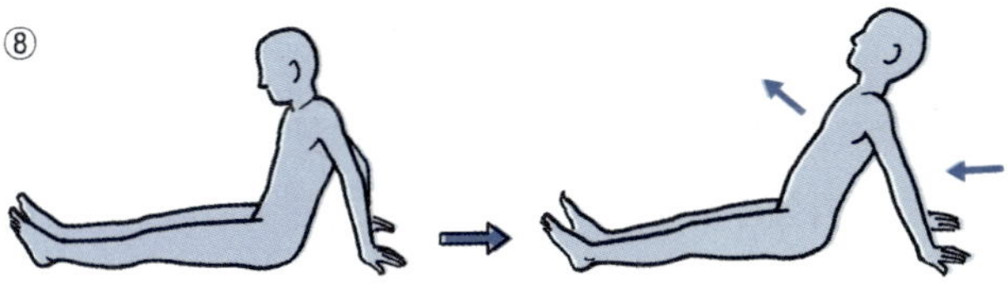

다리를 길게 뻗고 앉은 자세에서 팔꿈치를 약간 굽히고 양손을 뒤로 당긴다. 손끝은 뒤쪽으로 향한다.
거기서부터 팔꿈치를 뻗치면서 가슴을 젖힌다.

⑨

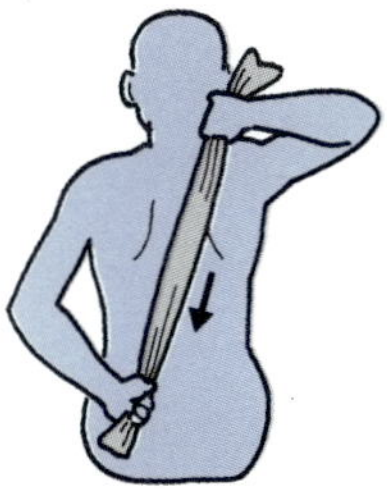

타월을 등으로 가져가고 아래의 손으로 위의 손을 당긴다. 좌우 번갈아 시행한다.

⑩

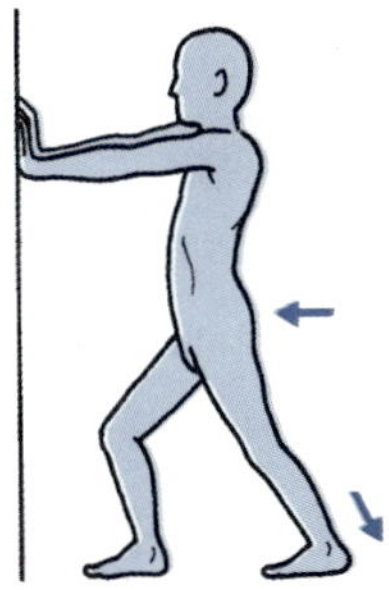

발을 앞뒤로 벌리고 벽에 양손을 짚는다. 가슴을 젖히면서 허리를 벽에 접근시킨다. 좌우 번갈아 시행한다.

그림 Ⅲ・E・3 파킨슨병의 스트레칭체조

(체조를 효과적으로 시행하는 요점)
· 이 체조는 몸을 부드럽게 하기 위한 것이다.
· 이 체조는 1일 2회(아침, 밤) 시행하고 하나의 체조에 대해서 5회씩 시행한다.
· 최대로 뻗친 부분에서 각 10초 멈춘다.
· 멈추고 있는 동안은 편안하게 호흡을 한다.
· 근육을 뻗침으로써 다소 통증을 수반하지만, 참을 수 없는 통증이나 남는 것 같은 통증이 나타나지 않는 범위에서 매일 시행한다.

⑧ 일상의 운동에 대해서는 어떠한 운동을 하는가를 생각하기보다 생활 속에 어떠한 운동을 도입하는가를 생각하여 자연스럽게 운동할 수 있도록 하는 배려가 필요하다.

⑨ 파킨슨병을 비롯한 신경난치병에서 근본적 치료를 이룩할 수 있는 것은 별로 많지 않다. 이 때문에 재활도 진행을 가능한 늦춰 합병증을 방지하도록 시행된다. 환자의 상태를 잘 관찰하여 질병의 상태에 맞추면서 시행할 필요가 있다.

a 물리치료

신장훈련(stretch exercise)(그림 Ⅲ・E・3)은 관절구축의 예방・개선이나 근육긴장을 완화한다. 여러 가지의 치료체조가 있으나 특히 큰 동작을 수반한 목・몸통의 회전운동이나 폄근의 강화가 효과적이며[2] 팔다리・몸통의 전체 관절가동범위를 천천히 굽힘/폄, 회전한다. 공을 던지거나 차는 등 명확한 시각목표가 있는 것이나, 율동적인 움직임이 있는 과제도 좋다[3]. 자세반사 장애에 대해서는 바로잡기반사, 균형・방어반응 등을 끌어내는 운동을 반복시켜 자세유지・변환의 훈련을 시행한다. 네발로 기기 자세에서의 중력중심의 이동이나 양 팔과 한쪽 다리에 의한 3점 지지 등을 시행시킨다. 또한 누운 자세 → 앉은 자세 → 무릎서기 → 선 자세의 연속적 자세변환을 반복해서 훈련한다. 게다가 신경발달학적 접근[4], 신경근육촉진법(PNF)[5] 등도 있다. 무리나 피로가 없고 계속해서 시행할 수 있는 것 같은 최적의 운동・체조를 개개인의 환자에게 가정 프로그램(home program)으로서 주고 외래마다 그 경과를 평가하고 체크한다.

b 작업치료

여러 가지 작업이나 게임을 통해서 보다 좋은 신체기능이나 정신반응을 끌어내는 치료법으로서의 작업치료는 심리적・지지적 치료의 의미도 크고 보다 효과적으로 환자의 동기부여를 높일 수 있다. 게다가 ADL훈련이나 적절한 자조구의 제작처방도 시행된다. 이들을 원활히 시행하기 위해서는 환자에게 잔존기능을 자각시켜 창조성을 키우거나 여가활동을 개발할 수 있는 과제가 좋다. 작업내용은 환자의 기능장애의 상태와 생활환경이나 취미・기호를 충분히 배려한다. 또한 장시간 동일한 자세를 취하지 않고 뜨개질 수공예나 목공작업 등 전신의 큰 운동과 팔의 섬세한 협동동작이 조합된 것이 권장된다.

더욱이, 방이나 집에 틀어박혀 있지 않도록 가정이나 사회의 일원으로서 할 수 있는 범위에서 참여하여 활동할 수 있도록 환자・가족에게 지도한다. 파킨슨병 환자를 모아 그룹으로 훈련하는 것도 좋다[6, 7].

c 언어치료

파킨슨병 환자의 조음장애는 단조롭고 억양이 부족하여 주위 사람들에게는 지적 저하를 수반하거나 우울적인 것 같은 인상을 주지만 언어는 오히려 말이 빠르고 알아듣기 어렵기 때문에 주위와의 교류는 점점 저해된다. 치료는 심리적으로 자신감과 안정감을 갖게 하는 것부터 시작하여 운율(prosody)(악센트, 속도, 높낮이)의 개선을 위해 얼굴・입・혀의 운동, 심호흡훈련 등을 시행하고 게다가 천천히 어미를 명료하게 이야기하는 것을 지도한다.

언어훈련

1. **얼굴근육의 훈련**
   ① 엄지손가락, 집게손가락으로 볼을 꼬집다.
   ② 손가락 끝으로 얼굴 전체를 가볍게 두드린다.
   ③ 이마를 찌푸리다.
   ④ 눈살을 찌푸리다.
   ⑤ 눈을 뜨고 감다. 양 눈을 함께/한쪽 눈씩
   ⑥ 눈을 아래위 좌우로 돌린다.
   ⑦ 볼을 부풀린다. 좌우 번갈아, 동시에.
   ⑧ 입을 벌리고 다물다.
   ⑨ 입술을 내밀다. 옆으로 당긴다. 그 반복.
   ⑩ 턱을 좌우로 움직이다.
   ⑪ 혀를 마음껏 내밀다.
   ⑫ 혀끝을 올리거나 내리거나 한다.
   ⑬ 혀로 볼의 안쪽을 민다.
2. **호흡 · 발성훈련**
   ① 복식호흡의 훈련 : 배 위에 손을 놓고 호흡한다.
   ② 발성지속훈련 : 숨을 충분히 들이마시고 가급적 오래 "아~"라 말한다.
   ③ 소리의 강약 : 높고 낮은 발성훈련 : 노래 등을 부르면서 강약 높낮이를 붙인다.
3. 이야기하는 방법의 훈련
   ① 천천히 한마디 한마디를 분명하게 이야기 하는 연습
   ② 조금 빠르게 한숨을 돌리고 천천히 이야기하는 습관
   ③ 입을 크게 벌리고 분명하게 이야기하는 연습

d 기타의 접근법

기타 정신 · 심리적 접근법도 중요하며 특유의 우울적 · 의존적 경향에 대해서 의료에 임하는 것은 충분한 배려가 필요하다. 이와 동시에 가족이나 그 주변 사람들에 대해서도 환자에게 접촉하는 방법을 교육하고 그 협력을 얻는 것도 중요하다.

또한 떨림 때문에 에너지의 소모가 많음에도 불구하고 울적 경향은 식욕을 감퇴시키고 게다가 손가락의 떨림 때문에 식사를 하기 어려운 등의 이유에 의해서 영양상태가 불량해지는 일이 많으므로 충분한 케어가 필요하다.

식사의 영향이나 비활동성 등은 일반적으로 변비상태를 일으키기 쉽고 삼킴 장애 때문에 군침을 흘리는 것이 관찰되면 음식찌꺼기가 구강 내에 항상 존재하여 폐렴 등의 원인이 되는 일도 있으므로 주의가 필요하다.

4 식사동작에 대한 대응

a 식기 등의 배려

① 젓가락은 근육경직이나 떨림에 의해서 사용이 곤란해지는 일이 많아, 가볍고 큰 형태의 들기 쉬운 스푼 등으로 바꾸는 편이 사용하기 쉽다.
② 찻잔이나 컵은 가볍고 들기 쉬우며 부서지지 않는 것이 좋다.
③ 찻잔이나 밥공기는 가볍고 들기 쉬우며 보온이 되고 안정성이 좋으며 미끄러지지 않는 것이 좋다.
④ 접시는 약간 깊고 뜨기 쉬운 것이 좋다.

b 삼킴 장애에 대한 배려

① 음식물 형태에 대한 배려
   ⓐ 너무 뜨겁거나, 너무 차거나, 너무 맵지 않은 목에 자극이 적은 것으로 한다.
   ⓑ 지진 달걀, 콩비지 등 퍼석퍼석하여 건조한 것은 피한다.
   ⓒ 딱딱하고 큰 음식물을 피하고 잘게 다진 음식이나 믹서로 간 것 같은 형태로 한다.
   ⓓ 물어 끊기 어려운 음식은 피한다.

ⓔ 푸딩이나 요구르트 등 젤리모양의 것이나 점증제로 끈적이게 한 것이 먹기 쉽다.

② 먹기 쉬운 자세를 취한다. 침대 위에서 먹기보다 앉은 자세에서 먹는 것이 먹기 쉽다.

③ 삼킴 장애가 진행하여 경구섭취가 곤란해진 경우는 튜브를 통한 영양이나 위샛길영양 등으로 영양을 확보한다.

5 배설에 대한 대응

a 배변장애

① 생활의 리듬, 배변습관을 유지하고 적당한 운동량을 유지한다.

② 식사량의 유지와 수분공급, 섬유질이 많은 것에 유념한다.

③ 항파킨슨약제의 부작용도 있으므로 감량 · 중지도 고려한다.

④ 완하제(laxative) 등의 조정

b 배뇨장애

① 운동감소증(hypokinesia) 때문에 시간을 댈 수 없어 실금하는 것에 대해서.

ⓐ 화장실까지의 거리의 배려

ⓑ 휴대용 변기의 이용

ⓒ 수분섭취시간의 계획적 배려

ⓓ 벗기 쉬운 의복의 고안

ⓔ 실금에 대한 심리적 배려

② 자율신경장애에 기초하는 배뇨장애. 배뇨시작 시간의 지연, 빈뇨, 요의절박, 무억제성방광 등 다채롭다.

ⓐ 방광 충만감, 배뇨시간간격, 물마시기 관리 등의 배뇨훈련

ⓑ 손의 압력에 의한 배뇨 등을 시도한다.

ⓒ 약물치료

③ 화장실의 개조

ⓐ 재래식 변기에서 서양식 변기로

ⓑ 일어서기 쉽게 하기 위한 난간의 설치

ⓒ 휴대용 변기는 팔걸이, 등받이가 있는 것을 사용한다.

표 Ⅲ • E • 5에 ADL에서의 문제점과 그 대응을 열거하였다.

표 Ⅲ・E・5 ADL에서의 문제점과 그 대응

ADL	문제점	대응책
식사	• 몸통이 옆쪽으로 넘어지다 • 음식물 섭취/삼킴이 곤란 • 장시간 구강 내에 음식이 남다 • 반찬을 집으면 밥공기를 떨어뜨리다 • 생선, 면류를 먹기 어렵다	• 앉은 자세의 평가와 의자의 고안 • 음식물 섭취/삼킴 기능의 평가 · 훈련 : 삼킴 훈련, 혀 · 아래턱 · 목의 가동범위훈련 • 2동작 수행 장애의 평가 • 1동작씩으로 나누는 지도 • 자조구, 복지용구의 검토 몸 단정히 하기
몸 단정히 하기	• 이빨 닦기 동작 곤란 • 손톱 깎기 동작 곤란 • 세수동작 곤란	• 전동칫솔 등의 이용 • 매직테이프로 하다 • 타월 등에 의한 닦기로 대용 착탈의
착탈의	• 단추 동작의 곤란 • 속옷의 착탈 곤란 • 바지의 올리고 내리기 곤란	• 약간 큰 단추를 사용 • 매직테이프로 하다 • 낙낙한 속옷으로 변경 • 소매가 좁지 않은 것으로 하다 • 허리고무줄 등으로 조정 배설
배설	• 화장실 출입구 부근에서의 동결보행 • 도어를 여닫을 때의 불안정 • 화장실 안에서의 일어서기, 방향전환 장애 • 변비	• 동결보행의 대처방법 지도 • 바닥에 표식을 하다 • 화장실 출입구의 개조 • 도어를 여닫을 때의 위치의 지도 • 도어 · 난간의 개조 • 일어서기 곤란에 대한 지도, 방향전환의 지도 • 변기 설치위치의 변경, 플러싱(flushing)의 위치를 포함한 고안 • 식사 · 운동 · 복약 지도 목욕
목욕	• 욕조의 출입 곤란 • 욕조 내 넘어짐, 물에 빠짐	• 욕조 내 난간의 설치 • 욕조를 가랑이를 벌리고 넘는 동작 지도 • 난간, 미끄럼방지, 긴급호출기 등의 설치 • on–off 현상 등과 목욕시간의 고안

F 심장질환과 재활

1 노인의 심장의 생리, 병리

나이가 듦에 수반하는 동맥경화에 의한 관상동맥의 협소화는 이른바 심근경색의 상태를 초래하고 심전도상에서는 ST-T의 변화를 초래하게 된다. 또한 자극전도계통에 변성이나 섬유화를 일으켜 기외수축, 심방세동, 굴(sinus)기능부전, 방실차단이 증가한다.

특히 고혈압을 수반하는 노령자에서는 연령과 더불어 심박출량과 맥박수가 저하하고 운동부하에 대한 심박수, 1회 박출량의 증가는 적다. 이것은 심근내의 교감신경계의 수용체가 감소함으로써 카테콜아민에 대한 반응성이 저하하여 있다는 것, 심근비대와 탄성력 저하에 의한 심 수축력의 저하, 말초혈관 저항의 증대 등에 의한 것이라 생각된다.

이 때문에 나이가 듦에 따라 심 예비력, 순환조절력이 저하한다. 심 예비력이 저하하여 있는 경우에는 안정 시에는 별로 문제가 없지만 힘들여 일할 때 심장의 두근거림, 숨이 참, 쉽게 피로해짐이 출현하여 이른바 잠재성의 심부전상태에 있다는 것을 시사하고 있다.

형태학적으로는 심근세포는 위축하고 핵 주변에 리포푸스신(lipofuscin) 색소가 침착한다. 이러한 위축된 심근은 노인의 심장의 특징이지만 동맥경화, 고혈압증 등에 의해서 심장 부담이 높아지면 오히려 심장비대, 특히 좌심실 비대를 초래하는 예를 보게 되는 일이 많다. 심장비대는 허혈성 심장질환을 더 조장하는 인자로 되어있다.

2 노인의 심장질환

a 울혈성 심장질환

1 원인과 증상

울혈성 심장질환은 크게 좌심부전과 우심부전으로 나뉘지만 그 주된 원인으로서는 다음과 같은 것을 생각할 수 있다.

좌심부전

① 류마티스성 심장질환 :젊었을 때부터의 것이 나이가 듦에 따라 강화되는 경우

② 고혈압성 심장질환

③ 허혈성 심장질환 : 나이가 듦에 따라 관찰되는 관상동맥 경화에 의해서 초래되는 것

④ 노령기 특유의 판막의 석회화에 의한 승모판폐쇄부전, 대동맥판막협착, 방실전도장애 등

우심부전

① 만성폐질환, 만성폐심장증이라 일컬어지는 것이며 만성폐질환 때문에 우심의 부담이 증가하여 심부전증상을 나타내는 것

② 폐경색

③ 심외막염

울혈성 부전의 증상으로서는

① 좌심부전의 경우 : 폐울혈 증상이 주체가 되고 기침, 가래, 호흡곤란, 폐 하부의 습성 수포음

표 Ⅲ • F • 1 심부전의 진단기준

큰 증상	발작성 야간 호흡곤란 목정맥의 부풀어 오름 폐 소포음 심장확대 급성폐수종 S3 갤럽 정맥압 항진(>160mmHg) 간정맥 · 목정맥 역류
작은 증상	복사뼈 부종 야간기침 노력성 호흡곤란 간비대 흉수가 굄 폐활량 감소(1/3 이하) 빈맥(>120/분)
어느 쪽에도 속한다고 생각되는 증상	체중증가(5일에서 4.5㎏ 이상) 치료에 대한 반응성 저하
명백한 심부전은 큰 증상 2개, 또는 큰 증상 1개 + 작은 증상 2개를 갖는다.	

표 Ⅲ • F • 2 NYHA의 심장기능 분류

분류	신체활동과 증상
Ⅰ도 (class 1)	기질적 심장질환은 있으나 신체활동을 제한할 필요가 없는 심장질환 환자. 통상의 신체활동에서는 증상은 일어나지 않는다.
Ⅱ도 (class 2)	신체활동을 약간 내지 중등도로 제한할 필요가 있는 심장질환 환자. 통상의 신체활동에서 피로, 가슴의 두근거림, 숨이 참, 협심증이 일어난다. 예 : 일상생활에서는 전혀 증상이 없으나 장시간의 운동, 레크리에이션 등에서 증상이 나타난다.
Ⅲ도 (class 3)	신체활동을 고도로 제한할 필요가 있는 심장질환 환자. 통상의 신체활동에서 피로, 가슴이 두근거림, 숨이 참, 협심증이 일어난다. 예 : 안정 시는 쾌적하지만 평지를 1~2 블록 걷거나 계단을 오르거나 하면 증상이 나타난다.
Ⅳ도 (class 4)	신체활동을 금지할 필요가 있는 심장질환 환자. 안정 시에도 심부전 증상이나 협심증이 일어난다. 예 : 화장실에 가는 동작에서도 불쾌감이 일어난다.

(moist rale), 폐문(hilar)부분의 나비모양 음영, 청색증 등이 관찰된다.

② 우심부전의 경우 : 온몸순환(systemic circulation)계의 정맥울혈증상이 주가 되고 부종, 요량 감소, 간비대(hepatomegaly), 지라비대(splenomegaly), 정맥압 상승, 복수, 위장기능장애 등이 관찰된다.

노인에서는 이들의 심부전이 용이하게 뇌 순환 저하를 초래하는 경우가 있다. 기초로서 가지는 뇌동맥경화, 뇌기능의 저하에 심부전에 의한 저산소상태가 합병하면 의식장애, 치매모양 증상, 정신착란상태 등의 증상을 나타내는 일이 있으나 심부전의 개선과 함께 증상은 회복한다.

2 심부전의 진단

심 펌프기능으로서의 수축력이나 확장장애, 심 전도계의 장애 등 여러 가지 장애에 의해서 심부전을 초래하기 때문에 증상이나 신체상황을 참고로 하여 진단한다(표 Ⅲ • F • 1). 또한 심부전의 평가로서 임상에서는 Killip 분류가 흔히 사용된다.

Killip 분류

〈class〉	〈증상〉
Ⅰ	심부전 없음
Ⅱ	경증~중등도 심부전(폐 수포음 청취가 폐 영역의 50% 미만)
Ⅲ	폐수종(폐 수포음 청취가 폐 영역의 50% 이상)
Ⅳ	심원성 쇼크(혈압 90mmHg 미만, 요량 감소, 차고 습한 피부, 청색증, 의식장애 등을 수반한다)

더욱이 재활의 관점에서 보아 일상생활에서의 신체활동을 가미한 기능의 평가로서 New York Heart Association(NYHA)의 심장기능 부류는 임상에서 매우 유용한 지표라 생각된다(표 Ⅲ • F • 2).

3 울혈성 심장질환의 재활

a. 급성기(안정기)

이 시기는 심장 부담을 극력 감소시키기 위한 안정하여 침상에 누워있는 것이 중요하며 호흡곤란의 정도에 따른 체위의 배려나 약물요법도 필요하다.

① 강심이뇨제의 사용
② 혈압의 관리(중심정맥압의 관리도 포함)
③ 혈청전해질의 관리
④ 합병증(폐렴, 요로감염 등)에 대한 예방, 치료
⑤ 수반증상(정신, 신경증상, 위장증상 등)에 대한 대증요법

자세에 대해서 알아두어야 할 것으로서 안락의자에 걸터앉아 있는 경우 필요로 하는 심박출량은 바로 누운 자세에 비하여 적어도 된다(0.85배). 그러나 가치침대(Gatch bed)에서 무릎을 세워서 절반 앉은 자세를 취하는 경우에는 필요로 하는 심박출량은 증가하고 바로 누운 자세의 1.10배가 된다(다만, 심 대사량의 증가는 관찰되지 않는다). 이러한 급성기의 동안에도 환자의 상태를 관리하면서 최저한의 수동적 관절가동범위훈련을 온화하고 느리게 시행하는 것이 바람직하다.

b. 운동부하기

심부전이 개선되면 조기에 기상을 진행시켜야 한다. 특히 노인에서는 장기간 와상에 의해서 팔다리 구축, 근골격의 위축, 요로감염, 침강성폐렴, 치매의 출현 또는 진행, 욕창, 혈전 또는 색전, 기립성저혈압증, 의욕상실, 식욕부전, 우울상태 등의 일반적인 폐용증후군 이외에 심장기능 그 자체도 더욱 저하시키게 된다.

운동의 시작시기, 운동량의 설정에 대해서는 도히[1]가 정한 "심부전의 평점"이 간편하고 실용적이다

표 Ⅲ・F・3 만성심부전에 대한 운동치료의 적응

a) 안정기에 있는 조절된 NYHA Ⅱ~Ⅲ의 만성심부전 환자 (안정기의 정의 : 이하의 상태에서 적어도 2주간 경과하고 있을 것)

임상소견

① 1주일 이상 이뇨제의 증량이 없어도 체중이 안정하여 있다.
② 울혈의 증상이 없다[앉아숨쉬기(orthopnea), 부종, 복수, 목정맥압>8㎝H_2O]
③ 수축기혈압 · 80mmHg이고 기립성저혈압 없음, 맥압/수축기혈압>20%
④ 50박/분 · 심박수 · 100박/분으로 안정하여 있다.
⑤ 협심증상(흉통) 없음
⑥ 부정맥 없음, 또는 빈도가 낮다. (매립식 제세동기 1CD) 작동 · 1회/월
⑦ 숨이 차는 등이 없이 착탈의동작(신변의 일)을 할 수 있다.
⑧ 100~20m(1 블록 이상), 쾌적하게(숨이 차지 않고) 걸을 수 있다.

b) 검사소견 : 혈청크레아티닌<2.5㎎/㎗, BUN<50㎎/㎗, 혈청나트륨>137mEq/L
최고산소섭취량이 10~12㎖/kg/min 이상

(Eur Heart J22 : 125-135, 2001)

("편마비의 리스크관리"의 항, 93쪽 참조).

앉은 자세에서의 식사동작에서는 심 대사량 1.5배, 침대, 의자의 옮겨타기에서 1.65배 정도이지만 초기의 운동을 시작하는 경우의 참고가 된다.

물론 이 시기에서도 약제에 의한 관리는 필요하며 적절한 유지량을 선택하는 것이 중요하다. 특히 노령자에서는 유효량과 중독량의 폭이 좁고 콩팥기능이 나쁜 경우에 그 경향이 강하다. 디기탈리스를 투여할 때 등 특히 주의가 필요하다.

또한 식사요법(양, 질, 시간, Na량 등)도 중요하지만 노인은 이해력도 부족하고 편견도 많으므로 가족에게도 세밀한 지도가 필요하다.

일반적으로 노령자의 목표는 가정 내에서의 신변자립을 시키는 정도로 되는 경우가 많으며, 에너지 대사율은 낮고 적절한 치료와 지도에 의해서 목적을 달성할 수 있다.

표 Ⅲ • F • 4 만성심부전에 대한 운동치료의 금기

a) 절대금기
① 전 3~5일간에서의 운동내용능력 또는 힘들여 일할 때, 안정 시의 호흡이 곤란한 느낌의 진행성 악화
② 낮은 강도의 부하(<2METs, 약 50W)에서의 의미 있는 심근허혈이 조절되어 있지 않은 당뇨병
③ 급성 전신질환 또는 발열
④ 최근의 색전증
⑤ 혈전성정맥염
⑥ 활동성의 심막염 또는 심근염
⑦ 외과적 수술을 필요로 하는 역류성 판막질환
⑧ 전 3주간 이내에 발생한 심근경색
⑨ 새로이 발생한 심방세동

b) 상대적 기피
① 1~3일간에서 1.8㎏ 이상의 체중증가
② 지속적 또는 간헐적 도부타민 치료 중
③ 운동에 수반하는 수축기혈압의 저하
④ NYHA의 분류 Ⅳ
⑤ 안정 시 또는 운동유발성의 복잡한 심실성부정맥
⑥ 바로 누운 자세 안정 시 심박수 · 100박/분
⑦ 병존질환의 상태

(Eur Heart J22 : 125-135, 2001)

표 Ⅲ • F • 5 만성심부전에 대한 운동치료 프로그램

a) 운동내용능력 : 개선

b) 심장에 대한 효과
① 수축기능 : 안정시 좌심실 구출율 불변, 운동시 개선 ·
② 확장기능 : 개선
③ 펌프기능 : 운동시 심박출량 증가의 개선
④ 좌심실 리모델링 : 악화시키지 않는다.
⑤ 관상동맥순환 : 운동시 심장 관류량 개선, 관상쪽 부혈류로의 개선

c) 말초효과
① 골격근 : 근육량 증가, 미토콘드리아 밀도의 증가, 대사의 개선
② 호흡근 : 기능개선
③ 혈관내피 : 내피의존성 혈관확장반응의 개선, EcNOS 발현의 증가

d) 중추신경계
① 자율신경기능 : 교감심경 활성 억제, 부교감신경 활성 증대, 심박변동 증가
② CO_2 감수성 : 개선

e) QOL : 건강관련 QOL의 개선

f) 장기예후 : 심부전 입원 감소, 심장사망을 포함하는 심장 사고의 감소

4 만성심부전에 대한 운동치료

만성심부전의 운동치료의 적응과 금기는 표 Ⅲ • F • 3, 표 Ⅲ • F • 4처럼 생각되고 있다(Eur Heart J22 : 125-135, 2001). 구체적인 운동치료에 대해서는 표 Ⅲ • F • 5와 같이 시행하는 것이 권장되어 있고 그 효과에는 표 Ⅲ • F • 6과 같은 것이 있다.

b 허혈성 심장질환

고령자에서는 때로는 허혈성 심장질환의 진단이 곤란하다. 허혈성 심장질환의 진단은 협심증 또는 심근경색의 증상의 단서가 되지만 노인이 됨에 따라 전형적인 증상을 나타내지 않는 무통성심허혈(silent ischemia)이 증가한다. 또는 호흡곤란이나 위장증상 등의 비전형적 증상으로 일어나는 경우도 있으며 증상만으로 진단하면 오진을 초래하기 쉬우므로 주의할 필요가 있다.

1 협심증(angina pectoris)

a. 증상과 유발요인

전흉부의 통증, 흉배부 포착감(조이는 느낌), 왼팔, 왼쪽 어깨에의 방사통증 등을 주된 증상으로 한다.

운동 시 심장부하의 증대에 의해서 일어나는 "운동협심증(effort angina)"과 운동에 관계없이 안정 시에도 일어나는 "안정협심증(stable angina)"이 있으며 후자의 아형으로서 이형협심증이 있다. 안정협심증 쪽이 예후가 나쁘다.

표 Ⅲ • F • 6 심부전에 대한 운동치료의 효과

a) 운동의 종류 : 실내보행, 자전거 에르고미터, 가벼운 스트레칭 체조
b) 운동 강도
[시작 초기]
실내 평지보행 50~80m/분 × 5~10분간 또는 자전거 에르고미터 젓기 20W × 5~10분간 정도부터 시작하고 자각증상을 기준으로 하여 1개월 정도에 걸쳐서 서서히 증량
[안정 시 도달목표]
① 심박수 예비능력의 30~50%의 심박수
(Karvonen의 식 :
[최고 심박수 − 안정시 심박수] × k + 안정시 심박수
심장기능 정상 예는 k = 0.6, 낮은 심장기능 예는 k = 0.3~0.5
② 혐기성 대사문턱값(AT) 수준 또는 최고산소섭취량(Peak O_2)의 40~60% 수준의심박수
③ 자각적 운동강도(Borg 지수) : 12~13 「"약간 힘들다" 또는 바로 그 전」의 수준
④ 간편법 : 안정시 심박수 + 30박/분(β차단제 투여 예에서는 안정시 + 20박/분)
c) 운동지속시간 : 10분 × 2회/일부터 시작. 20~30분 × 2회/일까지 서서히 증가시킨다.
d) 빈도 : 중증 사례에서는 주 3회, 경증 사례에서는 주 5회까지 증가시켜도 좋다.
e) 기간 : 3~6개월
f) 주의사항
① 시작 초기 1개월은 특히 낮은 강도로 하고 심부전의 악화에 주의한다.
② 원칙적으로 시작 초기는 감시형을 사용하고 안정기에는 감시형에 비감시형(재가)을 병용한다.
③ 경과 중에는 항상 자각증상, 체중, 혈중 BNP의 변화에 유의한다.

유발요인은 신체적으로 힘들여 일할 때만이 아니라 노여움, 공포, 흥분, 긴장 등의 정신적 스트레스나 흡연, 식사, 배변 등에 의해서도 유발된다. 발작 지속시간은 1~5분, 길어도 10분 이내이고 니트로글리세린이 즉효를 나타낸다. 그 이상 계속될 때에는 이형협심증(variant angina)이나 심근경색을 고려하여 경계하여야 한다.

진단에는 운동부하시험 등이 효과적이지만 노인에게는 곤란한 경우가 적지 않다.

b. 협심증의 치료 및 재활

① 안정, 와상, 보온
② 약제[니트로글리세린, 아질산아밀 등] : 자주 잠재성의 울혈성심부전이 인지되므로 강심이뇨제의 병용이 필요하다.
③ 정신적 스트레스의 배제 : 정신적 스트레스는 협심증의 유발요인으로도 되며 또한 발작 시에 불온상태가 되는 일도 있으므로 병상의 설명과 생명에 대한 안심감을 주는 것이 중요하다. 불안 때문에 수면이 장애되는 일도 많으므로 진정제 등에 의한 수면관리도 중요하다.
④ 식사의 관리 : 고지혈증 환자나 당뇨병 환자에게는 적절한 식사내용으로 체중경감을 도모하고, 비만자에게는 저칼로리 식사로 체중경감을 도모한다.
⑤ 변통의 조정 : 변비나 배변 시에 힘을 주는 것을 피하도록 한다.

이상이 협심증 발작 후의 주된 치료법이지만 적절한 운동부하는 운동의 내용성(tolerance)을 증가시키기 위해서는 매우 유용하다. 재발을 두려워하여 필요 이상으로 장기간 병상에 누워있는 것은 폐용증후군을 초래할 뿐만 아니라 관상동맥의 곁길(측부로)의 형성을 억제하는 것으로도 연결된다.

적절한 운동량을 결정하기 위해서는 협심증의 중증도 분류를 시행하여 발작을 일으키는 운동량을 잘 파악한 다음에 그 운동량의 75% 정도의 운동량으로 허용하는 것도 하나의 방법이다(표 Ⅲ • F • 7)[1].

또한 협심증 예방을 위해 일상생활의 방법에 아래와 같은 지도가 필요하다.

① 과로를 피한다(신체적 및 정신적)
② 금연
③ 콜레스테롤, 중성지방과 같이 관상동맥 경화에 연관성이 깊은 지질을 줄이도록 노력한다. 동물

표 Ⅲ・F・7 협심증 중증도 분류와 활동량

중증도 분류	허용 활동량
Ⅰ도 : 일상의 힘들여 일함, 예컨대 보행, 계단 오르내리기에서는 발작은 일어나지 않는다. 운동 시 갑작스런 또는 격렬한 활동이나 오래 끌 때에 발작을 일으킨다.	≧5 METs
Ⅱ도 : 일상생활이 약간이나마 제한된다. 속보, 계단 오르내리기, 언덕길, 식후, 한랭, 정신긴장 하 기상 후 2시간 이내의 보행, 계단 오르내리기에서 발작이 일어난다.	≧5 METs ≧7 METs (불가능)
Ⅲ도 : 일상생활은 현저하게 제한된다. 통상의 속도로 30~60m의 평지보행, 한층 정도의 계단 오르내리기에서 발작을 일으킨다.	≧2 METs ≧5 METs (불가능)
Ⅳ도 : 어떠한 동작에서도 통증이 일어난다. 안정 시에 협심통증이 관찰되는 경우도 있다.	≧2 METs 의 활동 불가능

1 MET : 안정하여 앉은 자세의 산소소비량 3.5㎖/kg/분

(도히의 표를 개편)[1)]

성 지방, 난황(달걀노른자), 버터, 동물의 내장 등의 섭취를 삼가고 식물성기름과 같은 불포화 지방산을 많이 포함하는 것을 주도록 지도한다.

④ 커피를 삼간다.

⑤ 연관성이 있는 다른 질환이 있으면 그 치료를 병용하여 시행한다(당뇨병, 고혈압, 통풍, 만성기관지염 등).

2 심근경색(myocardinal infarction)

일본에서 심근경색이 해마다 증가하고 있으며 고령이 될수록 그 증가율은 현저하며 노인의 재활에서 점점 중요한 위치를 차지하고 있다.

a. 생성원인, 병태생리

혈전형성, 죽상판(atheromatous plaque)의 붕괴 등에 이어지는 관상동맥의 혈류의 두절에 의해서 심근경색이 일어난다.

병소가 심내막에서부터 심외막까지 심근 전체 층에 이르는 관통벽형과 일부에 그치는 비관통벽형이 있으며 후자에서는 심내막하경색이 흔히 알려져 있다. 관상동맥은 앞아래가지, 돌림가지, 오른쪽관상동맥의 3개 주요 가지로 구성되어 있고 직경 10㎜이상의 심근 괴사에서는 이들의 하나의 가지에 75% 이상의 폐색이 증명되어 있다.

그러나 좌심실 뒷벽은 관상동맥 입구에서부터 보아 가장 말초부분에 해당되기 때문에 50% 정도의 협착으로도 뒷벽의 경색이 일어날 수 있다고 하며, 60세 이상의 노인에서는 이 유형의 뒷벽 경색의 비율이 높아진다.

심근경색의 전구증상으로서는 복장뼈(흉골) 하부에 막연한 불쾌감을 호소하는 일도 있으나 대부분은 갑자기 일어나고 운동 중보다도 안정 시나 수면 중에 일어나는 일이 많다. 전형적인 경우에는 가슴, 명치끝의 포착감(죄는 느낌), 등, 어깨, 복부, 팔, 때로는 다리에까지 방사하는 통증을 호소하고 지속시간도 30분 이상 며칠에 이르는 일도 있다.

협심증과는 달리 니트로글리세린은 듣지 않으며 모르핀을 사용하지 않으면 통증을 제거할 수 없는 경우가 많다. 호흡곤란, 위장증상(오심, 구토)도 흔히 관찰되는 증상이고 위장증상이 앞에 나와 쇼크 상태에 있는 경우는 급성복증(acute abdomen)으로 잘못 아는 일이 있다.

이 밖에 혈압저하, 의식장애, 쇼크, 부정맥, 울혈성심부전 증상등을 나타내고 게다가 뇌색전, 폐색전, 복부장기색전, 중격천공, 꼭지근(유두근) 파열 등의 합병증을 일으키는 일도 있으며 심장파열을 일으키면 심장눌림증(cardiac tamponade)을 초래하여 급사한다.

검사소견에서는 백혈구 증가, 혈침항진, 요당, 고혈당 등의 이외에 혈청효소의 변화 등을 열거할 수 있다. 효소의 변동의 주된 것을 다음에 열거한다.

GOT : 발병 후 6시간 무렵부터 상승하기 시작하여 1~2일에서 최고치에 도달한다. 상승치는 경색의 크기에 거의 비례한다.

CPK : 발병 후 6~12시간에서 상승하고 3일 정도의 경과로 정상치로 되돌아온다. 간질환에서는 증가하지 않으므로 감별에 도움이 된다.

LDH : 약간 늦어서 24시간 이내에 상승하기 시작하여 2~3일에서 최고에 도달하고 10일 정도에서 서서히 저하한다. LDH에는 1~5의 동종효소(isozyme)가 있으나 심근경색 때에는 LDH 4 · 5, 특히 LDH 5가 상승한다.

HDL : 발병 후 12시간 이내에 상승하기 시작하여 2~3일에서 최고에 도달하고 몇 시간 높은 수치를 유지한다. 심근경색에 상당히 특이적이라 하고 있다.

b. 노인의 심근경색의 특이성

노인의 심근경색은 아래와 같은 특징과 비정형적인 증상을 나타내는 것이 있으므로 진오진을 하지 않도록 주의해야 한다.

① 뒷벽경색 : 관상동맥 말초부분이라는 것으로부터 노령자일수록 그 빈도는 증가한다.

② 무통성심근경색 : 노인에서는 약 20%밖에 전형적인 통증발작이 일어나지 않는다는 보고도 있어 나이가 듦에 따라 무통성의 것이 증가한다.

③ 의식장애, 심뇌졸중 : 기초로서 가지는 뇌동맥경화는 용이하게 의식장애나 뇌경색을 일으키고 그 증상 때문에 심근경색을 간과하는 경우가 있다.

④ 정신 · 신경증상 : ③과 마찬가지의 원인으로 착란상태, 치매증상 등을 나타내는 일이 있다.

⑤ 울혈성심부전, 특히 호흡곤란 : 급속히 일어난 좌심부전에 의한 것으로 기좌호흡의 형태를 취하는 것도 적지 않다. 노인의 약 1/3에 관찰된다.

⑥ 위장증상 · 명치부위(상복부)통증 : 구역질, 구토, 명치부위통증 등이 주된 증상이고 급성복증으로 오진되기 쉽다. 노령자에 흔히 관찰되는 증상이다.

⑦ 팔다리 말초의 괴저 : 기왕증으로서 가지는 말초동맥경화나 혈전성동맥염이 심근경색에 의한 말초순환장애로 불가역성의 괴저를 일으킨다. 노인일수록 많아진다.

c. 노인의 심근경색의 치료와 재활

심근경색을 포함한 심장질환의 재활이란 "심장질환에 이환된 환자가 가능한 한 양호한 신체적 · 정신적 · 사회적 상태를 확보하기 위한 활동(activity)이다"라 하고 있다[2].

이들에 대해서 운동치료의 효과에 대해서 국제심장연합의 심장재활위원회의 보고를 다음에 나타냈다[3].

운동치료의 효과

① 운동치료에 의해서 증가하는 것

ⓐ 최대산소섭취량, 신체적 운동능력, 1회 박출량, 골격근 혈류량, 동정맥 산소교차, 골격근의 미토콘드리아 활성, HDL 콜레스테롤

ⓑ 운동치료에 의해서 감소하는 것

일정 부하량에서의 심박수, 수축기 혈압, 혈중젖산수치, 혈중카테콜아민, 중성지방, 지방조직

② 아직 확립되어 있지 않지만 기대되고 있는 운동치료 효과

ⓐ 심근 수축력의 강화, 심장의 전기적 안정성, 곁혈류길, 혈소판응집 억제, 정서 스트레스에 대한 내성, 허혈성 심장질환의 생명예후

심근경색 환자의 재활은 보통 발병 조기의 급성기, 퇴원 준비기, 퇴원 후 사회복귀를 하는 회복기로 나뉜다(표 Ⅲ • F • 8).

또한 운동에 수반하는 심혈관계의 사고의 리스크 층별화를 표 Ⅲ • F • 9에 나타냈다. 고위험군 환자일수록 운동 중의 엄중한 감시가 필요하다고 하며 낮은 위험군으로 분류되면 재가나 직장복귀에의 이행이 진행된다.

d. 운동부하시험

허혈성 심장질환의 신체기능 평가, 중증도 평가를 시행하기 위해 운동부하시험이 시행된다. 이것은 동적인 기능평가를 간단히 할 수 있고 재평가도 용이하

표 Ⅲ • F • 8 심근경색의 재활에서의 평가 · 훈련의 요점[5)]

	급성기	퇴원준비기	회복기(사회복귀)
목적	• deconditioning을 개선시킨다. • 낮은 강도의 운동부하시험에서의 심장기능 평가 • 운동능력 평가	• 허용 최대운동량을 증가시킨다. • 재가환경정보의 수집과 문제점의 추출 • 회복기 운동치료의 설명과 퇴원 후 프로그램의 계획 작성	• 허용 최대운동량을 유지 • 환경이나 사회복귀 후의 노동내용의 파악 • 재가 복귀 후의 운동 프로그램 작성 • 운동 내구성의 향상
평가	• 운동량 증가에 수반하는 심혈관 반응의 평가 • 운동능력(다리 근력, 균형능력, 보행능력 등)	• 환경정보 • 퇴원 시 심장기능 평가와 신체기능 평가	• 만성기의 병태와 심장기능의 평가 • 심혈관계의 리스크의 층별화를 시행한다. • 심폐운동부하시험 • 생활습관, 사회환경의 평가 • 복약내용
운동 프로그램	• 보행거리를 연장하는 것에 의한 운동범위의 확대 • 정상상태(steady state)에 가까운 보행 시의 심혈관반응으로부터 자주훈련의 안전범위를 설정 • 운동능력의 평가에 기초하는 운동치료 · 지도	• 병전의 환경조건을 파악하여 필요한 신체능력을 고려한 프로그램을 작성 • 심폐운동기능 향상을 위한 보행 · 트레드밀 훈련 • 운동강도의 점증은 운동기능부하시험의 결과로 결정하여 시행한다.	• 트레드밀 등에 의한 유산소운동에서 정기적으로 운동강도를 결정하여 시행한다. • 직업이나 사회생활에 필요한 운동프로그램의 작성 • 자주훈련의 안전 확인과 운동내용의 결정
환자에 대한 설명	• 프로그램에 따르는 운동치료 확대의 예정을 설명한다. • 운동치료 때의 심혈관반응의 설명 • 보행거리의 설명과 자주훈련의 설명을 시행한다.	• 병변부위에 따라 개개의 신체활동 범위를 지도 • 준비운동, 근력강화운동, 유산소운동, 정리운동을 설명 지도 • 위험인자와 그 주의할 점을 설명	• 병변부위 및 운동부하시험의 결과로부터 운동내용을 설명하고 지도한다. • 위험인자와 그 주의할 점, 복약내용을 설명한다. • 일상생활에서의 운동과 그 주의사항 • 복직에서의 심장부하의 설명
간호사에의 정보교환	• 프로그램 진행 가부의 기준 • ADL의 파악과 그 운동량 • 자주훈련의 내용과 계획	• 자자훈련의 상황과 평가 • 퇴원 후의 운동프로그램의 작성 • 심리적 상태의 파악	• 재가생활에서의 활동상황 • 재가 운동프로그램의 실시와 경과 • 심리적 상태의 파악
순환기내과 의사와의 정보교환	• 운동부하 때의 병태 • 다리 운동기능의 평가 • 침대 곁에서부터 훈련실에의 이행시기에 대한 의견과 지시	• 운동부하 때의 병태와 내구성에 대해서 • 운동허용량 • 퇴원에 있어서의 주의사항	• 재가 운동부하 때의 심장기능의 정보 • 재가생활의 운동허용량 • 통근 등을 포함한 복직내용의 상황과 그 운동부하량
프로그램 시행 중의 문제점	• 심박혈압반응 이상, 혈압저하 • 운동유발성 ST 저하(심근 허혈의 지표) • 운동량 증가에 수반하는 심실성 기외수축 • 흉통, 가슴의 두근거림, 숨이 참, 현기증, 비틀거림 등의 자각증상의 출현	• 위험인자 : 식사(고혈압, 고지혈증, 고뇨산혈증 등), 담배, 알코올, 과로, 수면부족, 운동과다, 고온다습 등의 교육 • 불안제거 • 복직, 일상생활의 재구축, 통원, 통근, 근무내용, 가정환경 등 생활 전반의 운동강도의 파악과 조정	• 병원 내 훈련에서는 볼 수 없었던 혈압반응이나 부정맥의 발견 · 조기치료 • 운동량 점증 후의 심혈관반응의 관찰 • 직업에 맞춘 작업강도 1) 사무직 : 운동부하시험에서 허혈성 ST 변화가 출현하는 부하량의 80%까지의 작업강도를 허가한다(NYHA Ⅰ도, 6~8METs, 흉통 · 숨이 참 · ST 변화가 없는 경우, 복직가능). 2) 일반적인 육체노동직 : NYHA Ⅰ도, 9~11.5METs, 흉통 · 숨이 참 · ST 변화가 없다. 등척성 운동의 요소는 적다. 작업환경이 양호한 경우는 복직이 가능. 3) 중노동자, 공적 직업(지하철, 버스의 운전기사, 파일럿 등은 원칙적으로 복직이 불가능 → 배치전환의 필요성이 있다.

표 Ⅲ・F・9 심혈관계의 위험 층별화[6]

낮은 리스크	중등도 리스크	높은 리스크
① 의미 있는 좌심실 기능부전이 없다 (좌심실 구출률>50%) ② 안정 시에도 운동 시에도 중증의 부정맥이 없을 것 ③ 합병증이 없는 심근경색, 관상동맥 우회술, 혈관형성술 후, 스텐트 후 심부전이나 허혈의 증상이 없을 것 ④ 운동 시와 운동종료 후 회복 시의 혈류동태가 정상 ⑤ 최대운동 시와 운동종료 후 회복 시에 무증상일 것 ⑥ 운동내용능력>7.0METs ⑦ 우울상태가 아닐 것 이들의 리스크 요인을 모두 충족할 때에 낮은 리스크라 생각된다.	① 좌심실 기능부전은 중등도 (좌심실 구출률 40~49%) ② 5~6METs의 운동이나 운동종료 후 회복 시에 협심통증 등의 증상이 있다. ③ 우울상태가 아닐 것 낮은 리스크, 높은 리스크에 포함되지 않는 것.	① 좌심실 기능부전 (좌심실 구출률 40~49%) ② 심장정지나 돌연사의 생존자 ③ 안정 시 또는 운동 시에 심실성의 중증 부정맥 ④ 심원성 쇼크를 합병한 심근경색 후 또는 심장외과 수술 후 ⑤ 운동 시의 이상혈압 동태(부하가 증가하지만 수축기 혈압은 변화하지 않는다. 또는 저하. chronotropic incompetence) ⑥ 5METs 이하의 운동 시나 운동종료 후 회복 시에 협심통증 등의 증상이 있다. ⑦ 운동내용능력<5METs ⑧우울상태 이들의 리스크 요인 중 하나라도 해당되는 것이 있으면 높은 리스크라 생각된다.

다는 점에 이점이 있다.

운동부하시험에서의 사고를 미연에 방지하려면 적응과 금기를 끝까지 확인한 다음에 시행하여야 한다.

허혈성 심장질환의 운동부하시험의 적응, 금기, 중지기준

운동부하시험의 적응

① 관상동맥 효과의 진단(잠재성 또는 흉통 예)
② 이미 아는 허혈성심장질환에서의 병태 평가
③ 이미 아는 허혈성심장질환에서의 중증정도나 치료 효과의 판정
④ 이미 아는 허혈성심장질환에서의 운동허가조건이나 운동처방의 설정

운동부하시험의 금기

① 급성심근경색 발병 조기, 불안정협심증(특히 악화형)
② 급성 또는 중증의 심부전이 있는 경우
③ 안정 시부터 중증의 부정맥을 가지는 경우나 운동에 의해서 중증의 부정맥 유발이 예상되는 경우
④ 중증의 대동맥판막협착 등을 합병하고 있는 경우
⑤ 급성질환을 합병하고 있는 경우
⑥ 근골격계 장애에 의해서 실시가 곤란한 경우

운동부하시험의 중지기준

① 증상 : 협심통증, 호흡곤란, 실신, 현기증, 비틀거림, 다리통증(다리를 젊)
② 증후 : 청색증, 얼굴이 창백해짐, 식은 땀, 운동실조, 비정상적인 심계항진(두근거림)
③ 혈압 : 수축기혈압의 상승불량 내지는 진행성 저하, 비정상적인 혈압상승(25mmHg 이상)
④ 심전도 : 명백한 허혈성 ST-T 변화, 조율이상(두드러진 빈맥 내지 서맥, 심실성빈박, 빈발하는 부정맥, 심방세동, R on T 심실성 기외수축 등), 2~3도의 방실차단.

이를 위해서는 상세한 병력과 신체소견의 파악, 복약내용의 확인, 검사목적의 확인, 안정시심전도와 혈압 체크, 검사에 대한 설명과 동의(informed consent) 등이 필요하다. 또한 시행 중에도 중지기준(표

Borg 지수[4)]

〈지수〉	〈자각도〉
20	이제 할 수 없다
19	대단히 힘들다
18	
17	매우 힘들다
16	
15	힘들다
14	
13	약간 힘들다
12	
11	편안하게 느끼다
10	
9	상당히 편안하게 느끼다
8	
7	매우 편안하다
6	안정

표 Ⅲ • F • 10 운동부하시험의 중지기준[7)]

자각증상	진행성으로 악화하는 협심통증(본인이 경험한 최대의 통증의 3/4) 호흡곤란이나 다리의 피로감(Borg scale로 17~19 이상) 환자의 요청
타각증상	운동속행 곤란, 청색증, 식은땀
수축기혈압 하강	수축기혈압이 연속하여 10mmHg 이상 하강한다. 부하 전의 혈압보다 증가하지 않는다.
부정맥	심실 빈박의 발생 고도의 방실 차단 · 심방세동 · 상실빈박의 발생 심박수의 하강 협심통증이나 ST 전위를 수반하는 심실성 기외수축의 빈발
ST 상승	비정상 Q파가 없는 유도에서의 ST 상승(aVR을 제외)
ST 하강	0.2㎷ 이상의 허혈성 ST 하강 수축기혈압 과대상승 수축기혈압 250mmHg 이상
수축기혈압 과대상승	수축기혈압 250mmHg 이상
목표 심박수	연령별 예비 최대심박수의 85~90% 이상에 도달
전극 이상	전극불량이나 벗겨지거나 하여 모니터링을 할 수 없게 되면 즉시 중지.

표 Ⅲ • F • 11 specific activity scale[8)]

당신의 증상에 대해서 아래의 질문에 답하시오. (네, 힘들다, ?불명의 어느 것인가에 ○표를 하시오.)		
① 밤에 편안하게 잘 수 있습니까.	1 MET 이하	네 · 힘들다 · ? 불명
② 누워있으면 편안합니까.	1 MET 이하	네 · 힘들다 · ? 불명
③ 혼자서 식사나 세수를 할 수 있습니까.	1.6 METs	네 · 힘들다 · ? 불명
④ 화장실은 혼자서 편안히 할 수 있습니까.	2	네 · 힘들다 · ? 불명
⑤ 착탈의는 혼자서 편안히 할 수 있습니까.	2	네 · 힘들다 · ? 불명
⑥ 취사나 청소를 할 수 있습니까.	2~3	네 · 힘들다 · ? 불명
⑦ 자신이 요를 깔 수 있습니까.	2~3	네 · 힘들다 · ? 불명
⑧ 걸레질을 할 수 있습니까.	3~4	네 · 힘들다 · ? 불명
⑨ 샤워를 해도 끄떡없습니까.	3~4	네 · 힘들다 · ? 불명
⑩ 라디오체조를 해도 끄떡없습니까.	3~4	네 · 힘들다 · ? 불명
⑪ 건강한 사람과 같은 속도로 평지를 100~200m 걸어도 끄떡없습니까.	3~4	네 · 힘들다 · ? 불명
⑫ 정원손질이나 가볍게 풀을 뜯어도 끄떡없습니까.	4	네 · 힘들다 · ? 불명
⑬ 혼자서 욕조에 들어갈 수 있습니까.	4~5	네 · 힘들다 · ? 불명
⑭ 건강한 사람과 같은 속도로 2층까지 계단을 올라가도 끄떡없습니까.	5~6	네 · 힘들다 · ? 불명
⑮ 뜰을 파는 등 가벼운 농사작업은 할 수 있습니까.	5~7	네 · 힘들다 · ? 불명
⑯ 평지를 서둘러 200m를 걸어도 끄떡없습니까.	6~7	네 · 힘들다 · ? 불명
⑰ 눈을 치울 수 있습니까.	6~7	네 · 힘들다 · ? 불명
⑱ 테니스나 탁구를 쳐도 끄떡없습니까.	6~7	네 · 힘들다 · ? 불명
⑲ 조깅(8㎞/시 정도)을 300~400m 해도 끄떡없습니까.	7~8	네 · 힘들다 · ? 불명
⑳ 수영을 해도 끄떡없습니까.	7~8	네 · 힘들다 · ? 불명
㉑ 줄넘기를 해도 끄떡없습니까.	8 METs 이상	네 · 힘들다 · ? 불명

표 Ⅲ • F • 12 트레드밀에 의한 Bruce의 프로토콜 (NYHA분류와의 대비)

stage	속도(㎞/시)	각도%	METs	NYHA
			22	
Ⅶ	9.7	22	21	
			20	
			19	
Ⅵ	8.8	20	18	
			17	
			16	
Ⅴ	8.0	18	15	Ⅰ
			14	
Ⅳ	6.8	16	13	
			12	
			11	
Ⅲ	5.5	14	10	
			9	
			8	
Ⅱ	4.0	12	7	
			6	Ⅱ
Ⅰ	2.7	10	5	
	2.7	5	4	
			3	Ⅲ
	2.7	0	2	
			1	Ⅳ

Ⅲ • F • 10)을 엄수하고 Borg지수 등을 참고로 하면서 신중하게 진행시켜야 한다. 게다가 사전의 운동능력을 파악하기 위해 specific activity scale 등으로 평가하면 좋다(표 Ⅲ • F • 11).

운동부하시험의 방법은 마스터 2단계법, 트레드밀, 자전거 에르고미터가 흔히 사용되며 Bruce의 프로토콜로 판정하는 것이 일반적이다(표 Ⅲ • F • 12).

e. 심근경색의 재활 프로그램

1) 프로그램

기본적 심근경색 재활 프로그램에 대해서는 표 Ⅲ • F • 13과 같은 것이 있으며 이것에 기초하여 개개의 환자에게 맞춰 수정을 가하면서 진행한다.

위에서 언급한 각 단계에 대해서 공통적으로 말할 수 있는 것은 운동량을 급격히 변화시키지 않고 서서히 올려가는 것과, 또한 도중에 환자의 상태를 잘 관찰 · 파악하는 것, 각종 데이터의 피드백을 하여 프로그램을 수정하는 것이다. 또한 다음 단계로는 자각증상이나 혈압, 심전도 변화를 보아 프로그램을 진행시키도록 한다.

노인이기 때문에 예비력도 적고 욕창이나 폐렴, 요로감염 등 심장 이외의 합병증을 일으키기 쉬우므로 프로그램은 더 늦어질 경향이 되기 쉽다.

2) 에너지 소비량(energy cost)

위에서 언급한 각종의 운동을 부하할 때에 어느 정도의 에너지 소비량을 필요로 하는지, 이것을 아는 것은 운동의 종류, 양, 속도 등을 적절히 선정할 때에 매우 중요한 것이다.

그 주된 것을 표 Ⅲ • F • 14에 나타냈다.

3) ADL과 에너지 소비량

ADL의 동작도 마찬가지로 단계를 올리면서 구체적으로 어떤 동작을 시켜서 문제가 없으면 이것과 마찬가지의, 또는 그 이하의 에너지 소비량의 동작이라면 시켜도 된다는 것이 된다(표 Ⅲ • F • 15).

4) 심장에 관련되는 프로그램 수정 · 중지 기준

심장기능의 모니터링을 하면서 활동성을 올려가지만 그 때 프로그램을 수정 · 중지하는 기준을 다음에 게재한다.

프로그램 진행중지기준

① 혈압 : 수축기혈압 30mmHg 이상의 상승 또는 25mmHg 이상의 저하.
② 심박수 : 120/분 이상 또는 어떤 동작 또는 체위의 전후의 심박수의 차이가 20/분 이상의 증가.
③ 심전도 : 1㎜ 이상의 ST 하강, 2㎜ 이상의 ST 상승.
중증 부정맥
ⓐ 심실성 및 심방성 기외수축의 출현 또는 증가 (10/분 이상).
ⓑ 발작성빈박, 심실성빈박, 심방성빈박은 각각 심실성기외수축, 심방성기외수축에서부터 이행하는 일

표 Ⅲ • F • 13 심근경색 · 협심증 급성기의 재활 프로그램
심장질환에서의 운동치료에 관한 가이드라인(일본순환기학회, 일본심장 재활학회 등 9 학회)

<table>
<tr><th rowspan="2">스테이지</th><th colspan="2">병일</th><th rowspan="2">재활장소</th><th rowspan="2">운동 검사 등</th><th colspan="2">재활활동</th><th colspan="2">간호 · 케어 · 식사</th><th rowspan="2">오락</th></tr>
<tr><th>3주일</th><th>2주일</th><th>병동 내 동작</th><th>운동치료</th><th>간호 · 케어</th><th>식사</th></tr>
<tr><td>Ⅰ</td><td>1–3</td><td>1–2</td><td>CCU · ICU</td><td rowspan="2">능동 앉은 자세
부하 · 선 자세부하</td><td>누운 자세 · 안정
수동 앉은 자세
자기가 식사</td><td></td><td>온몸을 깨끗이 닦음</td><td>수분만
보통식사
(절반)</td><td>TV · 라디오 가능</td></tr>
<tr><td>Ⅱ</td><td>4–6</td><td>3</td><td>CCU · ICU / 일반 병동</td><td>앉은 자세 자유
이빨 닦기</td><td>침대에 앉아
제자리걸음</td><td>선 자세 체중측정
보조 머리감기</td><td rowspan="6">보통
식사</td><td rowspan="3">신문 · 잡지 가능</td></tr>
<tr><td>Ⅲ</td><td>5–7</td><td>4</td><td rowspan="2">일반 병동</td><td>30~50m 보행부하</td><td>셀프케어
병동 내 자유
실내변기 사용</td><td>침대에서 내려와
실내보행</td><td>검사는 휠체어</td></tr>
<tr><td>Ⅳ</td><td>6–9</td><td>5–6</td><td>100~200m
보행부하</td><td>화장실 보행 가능</td><td></td><td>검사는 보조보행</td></tr>
<tr><td>Ⅴ</td><td>7–14</td><td>6–7</td><td rowspan="3">운동치료실</td><td>(심폐)운동부하시험
[운동강도 설정]</td><td>병동 내 자유</td><td rowspan="2">감시형 운동치료
(AT수준 또는 최대 부하의 40~60% 강도)</td><td rowspan="2"></td><td rowspan="3">로비에서 담화</td></tr>
<tr><td>Ⅵ</td><td>15–16</td><td>8–10</td><td>필요에 따라 운동
강도 재설정</td><td>샤워 가능</td></tr>
<tr><td>Ⅶ</td><td>17–21</td><td>11–14</td><td>(심폐)운동부하시험
[평가]</td><td>목욕 가능</td><td colspan="2">퇴원지도
(운동 · 식사 · 복약 · 생활 · 복직 · 이상이 있을 때의 대응 등)</td></tr>
</table>

(Circ J 66 : Suppl Ⅳ, 2002)

도 있으나 돌발하는 일도 있다. 특히 심실성빈박은 심실조동, 심실세동으로 이행할 위험성이 있다.
ⓒ 심방조동 또는 심방세동, 심실조동 또는 심실세동
ⓓ 방실전도장애.
④ 자각증상 : 협심통증, 두근거림, 숨이 참, 피로감, 현기증, 비틀거림.
이상의 소견이 출현하였을 때는 다음의 단계로 진행하지 않는다. 내과적 치료에 중점을 둔다.

5) 심장재활

심장재활은 medical check, 운동처방, 관상동맥 위험인자의 시정, 교육과 카운슬링으로 구성되는 장기간에 걸친 포괄적인 프로그램이다.

그 목적은 개개의 환자가 가지는 심장병에 기인하는 신체적 · 정신적 영향을 가급적 경감하여 돌연사나 재발의 위험성을 시정하며 증상을 조정하고 동맥경화의 과정을 억제 또는 역전시켜 정신심리 및 직업의 상황을 개선시키는 것으로 하고 있다. 보통 다음과 같은 3기로 나뉜다.

심장재활의 3기

제1기(급성기) : 심장재활(1~4주간)
급성심근경색을 발병하고 집중치료실에 입원한 시점부터 퇴원에 이르기까지의 시기에 시행한다(운동치료, 식사지도, 생활지도 등이 포함된다).
제2기(회복기) : 심장재활(발병 후 2주간~6개월)
퇴원한 다음부터 사회에 복귀할 때까지 병원이나 시설에서 시행하는 직장복귀를 위한 카운슬링, 재발예방을 목적으로 한 생활습관 시정을 위한 교육, 식사지도, 운동지도 등.
제3기(유지기) : 심장재활(발병 후 6개월~평생)
사회복귀 후부터 평생에 걸쳐서 양호한 신체 · 정신적 심리상태를 유지하고 쾌적한 생활을 보내기 위해 시행한다. 지역사회나 가정에서의 계속적인 운동을 비롯하여 개선된 생활습관을 유지하기 위해 시행하는 것이다.

표 Ⅲ • F • 14 신체활동에 필요한 에너지

METs	직업내용	오락 등
1.5~2	사무 자동차의 운전 워드프로세서	기립, 앉은 자세, 식사, 세수, 보행(1.6km/시), 바느질
2~3	자동차의 수리 TV의 수리 바텐더	보행(3.0km/시) 자전거(8.0km/시) 골프 피아노 · 현악기의 연주
3~4	벽돌공 기계조립공 트레일러의 운전	보행(5km/시) 사이클링(10km/시) 배구(6인제) 배드민턴
4~5	석공, 목수	보행(6km/시) 사이클링(13km/시) 탁구 춤 테니스(복식) 미용체조
5~6	땅파기	보행(7km/시) 아이스 스케이트
6~7	땅파기(4.5kg/분)	보행(8km/시)
7~8	짐의 운반(36kg)	조깅(8km/시) 승마(갤럽) 사이클링(19km/시) 스키(활강)

표 Ⅲ • F • 15 ADL과 에너비 소비량

운동 또는 상태	평균 에너지량 (Cal/분/70kg)
수면	0.9
안정와상	1.0
안정 침대 위 앉은 자세	1.2~1.6
의자 앉은 자세, 글씨쓰기	1.9~2.2
의자 앉은 자세, 트럼프놀이	1.9~2.1
의자 앉은 자세, 악기연주	2.0~3.2
의자 앉은 자세, 식사	1.4
선 자세	1.4~2.0
보행(1.6km/시)	2.3
선 자세, 세수, 면도	2.5~2.6
선 자세, 착탈의	2.3~3.3
침대 곁에서의 용변	3.6
가정 내 가벼운 작업	1.7~3.0
(예컨대 다리미질)	(2.7)
가정 내 힘든 작업	3.0~6.0
(예컨대 청소)	(3.6)
보행(3.2km/시)	3.1
보행(4.8km/시)	4.3
계단 오르내리기	9.0
보행(장구, 지팡이 사용)	8.0(장애의 정도, 장구의 종류에 따라 상당히 차이가 있다)

포괄적인 심장재활은 운동내용능력 · 일상생활활동도 · 정신적 만족도 · 사회적 적응과 기능을 개선시키고 금연 · 지질 · 혈당 · 비만 · 혈압에 효과가 있으며 전체 사망률 · 심혈관계의 사망률을 감소시킨다(Lear SA et al. Curr Control Trials Cardiovasc Med 2001 : 2 : 221).

심장재활의 적응에는 아래와 같은 것이 있다.

① 의학적으로 안정되어 있는 심근경색 후
② 안정형협심증
③ 관상동맥우회술
④ PTCA 또는 다른 카테터 치료
⑤ 보상성 심부전
⑥ 심근증
⑦ 심장 또는 다른 장기 이식
⑧ 판막증 수술 또는 pacemaker 삽입술을 포함하는 다른 심장수술
⑨ 말초동맥질환
⑩ 수술이 곤란한 고위험성의 심장질환
⑪ 심장돌연사증후군
⑫ 말기 콩팥질환
⑬ 당뇨병, 고지질증, 고혈압 등의 관상동맥질환 위험인자

안전관리의 면에서부터 심장재활의 금기에는 표 Ⅲ • F • 16과 같은 것이 있다.

6) 심장이외의 여러 인자

❶ 연령 : 기준 프로그램은 노인에게 알맞게, 시기적으로도 약간 늦게, 또한 내용도 직업복귀를 전제로

표 Ⅲ・F・16 심장재활의 금기

- 불안정형협심증
- 안정 시 혈압이 200/110mmHg를 초과하는 경우
- 20mmHg를 초과하는 기립성저혈압으로 증상을 수반한다.
- 위험한 대동맥판막 협착(판막 orifice 면적이 0.75㎠ 미만이고 피크압력 교차가 50mmHg를 초과하는 경우)
- 급성의 전신성 질환 또는 발열
- 조절되어 있지 않은 심방성 또는 심실성 부정맥
- 조절되어 있지 않은 심방성 빈박(심박수 120을 초과하는 경우)
- 비보상성 심부전
- 제3도 방실차단(pacemaker 삽입하지 않음)
- 활동성 심막염 또는 심근염
- 아급성기의 색전증
- 혈전성정맥염
- 안정시 ST 저하가 2㎜를 초과한다.
- 조절되어 있지 않은 당뇨병[혈당치 300㎎/㎗를 초과하는 또는 250㎎/㎗를 초과하여 케톤증(ketosis)을 수반하는 경우]
- 운동이 금지되어 있는 중증인 정형외과적 질환
- 급성갑상샘염, 저칼륨혈증, 고칼륨혈증이나 탈수 등의 대사성 병태

하지 않고 노인의 셀프케어를 중심으로 운동의 종류를 채택하고 있다. 그러나 60세 이상이 되면 생활연령은 같아도 생리적 연령의 개인차는 커지며 또한 각종의 합병증을 가지는 비율도 많아지므로 개개인에 맞춰서 프로그램을 대폭적으로 변경하여야 하는 경우가 많아진다. 특히 65세 이상이 되면 기준 프로그램을 사용할 수 있는 예는 적어진다. 대략적인 방향으로서는

운동시작 및 set up의
시기는 → 1.5배 정도에 걸쳐서
운동량은 → 2/3 정도로 떨어뜨려서

와 같은 것이지만 물론 자각증상이나 심전도(모니터), 혈류역학적 소견 등에 따라 가감하여야 한다.

❷ 감염 : 요로, 호흡기 등.

❸ 당뇨병이 있고 경색이 진행성인 것. 안정할 때까지는 프로그램을 도입하지 않는다.

❹ 노년기 치매 : 고도의 것은 훈련을 시행하는 것은 무리이다. 경증의 것이라도 진행성이고 지시에 따르는 것도 어려우며 아무튼 계속이 곤란해진다.

❺ 만성호흡기질환 : 노령자에서는 만성기관지염, 폐기종, 폐경색 등이 많아지고 폐고혈압증, 폐성심, 우심부전 등의 비율도 높아지므로 그 정도에 따라서 프로그램을 시기적으로 늦추거나 감량시키지 않을 수 없다.

흉부 X선 사진, 심전도, 동맥혈 O_2 및 CO_2분압, exercise factor 등을 체크하면서 개개인에게 맞춰서 시행착오적으로 시행하지 않을 수 없다.

❻ 팔다리의 장애(마비, 결손 등)가 있어도 여러 동작에 에너지 소비량이 많아지므로 프로그램의 후반을 대폭적으로 연기, 축소 또는 중지시키지 않을 수 없다.

호흡분석에 의한 에너지 소비량을 측정하면서 기준운동에너지 소비량과 등가인 저차원의운동으로 보상하여가게 된다. 만일, 팔다리 장애의 재활을 실시 중에 심근경색을 일으킨 것이라면 본래의 팔다리 장애를 위한 프로그램의 조정은 매우 복잡해져 보편적으로 언급할 수는 없다.

입원 중인 프로그램을 종료하고 퇴원하게 된 후는 서서히 생활공간을 확대하도록 퇴원지도를 시행하여 외래에서 경과를 관찰할 필요가 있다.

심근경색 환자의 퇴원 시 지도와 가정 내 재활[9)]

① 행동범위의 기준
1~2주간 : 퇴원 직전의 병동 내 활동을 가정에서 연장
2~4주간 : 옥외에서의 보행(무리가 없는 범위에서)
1개월 이후 : 자동차의 운전, 복직(가벼운 작업)
6개월 이후 : 육체노동, 스포츠 등

② 생활습관
목욕 : 피로를 피하고 탕 속에 오래 들어가 있는 것

과 뜨거운 탕(38~40℃가 적당한 온도)을 피한다.

수면과 휴양 : 퇴원 후 2~3주간은 1일 6~8시간의 수면을 취하고 낮 동안에도 30~40분의 낮잠을 잔다.

심박수 : 목표로 하는 심박수를 초과하지 않도록 한다. 지시된 복약을 시행한다.

운동 : 피로할 때를 피하고 여름은 저녁, 겨울은 낮 동안의 따뜻한 시간에 운동을 한다.

변비가 되지 않도록 변통의 습관을 붙인다.

③ 위험한 증상에 주의하고 아래의 증상이 있으면 주치의에게 연락을 한다.

ⓐ 니트로글리세린 등으로 개선되지 않는 협심통증, 15분 이상의 가슴통증

ⓑ 두드러지게 숨이 참

ⓒ 현기증

ⓓ 중증의 피로감

ⓔ 안정해도 개선되지 않는 두근거림 · 서맥 · 빈맥

ⓕ 과식을 하지 않았는데도 1~1.5㎏의 체중 증가

ⓖ 다리의 부종

ⓗ 요량의 감소

ⓘ 기좌호흡

유지기 운동치료

- 사회복귀 후를 위한 직업이나 일상생활 수준 등 개인적 배경에 영향을 받는다.
- 홀터 심전도로 운동치료 중, 직무 중, 일상생활 중의 심박수, 심전도 변화를 체크한다.
- 정기적으로 운동부하시험을 시행한다.

3 불안정협심증(unstable angina) (84쪽 참조)

심근경색으로 이행하는 경우가 있으므로 전경색증후군(preinfaction syndrome)이나 절박심근경색(impending myocardial infarction) 등의 말이 사용되는 경우도 있다.

대부분은 침상에 누워 안정하거나 니트로글리세린, β차단 등에 의해서 회복되지만 10~20%는 심근경색으로 진전된다.

4 무통성 허혈성 심장질환

노인의 심장질환 중에서 재활에 있어서 가장 문제가 되는 것은 비정형적 임상증상을 나타내는 심근경색이라 생각된다. 노인일수록 비정형적인 것이 증가하고 무라카미[10]에 따르면 60세 이하(47 사례)에서 25.5%인 것에 반해서 60세 이상(84 사례)에서는 57.1%가 비정형적 발작이었다고 한다.

가슴통증 기타의 증상이 전혀 없고 평상시와 다르지 않은 일상생활을 영위하고 있는 사람이 우연히 심전도로 발견된다는 경우도 많다(silent myocardial infarction).

이러한 증상사례는 작은 경색에 의한 것이 많으며 어떤 보고(1991)에 따르면 작은 괴사병소가 집합된 산재형의 58.1%가 증상이 없었다고 한다.

이러한 예를 발견하였을 때 문제는 경색의 시기가 불명한 일이 많다는 것이다. 오래된 것이라면 이미 회복하여 있는 것이 되므로 재활에 관해서 급성기의 문제는 없다. 심전도, 기타의 여러 검사로부터 심장기능을 평가하여 치료, 관리를 하도록 한다. 그러나 치매, 심뇌졸중 등 때문에 발작 시의 에피소드를 기명하고 있지 않은 경우가 있으므로 이것을 혼동하지 않도록 주의하여야 한다.

비정형적 증상으로 시작되는 것은 그 밖에 울혈성 심부전 증상, 심뇌졸중 증상(간질모양 발작을 포함한다), 부정맥, 혈압저하, 위장증상 등이 있어, 특히 노인에서는 주의해야 한다.

G 호흡기질환과 재활

1 노인에게 많은 만성호흡기질환

노인에게 많은 만성호흡기질환으로서는 만성폐기종, 만성기관지염, 기관지확장증, 폐섬유증, 무기폐, 폐암 등이 있다.

a 만성폐기종, 만성기관지염 (만성폐쇄폐질환)

만성기관지염에서 기도폐색이 불가역성으로 되면 폐기종을 일으키기 쉽고 폐기종, 만성기관지염은 함께 기능적 기도폐색을 주된 징후로 하므로 만성폐쇄폐질환(chronic obstructive pulmonary disease ; COPD)이라 불린다.

만성폐쇄폐질환은 세계의 사망원인의 제4위를 차지하고 노화현상과 관계가 깊은 연관성이 있으며 향후 고령화와 더불어 유병률 · 사망률이 증가한다고 예측되는 질환이다. 이 위기감 때문에 미국국립심폐혈액연구소(NHLBI)와 세계보건기구(WHO)가 공동으로 COPD를 위한 GOLD(The Global Interactive for Chronic Interactive Obstructive Lung Disease)[1]을 작성하고 있다(표 Ⅲ · G · 1).

COPD는 장기간에 걸친 지속성 또는 단속성의 기침, 가래를 주된 증상으로 하고 호흡곤란, 천명(wheezing), 쉽게 피로해지는 느낌이 더해져 우심부전증상을 일으키게 되면 간비대(hepatomegaly)나 부종이 관찰된다. 폐용량(lung capacity) 분획에서는 잔기량, 기능적 잔기량, 총폐용량은 두드러지게 증가한다. 노력성 호흡곡선으로부터 1초율(FEV 1.0%)은 55% 이하로 저하하는 것이 진단의 근거가 된다.

동맥혈가스분석에서는 O_2분압은 감소하고 환기량 저하가 더해지면 CO_2분압은 상승, pH는 저하하여 호흡성 아시도시스(acidosis)의 상태가 된다. CO_2 분압 상승은 본래, 호흡중추를 자극하여 환기를 증가시키는 방향으로 작용하는 것이지만 장기간 이 상태가 계속되면 이 작용이 상실되어 호흡중추는 O_2부족에만 반응하여 호흡을 유지하게 된다. 이 상태에 고농도의 O_2 흡입을 시행하면 호흡중추가 기능정지를 하는 일이 있으므로 주의하여야 한다.

경과는 일시 개선되는 일은 있어도 또 악화가 진행되고 폐섬유증, 우심부전, 폐성심(cor pulmonale) 등을 병발하면 예후가 불량하다. 게다가 급성 폐 감염, 급성호흡부전(O_2분압 55mmHg 이하, CO_2분압 50mmHg 이상의 상태, CO_2혼수(narcosis)), 자연기흉 등을 일으키는 일도 많다.

b 기관지확장증

노인에 관찰되는 것은 기관지의 협착 및 감염을 원인으로 한 후천성의 것이 대부분이다. 이 밖에 섬유화, 무기폐 등도 관여하는 일도 있다.

기관지가 분비물, 기관지점막의 종창, 이물질 등의

표 Ⅲ・G・1 GOLD에 기초하는 COPD의 단계(stage)와 그 치료법

stage	검사소견과 그 증상	치료법	폐의 물리치료
0 : 리스크를 가지는 상태	• 기침 · 가래의 만성증상 • 리스크 요인에의 노출 • 정상적인 호흡기능		
Ⅰ :경증 COPD	• FEV1.0/FVC<70% • FEV1.0 예측치 · 80% • 기침 · 객담 · 호흡곤란의 만성증상	• 단시간 작용형 β_2자극제(기관지확장제)의 복용	
Ⅱ : 중등증 COPD	• ⅡA : 증상의 유무에 관계없이 FEV1.0/FVC<70% • 50% · FEV1.0 예측치<80%	• 기관지확장제의 정기적 사용(항콜린제, β_2자극제, 서방출성 테오필린약제의 단독 · 병용) • 중대한 증상 또는 증상이나 호흡기능의 개선이 관찰될 때는 흡입 스테로이드를 고려 • 호흡재활	• 호흡법 : 입을 오므려서 하는 호흡, 복식호흡, 동작시 호흡법 지도 • 이완(relaxation) • 흉곽유연성 확대운동 • 호흡근 스트레칭 • 팔의 근력 · 지구력훈련 • 팔다리 근력강화운동 • 트레드밀 등에 의한 지구력 훈련
	• ⅡB : 증상의 유무에 관계없이 FEV1.0/FVC<70% • 30% · FEV1.0 예측치<50%	• 기관지확장제의 정기적 사용(항콜린제, β_2자극제, 서방출성 테오필린약제의 단독 · 병용) • 중대한 증상 또는 악화가 반복되는 경우는 흡입 스테로이드를 고려 • 호흡재활	• 호흡법 : 입을 오므려서 하는 호흡, 복식호흡, 동작시 호흡법 지도 • 이완(relaxation) • 흉곽유연성 확대운동 • 호흡근 스트레칭 • 팔의 근력 · 지구력훈련 • 팔다리 근력강화운동 • 트레드밀 등에 의한 지구력 훈련 • ADL 지도(목욕, 계단, 배설) • 에너지절약 지도
Ⅲ : 중증 COPD	• 증상의 유무에 관계없이 FEV1.0/FVC<70% • FEV1.0 예측치<50%또는 호흡부전 또는 우심부전을 가진다.	• 기관지확장제의 정기적 사용(항콜린제, β_2자극제, 서방출성 테오필린약제의 단독 · 병용) • 중대한 증상 및 호흡기능에 반응이 관찰될 때, 또는 악화가 반복될 때는 흡입 스테로이드를 고려 • 합병증의 치료 • 호흡재활	• 호흡부전을 가지는 경우는 재가산소요법을 실시 • 외과적 치료를 검토한다. • 호흡법 : 입을 오므려서 하는 호흡, 복식호흡, 동작시 호흡법 지도 • 이완(relaxation) • 흉곽유연성 확대운동 • 호흡근 스트레칭 • 팔의 근력 · 지구력훈련 • 팔다리 근력강화운동 • 트레드밀 등에 의한 지구력 훈련 • ADL지도(목욕, 계단, 배설) • 에너지절약 지도
전체 stage 공통		• 흡연 등의 위험인자의 회피 • 인플루엔자 백신의 접종	

원인으로 폐색되어 그것의 감염에 의한 기관지벽의 파괴, 무기폐(atelectasis)에 의한 기관지확장작용(무기폐에 의해서 흉강 내 음압이 증가하여 무기폐 부분의 기관지 내압은 상대적으로 증가한 것이 되어 기관지공간을 넓히게 된다)이 가해져 기관지확장증을 일으킨다고 생각된다.

장기간에 이르는 다량의 담의 객출이 있고 감염을 합병하면 고름모양이 된다. 기관지에 협착이 있을 때에는 천명을 수반하는 일이 있다. 곤봉손가락(clubbed finger)도 특유한 증상이며 손톱도 만곡한다. 기관지조영법에 의해서 진단은 확정된다.

c 폐섬유증(pulmonary fibrosis)

원인이 무엇인가에 관계없이 폐에 미만성(diffuse)으로 섬유증식을 초래하고 흉부 X선 상으로도 미만성 입자모양 내지는 그물모양 음영을 나타내고 %VC의 두드러진 저하를 초래하는 것 같은 구속성 장애를 나타낸다. 노인성의 것은 기도의 만성염증이 많지만 이 밖에도 종양, 분진, 방사선, 폐울혈, 교원병, 사르코이도시스 등에 의한 것이 있다. 폐는 딱딱해지고 혈관저항은 증가하여 폐고혈압증, 우심실비대, 폐성심을 속발한다. 증상은 기침, 가래, 숨이 참 등이며 호흡곤란이나 척색증 등을 나타내는 일도 있다.

d 무기폐

폐의 일부에 전혀 공기가 들어가지 않거나 또는 불충분한 상태를 말하며 기도 내의 염증, 종양, 이물질 등에 의해서 기도가 폐색된 경우나 외부로부터 림프절, 종양, 동맥류 등으로 압박된 경우에 관찰된다.

특히 노인은 기도 내의 가래나 이물질을 객출, 정화하는 능력이 저하하기 때문에 무기폐가 일어나기 쉽고 그것도 체력이 쇠약한 상태에 일어나기 쉽다. 노인이 어떠한 이유로 장기간 침상에 누워 있을 때에는 항상 무기폐에 대한 주의가 필요하다.

주기관지는 해부학적으로 오른쪽이 급경사이기 때문에 무기폐는 오른쪽에 많으며 그 중에서도 유명한 것은 "중간엽증후군"이다.

무기폐의 범위가 좁은 경우에는 무증상인 일도 있으나 중등정도에서는 막연한 흉부 불쾌감을 호소하고 광범위한 것에서는 호흡곤란을 나타낸다. 초기에는 건성의 기침이지만 차츰 점조성의 가래, 게다가 농성의 가래를 수반한 기침이 된다. 또한 광범위한 무기폐에서는 갈비사이공간의 협소, 종격이나 심장 등의 무기폐 방향으로의 전위 등이 관찰된다.

2 노인의 만성호흡기질환의 치료와 재활

만성호흡기질환의 특성으로부터도 또한 노인성의 변화가 가미되어 있다는 것으로부터도 근치적 치료는 곤란하다. 오히려 체력, 생명을 가능한 한 오래 유지시키고 이와 동시에 자리보전의 생활이 아니라 적어도 신변동작 정도는 자립할 수 있도록 유도하는 것이 중요하다.

더욱이 남겨진 폐 기능을 충분히 활용하기 위해 환자 자신이폐의 구조나 병태생리, 재활에 대해서 지식을 갖기 위한 환자교육도 중요하다.

호흡기질환의 재활적 접근

- 일상생활활동
- 과도한 부하가 되는 예나 활동부족에 빠지는 예가 있다.
- 신변동작, 가사동작, 취미적 활동, 산보 등
- 협동적 동작기술의 향상
- 에너지절약 물품이나 도구의 개선 · 정비
- 적성활동의 정도 : 심박수 모니터링은 지표가 된다.

또한 노인의 경우는 본래의 호흡기질환 만이 아니라 뇌졸중, 뼈 관절질환이나 수술 후등에서 침상에 누워있는 동안에 여러 가지 호흡기질환을 병발하는 일이 있으므로 그 예방, 조기치료에도 노력해야 한다. 또한 한 차례의 재활 프로그램이 끝난 후에도 정기적인 내과적 관리나 재활적 지도는 필요하며 게다가 반영구적으로 계속해야 한다.

a 감염증의 치료

폐색성 · 구속성 호흡기질환의 어느 것도 감염증의 원인이 된다. 가래가 고름모양이거나 갑자기 가래의 양이 증가할 때에는 항생물질을 사용하지 않을 수 없다. 부득이 장기간의 항생물질 투여를 하지 않을 수 없는 일이 많으므로 진균 감염이나 녹농균 감염 등에 주의해야 한다.

b 객담의 감소 · 배출

객담을 제거하기 위한 객담용해제, 거담제, 소염효소제, 항생물질, 기관지확장제 등을 적의 사용함으로써 부득이 침상에 눕게 되는 것 같은 폐렴 등을 예방한다. 노인에서는 적당한 신체활동을 유지함으로써 기도를 확보할 수 있고 급속한 폐용증후군의 진행을 예방할 수 있다.

c 기도에 대한 자극의 경감

금연은 당연하고 자극적 가스를 발생하는 화학물질로부터도 멀리 한다. 대기오염이 유발요인이 되어 있는 경우는 다른 곳으로 옮기는 것이 필요한 경우도 있다.

d 급성호흡부전에 대한 치료

O_2분압이 55mmHg 이하, CO_2분압이 50mmHg 이상의 상태에서는 O_2 흡입이 필요하다. 다만 이때에는 앞에서 언급한 것처럼 호흡중추는 CO_2에는 반응하지 않게 되고 O_2 부족에만 반응하여 작용하고 있는 상태가 된다. 고농도의 O_2를 주면 호흡정지를 초래할 우려가 있으므로 주의가 필요하다. 기관 내 튜브 삽입도 필요에 따라서 시행한다. 흔히 사용되는 것은 간헐적 양압호흡(intermittent positive-pressure breathing : IPPB)으로 5~10㎝H_2O의 압력으로 O_2를 들여보내서 폐를 팽창시키고 수축은 폐의 자연수축에 맡긴다. 들여보내진 O_2는 적당한 습도와 온도가 유지되고 또한 O_2와 동시에 객담용해제, 항생물질, 기관지확장제 등을 흡입시키는 것도 시행된다.

부신피질 스테로이드는 기관지 경련, 기관지 부종 등의 경감의 목적으로 사용하는 일이 있다.

e 아시도시스에 대한 치료

만성호흡기질환은 주로 호흡성 아시도시스(acidosis)가 관찰되지만 이것에 특히 젖산의 축적에 의한 대사성의 것(metabolic acidosis)이 추가된다.

기본적인 치료방법으로서는

① 생성되는 CO_2의 억제

② 폐로부터의 CO_2의 증가

③ HCO_3^- 농도의 증가

의 세 가지로 압축할 수 있다는 것은 다음의 식으로부터도 명백하다(Henderson-Hasselbalch)에 따름).

$$pH = 6.1 + \log \frac{[HCO_3^-]}{0.03P_{CO2}}$$

1 CO_2 생성의 억제

① 호흡운동에 필요한 에너지의 감소 : 호흡에 필요한 일의 양은 정상에서는 전체 에너지 량의 2% 정도이지만 만성호흡기질환에서는 40%에 도달하는 일도 있어 호흡의 효율을 높여 일의 양을 줄일 필요가 있다.

② 육체적 운동을 필요 이상으로 시행하지 않여 CO_2 생성을 억제한다.

2 CO_2 배설의 증가

① 분비물 제거, 감염치료, 기관지확장제 등에 의해서 폐의 환기상태를 개선한다.

② 호흡중추의 자극 : 호흡중추를 자극하고 과호흡(hyperventilation)이나 허파꽈리(폐포) 환기를 촉진함으로써 아시도시스의 개선이 기대되고 각종 약제가 사용된다. 그러나 원질환의 상황에 따라서 그 효과에는 한계가 있는 것은 어쩔 수 없다.

③ 인공호흡기(respirator)의 사용 : CO_2의 생성을 억제하는 의미에서도 또한 배설을 촉진하는 의미에서도 가장 효과적인 방법이다. 각종 인공호흡기가 있다.

3 HCO_3^- 농도의 증가

저산소상태가 일어나면 무기성당분해작용(anaerobic glycolysis) 때문에 대량의 젖산이 생성되고 혈액이나 조직 중의 완충액(buffer)으로서 존재하는 HCO_3^-를 소비하여 대사성 아시도시스를 일으킨다. 따라서 그 치료는 우선 원인으로 되어있는 저산소의 상태를 개선하는 것이며 또한 HCO_3^-를 공급하는 것도 시행된다.

f 폐성심에 대한 치료

폐질환, 폐혈관 장애 등이 원인으로 우심실 비대, 우심실 부전상태를 초래한 것을 폐성심이라 한다. 폐성심을 일으키는 기초질환으로서는 광범위한 폐기종이 가장 많다.

우심비대, 심전도상(특히 Ⅱ, aVF)의 폐성 P, 청색증, 부종, 곤봉손가락 등의 특유한 증상에 주의해야 한다. 치료는 위에서 언급한 폐의 기초질환 및 울혈성심부전에 대한 양면에서부터의 치료를 강력히 시행하여야 한다.

g 물리치료(physical therapy)

만성호흡기질환의 치료 및 재활에 있어서 중요한 역할을 수행하는 것으로 최근 한창 사용되고 있다. 그 목적은

① 체위배액(postural drainage), 진동, 두드림(고타) 등에 의해서 기관지 분비물의 배설을 촉진한다.

② 훈련에 의해서 효율적인 호흡패턴으로 바꾼다.

③ 신체적 노력을 차츰 증가시켜 체력의 강화, 내구성의 향상을 도모한다.

등이다.

1 체위배액(postural drainage)

체위배액은 각 기관지의 해부학적 구축에 기초하여 여러 가지 체위로부터 중력에 의해서 적은 에너지로 효율적으로 객담을 배출하는 방법이다. 가래가 많은 만성호흡기질환 환자에 있어서 재활에서 중요한 치료의 하나이다.

아래쪽 폐의 장애(dependent lung disease)

① 압박성무기폐
② 기도 분비물의 침하
③ 혈류증가에 의한 울혈폐
④ 폐수종액의 침하
※동일 체위 장시간 지속

체위배액에는 각종의 방법이 있으나 요컨대 가래가 나오기 쉬운 체위를 연구함으로써 배출을 촉진하도록 하는 것이다(그림 Ⅲ • G • 1).

체위변환의 효과

① 폐 혈류의 재배분 : 건전한 폐로 혈류를 이동, 환기혈류비율의 개선
② 환기의 재배분 : 장애 허파꽈리의 확장, 허파꽈리 환기 증가
③ 체위배액 : 장애된 폐의 분비물, 괸 수분의 배출

다니모토[2]는 병변이 폐 및 기관지 전체에 확산될 때의 체위배액 연습을 아래와 같이 시행하고 있다 (그림 Ⅲ • G • 2).

① 위엽(상엽, superior lobe)

앉은 자세에서 상체를 좌우로 45° 기울이고 다음으로 30° 뒤쪽으로, 45° 앞쪽으로 기울이는 동작을 각각 10초 정도 계속한다. 위엽의 배담

② 위엽 앞부분 및 위엽 뒷부분, 아래엽(하엽)

베개를 베지 않는 바로 누운 자세 및 엎드려 누운 자세. 위엽 앞 구역 및 아래엽의 배담.

③ 위엽, 아래엽 가쪽부분

머리를 베개 위에 올려놓고 오른쪽 옆으로 누운 자세를 취한다. 오른쪽 어깨를 축으로 하여 왼쪽 어깨와 상체를 가급적 돌린다. 다음으로 왼쪽 옆으로 누운 자세의 연습. 위엽, 아래엽 가쪽부분의 배담.

④ 아래엽

하복부에 베개를 넣어 엎드려 누운 자세가 되고 팔짱을 껴서 이마 위에 올려놓는다. 아래엽의 배담.

⑤ 중간엽 · 위엽 혀부분

약 15°의 경사가 있는 머리가 낮은 위치의 침대에서 바로 누운 자세가 되고 볼기부분에 작은 베개를 넣고 다리를 침대에 직각으로 세운다. 중간엽 · 위엽 혀구역의 배담.

⑥ 가쪽 폐 바닥부분

⑤와 마찬가지의 침대에 오른쪽 옆으로 누운 자세가 되고 옆구리부분에 작은 베개를 넣는다. 다음으로 왼쪽 옆으로 누운 자세의 연습. 가쪽 폐 바닥구역의 배담.

⑦ 배근육 강화

⑤와 마찬가지의 침대에 베개 없이 바로 누운 자세가 되고 하반신을 침대로부터 떼지 않도록 하여 상체만을 왼쪽으로 회전시켜 오른쪽 어깨가 침대로부터 45° 떨어지도록 한다. 원래로 되돌리고 상체를 오른쪽으로 회전한다. 중간엽 · 혀구역의 배담 및 복근 강화.

⑧ 각 폐엽, 특히 아래엽

침대에 직각방향으로 엎드리고 상체를 침대로부터 바닥으로 내려 허리에서부터 아래를 침대에 남긴다. 양팔을 팔짱을 껴서 바닥 위에 놓고 이마를 그 위에 올려놓아 상체가 45°의 경사가 되도록 유지한다. 특히 아래엽으로부터의 배담. 최초 1~2분부터 시작하여 익숙해지면 5분 정도까지 연장한다.

[횟수]

배액을 시행하는 횟수는 많을수록 좋지만 실제로는 1일 4회 정도가 적당할 것이다.

아침 : 취침 중에 괸 가래를 배출하기 위해 잠이 깬 직후가 좋다.
낮 : 점심식사 전에 시행.
저녁 : 저녁식사 전에 시행.
밤 : 취침 전에 시행. 편안한 잠을 자기 위해서도 필요하다.

①

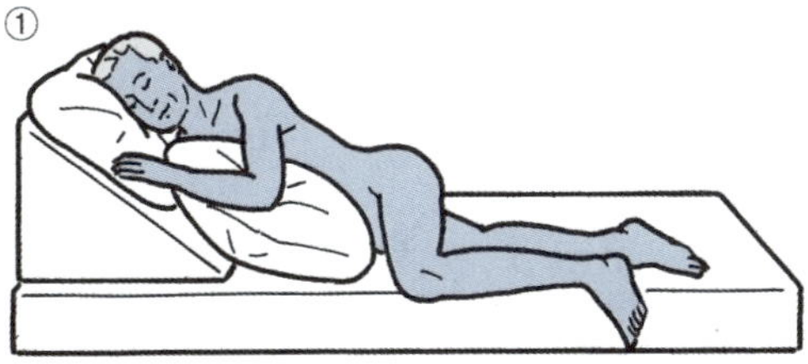

왼쪽 위엽 뒷부분

②

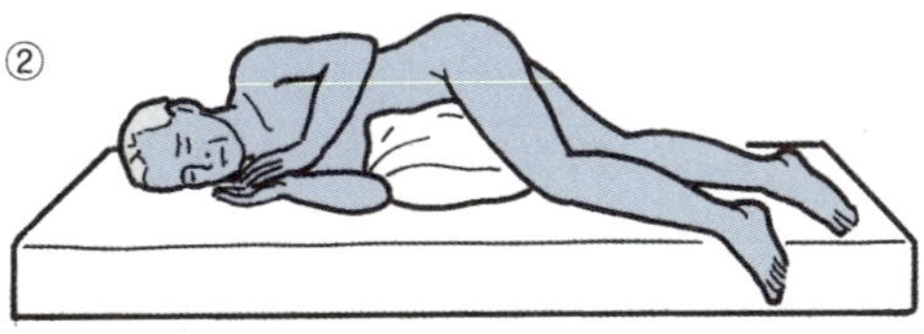

왼쪽 아래엽 기저 가쪽부분

③

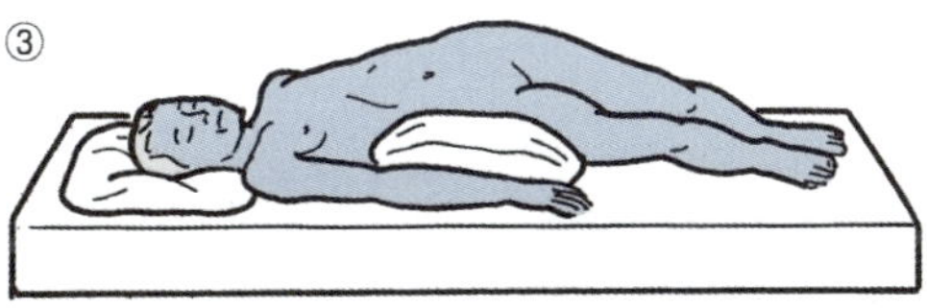

왼쪽 폐의 혀부분

④

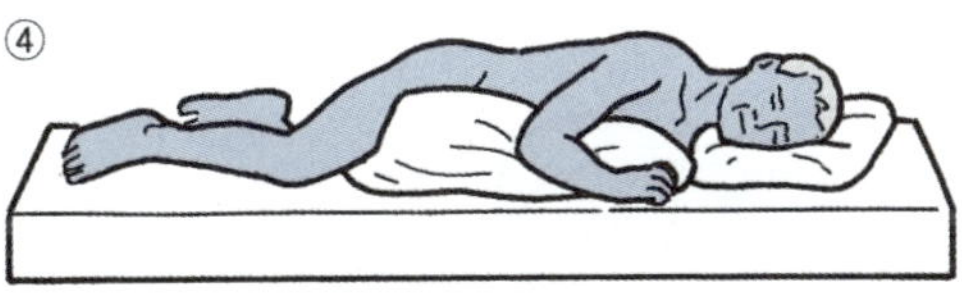

오른쪽 위엽 뒷부분

⑤

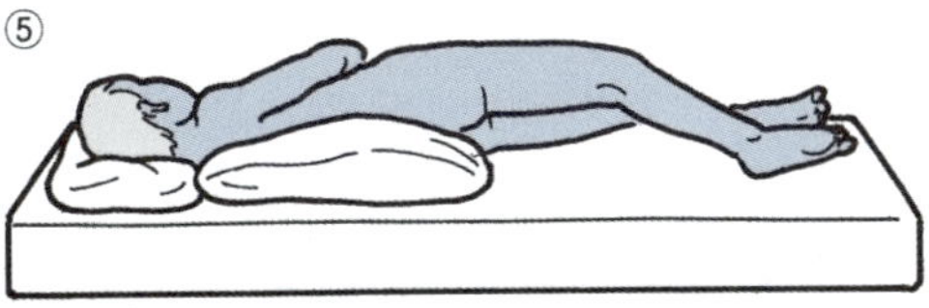

오른쪽 폐 중간엽

⑥

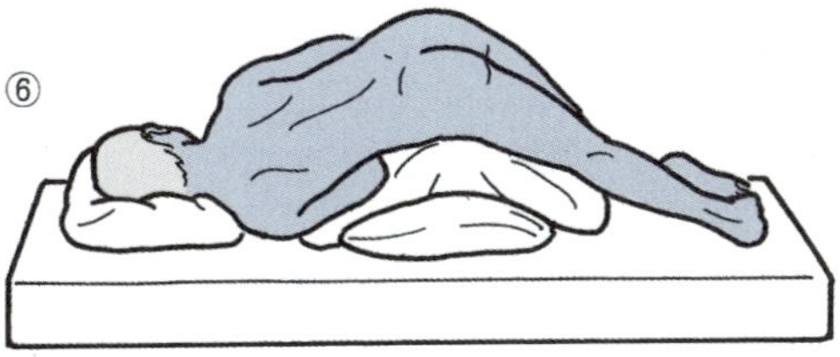

오른쪽 아래엽 기저 가쪽부분

⑦

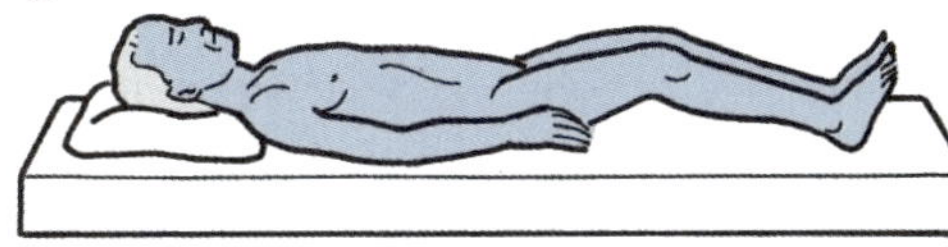

좌우 위엽 앞부분

⑧

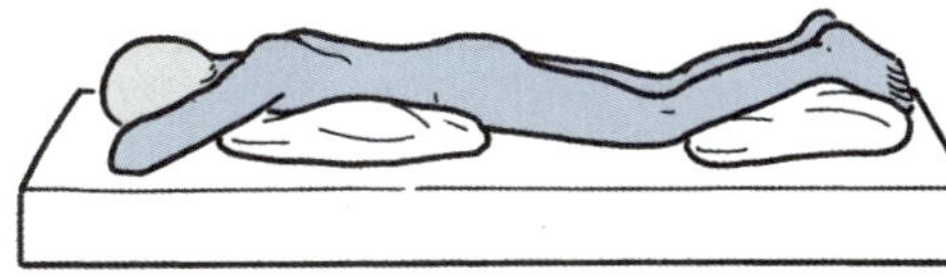

좌우 아래엽 윗부분

⑨

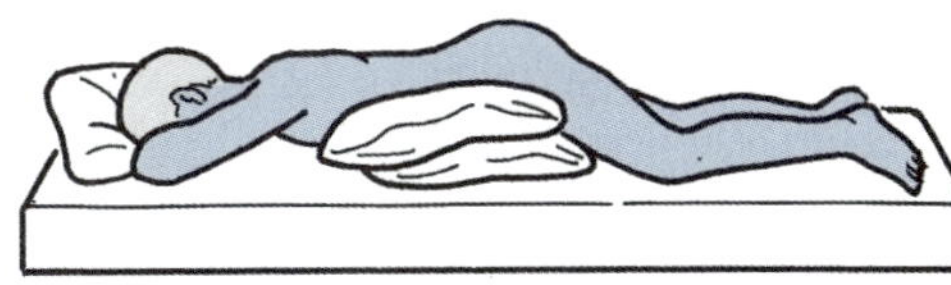

좌우 아래엽 기저 뒷부분

⑩

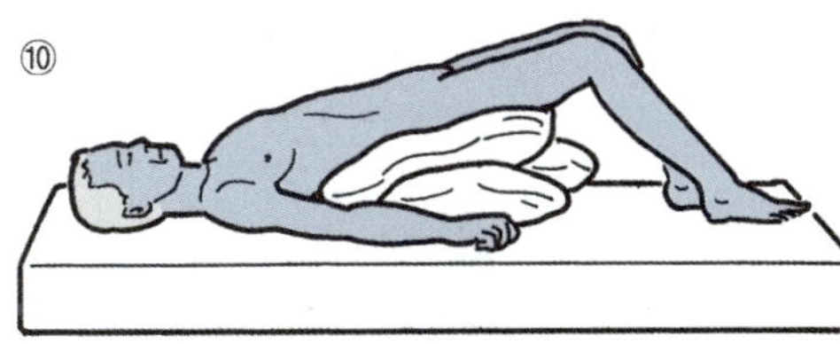

좌우 아래엽 기저 앞부분

⑪

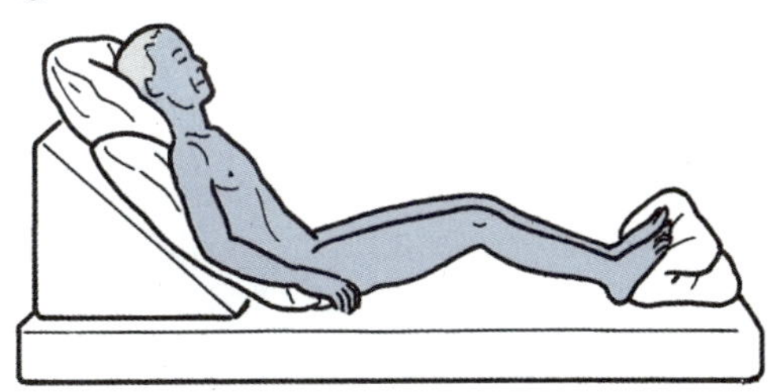

좌우 위엽 허파꼭대기

그림 Ⅲ • G • 1 폐질환에 대한 체위배담법
(Rancho Los Amigo Hospital, PT manual에 따른다.)

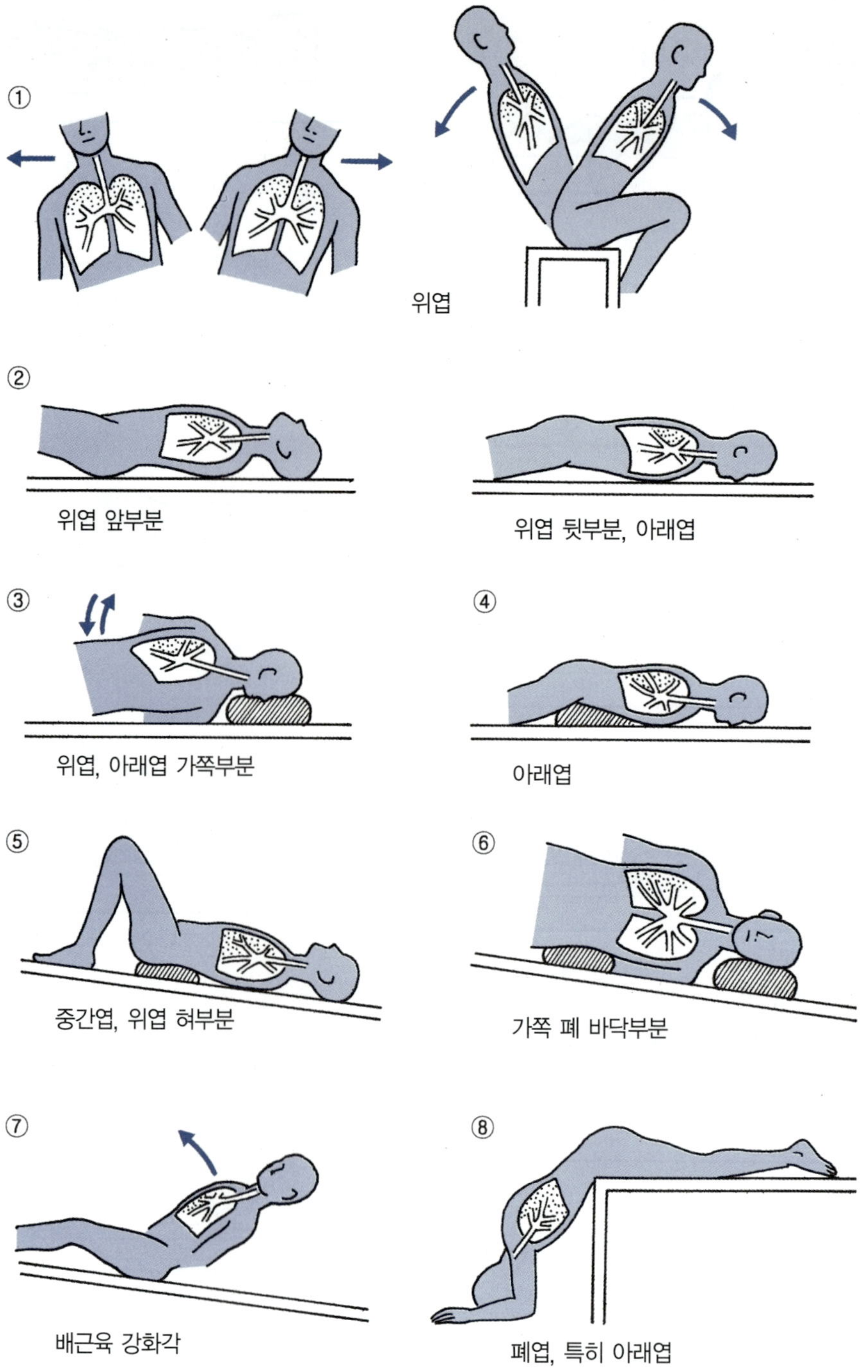

그림 Ⅲ • G • 2 체위배액 연습(다니모토)

2 진동(vibration), 두드림(percussion)

체위배액에 있어서 가슴벽에 진동(vibration), 두드림(percussion)을 줌으로서 기관지 분비물은 배출되기 쉬워진다. 치료사의 손바닥을 가슴벽(특히 분비물이 많다고 상정되는 부위)에 대고 4~5회/초의 진동을 준다. 두드림은 치료사의 손가락을 밥공기모양으로 가볍게 굽히고 그 상태에서 가슴벽을 두드린다. 진동기기(vibrator)로서는 시중에서 판매되는 전기마사지기가 적당하다. 이들의 방법을 시행한 후 기침을 시켜서 가래를 배출시킨다.

3 호흡훈련(breathing exercise)

a. 호흡훈련의 목적

건전한 사람의 호흡을 사용하는 근육은 아래와 같다.

안정 시 호흡~중등도의 호흡 : 가로막, 속/바깥갈비사이근

심호흡 : 상기의 근육에 더해서 목빗근(흉쇄유돌근), 등근육(배근)

만일, 날숨도 강제적으로 시행한다면 배근육(복근), 엉치가시근(천극근)도 추가된다.

만성폐쇄폐질환 환자에서는 폐 용적이 증대하고 가로막은 평탄한 형태가 되어 움직임은 매우 나빠진다. 이것을 보상하기 위해 환자는 상부갈비사이근이나 목 주변근육, 어깨 주변근육 등을 노력하여 사용하게 되어 많은 에너지 소비를 필요로 하게 되고 이 때문에 쓸데없이 호흡곤란을 초래하여 피로가 추가되는 결과가 된다. 호흡훈련의 주된 목적은 이 가로막의 기능을 높이고 보다 효율적인 호흡패턴을 가르쳐 허파꽈리 환기를 높이며 호흡에 필요한 에너지 소비를 감소하여 호흡곤란을 완화할 뿐만 아니라 헐떡이면서 들숨을 하는 것에 의한 폐의 팽창이나 트랩(trap)현상을 억제하고 또한 정신적으로도 불안감으로부터 해방하는 것 등에 있다.

b. 호흡훈련의 실제(그림 Ⅲ • G • 3)

① 우선, 미리 체위배액을 시행하여 기도를 청정화한다.

② 체위는 어떠한 배액의 체위로도 시행할 수 있으나 보통 바로 누운 자세가 시행하기 쉽다.

③ 치료사나 환자의 손바닥을 칼돌기(검상돌기) 아래에 놓고 압력을 가하여 들숨에 대해서 저항을 주고 환자에게 가로막을 내려서 숨을 들이마시는 감각을 기억시킨다.

④ 치료사나 환자의 손을 명치부위 또는 가쪽 가슴부위에 대고 들숨에 의한 흉곽의 확대에 저항을 가한다. 빗장뼈 아래에 저항을 가하면 위엽부분의 확장을 강화하고 또한 하부갈비뼈 부분에 저항을 주면 아래엽부분의 확장을 강화할 수 있다.

⑤ 이어서 흉곽을 움직이지 않고 복식호흡을 하는 것을 연습시킨다(1회 약 3분간). 환자의 한쪽 손을 가슴부위(움직이지 않는 것을 확인한다)에 놓고 다른 쪽 손을 배 부분에(움직이는 것을 확인한다) 놓게 하는 것은 이 연습에 매우 유용하다.

⑥ 선 자세에서 마찬가지의 조작을 시행시킨다.

⑦ 양 무릎을 양손으로 가급적 껴안고 날숨을 시킨다. 이어서 무릎을 펴서 들숨을 시킨다.

⑧ 만일 할 수 있다면, 침대의 발쪽을35㎝ 정도 높게 한 상태에서 복식호흡의 연습을 시행시킨다.

⑨ 폭 7~8㎝의 천으로 만든 밴드를 갈비뼈 하부~상복부에 감고 앞쪽에서 교차시킨 끝을 환자의 양손에 쥐게 하여 들숨에 있어서는 느슨하게 하고 날숨에 있어서는 꽉 죄게 한다.

⑩ 갈비뼈 하부~상복부를 환자의 손바닥으로 누르거나(엄지 뒤쪽, 다른 손가락은 앞쪽) 양팔을 흉복부에 감아 날숨에 있어서는 압박시킨다.

⑪ 입을 오므린 날숨의 연습(pursed lip blowing) : 기도의 탄력성이 없어지면 날숨의 도중에 갑자기 기도가 찌부러진 형태가 되어 날숨을 충분히

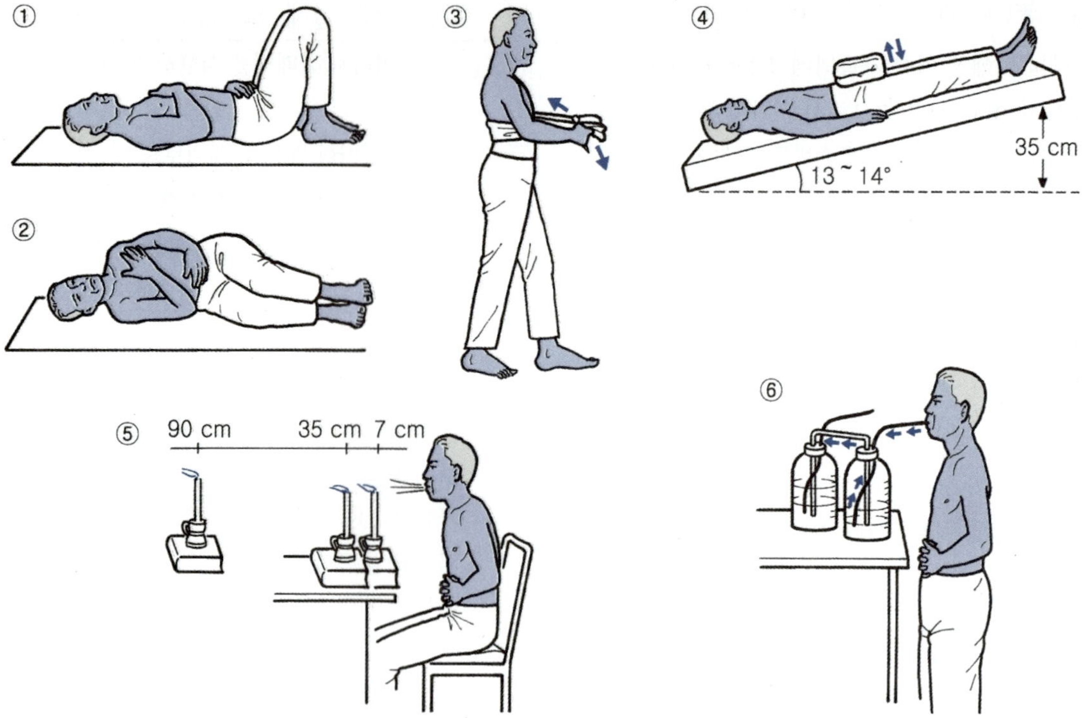

그림 Ⅲ • G • 3 호흡훈련법

할 수 없는 경우가 있다. 이것을 해결하려면 입을 오므려서 날숨을 시키고 기도 내의 압력을 어느 수준 이상으로 유지하는 것이 효과적임과 동시에 가로막의 훈련에도 적합하다. 입을 오므리는 방법에 따라 저항의 정도를 가감할 수 있다.

촛불을 불어서 끄는 연습은 이들의 목적에 적합하며 입과 불과의 거리를 멀리 하여감으로써 점진적 강화가 가능하다.

⑫ 병 불기(bottle blowing) : U자관을 통해서 연결한 2개의 병에 절반까지 물을 넣고 한쪽의 관을 입에 물고 불어 다른 쪽 병에 물을 옮기는 연습을 시킨다. 병의 깊이를 깊게 함으로써저항은 증가한다. 게다가 날숨의 마지막에 가까워질수록 저항이 증가하여 상당한 노력을 필요로 한다.

이상으로부터 호흡재활의 목적, 표적, 방법을 정리하면 표 Ⅲ • G • 2와 같이 된다.

c. 산소흡입 하 운동치료

산소흡입을 시행하면서 보행하는 방법(walking with oxygen)이 보통 사용된다. 산소는 8~10ℓ /분으로 흘리고 당초 100보는 산소흡입 하에서 시행하고 뒤의 50보는 흡입 마스크를 벗겨서 걷게 한다.

보행시의 상태, 그 후의 피로상황 등 문제가 없으면 흡입 하 100보, 마스크를 벗겨서 50보씩을 증가시켜가고 각각 1,000보 및 500보에 도달할 때까지 증가시킨다. 트레드밀을 사용하는 경우에는 산소봄베를 고정할 수 있으나, 그렇지 않은 경우에는 치료사가 손수레에 봄베를 싣고 함께 걷거나 휴대용 봄베를 들게 하여 걷거나 어느 것인가의 방법이 사용된다. 환자의 연령, 증상에 따라서 일괄적으로 말할 수 없으나 보통 1일 2회 정도가 적당하다. 이 방법에 의해서 호흡기능상, 보통에서는 운동이 불가능한 환자에게도 운동이 가능해지고 2차적인 폐용증후군의 예방

표 Ⅲ・G・2 호흡재활의 목적, 표적, 방법

목적	표적	방법
① 폐활량 증대	최대날숨 위치 상승 폐흉곽 신장성 증대	들숨근력강화훈련 심호흡훈련 흉곽 ROM훈련 스트레칭
② 기도폐색 개선	기도 내 압력상승 기류속도 저하 분비물 제거	입을 오므려서 하는 호흡 체위배담법
③ 근지구력 개선	날숨근육, 가로막 복근	들숨근육훈련 날숨근육훈련
④ 근육긴장 개선	보조호흡근 전신성 긴장	이완
⑤ 환기패턴 개선	호흡수 감소 1회 환기량 증가	호흡보조수단 복식호흡훈련
⑥ 체력 개선	운동부하능력의 향상 최대산소섭취량 ↑	전신 지구력 훈련
⑦ 활동 확대	ADL	ADL 기술훈련
⑧ QOL 향상	내적 과정	

에도 의미가 있다.

h 일상생활상의 지도, 간호

이해가 가능한 환자에게는 질환에 대한 기초적인 지식을 주는 것이 우선 필요하며 특히 물리치료가 어떠한 의미를 갖고 있는가를 이해시키지 않으면 노인 환자는 주사나 약 등의 이른바 수동적인 치료만을 희망하고 고생스런 훈련을 적극적으로 받아들이려고 하지 않을 것이다. 가족에 대해서도 마찬가지의 지도, 교육을 시행하는 것이 필요하며 특히 퇴원 후나 외래의 경우에는 중요하다. 금연의 의미에 대해서도 설명을 잘하고 못함은 그 실행에 영향을 주는 경우가 많다.

또한 기도 감염에는 특히 주의하고 인플루엔자가 유행할 때 에는 특히 인플루엔자와의 접촉을 피하고 극력 예방하여야 한다. 부득이 감염된 경우에는 항생물질 등을 사용해서 그 진행을 억지하여야 한다. 폐렴을 일으키면 몇 시간의 경과로 중태가 되고 생명을 위협하는 것은 노인에서는 드물지 않다.

차가운 공기는 기관지를 좁게 하여 호흡곤란을 유발하므로 겨울은 실내를 따뜻하게 하고 또한 옥외에서 한기에 노출되는 것을 피한다. 저녁식사는 약간 가볍게 하고 저녁식사 후의 수분섭취도 삼가 충분한 안면을 취하게 하는 것도 야간의 호흡곤란을 예방하는 데에 중요할 것이다.

게다가 재가산소요법이 서서히 보급되기 시작하여 가정 내에서 병원과 마찬가지로 하여 산소를 사용해서 가정생활을 하는 환자도 드물지 않게 되었다. 이러한 환자에게는 체위배액 등 가정에서 할 수 있는 재활을 잘 지도할 필요가 있으며 이러한 것은 거듭 환자의 자유도를 넓히는 것으로 연결된다.

간호에서 주의해야 할 점은 아래와 같다.

① 노인에서 중증인 경우일수록 기도의 확보는 중요하다. 기도유지기(airway)의 사용, 기관 내 튜브 삽입, 기관절개(특히 호흡이 얕고 환기량이 감소하여 있는 경우) 등이 필요하게 된다.

② 분비물의 흡인(체위배액, 두드린 후 흡인)

③ 흡인(aspiration)의 예방 (구강 내를 청결하게 함)

④ 정맥압의 상승(폐성심), 흉강내압의 감소 등이 있으면 일어나 앉은 자세, 반 일어나 앉은 자세 쪽이 바로 누운 자세보다 호흡이 편안하다.

⑤ 과환기증후군은 노인에게는 적지만 신경질적인 사람에게는 관찰되는 일이 있다. 진정제의 투여, 종이봉지 안에의 호흡, CO_2 흡입 등의 이외에 설명이나 암시에 의해서 안심감을 주는 것이 간호에서 필요하다.

⑥ 의식장애, 폐성뇌증 : 노인에서는 특히 CO_2 축적(고탄산혈증, hypercapnia), O_2 결핍(저산소증, hypoxia)의 영향을 받기 쉽고 용이하게 의식장애를 일으킨다. 노인의 호흡기질환에서

는 허파꽈리의 낮은 환기 때문에 CO_2분압이 상승하고 호흡성 아시도시스를 일으키며 CO_2 혼수(narcosis)의 증상을 나타내게 된다. 고농도의 O_2 흡입에 의해서 O_2 부족에만 반응하고 있었던 호흡중추가 작동하지 않게 되어 호흡정지를 일으키는 경우가 있으므로 적절한 O_2 농도를 투여하여야 한다. CO_2혼수의 증상으로서는 불온상태, 두통, 착란, 떨림, 두근거림, 발한, 축동, 유두부종, 혼수 등이 있으므로 중추신경질환이나 순환기질환과 혼동하지 않도록 주의해야 한다. 또한 이들의 증상이 있는 경우에는 O_2분압, CO_2분압, pH의 측정을 바로 시행하여 한다.

호흡재활에서의 심리적 여러 문제

- 호흡곤란감, 호흡의 리듬, 신체기능, 인간행동에 나쁜 영향을 미친다.
- 질환에 의해서도 심리적 변화가 초래된다.
- 폐쇄적이고 신경질적으로 연연하는 상태인지, 개방적이고 합리적인 전개를 진행할 수 있는지를 대략 판단해둔다.

3 호흡장애 환자에 대한 훈련방법

호흡장애 환자에 대한 훈련방법에는 세 가지 방법이 있고 아래에 환자에 대한 설명문을 나타냈다.

a. 입을 오므려서 하는 호흡
b. 복식호흡(가로막호흡)
c. 숨이 찰 때의 호흡방법 : 패닉호흡

※ ※ ※

a 입을 오므려서 하는 호흡

1 입을 오므려서 하는 호흡이란?

폐의 병에 걸린 기도가 폐에 공기를 가두는 원인이 되는 경우가 있습니다.

입을 오므려서 하는 호흡은

① 기도에 예비압력을 발생시켜 숨을 내뱉을 때 기도를 넓게 유지합니다.
② 숨이 찬 것을 편안하게 합니다.
③ 이산화탄소를 제거하고 혈중산소를 증가시킵니다.
④ 피로를 느끼거나 비틀거림을 느끼지 않을 것이지만 이러한 증상이 나타나면 그 이상의 훈련은 의사나 간호사, 훈련사의 지도를 받아주십시오.
당신은 입을 오므려서 하는 호흡을 연습하여 터득해야 합니다. 이 방법은 주의 깊게 연습하지 않으면 간다하게는 할 수 없습니다.

2 입을 오므려서 하는 호흡의 방법(그림 Ⅲ • G • 4)

① 이완 : 코로부터 심호흡이 아니라 평소대로의 호흡을 1회 합니다. 이 때 자기 자신이 "1, 2"라 세어주십시오.
② 이번에는 숨을 내뱉기 쉽도록 입을 느슨하게 한 채로 오므려주십시오. 이것은 "푸~"라는 소리에 가깝다고 생각합니다. 무리하게 공기를 짜내서는 안 됩니다. 자기 자신이 "1, 2, 3, 4"라 세면서 숨을 내뱉습니다.
③ 의식해서 숨을 들이마실 필요를 느낄 때까지 자연스럽게 숨을 들이마시거나 내뱉는 것에 집중하고 있는 편이 간단한 때도 있습니다(이것은 1회 숨을 들이마실 때의 약 2배의 시간을 들입니다). 당신에게 맞는 방법을 택하십시오.
④ 숫자에 집중하는 편이 잘 되는 일이 있습니다. 머릿속에서 세면서 입을 오므려서 하는 호흡을

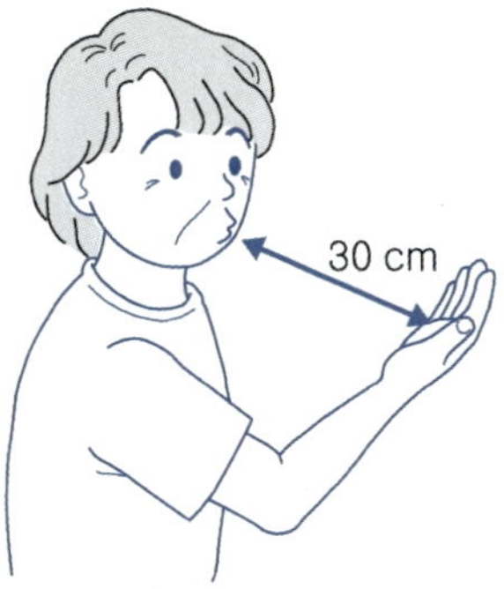

그림 Ⅲ・G・4 입을 오므려서 하는 호흡의 방법

시행하십시오.

3 입을 오므려서 하는 호흡의 연습

입을 오므려서 하는 호흡이 가장 유용한 것은

① 일상의 활동을 하고 있을 때(입을 오므려서 하는 호흡을 우선 시도하십시오)

② 갑자기 숨이 막혔을 때

③ 이완하기 위해

최초의 동안은 입을 오므려서 하는 호흡을 가급적 수많이 숨이 차지 않아도 연습하십시오. 매일 적어도 3회, 누운 자세, 앉은 자세, 선 자세에서 5분씩 연습하십시오. 이것을 2일 정도 계속합니다. 자연스럽게 할 수 있도록 하십시오.

b 복식호흡(가로막호흡)

1 복식호흡이란

조용히 호흡하고 있는 사람을 관찰해보십시오. 갓난아기는 복식호흡을 아직 모르는데도 배를 움푹 들어가게 하여 호흡을 하고 있습니다. 숨을 들이마실 때에 어떻게 배가 부푸는지를 보기 바랍니다. 가로막이 배 쪽으로 내려가고 그만큼 배가 부풉니다. 가슴은 약간밖에 움직이지 않습니다. 숨을 내뱉으면 배는 움푹 들어갑니다. 가로막은 이완하고 돔형의 휴식상태가 됩니다.

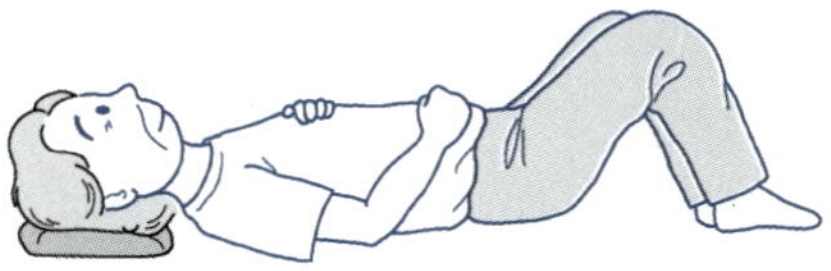

그림 Ⅲ・G・5 복식호흡의 연습 (누운 자세)

2 복식호흡의 연습 (그림 Ⅲ・G・5)

가로막을 의식적으로 조절할 수는 없습니다. 숨을 들이마실 때 가로막은 아래로 내려가고 숨을 내뱉을 때 가로막은 이완하여 위로 되돌아갑니다.

배와 가슴을 긴장시키면 가로막의 움직임을 억제할 수 있습니다. 가로막의 움직임이 억제되면 숨이 차오르게 됩니다. 한창 운동을 하고 있을 때에도 숨이 찰 때도 바른 호흡을 학습할 수 있으므로 생활의 온갖 장면에 도입합시다.

우선 1일 3회 이 운동을 연습하십시오. 아침에 일어났을 때 몇 분간 누운 채로 복식호흡을 하십시오. 자동차에서 누군가를 기다리고 있을 때 등에도 복식호흡을 도입합시다.

연습하면 할수록 숙달됩니다. 복식호흡은 당신의 호흡을 더 편안하게 합니다. 따라서 체념하지 말고 힘내서 합시다! 시작하기 전에 허리띠를 느슨하게 하거나 편안한 옷으로 갈아입읍시다. 꽉 조이는 허리띠나 팬티스타킹, 특히 거들을 착용하고 있으면 가로막이 잘 움직이지 않습니다.

3 복식호흡의 방법

① 앉으십시오. 가슴에 한손을 가볍게 대십시오. 이 손은 호흡을 할 때 거의 움직이지 않을 것입니다.

② 또 한쪽의 손은 배 부위의 갈비뼈의 바로 아래에

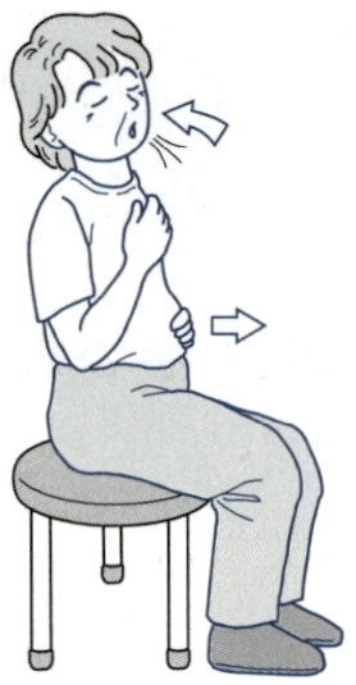

그림 Ⅲ・G・6
복식호흡(들숨)

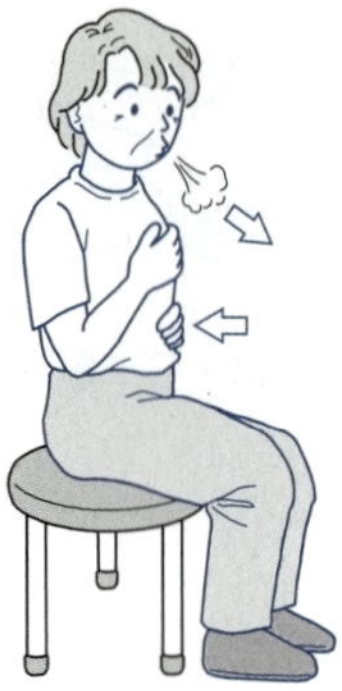

그림 Ⅲ・G・7
복식호흡(날숨)

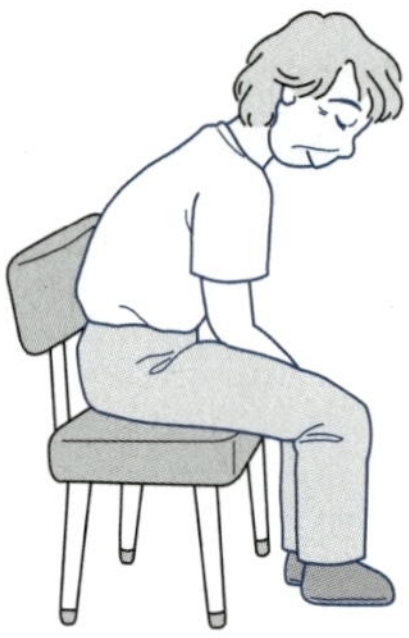

그림 Ⅲ・G・8
상반신을 앞으로 구부린 자세에 의한 숨이 찬 것에 대한 대응

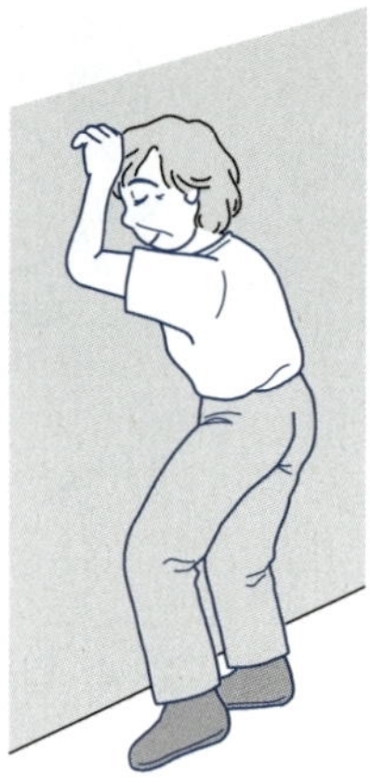

그림 Ⅲ・G・9
기대는 것에 의한 숨인 찬 것에 대한 대응

대십시오.

③ 배는 편안하게 하십시오.

④ 숨을 들이마시고 배가 부풀어 오르는 것을 확인하십시오(그림 Ⅲ・G・6). 배속의 풍선을 가뜩 팽창시키는 느낌을 상상하십시오. 무리하게 배를 안쪽이나 가쪽으로 움직이려고 하면 안 됩니다. 더 열심히 호흡을 하지 않으면 안 되게 됩니다.

⑤ 숨을 내뱉고 배가 쑥 들어가는 것을 확인하십시오(그림 Ⅲ・G・7). 풍선이 오그라드는 것을 상상하십시오. 이것을 5분간 반복하십시오.

⑥ 일어서서 같은 운동을 5분간 반복하십시오.

⑦ 누워서 마찬가지로 5분간 반복하십시오. 지치거나 숨이 차오르면 배를 움직이는 방법이 지나치게 고된 것일 겁니다. 배를 이완시켜서 가로막이 움직일 수 있도록 해줍시다.

4 복식호흡의 요령

복식호흡을 5분간 계속한 후에 피로를 느끼면 배를 무리하게 움직이려고 하고 있는 것일 것입니다. 배를 이완시키는 것이 열쇠라는 것을 알 것입니다. 가슴과 배의 근육이 긴장하여 있으면 폐의 움직임을 방해합니다.

이완하여 가로막이 자유로이 움직이도록 해줍시다. 복식호흡은 자연스런 것입니다. 긴장하면 그 자연스런 움직임을 제한하므로 이것에 거스르게 됩니다. 조용히 잠을 자고 있을 때는 복식호흡을 하고 있는 것입니다.

이 운동의 목적은 당신에게 올바른 호흡법을 알게 하는 것입니다. 장래에 숨이 차오를 때에도 입을 오므려서 하는 호흡과 복식호흡을 사용함으로써 숨이 차오르는 강도나 지속시간을 경감할 수 있을 것입니다.

C 패닉호흡

1 패닉호흡이란

급격하게 숨이 차올랐을 때에 호흡패턴을 조절할 수 있어야 합니다. 패닉 때에 입을 오므려서 하는 호흡과 복식호흡을 동시에 할 수 있게 되면 이것을 패닉호흡이라 합니다. 이들의 호흡법에 숙달하면 할수록 정말 필요할 때에 도움이 됩니다.

a. 심하게 숨이 차올랐을 때

1) 이완합시다!

앉아서 팔로 몸을 지지하면서 상반신을 앞으로 구부린 자세로 하십시오(그림 Ⅲ • G • 8).

젖히거나 눕거나 하면 가슴의 움직임을 제한합니다.

2) 앉을 장소가 없다면…

무언가에 기대십시오(그림 Ⅲ • G • 9).

머리 앞에서 팔짱을 끼면 조금 편안할 것입니다. 배, 가슴이나 턱의 근육을 가급적 편안하게 하십시오. 이들의 근육에 손을 대고 이완하도록 알아듣도록 말합시다.

2 패닉호흡(호흡이 곤란할 때의 호흡)

- 눈을 감으십시오.
- 코나 입으로부터 힘껏 들이마십시오. 코로 호흡할 수 있을 때까지는 입으로 숨을 쉬면 좋을 것입니다.
- 입으로부터 숨을 뱉으십시오. 필요한 만큼 숨을 들이마십시오. 편안하게 호흡할 수 있게 될 때가지는 숨을 뱉는 시간을 서서히 길게 합니다. 이것에는 15분이나 걸립니다. 그러나 이 방법을 중단하지 마십시오. 그렇지 않으면 더 오랜 시간 숨이 찬 것을 느끼면서 앉아 기다리고 있을 뿐인 것이 되기 때문이죠….
- 복용해야 할 약은 확실하게 복용하십시오.

3 가볍게 숨이 차오르면

경증에서 중등도로 숨이 차오르는 것은 폐에는 해가 없습니다. 물론 조금도 편안하게 되지 않고 응급처치가 필요하다고 느꼈을 때는 응급용 번호로 전화를 하십시오. 패닉호흡을 계속하면서 주소를 알릴 때까지 전화를 끊지 마십시오.

d 이완

1 이완을 하기 위한 요령

a. 이완기법

이 기법은 근육을 최대한으로 수축시키면 그 근육을 최대한으로 이완시킬 수 있다는 원리를 사용합니다. 이 기법에 의해서 불안이나 긴장을 완화할 수 있습니다.

호흡기계는 스트레스의 영향을 받기 쉬운 시스템입니다. 납득이 가지 않는 것 등을 하지 않으면 안 되면 숨이 차오르거나 씩씩거리거나 지쳐버리거나 하는 경우가 있습니다.

긴장한 근육은 보다 많은 산소를 사용해버린다는 것을 잊지 마십시오. 다음에 나타내는 간단한 체조에 의해서 이완합시다.

1) 1단계

머리를 붙일 수 있는 높은 등받이가 붙은 느긋하게 있을 수 있는 의자에 앉으십시오. 코로부터 천천히 깊고 길게 숨을 들이마시면서 1 … 2 … 라 세십시오. 입을 오므려서 천천히 마음속으로 4까지 세면서 숨을 내뱉어 이완하십시오.

2) 2단계

얼굴과 입의 근육에 힘을 주어 긴장시키고 힘을 빼십시오. 코로부터 천천히 깊고 길게 숨을 들이마시면서 1 … 2 … 라 세십시오. 입을 오므려서 천천히 마음속으로 4까지 세면서 숨을 내뱉어 이완하십시오.

3) 3단계

양손에 주먹을 쥐고 팔꿈치를 굽히고 팔을 가슴에 붙여서 어깨에 힘을 주어 어깨의 근육을 긴장시키십시오.

팔을 앞으로 뻗고 주먹을 펼쳐 손가락을 펴고 … 힘

을 확 빼고 의자의 팔걸이에 팔을 떨어뜨리십시오. 코로부터 천천히 깊고 길게 숨을 들이마시면서 1…2…라 세십시오. 입을 오므려서 천천히 마음속으로 4까지 세면서 숨을 내뱉어 이완하십시오.

4) 4단계

발을 앞으로 뻗혀서 발끝을 위로 올리십시오(한발씩 하는 편이 좋은 사람도 있을 것입니다). 발을 바닥에 되돌려서 힘을 빼십시오. 코로부터 천천히 깊고 길게 숨을 들이마시면서 1…2…라 세십시오. 입을 오므려서 천천히 마음속으로 4까지 세면서 숨을 내뱉어 이완하십시오.

5) 5단계

다음으로 아직 힘이 들어가 있는 근육의 힘을 천천히 빼십시오. 코로부터 천천히 깊고 길게 숨을 들이마시면서 1 … 2 … 라 세십시오. 입을 오므려서 천천히 마음속으로 4까지 세면서 숨을 내뱉어 이완하십시오.

2 흉곽의 유연성을 높이는 운동

① 몸의 옆쪽굽힘(그림 Ⅲ • G • 10)
② 몸의 회전(그림 Ⅲ • G • 11)

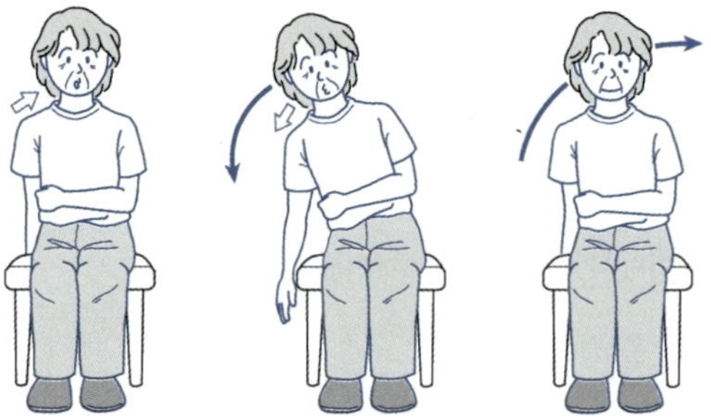

그림 Ⅲ • G • 10 몸의 옆쪽굽힘

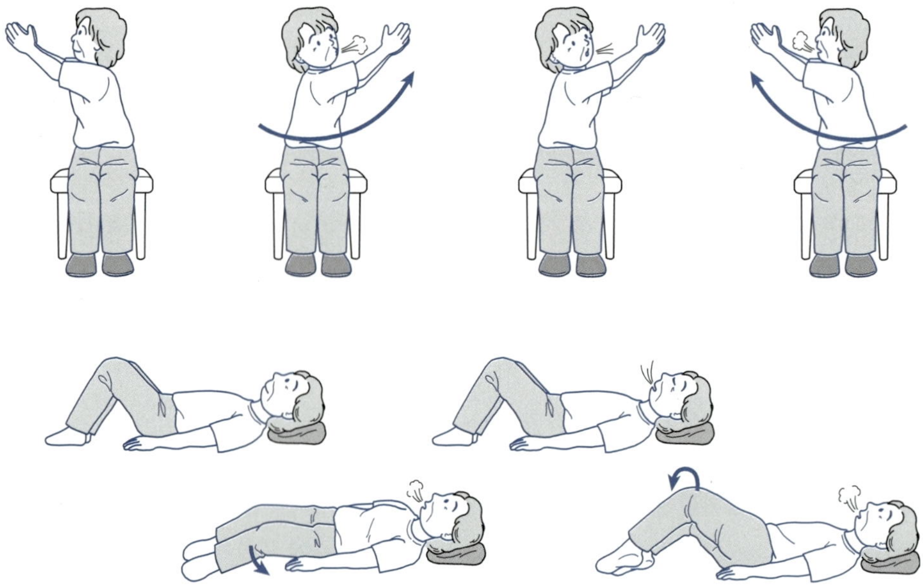

그림 Ⅲ • G • 11 몸의 회전

e 체력의 유지

① 체력을 효과적으로 사용하자
② 도움이 되는 힌트(hint)집
③ 기분전환을 하자
④ 몸을 움직일 때의 호흡의 연구

1 체력의 유지란

체력을 소모하지 않고 일일의 생활을 영위하는 방법을 습득하려면 훈련과 연구가 필요합니다. 이것은 생활습관을 완전히 바꿔버린다는 것이 아니라 체력을 유지하기 위해 가장 간단한 방법을 습득하거나 연구하는 것입니다.

체력의 유지란 "게으름 피다"라는 것은 아닙니다. 이것은 체력을 효과적으로 사용하는 것을 의미합니다. 처방대로 산소를 사용하면 체력이 더 따라올 겁니다. 입을 오므려서 하는 호흡이나 복식호흡을 합시다. 동작이 편안해지는 도구를 가급적 사용하십시오.

2 우선순위를 매기자

가장 체력이 있는 시간대에 가장 중요한 활동 또는 체력이 필요한 활동을 계획합시다. 사람에 따라서 오후에 체력이 있는 사람, 또는 오전에 체력이 있는 사람이 있습니다. 유연하게 행동합시다.

그날의 몸의 상태에 따라서 필요하지 않은 용무는 생략하는 것이 좋을 것입니다. 날씨처럼 바꿀 수 없는 것은 걱정을 하지 않는 것입니다. 지붕이 있는 쇼핑센터에서도 일과인 산보는 할 수 있을 것입니다.

3 자기의 페이스대로 하자

휴식도 예정에 편입합시다. 일의 예정을 짜는 것처럼 앉아서 느긋하게 지내는 시간도 설정합시다. 자기본위로 생각하여 이 시간을 자기를 위해 사용합시다. 작업을 구분하여 사이에 휴식을 취합시다. 긴장하면서 일을 하면 가장 체력을 더 소모합니다.

4 심신을 편안하게 하여 시행하자

가급적 앉은 자세에서 일을 처리하십시오. 운반하거나 들어 올리는 것이 아니라 밀거나 미끄러지게 하여 물건을 움직이는 것도 하나의 요령입니다.

5 계획을 세우자

필요하지 않은 이동은 생략합시다. 접시는 포개서 정돈합니다. 가장 짧은 지름길을 찾아냅니다. 같은 장소를 몇 번이나 왕래하는 것을 피합시다. 신체장애인용 주차장 사용의 자격을 받을 수 있을지도 모릅니다. 의사에게 상담하십시오. 의사의 진료나 쇼핑에는 복지센터 등의 이용도 생각할 수 있습니다. 행정기관의 복지과에 문의하기 바랍니다.

6 신체역학을 효과적으로 사용하자

바른 동작에 의해서 시간과 호흡을 절약하고 통증을 피할 수 있습니다. 신체역학(body mechanics)이란 신체에 쓸데없는 부담을 가하지 않도록 자세나 신체를 움직이는 방법을 연구하는 것을 의미합니다.

숨을 멈추고 힘을 줄 필요가 있는 것 같은 무거운 물건을 들어 올리거나 밀거나 운반하는 것은 피하십시오. 누군가에게 거들어달라고 하십시오. 갑자기 움직이거나 서두르는 것이 아니라 동작은 원활하게 천천히 침착하게 시행합니다. 어떠한 작업을 할 때는 조금 숨이 찬 것은 보통이지만 과로는 피합시다.

7 웅크리다, 들어 올리다, 밀거나 당기다

우선 숨을 들이마십니다. 숨을 내뱉으면서 등을 똑바로 한 채로 무릎을 굽힙니다. 숨을 들이마십니다. 물건을 집어 올립니다. 동작을 하면서(웅크리다, 들어 올리다, 밀다 또는 당기다) 숨을 내뱉습니다. 가급적 움직이는 물건을 신체 가까이에 놓습니다.

8 의자로부터의 일어서기

숨을 내뱉으면서 의자에서부터 일어서고 또한 앉을 때에 숨을 내뱉으면서 천천히 앉읍시다(그림 Ⅲ • G • 12).

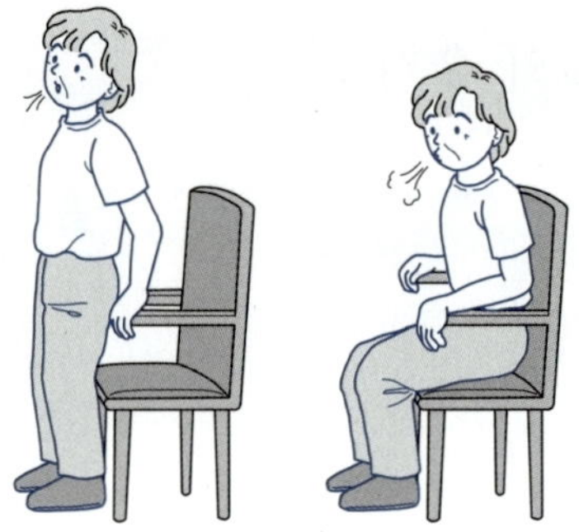

그림 Ⅲ • G • 12 의자로부터의 일어서기

9 물건 옮기기

입을 오므려서 하는 호흡을 하면서 물건을 운반합니다. 손에 든 물건은 몸으로 끌어당겨서 운반하면 편안해집니다. 짐을 팔에 들고 걸을 때는 몸의 뒤쪽에 중력중심을 가합니다. 어깨를 편안하게 합니다(어깨가 내려가도록).

10 몸을 앞으로 굽히다

입을 오므려서 하는 호흡으로 숨을 내뱉으면서 몸을 굽힙니다. 몸을 굽히고 있는 동안은 입을 오므려서 하는 호흡을 계속합니다(그림 Ⅲ • G • 13).

11 보행(지금부터라도 운동능력을 개선할 수 있다)

① 편안한 보행용 신발을 신으십시오.
② 산보 15분 전에 기관지확장제를 흡입하십시오.
③ 1일에 2회 산보를 합시다. 천천히 걸읍시다. 중요한 것은 얼마만큼 오랜 시간 걸을 수 있는가이고 속도나 거리가 아닙니다. 1~2분부터 시작하여 매일 1~2분식 늘려가고 수 주일에서부터 수개월간에 30분을 1일 2회나 1시간의 산보로 늘려갑시다.
④ 선선한 아침과 저녁에 평탄한 곳을 걸읍시다. 만일 비가 오면 실내용 자전거를 타거나 쇼핑센터에 산보를 갑시다.
⑤ 가볍게 또는 적당히 숨이 찬 것은 해가 되지 않는다는 것을 기억해둡시다.
⑥ 입을 오므려서 하는 호흡을 합시다. 장기간의 관리 프로그램으로서 1주일간 3~4회, 1시간의 산보를 하루걸러 시행하거나 1주일에 4회, 1일 30분의 산보 등을 계획하면 좋을지도 모릅니다(그림 Ⅲ • G • 14).

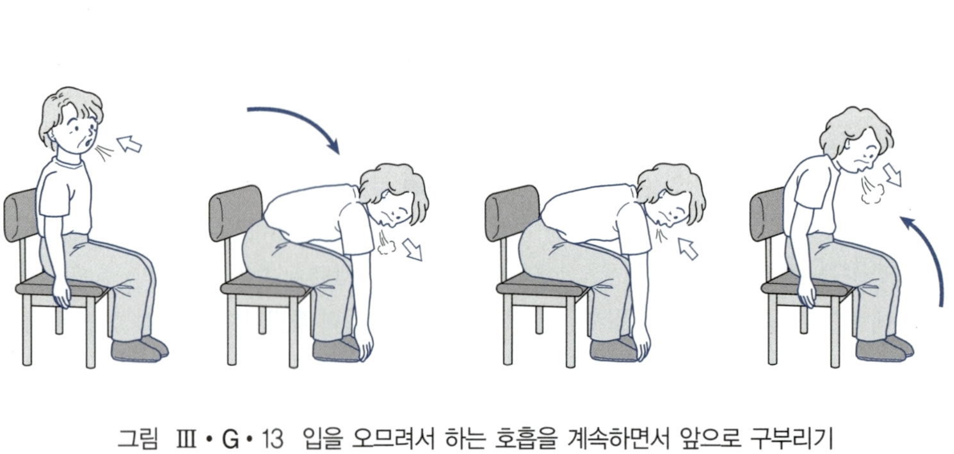

그림 Ⅲ • G • 13 입을 오므려서 하는 호흡을 계속하면서 앞으로 구부리기

12 걷고 있는 도중에 숨이 차오르면…

① 보조(pace)를 늦춥시다.

② 멈추어 서지 않으면 안될 만큼 숨이 심하게 차오르면 벽이나 나무에 기대거나, 양손을 넓적다리나 허리에 놓고 조금 앞으로 구부려 앉습니다. 그리고 패닉호흡을 하십시오. 호흡이 빨라져 있으면 서서히 숨을 내뱉는 시간을 연장합니다. 가로막의 움직임을 방해하지 않도록 배의 허리띠를 느슨하게 하여 편안하게 합시다.

13 계단을 오르는 방법(그림 Ⅲ • G • 15)

14 샤워나 목욕

① 안정된 의자에 걸터앉아 샤워나 목욕을 하십시오. 입을 오므려서 하는 호흡을 시행하시시오.

② 여분의 습기가 빠지도록 문이나 창을 약간 열어둡시다. 또는 탕의 온도를 내립시다.

③ 미끄러지지 않도록 욕실용 매트를 깝시다.

④ 이빨을 닦을 때나 머리를 빗을 때, 면도를 할 때 등은 높은 의자에 걸터앉읍시다. 전기면도기를 사용합시다.

⑤ 걸을 때에 산소처방이 되어 있는 경우는 목욕할 때에도 사용하십시오. 입으로 호흡을 해도 괜찮습니다. 캐뉼라(cannula)로부터 산소를 뽑을

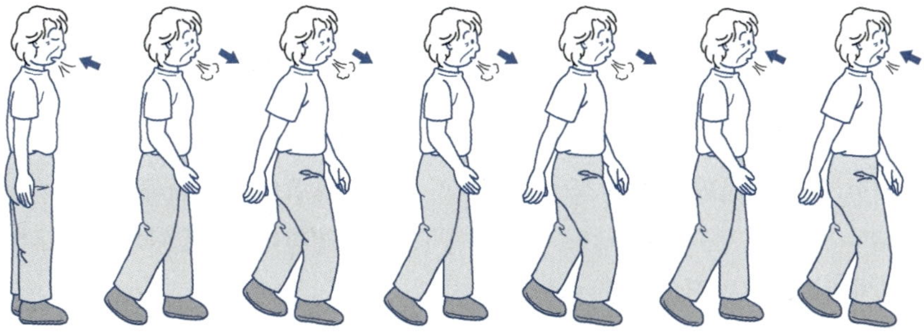

그림 Ⅲ • G • 14 보행 시의 입을 오므려서 하는 호흡

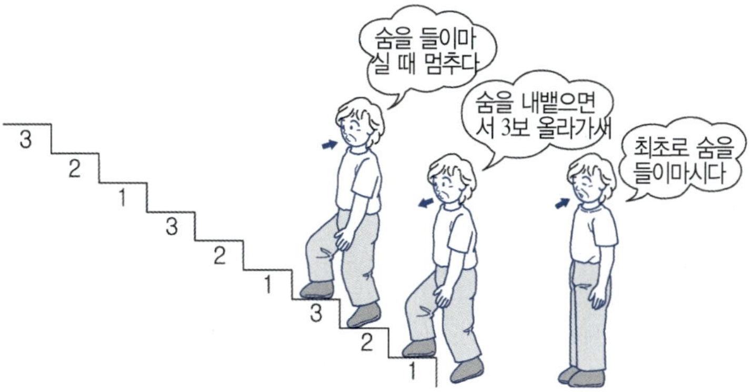
숨을 들이마
실 때 멈추다
숨을 내뱉으면
서 3보 올라가새
최초로 숨을
들이마시다
3
2
1
3
2
1
3
2
1

그림 Ⅲ • G • 15 계단을 오르는 방법과 호흡방법

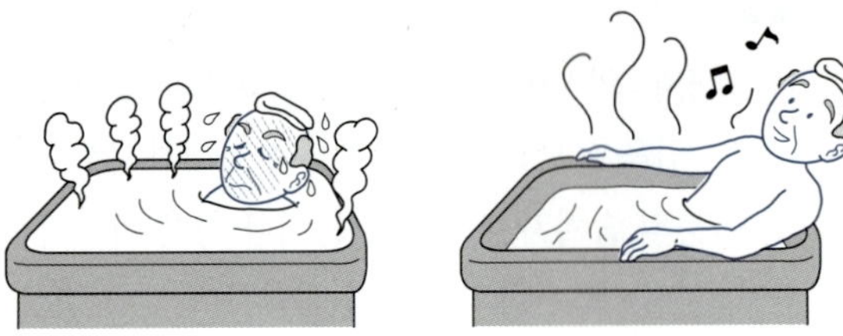

그림 Ⅲ・G・16 상반신을 내민 욕조에 들어가는 방법

수 있습니다. 캐뉼라에 물이 들어가도 건조되지만 그렇지 않으면 교체하십시오.

⑥ 욕조에 몸 전체를 잠기지 않고 상반신을 내놓고 잠깁시다. 상반신은 따뜻한 물을 끼얹는 것으로 끝내도록 합시다(그림 Ⅲ・G・16).

⑦ 머리를 감을 때는(숨이 막히는 느낌이 들면) 물이 얼굴에 끼얹어지지 않도록 샴푸용 모자를 씁시다. 린스가 필요 없는 샴푸를 이용하십시오.

⑧ 자루가 긴 브러시로 등이나 발을 씻읍시다(그림 Ⅲ・G・17).

⑨ 자유로이 움직일 수 있는 샤워 호스를 설치하는 것도 좋겠지요.

욕탕에서 나오면 가벼운 타월용 천으로 만든 목욕가운(bathrobe)을 걸치고 몸을 말리면 좋을 것입니다.

15 침실의 청소

① 먼지나 진드기가 붙지 않도록 매트리스에 비닐 커버를 사용합니다. 진드기방지 가공을 한 이불도 효과적입니다.

② 오리털이불이나 베개로 증상이 악화될 것 같으면 사용을 피합시다.

③ 먼지가 가득 찬 환경에서 호흡이 악화하는 것 같은 느낌이 들면 매주 카펫을 떼어 내어 먼지를 텁시다.

④ 침대커버는 매일아침 시간이 걸리므로 떼어냅

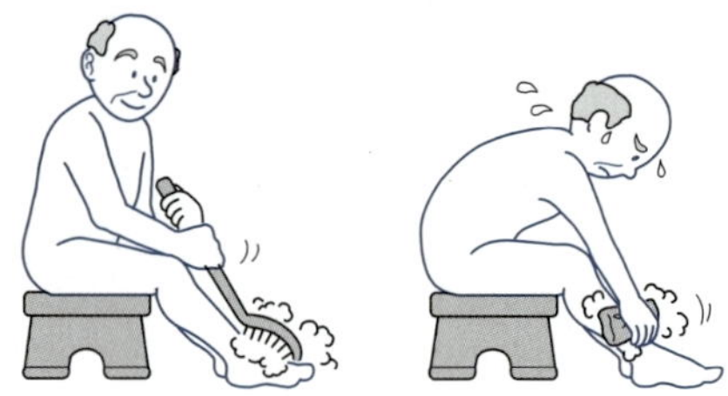

그림 Ⅲ・G・17 자루가 긴 브러시를 사용한 씻는 동작

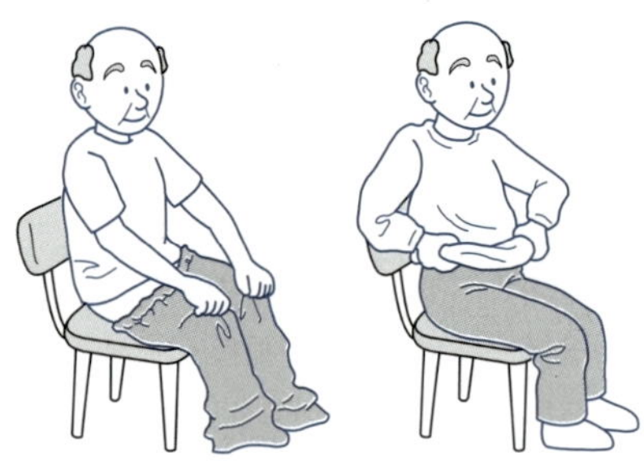

그림 Ⅲ・G・18 의자를 사용한 옷의 갈아입기

시다. 일어났을 때, 침대에 누운 채로 목까지 이불을 올리고 침대에서부터 몸을 미끄러뜨려 나오면 침대는 깨끗이 사용할 수 있습니다.

16 옷을 갈아입기(그림 Ⅲ・G・18)

① 의자에 걸터앉아 옷을 갈아입읍시다.

② 아래로 구부리는 횟수를 적게 하기 위해 앉아서 다리를 꼰 채로 양말, 속옷, 바지, 신발을 신읍시다.

③ 바지 안에 속옷을 넣고 동시에 입읍시다. 무릎까지 올리면 일어서서 허리까지 올리고 멈춥니다.

④ 허리띠로 호흡이나 몸의 굽힘이 방해될 것 같으면 바지를 매다는 식으로 하여 사용합시다.

※ ※ ※

H 생활습관병의 재활

1 생활습관병 (표 Ⅲ・H・1)

식사습관, 운동습관, 휴양, 흡연, 음주 등 생활습관이 주된 발병・진행요인이라 생각되고 있는 질환의 총칭이다. 생활습관병의 발생요인은 나이가 드는 것이나 유전인자의 내적 인자, 스트레스나 유해물질 등의 외적 인자, 그리고 식생활, 운동습관, 흡연, 음주 등의 생활인자가 복잡하게 관여하고 있다.

주된 질환은 당뇨병(2형 당뇨병), 고혈압, 고지혈증, 비만증 등이다. 기타, 고요산혈증이나 동맥경화증, 뇌졸중, 심장병(협심증, 심근경색), 만성기관지염, 폐기종, 대장암, 알코올성 간장애, 치주염, 골다공증 등이 있다.

2 대사이상증후군 (표 Ⅲ・H・2) (metabolic syndrome)

대사이상증후군이란 고지혈증, 고혈압, 비만, 당뇨병 중 세 가지(경우에 따라서는 두 가지)이상에 해당하는 경우를 말하고 복수의 위험인자가 겹쳐 동맥경화질환, 관상동맥질환의 발병률이 높아진다고 한다.

표 Ⅲ・H・1 생활습관병에 관계되는 생활습관

식사습관	과식이나 고지방식, 고염분식, 편식, 야채부족 등
운동습관	운동부족 등
휴양	과도한 스트레스, 과로, 수면부족, 불규칙한 생활 등
음주	대량의 알코올 섭취
흡연	담배 전반

표 Ⅲ・H・2 대사이상증후군의 진단기준(일본, 2005.4)

1. 허리둘레
   남성 85㎝ 이상, 여성 90㎝ 이상
   이들의 수치는 CT 스캔으로도 내장지방면적 100㎠에 상당한다.
2. 1에 더하여 아래의 것 중 2항목 이상의 위험성을 가지는 경우를 대사이상증후군이라 진단한다.
   1) 리포단백 이상
      A) 고중성지방(TG)혈증(150㎎/dℓ 이상)
      B) 저HDL 콜레스테롤혈증(40㎎/dℓ 미만)
   2) 혈압의 높은 수치
      A) 수축기혈압(130mmHg 이상)
      B) 확장기혈압(83mmHg 이상)의 어느 것인가, 또는 양쪽
   3) 고혈당
      A) 공복시 혈당(110㎎/dℓ 이상)

3 당뇨병의 재활

인슐린분비 부족이나 인슐린작용 부족을 원인으로 하는 지속적인 고혈당에 의해서 때로는 목마름・다음・다뇨 등의 증상을 수반하여 발병하지만 많은 경

표 Ⅲ • H • 3 당뇨병성망막증에 의한 망막소견의 변화

분류	망막혈관증	망막소견
단순성 망막증	혈관확장 ↓ 모세혈관류 ↓ 혈관벽 취약화 ↓ 투과성 항진	모세혈관류 점모양, 얼룩모양 경성백반 망막부종
전증식성 만막증	↓ 혈관바닥 폐색 ↓	면화모양백반(연성백반) 선상출혈 망막 내 모세혈관 이상 고도의 정맥변화
증식성망막증	혈관신생 ↓ 유리체(초자체) 박리 ↓ 유리체 출혈 망막박리	면화모양백반(연성백반) 선상출혈 망막 내 모세혈관 이상 고도의 정맥변화

우는 증상은 가볍고 무증상이기 때문에 건강진단 등에서 발견되는 경우도 적지 않다. 당뇨병은 인슐린주사를 필요로 하는 1형 당뇨병(insulin dependent diabetes mellitus : IDDM)과 치료에는 반드시 인슐린을 필요로 하지 않는 2형 당뇨병(인슐린 비의존형 당뇨병, non-insulin dependent diabetes mellitus : NIDDM)으로 나뉜다.

당뇨병은 전신질환이며 망막, 콩팥, 신경에 합병장애가 출현하기 쉬우며 10년 이상의 장기 이환환자에게 그 빈도가 많아지고 실명이나 신부전, 뇌혈관장애, 동맥경화성폐색증 등의 중대한 장애를 초래하는 일이 있다.

a 당뇨병의 조절

혈당치는 당뇨병 조절의 지표로서 중요하며 공복시 혈당이나 식후 2시간의 혈당치 등으로 평가하는 경우가 많다. 또한 기타의 지표로서 헤모글로빈 A_{1c}나 프락토사민(fructosamine), 1.5-AG 등이 사용된다. 조절기준을 다음에 나타낸다.

표 Ⅲ • H • 4 당뇨병성신증의 병기분류

	임상적 특징	
병기	요알부민	사구체의 여과율(GFR)
제1기(신증 전기)	정상	정상 때로는 높은 수치
제2기(조기 신증)	미량의 알부민뇨	정상 때로는 높은 수치
제3기 A(현성신증 전기) B(현성신증 후기)	 지속성 단백뇨 지속성 단백뇨	 거의 정상 저하
제4기(신부전기)	지속성 단백뇨	뚜렷한 저하 (혈청크레아티닌 상승)
제5기(투석치료기)	투석치료 중	

당뇨병 조절기준

	<목표치>	<허용치>
공복 시 혈당	70～110㎎/㎗	70～140㎎/㎗
식후 2시간 혈당	～140㎎/㎗	～200㎎/㎗
헤모글로빈 A_{1c}	～7.0%	～7.0%

b 당뇨병의 3대 합병증

3대 합병증의 당뇨병성망막증에 의한 망막소견의 변화를 표 Ⅲ • H • 3에, 신증의 병기분류를 표 Ⅲ • H • 4에, 신부전에 의한 투석의 도입기준을 표 Ⅲ • H • 5에, 신경병의 분류를 표 Ⅲ • H • 6에 나타냈다.

c 당뇨병 재활의 실제

당뇨병환자의 재활은 전신관리와 운동처방에 의해서 시행된다. 실제의 운동처방의 흐름은 운동치료 적

표 Ⅲ • H • 5 만성신부전 투석도입 기준

Ⅰ. 임상증상
① 체액의 괴(전신성 부종, 고도의 저단백혈증, 폐수종)
② 체액이상(관리 불능의 전해질 · 산염기 평형이상)
③ 소화기증상(오심, 구토, 식욕부진, 설사 등)
④ 순환기증상(중증의 고혈압, 심부전, 심외막증)
⑤ 신경증상(중추 · 말초신경장애, 정신장애)
⑥ 혈액이상(고도의 빈혈증상, 출혈경향)
⑦ 시력장애(요독증성망막증, 당뇨병성망막증)
이들의 ①~⑦ 소항목 중 3개 이상의 것을 고도(30점) 2개를 중등도(20점), 1개를 경증(10점)으로 한다.

Ⅱ. 콩팥기능
혈청크레아티닌(mg/dℓ), 크레아티닌클리어런스(mℓ/분)
3~5mg/dℓ 미만(20~30mℓ/분 미만) 10점
5~8mg/dℓ 미만(10~20mℓ/분 미만) 20점
8mg/dℓ 이상 (10mℓ/분 미만) 30점

Ⅲ. 일상생활장애도
요독증상 때문에 기상할 수 없는 것을 고도(30점)
일상생활이 현저하게 제한되는 것을 중등도(20점)
통근, 통학 또는 가정 내 노동이 곤란하게 된 경우를 경증(10점)

Ⅰ + Ⅱ + Ⅲ = 60점 이상을 투석도입으로 한다.
또한 연소자(10세 미만), 고령자(65세 이상) 전신성 혈관합병증이 있는 것은 10점을 가산한다.

(일본 후생성 과학연구 · 신부전의료연구반, 1991)

표 Ⅲ • H • 6 당뇨병성신경증의 분류

Ⅰ. 먼쪽다발성신경장애
① 지각우위형 : 좌우 대칭성으로 팔다리 말단(glove and stocking type), 특히 다리에 일어나기 쉽고 저린 느낌, 작열감, 통증, 지각마비가 관찰되고 통증은 야간에 악화하는 일이 많다.
② 운동우위형 : 팔다리 먼쪽의 근력약화와 근육위축이 인지된다.
③ 지각운동형 : 상기 양자의 혼합형

Ⅱ. 몸쪽 신경장애 : 몸쪽부분 근력약화(넙다리네갈래근 · 볼기근육 · 엉덩허리근 · 넙다리모음근, 넙다리벌림근)

Ⅲ. 자율신경장애 : 기립성저혈압, 당뇨병성신증, 교대성 설사, 신경인성방광, 발기불능

Ⅳ. 단일성 및 다발성 단일신경장애
① 뇌신경형 : 눈돌림신경(동안신경), 갓돌림신경(외전신경), 얼굴신경(안면신경)
② 팔다리 및 몸통신경형 : 자신경(척골신경)장애, 종아리신경(비골신경)장애, 넙다리신경(대퇴신경)장애

(WHO 분류를 변경)

응결정 → 운동부하시험 · 신체조성 계측 · 메디컬 체크 → 운동 프로그램 작성 · 운동실시와 같이 시행된다. 그 효과는 다음과 같은 것이 있으며 적절한 운동처방 하에 시행된다.

당뇨병에서의 운동의 효과

① 혈당강하의 효과
- 운동 시의 에너지원으로서 혈중의 포도당(혈당)을 사용하기 때문에 운동을 하면 혈당이 내려가고 그 효과는 다음날까지 지속한다.
- 운동을 계속함으로써 간장 · 근육 · 지방조직의 인슐린 감수성이 개선되어 인슐린의 양을 절약할 수 있어 췌장의 부담도 경감된다.
- 글리코헤모글로빈(glycohemoglobin)의 저하

② 체중감소의 효과
운동 시의 에너지원으로서 유리지방산도 사용하므로 운동을 계속하면 체중을 줄일 수 있다.
③ 지질대사의 개선효과
운동에 의해서 혈액 중의 중성지방이나 동맥경화의 원인이 되는 LDL 콜레스테롤을 감소시키고 그 대신 동맥경화를 경감과 예방을 하는 HDL 콜레스테롤이 증가하다.
④ 심장이나 폐의 작용을 강화하는 효과
⑤ 경증 · 중등도의 고혈압의 개선
⑥ 에너지 소비의 증가
⑦ 다리의 근력을 강화하여 노화를 예방하는 효과
⑧ 혈액순환 개선효과
⑨ 스트레스 해소 등 기분전환효과
⑩ 체력과 유연성의 향상
⑪ QOL의 향상

표 Ⅲ・H・7 운동처방의 기준

	(회/주)	(분/주)	(분)	(맥박/분)
비활동적	4~6	10~20	40~80	100~120
조금 활동적	4~6	15~30	90~120	100~130
보통	3~5	30~45	120~180	110~140
활동적	3~5	45~60	180~300	120~160
운동선수	5~7	60~120	300~840	140~190

운동치료의 단기 생리학적 효과

① 이용되는 에너지 공급원의 시간경과에 따른 변화
- 운동개시 후의 5~10분간은 근육 내의 글리코겐이 이용된다.
- 이어서 혈중의 포도당이 이용되고 감소한 혈액 중의 포도당은 간장으로부터 공급된다.
- 그 후 운동이 계속되면 지방조직으로부터의 유리지방산이 이용되기 시작한다.
- 지방이 에너지원의 50% 이상이 되는 것은 30분 이상의 운동이 계속된 경우이다.

② 운동과 지방조직
- 운동강도가 최대산소섭취량의 50% 정도까지인 경우는 당질과 지질이 사용되는 방법은 거의 같은 정도이지만 운동강도가 더 증가하면 지질을 이용하는 비율이 저하한다.

③ 인슐린의 양과 운동
- 인슐린 결핍상태(혈당조절 불량)에서 운동하면 인슐린 감소와 글루카곤 증가에 의한 간장에서의 당 생산항진을 초래하여 혈당은 높아진다.

④ 자율신경계의 관여
- 운동강도가 증가하면 교감신경계가 흥분하게 된다.
- 운동강도가 최대산소섭취량의 50%를 초과하는 운동에서는 노르에피네프린의 분비가 증가하고 결과적으로 간장에서의 당 생산을 증가시킨다.

운동치료의 장기 생리학적 효과

인슐린 감수성 개선효과

① 당뇨병에서는 간장 · 근육 · 지방세포 등의 인슐린 감수성의 저하(인슐린 저항성 : 같은 인슐린의 양으로도 그 효과가 내려가는 것)가 있다.

② 계속적인 운동은 이 인슐린의 저항성을 적게 한다 (즉 인슐린 감수성이 개선되고 인슐린 의존성 당뇨병에서는 인슐린 주사의 양이 적어진다).

③ 이 기전은 아래와 같은 것을 생각할 수 있다.
- 근육의 모세혈관 밀도나 근육 혈류량의 증가
- 최대 당 수송담체(GLUT 4)량의 증가
  당 수송담체 GLUT4(glucose transport type 4)는 평소에는 세포 내에 존재하고 있다. 인슐린이 세포표면에 부착하면 세포표면으로 이동하여 혈액 중의 포도당을 세포 내에 거둬드리는 작용을 한다.
- 당뇨병서는 지방조직으로부터 나오는 저해물질이 인슐린으로 GLUT4에의 명령전달경로를 차단하기

표 Ⅲ・H・8 운동교환표[1]

운동의 강도	1단위당의 시간	운동 (에너지 소비량, ㎉/kg/분)	
Ⅰ. 매우 가볍다	30분 정도 계속해서 1단위	산보	0.0464
		탈것(지하철, 버스 선 자세)	0.0375
		취사	0.0481
		가사(세탁 · 청소)	0.0471~0.499
		일반사무	0.0304
		쇼핑	0.0481
		풀 뜯기	0.0552
Ⅱ. 가볍다	20분 정도 계속해서 1단위	보행(70m/분)	0.0623
		목욕	0.0606
		계단(내려가다)	0.0658
		라디오체조	0.0552~0.1083
		자전거(평지)	0.0658
		골프(평균)	0.0835
Ⅲ. 중등도	10분 정도 계속해서 1단위	조깅(가벼운)	0.1384
		계단(올라가다)	0.1349
		자전거(비탈길)	0.1472
		걷는 스키	0.0782~0.1348
		스케이팅	0.1437
		배구	0.1437
		등산	0.1048~0.1508
		테니스(연습)	0.1437
Ⅳ. 강하다	5분 정도 계속해서 1단위	마라톤	0.2959
		줄넘기	0.2667
		농구	0.2588
		수영(평영)	0.1968
		럭비(전위)	0.2234
		검도	0.2125
1단위는 80㎉ 상당			

때문에 GLUT4가 세포표면에 나오는 것이 장애된다.
- 당대사효소(글리코겐 합성효소 · 피루빈산(pyruvic acid) 탈탄산 효소 등)의 활성화

표 Ⅲ • H • 9 운동부하시험 시의 종말점(end point)

자각증상에 의한 종말점	타각증상에 의한 종말점
① 흉통, 흉부압박감, 흉부 불쾌감(급성 심장기능 저하의 징후가 있는 일이 있으며 심전도 상으로 이상이 인지되지 않아도 중지한다) ② 호흡 촉박에 의해서 숨쉬기 힘들 힘든 것이 강화된다. ③ 발의 피로 ④ 이것 이상 계속하면 무언가 일어날 것 같다는 느낌	① 혈압 : 두통, 구역질, 현기증 등을 수반하는 급격하고 현저한 상승, 부하의 증가에 수반하여 20mmHg 이상의 수축기혈압의 저하 ② 심박수 : 연령에 의해서 정해진 최대 심박수(목표 심박수)에의 도달, 부하의 증가에 반하는 급격한 20박/분 이상의 감소 ③ 심전도 : ST의 2㎜이상의 저하, 심실성기외수축의 출현(연속 2발 이상, 파형이 상이한 다원성의 것, 부하를 증가함으로써 1분간에 6발 이상 출현하는 것) 심실성빈박의 출현 심방세동, 상실성빈박의 출현 2도 이상의 방실차단의 출현

또한 구체적인 운동처방과 운동량의 기준으로서 표 Ⅲ • H • 7, 8과 같은 것을 참고로 하면 좋다.

당뇨병환자는 건전한 사람보다도 동맥경화가 진행되어 있거나 근력약화 등이 있기 때문에 위험성 회피의 관점에서 실제로 운동치료를 시행하였을 때의 중지기준으로서 표 Ⅲ • H • 9와 같은 것을 참고로 하면서 신중하게 시행하도록 하면 좋다.

게다가 당뇨병성 3대 합병증이 관찰될 때는 표 Ⅲ • H • 10과 같은 기준이 더 가미된다.

주로 인슐린 감수성의 개선에 의한 훈련효과는 훈련 중단 후 3일 이내에서 저하하고 1주일에서 소실한다. 또한 운동에 의한 대사촉진은 운동근육에 한정된 효과이며 중등도의 운동부하에서 당질과 유리지방산의 양쪽이 이용되지만 운동강도가 강하면 당질만이 이용되어 지방조직의 분해가 시행되지 않으므로 주의를 필요로 한다. 실제로는 산보, 조깅, 자전거, 수영 등의 유산소운동을 50% 최대산소섭취량의 세기(맥박 110/분 정도 : 60~70세)로 10~15분 정도/1회, 주 3회 이상 시행시키도록 지도한다.

게다가 운동처방 작성을 시행할 때의 주의할 점으

표 Ⅲ • H • 10 당뇨병성 3대 합병증과 운동의 적부[1)]

① 망막증 단순성 전증식성 증식성		강한 운동처방은 시행하지 않는다. 안과적 치료를 받아 안정된 상태에서만 보행정도의 운동이 가능 동처방은 시행하지 않는다.
어느 병기도 Valsalva형 운동(숨을 참고 힘을 주는 운동)은 시행하지 않는다.		
② 신증 초기 (잠재) 임상적으로 명백한 시기	GFR의 상승 요중 미량 알부민의 증가 요단백 양성(혈청 Cr 정상) 혈청 Cr 높은 수치	장기적 평가는 없으나 격렬한 운동으로 요단백 양성이 되는 경우 운동은 삼간다. 중등도까지의 운동은 가능 혈청 Cr이 상승하는 경우 운동강도를 약하게 하는 운동처방은 시행하지 않는다.
③ 신경장애 지각장애 자율신경장애	특히 다리에 많다 촉각 · 통각 · 진동각의 저하 기립성저혈압 호흡성부정맥의 소실 안정시 빈맥	발의 과저에 주의 수영, 자전거의 운동이 좋다. 일상생활 이외의 운동처방은 시행하지 않는다.

표 Ⅲ • H • 11 운동처방 작성의 요점

Ⅰ. 개별성	① 연령 · 성별 · 직업 ② 대사이상 · 합병증 ③ 치료내용 ④ 생활 · 운동습관 · 체력수준 등
Ⅱ. 운동지도 내용	① 종류 : 유산소운동이 주체 ② 강도 : 30~70%(VO_{2max}) ③ 지속 : 10~15분/1회 ④ 빈도 : 3회 이상/주
Ⅲ. 운동 프로그램 내용	① 워밍업 ② 주요 운동(보행, 조깅 등) ③ 보조운동 ④ 쿨링다운

로서 아래와 같은 것에 주의하여야 한다.

우선, ① 연령은 35세 이하인가 이상인가로 나누고, ② 35세 이상의 경우는 처음에 심혈관계, 호흡기계, 뼈관절, 신경계 등의 여러 장기계통의 질환의 유무를 조사할 필요가 있다. 게다가 ③ 일상생활에서의 규칙적 운동의 유무, ④ 인슐린 의존형인가 비의존형인가, ⑤ 비만의 유무와 그 정도, ⑥ 각종 지표에 의한 당뇨병의 조절상황, ⑦ 당뇨병성 합병증의 유무와 그 상황 등을 신중하게 진행시켜야 한다.

이상의 것으로부터 운동 프로그램 작성의 요점을 표 Ⅲ • H • 11에 나타냈다.

이들을 기초로 한 구체적인 보행운동의 진행방법으로서 워밍업은 보통보다 조금 빨리 5~10분간 천천히 걷는 것부터 시작하고 보행운동으로서는 빨리 걷고, 15분 후의 맥박(110/분 정도)으로 속도조정을 하면서 30분간 운동한다. 그 후 서서히 감속하면서 5~10분에 걸쳐 쿨링다운을 하고 마지막으로 굽힘과 폄 운동으로 끝낸다.

표 Ⅲ • H • 12 당뇨병환자의 운동개시 전의 주의할 점

운동의 종류	운동강도 및 운동시간의 추정 소비 칼로리의 추정 운동이 평소의 운동과 비교하여 보통의 범위인지 아닌지의 검토 현재의 몸 상태 · 건강상태와 운동이 적합한지 아닌지의 검토
운동개시 전의 혈당조절	100㎎/㎗ 이하 : 운동 전에 스낵 섭취 지시 100~250㎎/㎗ : 운동개시 가능 250㎎/㎗ 이상 : 운동을 연기하여 요케톤을 체크 요케톤 음성 : 운동개시 가능 요케톤 양성 : 인슐린 주사를 시행한 후, 요케톤이 음성으로 될 때까지 운동중지
인슐린	사용하고 있는 인슐린의 종류와 양의 파악 주사시간과 운동개시시간과의 시간차의 검토 주사부위의 선정
식사	운동개시 전의 최후의 식사섭취시간 운동개시 전의 스낵 섭취의 검토 운동 중의 당질공급의 준비 운동 후의 식사섭취량의 검토

d 당뇨병의 운동 시의 안전관리

당뇨병환자는 여러 가지 합병증이나 동맥경화에 의한 변화를 갖는 일이 많으며 운동 중에 당이 지나치게 소비되어 저혈당이 되거나 반대로 강한 운동부하에 의한고혈당을 초래하거나 인슐린 부족상태에서 고혈당과 케토시스를 일으키거나 하는 경우가 있다. 또한 합병증을 가진 경우는 심혈관계 질환의 악화나 당뇨병성합병증의 악화를 초래하는 일이 있으므로 운동의 실시 중은 상세한 환자관찰에 기초한 리스크 관리가 필요하다고 생각된다.

우선 운동개시 전에 표 Ⅲ • H • 12와 같은 점에 주의해야 한다.

운동할 때에는 그 운동량과 인슐린의 균형에 따라서 저혈당이 되거나 고혈당이 되거나 할 가능성이 있어 그 예방을 하는 것은 관리하는 데에 중요하다.

표 Ⅲ • H • 13 운동에 수반하는 혈당치에 따른 보충식사[2)]

운동	혈당치	보충식사
가벼움 : 보행 자전거 30분 이내	~100 100~180 180~	과일(0.5) + 빵(0.5) + 고기(0.5) 과일(0.5) 또는 빵(0.5) 불필요
중간정도 : 테니스 수영 조깅 60분	~100 100~180 180~240 240~	과일(0.5) + 빵(0.5) + 고기(0.5) 빵(0.5) + 고기(0.5) 과일(0.5) 또는 빵(0.5) 불필요
심함 : 스키 축구120분	그 후 1시간마다	빵(1) + 고기(+) 과일(0.5) 또는 빵(0.5)

표 Ⅲ • H • 14 운동 시의 인슐린의 조절

인슐린 감량	운동강도	운동시간
0 %	가벼움~심함	30분 이내
5	가벼움	30분 이상
10	중간정도	30~60분
20	중간정도	60분 이상
	심함	30~60분
30	심함	60분 이상

당뇨병에서의 운동치료의 금기

1. 절대적 금지기준

① 인슐린 결핍이 현저한 경우(고혈당을 수반하고 요중 케톤체가 양성)

② 합병증을 가진 경우

- 안저 출혈의 위험성을 가진 당뇨병성망막증(증식성 망막증 예)
- 네프로제 유형의 당뇨병성신증이나 신부전
- 중증의 심혈관계 장애(심근경색, 불안정성협심증, TIA 등)
- 급성감염증
- 당뇨병성괴저
- 고도의 당뇨병성자율신경장애

2. 상대적 금지기준

① 자율신경장애가 인지되지 않는 경증의 당뇨병성 말초신경장애를 가지는 증상사례

② 미량의 알부민뇨나 요단백 출몰 증상사례

③ 안저 출혈의 위험성이 없는 단순망막증 사례

주) 안정성을 생각하면 사전에 전문의의 진찰 · 운동의 가부에 대한 의견을 구하고 게다가 운동부하량이나 운동 중의 문제점 파악을 위해 운동부하시험을 시행하는 것이 바람직하다.

당뇨병에서의 운동치료의 주의할 점

1. 저혈당 발작

① 저혈당 때의 증상은 공복감, 식은땀, 현기증, 손의 떨림, 두근거림, 안절부절못하는 느낌, 불안감 등으로 시작하여 더 심해지면 지남력상실, 경련, 최종적으로는 의식장애(저혈당성혼수)가 된다.

② 인슐린을 주사한 부위의 운동은 급속한 인슐린 흡수를 촉진하고 저혈당을 초래하는 일도 있으므로 주의가 필요하다.

③ 운동의 효과가 장기간 계속된다는 것으로부터 운동 종료 후 10수시간 후에 일어나는 저혈당에도 주의가 필요하다.

④ 운동 시에는 저혈당 발작 시의 대응을 위해 반드시 설당 등의 당분을 지참하여 걷도록 지도한다.

2. 저혈당 증상

① 교감신경 자극증상

혈당치가 정상치를 초과하여 급격하게 내려갔을 때에 일어나는 증상 : 발한, 불안, 두근거림, 손가락 떨림, 얼굴이 창백해짐

② 70㎎/㎗ 이하

중추신경계의 에너지 부족

혈당치가 70~50㎎/㎗가 되었을 때에 일어나는 증상 : 두통, 눈이 침침해짐, 공복감, 졸음(선하품)

③ 50㎎/㎗ 이하

의식수준의 저하, 이상행동, 경련 등이 혼재하고 혼수상태가 된다.

표 Ⅲ • H • 15 혈압수준의 진단과 분류(일본고혈압학회)

분류	수축기혈압 (mmHg)	확장기혈압 (mmHg)
최적혈압	< 120	< 80
정상혈압	< 130	< 85
정상 높은 수치 혈압	130~139	85~89
등급 1 고혈압(경증)	140~159	90~99
하위집단 : 경계영역 고혈압	140~149	90~94
등급 2 고혈압(중등증)	160~179	100~109
등급 3 고혈압(중증)	≧180	≧110
수축기고혈압	≧140	< 90

수축기혈압과 확장기혈압이 상이한 분류에 해당하는 경우 보다 높은 쪽의 분류를 채택한다.

운동 시의 저혈당과 고혈당의 예방책

① 운동의 1~3시간 전에 식사를 한다.
② 강한 운동을 장시간 시행할 때는 30분마다 당질을 보충한다.
③ 운동량에 따라서 운동 후 24시간의 식사량을 증가시킨다.
④ 인슐린 주사는 운동개시 1시간 이상 전에 시행한다.
⑤ 주사 직후에 운동을 할 때는 운동에 관계없는 부위에 주사한다.
⑥ 운동 전의 인슐린을 감량한다.
⑦ 인슐린 주사시간을 조절한다.
⑧ 운동 전후에 혈당을 측정한다.
⑨ 혈당 250mg/dℓ 이상이고 요케톤 양성은 운동을 연기한다.
⑩ 증상사례마다의 운동에 대한 혈당반응 특성을 이해한다.

또한 운동시행 중에도 운동량에 따라서 칼로리가 부족한 경우도 있어 보충식사 등으로 보충할 필요가 있다(표 Ⅲ · H · 13). 게다가 인슐린을 사용하고 있는 경우 운동에 의해서 에너지가 효율적으로 소비되고 그 결과 인슐린이 과잉으로 되는 경우도 있어 감량을 할 필요가 있다. 운동 시의 대략의 인슐린의 감량기준을 표 Ⅲ · H · 14에 나타냈다.

표 Ⅲ • H • 16 예후에 영향을 미치는 인자

심혈관질환의 위험인자	Ⅰ 위험 층별화에 이용	수축기혈압과 확장기혈압의 수준(등급 1~3)
		55세를 초과하는 남성
		65세를 초과하는 남성
		흡연
		총콜레스테롤수치 250mg/dℓ 이상
		당뇨병
		심혈관질환 젊은 나이 발병의 가족력
	Ⅱ 예후에 나쁜 영향을 미치는 다른 인자	HDL 콜레스테롤 수치의 저하
		LDL 콜레스테롤 수치의상승
		당뇨병에서의 미량의 알부민뇨
		내당력 이상
		비만
		앉는 경향이 많은 생활습관
		피브리노겐 수치의 상승
		사회경제적으로 고위험군
		인종적으로 고위험군
		지역적으로 고위험군
표적장기 장애	좌심실 비대(심전도, 심초음파 또는 X선 소견)	
	단백뇨, 동시에 또는 혈청크레아티닌 수치의 약간 상승(1.2~2.0mg/dℓ)	
	초음파 또는 방사선의학검사에 의한 죽상동맥경화성플라크(목동맥, 엉덩동맥, 넙다리동맥, 대동맥)의 증거	
	망막동맥의 전체적 또는 부분적인 협착이나 세소화	
순환기관련 합병증	뇌혈관장애	뇌경색
		뇌출혈
		일과성 뇌허혈 발작
	심장질환	심근경색
		협심증
		관상동맥 혈류재건
		울혈성심부전
	콩팥질환	당뇨병성신증
		신부전(혈장크레아티닌 수치>2.0mg/dℓ)
	혈관병	해리성대동맥류
		폐색성동맥경화증
	진행된 고혈압성 망막증	출혈 또는 삼출
		유두부종

표 Ⅲ • H • 17 위험인자와 혈압수치로부터의 예후평가

	혈압수치(mmHg)		
다른 위험인자와 병력	등급 1 : 경증 고혈압(수축기혈압 140~159 또는 확장기혈압 90~99)	등급 2 : 중등증 고혈압(수축기혈압 160~179 또는 확장기혈압 100~109)	등급 3 : 중증 고혈압(수축기혈압 180 이상 또는 확장기혈압 110 이상)
Ⅰ 다른 위험인자 없음	낮은 위험	중등도 위험	높은 위험
Ⅱ 1~2의 위험인자	중등도 위험	중등도 위험	초고 위험
Ⅲ 3개 이상의 위험인자 표적장기장애 또는 당뇨병	높은 위험	높은 위험	초고 위험
Ⅳ 순환기 관련 합병증	초고 위험	초고 위험	초고 위험

4 고혈압환자의 재활

a 고혈압의 진단기준(표 Ⅲ • H • 15)

세계보건기구(WHO)와 국제고혈압학회(ISH)에 의해서 1999년에 새로운 고혈압의 정의가 발표되었다. 고혈압이라 진단하는 혈압치가 낮아지고 치료의 목표혈압도 낮게 설정되어 있다. 대규모 시험의 결과를 존중하고 혈압은 가급적 낮게 억제하는 편이 뇌졸중이나 심근경색 등의 동맥경화성 질환의 예방이나 콩팥장애의 발생을 억제할 수 있다는 설정이다. 2004년의 일본고혈압학회의 진단기준도 대략 마찬가지이다.

이것에 의해서 수축기혈압 130미만, 확장기혈압 85미만으로 유지하는 것이 필요하고 혈압강하제를 복용하고 있지 않은 사람에서 수축기혈압이 140이상, 확장기혈압이 90이상인 경우는 고혈압증이라 진단된다.

b 예후에 영향을 미치는 인자

예후에 영향을 미치는 위험인자로서 표 Ⅲ • H • 16과 같은 것이 있다.

이들 위험인자와 혈압수치로부터 향후 심혈관계의 질환이 발병할 위험성은 표 Ⅲ • H • 17(230페이지)과 같이 생각되고 있으며 그 위험군의 예후는 표 Ⅲ • H • 18에 게재하였다..

c 강압목표치

2004년 일본고혈압학회 지침이 제시하는 강압목표치를 표 Ⅲ • H • 19에 나타냈다.

d 운동치료

운동치료에서의 혈압강하의 기전

혈압은 심박출량(심박수 × 1회 박출량)과 말초혈관 저항에 연관성을 갖는다.

① 이뇨효과

② 교감신경 활동의 억제효과

표 Ⅲ • H • 18 고혈압의 각 위험군의 예후

낮은 위험그룹	다른 위험인자가 없는 55세 이하의 남성 및 65세 이하의 여성이 포함된다. 향후 10년간의 주요 심혈관 사건 발생의 절대 위험은 일반적으로 15%미만이다. 경계영역 고혈압환자에서는 그 위험성은 더욱 낮다.
중등도 위험그룹	이 그룹은 어떤 환자에서는 혈압은 별로 높지 않지만 위험인자를 복수로 가지며, 한편 어떤 환자에서는 혈압은 높지만 위험인자를 갖지 않거나 약간인 경우가 포함된다. 향후 10년간의 주요 심혈관 사건발생의 절대 위험은 일반적으로 15~20%이다. 등급 1(경증) 고혈압에서 위험인자를 하나만 가지는 환자에서는 그 위험성은 약 15%이다.
높은 위험그룹	등급 1이나 2의 고혈압에 속하고 위험인자를 3개 이상 갖거나 당뇨병 또는 표적장기 장애를 가지는 환자가 포함된다. 또한 위험인자를 갖지 않아도 등급 3의(중증) 고혈압에 속하는 환자도 높은 위험그룹으로 한다. 향후 10년간의 주요 심혈관 사건 발생의 절대 위험은 20~30%이다.
초고 위험그룹	위험인자를 1개 이상 가지는 등급 3이나 순환기 관련 합병증을 가지는 모든 환자 그룹은 심혈관 사건의 위험성이 가장 높다. 향후 10년간의 심혈관 사건발생의 절대 위험은 일반적으로 30%이상이다.

표 Ⅲ • H • 19 강압목표 수치

환자배경	수축기혈압 (mmHg)	확장기혈압 (mmHg)
고령자	140 미만	90 미만
젊은 나이 · 중년자	130 미만	85 미만
당뇨병 · 콩팥기능장애 환자	130 미만	80 미만

③ 말초혈관 저항의 저하
④ 혈관확장효과
⑤ 혈액 점조도의 저하
다인자에 의한 혈류동태를 시정하여 혈압강하효과를 초래한다.

중년과 노년 고혈압환자의 운동치료

① 습관적인 유산소운동이 감량뿐만 아니라 심혈관계의 리스크 경감에 효과적이다
② 실제의 운동치료
- 운동양식
  트레드밀, 자전거에르고미터, 보행, 수중운동 등
- 운동강도
  VO_{2max}의 40~60% 강도에 상당하는 낮은 강도의 운동
- 운동시간 : 30~60분간
- 운동빈도 : 주 3회 이상

③ 효과 : 수축기혈압을 10mmHg 저하

고혈압환자의 운동치료의 금기와 운동을 실시함에 있어서의 주의할 점

①운동금기
- 안정 시 혈압 180/110mmHg 이상
- 단백뇨 1g/일 이상이고 경증 이상의 콩팥기능장애가 있는 경우
- 단백뇨 1g/일 미만이고 고도의 콩팥기능장애가 있는 경우

② 운동을 실시함에 있어서의 주의사항
- 정적 요소가 강한 스포츠(등척성 운동)를 시행하지 않는다.
- 근력훈련에서는 숨을 참지 않고 낮은 부하 · 높은 빈도로 시행한다.
- 다이빙은 피한다.
- 혈관확장제는 운동 후 저혈압을 일으키는 일이 있으므로 쿨링다운을 시행할 것.
- β차단제는 지구성 운동능력을 저하시킨다.
- β차단제 복용 중은 심박수의 상승도가 적다.
- 이뇨제는 저칼륨증을 일으키는 일이 있다.
- 사우나 후의 냉수는 금한다.

표 Ⅲ • H • 20 고지혈증의 진단기준(2002년 새로운 가이드라인 : 공복 시 채혈, 혈청지질 수치)

고지혈증의 종류	진단기준
고콜레스테롤혈증	총콜레스테롤 220㎎/㎗ 이상
고LDL콜레스테롤혈증	LDL콜레스테롤 140㎎/㎗ 이상
저HDL콜레스테롤혈증	HDL콜레스테롤 40㎎/㎗ 이하
고트리글리세리드(중성지방)혈증	트리글리세리드(중성지방) 150㎎/㎗ 이상

표 Ⅲ • H • 21 비만도의 판정

BMI	비만도 판정	WHO 기준
18.5미만	저체중	Underweight
18.5~25.0미만	보통체중	Normal range
25.0~30.0미만	비만(1도)	Pre-obese
30.0~35.0미만	비만(2도)	Obese class I
35.0~40.0미만	비만(3도)	Obese class II
40.0이상	비만(4도)	Obese class III

5 고지혈증의 재활

진단기준으로서는 공복 시에 측정한 혈청 총콜레스테롤 수치가 220㎎/㎗ 이상, 혈청 트리글리세리드(중성지방) 수치가 150㎎/㎗ 이상의 어느 것이거나, 또는 쌍방 모두 초과하는 것을 고지혈증이라 한다(표 Ⅲ • H • 20).

고지혈증에서의 운동치료의 효과는 리포단백이나 리파아제를 활성화하여 카이로미크론이나 VLDL의 이화(dissimilation)를 촉진한다. 그것에 의해서 중성지방의 감소나 HDL콜레스테롤의 증가를 초래한다. 그 HDL콜레스테롤은 혈관 벽의 콜레스테롤을 감소시킨다.

6 비만 · 비만증의 운동치료

"비만"은 지방조직이 과잉으로 축적한 상태이며 "비만증"은 비만에 기인 내지는 관련되는 건강장애를 합병하거나 그 합병이 예측되는 경우이고 의학적으로 감량을 필요로 하는 병태를 말하며 질환단위로서 다룬다.

BMI 25이상 중 아래의 어느 것인가를 충족한 것을 비만증이라 한고 있다.

① 비만에 기인 내지는 관련되고 감량을 필요로 하는(감량에 의해서 개선되는, 또는 진전이 방지되는) 건강장애를 가지는 것

② 건강장애를 수반하기 쉬운 고위험 비만(신체 계측의 선별(screening)에 의해서 상반신 비만이 의심되고 복부 CT검사에 의해서 확정 진단이 된 내장지방형 비만)

비만도의 판정은 키(height)당의 BMI[body mass index : 체중(㎏) ÷ 키(m)^2]를 기초로 표 Ⅲ • H • 21과 같이 판정한다.

운동을 실시함에 있어서의 위험관리

① 운동금기
- BMI 30이상에서는 식이요법을 우선한다.

② 운동을 실시함에 있어서의 주의사항
- 중력부하가 적은 수중운동, 능동운동에 의해서 뼈관절의 장애를 방지한다.
- 식이요법을 병용한다.
- 운동은 매일 시행한다.

운동치료의 실제

① 운동강도
- VO_{2max} 60% 이하의 유산소운동
- Borg scale에서 '약간 힘들다'
- 30~60세의 사람에서는 75%HRmax까지

② 1일 소비 에너지의 약 10% 정도(300㎉)의 운동을 당초의 목표로 하고 서서히 운동량을 증가시킨다.
③ 숨을 참지 않는 것 같은 근력훈련(저항운동)을 주 2회 편입한다.
④ 다리관절에 부담을 주지 않는 운동을 선택한다.

7 고요산혈증 · 통풍의 운동치료

a 통풍

고요산혈증에 의한 요산염 침착 때문에 급성관절염 발작(통풍발작), 콩팥장애 등을 초래하는 질환이고 중년과 노년 남성(남성 : 여성 = 약 50 : 1)에 잘 발생한다.

B 통풍발작

주로 발의 작은 관절(엄지발가락의 발허리발가락관절에 잘 발생)에 발적, 열감, 종창을 수반한 격렬한 관절통.

① 발의 1개소의 작은 관절에 급성관절염을 일으킨다.
② 엄지발가락의 발허리발가락관절에 초기발생이 많다.
③ 약간의 발작의 예감은 있다.
④ 갑자기 발병하고 격렬한 통증은 1일 이내에 최고에 도달한다.
⑤ 발적, 열감, 종창을 수반한다.
⑥ 발병 4~5일 후부터 경감하고 2~3주간에서 진정된다.
⑦ 방치하면 반복되고 발작의 간격이 짧아진다.

급격한 운동은 낮은 산소상태를 초래하고 요산의 생성을 촉진하거나 젖산도 증가하며 그것에 의해서 요산의 배설이 억제되고 결과적으로 요산수치가 높아지는 일이 있다. 따라서 격렬한 운동이 아니라 유산소운동을 시행하도록 하면 좋다.

c 운동내용

① 무산소운동은 요산을 생성하고 게다가 혐기성 해당으로 생성되는 젖산은 콩팥에서의 요산 배출을 감소시키는→고요산혈증으로 연결된다.
② 통증환자에서는 AT이하의 유산소운동에서는 요산의 상승은 일어나지 않는다.
③ 가벼운 운동→ 요산 수치 저하.
④ 충분한 수분공급을 한다.
⑤ 운동 후의 알코올 섭취는 금지.

I 요로질환과 재활

1 노인 요로질환의 종류

65세 이상의 고령자의 10~30%에, 입원 고령자의 15~45%에, 중추신경계 질환 환자의 60~80%에 배뇨 곤란, 요폐, 요실금 등의 배뇨장애가 인지되고 재활을 시행하는 데에 문제로 되어있다.

뇌의 기능장애로서의 요실금은 고령자에서는 앞안쪽 이마엽의 배뇨억제계 신경활동의 감소에 의한다는 사고방식이 있으며 알츠하이머병(Alzheimer disease) 등의 치매의 요실금도 이마엽 배뇨중핵의 겉질핵(위이마이랑의 일부, 띠이랑의 일부와 곁중심이랑)으로부터 뇌줄기 배뇨신경핵으로의 억제장애라 생각되고 있다.

노인의 요로질환으로서 흔히 아래와 같은 것에 조우한다.

① 감염 : ⓐ 국부의 불결에 의한 상행성 감염, ⓑ 카테터 사용에 기인한 급성 · 만성 감염, ⓒ 전신적 쇠약과 다른 부위 감염병소로부터의 하행성 감염

② 요로 통과장애 : ⓐ 전립샘비대증, ⓑ 전립샘암

③ 신경인성방광(neurogenic bladder) : ⓐ 뇌혈관장애, 뇌동맥경화증 등에 의한 것, ⓑ 당뇨병에 의한 말초신경장애에 의한 것, ⓒ 종양(척추, 척수), 척수손상

④ 요실금

⑤ 방광종양

이들 중 재활에 관련되는 중요한 사항을 몇 가지 열거해보기로 한다.

2 배뇨기전과 그 신경계

a 배뇨에 관한 신경계

정상적인 배뇨기능은 아래의 요소로 구성된다.

1. 축뇨기
   ① 어느 정도의 요가 방광에 괴면 요의를 느낀다.
   ② 요의가 발생한 다음에 어느 정도 참을 수 있다.
   ③ 충분한 양의 요를 방광에 축적할 수 있다.
   ④ 요실금은 없다.
2. 배출기
   ① 배뇨를 의도하면 언제라도 배뇨할 수 있다.
   ② 배뇨에 있어서 특별한 노력을 필요로 하지 않는다.
   ③ 배뇨 중 오줌줄기를 어느 정도 중단할 수 있다.
   ④ 잔뇨는 없다.

이들은 방광 벽의 배뇨근, 방광삼각부분, 목부위 평활근, 조임근(괄약근) 등의 협동적인 수축으로서 이완이 원활하게 시행되어 비로소 배뇨가 순조롭게

조절되는 것이며 이를 위해서는 대뇌겉질을 비롯하여 대뇌변연계, 뇌줄기, 소뇌, 척수, 말초신경 등 매우 광범위한 신경계가 관여하고 있다.

자율신경계가 주역이지만 바깥조임근(횡문근성바깥괄약근)은 샅근육(회음근)의 마비와 관련되어 몸신경(체성신경)이 지배하고 있다.

b 고위중추

대뇌겉질에서의 배뇨중추는 주로 이마엽에 있다고 일컬어지며 Brodmann 4, 4s, 6, 8, 9가 관계가 깊다고 일컬어지고 있다. 수의성 배뇨중추는 운동영역의 중심곁이랑(paracentral gyrus) 부근에 있다고 생각되고 있으며 이것이 양쪽성으로 상해를 받았을 때에 배뇨장애를 일으키는 것이라 생각되고 있다. 이마엽성 실금이라 불리고 있는 것은 이것에 상당하고 양쪽 이마엽의 동맥경화성 변화, 뇌혈관장애, 퇴행성 변성질환 등일 때에 흔히 조우하는 증상이다.

대뇌변연계에서는 급격한 공포 때에 요실금이 일어나거나 흥분 · 긴장 · 불안 때에 빈뇨를 수반한다는 것으로부터 대뇌변연계와 연관성이 있다는 것을 상상할 수 있다. 예컨대 편도핵(amygdaloid nucleus)의 자극으로 배뇨량 감소, 배뇨근의 긴장이 강화되고 해마의 자극으로 배뇨근의 수축력의 강화가 관찰된다. 또한중격영역(septal area)이나 시상하부(hypothalamus)의 자극으로도 배뇨근의 이완/긴장이 관찰된다. 파킨슨병에 관찰되는 빈뇨 등의 연구로부터 대뇌바닥핵(대뇌기저핵)은 배뇨근을 억제하고 있다고도 생각되고 있다[151].

뇌줄기부위에서는 방광수축중추와 방광이완중추의 두 종류가 있다고 한다. 숨뇌(연수)의 방광수축중추는 숨뇌가쪽핵(연수외측핵)의 일부에 있고 엉치척수(sacral spinal cord)로부터의 구심섬유와 다리 · 중간뇌로부터의 원심섬유를 받아 가쪽그물척수로(외측망상체척수로)에 의해서 엉치척수(연수)로 날길(원심로)을 보내고 있다. 한편, 숨뇌의 방광이완중추는 그물체등쪽안쪽에 있으며 중간뇌의 방광수축에 관련되는 부위로부터 많은 섬유연락을 받고 배쪽그물체척수로를 통해서 엉치척수와 연락하고 있다. 소뇌는 인간에서는 고도의 소뇌증상이 있어도 배뇨장애가 있다는 보고는 발견되지 않는다는 것으로부터 적어도 소뇌는 배뇨기능에 별로 중요한 작용을 하고 있지 않는 것이라 생각된다.

4영역으로부터의 원심성섬유는 가쪽겉질척수로(추체측삭로)의 근방을 지나서 S2~S4의 몸신경운동중추에 도달하고 샅근육 등의 바깥조임근의 수축을 조절하고 있는 것에 반해서 6영역으로부터의 대뇌변연계를 거쳐 피라미드바깥길(추체외로)을 지나 뇌줄기부분에 도달하는 섬유는 수축 또는 이완의 양면성을 갖고 있다.

대뇌겉질 배뇨중추가 상해를 받으면 뇌줄기 배뇨중추의 조절기능의 평형이 상실되고 반사수축의 항진(실금) 또는 이완증상(요폐)이 관찰된다.

c 척수내 배뇨중추

고위중추, 가슴척수(흉수), 허리척수(요수), 엉치척수(천수)와 말초신경 지배의 관계는 그림 Ⅲ•1•1과 같으며 동시에 각 신경과도 반사궁을 형성한다.

외상 등에 의한 척수손상 이외에 척수종양, 척수염, 퇴행성변성질환, 악성종양의 전이 등에 의해서 상해되고 그 상태를 척수방광(cord bladder)이라 한다.

척수배뇨중추보다 상부의 손상(핵상형)과 배뇨중추부의 손상(핵형)에서는 척수방광의 유형은 상이하며 손상이 완전한 경우에는 전자에서는 반사성 방광이 되고 후자에서는 자율성 방광이 된다.

d 말초신경 지배

1 아랫배신경(hypogastric nerve)

아래가슴 및 허리교감신경줄기로부터 나와 주로 방광벽의 β수용체에 분포하고 방광벽의 이완, 폄(신전)을 초래하며 또한 방광 삼각부분이나 목부분, 요도에 집중하여 있는 α수용체에도 도달하여 방광 목부분, 요도의 평활근을 수축시킨다.

2 골반신경(pelvic nerve)

부교감신경이고 하부허리신경, 엉치신경에서 시작하고 있다. 방광척수반사의 주역을 이루는 것이고 게다가 방광지각, 혈관운동에도 관여한다.

방광벽에 널리 분포하는 무스카린 수용체(muscarine receptor)를 지배하고 배뇨근의 수축을 촉진한다.

3 음부신경(pudendal nerve)

일부 자율신경을 포함하는 몸신경(somatic nerve)이다. 허리엉치척수에서 시작한다는 점은 골반신경과 마찬가지이고 허리엉치신경얼기로부터 음부신경얼기를 거쳐 요도, 요도주위근, 골반바닥근 등에 분포한다. 요도박조임근을 지배하고 있다는 것은 중요하며 배뇨기전 중에서 유일한 수의성 수축이 가능한 부위이다(조임근을 여는 것은 수의적으로는 할 수 없다). 엉치척수의 핵은 제2엉치척수의 앞뿔에 있는 Onuf핵이 알려져 있고 근육위축가쪽경화증(근위축성측삭경화증)에서 다른 앞뿔이 위축하여도 예외적으로 유지된다는 것이 주목받고 있다.

이상의 말초신경성의 장애(핵하형)는 노인에서는 자궁암, 직장암 등의 근치수술 후에 관찰되는 경우가 많다.

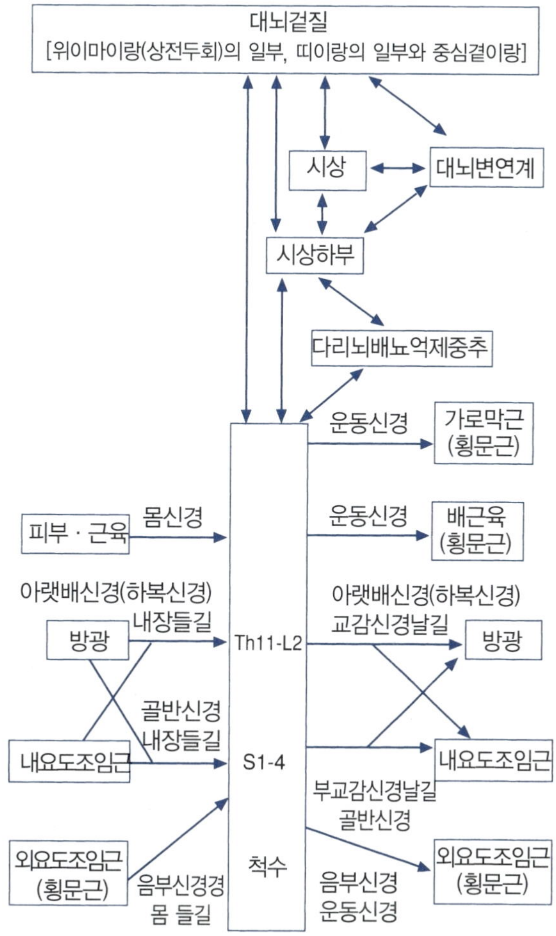

그림 Ⅲ • I • 1 배뇨에 관련되는 신경

e 배뇨기전

배뇨기전 중에서 축뇨기능은 완전히 무의식적으로 시행되지만 배출기능은 의식적으로 시행된다. 이 기전은 자율신경계, 몸신경계, 중추기전, 복압 등 복잡한 요소가 얽혀 있다. 그러나 대부분은 반사적으로 지배되고 있다고 생각되며 Mahony 등은 아래와 같은 반사기전을 생각하고 있다(표 Ⅲ • I • 1)[1].

방광에 요가 괴어 방광벽의 장력수용기가 자극되면 이것이 골반신경 → 척수 → 뇌줄기중추에 도달한다. 이 자극량이 어떤 일정량(다만, 이 양은 대뇌겉

표 Ⅲ • I • 1 Mahony 등의 반사성 요 유지 · 배뇨기전[1)]

	반사	자극	들신경섬유	반사 중추	날신경(원심신경)	효과	기능
1	교감신경 배뇨억제반사	배뇨근의 긴장 증가	골반신경	가슴/허리척수	아랫배신경	배뇨근 반사억제	요 유지 ↓
2	교감신경 조임근 수축반사	위와 같음	위와 같음	위와 같음	위와 같음	조임근 반사	
3	샅 배뇨근 억제반사	골반바닥근육의 긴장	음부신경	엉치척수	골반신경	배뇨근 반사억제	
4	요도조임근 방어반사	몸쪽 뇨도에의 요의 유입	위와 같음	위와 같음	음부신경	조임근 반사	
5	샅망울 배뇨근 촉진반사	골반바닥근육의 이완, 가로막의 수축	음부신경과 뒤섬유단(후삭)	숨뇌	가쪽그물척수로와 골반신경	배뇨근 반사	배출 개신 ↓
6	배뇨근배뇨근 촉진반사	배뇨근 압력 상승	골반신경과 뒤섬유단	다리뇌	위와 같음	위와 같음	배뇨근 수축과 조임근 이완에 의한 배축 지속 ↓
7	배뇨근요도 억제반사	위와 같음	골반신경	엉치척수	골반신경	조임근 반사	
8	배뇨근조임근 억제반사	위와 같음	위와 같음	위와 같음	음부신경	위와 같음	
9	요도배뇨근 촉진반사	요도에의 요의 유입	음부신경과 뒤섬유단	다리뇌	가쪽그물척수로와 골반신경	배뇨근 반사	
10	요도배뇨근 촉진반사	위와 같음	골반신경	엉치척수	골반신경	위와 같음	
11	요도조임근 억제반사	위와 같음	음부신경		음부신경	조임근 반사	배출 중지
12	샅망울배뇨근 억제반사	골반바닥근육군의 수축	음부신경과 뒤섬유단	숨뇌	배쪽그물척수로	배뇨근 반사억제	

질, 변연계로부터 조절되어 있다)에 도달하면 하행성으로 다시 척수를 내려가 엉치척수의 부교감신경 운동중추를 자극하여 골반신경을 거쳐 방광을 수축시킨다. 이 수축 자체가 방광벽의 장력-수용기를 차례로 자극하고 방광이 공허하게 될 때까지 계속된다.

또한 배뇨중단의 기전으로서는 우선 바깥요도조임근 · 샅근육이 수축하여 배뇨를 중지시킨다. 이대로는 방광벽의 장력수용기에 대한 자극은 여전히 계속되고 있기 때문에 다시 배뇨가 일어나려고 하지만 몇 초 후에 대뇌겉질로부터의 임펄스가 뇌줄기중추를 억제하고 배뇨의 재개를 억제하여 축뇨기의 상태로 되돌아간다.

f 요실금의 병태생리

이들의 기전의 장애에 수반하여 고령자에서 관찰되는 요실금의 병태생리에 대해서 표 Ⅲ • I • 2에 나타냈다.

3 신경인성방광

방광 · 요도의 신경장애에 의해서 일어나는 각종 배뇨장애를 신경인성방광(neurogenic bladder)이라 한다.

표 Ⅲ•I•2 고령자에서 관찰되는 요실금의 병태생리

유형	기전	원인	증상 등
운동성절박성요실금(배뇨불안증, 불안정방광, 경직방광, 무억제 방광)	요도저항을 초월하는 무억제 방광수축에 의한 요실금	중추신경계로부터의 억제의 결여, 구심성신경로의 과다흥분이나, 배뇨반사의 탈조건부여	고령자에서 가장 흔히 관찰되는 요실금, 절박성, 빈뇨, 야뇨, 소량배뇨
범람요실금	방광내압이 요도내압을 초과할 수 없기 때문에 방광에 충만한 요가 샌다.	방광으로부터의 배출폐색, 배뇨근 부전, 구심성지각장애	촉진이 가능한 방광, 두덩뼈 상부의 압통, 배뇨력의 현저한 감소
복압요실금(요도조임근부전, 긴장요실금, 절박요실금, 기립요실금)	요도내압이 불수의로 방광내압 이하가 된다.	여성에서 요도점막 유지에 필요한 에스트로겐의 분비의 부전, 골반 · 요도의 근력약화, 비뇨기의 수술, 중증의 신경병증, 요로감염	갑작스런 복압상승(기침, 웃음, 힘을 주는 등)에 의해서 일어나는 소량의 오줌이 샘, 야간의 오줌의 샘은 별로 일어나지 않는다. 불안정방광은 보통 없으나 고령여성에서는 불안정방광과 요도조임근 부전이 합병이 많다.
기능성요실금	화장실에 시간에 늦지 않게 대서 갈 수 없다.	심리적 요인, 움직일 수 없는, 불편한 가정환경(화장실 등), 부적절한 실금 간호.	인식력 · 육체적 기능 · 정신적 의욕 · 환경적인 것의 장애에 의해서 변기에 적절하게 배뇨할 수 없는 상태.
요원성요실금	요의를 알아차리는 것을 방해하거나 방광이나 조임근의 긴장을 초래하는 것 같은 또는 화장실에의 이동을 방해하는 것 같은 약제 등.	이뇨제, 진정제, 자율신경계 약제나 신체의 운동의 억제제 등.	고령자는 혈중 알부민의 농도, 간장의 약제대사기능이 저하하여 있고 약제의 주작용 · 부작용 모두 강하게 출현하는 일이 많다.

(中島照夫, 기타 : Clinical Neuroscience 11 : 769–772, 1993에서)

a 신경인성방광의 종류

새로운 분류로서 아래와 같은 것이 있으나(표 Ⅲ•I•3) 일반적으로 알려져 있지 않기 때문에 현재도 다음의 오래된 분류법이 흔히 사용되고 있다.

아래에 Lapides의 분류에 따라서 언급한다.

Lapides의 분류(1993)

① 비억제방광(uninhibited bladder)
② 반사방광(reflex bladder)
③ 자율방광(autonomous bladder)
④ 운동마비방광(motor paralytic bladder)
⑤ 지각마비방광(sensory paralytic bladder)

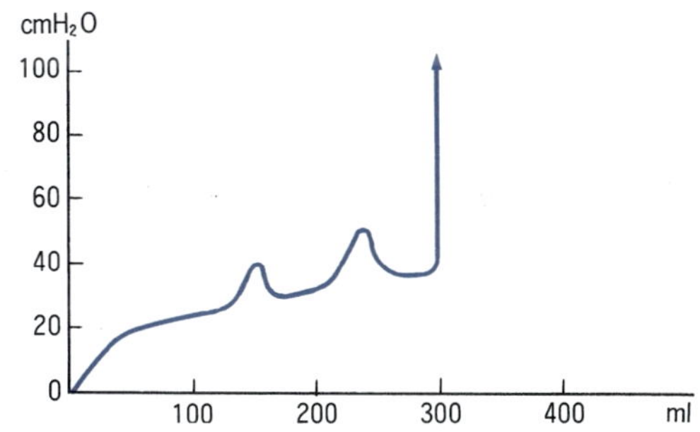

그림 Ⅲ•I•2 비억제방광내압곡선(핫도리 등)[1]
방광에 물을 주입하여가면 배뇨근의 비억제수축이 일어나 방광내압이 상승한다. 강한 비억제 수축이 일어나면 배뇨가 일어난다.

1 비억제방광(uninhibited bladder, unrestricted bladder)(그림 Ⅲ•I•2)

노인의 관점에서 말하면 가장 많은 것이며 일반적으로 노인의 실금으로서 처리된 것 중에는 상당수 이

표 Ⅲ•Ⅰ•3 새로운 분류법

방광기능		요도기능	
축뇨기능	배출기능	축뇨기능	배출기능
1. 배뇨근의 활동성 ① 정상 ② 과다활동 ⓐ 배뇨근 반사항진 ⓑ 불안정배뇨근 2. 방광지각 ① 정상 ② 항진 ③ 약화 ④ 결여 3. 방광용량 ① 정상 ② 높은 용량 4. 탄성(compliance) ① 정상 ② 높음 ③ 낮음	① 정상 ② 낮은 흡수 ③ 흡수가 없음 (배뇨근 무반사) (탈중추)	① 정상 ② 기능부전	① 정상 ② 폐색 ⓐ 요도조임근 활동 (배뇨근조임근 협동부전) ⓑ 물리적 폐색

(International Continents Society, 1988)

것이 포함되어 있는 것이라 생각된다. 증상으로서 빈뇨, 요의절박, 절박요실금이 있고 요의는 있으나 일단 요의를 느끼면 너무 참을 수 없다. 대뇌에서부터 엉치척수에 이르는 핵상성운동로가 장애되어 있고 엉치신경이 유지되어 있을 때에 관찰된다. 원인으로서는 뇌혈관장애, 뇌종양, 척수종양, 경추증 등 여러 갈래에 걸친다.

[검사소견]

① 수의성 배뇨개시는 할 수 있으나 배뇨억제는 할 수 없다.
② 잔뇨가 자주 관찰된다.
③ 최대방광용량은 100~300㎖로 감소.
④ 방광내압곡선에서 비억제 수축이 관찰된다.
⑤ 항문주위의 지각은 정상, 망울해면체근반사(구해면체근반사)는 항진.

일상적으로 흔히 관찰되는 것으로서는 요의가 있는 경우에도 억제가 되지 않고 조절을 할 수 없다. 따라서 요의를 느끼기 시작해도 화장실에 가는 도중에 배뇨가 일어나거나 간병인이나 가족에게 알릴 틈도 없이 갑자기 배뇨하는 현상이 관찰된다.

2 반사방광(reflex bladder)(그림 Ⅲ•Ⅰ•3)

엉치척수로부터 상위에서 고도의 척수장애가 일어났을 때에 관찰되고 엉치척수 배뇨중추의 상위 조절을 상실한 상태이다. 이 때문에 요의도 없어지고 배뇨는 불수의로 반사적으로 일어난다. 주된 질환으로서 척수종양, 경추증 등이 있다.

[검사소견]

① 신체의 일부를 두드리거나 꼬집거나 함으로써 반사적으로 배뇨가 유발된다.
② 잔뇨는 50~200㎖인 경우가 많다.

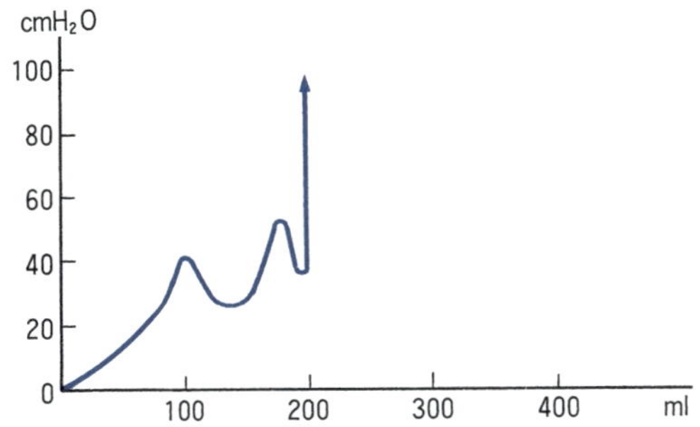

그림 Ⅲ • I • 3 반사방광의 방광내압곡선(핫도리 등)
비억제 방광의 곡선과 유사하지만 환자에게 요의가 없다는 점이 다르다.

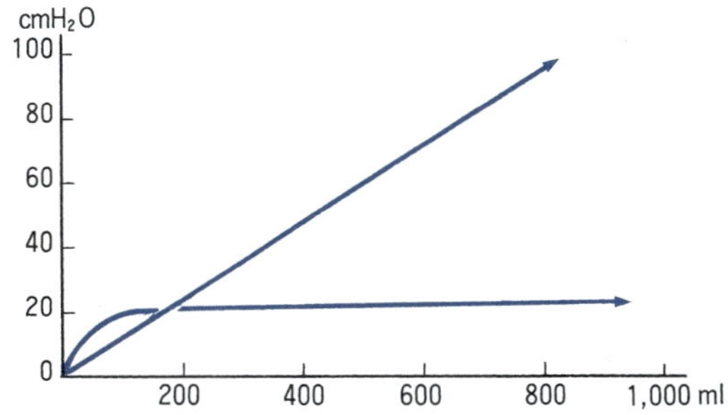

그림 Ⅲ • I • 4 자율성방광의 방광내압곡선(핫도리 등)
2종류의 곡선이 얻어진다. 하나는 급성기에 관찰되고 운동마비방광이나 지각마비방광과 마찬가지로 내압이 상승하지 않는 것이고 또 하나는 급성기를 지나서부터 관찰되고 내압이 서서히 상승하는 것이다.

③ 방광내압곡선은 비억제방광과 마찬가지의 수축으로 최대방광용량은 50~300㎖로 감소.
④ 방광지각과 항문주위 지각의 소실
⑤ 망울해면체근반사는 항진.

배뇨는 돌발성으로 일어나고 요의는 결여되지만 방광에 요가 괴면 상반신의 비마비 영역에 발한 등의 자율신경반사가 일어나 배뇨를 미리 알 수 있다.

3 자율방광(autonomous bladder)(그림 Ⅲ • I • 4)

방광 엉치척수의 반사궁이 상해된 경우에 일어난다. 또한 병변이 엉치척수 배뇨중추보다 위에 있어도 척수의 쇼크 때에는 이것이 발생한다. 방광벽 내 신경얼기의 활동이나 축삭반사(axon reflex)(=거짓반사, pseudoreflex)로 방광운동이 관찰되는 것으로 핵형 척수손상의 경우의 전형적인 것이다. 충분한 배뇨효과를 올릴 수 없어 잔뇨도 많고 맨손압박, 배에 힘을 주는 것으로도 요는 나오지만 오줌줄기는 끊기기 쉽고 어느 정도의 잔뇨는 부득이하다. 다량의 잔뇨가 있는 경우에는 범람실금(overflow incontinence)이나 긴장요실금(stress incontinence)이 관찰되는 일이 있고 또한 감염을 일으키기 쉬워 방광요관역류(vesicoureteral reflux)가 관찰되는 경우도 적지 않다.

[검사소견]

① 수의적 배뇨개시 불능
② 잔뇨는 200㎖로 증가
③ 최대방관용량은 800~1,000㎖로 증가
④ 방광지각과 항문주위지각의 소실
⑤ 방광내압곡선은 두 종류
⑥ 망울해면채근반사는 소실

4 운동마비방광(motor paralytic bladder)(그림 Ⅲ • I • 5)

엉치척수와 방광을 연결하는 반사궁 중 운동신경만이 상해되었을 때에 일어나는 유형이고 방광의 지각은 유지되어 있으므로 요의는 있으나 배뇨근의 마비 때문에 배뇨할 수 없는 것이다. 주된 질환으로서는 척수원뿔이나 말총(마미)에 대한 외상 · 종양, 길랭 · 바레증후군(Guillain-Barré · syndrome) 등이다.

[검사소견]

① 수의적 배뇨곤란

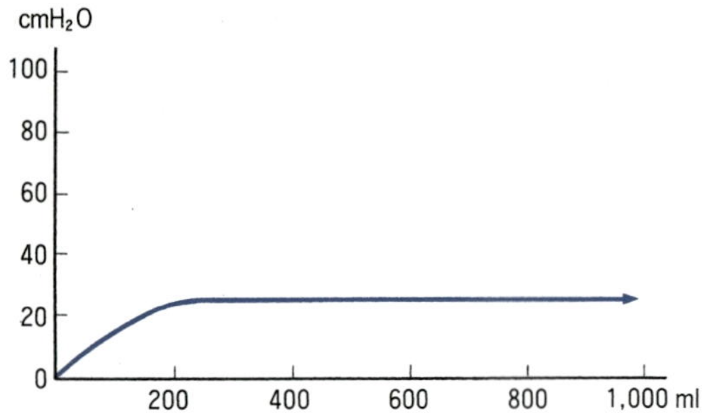

그림 Ⅲ • Ⅰ • 5 운동마비방광의 방광내압곡선(핫도리 등)
방광 내에 다량으로 물을 주입해도 배뇨근의 수축은 일어나지 않고 방광내압은 상승하지 않는다.

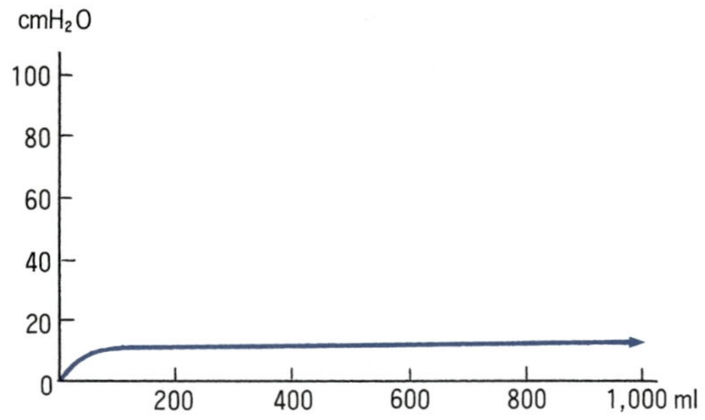

그림 Ⅲ • Ⅰ • 6 지각마비방광의 방광내압곡선(핫도리 등)
방광의 지각이 장애되어 있기 때문에 방광에 다량의 물을 주입해도 요의를 일으키지 않고 방광내압도 낮다.

② 최대방광용량 증가, 잔뇨도 증가.
③ 방광 지각과 항문주위 지각은 정상
④ 방광내압곡선은 압력은 낮고 초발 요의도 최대 요의도 지연된다.
⑤ 망울해면체근반사는 소실

5 지각마비방광(sensory paralytic bladder) (그림 Ⅲ • Ⅰ • 6)

엉치척수와 방광을 연결하는 반사궁 중 들길인 지각신경이 상해되었을 때에 일어나는 유형이며 요의의 소실 때문에 지속적인 방광의 확장을 초래하는 것이다. 당뇨병에서 때때로 관찰되며 범람실금을 수반하는 일이 있다.

[검사소견]

① 수의적 배뇨 가능
② 최대방광용량 증가, 1,000㎖이상
③ 잔뇨는 현저하게 증가
④ 방광지각과 항문주위 지각은 소실
⑤ 방광내압곡선은 압력은 낮고 운동마비방광과 유사하다.
⑥ 망울해면체근반사는 소실

b 신경인성 방광의 요로관리 및 재활

신경인성 방광의 치료를 표 Ⅲ • Ⅰ • 4[2]에 나타냈고 또한 약물치료도 나타냈다.

신경인성 방광의 약물치료

1. **축뇨장애에 사용되는 약제**
   ① 염산옥시부티닌(oxybutynin HCL)
   ② 염산프로피베린(propiverine HCL)
   ③ 취화프로판텔린(propantheline bromide)
2. **배뇨근의 수축강화에 사용되는 약제**
   ① 염화베타코넬(betanechol chloride)
   ② 취화디스티그민
3. **요도저항 저하에 사용되는 약제**
   ① 염산프라조신(prazosin HCL)
   ② 염산탐스로신(tamsulosin HCL)
   ③ 나프토피딜

뇌졸중에 관찰되는 자각증상은 큰 뇌내 출혈에서는 거의 전체 사례에 인지되고 대경색에서는 68%에 자극증상이 인지되며, 뇌줄기경색 · 소뇌출혈에서는 자극 · 폐색증상의 쌍방이 관찰된다는 보고가 있다[3]. 방광내압 측정에서도 비억제방광이 많다는 것이 인

표 Ⅲ • I • 4 신경인성 방광의 치료[2)]

1. 축뇨장애에 대한 치료	2. 방광배출을 촉진하는 방법
① 방광용량을 증가시킨다. ⓐ 약물치료 (1) 항콜린제 (2) 평활근이완제 (3) 근육차단제 (4) β자극제 ⓑ 신경외과적 치료 (1) 척수 거미막밑신경차단 (2) 신경뿌리절단술 (3) 방광주위신경박리술 ⓒ 방광 부풀리기술 ⓓ 방광 전기자극 ⓔ 방광형성술 ② 요도저항을 높이는 방법 ⓐ α자극제 ⓑ β자극제 ⓒ 요도압박법 ⓓ 골반바닥근육 전기자극	① 방광내압을 높이는 방법 ⓐ 도수적 훈련법 (1) 압박법 (2) trigger zone을 두드리다 (3) 방광훈련 ⓑ 약물치료 (1) 부교감신경자극제 (2) 콜린에스테라아제 저해제 ⓒ 방광 전기자극 ② 요도저항을 낮추는 방법 ⓐ α 차단제 ⓑ TUR ⓒ 조임근 절개 ⓓ 횡문근이완제 ⓔ 요도확장 ⓕ bio-feedback법 ③ 기타 ⓐ 자기도뇨 ⓑ 요로견경

지되고 있다.

또한 병소 사례에서는 이마엽 병변을 가진 것의 67%, 조가비핵(피각)을 포함하는 바닥핵(기저핵) 병변의 60%, 속섬유막(내포) 병변의 92%에 배뇨근 비억제 수축이 관찰된다[4)]. 이마엽에 대한 투사로를 가진 속섬유막장애에서는 바깥요도 조임근의 수의적 수축을 할 수 없어 방광의 불수의수축에 대해서 바깥요도근의 반사성 이완이 일어나 요실금이 된다. 또한 바닥핵의 장애에서는 배뇨근 반사항진은 있으나 바깥방광조임근의 작용이 유지되어 있으므로 빈뇨일지라고 요실금이 되는 일은 적다고 한다[5)].

1 급성기

뇌혈관장애, 척수손상, 골반내 수술 등 뇌 · 척수 · 말초신경 손상의 어느 것이라도 급성기는 무긴장성, 무반응성방광의 형태를 취하고 바깥요도조임근은 반대로 이완할 수 없어 요폐(anuresis)가 된다. 이 시기의 주된 케어는,

① 잔뇨를 가급적 적게 하고 또한 감염을 피하는 것.
② 마비되어 저항력이 저하하여 있는 하부요로점막을 보호해주는 것.
③ 방광벽에 과도한 폄을 주지 않는 것(방광벽근육, 수용기의 파괴방지)
④ 동시에 적절하게 방광벽에 폄을 주는 것은 필요하다.
⑤ 바깥요도조임근의 기능을 유지하는 것.

이들을 위해서는 카테터의 유치는 극력 피할 필요가 있다. 유치에 의해서 하부요로점막을 손상시켜 분비물이 괴는 것에 의한 염증이나 감염의 기회를 높이고 조임근의 기능을 상실시키는 것에 연결되기 때문이다. 이 시기에는 간헐적 무균도뇨법이 권장되고 간략화된 방법이 흔히 사용되고 있다. 완전무균 폐쇄법은 무균 카테터 세트를 외계로부터 완전히 차단하여 유치하는 방법이 있으나 하부요로나 조임근에 주는 나쁜 영향은 면할 수 없고 방광훈련 개시시기의 판정에 어려움이 있다.

2 아급성기

신경계 및 배뇨기능 이상이 일단 안정되는 시기이며 이와 동시에 방광훈련 개시의 시기이기도 하다. 고위중추의 장애에 의한 것은 실금, 요폐의 상태가 개선되고 대부분은 일어나 앉기, 일어서기 등이 가능해짐에 따라 정상적인 배뇨패턴으로 옮겨가는 것이지만 유치 카테터를 지속적으로 사용한 것에서는 그것이 곤란하다. 또한 이마엽실금이라 일컬어지고 있는 것은 보행수준에 도달한 후까지도 실금이 지속되는 일이 많다. 동시에 합병하는 치매증상이나 의욕저하, 주의력 저하는 그 개선을 보다 어렵게 한다. 이러한 예에 대해서는 끈기 있게 4~5시간마다 화장실에 데리고 가거나 침대 곁이라면 앉은 자세에서 배뇨훈

련을 시행하는 것이 필요하다. 방광부분의 두드림, trigger영역의 발견 등이 도움이 되는 일이 있다.

척수손상의 핵상성인 것에 대해서는 배뇨반사를 유발하는 의미에서 역시 방광부분의 두드림, trigger 영역의 발견이 유용하다. 핵성, 핵하성의 것에서는 배뇨는 불충분하고 잔뇨가 있으므로 복압, 손의 압력을 중심으로 하는 배뇨훈련을 시행하고 더욱이 완전히 배뇨되지 않는 잔뇨분을 무균적 · 간헐적으로 도뇨한다. 다만, 손의 압력을 강하게 하면 방광요관 역류현상(reflux)을 일으키기 때문에너무 강하게 시행하지 않도록 한다.

3 만성기

증상이 고정되고 배뇨증상이 거의 변화하지 않는다. 따라서 이것을 개선하기 위해서는 수술적 치료가 많아진다. 이 시기에는 도뇨는 불필요하지만 잔뇨가 50㎖ 이상 있는 경우에는 바깥요도근의 이완부전에 의한 것이 많다. 잔뇨량은 방광의 배출능력과 바깥요도조임근의 이완정도와 상관성에 의해서 결정되는 것이지만, 전자를 복압, 손의 압력으로 보완하려고 한다면 대부분의 바깥요도조임근의 이완정도가 잔뇨량을 결정한다고 생각해도 된다.

따라서 음부신경 차단 또는 절제, 바깥요도조임근의 절개, 또는 내시경 하에 방광 목부분 또는 안쪽요도구를 일부분 절제하는 방법(요도경유 절제술, transurethral resection : TUR)이 사용된다. 노인남성에서는 동시에 전립샘 절제도 시행하면 효과적이다.

방광 · 요관 역류에 의해서 깔때기콩팥염(신우신염)을 일으키는 경우에도 바깥요도조임근 절제나 TUR이 적용된다.

경축이 심한, 용량이 작아진 방광에 대해서는 엉치신경 차단, 거미막밑 페놀차단이 사용된다. 그러나 여성에 대해서는 하부요로가 짧고 굵기 때문에 위에서 언급한 수술은 남성만큼의 필요성은 없고 금속 부지(bougie)에 의한 요도확장만으로도 목적을 달성하는 경우도 있다.

4 치매에 수반하는 요실금

치매와 직접 연관성이 있는 요실금으로서 기능성 요실금이 있다. 그 원인에는

① 공간인지의 장애(화장실의 장소를 모른다, 화장실로 가는 방향을 모른다, 화장실과 다른 장소의 구별을 할 수 없다).
② 실행(행위상실)적 요인(변기나 소변기의 사용법, 의복을 착탈하는 방법을 모른다).
③ 사고 · 판단력의 저하에 의한 것(의복을 입은 채로 배뇨해서는 안 되는, 변기 이외의 장소에서 배뇨해서는 안 된다는 등의 판단의 결여).
④ 자발성의 결여(실금에 대한 무관심, 수치심의 결여)

등이 조합되어 요실금을 초래하는 경우가 많다. 이 때문에 그 대처방법으로서 각각에 따른 대응이 필요하다.

5 요폐, 배뇨곤란

노인의 요폐, 배뇨곤란의 원인에는 여러 가지의 것이 있으나 흔히 관찰되는 것은 전립샘 비대에 의한 것 이외에 방광경부경화증이 있다. 증상은 전립샘비대

증과 거의 같으므로 전립샘 촉진으로 그 비대를 증명할 수 없고 전립샘비대증과 마찬가지의 증상이 있을 때에는 방광경부경화증을 식별하여야 한다.

야간배뇨를 호소하는 정도의 것은 디아제팜(diazepam), 니트라제팜(nitrazepam) 등을 취침 전에 투여함으로써 시간에 늦지 않게 댈 수 있다. 일반적으로 완전히 요폐가 되는 일은 적으며 잔뇨도 많지 않다. 요도 부지(bougie)에 의한 방광경부 확장은 고식적인 것이고 결국은 수술적 방법에 의하지 않을 수 없다.

경증의 것은 TUR이 효과적이지만 고도의 것에 대해서는 방광고위 절개로 방광경부 주변을 절개하여 전립샘을 적출하고 경부의 경화조직을 제거하는 방법이 사용된다. 안쪽요도구가 넓게 형성되므로 성적은 양호하다.

전립선비대에 의한 배뇨장애는 여성호르몬, 어떤 종류의 식물 엑스(추출물)(Eviprostat) 등이 사용되고 일시적인 개선이 얻어진다. 비대가 고도의 것에는 TUR에 의한 선종의 적출 또는 절제가 시행된다.

전립샘암은 호르몬 의존성 암이며 노인에게는 적지 않다. 병리조직학적으로는 선암(샘암, glandular cancer)이 대부분이지만 반드시 전부가 악성종양적 임상증상을 나타내는 것은 아니다.

근치요법은 수술에 의존하지 않을 수 없지만 이를 위해서는 암 조직이 전립샘 피막 바로 아래에 국한되어 있는 단계에 발견될 필요가 있으므로 90% 이상은 근치수술을 바라기는 어렵다. 따라서 하부요로를 확보하고 속발하는 신부전을 예방하는 목적으로 시행되는 일이 많다(요도경유 전립샘절제술 등).

그러나 전립샘암은 악성종양 중에서는 가장 오래 연명할 수 있는 것의 하나이다. 게다가 여성호르몬치료가 매우 효과적인 암이므로 수술에 의한 침습이나 그 후의 와상기간 중의 여러 가지 합병증 등을 생각하면 여명이 짧은 노령자에게는 호르몬치료를 제1선택으로 해야 한다고 생각한다.

기능적 배뇨장애는 이른바 신경인성인 것의 하나라고도 생각되며 정신인성 배뇨이상이라고도 일컬어진다. 배뇨할 때에 복압을 가해도 바깥조임근이 반대로 긴장상태가 되어 이완할 수 없는 것에서 기질적인 장애가 없어도 정신적 흥분, 긴장에 의해서 요폐가 일어나거나 반대로 실금이 관찰되는 경우도 있다. 이것이 반복해서 일어나게 되면 병적이고 약제에 의해서 긴장을 제거해줌과 동시에 정신치료도 필요하다.

여성에서는 복압, 손에 의한 압력을 가하는 배뇨훈련을 시행함으로써 목적을 달성하지만, 남성에서는 완고하게 요폐가 지속하는 경우가 있다. 이러한 경우 제2, 3엉치신경의 폐놀차단에 의해서 바깥조임근의 경축 상태를 완화하는 방법이 권장된다. 또한 배뇨훈련에 대해서 공통적으로 말할 수 있는 것이지만 배뇨기전은 바로 누운 자세에서는 충분히 작용하기 어려운 것이므로 침대 위에서 시행하지 않고 침대에서 발을 아래로 늘어뜨린 앉은 자세나 선 자세, 또는 웅크린 자세에서 시행시키는 것이 하나의 요령이다.

6 요실금, 특히 진성 복압요실금에 대해서

불수의로 요가 유출하는 상태를 요실금(urinary incontinence)이라 한다. 어린이에서는 유뇨증, 야뇨증 등 기능적인 것이 대부분인 것에 반해서 노인에서는 기질적인 것이 많아진다. 그 일부에 앞에서 언급한 신경인성방광에 의한 것도 있다.

아래에 요실금에 대한 주된 약물치료에 대해서 언급한다.

요실금에 대한 약물치료

범람요실금 : α차단제
절박요실금 : 항콜린제, Ca길항제
반사요실금 : 항콜린제, Ca길항제
복압요실금 : α자극제, β자극제

이 밖에 노인, 특히 여성에 흔히 관찰되는 요실금(표 Ⅲ • I • 5)으로서 복압요실금이 있다. 이것은 남성에서는 드물지만 여성에서는 젊은 층에서부터 관찰되는 일이 많다. 짧은 요도, 요도조임근 · 골반바닥근군의 구조상의 문제로부터 요도의 죄임이 나쁘고 이에 더해서 출산에 수반하는 근육 · 신경계의 손상, 폐경 후의 난소호르몬의 저하 등으로부터 복압요실금이 많아져 있다. 이것을 진성 복압요실금(true stress incontinence)이라 하여 하나의 질병단위로 하고 있다. 특히 출산이나 기타의 수술 등에 의해서 골반바닥 조직이 이완하여 있는 중년 이후의 여성에 관찰된다. 이것은 골반바닥 횡문근군의 수축기전이 요의 배출을 저해하는 데에 중요한 역할을 갖고 있다는 것으로부터 추찰할 수 있다. 나이가 듦에 따라 바깥요도조임근의 기능이 저하하게 되면 기침, 재채기, 웃음, 울음, 물건을 들어 올릴 때 등, 일상의 여러 동작 중에서 복압항진이 관찰되는 것 같은 동작에 의해서 요실금을 볼 수 있게 된다. 경증인 것은 불과 1~2방울 정도로 문제가 없으나 차츰 진행하여 상시 속옷이 젖어있는 상태로도 되는 일이 있다.

임상에서의 진성 복압요실금의 예방으로서 조임근의 기능저하를 초래하지 않기 위해서라도 장기간의 유치 카테터를 피하는 것이다. 이것은 특히 중년 이후의 여성에게는 중요한 것이다. 이미 증상이 있는 것에 대해서는 가급적 그 진행을 억지하기 위해 아래와 같은 지도, 재활을 시행한다.

표 Ⅲ • I • 5 고령여성에 일어나기 쉬운 요실금

요실금의 원인	요실금의 유형
① 여성 특유의 원인에 의한 요실금	
진성 복압요실금	복압요실금
자궁암의 치료	범람 · 절박 · 복압요실금
위축성질요도염	절박요실금
② 여성에 일어나기 쉬운 요실금	
방광염	절박요실금
간질성방광염	절박요실금
위축방광(방사선치료 후)	절박요실금
③ 남녀가 같은 정도로 일어나는 요실금	
뇌혈관장애	절박 · 범람요실금
당뇨병	범람요실금
직장암 수술 후	범람요실금
치매	기능성요실금
ADL장애	기능성요실금

(中内浩二 : Clinical Neurosience 11 : 779-781, 1993)

① 조임근의 강화. 배뇨중단훈련을 배뇨 때마다 시행시킨다.
② 방광바닥근육의 강화. 항문폐쇄훈련을 1일에 몇 회 시행시킨다.
③ 방광 안이 너무 충만하기 전에 배뇨하는 습관을 붙인다.
④ 비만을 피한다.
⑤ 변비를 피한다.

7 약제의 부작용에 의한 배뇨장애

고령자에서는 다종의 질환을 아울러 갖는 일이 많기 때문에 많은 약물을 복용하는 일이 있다. 또한 감기 등 때에 자율신경에 작용하는 약제를 복용하여 배뇨장애에 시달리는 경우도 적지 않다. 표 Ⅲ · I · 6에 배뇨장애를 초래하는 약제를 나타냈다.

표 Ⅲ•I•6 배뇨장애를 초래하는 약제

종류	약품 예(일반명)	배뇨장애
수면제 · 정신안정제	니트라제팜(Nitrazepam)	야뇨, 빈뇨
항현기증제	염산디페니돌(Difenidol HCL)	배뇨곤란
항우울제	염산이미프라민(Imipramine HCL)	배뇨곤란, 요폐, 요실금
향정신약	프로클로르페라딘	배뇨곤란, 요폐, 요실금
항간질제	발프로산나트륨(Sodium Valproate)	배뇨곤란, 요실금, 야뇨
항파킨슨약제	피페리딘(Piperidine)	배뇨곤란, 요폐
항경축제	바크로펜	배뇨곤란, 요실금
골격근이완제	단트롤렌나트륨(Dantrolene Sodium)	배뇨곤란, 요실금
감기약	PL과립	배뇨곤란, 요폐
부교감신경억제제	취화부틸스코폴라민(Scopolamine butylbomide)	배뇨곤란, 요폐
항알레르기제	말레인산클로르페니아민(Chlorpheniramine maleate)	배뇨곤란
항부정맥제	멕시레텐염산염(Mexiletene hydrochloride)	배뇨곤란
혈압강하제	히드라라딘염산염	배뇨곤란, 요실금
관상혈관확장제	니트로글리세린(Nitroglycerin)	요실금
기관지확장제	염산에페드린(Ephedrine HCL)	배뇨곤란
소화성궤양제	시메티딘(Cimetidine)	배뇨곤란
항암제	시크로포스파미드(cyclophospamides)	배뇨곤란, 요실금

8 요실금에 대한 재활

요실금을 일으키는 원인에는 다양한 요인이 있으며 각각 비뇨기과, 부인과, 신경내과, 정신신경과, 정형외과, 일반내과, 재활과, 노인과 등에서 다루어진다. 게다가 의사에 더하여 간호사, 보건사, 물리치료사, 작업치료사, 사회봉사자 등이 관여하고 다종 의료직에 의한 팀 의료로 접근하는 경우가 많다.

고령자의 요실금의 원인

1. 신경학적 요인
   ① 뇌졸중
   ② 파킨슨병
   ③ 신경근육질환
   ④ 뇌종양
   ⑤ 만성경질막밑물주머니(만성경막하수종), 물뇌증(수두증)
   ⑥ 말초신경장애(당뇨병, 알코올성신경병증 등)
   ⑦ 뒤세로인대뼈되기증(후종인대골화증), 척추원반탈출증 등에 의한 척수장애
   ⑧ 의식장애
2. 내과 · 정형외과적 요인
   ① 관절염 등 근골격계 장애에 수반하는 이동능력 저하
   ② 폐렴, 넙다리뼈 경부골절 등에 의한 장기와상에 의한 폐용증후군
   ③ 수면제나 이뇨제의 복용
   ④ 변비 · 대장암
   ⑤ 알코올 과잉섭취
3. 비뇨기 · 부인과적 요인
   ① 요로감염
   ② 방광암, 대장암
   ③ 전립샘비대
   ④ 부인과적 종양
   ⑤ 골반근육군의 근력약화

⑥ 임신, 출산 후의 탈력

4. 심리적 요인

① 치매
② 우울상태
③ 스트레스, 불안
④ 행동장애(주위 사람의 주의를 끌기 위해서 등)

5. 가옥 · 환경요인

① 부적절한 가구 · 설비(침대, 변기의 높이 등)
② 화장실까지의 거리가 멀다
③ 조명이 어둡다
④ 알기 어려운 화장실의 장소
⑤ 의복의 착탈 곤란
⑥ 부적절한 실내온도환경(한기, 난방 등)

(江藤文夫 : 임상재활 9, 761, 1992를 변경)

a 배출장애에 대한 재활

배출장애가 고도이면 잔뇨에 기인한 감염이나 방광의 과다확장이 일어나고 나아가서는 상부요로 변형이나 콩팥기능장애로 연결될 위험성이 있다.

1 카테터에 의한 방법

요실금이나 배뇨곤란이 일어나면 Foley의 풍선 카테터(baloon catheter) 등을 유치하는 방법을 흔히 채택한다. 간호하는 쪽으로서는 확실히 매우 편안하고 침구를 오염시키는 일도 적지만 나중에 아래와 같은 여러 가지 문제를 야기하는 일이 많아 결코 안이하게 장기간 사용하는 것은 아니라는 것을 명심해야 한다.

카테터 유치는 소독을 충분히 시행해도 상행성 감염은 반드시 발생하며 또한 카테터는 이물질이기 때문에 요 중에 염류가 석출하여 결석을 일으키거나 요도에 존재함으로써 요도분비샘의 출구를 막게 되어 요도점막에 대한 물리적 압박을 수반하여 용이하게 염증을 일으키기 쉬우며, 나아가서는 신우신염, 패혈증 등을 유발할 위험성도 있다. 또한 방광암의 발생빈도도 높아진다.

남성에서는 정낭선염, 정관염, 부고환염, 고환염 등을 일으키는 일도 있고 특히 척수손상에서는 이들이 관찰되는 경우가 드문 일이 아니다. 아무튼 이들의 감염이 고정화되면 치유는 매우 어려워지고 일시적으로 항생물질로 증상이 완화되어도 재발을 반복하여 균도 내성을 획득하거나 녹농균 감염, 진균류 감염도 가해져 그 대책에 부심하게 되는 결과가 된다. 또한 방광조임근의 기능을 저하시키지 않기 위해서도 아래의 경우 이외에는 카테터의 장기간 유치는 피해야 할 것이다.

유치 카테터를 하지 않을 수 없는 상태

① 전신상태가 불량하고 요량의 엄중한 감시가 필요한 경우
② 창상이나 욕창 때문에 오염이나 습윤을 피하기 위해 음부 · 볼기부분의 청결을 필요로 하지만 자주 고도의 요실금이 있는 경우 : 전체형 기저귀보다 천으로 만든 팬티 + 요 패드 쪽이 자극이 적다.
③ 방광요관 역류현상이 수반된 신우신염의 급성기
④ 간헐적 도뇨가 불가능한 경우
⑤ 배뇨곤란 : 빼어내면 요폐가 되어 배뇨할 수 없는 경우, 잔뇨가 많은 경우

카테터 유치기간 중의 주의사항

①카테터를 강하게 잡아당기지 않을 것
② 물을 마시는 것은 다소 많게 한다.
③ 카테터 교환은 2~4주마다 한다.
④ 요의 혼탁이 심할 때는 1일 1~수회 세정한다.
⑤ 알칼리뇨일 때는 요산화제를 투여한다.

유치 카테터를 빼어내는 절차

① 전날까지 본인에게 설명한다.
② 이른 아침에 빼어내다→요의의 출현 · 실금을 기대한다.
③ 실금이나 요의가 없는 경우는 2시간 간격의 배뇨유도를 시행한다.
④ 6시간 정도 또는 방광용량 300㎖ 이내로 도뇨를

시행한다.
⑤ 야간도 마찬가지로 조금 간격을 두고 대응하지만, 재차 유치 카테터로 한다.
⑥ 첫날은 잘 되지 않아도 가능하면 유도를 2~3일 계속한다.
⑦ 자뇨 또는 실금이 있었던 경우라도 잔뇨를 초음파 등으로 체크하여 둔다.

요로감염은 위에서 언급한 것처럼 고정화되면 매우 번거로운 것이며 생명의 위험으로도 연결되는 것이므로 이것을 극력 예방해야 한다. 그 원칙은 다음과 같다.

① 잔뇨를 극력 적게 한다.
② 카테터에 의한 세균도입을 피하기 위한 충분한 소독
③ 카테터의 유치는 피한다. 부득이하게 사용하는 경우에는 가급적 단기간에 그친다.
④ 항상 개방하지 않고 가능하다면 1~2시간 카테터를 폐쇄하여 요를 방광 내에 일정량 저장하고 그 후에 개방하는 방법을 1일 몇 번 반복하면 좋다.
⑤ 방광훈련의 조기실시.

이들의 목적을 위해 급성기에 요로감염을 일으키기 쉬운 상태일 때 등에 의료인이 시행하는 1일 몇 회의 무균 간헐도뇨(intermittent catheterization)가 있다.

① 외음부의 털을 깎는 것과 충분한 소독.
② 사용할 기구를 비롯하여 수술자의 손의 충분한 소독.
③ 1회 도뇨량이 400㎖를 초과하지 않도록 한다.
④ 최종적으로 외음부를 멸균봉지 또는 거즈(gauze)로 덮어둔다.
⑤ 항생물질은 극력 사용하지 않도록 한다(일정 시기는 효과가 있으나 머지않아 내성균이 발생하여 유익하다고는 생각되지 않기 때문에, 오히려 물리적으로 씻어내는 편이 유익하다고 생각된다).

등의 조작을 필요로 하고 풍선 카테터의 경우와 비교하면 훨씬 많은 시간과 품이 드는 결점은 있으나 방광훈련이 조기에 가능하고 자립배뇨가 가능해지는 것이 빠르다는 것과 감염을 예방할 수 있다는 이점을 고려한다면 종합적으로는 일손을 더는 것으로 연결되는 것이라 생각된다.

회복기, 만성기에는 환자나 가족 등에 의해서 약간 청결도가 저하하지만 물리적 배뇨에 수반하는 요로감염 방지 등을 목적으로 하여 청결간헐도뇨가 시행된다. 이것에는 카테터와 그것을 수납하는 캡과 케이스가 일체가 된 시중판매 제품을 사용한다. 방법은 아래와 같다.

① 도뇨를 하는 환자 · 가족은 비누 또는 알코올을 묻힌 솜으로 손가락을 소독한다.
② 히비탄(오스반)으로 요도구멍을 소독한다.
③ 요도구멍을 잘 확인하여 카테터를 삽입하고 배뇨한다.
④ 카테터를 뽑고 흐르는 물(수돗물)로 씻는다.
⑤ 0.025% 하이아민 + 글리세린이 들어간 케이스에 카테터를 넣어 보관한다.
⑥ 용액의 교환은 1일 1회 오염되면 그때마다 교환한다.

2 방광훈련

① 요의가 없는 경우 넓적다리 안쪽이나 하복부의 통증유발점(trigger point)을 자극하여 배뇨를 촉진한다.
② 손의 압력에 의한 배뇨 : 배뇨에 있어서 하복부에 손의 압력 등을 가하여 배뇨를 촉진하는 방법이며 잔뇨가 거의 없는 경우는 유용하지만 잔뇨가 있는 경우는 방광의 과도한 폄으로 연결되기 때문에 주의가 필요하다.
③ 유치 카테터를 빼어내기 전 훈련 : 유치 카테터를 빼어낼 수 있는지 어떤지를 보기 위해 일정시간 또는 요의를 느낄 때까지 죄어서(clamp) 요의를 확인한다.

표 Ⅲ • Ⅰ • 7 여러 가지 배뇨방법의 적응과 그 지도

통상의 화장실	가능한 예에서는 가급적 낮 동안 화장실을 사용 통상의 양변기를 사용할 수 있다면 외출 등 생활공간이 확대된다. 자택의 화장실의 환경을 체크한다. 필요에 따라 개조도 고려한다. 화장실에의 도나 보조방법의 적절한 지도
휴대용 변기	자택 내 화장실까지의 통로 등에 문제가 있는 경우 야간의 화장실에의 유도의 생략과 넘어짐 등의 안전관리를 위해 난간, 등받이가 있고 미끄러지지 않고 다루기 쉬운 것을 선택
요기(요강)	휠체어 등으로 옮겨타기가 곤란한 경우(야간이나 보조자의 시간대에 따른 선택), 침대 위에서 들거나 걸터앉은 자세에서 사용 여성은 요기에 대기 어려운 경우도 있으므로 몇 종류를 시험해서 선정하도록 한다. 요기를 둘 때에 엎지를 것 같으면 안락요기를 사용한다.
안락요기	요기에 괸 요의 처리의 간소화 전기모터로 하는 경우도 있으나 침대 아래에 두고 사용하는 것이 사용하기 쉽다.
콘돔형 집요기	남성의 야간의 배뇨나 외출 시에 사용 주위에의 오염이 없고 배뇨 때문에 일어날 필요가 없다. 피부병에도 주의가 필요하다.
기저귀, 요 제거 패드	보조할 수 있는 시간대에 따라서 요제거 패드, 팬티형, 기저귀식 등을 선택한다. 피부의 습윤, 오염, 피부병 등에 주의가 필요하다. 특히 욕창의 유발에 주의한다.
풍선 카테터의 유치	주위의 오염이 없고 관리가 용이하지만 감염이나 요도 손상에 주의가 필요하다 자기가 빼어내는 것에 주의(요도손상이 일어날 가능성이 있다) 목욕할 때나 변실금 때의 처리방법을 가족에게 지도할 필요가 있다.
야간만 풍선 카테터 유치	야간에만 가족이나 방문간호사에 의해서 풍선 카테터를 유치한다. 야간에 요량이 많은 증상사례나 잔뇨가 있는 증상사례에서 적응이 된다.

b 축뇨장애에 대한 재활

언제 얼마만큼의 요량으로 배뇨하였는가를 기록시키고 그 배뇨기록을 기초로 하여 방광의 용량을 추정하고 배뇨시간을 계획한다. 그리고 방광 허용량에 근접하도록 참게 하거나 한다. 이 때 방광내압이 올라가 있지 않은 것을 확인할 필요가 있다.

c 신체기능장애로부터 오는 배뇨장애에 대한 재활

재활로서 주로 접근할 수 있는 것이 이러한 장애이며 다양한 물리치료와 작업치료가 효과적이다(표 Ⅲ • Ⅰ • 7).

1 작업치료

주로 팔의 기능이나 고차뇌기능장애에 기초하는 배뇨장애에 대해서 시행한다.

① 팔의 기능개선
② 앉은 자세 유지 · 내구훈련
③ 착탈의동작훈련(단추 대신으로 매직테이프 등의 의복의 고안도 포함한다)
④ 변기동작훈련(의복의 조작에서부터 뒤처리까지 구체적인 훈련)
⑤ 고차뇌기능장애에 대한 훈련(착의행위상실증, 한쪽무시 등)

2 물리치료

① 다리근력의 강화 · 기능훈련 : 편마비의 건전한 쪽 다리의 근력강화훈련 등
② 다리관절가동범위의 개선 · 확보 : 경직마비(spastic paralysis)에 의한 꿈치바깥들린휜발(내반첨족), 폄 · 굽힘 구축의 개선
③ 앉은 자세(선 자세) 균형훈련
④ 옮겨타기(transfer)훈련(일어서기, 옮겨타기 훈련)

3 환경개선

① 화장실과 침대와의 거리를 단축시킴
② 난간이나 층계차이의 개선에 의한 이동을 용이하게 함
③ 양변기로 변경하거나 변기좌석 높이의 개선
④ 등받이나 난간이 있는 변기
⑤ 보조인의 확보, 가족간병의 지도
⑥ 생활리듬의 개선
⑦ 화장실로 가는 길의 순서를 명시하다

J 치매의 재활

1 노인의 심리적 · 정신적 변화

a 일반적 변화

고령이 되면 고독에 대한 불안, 장래의 생활에 대한 걱정과 두려움, 현 상황에 대한 불만, 가족이나 주위 사람과의 대인관계, 질병, 죽음에 대한 공포 등, 각종 스트레스로부터 심리적 중압감을 초래하여 여러 가지 심리적 · 정신적 변화를 초래하는 경우가 있다.

일반적으로는 자기주장이 강해지는 경향이 관찰되고 자기중심적 세계에 틀어박혀 과거의 경험으로부터만 판단하여 넓은 시야로 사물을 보는 것이 곤란해진다. 이른바 완고성의 형태로 나타난다. 자기와 다른 의견을 객관적으로 냉정하게 받아들여 다양한 각도에서 보아 판단하는 것 같은 관용성이 결여하게 된다. 다른 사람의 입장에 서서 사물을 생각할 수 없고 자기의 낡고 좁은 입장으로부터만 사물을 판단하려고 하는 경향은 보수적인 입장을 취하는 경향이 된다.

체력이나 판단력, 추리력, 창조력 등의 지적 수준의 저하에 대한 열등감은 비뚤어지게 받아들이기 쉬움과 피해적인 사고를 초래하는 결과가 되어, 각종 불안, 불만은 실제 이상으로 과장되어 신변의 친한 사람을 붙들고는 투덜거리는 일이 많아진다.

그러나 현실로서 자기주장이나 보수적 의견이 인정되지 않고 투덜거려도 불안, 불만은 해소되지 않는 경우는 틀어박히는 경향이 되고 고독감은 한층 심해

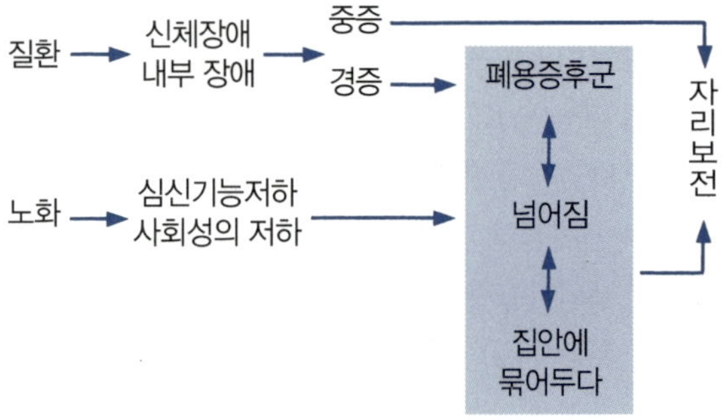

그림 Ⅲ・J・1 자리보전에의 과정

져 의욕이 없는 상태가 되는 것으로도 연결된다. 또한 정신 · 신체적으로도 여러 가지 이상을 야기하여 식욕감퇴, 식사거부, 불면으로 시작되어 신체적 쇄약, 게다가 합병증을 병발하는 일도 있다. 특히 노인성 우울상태가 관찰되는 경우는 이 경향이 나타나기 쉬워 주의가 필요하다.

이와 같이 심리적 · 정신적 장애 → 신체적 장애 → 심리적 · 정신적 장애의 악순환을 형성하여 노인을 자리보전 상태로 내모는 것으로 연결된다(그림 Ⅲ・J・1).

정신적 노화의 요인으로서는 아래와 같은 것을 생각할 수 있고 다양한 요인에 의해서 수식된다.

정신노화의 요인

① 뇌의 노화에 기초한다.
② 신체기능의 저하(신체질병)에 영향을 받는다.
③ 개체의 소질, 성격에 수식된다.
④ 환경의 변화에 수식된다.

고령자에게 관찰되는 지적 기능의 저하는 다음과 같은 특징을 볼 수 있다.

고령자에 볼 수 있는 지능의 저하

① 정신운동의 속도가 느려진다.
② 지각능력이 저하한다.
③ 기억력이 감퇴한다.
④ 상기력이 감퇴한다.
⑤ 기타

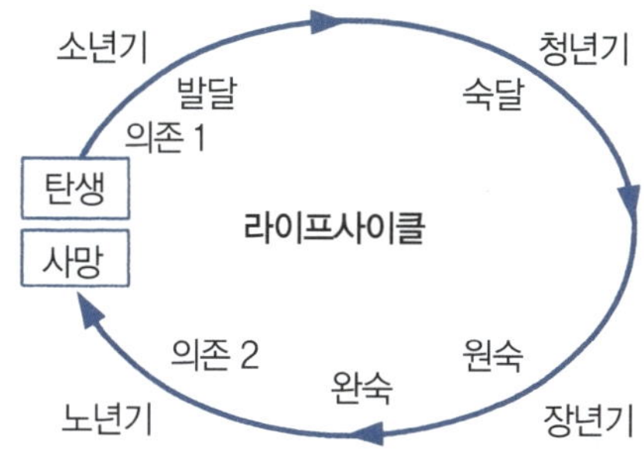

그림 Ⅲ • J • 2 라이프사이클에서의 의존

"건망증(forgetfulness)", 기억상실(amnesia) 등은 고령자에게 흔히 볼 수 있는 것으로 일반적으로는 나이가 듦과 함께 지적 기능은 저하하지만, 생리적으로는 그 정도는 그다지 심한 것은 아니다. 두드러지고 병적인 것을 치매라 생각하고 생리적 범위에서의 지능저하를 "망령"이라 부르고 있으나 혼동하여 사용되고 있는 경우도 많다.

라이프사이클 중에서 인간은 태어나서부터 청년이 되기까지는 혼자의 힘으로는 살아갈 수 없어 의존적인 상태이다. 그리고 청년에서부터 장년기는 자립한 시기를 보내게 되지만 어느 정도 고령이 되면 심신의 쇠퇴로부터 다시 의존적인 상태에 들어가게 된다(그림 Ⅲ • J • 2).

2 치매

고령이 됨에 따라 정신기능은 서서히 저하하고 기명력의 저하, 주의력, 판단력, 계산력 등의 저하, 지남력의 장애 등을 일으키고 때로는 인격의 황폐, 이상행동 등을 수반하여 병적인 이른바 치매의 상태가 된다. 이것은 재활을 시행할 때, 최대의 장애의 하나가 되어 사회적, 가정적으로 큰 문제를 던지고 있다.

a 치매란

치매란 임상상의 개념이며 전반적인 지능이 저하한 상태를 가리키고 아래와 같은 조건을 충족하는 것을 말한다.

① 뇌 내에 기질적인 손상 또는 질병을 갖는다.
② 일단 정상으로 성숙한 뇌가 후천적인 외인에 의해서 파괴되었기 때문에 지능이 저하한 것.
③ 전반적인 지능의 저하.

b 치매의 분류(표 Ⅲ • J • 1)

이들의 출현빈도에 대해서는 뇌혈관성 치매 42.8%, 알츠하이머형 노년치매 32.0%, 혼합성 치매 14.4%, 기타의 치매 10.8% 정도이다[1](그림 Ⅲ • J • 3).

또한 치매의 시간적 경과로부터 뇌졸중 등의 뇌질환에서는 발병 직후부터 급격한 지적 기능의 저하가 관찰되며 다발성 라쿠나형 뇌경색과 같은 것은 계단모양으로 저하하고 알츠하이머병과 같은 것은 느리

표 Ⅲ・J・1 원인질환에 의한 치매의 분류

뇌혈관성치매	뇌출혈, 뇌경색, 거미막밑출혈, 라쿠나형 다발성 뇌경색
퇴행변성질환성 치매	알츠하이머형 노년치매, 진행성핵상성숨뇌마비. 피크병, 헌팅톤무도병
내분비・대사・중독성 치매	갑상샘기능저하증, 비타민B_{12}결핍증, 간성뇌증, Wilson병, 저산소증, 약물중독
감염성 치매	뇌농양, Creutzfeldt-Jacob병, 진행마비
종양성 치매	뇌종양(양성・악성), 수막암종증
외상성 치매	머리외상 후유증, 만성경질막밑혈종
기타	정상압수두증, 다발성경화증, SLE, Behçet병 등

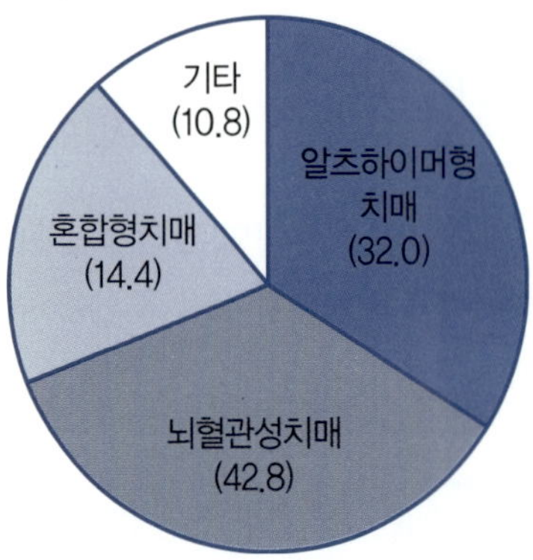

그림 Ⅲ・J・3 원인별 분포 ( ) 안은 %

게 진행한다.

정상적인 노화에서도 느리게 저하하지만 알츠하이머병 등과 비교하면 그 속도는 상당히 느린 것이다. 입원 직후 등 급격한 환경의 변화에 의해서 치매모양의 증상이 출현하는 가성치매는 조기에 환경을 원래대로 되돌리는 등을 함으로써 지적 기능의 개선이 관찰된다(그림 Ⅲ・J・4).

또한 예방・치료가 가능한 치매의 주된 것은 표 Ⅲ・J・2와 같다.

아래에 노령자에게 많은 알츠하이머형 노년치매와 뇌혈관성치매를 중심으로 언급하기로 한다.

표 Ⅲ・J・2 예방・치료 가능한 치매

내분비・대사・중독성 치매	갑상샘기능저하증, 비타민B_{12}결핍증, Wilson병, 약물중독
감염성 치매	뇌종양, 수막염, 신경매독 등
종양성 치매	치료 가능한 뇌종양
외상성 치매	만성경질막밑혈종
기타	정상압수두증 등

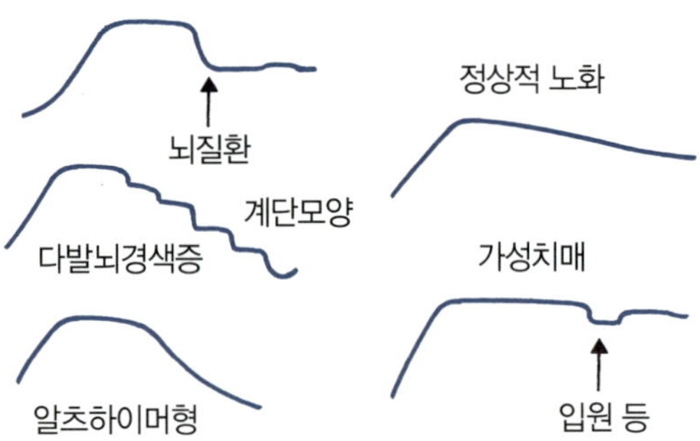

그림 Ⅲ・J・4 치매의 경과

C 치매의 진단

일상진료에서 흔히 사용되는 진단기준에 미국정신의학회의 DSMⅣ-R이 있다(표 Ⅲ・J・3).

치매의 중증도의 진단으로서 하세가와식 간이치매척도(Hasegawa's Dementia Scale Revision : HDSR)가 보급되어 있다(그림 Ⅲ・J・5). 피로하기 쉽고 싫증나기 쉬운 노인에 대해서 이 검사는 기법이 간편하고 적합하다. 만점은 30점이고 정상노인에서는 25점 이상의 득점(score)을 얻을 수 있다. 20점 이하에서는 치매를 의심하고 10점 이하를 치매군으로 하고있다. 마찬가지의 것으로서 mini-mental test(MMSE), 국립정신연구소식 선별검사 등이 있다(그림 Ⅲ・J・6).

또한 치매의 초발증상으로서 표 Ⅲ・J・4와 같이

표 Ⅲ • J • 3 DSM-Ⅳ에 의한 알츠하이머형 치매의 진단기준[2)]

A. 다채로운 인지장애(하기의 ①②의 특징을 포함).
① 기억장애(새로운 정보의 습득이 곤란, 또는 이전에 잘 알고 있었던 것을 생각해낼 수 없다)
② 다음의 인지기능 장애의 하나 또는 그 이상이 있다.
ⓐ 실어증(말의 장애)
ⓑ 실행증(운동기능은 정상이지만 동작을 할 수 없는 것)
ⓒ 실인증(감각기능이 정상이지만 사물을 인식하거나 확인하거나 하는 것을 할 수없다.
ⓓ 실행기능의 장애(사안을 수행할 수 없다. 즉 계산하거나 조직하거나 순서적으로 시행하거나 추상화하거나 하는 것을 할 수 없다)
B. 상기의 기준 A①, ②에서의 인지기능의 장애 때문에 사회생활이나 직업수행에 중대한 장애가 일어나 병전의 기능수준으로부터 보아도 현저한 저하를 보여주고 있다.
C. 경과는 완만한 발병과 지속적인 인지기능의 저하에 의해서 특징지어진다.
D. 기준 A①, ②에서의 인지기능의 장애는 아래의 어느 것에 의한 것도 아니다.
① 기억이나 인지에 진행성의 결손을 야기하는 다른 중추신경질환
예 : 뇌혈관장애, 파킨슨병, 헌팅톤무도병, 경질막밑혈종, 정상압수두증, 뇌종양
② 치매를 야기하는 것이 알려진 전신성 질환
예 : 갑상샘기능저하증, 비타민B12결핍증 또는 엽산결핍증, 니코틴산결핍증, 고칼슘혈증, 신경매독, HIV감염증
③ 물질유발성의 질환
E. 이들의 장애는 섬망의 경과 중에 출현한 것은 아니다.
F. 그 장애는 기타의 정신질환(예 : 우울증, 정신분열증 등)으로는 잘 설명되지 않는다.

표 Ⅲ • J • 4 치매환자의 초발증상

초발증상(n = 25)	발현빈도
기억장애	61.6%
시공간인지 · 지남력 · 주의장애	12.4
환각, 망상	5.5
쉽게 노여워함, 초조	4.1
우울, 불안	2.7
자발성 저하, 틀어박힘	2.7
일상생활에서의 변화	2.7
언어장애(환어곤란)	2.7
기타의 증상	4.1

(品川俊一郎, 池田 學 : 이마관자엽형 치매의 전구증상과 초발증상, 노년정신의학잡지 16 : 329-335,2005)

지남력장애가 많다는 것도 알아두어야 한다.

게다가 지남력장애까지의 증상이 나타나지 않아도 어쩐지 칠칠하지 못하거나 기분이 침울해지는 것 같은 일이 있으면 치매를 의심하여 경과를 추적하는 편이 좋다.

치매의 증상

① 칠칠하지 못하게 된다.
② 우울해진다.
③ 쓸데없는 것을 모으기 시작한다.
④ 밤중에 소란을 피운다.
⑤ 걸어서 돌아다닌다.

그림 Ⅲ • J • 5 개정 하세가와식 간이 지능평가척도

	질문내용	적요	배점	
1	몇 살입니까?	2년까지의 오차는 정답	0. 1	
2	오늘은 몇 월 며칠입니까?	무슨 요일입니까? 연월일, 요일이 정답에서 각각 1점씩	년 월 일 요일	0, 1 0, 1 0, 1 0, 1
3	우리들이 지금 있는 곳은 어디입니까?	자발적으로 나오면 2점, 5초 후에 집입니까? 병원입니까?의 중에서 바른 선택을 하면 1점	0, 1, 2	
4	이제부터 말하는 3개의 말을 말해보시오. 후에 다시 묻겠으니 잘 기억해두시오. 1 : a) 벚꽃, b) 고양이, c) 전차 2 : a) 매화, b) 개 c) 자동차	어느 것인가 하나를 기억시킨다.	a) b) c)	0, 1 0, 1 0, 1
5	100에서 차례로 7을 빼시오.	100-7은? 거기서 또 7을 빼면? 이라 질문한다. 최초의 답이 정답이 아닌 경우 중단한다.	(93) (86)	0, 1 0, 1
6	내가 이제부터 말하는 숫자를 거꾸로 말하시오. (6-8-2,3-5-2-9)	세 자릿수 역창에 실패하면 중단한다.	286 9253	0, 1 0, 1
7	아까 기억하라고 한 말을 다시 한 번 말해보시오.	자발적으로 회답이 있으면 각 2점, 만일 회답이 없는 경우, 힌트를 주어 정답이면 1점	a) b) c)	0, 1, 2 0, 1, 2 0, 1, 2
8	이제부터 5개의 물품을 보여줍니다. 그것을 감추겠으니 무엇이었는지를 말하시오.	시계, 열쇠, 담배, 펜, 동전 등 반드시 서로 관계가 없는 것	0, 1, 2, 3, 4, 5	
9	알고 있는 야채의 이름을 가급적 많이 말하시오. 5개까지는 0점, 6개까지는 1점, 7개까지는 3점, 9개까지는 4점, 10개까지는 5점	도중에 막히고 약 10초 기다려도 없는 경우는 거기서 중단한다.	0, 1, 2, 3, 4, 5	
	합계득점			

만점 30점
cut-off point 20/21(20점 이하는 치매의 의심이 있다)

그림 Ⅲ • J • 6 국립정신연구소식 치매 선별검사

문제	유의할 점과 회답	득점
당신의 생년월일을 가르쳐 주시오.	년과 월일을 따로 따로 시행한다.	0, 1, 2
오늘은 몇 년 몇 월 며칠입니까?	월과 일을 따로따로 시행한다.	0, 1, 2
어제는 무슨 요일이었습니까?		0, 1
5월 5일은 무슨 날입니까?	어린이날, 어버이날, 스승의 날	0, 1
성인의 날은 언제입니까?	5월 16일	0, 1
신호가 무슨 색깔일 때 도로를 횡단합니까?	청색, 녹색	0, 1
어머니의 언니를 일반적으로 무엇이라 부릅니까?	이모	0, 1
여동생의 딸을 일반적으로 무엇이라 부릅니까?	질녀	0, 1
태양은 어느 방향에서부터 떠오릅니까?	동쪽	0, 1
서쪽에서 바람이 불면 풍선은 어느 방향으로 날아갑니까?	동쪽	0, 1
북쪽을 향하였을 때 오른손은 어느 방향을 가리킵니까?	동쪽	0, 1
이제부터 문장을 읽습니다. 다 읽은 후 "네"라고 말하면 내가 읽은 대로 반복하시오. "모두가 힘을 합쳐서 줄을 당깁니다"	한자라도 틀리면 오답	0, 1
18 더하기 19는 몇입니까?	37	0, 1
32 빼기 16은 몇입니까?	16	0, 1
이제부터 숫자를 말합니다. "네"라고 말하면 바로 반복하시오. 3-6-4-8	3-6-4-8	0, 1
또 숫자를 말합니다. 이번에는 "네"라고 말하면 반대의 방향으로부터 말하시오. 9-2 2-4-6 7-1-6-5	2-9 6-4-2 5-6-1-7	0, 1 0, 1 0, 1
	종합득점	

평가와 지도

득점	판정	지도
0~10점	문제 있음	치매가 심하게 의심되므로 반드시 전문의의 진찰을 받으시오.
11~15점	경계군	치매가 의심되므로 전문의의 진찰을 받을 것을 권장합니다.
16~20점	정상	현재로서는 문제가 없습니다.

표 Ⅲ • J • 5 건망과 치매의 비교

	통상의 건망	치매
본태	생리적인 노화현상	병적인 뇌의 노화
경과	건망의 빈도는 증가하지만 진행하지 않는다.	진행성
증상	체험의 일부를 잊다.	체험의 전부를 잊다.
지남력 장애	없음	있음
일상생활에 대한 영향	지장 없음	지장을 초래한다.
건망의 자각	자각하고 있다.	건망을 알아차리지 못한다.
인격의 경과	유지된다.	저하 · 황폐하여간다.
환각망상	없음	수반하는 일이 있다.

표 Ⅲ • J • 6 의식장애와 치매의 감별

의식장애	치매
비교적 급격하게 발병한다.	서서히 일어나는 것이 많다.
증상은 유동성, 가역성, 일과성	증상은 고정성, 비가역성, 지속성
조기에 실금이 일어난다.	치료에 반응하기 어렵고 회복이 곤란하다.
치료에 반응하기 쉽고 회복하기 쉽다.	치료에 반응하기 어렵고 회복이 곤란하다

표 Ⅲ • J • 7 우울상태와 치매증상의 차이

우울상태	치매
비애감, 쓸쓸함을 호소하다	호소하지 않는다.
죄책감, 자살염려를 호소하다.	적다.
행동의 감소, 외출을 하지 않게 된다.	맹목적인 행동, 배회
불면, 식욕저하, 변비 등이 일어나기 쉽다.	특별히 많지 않다.

d 치매의 감별진단

치매와 매우 유사한 증상을 나타내는 질환도 있어 아래에 주된 증상과 그 감별할 점을 언급한다.

1 양성건망(통상의 건망)과 치매

표 Ⅲ • J • 5를 참조할 것.

2 의식장애와의 감별(표 Ⅲ • J • 6)

경증의 의식장애와의 감별은 어려운 경우가 있다. 그러나 의식장애에서는 고차의 정신기능도 저차의 본능적 기능(식사, 배설, 통증으로부터의 도피 등) 모두 저하하는 것에 반해서 치매에서는 후자의 기능이 비교적 잔존하는 것이 하나의 단서가 된다.

3 우울상태와의 감별

신체적 · 가정적 · 사회적 문제가 유발요인이 되어 우울상태에 있는 노인도 많다(표 Ⅲ • J • 7).

우울상태에 의한 정신운동활동의 지연, 건망, 집중력 결여, 쉽게 피로함, 성격의 변모 등 얼핏 보기에 치매와 꼭 닮은 인상을 주는 것이다(가성치매).

우울상태에는 자책적 환상, 편집성, 망상 등을 수반하는 일이 있고 치매와의 감별에 도움이 된다. 항우울제 투여에 의한 증상 개선의 유무도 감별에 도움이 된다.

4 뇌종양, 특히 암 전이와의 감별

초발증상이 치매로 시작되는 일이 적지 않다. 특히 폐암 · 간암 · 위암의 뇌에의 전이는 원발 병소의 증상이 전혀 없고 뇌 증상으로 시작되는 일이 드물지 않다. CT나 MRI-CT로 감별은 용이하다(그림 Ⅲ • J • 7)

5 약제성 치매와의 감별

노인은 장기간 약물치료 받고 있거나 또한 몇 개소의 의사로부터 2중 3중으로 약제, 그 중에서도 향정신약이 투여되고 있거나 한다. 약물섭취 경력을 충분히 청취할 필요가 있다. 약물복용을 중지하고 치매증상의 개선을 관찰하는 것도 감별에 도움이 된다.

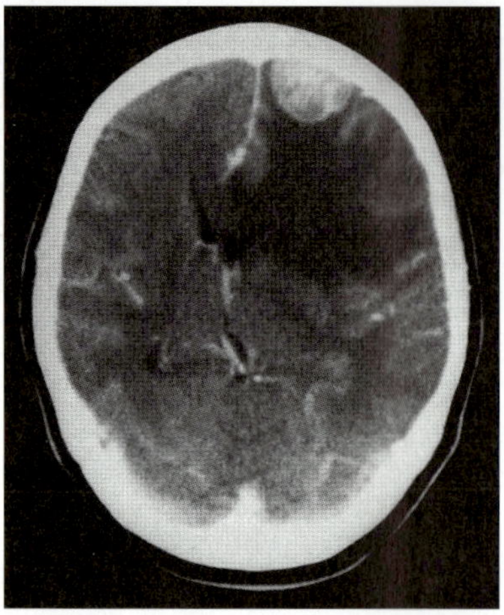

그림 Ⅲ・J・7 전이성 종양의 MRI

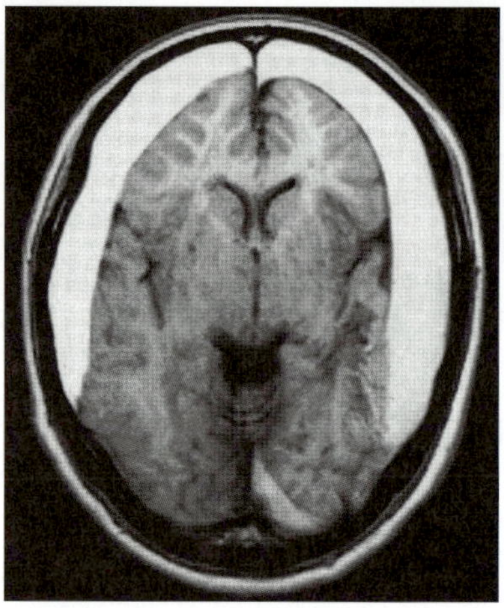

그림 Ⅲ・J・8 만성경질막밑 혈종의 MRI

약제성 치매를 비롯한 물질유발성 지속성 치매

알코올
유기용제(시너[thinner], 톨루엔 등)
진정제, 수면제, 항불안약제, 항경련제 등
납, 수은, 일산화탄소, 유기인산살충제 등

6 만성경질막밑 혈종과의 감별

노인에서는 머리외상의 기왕증이 없는가, 있다 해도 약간의 외상으로 발병하는 일이 있다. 또한 편마비나 병소증상은 말기가 되어 나타나는 경우가 많고 초기에는 의욕저하나 소화기증상만이어서 감별은 어렵다. 게다가, 양쪽성인 경우는 편마비 등은 감별은 어렵다. 치료 가능한 치매이기 때문에 조기에 CT로 확인할 필요가 있다(그림 Ⅲ・J・8).

3 주된 치매성 질환의 병태와 증상

a 알츠하이머형 노년치매

1 개념

초로기에 발병하는 알츠하이머병과 노년치매가 별개의 질환인가, 원래 같은 질환이고 발병연대가 틀릴 뿐인가는 종전에 논의의 대상이었으나 현재는 같은 질환이라 생각되고 알츠하이머형 노년치매(senile dementia of Alzheimer type : SDAT) 등이라 부르고 알츠하이머병도 그 안에 포함된다.

2 병태

SDAT에서는 대뇌가 광범위하게(diffuse) 위축하고 가쪽뇌실(측뇌실)은 뇌의 위축에 수반하여 확대한다. 이 변화는 신경세포의 사멸에 의해서 일어나고 관자엽이나 마루엽의 고차중추가 있는 연합영역이나 본능과 연관성이 있는 해마나 후각뇌(olfactory brain)를 포함하는 대뇌변연계에도 심하다.

SDAT의 뇌에서는 아세틸콜린대사계의 활성이 특이적으로 저하하여 있고 대뇌겉질에 콜린 작동성 섬유를 보내고 있다고 생각되고 기억과 관계가 깊은 Meynert핵에 두드러진 신경세포의 탈락과 과립공포(vacuole) 변성, 신경원섬유의 변화 등이 인지되고 있다[3]. 또한 Meynert핵은 고도는 아니지만, 뇌줄기에 있는 청색반점핵(nucleus locus ceruleus)의 신경세포도 감소한다. 청색반점핵은 노르아드레날린을 신경전달물질로서 대뇌겉질로 섬유를 보내고 있다. 게다가 뇌줄기의 솔기핵(봉선핵)에도 변화가 온다. 이 핵은 세로토닌을 신경전달물질로서 대뇌피질에 연락하고 있다.

최근의 연구로부터 대뇌겉질에 비정상적인 단백이 침착한다는 것을 알게 되었다. 그것은 아밀로이드와 PHF(paired helical filament : 이중나선형섬유)이다[4].

아밀로이드의 침착에 의해서 노인반(senile plaque)이라는 얼룩모양의 구조가 생긴다. 이 아밀로이드는 일단 생기면 녹지 않으므로 주위의 신경세포가 변성하여 남고 신경회로는 파괴되어버린다. 또한 β구조라는 불용성의 구조를 가진 70~80 Å 의 직경의 섬유의 집합이며 그 분자구조로부터 β단백이라 이름이 붙여져 있다.

또 하나의 침착단백인 PHF는 알츠하이머원섬유변화를 구성하고 있다. PHF는 정상적이지 않은 구조의 섬유이고, 100 Å 의 섬유의 2본을 꼰 것 같은 구조를 갖는다. 이 안에 관찰되는 단백은 비정상적으로 인산화가 되어 있고 태아의 뇌에 많은 것이라는 것을 알게 되었다. 이들의 변화로부터도 알츠하이머형 노년치매의 뇌에는 터무니없는 신경세포의 이상이 일어나고 있다는 것을 보여주고 있으나 아직 그 의미는 알 수 없다[5].

3 증상

증상은 그 완성된 상은 물론 그 경과도 비교적 일정한 패턴을 취하는 일이 많고 표 Ⅲ • J • 8에 그 증상과 그 대처법을 언급한다.

a. 지남력장애

지남력장애는 시공간적 지남력이 일찍부터 침해되어 자택주변에서 길을 잃거나 다른 사람의 침대에 기어들어가거나, 거울 징후(mirror sign)(거울에 비친 자기의 모습을 다른 사람이라고 굳게 믿는 현상) 등이 관찰된다.

b. 인격의 붕괴

뇌혈관성의 경우와의 가장 두드러진 차이점이 인격의 붕괴, 황폐이며 얼굴의 생김새도 멍청하여 얼핏 보기에 이상한 느낌을 받는다. 많은 사람의 면전도 거리끼지 않고 이상행동, 불결행위(배설한 변을 주무르고 노는 등)를 시행하여 정신병적 양상을 나타내고 일상생활에도 지장을 초래하는 일이 많다.

c. 전반치매

뇌혈관성의 경우는 얼룩현상이고 “이가 빠진 빗처럼 일부 진정성이 있는 부분이 있으나, 노년치매의 경우는”이가 전부 빠진 것 같은, 즉 지능의 전체분야에 걸친 치매증상을 나타내는 것이 특징이다. 병적이라는 것에 대한 인식은 조기부터 결여되어 있는 경우가 많다.

d. 작화증(confabulation), 다변증

일반적으로 다변이지만 그 내용은 막연하여 두서가 없고 요점이 없다. 이치에 맞지 않는 부분을 적당히 말을 꾸며대어 속이려고 한다. 얼핏 보기에 명칭실어증(anomic aphasia)모양이거나 초겉질성 감각실어증모양이거나 한다. 자발성언어에서는 고집증(perseveration)이 출현하고 단어나 짧은 문장을 반

표 Ⅲ・J・8 치매의 증상과 그 대처법

	증상	대처법
초기	갑자기 이상한 말을 하기 시작한다.	본인은 옳은 것을 말하고 있다는 생각이므로 본인의 기분이 되어 상냥하게 답한다. "나는 20세입니다" → 그렇습니까, 젊으시군요."
	사람 이름을 상기할 수 없다.	무리하게 상기시키지 않고 일단은 설명을 한다.
	전날의 기억이 희미해지다.	바른 대답을 몇 번이나 말한다. 일기와 같은 것으로 메모를 한다.
	같은 이야기를 반복한다.	몇 번이라도 참을성 있게 듣고 몇 번이라도 같은 대답을 반복한다.
	물건을 찾기 시작한다.	없다는 것에 기초하여 함께 찾아준다.
	이야기를 꾸며낸다.	본인의 자존심을 상하지 않도록 들어준다.
	옛날 음악이나 집 등을 그리워한다.	함께 노래하거나 조금 외출해본다.
	스위치를 켠 채로 둔다.	위험하면 콘센트를 뽑아두는 등의 연구.
	전등을 켜거나 끄거나 한다.	정신을 다른 데로 돌린다. "식사준비를 함께 합시다" 등
중기	거짓말이나 숨기고 있는 일이 많아진다.	기억이 없다는 것을 속이므로 왜 거짓말을 했는지를 안 다음에 속은 척을 하여 수용적인 태도로 임한다.
	심술궂게 된다.	심술궂게 말해서 그 자리를 속이고 있는 것뿐이므로 증상을 잘 이해하여 대응하도록 한다.
	방에 틀어박힌다.	"나를 죽이려고 하고 있다" 등의 피해망상이 있는 일도 있어 의사와 상담한다.
	하루 종일 누워있다. 밤중에 일어난다.	우울상태의 가능성도 있어 의사에게 상담한다. 생활의 리듬을 붙이기 위해 주간에는 일어나 있게 한다. 수면제를 사용한다.
	여러 가지의 것을 모은다.	수집한 것을 본인 앞에 두어 안심시키고 없을 때에 치운다.
	식사를 하였는데도 하지 않았다고 주장한다.	저녁식사의 간맞추기는 어떠하였습니까・" 등을 질문하거나 "바로 준비할 것이니" 라 말하고 과자를 건네준다.
	먹을 것을 감춘다.	불결해지므로 본인이 없을 때에 찾아서 버린다.
	멀리 나간다.	미아에 대한 명찰과 같은 것을 떼어내지 못하는 곳에 붙인다.
	자기 집을 자기 집이 아니라고 한다.	"함께 돌아갑시다"라 말하고 한 바퀴 산보하여 자택에 돌아간다.
	지갑에서 돈을 빼버린다.	돈의 가치를 모르게 되었으므로 도둑맞아 곤란한 것 같은 돈은 집에 두지 않는다.
후기	식사를 하지 않게 된다.	피해망상에 기인한 일이 있으므로 의사에게 상담한다.
	손으로 움켜쥐고 먹는다.	주먹밥을 만드는 등, 손으로 움켜쥐고 먹을 수 있는 것을 연구한다.
	시도 때도 없이 먹는다.	"먹고 싶다"라 말할 때는 소량의 과자 등으로 과식을 방지한다.
	난폭하게 군다, 안절부절못함이 눈에 띈다.	피해망상, 환청, 환시 등이 원인인 경우가 있으며 의사에게 상담한다.
	반중에 기성을 지른다.	잠을 잘 장소는 밝게 해두고 추억담이나 민화 등을 이야기하면 누그러진다.
	대소변을 무의식중에 싼다.	화장실로 가는 안내표시를 한다. 기저귀는 떼어내지 않는 연구가 필요하다.

복한다. 언어장애가 고도가 되면 반향언어증(echolalia)("오늘은 어떻습니까?" → "오늘은 어떻습니까?" 로 반복한다)이 되고 더 나아가서는 "어미반복(logoclonia)"(단어의 마지막을 반복시켜서 "안경경경"이라 말하는 상황이 된다)의 상태가 된다.

e. 환각, 망상, 정신흥분

정신분열증적 색채를 띠고 황당무계한 환각이나 망상에 사로잡히며 밤중에 난폭해지거나 큰소리를 내거나, 때로는 다른 사람에게 위해를 가하는 일도 있다. 의미 없이 배회하거나 기물을 파괴하거나 하는 일도 드물지 않다. 어떠한 문제행동이 있는 것이 약 40%이상에 도달한다.

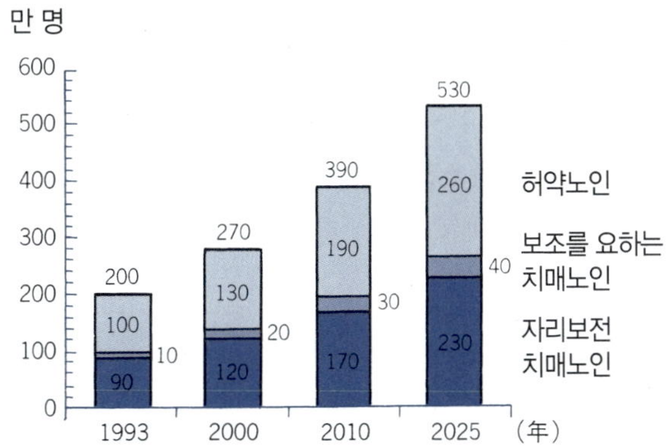

그림 Ⅲ·J·9 자리보전 노인·치매노인의 장래 추계

'자리보전이나 허약노인 등 간병을 필요로 하는 노인은 1993년의 200만 명에서부터 2025년에는 520만 명으로 급증한다[6].

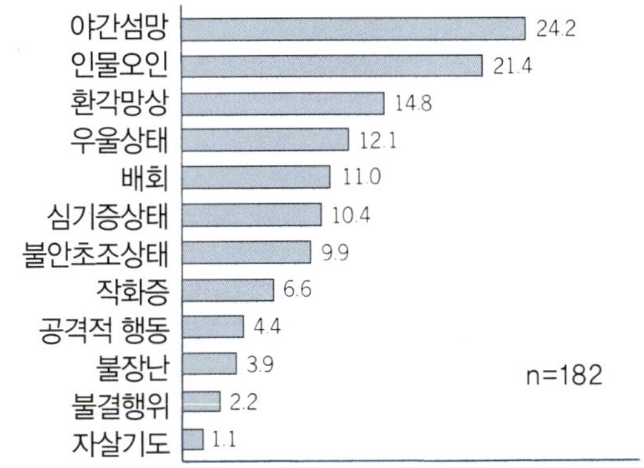

그림 Ⅲ·J·10 치매에 수반하는 정신증상과 문제 행동의 비율(%)

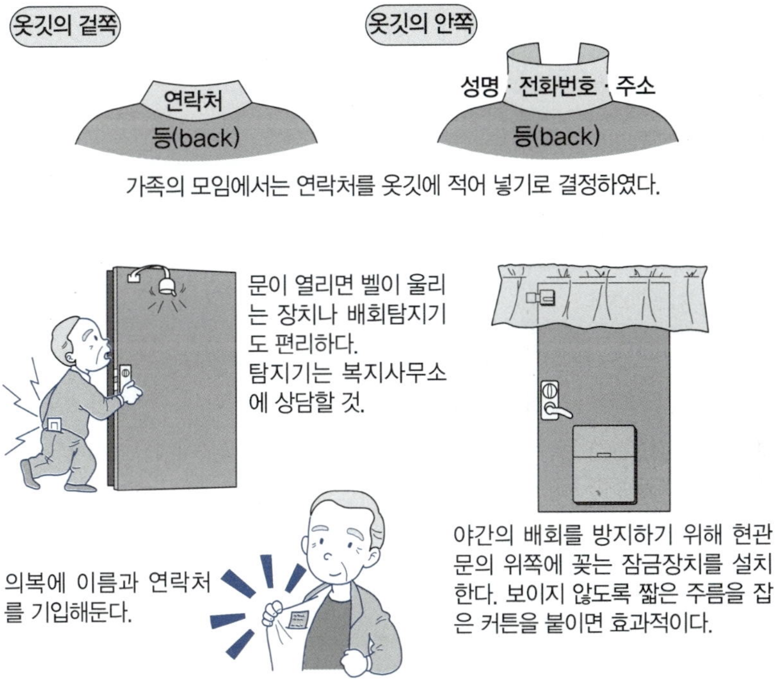

그림 Ⅲ·J·11 배회에 대한 대응 연구

f. 진행성 경과(점증적)

점증적으로 진행성이고 악화일로에 이른다. 약제 등의 치료로 진행을 억지할 수는 없다. 경과 중 진행이 정지하는 일도 있으나 이것은 오히려 예외이다.

4 예후

간병의 방법에 따라 다르지만 몇 년이 지나서 사망한다. 후반은 전혀 한눈을 팔 수 없게 되어 가정적 위기를 맞이한다. 또한 신체적 쇠약이 수반하여 자리보전이 되면 침대 위의 간병이 되어 배회를 하였을 때와 비교하여 반대로 간병 부담이 줄어드는 일이 있다(그림 Ⅲ • J • 9).

5 대응

이들의 증상 중 간병에 있어서 문제가 되는 것은 야간섬망이나 인물오인, 환각망상 등이 많지만, 불장난이나 불결행위 등은 적지만 일어나면 간병 부담은 커진다(그림 Ⅲ • J • 10).

이러한 치매환자를 가진 가족은 가사에 손이 돌아가지 않는다, 일에 나갈 수 없는 등 다양한 영향과 부담을 강요받게 된다.

또한 배회에 대해서도 그 요인은 다양한 것이 있어 불안감이나 피해적인 기분으로부터 배회하거나 상실한 기억의 보완을 위해 하는 경우도 있어 그 원인을 아는 것에 의해서 대응할 수 있는 경우도 많다(그림 Ⅲ • J • 11).

배회의 이유

① 불안감이나 피해적인 기분 때문에
② 지남력 장애 때문에 바른 장소를 찾는다.
③ 안정되지 않은 기분 때문에
④ 무엇인가 중요한 것을 잃고 다른 사람에게 이해를 구하고 싶다.

피해망상 등의 이상행동에 대해서도 치매환자에게는 그 나름의 이유가 있는 경우가 많고 도난망상이라면 무엇인가 없어졌다는 것의 사실에 기초하여 대응하면 좋다.

이상행동에 대한 대책

도난 → 그것은 난처하겠군요. 그러면 조사해봅시다.
야간섬망 → 베개가 강아지로 보인다. → 전기스탠드 등으로 밝게 해둔다.
요실금 → 화장실의 장소를 모른다 → 화장실까지 가는 길을 명확히 해둔다.

치매환자에게 잔존하여 있는 자존심이 특히 문제가 되는 것에는 실금이 있다. 이 대응에 대해서는 신중하게 할 필요가 있고 간병인의 언동은 충분히 주의해야 한다. 자존심에 상처를 주는 것 같은 언동은 삼가고 신속하게 처리하는 것도 때로는 필요하다.

용변에 대한 능숙한 대응

서로 보이는 곳에서 말을 나눈다.
간결한 말, 합리적인 유도
해냈을 때는 서로 기뻐한다.
뒤처리에는 쓸데없는 말을 하지 않고 때로는 묵묵히 시행한다.

간병인의 부담경감 때문에도 기저귀 등의 타이밍은 중요하며 자존심을 손상시키지 않도록 배려가 필요하다.

기저귀의 타이밍

실금한 것을 모르게 되었을 때
화장실에 앉을 수 없게 되었을 때
옷을 올리고 내릴 수 없게 되었을 때

이러한 치매노인과의 접촉방법의 요점은
① 노인의 페이스에 맞추는,
② 같은 것을 몇 번이나 반복해서 말하는, 정보의 전달은 간단한 형태로 한 번에 하나의 것을 전달하도록 하는,
③ 이야기하는 것만이 아니라 글씨를 써서 의사소통을 도모하는(입으로 말을 해도 바로 잊어버린다),
④ 지능장애는 심해도 감정의 작용은 남아있는 경우가 많으므로 감정의 교류에 노력해서 도모하도록 하는,
것 등이 중요하다.

이상과 같은 주의를 하면서 자리보전이 되지 않도록,
① 갖고 있는 힘을 신장시키면서,

표 Ⅲ・J・9 DSM-Ⅳ에 의한 혈관성치매의 진단기준[8]

A. 인지장애(하기의 ①②의 특징을 포함) ① 기억장애(새로운 정보의 습득이 곤란, 또는 이전에 잘 알고 있었던 것을 생각해낼 수 없다) ② 다음의 인지기능장애의 하나 또는 그 이상이 있다. ⓐ 실어(말의 장애) ⓑ 실행(운동기능은 정상이지만 동작을 할 수 없는 것) ⓒ 실인(감각기능이 정상이지만 사물을 인식하거나 확인할 수 없다) ⓓ 실행기능의 장애(사안을 수행할 수 없다. 즉 계산하거나 조직하거나 순서 있게시행하거나 추상화할 수 없다).
B. 상기의 기준 A①, ②에서의 인지기능의 장애 때문에 사회생활이나 직업수행에 중대한 장애가 일어나 이전의 기능수준에서 보아 현저한 저하를 보여주고 있다.
C. 국소의 신경증상(예컨대 심부힘줄반사항진, Babinski징후, 가성숨뇌마비, 보행장애, 팔다리 탈력) 또는 뇌혈관장애가 시사되는 검사소견(예컨대 대뇌겉질, 겉질밑백색질에 다발뇌경색 병소가 있어 현 증상과 생성원인적으로 연관성이 있다고 확인된다)
D. 이들의 장애는 섬망의 경과 중에 출현한 것은 아니다.

② 시행할 수 있는 동작・능력에 작용하고,

③ 할 수 있는 동작을 끌어내면서,

④ 놀고 싶은 기분을 끌어내도록 하면,

효과적이다.

자택에 틀어박혀 자리보전으로 연결되지 않도록 하기 위해 지역사회의 데이케어 등을 활용하는 것도 좋은 방법이다. 아래에 신체상황에 상응한 그룹치료(group therapy)의 실시내용을 게재하였다.

그룹치료의 실시내용

신체기능도 사회적 기능도 양쪽 모두 양호한 그룹
- 풍선배구, 고리 던지기, 구술 넣기
- 노래, 체조, 회상요법, 말잇기 놀이, 볼링, 트럼프 놀이 등

신체기능이나 사회적 기능에 것인가 양호한 그룹
- 풍선배구, 고리던지기, 구슬넣기, 노래, 체조 등

신체기능이나 사회적 기능도 양쪽 모두 불량한 그룹
- 풍선배구, 음악 감상

b 뇌혈관성치매

1 생성원인

원인으로서 다발성뇌경색을 들 수 있고 경색병소가 많을수록 병소가 클수록 치매의 출현율이 높다. 병소는 양쪽성다발성산재성의 소경색이고 백색질 내에 있는 경우도 많고 다발성경색에 의한 치매(multi-infarct dementia : MID)[7]라 일컬어지고 있는 이유이다.

구미에서는 노년기치매 중에서SDAT가 MID보다 많다고 하고 있으나 일본의 발표에서는 MID 쪽이 명백히 많고 뇌 내의 동맥경화의 정도와 연관성이 있는 것으로 생각되고 있다. 그러나 최근에는 생활습관병 등 동맥경화에 대한 관심이 높아져 고혈압, 당뇨병, 고지혈증 등의 예방이나 생활의 서구화 등의 침투로부터 SDAT가 서서히 증가하고 있다고도 일컬어지고 있다.

최근, 뇌 도크(dock) 등이 보급되어 무증후성뇌경색이 문제가 되고 있으나 이들은 뇌혈관성치매의 징후의 중요한 지표이고 그 중에서도 가쪽뇌실(측뇌실)

주위의 X선 CT에 의한 periventricular lucency : PVL, MRI-CT에 의한 periventricular high-intensity : PVH는 치매발생과 연관성이 높다고 일컬어지고 있다(표 Ⅲ • J • 9)[8].

2 증상

뇌혈관성치매의 발병은 뇌혈관장애의 에피소드를 계기로 하여 출현하고 게다가 뇌혈관장애의 에피소드로 계단모양으로 진행한다. 그 주된 증상의 특징을 아래에 언급한다.

a. 얼룩치매

치매증상이 한결같지 않고 어떤 면에서는 완전히 치매화가 되어있음에도 불구하고 다른 면에서는 매우 확실하게 의견을 진술하거나 하는 현상이다. 예컨대 오늘은 몇 월 며칠인가라는 질문에는 완전히 엉뚱한 대답을 함에도 불구하고 때로는 현재의 정치 상황에 대해서는 확실하고 정확한 의견을 진술한다는 것 같은 현상을 나타내는 것으로 이것을 "얼룩현상"이라 부르고 있다. 병전의 직업이나 지적 수준에 따라 얼룩의 상황은 개개인에 따라서 상당히 폭이 넓은 것이 된다.

b. 기명 · 기억력의 저하

인물이름, 물건의 명칭 등을 비롯하여 최근 신변에 일어난 사안(예로, 식사를 한 것, 내객이 있었다는 것 등)을 잊어버리거나 자기가 이야기한 것을 잊어버려 몇 번이나 같은 것을 이야기하는, 등이다. 그러나 젊은 무렵에 기억한 것은 잘 남아있는 경우가 많다.

c. 지남력장애

오늘은 몇 월 며칠인가, 몇 시쯤인가, 자기가 어디에 있는가, 친한 사람이 방문해도 그 사람이 누구인가, 등을 알 수 없게 되는 것 같은 시간, 장소, 사람에 대한 인식의 장애이다.

실어증 등이 있으면 지남력은 정상일지라도 언어로 표현할 수 없거나 숫자에 약해지기 때문에 몇 월 며칠인지 틀리는 일이 있다. 또한 애당초 청각적 이해가 나빠 질문의 의미를 이해할 수 없어 뚱딴지같은 대답을 하는 일이 있다는 것 때문에 이것을 지남력의 장애와 혼동하지 않도록 하여야 한다.

d. 계산력의 저하

교육수준이나 이제까지의 직업에 따라서 차이는 있으나 암산이나 필산이 곤란해진다. 간단한 암산에서도 끌어올리거나 끌어내리는 계산이 곤란해진다.

e. 기타

신체적 징후로서는 다른 장기의 동맥경화도 진행되어 있는 일이 많으며 안저의 동맥경화 소견, 심전도 변화, 흉부X선상에서의 대동맥의 경화소견 등이 인지되는 일이 많아 이들의 합병증에 주의하여야 한다.

증상으로서 감정실금, 특히 강제울음, 강제웃음 등을 나타내는 경우는 뇌혈관성치매로서 우선 틀림없다고 생각된다.

이 밖에 우울상태, 피해망상, 심기증 등의 증상이 나타나는 일이 있으나 인격의 붕괴가 관찰되는 일은 없고 내면적으로는 여러 가지로 울적하여 있다 해도 외면적으로는 오히려 접촉은 양호하고 싱글벙글하게 접촉하고 대부분은 다변이다. 신변의 구체적인 사항에 대해서 불만의 요소 등을 포함하여 잘 이야기하는 일이 많다. 그러나 추상적 내용에는 불충분해진다. 또한 일상행동상의 판단력은 비교적 잘 유지되어 있다.

3 알츠하이머형 노년치매와의 감별

뇌혈관장애의 기왕증이 없는 경우는 곤란한 경우도 있으나 MRI-CT 등을 사용함으로써 최근에는 상당히 높은 비율로 감별할 수 있게 되었다. 일상 임상적으로는 아래의 허혈점수에 의한 감별이 흔히 사용된다(표 Ⅲ • J • 10).

표 Ⅲ • J • 10 Hachinski의 허혈점수

특징	점수	특징	점수
급격히 일어난다.	2	감정실금	1
단계적 악화	1	고혈압의 기왕증	1
동요성의 경과	2	뇌졸중의 기왕증	2
야간섬망	1	동맥경화 합병의 증거	1
인격유지	1	국소 신경증상	2
우울	1	국소 신경학적 징후	2
신체적 호소	1		

7점 이상 : 뇌혈관성치매
5~6점 : 혼합형 치매
4점 이하 : 알츠하이머형 노년치매

4 예후와 경과

질병에 대한 인식도 말기를 제외하고는 없어지지 않는 것이 보통이다.

발병은 일반적으로 느리지만 때로는 급성으로 시작하는 일도 있고 또한 경과에서도 동요성인 것이 특징이다. 행위상실증 · 인식불능증 · 언어상실증 등 병소증상을 수반하는 일이 적지 않다.

약물은 예컨대 우울상태에 대해서 어느 정도 반응하는 일은 있으나 명확히 듣는 것은 현재로서는 유감스럽게도 없다.

c 혼합성 치매

SDAT, MID의 어느 것도 노인성 병적 변화의 하나이기 때문에 실제로는 양자가 동시에 혼재하는 일이 적지 않다. 대부분의 노년기 치매환자에게 접촉하여보면 오히려 크건 작건 양자가 혼재하여 있는 일이 많은 것처럼 생각된다.

혼합성 치매와 SDAT, MID와의 경계는 명확히 선을 그을 수 있는 것이 아니기 때문에 발표자에 따라 차지하는 비율에 상당한 격차가 관찰된다. 마쓰시타 등은 SDAT 20%, MID 66%, 혼합성 6%라 언급하고 있는 것에 반해서 아사나가 등은 SDAT 16%, MID 54%, 혼합성 30%로 호합성에 상당한 차이가 관찰되고 있다. 임상적으로는 앞에서 언급한 허혈점수를 참고로 하면 분류하기 쉽다.

이상 노년기치매에 대해서 언급하였으나 치매 그룹과 정상 그룹과의 경계는 clear cut이라는 것은 아니다. 치매 그룹에 들어가지는 않더라도 그것은 완전히 정상이라는 의미는 아니며 이른바 치매 예비군이라고도 말할 수 있는 노인은 상당히 많은 것이다.

d 피크병

알츠하이머병과 마찬가지로 초로기에 발병하여 치매를 주된 증상으로 하는 것에 피크병(Pick disease)이 있다. 주로 이마엽-관자엽에 국한된 위축(특히 양엽의 바닥면에 현저하다)을 특징으로 하고 겉질 2, 3층이 탈락한 신경세포에 혼합되어 은의 염색으로 은을 강하게 거두어들이는 세포구조가 살아남은 신경세포에 볼 수 있는 것이 특징으로 되어있다(은 친화성 세포).

피크병의 임상적 특징은 첫째로 지적 능력의 저하보다 오히려 인격의 변화나 이상행동이두드러지는 것, 게다가 병소증상의 출현, 말이 막혔다가 계속되는 언어, 상동증(stereotypy)이 자주 관찰되는 것에 있다.

초기에는 기억장애는 두드러지지 않는 일이 많고 보통이라면 부끄러워서 할 수 없는 것 같은 반도덕적인 행동을 예사롭게 시행하고 지적을 해도 조금도 반성의 기미를 보이지 않는다든가, 무관심 · 나태(게으름) · 치욕적인 경향을 나타내고 반사회적인 탈선행위나 부적응 행동을 나타낸다. 실어증이나 실인증의 출현율은 알츠하이머병보다 오히려 적다. 특히 의미가 없는 동작을 반복하는 상동증과 같은 내용의 말이

표 Ⅲ・J・11 주된 치매성질환의 영상소견

	알츠하이머병	뇌혈관성치매	피크병
X선 CT	전반적인 뇌위축 PVL(경증)	경색이나 출혈 등의 병소 PVL(경증~고도)	이마엽과 관자엽에 국한된 뇌위축
MRI-CT	전반적인 뇌위축 PVH(경증)	경색이나 출혈 등의 병소 PVH(경증~고도)	이마엽과 관자엽에 국한된 뇌위축
SPECT · PET	관자엽 · 마루엽의 좌우 대칭인 뇌순환 · 뇌대사 저하	국소적, 비대칭적인 뇌순환 · 뇌대사 저하 병소관련 겉질에서 저하	이마엽과 관자엽에 국한된 뇌순환 · 뇌대사 저하

몇 번이나 반복되는 말이 막혔다가 계속되는 언어가 특징적이다. 최근, 완서진행성실어증이나 완서진행성 실행증과의 연관성이 시사되고 있다(표 Ⅲ・J・11).

e 파킨슨병성 치매

파킨슨병환자에게 치매를 초래하는 예가 반드시 적지 않다는 것이 알려져 있다.

Hakim 등[10]에 따르면 34 사례의 파킨슨병환자의 56%에 치매가 관찰된 것에 반해서 연령, 성별을 맞춘 대조그룹에서는 6%에 불과하였다고 언급하고 있다.

중등도~고도의 노인반, 신경원섬유의 엉클어짐, 과립공포 변성 등이 해마에 관찰되고 이들의 변화는 대조그룹에서는 20%인 것에 반해서 파킨슨병환자에서는 80% 이상에 관찰된다. 이러한 것은 파킨슨병에 관찰되는 치매는 대개 알츠하이머적 변화라 할 수 있다. 그러나 새겉질에는 노인반이나 신경원섬유의 변화가 관찰되지 않는 점은 알츠하이머형 치매와 다르지만 위에서 언급한 것의 유사점은 SDAT와 파킨슨병치매의 생성원인에 어떠한 단서를 줄지도 모른다.

이 밖에도 파킨슨병 또는 피라미드바깥길계통(추체외로계) 장애로 치매증상을 나타내는 환자는 SDAT의 경우와 마찬가지로 겉질밑(때로는 겉질)에 다수의 Lewy체가 관찰되고 단순한 우연의 일치만이 아닌 것처럼 생각된다.

임상적 증상의 특징은 주로 겉질밑치매(subcortical dementia)의 증상이다[11, 12].

겉질밑치매의 특징

① 이미 얻어져 있는 지식을 상황에 따라서 조작하고 잘 활용하는 능력의 장애
② 운동 및 사고과정의 완만함
③ 깜박 잊음이라 표현되는 일종의 기억장애
④ 인격과 감정의 장애(우울, 무감동, 무기력, 유치해짐, 억제결여, 쉽게 노여워함)
⑤ 주의력의 장애
⑥ 의욕장애
⑦ 실어증, 실행증, 실인증, 한쪽무시 등은 인지되지 않는다.
⑧ 운동장애성 언어장애

f 정상압수두증성 치매

노인에 한정된 것은 아니지만 노인에게는 비교적 관찰되는 일이 많은 것이다.

거미막밑 출혈, 외상 · 종양의 수술, 수막염 등의 후에 잇달아서 일어나는 2차성 정상압수두증(normal pressure hydrocephalus : NPH)이 많지만 NPH의 1/3 이상은 원인불명의 특발성 NPH이다.

증상은 치매, 보행장애, 요실금의 3개 주된 징후가 대표적이지만 그 밖에도 다변 또는 과언, 구성행위상

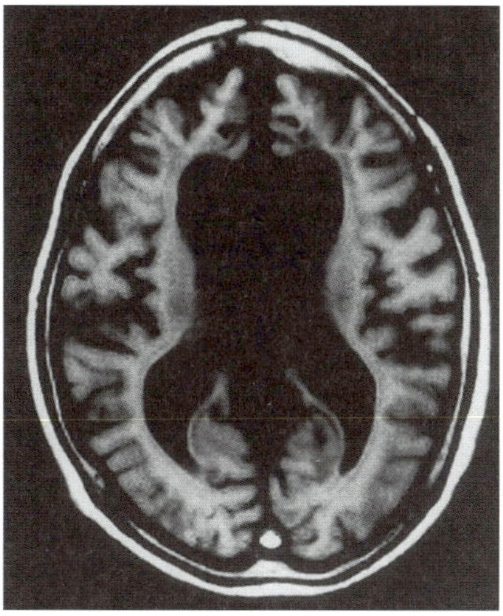

그림 Ⅲ・J・12 정상압수두증의 머리 CT

실 등의 증상을 나타내는 일이 있다.

특히 두통을 호소하는 것도 아니고 겉질의 위축도 없음에도 불구하고 서서히 진행되는 것이다.

맥락얼기(맥락막총, choroid plexus)에서의 척수액 생산에는 변화는 없으나 거미막융모(arachnoid villi)에서의 척수액 흡수에 지장을 초래하기 때문에 뇌실이 서서히 확대한다.

압력은 일정하지 않고 척수압력을 장시간에 걸쳐서 연속측정을 하면 간헐절으로 상승이 관찰된다.

NPH에 의해서 출현하는 증상은 가쪽뇌실 앞뿔부분 주변의 이마엽(꼬리핵 주변에서 의욕저하, 가쪽뇌실 안쪽면에서 요실금), 및 제3뇌실 주변의 뇌줄기부분의 장애에 의한 증상이고 이마엽의 겉질밑치매의 형태를 취한다.

NPH는 뇌척수액의 순환장애가 그 근저에 있고 CT에서는 뇌실의 확대와 가쪽뇌실의 뿔부분의 원형모양의 둔화가 관찰된다(그림 Ⅲ・J・12). 또한 RI 검사에서는 뇌실 내 역류나 장시간 정체의 현상이 관찰된다.

뇌실 내 지름술(션트수술)은 신선한 예에서의 삽입보다는 뇌척수액의 순환장애의 두드러진 2차성 NPH 쪽이 효과가 기대된다.

4 치매환자의 개호

a 삶의 보람을 만들다

치매노인은 "멀리 있는 친척보다 가까운 이웃이 낫다"라는 말과 유사하여 노인끼리, 개호를 하는 사람들과의 매우 친숙한 동료를 만듦으로써 인간관계에 "안심, 안정, 안주"의 장이 만들어진다. 이러한 것은 치매노인의 마음의 지주로서 노인의 삶의 보람으로 연결되는 일이 많다. 친숙한 인간관계의 가장 가까운 관계는 말할 것도 없이 가족이다. 노인이 가족과 생활하는 것이 가장 행복하다는 것도 수긍할 수 있고 여기에 개호의 기반이 있는 것처럼 생각된다.

b 치매노인을 응대하는 방법

노인이 모두와 안심하고 살 수 있도록 하기 위한 가장 단적이고 간단한 방법은 모든 점에서 "노인에 맞추는" 것이라 생각된다.

① 노인의 행동을 이해한다(설득보다 납득을)

노인의 잘못된 행동에 대해서 설득이나 강제적인 지도를 하거나 꾸짖는, 정정한다는 것은 노인에게는 무의미할뿐더러 역효과가 될 수 있다. 꾸중들은 내용은 기억하고 있지 않아도 굴욕감이나 피해적인 것은 남아 노인을 우울상태로 만들거나 피해망상을 일으키는 것에도 연결된다.

② 유연성이 있는 태도로 접한다

치매노인은 자기를 바꿔서 상대방에 맞춰 행동을 하는 것이 어렵다. 간병인은 인내심을 갖고 유연한 태도로 접해야 한다.

③ 노인의 페이스에 맞춘다

일반적으로 치매노인은 동작이나 사고과정이 완만하고 빠른 생각에는 따라갈 수 없는 일이 많다. 간병인의 페이스로 움직이지 않도록 하는 주의가 필요하다.

④ 정보는 간결하게 요령 있게 전달한다

예컨대 수돗물을 잠그는 것을 잊는 일이 있는 경우에 "물을 아낍시다"라는 종이를 붙이는 등, 그 장소에 상응한 정보를 간결하게 표현하는 것이 중요하다.

⑤ 노인에게 이해될 수 있는 말을 사용한다

노인은 매스컴에서 사용되고 있는 것 같은 말보다는 통상 사용되고 있는 말 쪽이 이해하기 쉽고 때로는 사투리를 섞어 이야기하면 이해가 되는 일도 있다.

또한 항상 따뜻하게 접하고 미소를 짓거나 어깨를 두드리거나, 손을 쥐는 등의 의사소통도 중요하다.

⑥자존심을 존중한 이야기하는 방법으로 한다

간병인의 태도나 말 속에는 노인의 자존심을 손상시키는 것도 많고 감정 면은 상당히 진행될 때까지 유지되어 있는 것이 많다는 것 때문에 진지한 태도로 노인의 자존심을 높이는 것 같은 접하는 방법이 중요하다.

⑦ 좋은 자극을 끊임없이 준다

치매는 적절한 자극이 없으면 잔존기능까지 둔화시켜버린다. 적절한 자극을 줌으로써 잔존기능을 활성화하고 둔화된 기능을 활발하게 할 필요가 있다.

예컨대 옛날에 하고 있었던 원예 · 재봉 등이나 일상 하고 있는 청소나 정원손질 등을 시키면 좋은 경우가 있다.

⑧ 자리에 오래 눕게 하는 일은 하지 않는다

자리에 오래 눕게 되면 이상행동이나 문제행동이 문제가 되지 않게 되므로 간병인의 접촉이 적어진다. 이와 같이 되면 자극이 적어져 치매가 진행하게 된다. 자리보전은 퇴화로 연결되기 때문에 안이하게 오래 자리에 눕게 하지 않는 것이 중요하다. 자리보전이 되지 않게 하기 위한 간병의 요점은 ⓐ갖고 있는 힘을 신장시키고, ⓑ시행할 수 있는 동작 · 능력에 잘 작용하며, ⓒ놀이를 하는 마음을 이용하여 ⓓ할 수 있는 동작을 끌어내면 좋다.

⑨ 고독하게 만들지 않는다

방치하여 관여하지 않으면 고독해지고 인간관계가 상실된다. 이와 같이 되면 신체나 의복, 대변 등의 자기의 것이나 바닥에 떨어져 있는 것 등 주위의 것에 대해서 집착하는 옷을 찢음 · 이식증(pica), 대변 짓이기기 등의 이상행동이 일어나거나 한다.

c 일상생활에 대한 주의

① 급격히 환경을 바꾸지 않는다.

② 규칙적인 생활을 보낸다.

③ 과식과 영양불량을 방지한다.

④ 1일 식사이외의 수분섭취량으로서 800~1,200㎖를 확보한다.

⑤ 배변, 배뇨는 일정한 간격, 주기로 계속시킨다.

⑥ 실금에 대해서는 남 앞에서 창피를 주지 않는다. 실금의 뒤처리에는 많은 말은 불필요하다.

〈기저귀의 타이밍〉

ⓐ 실금한 것을 모르게 되었을 때

ⓑ 변기에 앉을 수 없게 되었을 때

ⓒ 옷을 올리고 내릴 수 없게 되었을 때

⑦ 화장실의 장소 등, 일상 사용하는 것의 장소를 효과적으로 보여준다.

⑧ 상냥하게 말을 걸면서 이빨 닦기, 목욕 등을 시행시켜 청결을 유지한다.

d 정신증상이나 이상행동에 대한 대응

A.야간의 이상행동(섬망)

치매노인은 시간의 간격을 파악할 수 없어 야간에 잠을 잘 수 없고 잠이 덜 깨어 멍청해지는 상태가 되는 일이 있으며 커튼이나 불빛을 보고 "도둑이 있다"라고 하여 흥분하거나 한다.

이러한 섬망상태일 때는 자극적인 소리나 빛은 피하고 조용한 환경 속에서 지낼 수 있도록 한다. 불안이나 혼란일 때는 기회 있을 때마다 현실을 알리는 일도 한다. 또한 아주 캄캄하게 하지 않고 전기스탠드 등으로 조금 밝게 해두는 것도 중요하다. 또한 아래와 같은 점에도 주의를 기울인다.

① 매일의 수면과 각성의 리듬을 조정한다.
주간은 가급적 잠을 자게 하지 않고 될 수 있는 대로 활동을 시킨다.

② 내과적 질환의 관리, 치료
요로감염, 호흡기감염, 변비, 통증 등.

③ 복약내용의 체크
부작용으로서의 섬망

④ 안심감을 주도록 하여 아무래도 진정되지 않으면 약물 조정을 한다.

B. 도난망상

자기가 건망증이 있다는 것에 자각이 없기 때문에 도둑을 맞았다고 생각한다. 특히 직접 간병을 하고 있는 가까운 사람에게 의심을 갖는다. 이러한 경우, 훔치지 않았다고 말해도 노인은 납득하지 않는다. 현실적으로 물건이 눈에 띄지 않기 때문이다. 이러한 경우, "없다"라는 사실에 기초하여 함께 찾는 것이 좋다. 대부분은 물건을 정리하는 장소는 언제나 정해져 있는 것이다.

C. 배회

배회에는 그 나름의 이유가 있다. 예컨대, 옛날의 회사에 출근하려고 한다. 자기의 집인데도 다른 사람의 집이라 생각하고 자기 집을 찾으러 나간다. 친숙한 추억의 물품 등을 준비하여 안심시키면 효과가 있는 경우가 있다. 운동부족으로 배회하는 경우도 있으므로 복도나 안뜰 등을 안전하게 걸어서 다닐 수 있는 장소에서 배회를 계속시켜도 좋다.

배회를 하는 노인의 옷에는 직접 연락처를 적도록 한다. 천에 써서 붙이거나 하면 "사람을 바보취급을 한다"라 하여 떼어버린다.

또한 경찰이나 이웃사람에게 미리 알려둘 필요가 있다.

D. 폭력행위

폭력에도 그 나름의 원인이 있는 경우가 많으므로 그 원인을 잘 듣고 노인의 페이스로 문제를 함께 해결해주면 진정되는 일이 많다. 그러나 환각에 의해서 발생하였거나 너무 도가 지나친 것은 진정제나 병원수용도 부득이 하여 의사에게 상담하는 편이 좋다.

E. 저녁 해질 무렵 증후군

저녁이 되면 하루의 불안이나 피로가 나타나기 때문일까, 기분이 언짢아지거나 혼란을 야기하는 경향이 있다. 이러한 것에 대해서는 저녁식사 준비를 낮 동안에 해두고 저녁에 노인이 좋아하는 TV 프로그램을 함께 보거나 노인에게 할 수 있는 간단한 일을 함께 면 좋다.

e 사고방지

① 부상을 입기 쉬운 것과 관련되는 것에는 다음과 같은 것이 있다.

치매노인의 부상의 요인

ⓐ 운동의 협동성의 장애
ⓑ 환경요인에 수반하는 위험
ⓒ 자기의 몸을 지키는 것의 관심의 결여
ⓓ 배회
ⓔ 적정판단의 결여

② 환자를 부상으로부터 지키기 위해서는 다음과 같은 주의가 필요하다.

치매노인을 부상으로부터 지키기 위한 연구

ⓐ 재가환경이 안전한 것이 되도록 재고할 것
ⓑ 긴급 시 의학적 정보를 적은 표찰이나 팔찌를 부착할 것
ⓒ 치매노인이 자동차의 운전을 하거나 열쇠를 입수하지 않도록 하는 것 같은 방법을 구체화할 것

f 간병인의 생활과 건강유지

간병인이 되는 것은 배우자 및 며느리인 경우가 많다.

간병인은 하루 종일 이러한 치매노인을 돌보고 있기 때문에 심신이 모두 몹시 지치게 된다. 이러한 것을 가족이나 주위의 사람은 의외로 이해하지 못하고 있는 일이 많아 간병인을 한층 더 고독한 상태로 내모는 일이 있다.

간병인이 지치지 않도록 하기 위해서는 혼자서 애쓰지 않는 것이다. 가족이 있는 경우는 냉정하게 노인에 대한 일에 대해서 서로 이야기를 나누고 자기의 분담을 정해서 협력을 얻도록 하는 것이다. 또한 중요인물을 정해서 주위사람들은 그것에 따르도록 하여 쓸데없는 말참견을 하지 않도록 유념해야 한다.

이와 관련해서 가족이 어려움을 겪는 것 같은 문제점은 다음과 같은 것이 있다.

치매노인을 가진 가족의 문제

① 가사에 손길이 철저히 미치지 않는다
② 직장에 나갈 수 없다
③ 화기의 뒤처리가 허술하다
④ 심신의 피로
⑤ 수면부족
⑥ 경제적 부담
⑦ 가정 내 불화

치매노인을 가진 가족은 다양한 문제를 갖고 있으며 가족은 원래 지역사회의 협력체제가 없으면 간병을 할 수 있는 것이 아니다. 최근에는 각 지역사회에 간병지원센터 등을 비롯한 재가간병의 지지가 이루어져 고령화 사회가 가지는 문제에 크게 공헌하고 있다.

이상과 같이 치매성 노인을 둘러싼 문제는 산더미 같지만 그대로 지나쳐버려서는 안 되는 문제이다.

치매노인의 재가 케어를 지지하는 원조

① 노인의 정신보건 상담(보건소)
② 노인성치매질환센터(정신과가 있는 종합병원)
③ 보건사의 방문(보건소, 시 · 읍 · 면 · 동)
④ 통원(정신과, 신경내과, 내과 이외에 "치매외래" "건망외래"를 개설하는 의료기관이 있다)
⑤ 왕진 · 방문 진료
⑥ 방문간호
⑦ 방문재활
⑧ 노인 데이케어(병원, 진료소)
⑨ 방문간호 스테이션
⑩ 노인보건시설(단기입소나 데이케어를 실시하는 시설이 많다)
⑪ 가정도우미(home helper)(24시간 체제의 원조도 보급되어가고 있다)
⑫ 노인 데이케어센터(A~E형 중 E형은 치매성 노인이 대상이다)
⑬ 쇼트 스테이(노인요양원)
⑭ 재가간병지원센터
⑮ 일상 간병기기의 지급 : 대여(배회치매노인을 위한 감지기기를 대여)
⑯ 수당(간병 격려금, 특별장애인 수당 등)
⑰ 특별장애인연금
⑱ "노인위탁소"(민간 그룹)
⑲ 배회노인 조기발견 네트워크(경찰서가 중심이 되어 보급되어가고 있다)
⑳ 가족의 모임(전국적인 "사단법인 치매의 사람과 가족의 모임" 이외에 각지에 소규모의 가족의 모임이 있다)

5 기타의 정신장애와 재활

노년기의 정신장애는 대별하면 기질적 정신장애와 기능적 정신장애의 두 가지로 나눌 수 있고 전자에는 뇌혈관성 변화, 뇌 위축에 의한 것이고 불가역적이지만 후자는 순환 · 대사 · 중독 · 심리적 인자 등에 수반한 2차적인 것이며 가역적인 것이 많다. 실제로는 양자가 혼재하여 있는 경우가 많고 기능적 장애에 속하여 있는 부분이 회복하기 쉽다.

a 기질적 정신장애

기질적 정신장애에는 ① 알츠하이머형 노년치매, ② 뇌혈관성치매가 주된 것이고 이미 언급하였으나 그 밖에 ③ 섬망상태가 있다.

1 섬망상태

의식혼탁에 착각이나 환각을 수반한 착란상태를 말한다. 노인에게는 흔히 관찰되며 특히 야간에 관찰되는 일이 많다. 치매에 합병하여 일어나는 일도 적지 않다.

급성 내지 아급성, 일과성의 뇌기능장애나 급격한 신체적 변화, 예컨대 외상, 수술 등에 의해서 섬망상태를 나타내는 일이 있고 때로는 중증인 경과를 거치는 일도 있으나 전신적 상태가 개선됨에 따라서 완전히 회복한다는 것 때문에 기능적, 가역적인 증상이라 생각된다.

섬망상태는 반드시 치매증상이 심한 것은 아니고 지리멸렬, 주의의 산란, 흥분상태, 성격의 변화 등이 앞면에 나타난다.

초기에는 쉽게 피로함, 의욕저하, 집중력장애, 감정의 불안정 등이 관찰되고 기명력의 저하나 머리가 무거움, 현기증 등을 수반하는 경우도 있다.

성격의 변화는 "타고난 성격이 더 강조되어 나타나는" 것이 특징이다. 사회생활을 영위함에 있어서 필요하였던 고위의 억제가 제거되어 그 사람 본래의 성격이 노골적으로 나타난다고 하는 느낌이다.

공통점으로서는 자기중심적이고 다른 사람에 대한 배려가 결여되는 것, 의심이 많아지는 것, 망상적으로 되는 것 등을 열거할 수 있다. 또한 감정은 불안정하고 사소한 일에도 희로애락을 나타내게 되고 게다가 진행되면 "감정실금"을 나타내는 경우도 있다.

망상상태도 흔히 관찰되며 뇌의 기질적 변화이지만 그 사람의 소질, 환경적 · 심리적 인자와 연관성이 깊은 것이라 생각된다. 피해망상, 질투망상 등이 흔히 관찰되고 뜻밖의 폭행이 작동하거나 정신분열증적 행동을 취하는 일이 있다. 지능은 일반적으로 저하하지 않는다.

우울상태도 출현하는 일도 있고 특히 자살기도를 보이는 경우가 있다. 이상의 여러 증상은 동요성이고 개선, 악화를 반복하여 차츰 진행하여간다. 이러한 점은 뇌혈관성치매의 경과와 유사하다. 게다가 진행되면 인격의 붕괴가 관찰되며 이성이 없어지고 치매증상도 심해지고 노년기치매와의 감별은 어려워진다.

b 기능적 정신장애

순환, 대사, 중독인자 등이 관여하고 환경, 심리인자도 크게 영향을 갖는 것으로 생각된다. 심장질환에 의한 뇌순환장애, 호흡부전에 의한 anoxia, 어떠한 원인에 의한 탈수상태, 신부전, 간부전에 의한 뇌증, 약제사용(노년은 배설능력의 저하도 있어 약제내성이 약하여 상시 복용하는 양을 사용하는 것으로도 중독증상을 일으키는 일이 적지 않다) 등에 의해서 정신증상을 나타내는 경우가 있다. 게다가 사회적, 가정적 등의 환경 스트레스(퇴직, 배우자의 사망, 경제적 불안, 최근에는 핵가족화에 의한 아이들과의 별거, 그것에 의한 고독 등)가 유발요인이 되는 경우도 있다.

1 우울상태

노년기에 높은 빈도로 관찰되는 것으로 표정은 어둡고 목소리도 낮으며 침울해지기 쉽다.

모든 것에 쾌락을 느끼지 않게 되고 행위 면에서의 억제, 사고 면에서는 주의력, 판단력, 기명력 등의 저하를 볼 수 있게 되고 치매와의 감별이 중요하다. 자책감, 죄악감이 심한 것도 관찰되고 자살기도를 나타내는 것도 있다.

또한 신체증상으로서 불면, 의욕저하, 변비, 두통, 머리가 무거움, 구역질, 구토, 입이 마름, 명치언저리가 쓰리고 아픔, 어깨결림, 쉽게 피로함 등 여러 가지 증상을 갖고 있는 일이 많다.

2 정신분열증 증상

노년기에 출현하는 정신분열증은 망상형이 대부분이고 망상, 환청(기타의 환각도 있다), 감정둔마(희로애락의 감정표출의 결핍) 등이 주된 증상이다.

망상, 환각으로서는 독약을 넣었다, 물건을 도둑맞는다는 피해망상이 많고 식사거부, 복약거부가 관찰되거나 자기가 가진 물건을 끊임없이 점검하거나 한다. 자기 아내가 바람을 피우고 있다고 굳게 믿는 질투망상도 많다.

3 노년기신경증

활동량의 저하, 성격, 환경 등의 많은 요인이 관여하고 있으나 노화에 수반하는 여러 가지 갈등(가정 내의 대인관계의 불화가 많다)에 의해서 초래되는 경우가 많다. 신체질환이 계기가 되는 일도 있다. 심기적인 것, 심신증에 가까운 것이 많고 불면, 위장장애, 두통 등의 신체증상을 주된 징후로 한다.

6 치매대책과 생활관리

a 치매대책

1 세계의 취세

종교·교육·문화·습관 등 여러 가지의 면에서 국가를 번영시키는가, 멸망시키는가, 사고방법에 차이가 나타나는 가운데, 치매만은 극력 피하고 싶다는 것은 일치하고 있다. 치매가 증가하면 증가할수록 그것을 간병해야 할 젊은 사람이 증가하고 활동적으로 나라를 지탱하는 젊은이가 감소하기 때문에 머지않아 나라는 쇠퇴로 기울 것이라는 것이 공통된 사고방법이다. 현재 일본이 이러한 형태를 취하고 있는 가능성이 높다. 교육의 본연의 자세, 가정 내의 가족의 본연의 자세부터 바꿀 필요가 있다고 생각하는 사람이 많다.

2 구체적 치매대책

치매대책으로서 ① 유전성 인자와 ② 후천성·환경성 인자에 대한 대응이 생각되고 있다. 유전성 인자에 대해서는 그 관여하는 유전자의 해명을 서두르고 있으나 결정적인 예방까지는 시간이 걸린다고 생각된다. 그러나 후천적·환경적 인자는 대응할 수 있는 가능성은 현 시점에서도 높다.

① 환경의 개선 : 음식물을 포함한 어린이시대부터의 생활환경이 동물·사람의 인격형성이나 인지력 육성에 큰 영향을 준다는 것은 많은 전향적 보고가 있고 충분히 실증되어 있다.

② 뇌의 적극적 활성화 : 뇌의 이마엽, 관자엽, 마루엽 등의 훈련이 본인에게 그 마음만 있으면 어떻게 교육효과를 올리는지는 말할 것도 없다. 현재의 엄격한 세상 속에서 정서의 육성을 겸한 인지능력의 육성은 말하기는 쉽고 시행하기는 어려운 것이다.

③ 교합동작 : 치과의사로부터 흔히 주의를 받는 일이며 통상 의식하고 있지 않지만 교합동작이 뇌의 순환에 강화작용이 있는 것 같다.

④ 팔다리·몸통의 운동 : 팔다리·몸통의 운동도 과도하게 하지 않는 한 뇌 순환을 개선한다고 한다.

⑤ 적절한 스트레스의 양 : 적당한 자극의 양이 필요하고 최적의 양은 개인차가 크다.

⑥ 수면의 양 : 이것도 최적의 양이 있으며 개인차가 크다. 다만 수면에는 양만이 아니라 질이 관계가 깊고 또한 호흡이상의 유무 등에 의해서 영향을 받지만 최적시간은 6~8시간이라는 정도일 것이다. 또한 주간의 밝기의 정도에 따라 분비되는 멜라토닌 분비가 날씨·일 등의 관계로 감소한 경우도 수면 패턴이 바뀌어 수면의 질이 바뀌는 경우가 있어 복잡하다.

⑦ 흡연 : 연기를 들이마신 직후에 느끼는 머리의 상쾌한 느낌 때문에담배의 유일한 메리트라고 일컬어진 일도 있었으나 최근 그것은 일시적인 약물효과이고 긴 안목에서 보면 뇌의 작용을 저하시키고 있다는 것이 판명되었다. 몇 십년동안의 오랜 흡연이 치매를 초래해도 이상하지 않다.

⑧ 알코올 : 적당량이라면 신체적 장수에 효과가 있다는 보고를 많이 볼 수 있으므로 간접적으로는 인지력을 높인다고도 생각되지만 과량에 의해서 인지장애나 정신장애를 일으켜온 죄를 보상할 수는 없다.

b 약물치료

최근 몇 가지의 약제가 개발되어 있고 그 효과를 지켜보고 있다.

1 염산도네페질(Donepezil HCL)(알리셉트)

아세틸콜린에스테라아제 저해제(AChEl) : 아세틸콜린의 감쇠를 적게 하여 정보전달의 효율을 높이려고 하는 것으로 현재 일본에서는 알츠하이머형 치매에 가장 사용되고 있다.

2 주석산리바스티그민(Rivastigmine tartrate)(Exelon)

알츠하이머형 치매에 주로 사용된다. 중등도~약간 중증에 사용되고 있다. ADL, 언어의 개선이 관찰된다는 보고가 있다.

3 갈란타민(Galantamine) (Razadyne)

중등도~중증 알츠하이머형 치매에 사용된다. 아세틸콜린이 그 수용기에 도달하는 것을 강화하는 작용이 있고 뇌의 활력을 조장하는 것이라 생각되고 있다.

4 나멘다(Memantine HCL)

중등도~중증 알츠하이머형 치매에 사용된다. 염산도페질 + memantine과, 또는 염산도페질 + 플라시보의 투여로 병용투여 그룹에서는 인지능력이 개선되고 일상생활동작(ADL)이 향상하였다.

5 감마아미노부티르산(GABA)

뇌내의 GABA의 활동을 정상화시키는 것이 목적이고 대상은 반드시 알츠하이머형 치매만인 것은 아니다. 불안장애나 패닉발작에 관련되는 신경세포의 비정상적인 활동을 억제할 가능성을 가진 약제이다.

6 플루리잔(Flurizan) (치료시험 단계)

알츠하이머형 치매의 발생 및 진행에는 아밀로이드 전구체 단백질로부터 γ-세크레타아제와 β-세크레타아제에 의해서 절단되어 일어난 β-아밀로이드(Aβ)라는 펩티드가 중요한 역할을 수행하고 있다. γ-세크레타아제 및 β-세크레타아제를 선택적으로 저해하는 약제이다.

c 내과적 전신관리

나이가 듦에 수반하는 정신적 문제는 신체의 노화와도 밀접하게 결부되어 있는 경우가 많고 고혈압, 고지혈증, 당뇨병, 심장질환 등 어느 정도 내과적 관리에 의해서 그 증상의 출현이나 진행을 예방할 수 있으므로 정기적인 신체적 관리는 정신장애를 예방하는 데에도 치료하는 데에도 필요불가결한 것이다.

d 적당한 운동

하루 중 일정시간 몸을 움직이는 것은 신체적 기능을 유지하기 위해 필요한 일이지만 동시에 정신 · 심리적 건강을 유지하기 위해서도 중요한 의미를 갖는다. 그러나 운동은 개인의 신체상황, 취미 등에 맞춘 것을 선정해야 하고 산보, 정원손질, 가사의 가벼운 작업 등 레크리에이션적 요소를 포함한 것이 좋다.

e 영양관리

식생활에 대해서도 적절한 관리가 필요하며 당뇨병 등의 신체적 상황이 있으면 그것에 맞추는 것은 물론 규칙적인 식생활은 심신의 건강을 만드는 원동력이 된다. 그러나 우울상태, 망상 등에서는 식욕부진, 식사거부 등 때문에 영양불량이 일어나기 쉽다. 탈수상태라도 되면 급속한 기능적 정신장애가 가중되므로 기분을 전환시켜 끈기 있게 식사의 보조를 하는 것이다. 이것이 무리인 경우는 점적에 의한 수액 비강영양 등도 필요하게 된다. 변비, 설사 등에도 주의를 기울이고 또한 치아가 나쁜 경우가 많으므로 식품의 선택이나 조리방법에도 연구가 필요하다.

f 목욕에 의한 청결관리

신체적 청결도 정신적 건강을 유지하기 위해 필요하다. 목욕도 내과적 문제가 없으면 시행하여야 한다. 때투성이로 하여 방치하는 것은 청결에 대한 관심을 상실시켜 정신적으로도 나쁜 영향을 미친다. 그러나 지체의 부자유를 수반하고 있는 경우에는 일반 가정의 욕조에서는 목욕이 곤란한 경우가 많다. 욕조 주변에 난간을 설치하거나 목욕의자 등의 연구도 필요하게 된다. 자택에서의 목욕을 할 수 없는 경우에는 지역사회의 목욕 서비스 등의 사회적 서비스도 이용하면 좋다. 또한 목욕할 수 없을 때에는 깨끗이 닦는 것에 의해서 신체를 청결하게 유지할 필요가 있다.

g 심리적 · 정신적 측면의 관리

노인의 심리적 · 정신적 변화에는 사회적 · 가정적인 환경인자가 중요한 역할을 가지므로 그 배려는 특히 중요하다. 사회적 · 가정적으로 중요한 지위를 유지해온 사람들에 있어서 지금이야말로 그 지위로부터 멀어지고 있는, 또는 멀리 떨어져버린 고뇌, 사는 목표를 상실한 고독감, 장래에 대한 불안감 등, 어느 것도 심리적 · 정신적 악화인자가 될 수 있다.

이들을 피하기 위해서는 노인의 심리 · 정신면의 특징을 충분히 이해하고 개인 개인의 입장을 지지하여 보호함과 함께 환경을 조절하여 고무 격려하는 것 같은 지지적인(supportive) 치료법이 필요하다. 바쁜 의료종사자에 있어서 노인의 에둘러서 하는 번거로운 표현을 끈기 있게 듣고 애정을 들여 응대하는 것은 용이한 일은 아니지만, 이것 없이 그들을 구할 수 없다는 것을 유념해야 할 것이다.

신체적 기능유지를 위해 적당한 운동이 필요한 것처럼 전신적 기능유지를 위해서는 적당한 정신적 작업, 레크리에이션 등이 필요하다. 특히 치매증상을 수반하는 경우에는 반드시 필요하다. TV, 라디오, 신문 등은 가장 가까이 있는 정신적 작업의 일종이고 그 중에서 큰 뉴스에 대해서 화제를 제공하여 서로 이야기를 나누는 것도 활발하게 머리를 작동시키는 간편한 방법이다.

노인 개개인의 취미를 살린 가벼운 작업은 신체적 수준의 유지 이외에 정신적으로도, 주의력의 집중, 사고력의 양성, 의욕의 조장, 기분전환 등 많은 이점을 갖고 있으며 노인들에게 삶의 보람을 느끼게 하기 위해 크게 공헌한다.

또한 작업치료는 그 자체의 효과만이 아니라 그것을 통해서 작업치료사나 다른 환자와의 접촉이 있으므로 대인적 · 사교적 측면을 개선하고 고독으로부터 구출하는 것이 가능하다.

이와 같이 작업치료는 여러 가지 이점을 갖고 있으며 노인시설, 병원에서는 할 수 있는 것이라면 모든 노인에게 시행하여야 하지만, 고도의 정신장애자에게는 실시가 불가능하고 또한 그렇지 않아도 시력, 청력, 이해력 등이 일반적으로 나빠 실제로 시행하는 데에는 많은 어려움이 있다.

노인의 작품은 정기적으로 전시회를 개최하거나 바자회를 개최하는 것은 그들에게 커다란 의욕을 갖게 하여 경쟁심을 불러일으키는 것에도 도움이 된다. 작품전의 준비, 포스터 제작 등도 작업치료의 일환으로서 시행하는 것이 바람직하다. 어떤 종류의 작업치

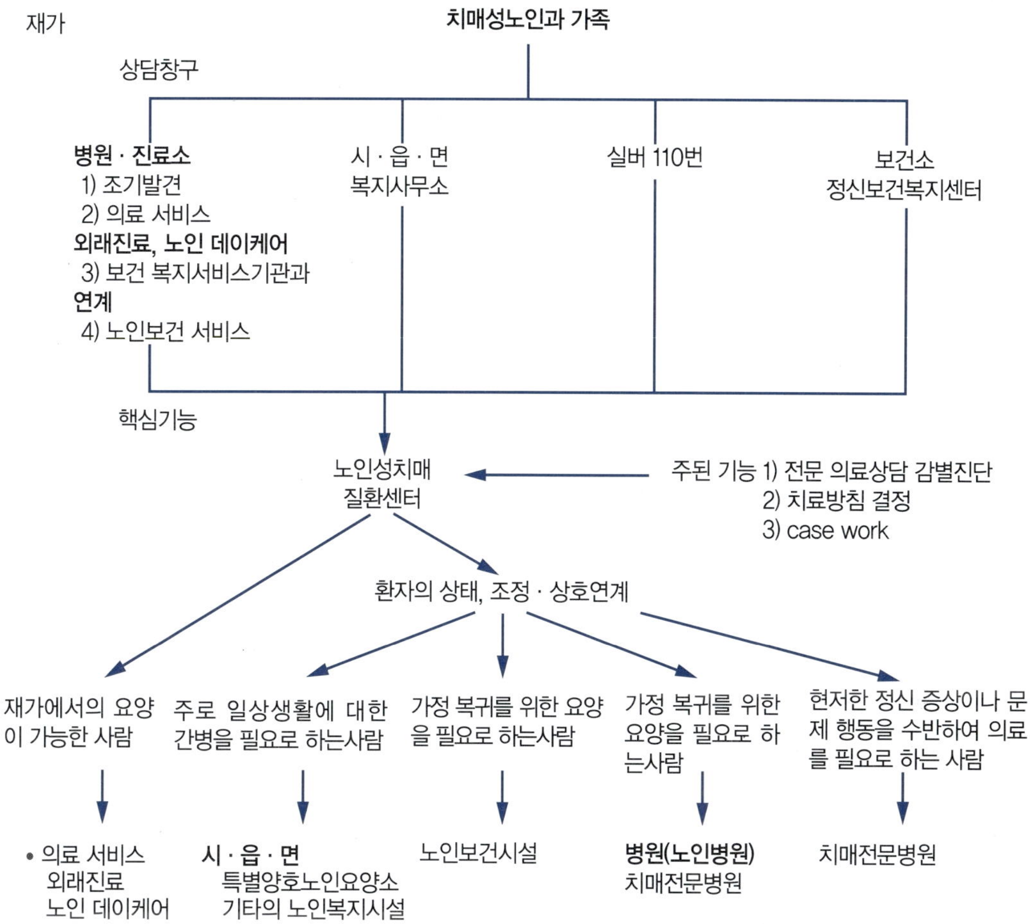

• 노인복지서비스 : 데이 서비스, 나이트 케어, 가정도우미 서비스, 쇼트 스테이 일상생활용구 지급
• 노인보건 서비스 : 방문지도, 노인 방문간호

그림 Ⅲ • J • 13 치매노인과 사회자원[13)]

료는 재가에서도 시행하는 것이 가능한 것도 있으므로 가족의 이해를 얻어서 시행시키면 좋다.

h 사회적 측면(그림 Ⅲ • J • 13)

의학적인 측면보다 오히려 중요한 의미를 갖는다고도 할 수 있을 것이다. 노인이 사회로부터 동떨어지고 가족(자식들)로부터도 이별된 상태에 놓이는 것이 노인의 정신면을 악화시키게 된다. 따라서 사회적으로 어떠한 노인의 정신면에서의 대책이 필요하다.

이들의 일환으로서 데이케어, 노인클럽 활동, 각종 강습회나 취미 모임 등이 지역사회 단위로 시행되고 있는 것은 노인의 정신적 측면에서부터도 큰 구원이 되고 있는 것이라 생각된다.

가정적인 요인이 재가노인에게는 가장 중요한 일이지만, 핵가족화가 되고 경로사상이 희박해진 오늘날, 진지하게 이 문제를 고쳐 생각해야 할 시기가 왔다. 특히 독거노인에 대해서는 간병복지사, 가정도우미, 자원봉사자의 충실을 비롯하여 사회적 노인복지대책의 충실이 긴급한 과제이다.

K 근골격계 질환의 재활

1 노인의 골절(bone fracture)

a 노인의 골절의 특징

일상생활에서는 넘어짐 등의 위험 회피에 근력, 순발력, 근지구력, 민첩성, 평형성, 협동성 등이 필요하지만 신경계 등의 기능의 저하와 함께 나이가 듦에 수반하여 쉽사리 넘어지는 경향은 증가한다. 이에 더해서 손을 짚는 방법 등 넘어지는 방법이 서툴러져 통상에서는 상상도 할 수 없는 것 같은 약간의 외력으로 노인은 골절을 일으킬 수 있다(표 Ⅲ・N・1).

표 Ⅲ・K・1 넘어짐의 위험인자[1]

내부요인	외부요인
고유수용기 기능저하 시력장애 미로기능저하 근력약화 심폐기능저하 : 심부전, 부정맥, 허혈발작, 만성폐색성허파질환 신경질환 : 뇌졸중, 파킨슨병, 정상압수두증 약물 : 알코올, 향정신약제, 수면제, 혈압강하제 기타 : 당뇨병, 발가락장애	어두운 조명 미끄러지기 쉬운 바닥 카펫의 끝자락 털이 긴 카펫 통로의 장애물 층계차이가 큰 계단 주방용품의 불편한 배치 불안정한 발판 미끄러지기 쉬운 욕실 난간의 불비 어수선한 뜰 부적당한 침대의 높이 부적당한 신발 보행보조구나 휠체어의 오용

고령자의 평형기능・보행의 나이가 듦에 따른 변화

평형기능의 저하
① 말초자기감각수용기의 기능저하
② 바로잡기반응의 장애
③ 근력약화
④ 중력중심 동요 증가
⑤ 기립성저혈압

보행기능의 저하
① 발을 높이 올리는 보행이 곤란
② 남성 : 굽힘 자세에서 발을 넓게 벌린 종종걸음
③ 여성 : 발의 폭이 좁고 아장아장 걸음

고령자의 골절 중 가장 빈도가 높은 것은 척추압박골절이다. 척추의 만곡의 특이성으로부터 복장뼈・허리뼈 이행부에 가장 압박이 일어나기 쉽고 제12복장뼈나 제1허리뼈에 많은 것이 특징이다. 원인으로서 엉덩방아나 넘어짐에 의한 것이 많지만 중증의 골다공증이라면 기침이나 재채기 등으로도 일어나고 개중에는 명백한 외부요인이 없는 것도 많이 경험한다.

활동성이 저하한 노인, 마비 등 신체적 장애가 있는 노인에서 실내생활을 주체로 하는 노인 그룹에서는 넙다리뼈 골절이 가장 많아 그 주역을 이루고 있으며 활동성이 높은 노인에서는 종아리뼈 골절의 비율이 증가하고 척추, 아래팔뼈, 위팔뼈 등의 골절이 이어진다.

노인은 본래 골다공증, 관절증, 근 위축 또는 구축을 이미 갖고 있는 사람이 많고 이것에 석고붕대 고정을 시행하면근육, 뼈의 위축은 용이하게 진행하여 관절은 구축, 경직상태가 급속히 진전한다. 게다가 치매증상이 단기간 자리에 눕는 것에서 관찰할 수 있게 되거나 뇌혈전, 심부전 증상이 악화하거나 급성폐렴 등 때문에 사망의 계기가 되거나 하므로 노인골절의 합병증에는 특히 주의해야 한다.

따라서 노인은 합병증의 관리를 시행하면서 가능한 한 조기기상을 해야 한다. 노인의 뼈 유합은 시간이 걸리는 것은 확실하지만 이 때문에 장기와상, 입원시키는 것은 폐용증후군 예방을 위해서도 권장할 수 없다.

골절 시에 문제가 되는 고령자의 합병증

신경계 질환 : 뇌졸중, 파킨슨병, 노인성치매, 우울증
순환기계 질환 : 고혈압, 부정맥, 허혈성심장질환(협심증, 심근경색), 판막증, 대동맥류
호흡기 질환 : 만성기관지염, 폐기종, 천식, 폐섬유증
대사성 질환 : 당뇨병
악성종양 : 각종 암, 육종
소화기 질환 : 위궤양, 장폐색증(ileus), 간염, 담낭염
콩팥 · 요로계 질환 : 방광염, 만성신부전
뼈관절 질환 : 변형성관절증, 골다공증, 관절류마티스
욕창
기타 : 시각장애, 난청

노인의 골절은 가능하면 보존적 치료가 바람직하지만, 조기기상을 위해서는 "보조적 치료로 장기와상"보다는 "수술적 치료로 조기기상"을 선택하는 편이 좋다. 이 경우에도 석고붕대 고정은 필요 최소한에 그친다. 넙다리뼈 경부골절에서는 70세 이상의 고령자는 오히려 인공골두치환술을 시행하는 편이 와상기간도 단축되어 여생의 ADL은 보다 양호한 것을 기대할 수 있다.

이에 더해서 노인 본래의 적극성의 결여, 재골절에 대한 불안, 통증에 대한 공포 등 때문에 조기기상을 희망하지 않는 경우가 있으므로 그 의미를 충분히 이해시키도록 알기 쉽고 친절하게 설명하는 것이 중요하다.

b 노인골절의 뼈 유합을 방해하는 인자

1 혈류부전

완전한 뼈 유합이 일어나기 위해서는 충분한 혈류가 필요하지만 노인에서는 동맥경화, 심장질환 등 순환기계의 장애를 합병하는 일이 많아 뼈 유합은 저해된다. 게다가 뼈 주위조직, 피부의 혈류도 나빠 뼈의 유합에 나쁜 영향을 미친다.

넙다리뼈 경부안쪽골절, 정강뼈의 아래 1/3부분의 골절, 손의 손배뼈 골절 등도 해부학적으로 혈류가 나쁜 부위로서 잘 알려져 있어 주의가 필요하다.

2 칼슘(Ca), 인(P) 등의 대사부전

골절 이전에 골다공증 등이 있는 경우는 뼈 유합은 현저하게 저해된다.

3 골절부위의 고정, 접합의 불량

불안정한 뼈 접합부분에서는 동요가 일어나 뼈 유합은 방해된다. 노인에서는 골다공증 때문에 내고정을 시행해도 안정성이나 접합성이 나쁘고 게다가 앞에서 언급한 것처럼 조기기상이라는 지상명령조건이 추가되기 때문에 뼈 유합은 저해된다. 또한 상대적인 정렬이나 자세의 불량 등도 악화인자로서 관여한다.

골절부분이 유합하지 않은 채로 끝나면 "거짓관절"이 되어 재수술을 하지 않는 한 유합하지 않는다. 거짓관절인 채로는 안정된 운동은 할 수 없고 다리에서는 장구를 사용하지 않는 한 보행은 불가능하다. 노인골절에서는 앞에서 언급한 것처럼 신속을 중요시하기 때문에 다소의 변형치유는 부득이한 일도 있으나 거짓관절은 가급적 피해야 한다.

4 치료 및 재활의 원칙

a. 정복

우선 가능한 한 원래의 위치로의 골절 끝의 정복이 중요하다는 것은 말할 것까지도 없다. 그러나 노인에 많은 척추의 압박골절이나 긴뼈 골절에서도 골절 끝이 서로 물린 상태로 되어 있는 경우 등은 정복의 필요는 없다. 또한 연부조직의 정복도 흉터성 수축이나 동요관절을 방지하기 위해 가능한 한 시행하는 것이 바람직하다.

도수, 견인, 수술 등의 정복방법이 있으나 도수로는 충분한 정복은 어렵고 특히 노인은 조기기상 때문에 강선에 의한 직접견인, 수술적 정복이 흔히 시행되고 있다. 그러나 이들은 골절부위에 따라 다르므로 상세한 것은 정형외과의 전문서적에 맡긴다.

b. 고정

조기기상을 위해서도 부목이나 석고붕대를 사용하는 외고정으로는 불충분하고 수술적인 골수내못(intramedullary nail), 금속나사, 판, 강선 등을 사용해서 직접 고정하는 내고정 쪽이 좋다. 그러나 노인에서는 골다공증 때문에 내고정이 곤란한 경우도 있어 개개의 사례에 대해서 검토할 필요가 있다.

특히 근육, 힘줄, 인대의 부착부분의 골절에서는 이들의 장력으로 골절 끝이 신연하기 쉽고 수술적 정복이나 내고정을 필요로 하는 일이 많다. 그러나 척추압박골절에서는 보존적 치료만이고 엄중한 고정을 필요로 하지 않는다.

c. 구축의 예방

합병증의 주된 것에 구축이 있으나 골절부분만이 아니라 건전한 부분의 구축도 병상에 누워 있는 동안에 일어나기 쉬워 극력 이것을 예방하여야 한다. 내고정만 충분히 시행되어 있으면 조기에 수동운동이나 능동운동을 시행시켜 구축을 방지하고 관절가동범위 유지에 노력함과 동시에 근력약화나 뼈 위축을 예방한다.

d. 근육위축의 예방, 근력강화

고정부위의 폐용성 근육위축은 노인에서는 급속하게 진행하므로 가능한 한 조기에 능동운동, 저항운동을 시작해야 한다. 만일 석공붕대 고정 때문에 등장운동이 불가능한 경우에는 등척운동(isometric exercise), muscle setting을 시행한다. 예컨대 무릎관절 고정의 경우, 노인에서는 넙다리네갈래근의 위축은 의외로 빨리 일어나는 것이지만 등척수축을 하는 것에 의해서 이것을 예방, 경감할 수 있다.

그러나 노인에게는 등척운동을 하는 방법을 모르는 경우가 많으므로, 예컨대 넙다리네갈래근이라면 구체적으로 "다리를 펴시오"라 명하기보다도 "발돋움을 하시오"라 명하는 편이 등척수축이 잘 된다. 또한 건전한 부분에 대해서는 구축을 방지하는 목적도 겸해서 조기부터 저항운동을 시행시키는 것이 필요하다. 특히 노인에서는 건전한 쪽 다리나 몸통의 근력약화 방지에 주의를 기울여야 하고, 예컨대 다리골절의 경우는 가급적 조기에 하중면제 보행(목발에 의한 3점 보행)을 시행시키거나, 하중면제 장구, 하중면제 석고붕대를 사용해서 걷게 하면 좋다.

e. 온열치료(heat therapy)

국소순환 개선에 의한 손상부위의 치유기전 촉진, 연부조직의 펴짐의 증대, 통증완화 등의 목적으로 시행되고 대부분은 이어서 운동치료가 시행된다. 핫팩, 극초단파, 초음파가 사용된다. 금기사항으로서 내고정이나 인공관절 등의 몸 안에 금속이 있은 경우는 과열에 수반하는 화상의 위험성이 있어 사용할 수 없다.

f. 수치료(hydrotherapy)

국소혈류 개선을 목적으로 하여 소용돌이목욕(whirlpool bath), 온냉교대목욕(contrast bath), 더운목욕

표 Ⅲ • K • 2 골절의 뇌졸중 마비 쪽별 발생빈도[5)]

보고자	마비 쪽	비마비 쪽
고이즈미 등(1975)	31 (100%)	0
이와쿠라 (1977)	16 (76%)	5 (34%)
이시카와 등(1983)	15 (94%)	1 (6%)
키무라 (1993)	26 (87%)	4 (13%)

(warm bath), 온천목욕(탄산천, 식염천, 단순천 등) 등이 흔히 사용된다. 파라핀목욕(paraffin bath), 파라핀 팩(paraffin pack) 등도 국소적 온열효과를 주된 목적으로 사용된다.

다만, 소용돌이목욕은 부종을 수반하는 경우에는 반대로 부종을 조장하므로 다른 온열치료를 사용하는 편이 좋다[3)]. 운동치료를 병용하는 경우는 하바드 목욕, 풀 내 운동(pool exercise)이 즐겨 사용된다. 목욕 중 운동은 부력을 응용하면 보조능동운동이나 일종의 하중면제 운동이 되고 또한 부력에 거스르거나 빠른 운동을 시행하면 그 속도에 상응하는 저항운동이 되므로 골절 후의 재활에서 그 이용가치는 크다[4)].

g. 기타

특히 고령자에서는 바로 누운 자세에서의 장기와상은 침강성 폐렴 등 폐 합병증을 일으키기 쉬우므로 와상 중에는 "호흡훈련"을 시행시키는 것도 필요하며 또한 가능한 한 조기에 앉은 자세를 취하게 하는 것은 그 의미도 중요하다.

한편, 장기와상에 의한 뇌 순환의 조절기능 저하는 노인성치매를 유발 · 촉진하므로 조기치매환자나 고령자일수록 조기에 앉은 자세에서부터 기상을 유도해야 한다.

또한, 시트나 요의 오염을 싫어해서 시트 위에 고무나 나일론 등을 까는 것은 등과 볼기부분의 피부를 항상 습윤한 환경에 두게 되어 노인의 위축한 피부는 용이하게 욕창, 피부염, 감염 등을 일으키기 쉽다는 것을 명심해야 한다.

게다가 장기와상에 수반하는 노인성치매의 예방을 위하여 가족과의 대화, 신문, TV, 라디오 등 적당한 자극을 주거나 앉은 자세를 취할 수 있게 되면 적절한 작업치료도 병용해야 한다.

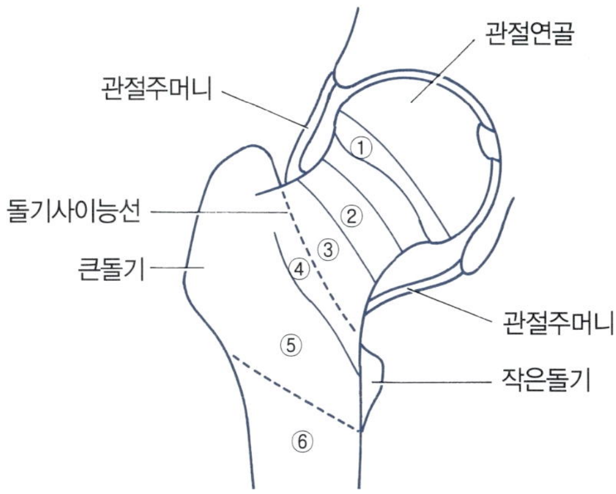

그림 Ⅲ • K • 1 넙다리뼈 경부골절의 분류

안쪽골절(intracapsular fracture)
① 뼈머리밑골절(subcapital fracture)
② 중간부분골절(intermediate fracture)
③ 바닥골절(basal fracture)
가쪽골절(extracapsular fracture)
④ 돌기사이골절(intertrochanteric fracture)
⑤ 돌기부분골절(trochanteric fracture)
⑥ 돌기밑골절(subtrochanteric fracture)

C 노인골절의 종류와 그 치료 및 재활

1 넙다리뼈 경부골절(neck fracture of femur)

특히 고령여성에서는 골다공증 때문에 곱드러져 넘어지는 정도의 약간의 외력으로 경부골절이 일어난다. 또한 편마비 환자가 넘어지는 경우, 대부분 환부 쪽으로 넘어지고 게다가 마비로 골다공증이 고도인 것에 더하여 대부분은 환부 쪽 팔로 지지하는 것이 불가능하기 때문에 큰돌기(대전자)부분을 직접 타박하는 형태를 취하여 용이하게 경부골절이나 돌기사

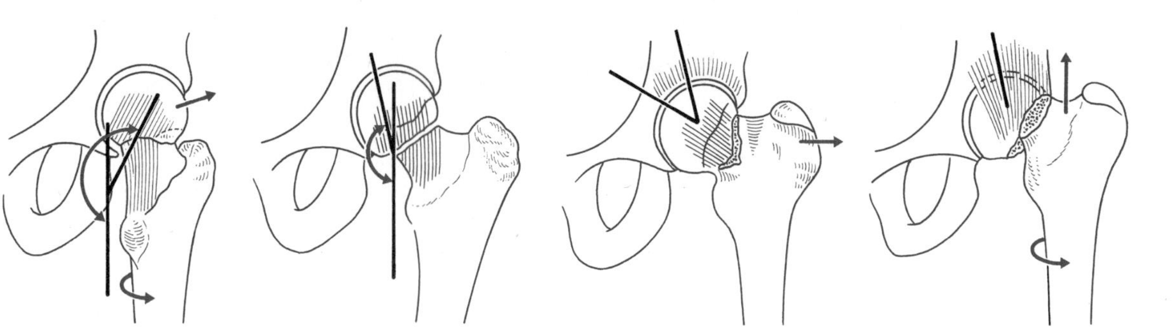

그림 Ⅲ • K • 2 넙다리뼈 안쪽골절의 Garden 분류[6)]

stage Ⅰ은 불완전골절이고 먼쪽 뼈 조각의 넙다리뼈는 가쪽회전을 하여 있고 몸쪽 뼈조각은 외반위치에 있다. 안쪽뼈잔기둥 구조는 골절부분에서 180° 이상의 각도를 이루고 있다.
stage Ⅱ는 전위가 없는 골절이며 골절선은 비스듬히 뻗는다. 안쪽뼈잔기둥 구조는 골절부분에서 약 160°의 각도를 이룬다. 넙다리뼈 경부의 뒷면은 파괴되어 있지 않고 뒤쪽지지띠(posterior retinaculum)는 무사하다. 예후가 좋은 안정형 골절이다.
stage Ⅲ은 약간의 전위를 수반한 골절이며 먼쪽 뼈 조각은 가쪽회전을 하고 몸쪽 뼈 조각은 내반, 안쪽회전을 한다. 넙다리뼈머리의 안쪽뼈잔기둥의 방향은 골반의 그것과는 일치하여 있지 않다. 넙다리뼈 경부의 뒤쪽 뼈겉질은 분쇄되어 있지 않고 뒤쪽지지띠는 아직 무사하며 뼈 조각의 전위를 방지하고 있으나 언젠가 상해를 받는다.
stage Ⅳ는 완전히 전위한 뼈 조각이며 뼈머리는 골절 면에서 먼쪽 뼈 조각과 완전히 떨어져 있다. 뼈머리의 안쪽뼈잔기둥의 방향은 골반의 그것과 일치한다. 먼쪽 뼈 조각은 가쪽회전을 하고 게다가 위쪽으로 전위하여 몸쪽 뼈 조각의 앞쪽으로 위치하게 된다.

이(전자간) 골절을 일으킨다(표 Ⅲ • K • 2).

넙다리뼈 경부골절은 관절주머니 내에서 일어나는 안쪽골절과 돌기부분에서 일어나는 가쪽골절로 나뉜다(그림 Ⅲ • K • 1). 안쪽골절은 여성에 압도적으로 많이 발생하고 가쪽골절이 고령자에게 많다는 것과 대조적이다.

a. 넙다리뼈 경부골절의 분류

1) 안쪽골절(관절주머니 내 골절)

임상적으로 뼈머리의 전위의 정도에 따른 Garden의 분류(그림 Ⅲ • K • 2)가 널리 사용되고 있다[6)]. 전위가 크지 않은 stage Ⅰ, Ⅱ의 골절에는 강선고정(multiple pinning)에 의한 뼈 접합술, 현저한 전위가 있는 stage Ⅲ, Ⅳ에서는 인공뼈머리치환술을 시행하는 것이 일반적이다. 또한 이 부위의 골절은 골절부분이 관절주머니 내에 있기 때문에 뼈막뼈되기(골막골화,

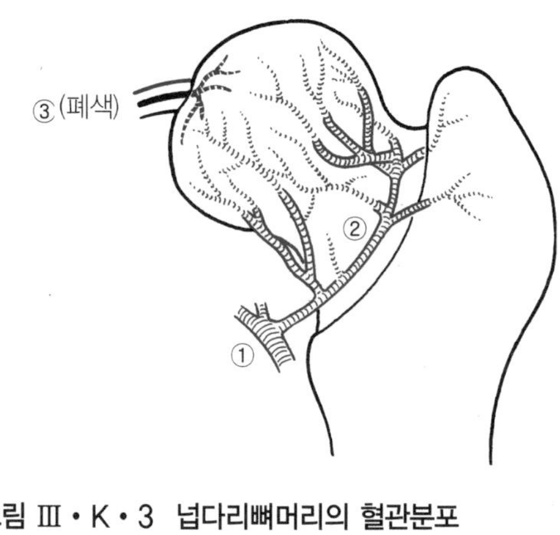

그림 Ⅲ • K • 3 넙다리뼈머리의 혈관분포

① 안쪽넙다리휘돌이동맥
② 뒤통수동맥
③ 원인대 혈관(성인에서는 폐색)
넙다리뼈머리는 그림과 같이 뼈머리 정상부분으로부터의 원인대 혈관과 관절주머니로부터의 혈관과의 두 계통으로부터 혈류를 받고 있으나 고령자에서는 관절주머니로부터의 혈류만으로 되기 때문에 안쪽골절에서는 뼈머리부분은 혈류가 두절된다.
(神中正一 :카미나카(神中) 정형외과학, p773, 南江堂, 1967)

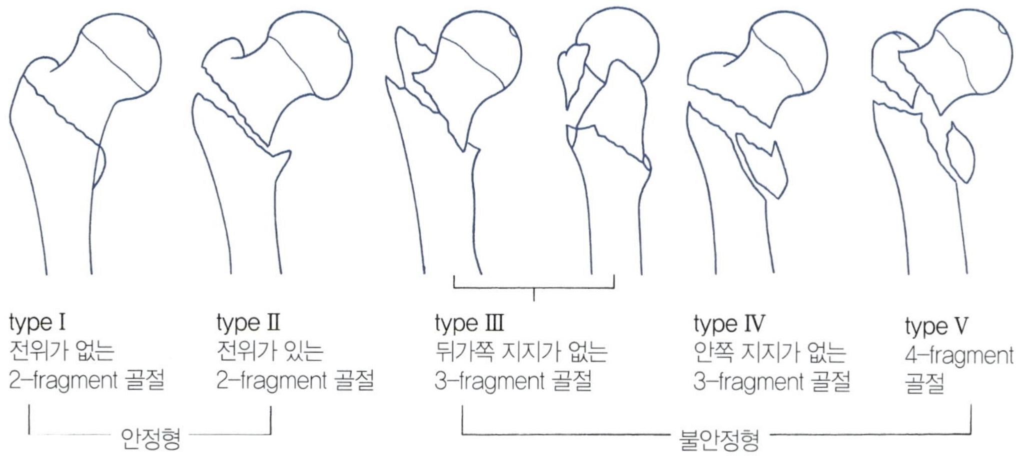

그림 Ⅲ • K • 4 넙다리뼈 돌기(trochanter)부분 골절의 Jensen의 분류[7)]

periosteal ossification)를 위한 외골막이 없고 혈류는 주로 경부에서부터 공급되고 있기 때문에 골절에 의해서 혈류가 단절되고 골절선이 수직으로 뻗어 뼈조각이 신연하는 일이 많으므로 가장 치유하기 어려운 골절이다(그림 Ⅲ • K • 3).

2) 가쪽골절(관절주머니 밖 골절)

관절주머니의 바깥에서 골절이 일어난 것으로 안쪽골절과 비교하면 뼈머리부분의 혈류장애가 적다. 이 분류에 대해서는 임상적인 Jensen의 분류가 사용되는 일이 많다(그림 Ⅲ • K • 4).

b. 치료 및 재활

안쪽골절에서는 보존치료, 뼈 유합술, 인공뼈머리 치환술의 3종류가 있으나 그 정도에 따라서 치료방법이 선택된다(그림 Ⅲ • K • 5).

가쪽골절에서는 격렬한 통증을 초래하고 상체를 일으키는 것이 곤란하고 보존치료의 예후가 불량하여 가능한 한 수술치료를 시행한다. 수술방법으로서는 Ender법이나 compression hip screw법이 주류이다.

어떤 골절이라도 단순히 석고붕대 고정만으로 장

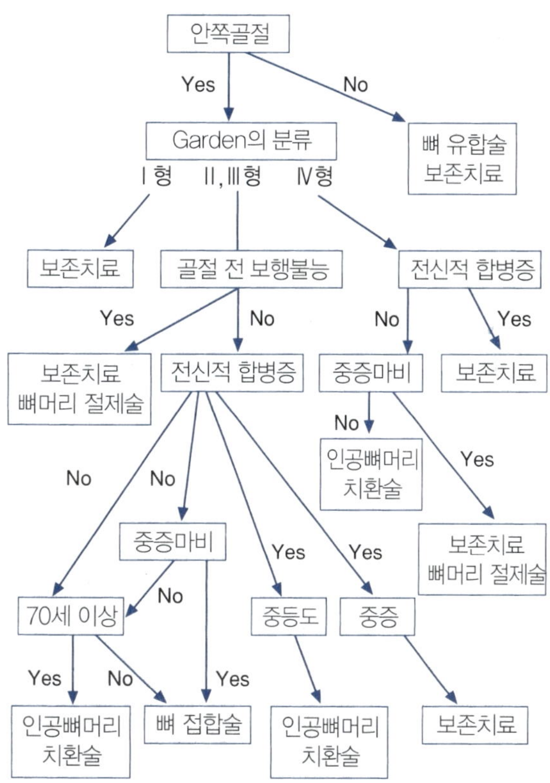

그림 Ⅲ • K • 5 노년자 · 편마비 환자의 넙다리뼈 경부 안쪽골절 치료의 흐름도[8)]

표 Ⅲ • K • 3 넙다리뼈 안쪽골절 Garden Ⅰ형의 보존치료 프로그램[9)]

부상 후	침대 위 안정 ROM · 근력유지훈련 환부 다리 ROM훈련은 서서히 확대 환부 다리 근력훈련은 등척성 수축이 주가 된다. 서서히 침대의 가치업(Gatch up)을 허가한다.
약 6주 후	휠체어 이동개시 하중면제에서의 일어나기 · 이동훈련(휴대용 변기 · 휠체어로)
약 8주 후	부분하중 경사대에서의 하중 · 평행봉 내 보행 등 가능하다면 보행기 · 지팡이에 의한 보행
약 3개월 후	완전하중에서의 훈련

표 Ⅲ • K • 4 넙다리뼈 경부골절술 후 프로그램[9)]

수술 전	전신상태의 평가, 오리엔테이션, 욕창, 종아리신경마비의 예방, 배뇨장애가 있으면 풍선 카테터를 삽입하고 탈수의 체크, 통증이 심하면 스피드 트랙 견인.
수술일	환부 다리 유지하고 옆으로 누운 자세 가능.
1일	가치업 30° 가능, 서서히 올려서 수일 후에 최대로 SLR훈련(무릎 폄 위치에서의 발의 올림이 가능)
5일	자력으로 다리를 길게 뻗고 앉은 자세
7일	끝에 걸터앉은 자세
10일	실을 뽑다, 사례회의, 휴대용 변기의 이동, 휠체어 이동
12일	PT훈련실에서 경사면대에서 기립훈련
13일	평행봉 내 기립훈련
2주	환부 다리에의 체중부하는 1/2(뼈 접합술), 완전하중(인공뼈머리), 평행봉 내 보행
3주	보행기 보행, 완전하중(뼈 접합술)
4주	병동 내 보행기 보행
5주	T자형 지팡이 보행, 사례회의
6~7주	응용동작(계단 오르내리기, 온돌방 이동 등), 퇴원

기와상을 시키는 것은 노인에게는 금기이다.

1) Multiple pinning(다중강선법)

Kirschner강선이 흔히 사용된다. 큰돌기 하부에서부터 비스듬히 위쪽으로 몇 가닥의 강선을 찔러 넣는다. 절개하지 않아도 피부표면으로부터 찔러 넣을 수 있으므로 침습이 적어 노인에게 적합하지만 이 방법으로는 정복은 충분하지 않고 또한 고정도 견고하지 않으므로 기상까지는 약간 장기간을 필요로 하는 결점이 있다.

2) 각종 못에 의한 고정법

Compression hip screw, Küntscher 골수내 못 등이 유명하고 현재 가장 보급되어 있다. 상세한 것에 대해서는 정형외과 서적에 맡기기로 한다.

3) 인공뼈머리치환술, 엉덩관절전치환술

60~70세 이상의 고령자의 안쪽골절이나 고도의 전위가 있는 경우에는 인공뼈머리치환을 선호하여 시행된다. 이 방법에서는 적어도 거짓관절의 형성이나 뼈머리 괴사의 염려는 없고 조기기상, 체중부하도 가능하며 그 이점은 많다.

인공뼈머리의 내구성도 60세 이상의 고령자에서는 그 여생으로 보아 문제는 없다. 60세 전후라면 엉덩관절전치환술도 최근에 흔히 시행하게 되었다.

4) 운동치료

보존치료와 수술치료에서는 그 프로그램은 상이하지만 골절에 의해서 고정되어 있는 부위 이외의 건전한 팔다리 등의 능동운동은 수술직후부터 시행하여 근육위축, 구축, 뼈 위축, 부동성관절염 등의 폐용증후군을 극력 방지해야 한다(표 Ⅲ • K • 3, 4). 내고정을 시행한 것에서는 조기에 체위변환, 일어나 앉은 자세 등을 시행시키는 것이 가능하며 게다가 엉덩관절, 무릎관절의 등척운동, 능동운동, straight leg raise 등을 시행시키거나 목발에 의한 하중면제 보행(3점 보행) 또는 휠체어 이동 등을 시행하는 것이 전체적 수준을 저하시키지 않기 위해 바람직한 것이다.

표 Ⅲ • K • 5 넙다리뼈 경부골절의 수술 후 성적판정기준[10)]

A. 보행능력(20점)		E. 화장실 동작(10점)	
a) 외출 가능	20	a)재래식 변기에서도 용변 가능	10
b) 집 주변이라면 혼자걷기 가능	16	b)재래식 변기에서도 부자유지만 가능	8
c) 옥내라면 혼자걷기 가능	10	c)양변기에서도 용변 가능	5
d) 옥내 보조보행	4	d)양변기라면 부자유지만 가능	2
e) 보행 불능	0	e)실내의 변기 또는 기저귀	0
B. 통증(15점)		F. 하반신의 착의동작(10점)	
a) 통증이 전혀 없다	15	a) 양말, 팬티, 바지를 선 채로 자유로이 착탈할 수 있다.	10
b) 경증(장거리보행 후의 국부의 무직한 느낌)	12	b) 물건을 잡고 한다면 가능	8
c) 중등도(보행 시에 더 통증이 있다. 단시간의 휴식으로 소실)	7	c) 의자 등에 앉는다면 가능	5
d) 심한 통증(보행 시에 심한 통증이 있다. 자발통도 때때로 있다)	3	d) 바닥에 엉덩이를 붙이고, 또는 요 위라면 가능	2
e) 격렬한 통증(지속적인 자발통)	0	e) 혼자서는 불가능	0
C. 관절가동범위		G. 계단의 오르내리기 동작(10점)	
a) 굽힘 90° 이상, 벌림 30° 이상	15	a) 전철역 등의 계단을 자유로이 오르내리기가 가능	10
b) 굽힘 60° 이상, 벌림 20° 이상	12	b) 전철역 등의 계단을 난간을 잡는다면, 또는 보조에 의해서 가능	8
c) 굽힘 30° 이상, 벌림 10° 이상	7	c) 자택의 계단이라면 오르내리기 가능	5
d) 굽힘 29° 이상, 벌림 9° 이하	3	d) 자택의 계단을 난간을 잡고 또는 기타의 방법으로 가능	2
e) 불량 자세를 취하는 사람, 또는 강직이나 가동범위가 거의 없는 사람, 굽힘 10° 이하	0	e) 계단 오르내리기 불능	0
D. 앉은 자세 동작(10점)		H. 목욕동작(10점)	
a) 정좌가 가능	10	a) 어떠한 종류의 욕조에서도 목욕가능	10
b) 책상다리또는 무릎을 꿇고 다리를 옆으로 편안히 편 자세가 가능	8	b) 얕은 욕조라면 어떻게든 혼자서 가능	8
c) 발을 내던져서 혼자 앉을 수 있다	5	c) 다른 사람의 보조에 의해서 가능	5
d) 등받이로 잠시 앉을 수 있다.	2	d) 두 사람 이상의 보조로 잠시 가능	2
e) 자리보전	0	e) 깨끗이 닦는 것만 가능	0

X선 상, 뼈 유합이 명백해지는 것은 대체로 3~4개월 후이지만, 골다공증이 심한 경우에서는 더 늦어진다. 그러나 고령자에서는 너무 장기간의 와상이 바람직하지 않으므로 X선 사진에 의해서 확인하면서 부분하중(partial weight bearing)에 의한 목발보행을 가급적 조기에 시행시킨다. 보행의 목표는 너무 높게 설정하지 않고 어떻게든 걸을 수 있는 정도라도 좋을지도 모르는 경우도 있다. 고령자에서는 특히 다시 넘어지지 않도록 주의가 필요하다.

수술 후의 성적의 판정에 대해서는 고령자의 다리에 관한 일상생활능력을 반영한 표 Ⅲ • K • 5와 같은 기준이 있다.

2 넙다리뼈 돌기사이 골절 (intertrochanteric fracture)

뼈 유합의 예후는 경부골절보다 일반적으로 양호하다.

치료 및 재활 : 돌기사이 골절의 치료는 보존적으로 시행하면 뼈 유합이 관찰될 때까지 2~3개월의 견인 기간을 필요로 하며 장기와상을 희망하지 않는 노인

에서는 수술적 고정술을 시행하는 편이 양호한 결과를 얻을 수 있다.

내고정의 방법으로서는 경부골절의 경우와 기본적으로는 동일하고 compression hip screw, multiple pinning 등이 사용된다.

운동치료도 경부골절과 기본적으로는 마찬가지이지만 뼈의 유합기간이 다소 짧아서 좋고 2~3개월 정도로 유합한다는 것으로부터 부분하중 등은 경부골절보다 약 1개월 정도 조기부터 개시할 수 있다.

3 척추압박골절

a. 생성원인, 증상

특히 노년여성에 많고 복장뼈 · 허리뼈 이행부를 호발부위로 하지만 골다공증이 고도인 경우에는 복장뼈, 허리뼈 전반에 걸쳐서 관찰되는 일도 있다. X선 사진에서 척추뼈몸통이 눌려 평탄해진 형태를 취하고 노인에서는 넘어지거나 엉덩방아를 찧거나 한 정도의 외상으로 일어나거나 또한 분명한 외상의 기왕증이 없는 경우도 있다. 증상은 등허리부분 통증을 주된 증상으로 하지만 X선 사진 상으로부터 상상할 만큼 고도는 아니고 신경증상은 보통 관찰되지 않는다.

b. 치료 및 재활

정복, 고정은 불필요하다[181]. 석고붕대 고정은 노인에게는 반대로 나쁜 영향이 많다는 것은 앞에서 언급한 바와 같다.

당초, 등허리부분의 통증에 대해서는 통증이 격렬할 때의 안정, 온열치료, 진통제, 근육이완제 등이 효과적이며 통증이 경감함에 따라 등근육의 강화훈련, 일어나 앉기, 기립, 보행으로 지도한다(표 Ⅲ • K • 6).

기립, 보행훈련의 단계에서 연성 코르셋은 흔히 사용된다. Böhler의 체조는 원래 척추 몸통 압박골절에 석고붕대 코르셋을 시행한 경우, 그 고정기간 중의 등근육, 팔다리근육의 위축을 방지하기 위해 시행되는 것이지만 노인의 경우는 석고붕대 코르셋은 사용하지 않으므로 얼핏 보기에 관계가 없는 것처럼 생각되지만, 마찬가지의 목적으로 이용할 수 있다.

그러나 이 체조의 후반에 보여주는 것은 고령자가 시행하는 데에는 상당히 어려운 운동도 있으므로 전반의 요이한 몇 가지의 패턴을 선정하고, 당초는 어느 정도 보조가 필요하더라도 차츰 능동운동으로 전

표 Ⅲ • K • 6 등허리뼈 압박골절에 대한 재활 프로그램

통증 · 골절	프로그램 내용
경증	부상 일로브터 코르셋을 하여 앉은 자세 · 휴대용 변기가 가능 통증의 악화가 없는 것을 확인하고 2일째부터 코르셋을 하여 보조보행을 개시한다. 서서히 확대한다.
중등도	1주째 : 침대 위 안정, 가치침대를 서서히 시행한다. 75~80° 에서 침대끝에 걸터앉은 자세 온열치로, 칼시토닌 요법, 소염진통제 병용 2주째 : 앉은 자세, 침대 끝에 걸터앉은 자세 3주째 : 선 자세~보행, 이동동작, 보행훈련, T자 지팡이를 사용한 보행 4주째 이후 : 골절의 진행이 없으면 서서히 확대한다.
고도	3주째 이상 침대위 안정, 가치업(Gatch up)을 서서히 시행한다. 온열치료, 칼시토닌 요법, 소염진통제 병용 침대위 체위변환 때의 통증이 경감되면 코르셋을 하여 침대 끝에 걸터앉은 자세 · 선 자세 훈련 통증과 X선 사진상의 변화가 없으면 평행봉 내 보행 → 보행기 보행 → 지팡이 보행 → 지팡이 없는 보행 → 계단보행으로 1~2주만 확대한다.

환하여 차츰 운동량을 증가시켜 고차의 패턴으로 진행하면 좋다. 노령자에서는 근력강화까지는 기대할 수 없는 일이 많지만, 적어도 근력을 유지한다는 의미에서 시행하는 것이 필요하다(그림 Ⅲ • K • 6).

4 아래팔뼈 골절

a. 생성원인, 증상

노인에서는 노뼈 아래끝 골절이 많이 관찰되고 손바닥을 짚고 넘어졌을 때에 관찰된다. 특히 콜레스골절(Colles fracture)은 유명하고 그림 Ⅲ • K • 7에 나타낸 것처럼 넘어질 때의 역학적 관계로부터 노뼈 아래끝은 등쪽, 노쪽으로 전위하여 외관상 포크모양 변형(dinner fork or silver fork deformity)을 나타낸다.

콜레스골절은 손목관절부분의 변형이나 종창에 의해서 손목굴증후군(carpal tunnel syndrome)을 수반하는 경우도 있으므로 주의가 필요하다(그림 Ⅲ • K • 8).

b. 치료 및 재활

우선, 충분한 교정정복이 필요하다. 이 부위의 골절에서는 지나치게 정복하는 일은 없다. 정복방법에 대해서는 정형외과의 전문서적을 참고로 하기 바란다.

정복 후의 고정은 석고붕대 등에 의해서 이루어지지만 노령자는 석고붕대는 가급적 빨리 떼어내는 것이 필요하고 10~14일이 경과한 후에 떼어내는 것이 바람직하다. 손가락, 팔꿈치, 어깨 등의 각 관절은 정복 직후부터 ROM exercise(가능하면 능동)를 시작해야 한다. 특히 엄지손가락은 손의 기능을 유지하기 위해 정성껏 시행해야 한다.

골절 후 6주간 이상 경과한 오래된 사례에서는 보존적으로 정복하는 것은 불가능하며 자뼈 말단의 절제를 한 후에 정복하지 않으면 안 되게 된다. 그 후의 치료로서 온열, 물치료, 능동운동을 시작하고 또한 부종의 대책으로서 손을 높이 유지하는 것을 시행한다.

그 동안 X선으로 교정된 부위가 다시 전위하지 않는지, 뼈 유합이 관찰되는지 아닌지를 체크할 필요가 있다. 특히 노인에서는 2주간 이내에 석고붕대를 떼어내기(젊은이는 4~5주간) 때문에, 또한 원래 뼈의 유합과정에 시간을 필요로 하기 때문에 X선 감시가 중요하다. 또한 운동부하도, 급격히 증가하는 일이 없이 서서히 양을 증가시키는 것이 필요하다.

심한 종창 · 통증이 있는 경우에는 허혈성 구축(Volkmann's ischemic contracture)을 경계하여야 한다. 또한 손목굴증후군에도 주의해야 한다.

5 위팔뼈 몸쪽 끝 골절

a. 생성원인, 증상

어깨를 아래로 하여 넘어졌을 때에 일어나는 것으로 고령자, 특히 여성에게 잘 발생하고 경미한 외력으로 일어나는 일이 많다. 외과목(외과경)골절이 대부분이지만 다수의 골절선이 존재하는 경우가 많다. 위팔을 모은(내전) 위치에서 팔꿈치를 짚으면 모음골절(내전골절)(말초골절 끝은 중추골절 끝의 앞 바깥쪽으로 전위)을 일으키고, 또한 위팔을 벌린(외전) 자세로 넘어지면 벌림골절(외전골절)(말초골절 끝은 중추골절 끝이 안쪽으로 전위한다)을 일으킨다. 관절부분의 피하출혈과 종창은 심하지만 골절부분 유합은 비교적 양호하다(그림 Ⅲ • K • 9).

위팔뼈 몸쪽끝의 혈류는 ① 큰 · 작은결절에 부착하는 회전근개를 통하는 것, ② 앞 · 뒤휘돌이동맥을 중심으로 하는 외과목 · 해부목으로부터의 것, ③ 먼쪽 뼈 안으로부터의 것이 있고 골절의 부위에 따라서 다양하게 장애된다.

골절부위의 분류는 일본에서 널리 사용되고 있는

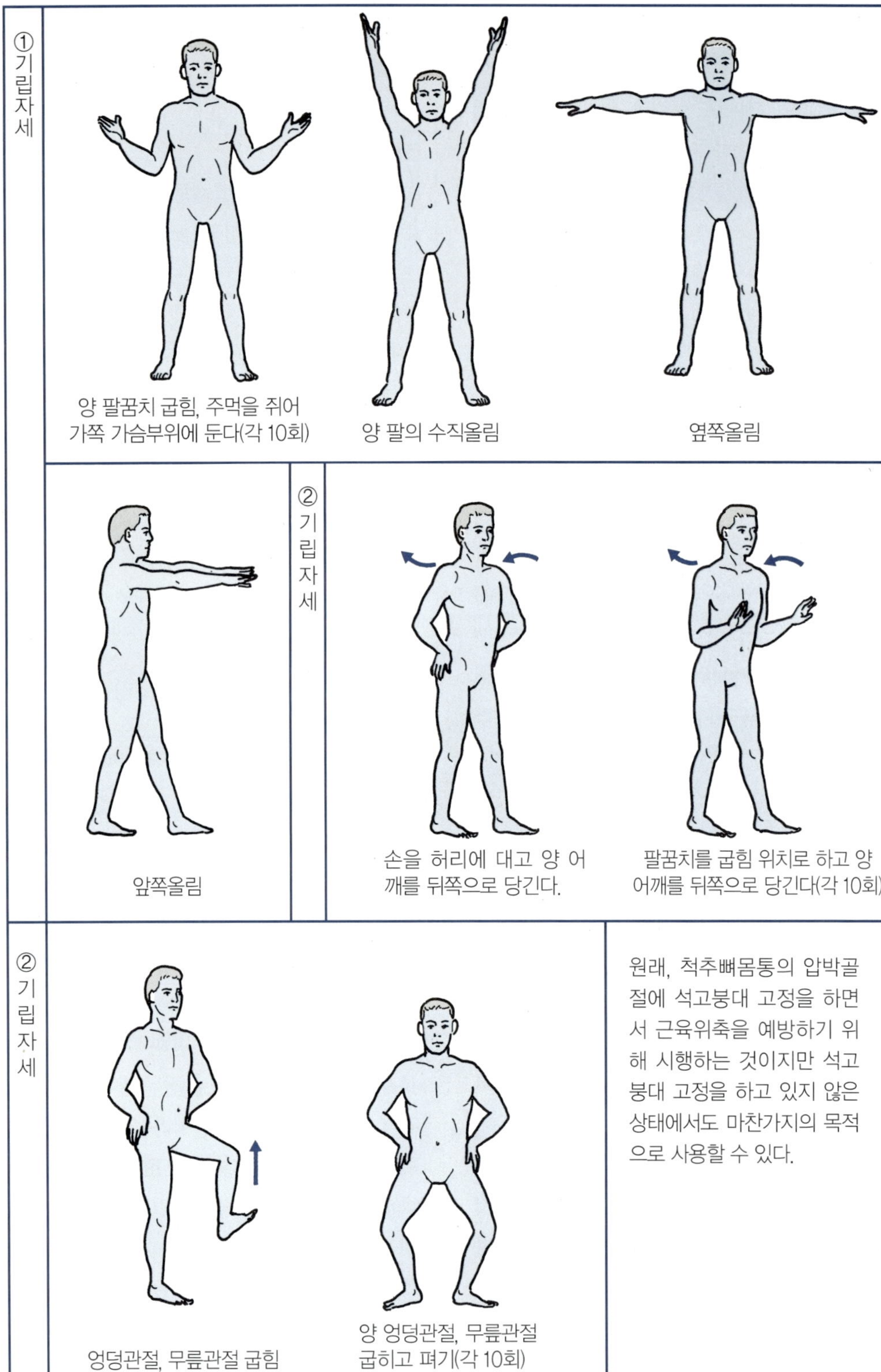

그림 Ⅲ・K・6 Böhler의 체조

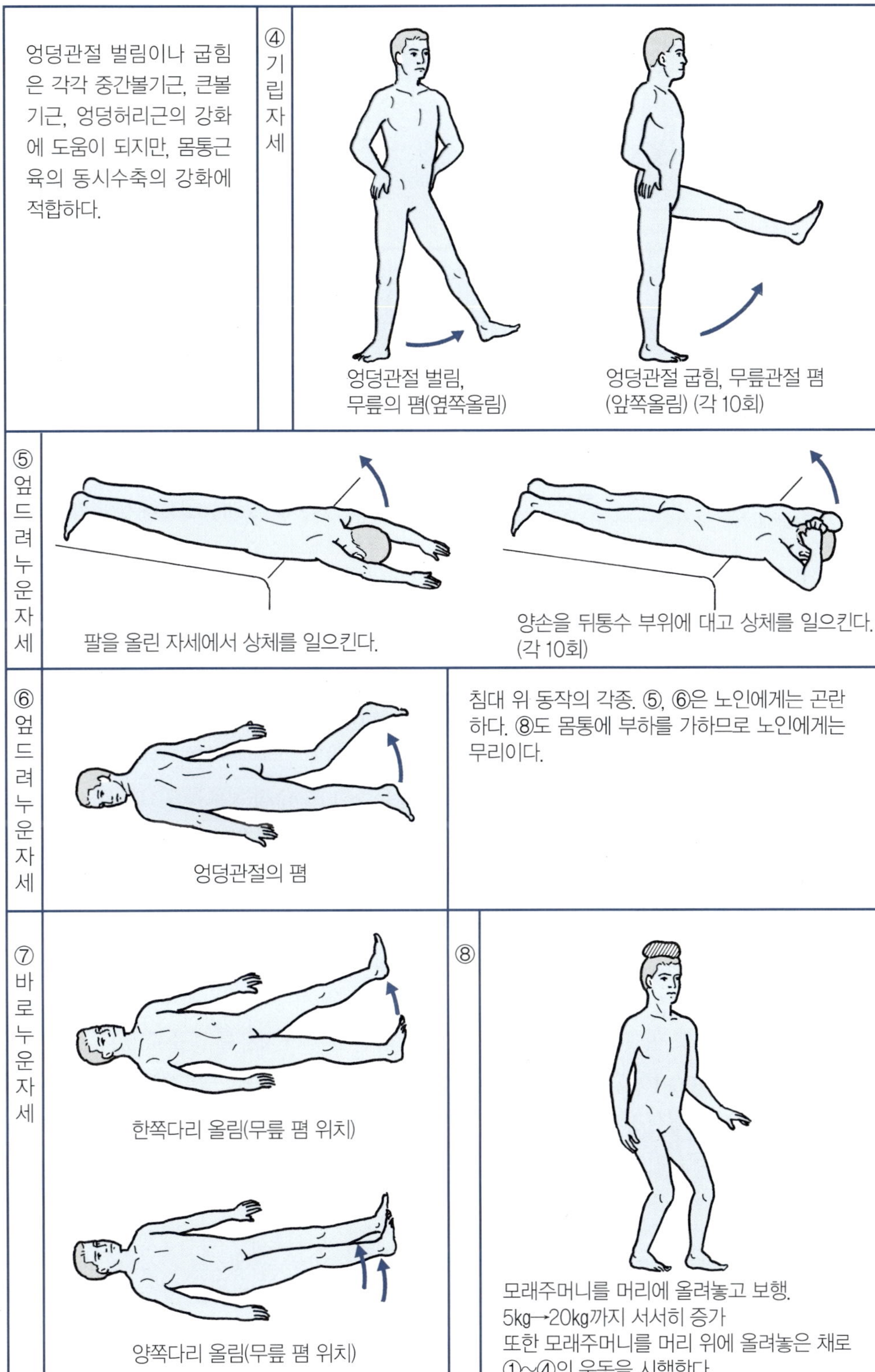

그림 Ⅲ • K • 6 Böhler의 체조(계속)

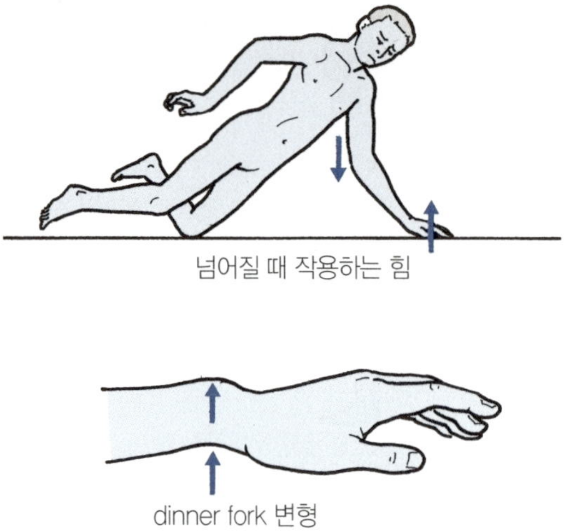

그림 Ⅲ • K • 7 넘어짐 자세와 아래팔뼈 골절

손을 짚고 넘어진 경우에 흔히 관찰되는 것이 이 Colles골절이다(특히 노인). 포크모양의 변형이 특징적이다.

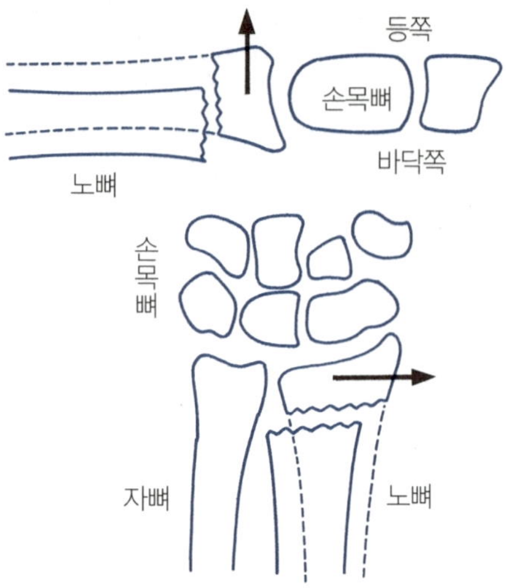

그림 Ⅲ • K • 8 Colles골절의 전위(화살표)

(cailliet 에서)

골절한 노뼈 말초부분은 등쪽 및 노쪽으로 전위하여 dinner fork변형을 나타낸다.

Neer분류를 그림 Ⅲ • K • 10에 나타냈다. 위팔뼈 몸쪽 끝은 ① 뼈머리, ② 작은결절, ③ 큰결절, ④ 뼈몸통의 4개의 골성 부분으로 나뉜다. 이 중 하나가 전위한 것을 2-part, 2개가 전위한 것을 3-part, 3개가 전위한 것을 4-part로 분류하고 있다. 이 전위는 골성부분 사이에서 45° 이상의 회전 또는 1㎝ 이상의 신연이 있는 것을 말하고 이것 이하의 것은 골절선이 있어도 전위라고는 다루지 않고 minimal displacement, 1-part로서 다루는 것으로 하고 있다. 몸쪽 끝 골절의 80%는 minimal displacement이고 연부조직으로 골절부분의 안정도 유지되어 혈류장애도 약간이어서 관절기능도 양호하게 개선하는 것이 많다.

b. 치료 및 재활

골절부분이 맞물려 있는 경우에는 삼각붕대로 2~3주간 매다는 것만으로도 된다. 필요 이상으로 고정을 시행하면 어깨관절의 ROM 제한을 초래하여 frozen shoulder의 상태가 되어 팔의 기능을 현저하게 저해하게 된다. 전위가 고도인 것에는 도수정복이 필요하다. 수술적 치료를 필요로 하는 것은 드물다.

어깨의 기능을 유지하기 위해 고정은 부득이한 경우를 제외하고는 가급적 외고정으로 끝내고 그 기간도 2주간 정도에 그친다. 고령자에서 정복위치가 불안정한 경우 hanging cast를 사용해서 조기에 어깨관절 운동을 시행시키면 골절부분은 유합하지 않아도 상당한 기능적 치유를 얻을 수 있다.

이 동안도 손가락, 팔꿈치의 비고정부위에 대해서는 가급적 조기부터 능동운동을 시행시켜 팔꿉관절 이하의 ROM의 유지와 함께 근육위축, 부종을 방지한다. 고정 중에는 가능하다면등척운동을 시행시키고 고정 제거 후에는 수동운동으로부터 차츰 능동운동을 시행시켜야 하며 온열치료를 사용하면 효과적이다(그림 Ⅲ • K • 11).

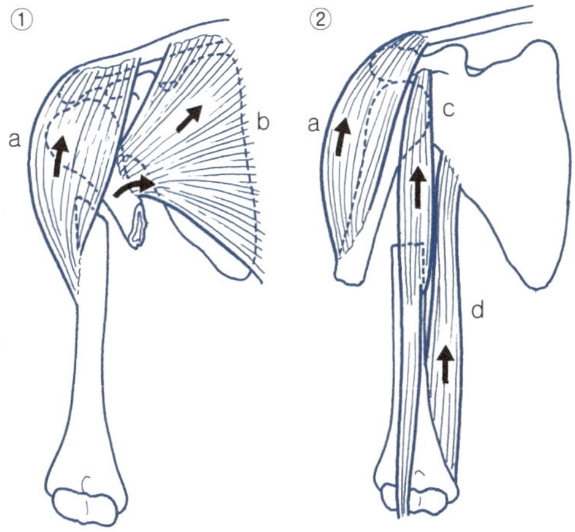

그림 Ⅲ • K • 9 위팔뼈 뼈몸통부분 골절전위와 근력과의 관계

① 어깨세모근(삼각근) 부착부분보다 상위의 골절
② 어깨세모근 부착부분보다 하위의 골절
a :어깨세모근, b : 큰가슴근, c : 부리위팔근(오훼완근) 및 위팔두갈래근짧은갈래, d : 위팔세갈래근
① 에서는 위팔뼈 몸쪽부분은 큰가슴근의 수축에 의해서 모음(내전) 위치를 취한다.
② 에서는 어깨세모근의 수축에 의해서 위팔뼈 몸쪽부분은 벌림(외전) 위치를 취한다. 먼쪽부분은 부리위팔근, 위팔두갈래근, 위팔세갈래근 등의 수축으로 위 안쪽으로 전위한다.
((神中正一 :카미나카(神中) 정형외과학, p578, 南江堂, 1967)

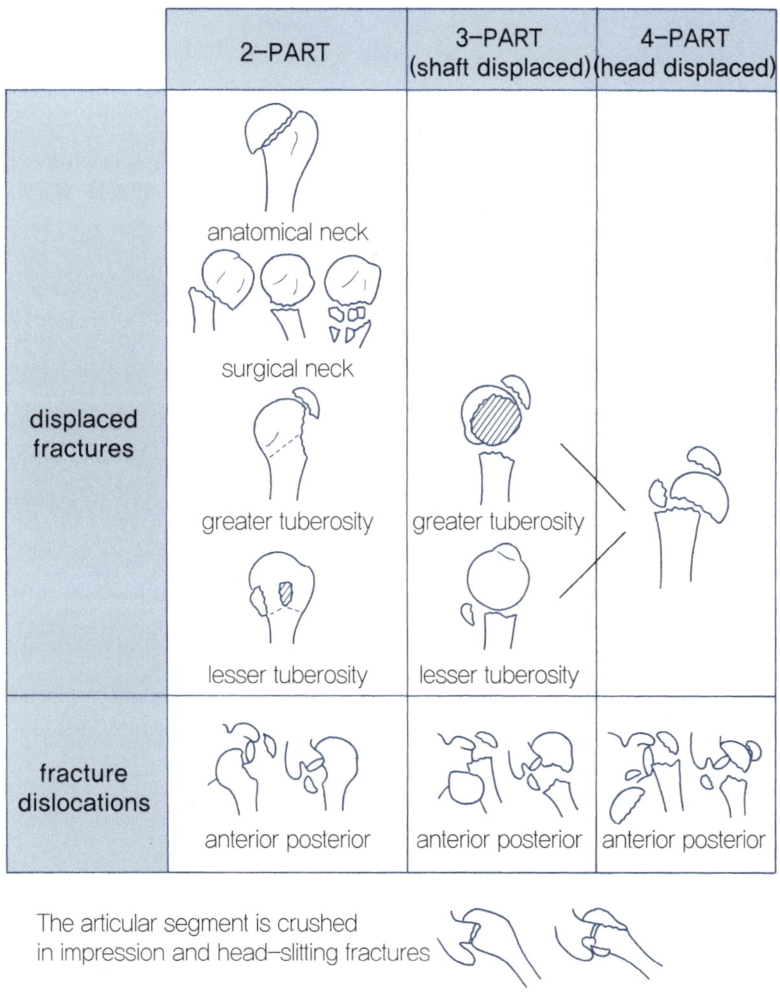

그림 Ⅲ • K • 10 위팔뼈 몸쪽 끝 골절의 Neer 분류

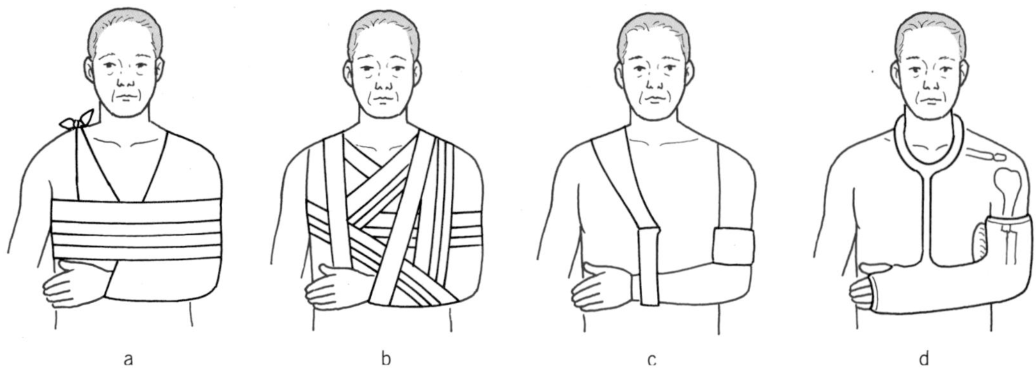

그림 Ⅲ • K • 11 외고정법
a. 삼각붕대와 몸통고정, b. 데조붕대 고정, c. 탄력붕대(stockinette velpeau) 고정, d. hanging cast

6 위팔뼈 뼈몸통부분 골절

a. 생성원인, 증상

경부골절에 비하여 빈도는 낮지만 노인에게도 때때로 관찰된다.

팔꿈치나 손을 짚고 넘어졌을 때에 많은 나선골절의 형태를 취하는 경우가 많다. 직접외력에 의한 것도 있다.

노신경(요골신경)마비를 일으키기 쉽고 또한 거짓관절을 만들기 쉬운 경향이 있다(긴뼈 거짓관절의 1/3을 차지한다고 한다). 골절부위에 따라 전위의 방향이 일정하다. 어깨세모근과 큰가슴근 닿는곳(정지부) 사이에서 부러지면 중추 뼈조각은 안쪽으로 전위하고 말초 뼈조각은 바깥쪽으로 전위하며, 어깨세모근보다 말초라면 말초 뼈조각은 바깥 위쪽으로 전위한다. 아무튼 전위가 일어나기 쉽고 정복위치를 유지하는 것은 용이하지 않다.

b. 치료 및 재활

합병증이 없고 전위가 경증인 것에서는 마취 하 도수정복, 고정의 원칙은 같지만, 아래와 같은 이유로 거짓관절을 형성하거나 치유가 천연하는 경우가 많다.

① 뼈몸통부분 횡단면은 비교적 작고 골절 끝 접합면이 좁다.
② 뼈몸통부분 피부는 치밀하고 가골 형성이 일어나기 어렵다. 나선모양 골절은 골절 끝 접합 면적이 넓으므로 거짓관절을 만드는 경향은 보다 적다.

노인에서는 석고붕대 고정을 몸통, 어깨, 팔꿈치에 걸쳐서 광범위하게 장기간 시행하는 것은 금기이며 삼각붕대로 매달거나 석고붕대 부목을 내거나 hanging cast(어깨관절의 조기운동이 작은 범위이면서 가능)를 사용하는 일이 많으므로 쓸데없이 거짓관절을 만들기 쉬운 것이라 생각된다.

따라서 거짓관절이 예측되는 경우나 전위가 크고 정복이 곤란한 경우, 또한 정복이 가능해도 위팔뼈에 붙는 근육의 장력에 의해서 재전위가 예측되는 경우에는 수술적 치료를 시행해야 한다. 금속판, 골수내못 등이 사용된다. 조기부터의 운동치료, 온열치료 등에 대해서는 위팔뼈 경부골절의 경우와 마찬가지이다.

7 종아리뼈 골절

a. 생성원인, 증상

종아리는 외상을 받기 쉬운 장소이며 원래 종아리뼈 골절은 노인에게 많은 것은 아니었으나 교통사고 외상의 증가와 함께 증가하고 있다. 정강뼈 단독 골절인 경우도 있으나 대부분은 정강뼈 · 종아리뼈 합병골절의 형태를 취한다. 자동차의 범퍼 등에 의한 직접외력에 의한 경우가 많고 국소의 연부조직 손상을 수반하여 가로골절, 분쇄골절이 된다. 또한 연부조직의 피복이 적기 때문에 개방골절이 되기 쉽다. 부위로서는 중간 및 아래의 경계부위에 관찰되는 경우가 많다. 심부 동정맥, 종아리신경을 손상시키는 일도 있다.

정강뼈는 해부학적으로 충분한 혈류가 부족하고 뼈몸통부분의 넓은 범위에 걸쳐서 해면질이 없다는 일도 있어 골절치유에 시간이 걸리는 경향이 있다. 체중이 부하되기 때문에 정렬을 바르게 조정하지 않으면 훗날에 굽힘 변형이나 변형성무릎관절증, 말발(첨족)변형 등이 일어나는 경우가 있다.

이 밖에 거짓관절 형성, 천연성 치유 등도 적지 않고 특히 개방골절이나 감염을 수반한 것에 그러한 경향이 있다.

b. 치료 및 재활

가급적이면 감염의 위험성이나 거짓관절의 형성을 적게 하기 위해 보존적으로 시행하는 것이 바람직하다. 특히 X선 상으로 전위가 적은 것, 굽힘만의 변형인 것, 종아리뼈 골절이 관찰되지 않는 것에 대해서는 종아리뼈사이막이 남겨져 있고 가골을 형성하기 쉬워 골절부분의 혈류도 유지되는 일이 많기 때문에 보존적 치료로 치유하기 쉽다. 그러나 정강뼈 · 종아리뼈 합병골절에서 전위가 심한 것 등은 정복이 곤란하고 골절치유가 매우 늦어지므로 조기기상의 관점에서 수술치료에 의해서 완전한 내고정을 시행하여야 한다.

보존적 치료에서는 견인, 도수교정의 후에 넙다리뼈 상부~무릎~발끝까지 석고붕대 고정을 10일간 시행하고 그 후 PTB형 석고붕대[무릎힘줄부분 하중 석고붕대(patella tendon bearing type cast(PTB) : 의족과 마찬가지의 역학적 목적을 가진 석고붕대]로 고쳐 감는다. 이것은 종아리 절단에 대한 PTB형 의족의 아이디어로부터 종아리골절에 대해서 무릎힘줄로 체중을 지지하는 석고붕대를 감아 뒤꿈치(heel)를 붙여 하중을 시키면 체중은 종아리뼈에 걸리지 않고 석고붕대 → 뒤꿈치로 도망가기 때문에 안정을 유지하면서 하중보행을 시킬 수 있는 것이다. 이것에 의해서 무릎관절은 90~150° 정도의 운동을 할 수 있다는 것으로부터 석공붕대 제거 후의 관절구축이 없다는 점이 노인에게는 이상적이다.

그러나 이러한 방법은 부종이 심하게 나타나기 쉬우므로 발등부분이나 종아리 앞면 부분을 절개해둘 필요가 있고 또한 초기에 무릎관절 위쪽에서부터 발목관절에 걸쳐 고정하는 방법으로는 무릎관절의 ROM에 제한을 주는 결과가 되고 특히 노인에게 그 경향이 관찰된다.

따라서 노인에게는 수술적 치료를 시행하여 기상을 조기에 시작하는 편이 여러 가지 점에서 유리하다 할 수 있을 것이다. 수술에는 금속판이나 골수내 못 등이 사용된다. 천연성 치유가 관찰되는 일은 적다. 개방골절에서는 감염에 대한 충분한 처치를 시행하는 것과 으스러진 조직을 충분히 제거하는 것이 중요하다.

일반적으로 종아리뼈 골절에서는 내고정을 하고 있어도 외고정을 넓적다리 상부에서부터 발끝까지 시행하는 것을 원칙으로 하지만 노인에서는 앞에서도 언급한 이유로 가급적 외고정을 피하는 편이 좋다. 특히 중앙 1/3, 아래 1/3의 경계부분의 골절에서는 약간 굵은 골수내 못으로 고정하고 외고정 없이 조기의 운동부하를 시작하는 방법을 취한다.

2~3주 후에는 목발에 의한 무하중 보행을 시작시키고 8~12주 후에 X선에 의한 뼈 유합의 경과를 관찰하면서 목발에 의한 부분적 체중부하를 시작하고 점차 체중부하를 증가시켜 15주 후 무렵에는 목발을 제거하도록 지도하는 것이 바람직하다. 그러나 상대방이 노인이므로 반드시 예정대로는 프로그램이 진행되기 어려우며 합병증을 일으키거나 의욕이 없거나, 또한 뼈 유합이 지연되거나 그 상태에 따라 프로그램을 변경하는 것은 부득이하다.

외고정을 제거한 후는 운동치료와 병행하여 온열치료, 수치료(소용돌이목욕, pool exercise) 등을 병용하면 치유가 더욱 촉진된다.

2 고령자의 넘어짐 예방

고령자의 넘어짐은 자리보전이나 간병을 필요로 하는 상태의 요인이 되고 고령자의 건강증진과 함께 넘어짐 예방대책이 급선무로 되어있다. 일본의 고령자의 넘어짐에 관한 연구에서는 대략 20%의 넘어짐 발생률이다[11].

미국에서는 고령자의 넘어짐과 그것에 유래하는 골절 등의 상해는 가장 중대한 의학적 문제로서 채택되고 있으며 50세 이상의 여성에서는 40%, 남성에서는 13%가 골절을 경험하고 있다. 엉덩관절 골절 또는 척추뼈 골절 후 5년의 사망률은 20%이고 70세를 넘으면 더 증가한다. 많은 사망은 골절 후 6개월 이내에서 일어나고 골절 후 1년에서는 40%가 자립보행이 불가능하며 60%가 기본적 ADL 중 적어도 하나가 곤란하다. 80%는 IADL에 지장을 초래하고 있고 골절 전의 신체기능으로 회복한 사람은 50%라는 보고가 있다[12, 13]. 또한 넘어진 후 증후군으로서 정신적 외상(trauma) 활동성의 제한요인이 되고 자신감 상실이나 넘어짐에 대한 불안의 호소는 넘어진 사람의 50%에 이른다고 보고되어 있다.

고령자의 넘어짐에 관한 대책은 필요불가결하다고 생각된다. 고령자의 넘어짐 요인은 노화현상이나 질병에 수반하는 장애 등의 개인에 유래하는 내적 요인과 가정 내 생활환경이나 외출 시의 환경변화 등의 외적 요인과의 상호작용, 또한 신체상황과 외적 환경과의 부적응 등에 의한다고 생각된다. 또한 활발한 생활을 영위하고 있는 고령자는 누워있는 경향이 있는 활발하지 않은 생활을 영위하고 있는 고령자에 비하여 넘어지는 확률이 높다고 일컬어지고 있다.

넘어짐은 높은 발판에 올라타거나 사다리를 오른다는 위험도가 높은 동작보다는 보행이나 옮겨타기, 계단오르내리기, 작은 층계차이를 타고 넘거나 바닥에 떨어진 물건을 주우려고하여 웅크리거나, 손을 뻗치는 등 통상의 일상생활의 동작에서 일어나는 일이 많다. 이러한 동작 중에 신체가 잘 움직이지 않거나 환경을 잘 파악할 수 없는 경우에 일어나기 쉽다. 즉 넘어짐은 목적동작과 신체기능이나 인지기능, 그리고 그 장소의 환경의 3자가 적합하지 않는 경우에 일어나기 쉽다고 생각된다[14]. 고령자의 넘어짐은 넘어지기 쉬운 환경에 대해서 생각하는 것도 예방대책으로서 중요하지만 고령자 자신이 가지는 넘어짐 요인으로서의 내적 요인에 대해서 검토할 필요가 있다.

a 내적 요인

나이가 듦에 수반하는 내적 요인은 감각계나 신경계, 근육골격, 고차뇌신경기능의 나이가 듦에 따른 변화로서 구분되지만 뇌졸중이나 파킨슨병, 류마티스 등 질병 그 자체도 요인이 될 수 있다.

1 감각계의 변화

감각계의 나이가 듦에 따른 변화의 특징으로서 감각수용체의 밀도의 감소나 감수성의 저하가 다리를 주체로 인지된다. 촉각의 수용체인 마이스너소체는 손바닥이나 발바닥에 많이 존재하고 10~20세에서는 25개/㎜이었던 것이 70세에서는 7개/㎜로 감소한다. 또한 나이가듦에 수반하는 표피의 경화나 비후에 의해서 수용체는 표피로부터 유리하기 때문에 감수성이 저하한다. 손바닥이나 발바닥, 관절, 힘줄 등에 존재하는 압력감각이나 진동감각의 수용체로서의 파치니소체의 수도 나이가 듦에 수반하여 감소한다. 또한 뒤뿌리 신경절세포나 말초 신경섬유의 수도 나이가 듦에 수반하여 감소한다. 이들의 변화는 가벼운 터치나 섬세한 조작기술이 요구되는 기능을 저하시킨다. 고령자가 되면 진동 · 표재감각의 저하는 특히 다리에서 심하고 발가락의 진동감각 문턱값(역치)은 3배, 표재감각이 영향을 주는 2점 식별감각은 15배 저하한다. 이들의 나이가 듦에 수반하는 변화는 보행, 균형기능에 명백히 영향을 준다고 생각된다[15].

2 시각의 변화

시각기관의 나이를 먹음에 따른 변화는 각막이 두꺼워져 만곡이 감소하고 굴절이 변화하며 투명도도 감소함으로써 시각의 명료도를 저하시킨다. 수정체도 유연성이 저하하고 불투명도가 진행됨과 동시에 섬모체근의 섬유화에 의해서 초점을 맞추는 것이 곤란해진다. 이 때문에 가까운 것에 초점을 맞출 수 없고 60세에서는 150~200㎝의 거리가 아니면 보이지 않게 되어 이른바 노안이 된다. 빛의 투과성도 80세가 되면 20% 정도로 감소하고 청색이나 황색의 색깔의 지각도 저하한다. 망막의 시각세포 수나 시신경의 수도 감소한다. 이들에 의한 시력저하는 예컨대 어두운 곳을 이동하는 경우에 층계차이를 간과하거나 환경파악장애를 일으켜 넘어짐의 요인으로 연결된다.

3 지적 기능의 변화

단기기억이나 정보처리능력의 저하는 운동 활동의 지연, 보행 장애 등으로 연결된다.

대뇌겉질의 명백한 변화는 특히 이마엽이나 1차 연합영역, 해마겉질에 위축이 인지되고 뇌줄기에서는 흑색질이나 청색반점 등으로 두드러진다. 척수에서도 운동신경이나 감각신경도 감소하고 척수 뒤뿌리의 신경세포, 앞뿌리의 앞뿔세포 수나 신경섬유의 감소, 말이집(수초)의 변성 등이 관찰된다. 또한 신경전도속도나 척수반사의 잠복기도 지연한다. 게다가 신경전달물질과 수용체의 변화로서 대뇌겉질에서는 주의, 기억, 학습에 관련되는 아세틸콜린과 그 수용체의 양은 나이가 듦과 함께 감소하고 피라미드바깥길(추체외로)계통에서는 자세나 균형기능과 연관성이 있는 흑색질 · 줄무늬체계의 도파민 함유량도 감소한다. 이들의 나이가 듦에 수반하는 변화는 정보처리능력이나 환경요인에 대한 반응성 등에 장애를 초래하는 것에 연결된다. 즉 기억이나 학습능력 저하, 반응시간 지연, 동작 완만, 협동성 저하, 균형기능의 저하 등 다양한 기능저하를 초래하게 되어 ADL, IADL 등의 생활환경에의 부적응을 초래하여 넘어짐을 일으키는 요인이 된다.

4 근육골격계의 변화

골격근의 근육량 손실은 나이가 듦과 함께 증가한다. 예컨대 건전한 남성의 가쪽넓은근(외측광근)의 면적은 50세까지에서 평균 10%, 80세 이상이 되면 더 급속하게 감소한다. 특히 유형 Ⅱ신경의 감소로부터 수축 속도가 빠르고 장력이 큰 근육의 위축이 관찰된다. 근력저하의 분포는 손의 내재근이나 발의 근육에 특징적으로 관찰되고 특히 바닥쪽굽힘근이 등쪽굽힘근에 비해 선택적으로 저하한다[16]. 나이가 듦에 수반하여 근력저하를 일으키기 쉬운 근육은 급속히 강력한 힘을 발휘하는 바닥쪽굽힘근 등의 다리에 분포하는 근육이며, 보행이나 계단 오르내리기 등 선 자세 동작에 영향을 주는 선 자세 균형기능 저하의 요인이 되어 넘어짐으로 연결된다. 일상 근력훈련을 시행하고 있는 고령자는 근육의 단면적이 크고 지방 침윤의 양도 적어 높은 부하훈련의 효과가 보고되어 있으며 근력유지나 강화는 넘어짐 예방의 대책으로서 중요하다.

또한 관절 및 관절주위의 나이가 듦에 의한 변화로부터 관절가동범위의 제한이나 자세이상이 관찰되고 이것은 주로 일상 활동성의 저하나 운동부족에 의한 것이라 생각되고 있다. 이들 가동범위 제한은 몸통 · 다리에 분포하고 특히 발목관절 등쪽굽힘이나 몸통의 가동범위 제한은 중력중심 이동의 제한을 초래하고 선 자세 균형 장애의 강력한 원인이 된다.

5 균형기능의 변화

균형기능은 외부교란(perturbation)에 대한 응답이든 또는 예측적으로 시행되는 목적동작이든, 주어진 지지기저면에 대해서 적절하게 중력중심을 조절하는 능력이라 해석할 수 있다. 선 자세 균형을 유지하는 전략으로서 발목관절 전략, 엉덩관절 전략, 내딛기 전략이 지적되고 있다.

고령자는 외부교란에 대해서 견딜 수 없어 바로 발을 한걸음 내딛거나 엉덩관절을 굽히거나 함으로써 넘어짐을 방지하려고 한다. 또한 보폭이 좁고 자세의 좌우로의 이동은 축소되어 보행속도가 저하하고 있다. 이들은 한정된 지지기저면 안에서 중력중심이 이동할 수 있는 범위가 축소된 결과로서 파악할 수 있다. 이들을 일으키는 요인은 중추신경계의 정보처리 지연이나 감각계의 감수성의 저하, 몸통 · 다리, 특히 발목관절의 가동범위 제한이나 근력저하 등이 종합적으로 작용하고 있다. 이러한 것으로부터 고령자의 넘어짐을 예방하기 위해서는 발목관절의 유연성을 높이거나 근력을 간화하거나 발목관절을 사용해서 중력중심 이동범위를 확대하는 것, 중력중심 이동범위를 지각시키는 것, 선 자세에서의 발목관절 체조 등을 지도해야 한다.

6 심리적 요인(넘어짐 공포)

또한, 일단 넘어짐을 경험함으로써 넘어짐에 대한 막연한 공포나 불안으로부터 빈활동적 행동이 일어나 폐용증후군을 초래한다. 그 결과 신체기능이나 고차 뇌신경기능의 저하가 더 일어나 악순환을 일으키게 된다. 넘어진 경험이 있는 사람이 넘어지기 쉽다는 보고도 있어 넘어짐 예방과 넘어진 후의 심리적 케어가 중요하다.

b 외적 요인

넘어짐이 가장 많은 이유는 "곱드러졌다" "미끄러졌다"이며 환경이 유발요인이 되고 있는 것 같지만 외적 요인인 생활환경은 환경 그 자체가 넘어짐의 원인이 되는 것이 아니라 오히려 내적 요인인 신체기능의 변화가 환경에 적응할 수 없거나, 또는 신체기능의 변화와 환경과의 상호관계를 인지할 수 없기 때문에 넘어짐을 일으킨다고 생각된다. 이러한 경우에 환경이 넘어지기 쉬운 요인으로서, 또는 넘어진 이유로서 추출되는 것이라 생각된다. 마지막으로, 넘어짐의 요인은 넘어짐의 원인은 아니다. 넘어짐이 왜 일어나는가는 과제를 수행하는 데에 일어나는 신체기능의 환경에의 부적응의 결과로부터 명백해지는 것이며 넘어짐을 예측하는 것은 곤란하다. 그러나 넘어짐 예방은 고령사회에서의 의료와 복지의 최대의 과제이고, 내적 요인과 외적 요인을 경감시키는 것이 요구된다(표 Ⅲ • K • 7).

표 Ⅲ • K • 7 넘어짐의 요인

내적 요인	외적 요인
1. 일반적 요인 연령 넘어짐의 기왕증 허약(건강상태의 악화) 2. 운동장애 근력, 특히 다리근력 저하 지구력 협동성 뼈관절 기능 3. 심폐기능(체력) 감각장애 심부감각장애 시각장애(백내장, 근시) 청각장애 안뜰감각장애(비틀거림) 4. 고차뇌기능장애 주의 수면 의식 기억 학습기능 인지기능 5. 기타 현기증이나 의식장애 보행장애 착란 근시 명정(methysis) 만성질환(특히 보행장애를 초래하는 치매, 파킨슨병, 편마비, 변형성관절증 등) 약물의 복용(장시간 작용 진정제 등)	1~2㎝ 정도의 실내 층계차이 미끄러지기 쉬운 바닥 표면 신발(슬리퍼) 발이 거친 카펫 고정되어 있지 않은 물체(장애물) 곱드러지기 쉬운 깔개 조명의 불량 전기기구 코드 출입구의 층층대, 타진 곳 가재도구의 불비 · 결락 기타

c ADL · QOL 저하의 방지

나이가 듦에 수반하여 신체기능이 저하하기 때문에 신체능력의 대부분을 ADL에 동원해야 한다. 이러한 신체상황 중, 뇌혈관장애나 골절 등에 의한 장애를 갖게 되면 ADL에 큰 지장을 주게 된다. 또한 넘어짐에 의해서 일어날 가능성이 높은 넙다리뼈 경부 골절이나 척추 압박골절 등은 어쩔 수 없이 장기와상을 하게 되어 고령자로서 자리보전을 하는 생활이나 치매로 연결될 가능성이 있다[17]. 이에 더해서 환자 본인의 ADL이나 QOL의 저하에 수반하여 그 가족이나 간병인의 간병부담의 증가에 수반하는 QOL의 저하를 일으킬 가능성도 있다.

최근, 넘어짐 예방의 중요성으로부터 물리치료사나 작업치료사가 넘어짐 예방의 지도를 시행하는 기회가 증가하고 있으나 1~2회 정도의 단발적인 넘어짐 예방교실에서는 고령자가넘어짐 예방방법이나 운동방법을 어느 정도 이해 · 실시할 수 있는지는 확실하지 않다. 지도의 내용도 넘어짐 예방의 필요성의 인지, 본인의 건강관이나 신체기능의 객관적 이해, 적당한 운동이나 넘어짐 예방 등의 주체적 · 계속적인 실시 등이다. 이들을 고령자에게 충분히 이해할 수 있도록 지도하기 위해서는 계속적이고 계통적인 개입이 필요하다.

d 주거환경 정비

환경에 배려하는 것은 외적 요인만이 아니라 결과적으로 내적 요인에 관해서도 넘어짐 예방의 효과를 발휘한다. 아래에 1) 거실의 배치와 동선, 2) 시각기능 저하에 대한 배려, 3) 층계차이의 해소, 4) 난간의 설치, 5) 온열환경에의 배려, 6) 기타의 환경에 대한 배려, 7) 환경변화에의 적응에 대해서도 해설한다.

1 거실의 배치

거실 · 식당, 물을 사용하는 곳(화장실, 세면장, 욕실)과 같은 층이고 가급적 가까이에 배치하는 것이 넘어짐의 위험성을 낮추는 데에 있어서도 바람직하다. 후에 설치하는 계단승강기나 승강기는 공간 등 문제도 많다. 거실이 식당과 가까우면 동거가족과도 의사소통이 용이하고 불의의 사고 등 때도 신속한 대응을 할 수 있다. 또한 고령이 되면 배설도 잦아지므로 가까이에 있으면 넘어짐의 위험성을 조금이라도 회피할 수 있다. 또한 실온의 관리도 용이하고 욕실 등에의 왕복으로 몸이 식는 것을 방지할 수도 있으며 추울 때의 몸이 굳어지는 것에 의한 넘어짐의 위험성도 예방할 있다. 게다가, 현관에서부터 가까운 곳이라면 외출도 용이하여 사회성도 유지할 수 있고 정신심리 면에 좋은 영향을 준다.

2 나이가 듦에 수반하는 시각기능 저하에 대한 배려

고령자의 인식이나 주의력을 높이는 것에 의해서 넘어짐을 예방하려면 시각, 조명, 색채에 대한 접근도 필요하다.

고령자의 주거에서는 충분한 밝기를 확보하는 것이 중요하다. 조명설비는 조도기준의 1.5~2배를 기준으로 설정하지만, 과도한 밝기는 고령자에게 불쾌한 눈부심을 느끼므로 천장 에 설치된 조명, 다운라이트(광도조절기능 부착), 스탠드 조명, 손전등 등, 복수의 조명기구로 조절하여 필요한 밝기를 조절해 가도록 하면 좋다.

계단이나 침실 등에서는 광원이 직접 눈에 들어와 눈부시게 느끼고 순간적으로 시선을 돌리는 일이 있다. 그 때 균형이 무너져 넘어지는 일이 있으므로 기구의 배치를 고려해야 한다.

또한 명 · 암 순응에 시간을 필요로 하는 고령자에게는 눈이 밝기(어둡기)에 익숙해질 때까지 균형을 상실하여 넘어질 위험성도 있으므로 각 방 사이의 극단적인 조도차이를 피하는 것이 중요하다.

스위치는 손이 닿기 쉬운 위치에 설치하거나, 리모컨을 사용한다. 전구를 교환하는 동작은 넘어짐의 위험성이 높으므로 설치위치를 검토하고 수명이 긴 광원을 사용하도록 하면 좋다.

3 층계차이의 해소

보행능력이 저하하여 있는 고령자에게는 약간의 층계차이도 넘어짐의 위험으로 연결된다. 층계차이가 없는 것은 좋은데, 층계차이가 있어도 비스듬한 널판 등으로 편안하게 개선하면, 비스듬한 널판의 부분에서 균형이 무너져 넘어짐으로 연결되는 일도 있으므로 주의가 필요하다. 층계차이를 없애기보다 조명이나 색깔로 층계차이를 알기 쉽게 하여 층계차이를 가랑이를 벌리고 넘어 대응하는 편이 좋은 경우도 있으므로 그 장소의 상황에 맞춰서 조정해야 한다.

현관의 귀틀에서 오르내리기가 곤란한 때는 현관바닥에서 의자에 걸터앉은 다음 신발을 벗고 방향을 바꿔서 복도 쪽으로 일어서도록 하는 등, 의자나 난간을 이용하면 안전하다.

4 난간의 설치

난간을 사용함으로써 보행의 안정화, 선 자세나 한쪽 발로 선 자세의 유지, 일어서기나 옮겨타기에서의 중력중심 이동이 용이해진다. 용도에 따라서 L자형, 가로형, 세로형, 가동형 등을 구분해서 사용하면 좋다. 그러나 후에 설치한 경우에는 체중이 충분히 걸렸을 때에도 난간이 확고하게 고정되어 있도록 벽이나 기둥의 보강이 필요하다. 또한 복도 등의 난간의 위치는 지팡이의 높이와 거의 같은 정도가 좋고 가볍게 쥘 수 있는 것이 좋다.

5 에어컨 등의 실온관리

나이가 듦에 수반하여 급격한 온도의 변화에 대한 체온조절기능이 저하한다. 특히 실온이 높은 곳에서부터 낮은 장소로의 이동은 몸이 굳어져 넘어짐의 위험성을 높인다. 또한 혈압의 변동도 초래하기 쉬워 뇌졸중이나 심장발작의 발병을 유발하는 것으로 연결되므로 방과 방사이의 온도차에도 주목할 필요가 있다. 특히 지내는 시간이 긴 거실이나 식당, 침실에 더하여 화장실에도 난방설비를 설치하면 좋다. 에어컨 등은 방 단위가 아니라 전실난방이 바람직하지만 고령자가 주택 내에서 자주 이동하는 것 같은 장소는 온도차가 작아지도록 배려하였으면 한다. 화장실 등에는 공간 절약형이고 화재나 화상의 염려가 적은 패널형 히터나 변기좌석의 히터도 유용하다.

6 기타

마루나 복도에 흩어진 자질구레한 것은 곱드러지거나 미끄러지는 원인이 되므로 생활의 장을 정리정돈을 하여 치우는 것이 중요하다. 내고들이기 쉬운 수납 장소에 말끔한 수납을 하여야 한다.

또한 창호는 미닫이가 좋다. 안쪽으로 여는 문인 경우 화장실, 욕실 등 좁은 공간에서 넘어졌을 때 열 수가 없어 돕는 것이 어려워진다.

슬리퍼도 넘어짐을 유발하므로 맨발이 좋지만 겨울 등 추운 계절은 미끄럼 방지를 붙인 양말이나 슈즈형의 것을 착용하면 좋다. 카펫의 접힘이나 주름, 방석, 현관매트나 발 닦기매트 등도 넘어짐의 원인이 될 수 있다. 카펫은 방 전체에 끝까지 빈틈없이 확실하게 깔아 접힘이 없도록 한다. 현관매트나 욕실의 발 닦기 매트 등 부분적으로 까는 것은 난간을 잡은 상태나 앉은 자세에서 사용하도록 한다.

e 병동 내, 시설에서의 노인의 넘어짐

치매병동 환자가 최근 차츰 증가하고 있기 때문에 일반병동 환자와 비교하여 넘어짐 골절이 두드러지게 되었다.그 주된 이유는 아래와 같은 것을 생각할 수 있다.

① 알츠하이머형 치매환자는 원래 다리의 근력·관절기능은 일반병동 환자보다 양호함에도 불구하고 배회하는 시간이 길기 때문에 압도적으로 보행시간·거리가 길어져 이것이 원인의 하나로 되어있다.

② 치매환자는 이마엽, 관자엽, 마루엽 겉질·백색질의 장애가 있는 사람이 많고 마루엽 장애 때문에 공간·신체의 행위상실·인식불능 등이 있어 공간적 구조의 인지력이 나쁘고 행동능력, 동작능력이 뒤떨어지는 경우가 많아 넘어짐의 비율이 높아지는 것이라 생각된다.

③ 다발뇌경색성치매에서도 마찬가지의 경향이 관찰되고 고혈압, 당뇨병, 고콜레스테롤혈증 등의 합병이 많아 넘어짐의 위험성을 미리 아는 데에 도움이 된다. 동맥경화의 상황은 다음의 동맥경화지수[총콜레스테롤 수치 - HDL 콜레스테롤 수치)/HDL 콜레스테롤 수치 : 수치가 클수록 동맥경화가 심하고 4 이상에서 이상]를 계산함으로써 상당히 추측이 가능하고 넘어짐의 위험성을 미리 아는 데에 도움이 된다. 일반적으로 알츠하이머형 치매보다도 보행수준은 낮다.

④ 게다가 감각장애를 수반하고 있는 경우는 말초로부터의 피드백의 장애에 의한 운동실조가 추가되어 넘어짐의 비율은 더 높아진다.

⑤ 이마엽 앞영역의 장애로 주의의 깊이, 범위의 넓이 등이 장애되어 있는 정도는 치매환자의 경우에 크고 또한 주의의 배분이 적절하지 않기 때문에 예상 밖의 넘어짐을 초래하는 일이 있다.

노인의 넘어짐에 의한 넙다리뼈 경부골절은 노인의 증가와 더불어 급증하고 있다. 과거(1987~1997) 10년간에 노인 넙다리뼈 경부골절로 수술을 받은 환자의 수는 점차 증가하고 있었으나 증가율 7.3%/년의 정도였다. 2000년대에 들어와서부터는 후기 노인층의 급증도 있어 대수적 증가를 보여주고 있으며 2050년에는 연간 15만 명으로 현재의 3배에 도달할 것으로 예측되고 있다.

표 Ⅲ・K・8 원발성 골다공증의 분류

	Ⅰ형	Ⅱ형
연령	50~70세	70세 이상
남성 : 여성	2 : 6	1 : 2
뼈의 감소부위	뼈잔기둥이 주체	뼈잔기둥과 뼈겉질
뼈의 감소율	항진	정상~저하
골절부위	척추뼈(압박골절), 노뼈 말단	척추뼈(쐐기형 다발), 넙다뼈 머리
부갑상선기능	저하	항진
Ca 흡수	감소	감소
25(OH)D의 대사	2차성 감소	1차성 감소
주된 원인	폐경에 수반하는 것	나이가 듦에 수반하는 것

표 Ⅲ・K・9 원발성 골다공증의 진단기준

		점수
뼈의 양의 감소가 있음		3
골절이 있음	척추 1개	1
	척추 · 2개	2
	넙다리뼈 머리부분	3
	노뼈	1
연령	여 55세 미만	−1
	남 75세 미만	−1
허리통증이 있음		1
혈청 Ca, P, A LP검사치의 이상	정상	1
	1항목의 이상	0
	2항목이 이상	−1
확실 : 합계 5점 이상 거의 확실: 합계 4점 의심 있음: 합계 3점 부정적 : 합계 2점 이하		

[제외항목] 원발성 · 속발성 부갑상샘기능항진증, 관절류마티스, 악성종양의 뼈 전이, 다발성골수종, 외상, 속발성골다공증, 골연화증

(일본 후생성 silver science 연구반, 1989)

3 골다공증(osteoporosis)

a 생성원인, 증상

노인의 근골격계 질환 중에서 가장 많은 질환의 하나에 골다공증이 있다. 골다공증이란 건전한 사람과 비교하여 뼈의 양이 감소한 상태를 말한다. 이 때문에 뼈의 취약화가 일어나 척추나 팔다리의 골절이 일어나기 쉬워진다. 그러나 생리적인 뼈의 변화와 구별하는 것은 중요하며 모든 노인의 뼈를 골다공증이라 하는 것에는 문제가 있다.

뼈의 양을 유지 · 증가시키는 것으로서 여성호르몬인 에스트로겐, 칼시토닌, 활성형 비타민 D, 남성호르몬인 안드로겐이 있다. 노화에 수반해서 이들의 호르몬이 저하하여 골다공증이 일어난다. 또한 여성은 폐경과 더불어 일어나는 급격한 에스트로겐 저하가 발병을 조장한다.

골다공증은 나이가 들거나 폐경기에 급격하게 진행하는 원발성 골다공증과 내분비학적 질환에 의해서 일어나는 속발성 또는 2차성 골다공증으로 분류된다. 또한 원발성 골다공증도 폐경에 수반하는 것을 I형, 나이가 듦에 수반하는 것을 Ⅱ형이라 분류(표 Ⅲ・K・8)하고 표 Ⅲ・K・9와 같은 진단기준으로 진단하고 있다.

골다공증의 원인

① 생리적인 것
- 나이가 듦에 따른 뼈세포의 퇴행변성
- 운동량 저하에 기초하는 부동성 뼈 위축

② 영양의 문제
- Ca 섭취량의 저하
- Ca 흡수능의 저하

③ 내분비학적 문제
- 여성호르몬 분비부족
- 뼈 대사 관련 호르몬의 균형불량
- 부갑상샘호르몬, 비타민 D

④ 속발성골다공증

쿠싱증후군	흡수불량증후군
성샘기능저하증	관절류마티스
감상샘기능항진증	교원병
당뇨병	만성신경질환
부갑상샘기능항진증	만성폐색성폐질환
항경련제	악성종양
위절제술 후	

어떠한 만성질환으로 입원 또는 통원 중인 환자의 조사에서는 남성에서도 고령이 됨에 따라 골다공증이 급증한다는 것을 보여주고 있다.

노화와 골다공증의 빈도(Stephen[18]에 따름)

	남	여
60세	5%	20%
80세	20%	25%

나이가 듦에 수반하는 위액의 pH 상승, 음식의 기호변화에 의한 음식 중의 칼슘양의 저하, 음식 중 단백질, 지방양의 감소, 부갑상샘호르몬의 증가, 칼시토닌의 감소, 콩팥기능 저하에 의한 활성비타민 D3의 감소, 비타민 C 섭취량의 저하에 수반하는 뼈 콜라겐 대사의 저하, 운동량 감소에 수반하는 뼈에의 기계적 자극량의 저하 등, 많은 인자가 조합되어 급격하게 뼈의 감소를 보여준다고 생각된다.

게다가 어떠한 만성질환을 갖고 있는 경우에는 골다공증을 합병하는 비율은 명백히 높고 앞에서 언급한 영양장애, 부신피질호르몬의 투여, 신체적 활동의 감소 등 여러 가지 인자가 관여하는 것으로 용이하게 병적 골절을 일으키게 된다.

임상증상은 여러 갈래에 걸치며 척추의 변화에서는 등허리 통증이 주이고 척추뼈몸통의 압박골절(체중부하가 많은 등뼈, 허리뼈, 특히 등뼈 · 허리뼈 이행부 주변에 빈도가 높다)에 의해서 예리한 격통으로 급격하게 시작되는 것도 있는가 하면, 거의 무증상으로 경과하는 것까지 여러 가지 단계의 것이 있다. 두드러진 척추후만을 일으키는 것도 드물지 않으며 흉곽의 변형, 측만 등을 수반하는 것도 적지 않지만 그 X선 영상으로부터 상상할 정도의 통증이나 마비를 일으키지 않는 것이 많다(그림 Ⅲ • K • 12).

팔다리뼈에서는 골절을 일으키지 않는 한은 무증상이다. 그러나 나이가 듦과 함께 골절의 위험성은

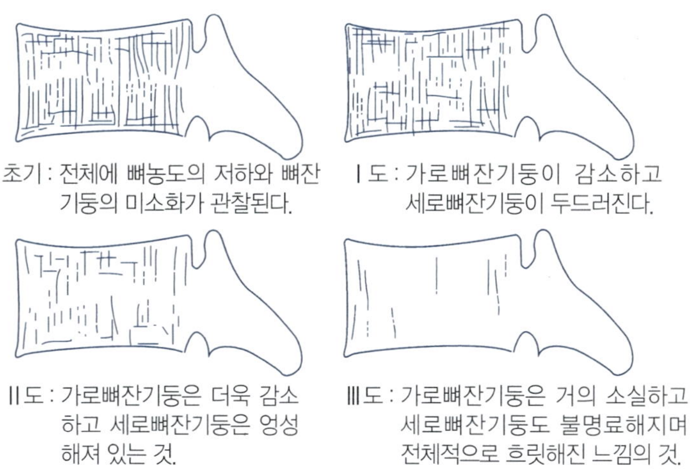

그림 Ⅲ • K • 12 지케이(慈惠)의과대학식 분류

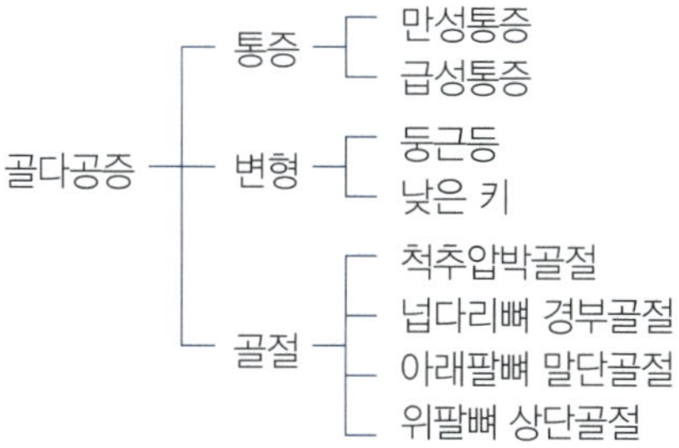

그림 Ⅲ • K • 13 골다공증의 합병증

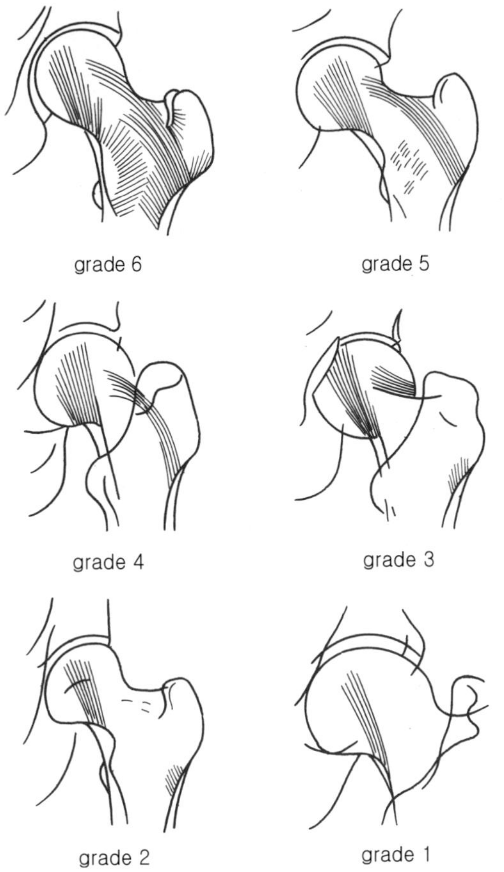

그림 Ⅲ • K • 14 넙다리뼈 목부분의 골다공증(Singh의 분류)

grade 6→grade 1로 진행한다.

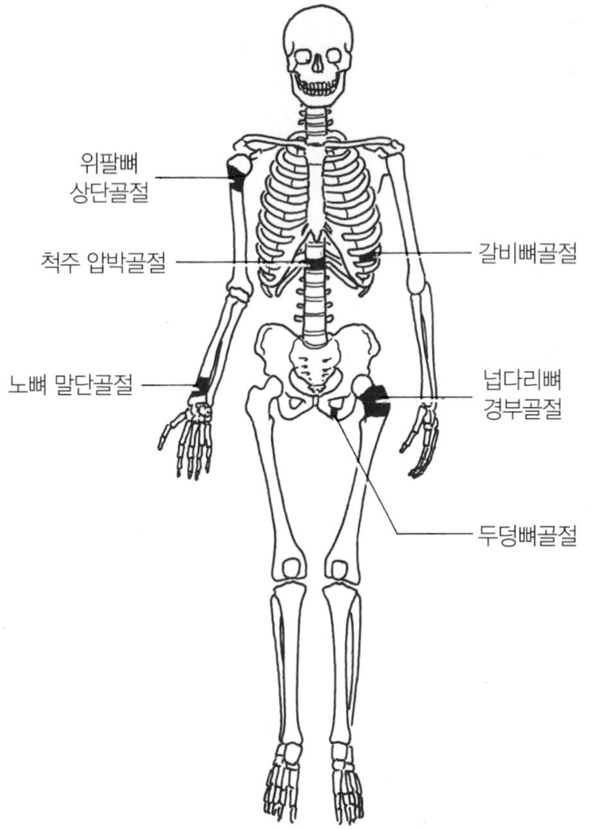

그림 Ⅲ • K • 15 골다공증으로 일어나기 쉬운 골절부위 (미즈노[19]에 따름)

높고 간단한 줄넘기만이나 엉덩방아를 찐 것만으로 용이하게 골절해버리는 일도 있다.

골절의 증상은 일반의 골절과 같지만 치료에서는 뼈 유합이 나쁘고 뼈 그 자체의 취약성 때문에 내고정을 하기 어려우며 치유가 늦어진다(그림 Ⅲ • K • 13).

진단 상으로는 X선 소견이 중요하다는 것은 새삼 말할 필요도 없지만 X선 상으로는 뼈 조직에 1/3이상의 탈회(decalcification)가 일어날 때까지는 분명한 변화가 나타나지 않는 것이다(그림 Ⅲ • K • 14, 15, 272쪽).

b 치료 및 재활

1 식사요법

건전한 사람의 1일당의 칼슘 필요섭취량은 700㎎이라 하고 있으며 100㎎은 소변으로부터 배설되고 600㎎은 대변에서부터 배설되어 균형을 잡고 있다.

노인의 뼈감소증에 대해서 건전한 사람의 1일 필요량의 2배 이상(1,600㎎)을 투여하여 부갑상샘 기능을 억제하여 뼈 흡수과정을 억제하려고 하는 것이다.

1~2년간 이 치료를 계속한 경우, X선 상에서의 골

다공증의 진행이 조절그룹에 비하여 적다는 것이 인지되고 있다. 칼슘과 함께 비타민 D도 1일 1,000~2,000단위의 섭취가 바람직하다.

장관으로부터의 칼슘 흡수량을 촉진시켜 뼈의 양을 유지 내지는 증가시킴으로써 통증을 개선시키기 위해 콩팥장애에 수반하는 저칼슘혈증의 노인에서는 활성형 비타민 D의 투여가 효과적이다.

1일량 1~2g의 인의 경구섭취가 칼슘의 저장에 효과적이라 하며 지나치게 많으면 $Ca_3(PO_4)_2$로서 침전하기 때문에 칼슘과 같은 양 정도가 적절하다고 한다. 또한 낮은 영양 상태에 있으면 혈청 중의 Ca · P 이온의 곱의 저하를 초래하여 뼈모양조직(osteoid tissue)의 골화를 방해한다는 것이 알려져 있다.

따라서 단백질 섭취량도 칼슘 섭취량과 거의 평행하므로 노인에게는 충분한 단백질과 지방을 투여하여 양호한 영양 상태로 유지하는 것이 골다공증의 예방, 치료에 효과적이다.

2 성호르몬, 단백동화호르몬, 칼시토닌의 투여

a. 여성호르몬

폐경 후 3년 이내의 여성에게 3주간/월의 비율로 에스트리올 2㎎/일의 투여는 특히 효과적이다(연속 투여로 부정출혈, 대하의 증가 등이 관찰되는 일이 있다).

b. 남성호르몬

남성에 대해서 데포형 테스토스테론 400㎎/월을 투여한다. 단백동화작용을 기대하여 사용한다.

c. 남녀혼합호르몬

남 · 여성호르몬을 단독으로 사용하는 것보다 효과적이고 에스트로겐은 뼈에의 칼슘 축적작용이 있으므로 남성호르몬의 단백동화작용과의 상승적 효과를 기대하여 사용한다.

d. 단백동화호르몬

남성호르몬과 마찬가지로 단백동화작용을 기대하여 사용한다. 장기투여에 의한 남성화작용은 남성호르몬 정도는 아니다.

e. 칼시토닌

갑상샘 옆부분의 호르몬이고 파골세포의 작용을 억제함으로써 뼈 용해(osteolysis)를 저지하는 합목적적인 약제이다.

f. 이프리플라본

이소플라본 유도체인 이프리플라본에는 뼈의 흡수를 직접 억제하는 작용과 소량의 여성호르몬 존재 하에서 칼시토닌모양 작용이 있다.

일단 골다공증이라는 진단이 내려지면 그 후는 평생에 걸쳐서 골절의 공포에 괴로워하는 일이 많지만, 다음과 같은 설명은 큰 자신감을 갖게 해준다. 노인에게는 약제나 음식물에 의해서 치료를 해도, 운동에 의해서 자극을 주어도, X선 상은 거의 효과가 관찰되지 않는다. 그러나 2~3%의 골밀도의 증가로도 골절의 발생률은 1/4로 감소하고 5% 전후나 골밀도가 증가하면 골절의 발생률은 1/10이 되는 등, 약간의 골밀도의 증가로 골절의 불안으로부터 해방된다. 이 경향은 비타민 K_2나 활성형 비타민 D_3에서 현저하게 관찰된다. 이들 뼈 형성촉진제는 약간의 양으로도 새로운 강한 뼈를 형성함으로써 골절하기 어려운 뼈로 만든다는 것도 생각되고 있지만, 활성형 비타민 D_3에서는 근력을 강화하기 때문이라는 식견도 있다. 골다공증 환자가 골절을 일으키지 않도록 약간이라도 골밀도를 증가시키고 이것을 유지하는 것만으로도 건강장수를 유지한다고 생각되어 치료해야 할 것이다.

Ⅰ 매트 위에서

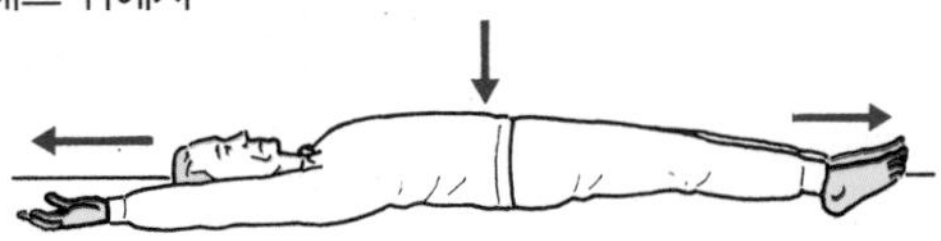

a. 팔과 다리를 아래위로 뻗치고 배를 평탄하게 하여 등근육을 편다.

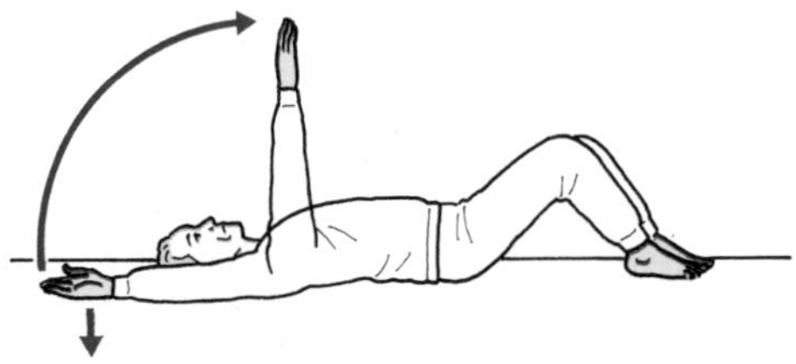

b. 양 무릎을 굽히고 한쪽 팔씩 앞쪽으로 올리고 다시 머리 위로 되돌린다.

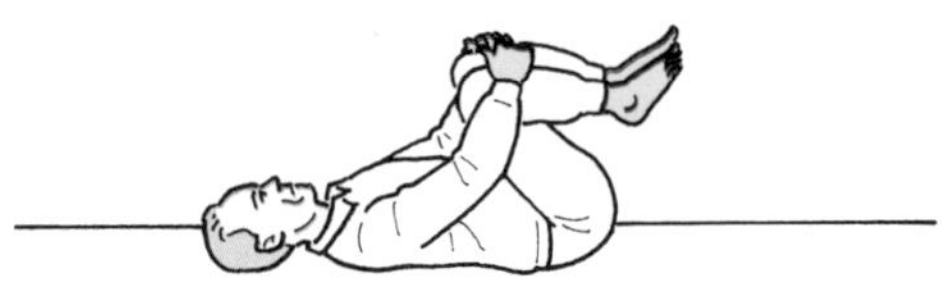

c. 등근육을 편 채로 양 무릎을 껴안는다.

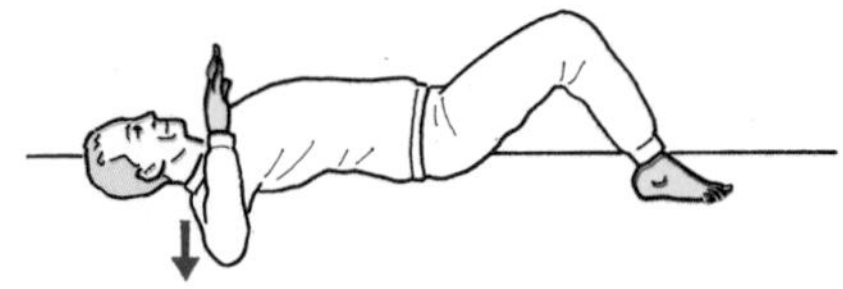

d. 팔을 바로 옆으로 내밀고 팔꿈치로 매트를 민다.

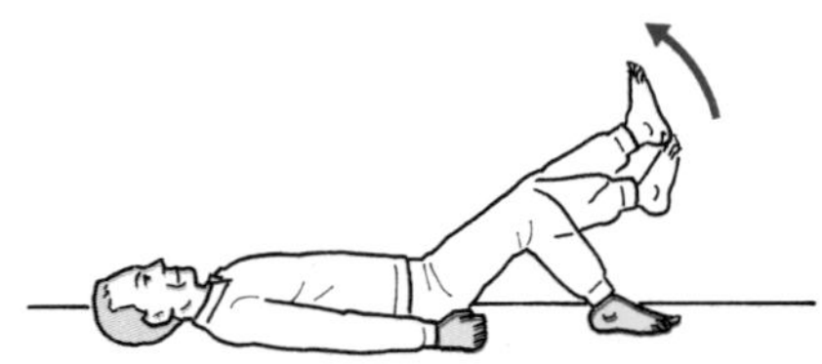

e. 무릎을 굽혀서 한쪽 발씩 발을 올린다.

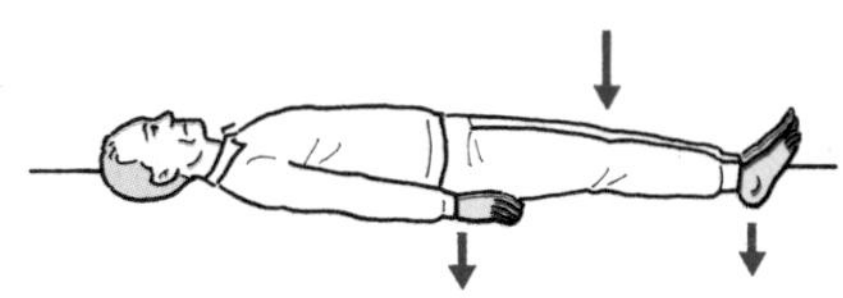

f. 팔과 무릎을 펴고 손과 발꿈치로 매트를 민다.

Ⅱ 벽과 의자를 사용해서

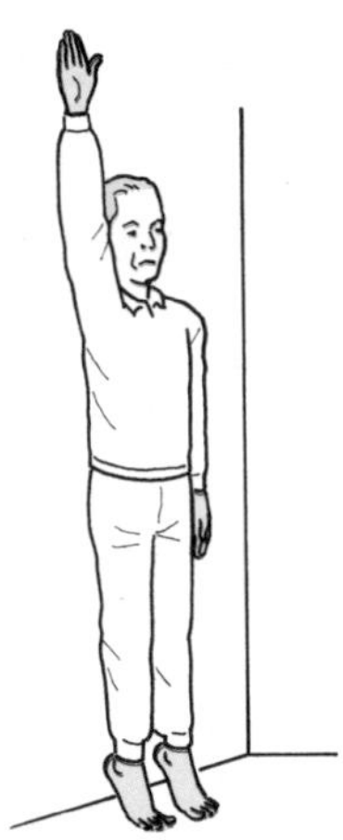

a. 벽에 등을 붙이고 한손을 올리면서 발돋움을 한다.

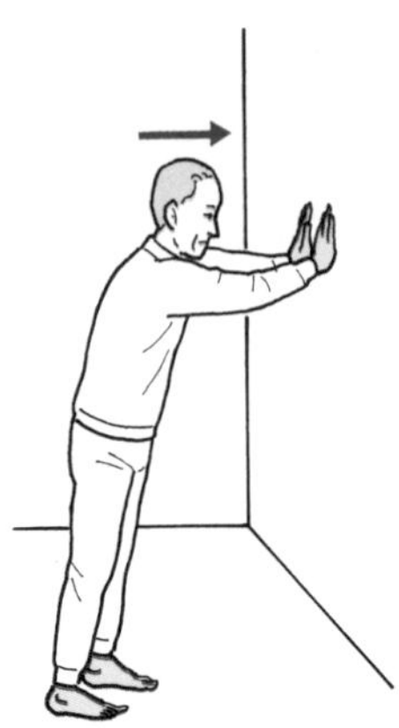

b. 벽 앞에 서서 벽을 양손으로 민다.

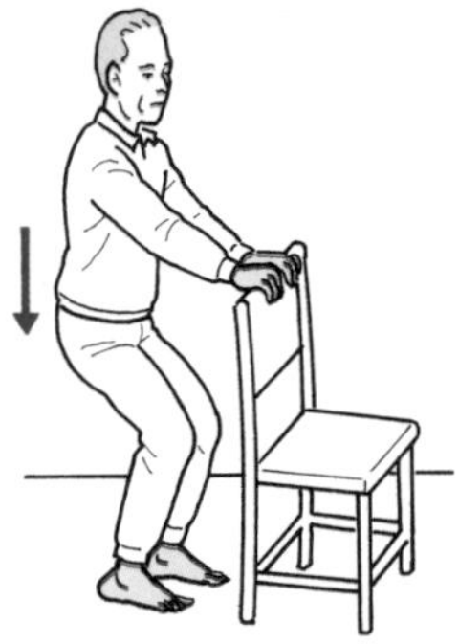

c. 의자의 등받이를 잡고 가볍게 무릎을 굽힌다.

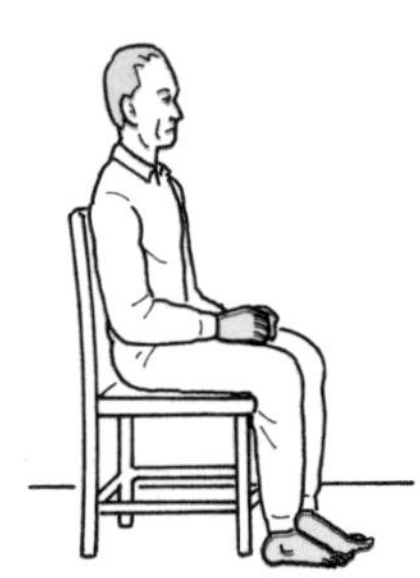

d. 의자에 등근육을 펴서 앉고 등을 밀어붙인다.

그림 Ⅲ・K・16 Goodman의 운동치료

3 운동치료(그림 Ⅲ • K • 16)

노인의 경우, "움직이지 않는 것(immobilization)"이 골다공증의 생성원인의 하나로서 중요한 역할을 하고 있으므로 가급적 빨리 운동치료를 시작해야 한다. 앉은 자세 유지, 선 자세 유지 등에 의한 하중, 등근육, 배근육 등의 동시수축, 항중력근의 등척성수축에 의한 뼈막에의 자극 등은 어느 것도 골다공증의 진행을 억제하기 위해 중요하다(뼈잔기둥은 압력, 장력이 작용하는 방향으로 형성되어 간다).

실제로는 노인의 쉽게 피로함, 병적 골절의 가능성, 내과적 위험성, 내구력이 없다는 것으로부터 급격한 근육수축이나 중력부하를 피하고 최초에는 가벼운 운동부터 시작하여 서서히 부하를 증가시키는 것이 필요하다.

몸통장구 등도 격렬한 통증이 있는 경우는 별개로 하고 가급적 연성의 허리엉치부분 코르셋 정도를 단시간 사용하는 것에 그친다. 장기사용을 해도 척추의 변형교정은 기대할 수 없으며 장착하였을 때에 편안한 것 같아도 몸통근육의 약화를 촉진하여 장래에 더 중대한 뼈의 변형을 초래하는 요인을 만들기 때문이다.

그림 Ⅲ • K • 16에 골다공증에 사용되는 Goodman의 운동치료를 나타냈다. 운동치료는 각 운동마다 5회, 1일 두 번 정도 시행한다.

4 외과적 치료 및 부신피질 스테로이드의 사용에 있어서의 주의사항

골다공증을 초래한 원질환이 뼈관절질환이나 관절류마티스 등인 경우와 부득이한 경우를 제외하고는 부신피질호르몬의 사용은 가급적 피해야 한다. 또한 외과적 치료, 예컨대 윤활주머니 절제나 인공관절 등의 효과가 보존적 치료와 비교해서 수술 직후만이 아니라 장기적으로 보아 큰 차이가 없다고 생각되는 경우 군이 외과적 치료를 선택하는 것 같은 일은 피해야 한다. 왜냐하면 수술 후 일정한 안정으로 골다공증은 더 두드러지게 진행하여 오히려 재활을 곤란하게 하는 경우가 많기 때문이다.

4 요통의 재활

요통은 인간의 진화과정에서 서서 걷게 된 것에 그 발단이 있다. 인간이 서서 보행을 하기 위해서는 등뼈의 형상의 변화가 필요하였다. 네발동물은 머리나 몸통을 지지하는 데에는 별로 척추에 부담을 가하는 일 없이 등 쪽에 볼록한 C자모양의 등뼈로 대응하여 왔으나 인간은 불안정한 상반신을 지지하여 걷기 시작하는 과정에서 C자 모양에서부터 완만한 S자모양의 척추로 진화하여왔다. 그러나 서는 동물에의 진화는 동시에 하부척추로 상반신을 지지하는 허리뼈에 큰 부하를 가하는 것으로 연결되고 이것이 요통의 원인의 하나로 되어있다.

요통의 대부분은 허리에 부하를 가하지 않도록 하여 며칠간, 조용히 하고 있으면 회복된다. 그러나 안정을 하여도 통증이 강화되거나 통증이나 마비가 발쪽으로까지 확대할 때는 치료가 필요한 뼈나 관절의 질병의 의심도 있어 검사가 필요하다. 요통은 뼈나 관절의 질병만이 아니라 콩팥이나 방광, 자궁 · 난소 등 골반 내 장기의 이상으로도 일어나는 일도 있어 그 감별을 시행해야 한다.

a 원인

요통만이고 그 밖에 질환다운 증상을 수반하지 않는 경우는 뼈관절, 근육에 원인이 있는 경우가 많다.

표 Ⅲ • K • 10 요통의 분류

요인	원인	질환
기질적 요인	척주와 그 주변조직에 유래	변성 : 변형성척추증, 척추원판탈출증, 허리뼈분리전위증, 척추골다공증 감염 : 화농성척추염, 결핵성척추염, 경질막밖농양 염증 : 류마티스성척추염, 강직성척추염 외상 : 골절, 염좌, 인대손상, 근육 손상, 척추원반손상 기능장애 : 근육성 요통, 자세성 요통, 구획증후군 종양 : 척추종양(원발성, 전이성), 척수종양
		전이성척추종양 : 유방암, 전립샘암, 갑상샘암, 자궁암, 방광암 등, 다발성골수종, 육종(암 이외의 악성종양)
	척주 이외의 장기에 유래	혈관 : 해리성대동맥류, 폐색성동맥경화증 콩팥 : 콩팥결석, 콩팥종양(양성 · 악성) 요관, 방광 : 방광결석, 방광종양(양성 · 악성), 전립샘암,요로결석 등 부신 : 부신종양, 애디슨병, 쿠싱증후군 등 부인과 : 자궁근종, 자궁암, 난소종양(난소낭종, 난소암), 자궁내막염 등 소화기 : 췌장염, 췌장암, 십이지장암, 담낭암, 대장암 등
비기질적 요인	정신의학적 문제	신체표현장애, 기분장애, 불안장애, 인격장애, 인격통합장애, 허위성 장애 등
	심리사회적 문제	가정 내 불화, 직장 내 문제 등

1 뼈

허리뼈나 골반 등의 뼈에 장애가 있어 일어나는 요통, 암 등의 종양, 척수염이나 골수염 등의 염증, 허리뼈 압박골절이나 골반골절 등의 외상, 골다공증 등, 뼈를 부서지기 쉽게 하는 대사성의 질병 등이 있다.

2 신경

허리척수(요수)에 들어가는 신경뿌리가 자극을 받는 것으로 대부분은 척추원반 탈출이나 척수종양이 원인으로 일어나고 통증이나 마비가 신경을 따라서 발쪽으로 확산되는 증상이 관찰된다.

3 척추원반

척추원반에 변성이나 손상이 가해져 상하의 척추가 직접 부딪히거나 상하의 척추를 뒤쪽에서 연결하고 있는 돌기사이관절(추간관절)이 전위하거나 함으로써 요통이 발생한다.

4 돌기사이관절

돌기사이관절의 장애에 의한 요통. 몸의 안 깊숙이 느끼는 통증도 나타난다.

5 근육, 근막

척추의 주위를 지지하는 근육 · 근막의 장애에 의한 요통. 장시간 계속 웅크리는 등을 하여 허리부분의 근육이 피로하거나 엉거주춤한 자세로 무거운 물건을 들어 올리거나, 갑자기 허리를 비틀거나 할 때에 일어난다.

기타, 요통에는 많은 원인이 있고 그것을 표 Ⅲ • K • 10에 나타냈다.

b 증상

무거운 물건을 들어 올리거나 허리를 갑자기 비틀었을 때에 일어나는 요통도 있으나 대부분은 일상의

표 Ⅲ • K • 11 요통에 대한 물리적 인자를 이용한 물리치료

요통을 초래하는 질환	통증원인부위	물리적 인자를 이용한 물리치료
근육근막성요통	표층근막	온열치료(전도열, 복사열), 광선치료
허리뼈 염좌	심부근육, 돌기사이관절	변환열(극초단파), 광선치료
변형성척추증	심부근육, 인대, 돌기사이관절	변환열(극초단파), 광선치료
골다공증	심부근육, 인대, 뼈, 돌기사이관절	변환열(극초단파), 광선치료
척추분리증	척추뼈고리, 근육, 신경뿌리	전기치료, 변환열(극초단파), 광선치료
척추원반탈출증	신경뿌리, 궁둥신경	전기치료, 견인치료
척추관협착증	궁둥신경	전기치료, 견인치료

동작이나 자세에서 일어난다. 원인도 다양하기 때문에 통증의 정도나 나타나는 방법도 개인차가 있다. 갑자기 격렬한 요통이 발생하여 서지도 걷지도 못하고 개중에는 몸통을 움직이는 것도 뜻대로 되지 않는 것 같은 이른바 급성요통이 되는 일도 있다. 둔한 통증이나 불쾌감, 허리를 펴면 아픈 등의 증상이 계속되는 일도 있다. 예컨대 척추원반탈출증은 넓적다리 부분의 뒤쪽에서부터 발끝까지 통증이 뻗치는 궁둥신경통(좌골신경통)을 수반하는 일이 있다.

이들의 증상은 비 내리는 날이나 습기가 많을 때에 심해지거나 의자에 앉아서 장시간 일하거나 운동을 하면 악화하거나 날씨가 좋아지거나 안정을 취하면 가벼워지는 등, 날씨나 일상의 생활동작에 의해서 영향을 받는 것도 있다.

C 치료(표 Ⅲ · K · 11)

1 급성기의 치료

a. 안정, 하중면제

대부분의 허리통증은 안정 등의 보존적 치료로 회복하는 일이 많지만, 격렬한 통증, 열감 등 심한 염증 증상일 때는 우선 안정, 하중면제가 중요하다. 반드시 누울 때는 무릎 아래에 방석을 대고 무릎을 가볍게 굽히며 요는 몸이 가라앉지 않는 딱딱한 것을 사용하면 좋다. 그러나 필요이상의 안정은 골다공증이나 근육위축, 구축을 초래하고 관절주머니의 유착, 구축 등 관절 그 자체에 오히려 나쁜 결과를 가져온다. 약물치료 등에 의한 항염증치료와 병행하여 가벼운 운동은 시행하여야 하며 폐용증후군을 방지하여야 한다.

안정은 동시에 하중면제로도 되지만, 이 밖에 지팡이의 사용, 브레이스, 코르셋, 서포터 등도 고려하여 조기에 기상을 진행하는 것이 필요하다.

b. 약물치료 · 젖은찜질

여러 가지 소염진통제의 사용, 부신피질호르몬의 관절 내 주입 등이 시행된다.

젖은찜질은 급성기의 요통에는 찬찜질이 좋지만 뜨거운 찜질도 요통이 편안해지는 일이 있어 통증이 얼마간이라도 완화되는 쪽을 선택하도록 한다.

2 만성기의 치료

a. 허리뼈 견인(traction)

상반신을 고정하고 골반을 아래쪽으로 펴면 통증이 완화한다. 변형성관절증, 경추증에 대해서 통증이 있을 때, 특히 근성통증이 있는 경우에 사용된다(수직견인, 빗면견인). 노령자에서는 강력하게 견인하는 것은 오히려 위험이 있다.

목뼈 : 1~2㎏부터 시작하여 15㎏ 이내

허리뼈 : 5㎏부터 시작하여 20㎏ 이내가 적당하다.

b. 온열치료

통증의 경감, 관절의 혈류개선에는 국소의 뜨거운 찜질(hot pack), 극초단파(microwave) 등으로 허리를 따뜻하게 하면 근육이나 신경의 긴장이 완화되어 요통이 경감한다. 초음파는 온열효과 이외에 연부조직의 신전성(extensibility)을 높이므로 ROM훈련과 병용하면 보다 효과적이다. 가정에서 전기방석이나 목욕으로 허리를 따뜻하게 하면 좋다.

c. 수치료

온욕에서는 온열효과에 의한 통증경감, 혈류개선, 근육이완이 관찰되고 수중훈련에서는 부력에 의한 체중경감 때문에 관절에 무리한 힘을 가하지 않고 근력강화나 ROM 유지가 가능한 이점이 있다. 게다가 부력을 이용한 능동보조운동, 능동운동이 가능하고 물의 저항에 의해서 각종 저항운동도 가능하여 근력강화도 할 수 있다.

d. 몸통장구, 코르셋이나 요통벨트(그림 Ⅲ • K • 17)

요통에 대한 보조기치료의 목적

① 허리뼈부분의 안정 하중면제
② 허리뼈기둥의 고정 · 변형예방
③ 복강내압을 높인다.

요통에 대한 보조기

① 연성코르셋 : 척추원반탈출증, 허리뼈 분리전위증, 척추골다공증, 변형성척추증, 요추증
② 기사(knight)형 허리뼈보조기 : 척추원반탈출증, 허리뼈분리전위증
③ 윌리엄스(Williams)형 허리뼈보조기 : 허리 척추관협착증
④ 듀엣(duet)형 허리뼈보조기 : 척추 골다공증, 허리뼈 압박골절
⑤ 배낭(rucksack)형 보조기 : 척추 골다공증

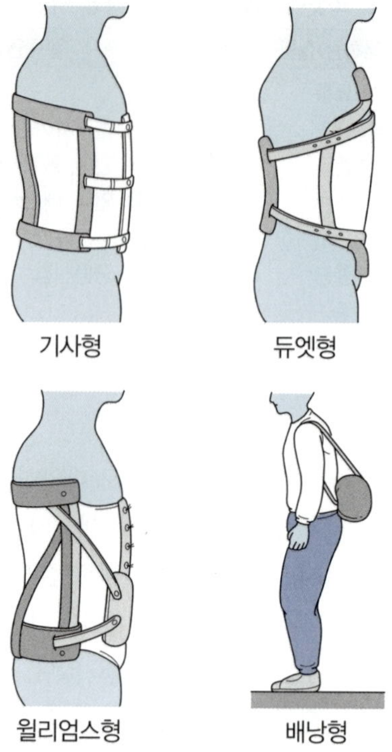

그림 Ⅲ • K • 17 허리뼈장구의 여러 가지

e. 운동치료

등의 근육을 펴거나 배근육의 힘을 북돋우어 허리뼈에 걸리는 부하를 다소나마 경감하기 위해 요통체조를 시행한다. 이것은 효과적인 치료방법이고 특히 만성기의 요통치료의 주체가 된다.

몸통근육에서는 배근육, 등근육의 근력 유지 및 강화가 필요하다. 앉은 자세유지나 바로 누운 자세에서의 머리, 어깨를 들어 올린 위치에서의 유지 등 비교적 시행하기 쉬운 등척운동이 있다.

1) 윌리엄스의 운동(Williams's exercise[20])(그림 Ⅲ • K • 18)

골반 앞경사, 허리뼈 전만이 요통의 원인이 되기 때문에 그 원인이 되는 배근육군 · 큰볼기근군 · 무릎폄근군의 근력저하나 등근육 · 엉덩관절 굽힘근의 단축을 제거하도록 고안된 체조이다. 변형성요추증만

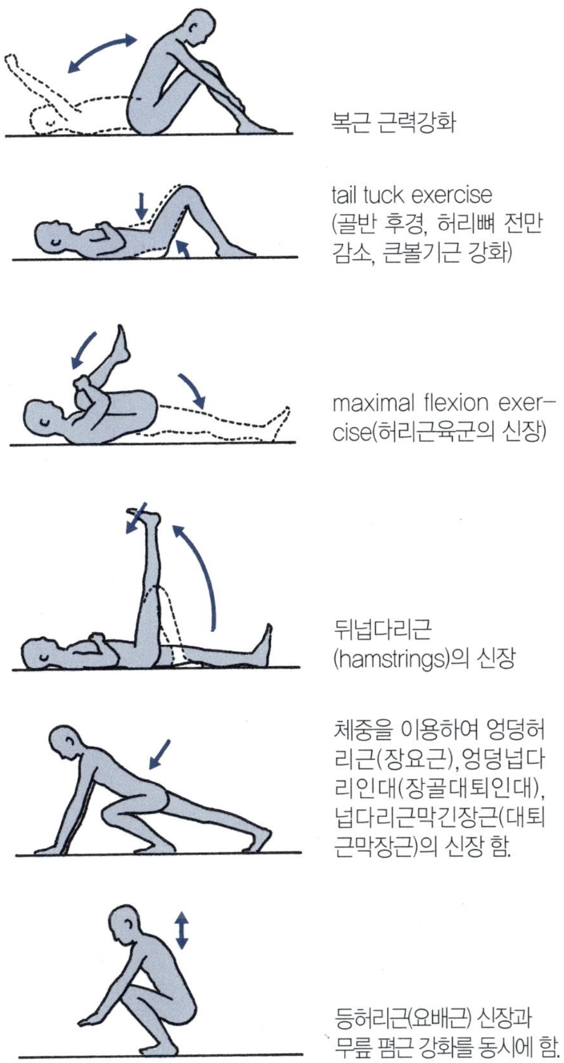

그림 Ⅲ • K • 18 윌리엄스의 요통운동

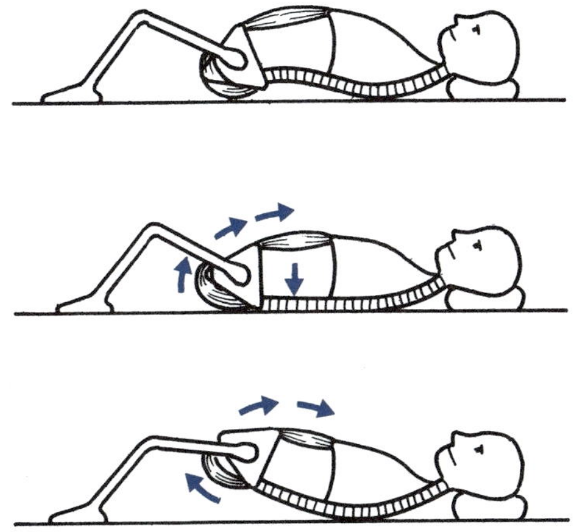

그림 Ⅲ • K • 19 골반 경사운동

배근육을 수축시키고 허리뼈의 후만 자세를 유지함으로써 골반은 뒤경사를 한다. 볼기를 들어 올리는 경우는 무릎 굽힘근군을 주로 사용하여 배근육이나 큰볼기근을 사용하지 않고 시행하면 역효과가 나므로 주의한다.

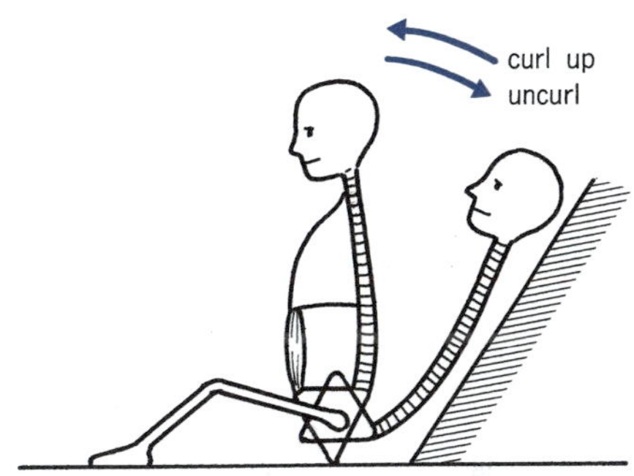

그림 Ⅲ • K • 20 노인을 위한 curl up exercise, uncurling exercise

앉은 자세에서 몸통의 후경을 시키고 또한 원래의 위치로 되돌린다. 노인에게도 할 수 있는 배근육 강화방법이다. 진보함에 따라서 경사각도를 증가하면 좋다.

이 아니라 더 널리 요통을 초래하는 질환에 사용된다. 그러나 고령자에서 변형이 고도인 것에 대해서는 실시가 곤란한 예가 적지 않다.

2) 골반경사운동(pelvic tilting exercise)

허리뼈 전만에 대해서 배근육을 수축시켜 골반의 뒤경사를 시켜서 복압을 높이고 허리뼈를 평탄하게 하려고 하는 것이다(flat back) (그림 Ⅲ • K • 19).

3) 배근육 강화 : 바로 누운 자세 → 일어나 앉기 운동 (curl up exercise, sit up exercise)

일어나 앉기 → 바로 눕기 운동(uncurl exercise)

고령자에서는 누운 자세에서부터 앉은 자세로 일어나는 것은 불가능한 사람이 많으므로 우선 앉은 자

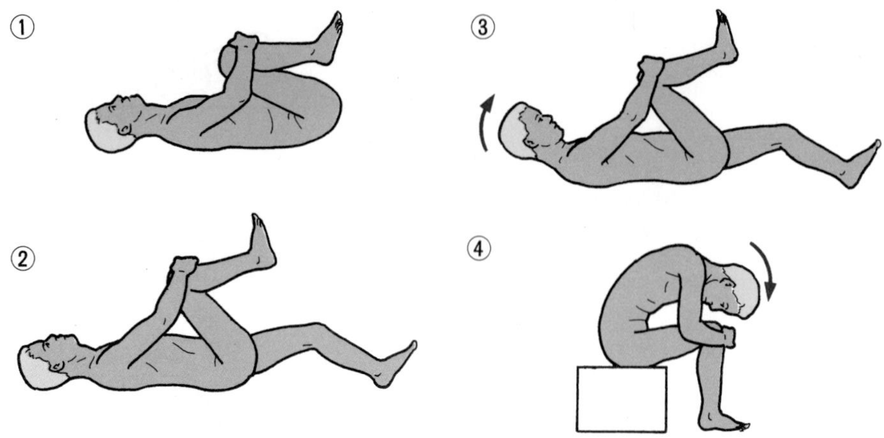

그림 Ⅲ • K • 21 등근육, 허리근육의 신장

양 무릎을 양 손으로 껴안도록 하면 등근육, 허리근육은 신장된다. 노인에서는 한쪽씩 시행하는 편이 용이하다. 그 경우 머리를 굽히면 더 효과적이다. 앉은 자세에서 무릎을 벌리고 양 무릎 사이에 머리를 넣도록 하여도 마찬가지의 목적을 달성한다.

세(엉덩관절 · 무릎관절 굽힘 위치)를 취하게 하여 몸통을 어느 점까지 뒤경사를 시키고(uncurling), 다시 원래의 위치로 되돌리는 운동이 적당하며 고령자에서도 어느 정도 가능하다(그림 Ⅲ • K • 20). 근력이 강화됨에 따라 서서히 몸통 뒤경사의 정도를 크게 하여가면 좋다.

4) straight leg raise(SLR) exercise

무릎을 편 자세 그대로 양 다리를 들어 올리는 운동이며 엉덩허리근, 넙다리네갈래근과 함께 배근육도 수축한다. 그러나 노령자나 배근육의 근력이 고도로 저하하여 있는 경우에는 오히려 금기가 된다. 왜냐하면 엉덩허리근의 수축에 의해서 허리뼈는 전만의 정도를 증가시키고 골반은 앞경사를 하기 때문이다. 특히 최초의 30°는 엉덩허리근이 주로 작용하기 때문에 그 경향은 두드러지게 된다[엉덩허리근의 이는곳은 큰허리근이 허리뼈의 가로돌기, 척추뼈몸통 가쪽 면, 척추원반 등이고 엉덩근에서는 엉덩뼈오목의 상부, 엉덩뼈능선 속능선(internal lip) 등으로부터 출발하고 있기 때문에 배근육이 극도로 약할 때는 골반의 후경사를 시키는 힘은 거의 작용하지 않기 때문에 일방적으로 골반은 앞경사를 하고 허리뼈는 전만을 하게 된다].

따라서 이 방법을 사용할 때에는 반드시 처음의 30°는 수동적으로 엉덩관절을 굽힌 위치를 출발점으로 하여 그 이후의 SLR의 능동운동을 시키는 것이 필요하다.

5) 신장운동(stretching)

❶ 허리근육의 신장(low back stretching exercise) : 요통이 장기간 계속되거나 자리에 눕는 것을 오래 유지한 경우 등허리근은 구축상태가 되고 또한 가시돌기사이의 세로인대도 마찬가지로 수축한 상태가 되기 때문에 그 stretching이 필요하다(그림 Ⅲ • K • 21).

❷ 무릎 굽힘근군의 신장(hamstrings stretching exercise) : 등허리근의 구축과 마찬가지로 무릎 굽힘근의 구축을 수반하고 있는 경우가 있어 바른 정렬(alignment)을 얻기 위해서는 이 신장이 필요하다(그림 Ⅲ • K • 22).

❸ 아킬레스힘줄 신장(heel cord stretching) : 선

자세에서 쐐기형 받침대 위에 장시간 서는 통상의 방법은 허리뼈 전만을 초래하므로 적당하지 않다. 그림 Ⅲ · K · 23과 같이 한발씩 아킬레스힘줄을 신장하거나, 양발을 가지런히 하여 웅크리는 자세를 취하면 허리뼈의 전만을 시키지 않아도 된다. 그림과 같이 아래위로 율동적으로 움직이면 보다 좋은 효과를 얻을 수 있다(그림 Ⅲ • K • 24)

❹ 엉덩관절 굽힘근의 신장(hip flexors stretching exercise) : 주로 엉덩허리근 등의 엉덩관절 굽힘근은 와상에 의해서 구축을 일으키기 쉬운 근육이며 해부학적 위치로부터 허리뼈 전만, 골반의 앞경사를 초래하기 쉽고 불량한 정렬의 원인, 결과로 연결된다. 따라서 그 구축예방과 그 신장은 중요하다.

그 방법으로서 Thomas, Kottke의 방법 등이 있다. 노령자에게는 사용하기 어려우므로 하기 쉬운 변

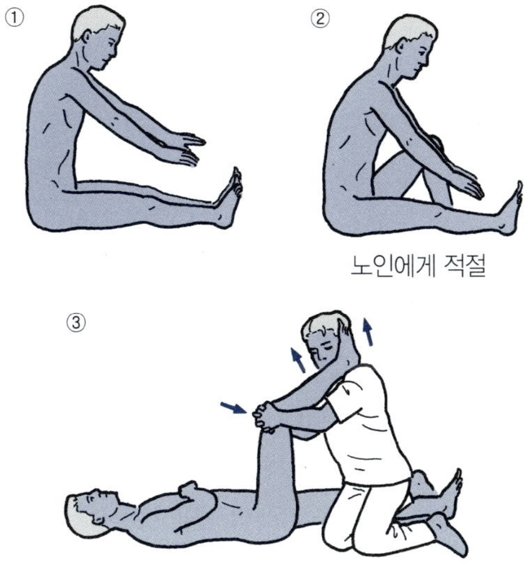

그림 Ⅲ • K • 22 무릎 굽힘근군의 신장
다리를 길게 뻗고 앉은 자세에서 손으로 발가락을 만지는 것처럼 하면 무릎 굽힘근군은 신장된다. 노인에게는 한쪽 무릎 굽힘 자세에서 시행하면 하기 쉽다. 수동적으로는 ③의 발법이 효과적이다.

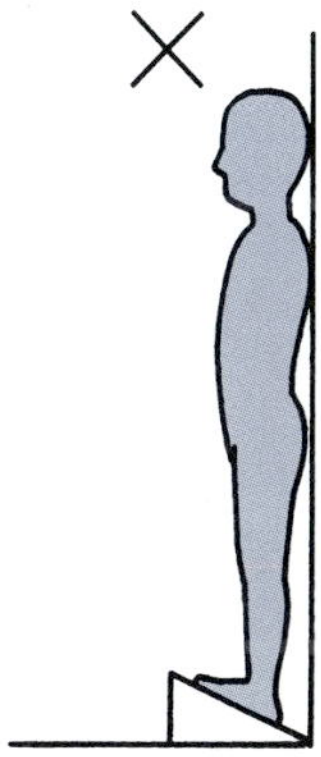

그림 Ⅲ • K • 23 쐐기형 받침대에 의한 아킬레스힘줄 신장

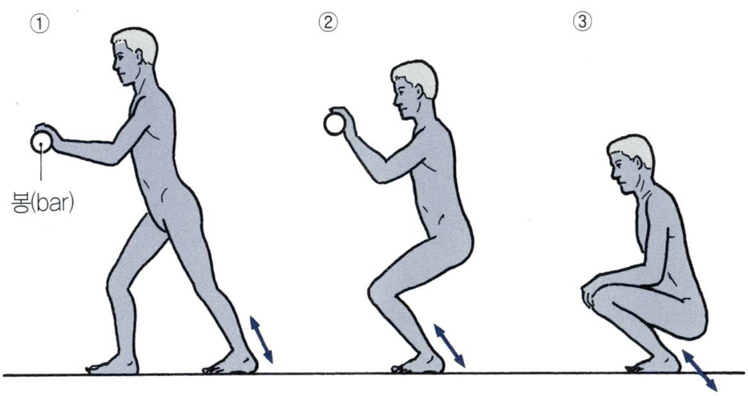

그림 Ⅲ • K • 24 허리뼈 전만을 방지하면서 아킬레스힘줄을 신장하는 방법
한쪽 또는 양쪽의 엉덩관절을 굽힘 자세로 하여 아킬레스힘줄을 신장하면 허리뼈의 전만을 방지하므로 적절하다.

①

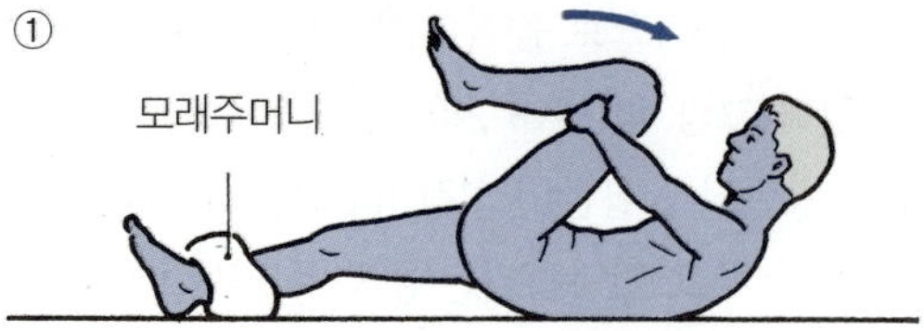

오른쪽 엉덩관절 굽힘근의 신장(Thomas계)

②

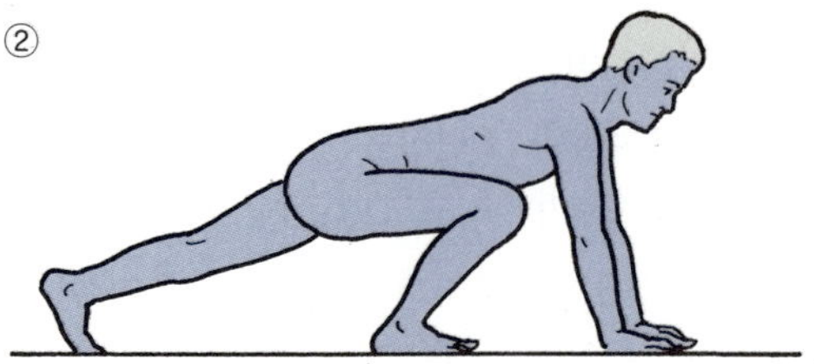

왼쪽 엉덩관절 굽힘근의 신장(Kottke계)

그림 Ⅲ • K • 25 엉덩관절 굽힘근의 신장
엉덩허리근의 신장을 위해서는 골반을 고정할 필요가 있다. 그 방법으로서 반대쪽의 엉덩관절을 충분히 굽힘 자세로 유지하는 Thomas법과 Kottke법이 있으나 위의 그림은 이들의 변법이며 자습도 가능하여 노인에게 적합하다.

법이 사용되고 있다. 원리적으로는 골반을 고정하여 엉덩허리근의 신장을 효율적으로 하는 것에 있다(그림 Ⅲ • K • 25).

6) 일상생활의 주의

증상이 안정하여 있을 때에는 보행, 기타 일상생활 동작은 시행시키는 편이 좋다. 그러나 고령자의 주의사항으로서 아래의 것을 열거할 수 있다.

① 신체가 가라앉는 부드러운 매트에서 잠을 자거나 뒤꿈치가 높은 신발이나 바닥이 딱딱한 신발을 신으면 허리뼈에 여분의 부하가 걸려 요통을 일으키기 쉬워지므로 장시간의 사용을 피하는 등 주의를 한다.

② 의자에 걸터앉아 장시간 같은 자세에서 일을 계속하면 등근육 등의 근육이 피로한다. 적당한 시간에 등근육을 펴는 운동이나 가벼운 체조를 단시간이라도 시행하도록 습관을 붙이는 것이 중요하다. 자동차의 운전시트나 지하철의 좌석, 소파 등에 앉을 때도 엉덩관절이나 무릎관절에서 발이나 허리가 거의 직각으로 굽도록 하고 등받이에 등이 가볍게 접촉하는 정도로 걸터앉도록 한다. 양발을 펴고 등을 등받이에 맡기는 것 같은 앉는 방법은 등근육에 부하를 가하여 요통의 원인이 된다.

③ 장시간의 기립, 보행은 피한다. 부득이한 때에는 적당히 휴식을 넣는다. 또한 장시간의 선 자세 유지에서는 한쪽 발을 10~15㎝ 정도의 높이의 받침대 위에 올려놓아 있도록 지도하면 허리뼈의 전만을 억제할 수 있다.

④ 요통의 경험이 있는 사람도, 없는 사람도 부주의하게 잘못된 자세로 물건을 들어 올리면 허리부분에 과도한 부하가 가해져 급성요통의 원인이 되는 경우가 많다. 무릎을 굽히고 허리를 낮게 하여 그 물건을 자기의 몸 가까이 끌어당겨 들어 올리도록 하면 좋다. 또한 엉거주춤한 자세에의 작업의 금지 등 자세의 지도, 교정을 한다.

⑤ 하루 종일 서서 일하는 사람은 허리부분에 부담을 느끼면 벽에 등을 기대어 몸을 이완시키거나 10㎝ 정도의 높이의 받침대에 한쪽의 발을 올려놓고 엉덩관절과 무릎을 굽히도록 하면 허리뼈의 전만이 감소하여 통증의 경감으로 연결된다(그림 Ⅲ • K • 26).

⑥ 강력한 운동 및 관절에 순간적인 충격을 가하는 것 같은 운동(예컨대 제자리걸음 운동, 공차기 등)을 피한다.

⑦ 필요한 brace, splint, 코르셋, 지팡이 등을 적절히 처방하여 사용한다.

⑧ 가옥 등 환경의 개선의 지도(예건대 무릎에 장애가 심한 경우에는 서양식 화장실, 서양식 거실에서의 생활의 지도 등).

⑨ 비만자에게 체중감소의 지도.

이상의 것에 입각하여 그림 Ⅲ • K • 27(318쪽), 28(319쪽)에 나타낸 것 같은 체조의 지도를 시행하면 좋다.

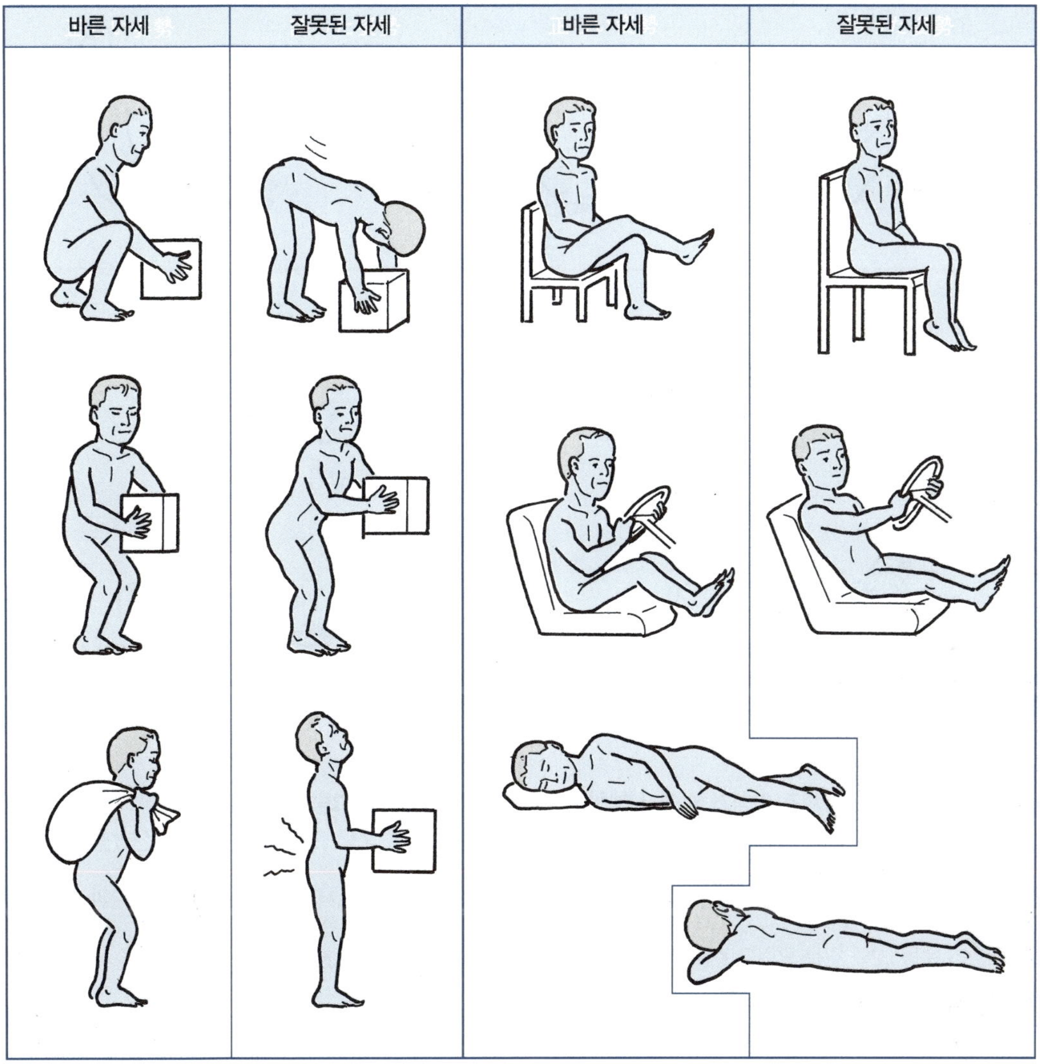

그림 Ⅲ・K・26 일상생활에서의 바른 자세

① 무거운 물건을 들어 올리는 경우에는 허리만을 굽히는 것이 아니라 무릎도 동시에 굽혀서 웅크리도록 한다. 또한 허리보다도 높이 들어 올리지 않도록 하고 몸을 뒤로 젖히는 것 같은 일은 결코 하지 않도록 한다.
② 의자에 걸터앉을 때에는 허리를 조금 뜨는 것 같이 하여 앉을 것. 너무 지나치게 높아 발이 바닥에 닿지 않는 것 같은 의자는 좋지 않다. 또한 지나치게 부드러운 의자, 소파에는 가급적 앉지 않도록 한다. 오래 앉을 때에는 허리를 쉬게 하기 위해 다리를 꼬고 앉는 것도 좋은 방법이다.
③ 특히 장시간 앉아있는 경우(자동차 운전 등)에는 허리보다도 오히려 무릎 쪽이 높아지는 것 같은 앉는 방법이 좋다.
④ 잠을 잘 때는 옆으로 눕는다면 한쪽무릎, 또는 양쪽무릎을 적당히 굽힌 위치에서 쉬도록 하고 바로 누운 자세라면 무릎 아래에 지지물을 넣는 등을 한다.

7) 수술적 치료

보존적 치료로 낫기 어려운 것이나 발의 지각장애나 운동마비 등의 신경증상이 진행하는 것 같은 경우는 원인을 제거하는 수술이 시행된다.

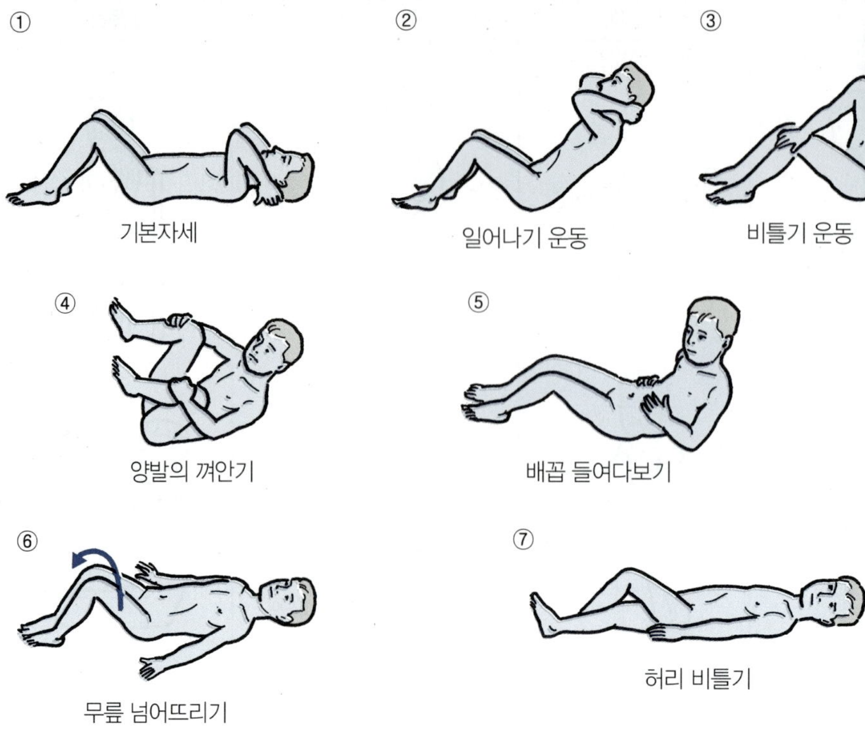

그림 Ⅲ・K・27 요통체조(아침과 밤에 시행하는 체조)(이시다(石田)의 그림[21]을 변경)

① 기본자세 : 바로 누운 자세에서 양 무릎을 세우고 천천히 호흡을 하여 심신 모두 충분히 이완시킨다(숨을 들이마시기 – 코, 숨을 내뱉기 – 입).
② 일어나기 운동 : 기본자세보다 어깨가 25㎝ 떨어지는 정도로 일어나고 여기서 다섯을 세고 천천히 원위치로 되돌아간다.
③ 비틀기 운동 : 2와 같은 요령으로 오른손이 왼쪽 무릎에 접촉하도록 몸을 비틀면서 일어나고 다섯을 세고 원위치로 되돌아간다(좌우 번갈아).
④ 양발의 껴안기 : 양발을 각각 무릎이 겨드랑이 아래로 오도록 껴안는다.
⑤ 배꼽 들여다보기 : 양손을 허리 또는 배꼽의 위에 놓고 배를 줄어들게 하여 허리를 바닥에 밀어붙인다. 다음으로 배꼽을 들여다보는 것처럼 머리를 들어올려등에 힘을 주고 엉덩이를 뜨게 한다.
⑥ 무릎 넘어뜨리기 : 양 무릎을 합쳐서 좌우로 넘어뜨린다.
⑦ 허리 비틀기 : 기본자세로에서부터 숨을 내뱉으면서 한쪽의 발을 다른 쪽의 발 위를 교차시켜 넘어뜨리고 허리를 비튼다(좌우 번갈아).

d 각종 요통질환

1 척추원반탈출증

뼈와 뼈 사이에는 "척추원반(추간판)"이 끼어있고 뼈와 척추원반으로 체중을 지지하고 있다. 척추원반은 수분을 많이 함유하는 젤라틴모양의 속질핵(수핵)을 중심으로 직물과 같이 교차하는 콜라겐섬유로 만들어진 섬유고리가 주위를 에워싸는 구조를 하고 있다. 무리한 자세나 동작에 의해서 등뼈에 치우친 힘을 가해도 별로 손상시키지 않는 것은 척추원반이 외력을 각 방향으로 분산시켜 충격을 완화하고 흡수하기 때문이다. 척추원반의 속질핵은 나이가 듦에 수반하여 수분이 감소하여 부드러움과 유동성을 상실한

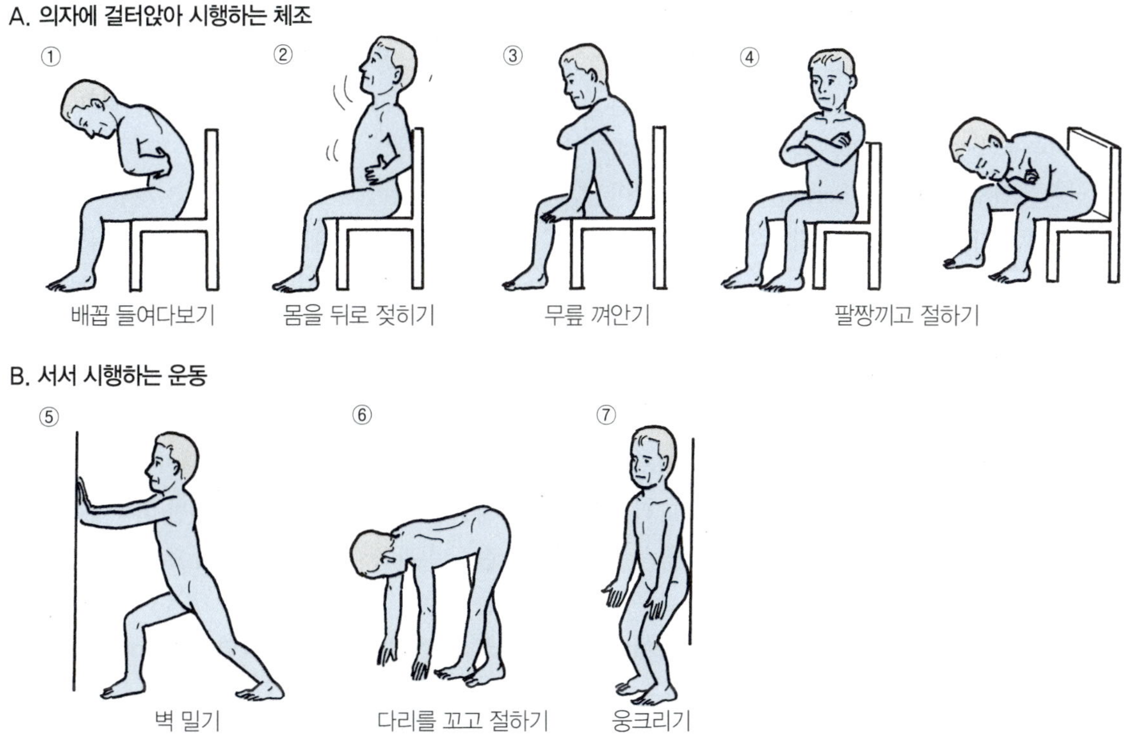

그림 Ⅲ • K • 28 요통체조(일상적으로 가볍게 시행하는 체조) (이시다(石田)의 그림을 변경)

① 배꼽 들여다보기 : 의자에 얕게 걸터앉아 양발을 벌리고 등을 둥글게 하여 배를 쑥 들어가게 하고 배꼽을 들여다 보는 것처럼 한다. 이 때 숨을 천천히 내뱉는다.
② 몸을 뒤로 젖히기 : 발돋움을 하는 것처럼 느긋하게 천천히 허리를 젖히고 가슴을 펴서 숨을 들이마신다.
③ 무릎 껴안기 : 한쪽 발씩 무릎을 겨드랑이 아래에 껴안는다(좌우 번갈아).
④ 팔짱끼고 절하기 : 양팔을 팔짱을 끼고 숨을 내뱉으면서 등을 둥글게 하여 머리의 무게로 충분히 절을 한다.
⑤ 벽 밀기 : 벽을 향해서 서고 뒤쪽 발의 무릎을 펴서 발꿈치를 붙인 채로 팔굽혀펴기 동작을 시행한다.
⑥ 다리를 꼬고 절하기 : 발을 교차시키고 뒤쪽의 무릎을 펴고 절을 한다(좌우 번갈아).
⑦ 웅크리기 : 양발을 30cm 떼고 발꿈치를 바닥에서 떼지 않고 천천히 웅크려 도중에서 멈추고 다시 천천히 되돌린다.

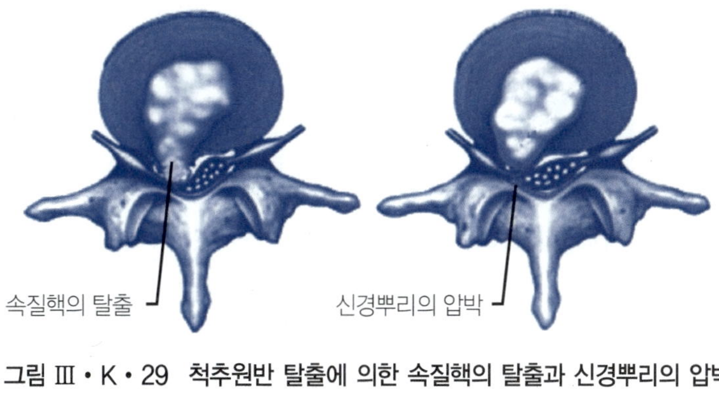

그림 Ⅲ • K • 29 척추원반 탈출에 의한 속질핵의 탈출과 신경뿌리의 압박

다. 요통의 대부분은 이러한 허리뼈 척추원반이 나이가 드는 현상으로부터 일어나는 일이 많고 그 탄력성을 유지하는 주의가 요통을 방지하는 요령으로도 된다. 이 척추원반의 내부에 있는 속질핵이 밖으로 비어져 나온 상태를 헤르니아(hernia)라 하고 그것이 신경을 압박하거나 자극하여 신경통의 증상이 일어난다(그림 Ⅲ • K • 29, 319쪽).

a. 증상

❶ 요통 : 안정하여도 지속되는 일이 많다.

❷ 다리통증과 마비 : 헤르니아에 압박되는 신경의 종류에 따라서 넓적다리 앞쪽이 아프거나(넙다리신경통), 넓적다리~종아리 가쪽이 아프거나(궁둥신경통)한다. 중증이 되면 마비감이나 지각마비, 운동마비가 일어난다. 헤르니아가 큰 것에서는 배뇨장애나 배변장애를 일으키는 일도 있어 압박을 제거하는 응급수술이 필요한 것도 있다.

b. 진단 · 검사

❶ 허리뼈의 X선 사진 : 척추원반은 X선에 투영되지 않지만 척추원반의 변성이나 뼈의 변화 등의 소견과 진찰로부터 진단한다.

❷ MRI-CT, X선 CT : X선 CT보다 MRI-CT 쪽이 상세하게 알 수 있으므로 최근에는 MRI-CT가 많이 이용되고 정확한 병소진단이 이루어진다.

c. 치료

1) 보존적 치료

❶ 허리부분의 안정 : 우선 허리부분을 안정하여 신경의 염증을 진정시킨다. 요통체조를 시작하는 것도 염증이 진정된 다음에 시행한다.

❷ 허리뼈 견인

❸ 약물치료 : 소염진통제

❹ 경질막 밖 차단, 신경뿌리 차단 : 압박된 신경의 주위에 직접 주사로 마취제나 스테로이드제 등을 주입하여 염증을 진정시키고 통증을 완화시킨다.

❺ 장구치료(코르셋 등) : 환부의 안정 · 보호 목적.

2) 수술적 치료

급격한 신경마비나 배뇨 · 배변장애가 일어났을 때는 응급수술의 대상이 된다. 안정이나 약물치료로 효과가 없는 경우는 수술을 고려한다.

❶ 피부경유 수술

◎ 피부경유 속질핵 적출 : 척추원반 조직의 내부에 가느다란 금속관을 삽입하여 흡인 제거한다.

◎ 피부경유 레이저 조사 : 척추원반 내부에 가느다란 금속관을 삽입하여 레이저 조사로 내부조직을 증발시킨다.

◎ 효소주입방법 : 키모파파인(chymopapain) 등 척추원반을 용해하는 단백분해효소를 척추원반 내에 주입한다.

❷ 헤르니아 적출술

◎ LOVE법 수술 : 등뼈를 작게 깎아서 탈출한 헤르니아를 꺼낸다.

◎ 척추뼈고리(추궁) 절세, 척추관성형술 : LOVE법 수술에 비하여 넓은 범위의 뼈를 깎는 수술이고 큰 헤르니아나 척추의 변형이 심한 경우에 시행한다.

❸ 척추고정술 : 헤르니아가 큰 경우나 척추의 안정성이 나쁜 경우, 헤르니아를 제거한 것만으로는 요통이 남거나 재발하기 쉽거나 하므로 이러한 경우 동시에 뼈의 이식을 하여 척추고정을 한다.

2 변형성척추증

a. 생성원인, 증상

20세를 지날 무렵부터 관절연골, 돌기사이연골은 나이가 듦과 더불어 퇴행성 변성이 시작된다. 특히 하중관절에 이 변화가 심하게 관찰되고 연골은 얇아지며 탄성은 감소하여 완충작용이 저하하고 관절틈새는 좁아지며 관절운동의 안정성, 원활성이 상실된다.

관절주머니, 관절주위조직에도 변화가 미쳐 관절염, 힘줄염, 석회화, 힘줄파열 등을 수반하는 경우도 있다. 이들의 변화는 관절의 뼈 조직, 특히 인대의 부착부분에 비정상적인 기계적 자극을 줌으로써 비정상증식성 변화(뼈가시 형성, super formation)를 일으키게 된다. 또한 노화에 수반하는 자세변화, 근력저하 등은 정렬의 변화를 초래하고 관절에 무리한 힘이 가해짐으로써 척추의 변형은 악화한다.

변형성요추증의 빈도는 매우 높고 농어촌, 노인홈에서의 조사에서 X선 상으로 어떠한 변형이 인지되는 것은 40세 이상에서 70%, 80세에서는 100%에 도달한다.

자각증상으로서는 등허리통증 또는 중압감(특히 아침 기상 시에 심한 특징이 있다. 또한 이브자리에서 일어나거나 일어설 때에 아프고 오히려 몸을 움직이고 있을 때가 편안한 경우가 많다), 궁둥신경통, 마비감 등이지만 X선 상의 변화와 자각증상과는 비례하지 않고 두드러진 뼈의 변형이 있으면서 무증상인 일도 적지 않다.

변형성경추증에서는 기계적 스트레스가 많이 가해지는 C5-6 주변에 잘 발생하고 50세 이후에 증가한다. 허리뼈와 마찬가지로 무증상이고 검진에서 우연히 발견되는 일도 드물지 않지만 척추뼈사이구멍(추간공)이 좁아져서 신경뿌리가 압박되면 격렬한 팔의 통증, 저림, 마비증상, 목덜미-등 통증 등이 출현한다. 비스듬한 위치 X선 영상에 의한 척추뼈사이구멍의 뼈가시 형성에 의한 형상의 변화나 CT, MRI에서의 척수나 신경뿌리의 압박소견이 진단에서 참고가 된다.

b. 치료

치료는 요통 일반의 것과 기본적으로 같고 수술이 필요하게 되는 경우는 적다.

일상생활의 주의로서 허리가 아프다고 해서 자리보전을 하고 있으면 근력이 저하하여 서는 것도 걷는 것도 할 수 없게 될 가능성이 있다. 목욕과 그 후의 유연체조 등을 시행하고 가급적 몸을 움직이는 것이 필요하다.

3 노인성척추골다공증

척추가 노화하여 골다공증의 상태가 된 것이며 척추가 부서지기 쉬워져 엉덩방아를 찧는 것만으로 간단히 압박골절을 일으키는 등, 외력에 대한 저항력이 감소한다. 특히 폐경 후의 여성에 흔히 관찰되고 고령이 됨에 따라 등이 둥글게 되는 후만증은 주로 이 질환에 의한 것이다.

a. 생성원인

뼈는 성장이 멈춰도 변화하지 않는 것은 아니고 끊임없이 골질의 형성과 흡수가 이루어지고 있다. 그러나 노화에 수반하여 이 균형이 무너지고 골질의 형성에 의해서 흡수 쪽이 커진다. 그러면 차츰 골질이 감소하여 뼈는 성글게 되어 부서지기 쉬워진다. 특히 여성은 폐경 후 에스트로겐이라는 여성호르몬이 감소하는 것이 원인으로 골절의 감소가 촉진된다.

또한 음식물의 기호가 담백해져 단백질이나 칼슘을 별로 섭취하지 않게 되어 운동이나 햇빛을 쐐는 기회가 줄어드는 것도 골다공증을 악화시키는 하나의 원인이다.

4 척주관협착증

척주관협착증은 척추의 안에 있는 척수가 지나는 척주관이 어떠한 원인으로 좁아졌기 때문에 발생한다. 생성원인은 선천적으로 척주관이 좁은 사람이나 허리뼈전위증이나 척추의 변성에 의한 후천적인 경우가 있다. 후천적인 협착증은 고령이 될수록 발생률이 높아진다. 또한 척추의 변성에 의한 협착증은 잘 움직이는 가동성의 척수분절(잘 발생하는 부위 L4/5)에 일어나기 때문에 통증은 엉덩관절, 넓적다리, 종아리에 많이 발생한다.

게다가 일정거리를 보행하면 좌우 어느 쪽인가의 다리에 심한 저림, 통증, 탈력이 일어나 보행이 곤란하게 되지만, 엉덩관절, 무릎관절을 굽혀서(엉거주춤한 자세나 앉아서) 몇 분간 휴식을 취하면 바로 증상이 개선되어 보행이 가능해진다는 간헐성 파행(절룩거림)은 본 질환의 특징증상이다. 증상이 진행하면 차츰 연속보행거리가 짧아지고 50m 정도에서 보행곤란이 되는 중증의 것도 있다.

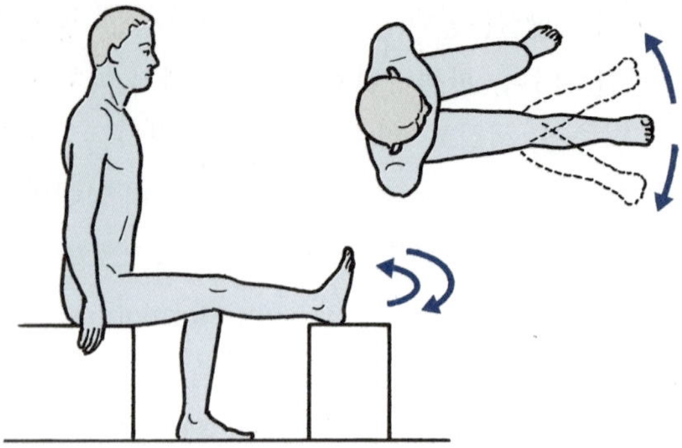

그림 Ⅲ・K・30 무릎 쪽 곁인대 이완정도의 검사
폄 위치로 하면 곁인대는 해부학적으로 긴장된 상태가 되므로 이 위치에서 종아리를 동적으로 좌우방향으로 움직여주면 정상에서는 거의 움직이지 않지만, 곁인대가 이완하여 있으면 용이하게 움직이게 된다.

5 변형성무릎관절증

a 증상

고령이 됨에 따라 무릎통증을 호소하는 사람이 증가하는데 그 원인의 대부분은 변형성무릎관절증이다. 무릎을 계속 사용하는 동안에 노화하여 관절의 표면을 덮고 있는 연골이 변형하여 통증이 발생한다. 무릎은 몸통을 지지하고 보행 시에는 체중의 4배, 계단의 오르내리기에서는 7배나 되는 힘이 가해진다. 게다가 무릎은 굽히고 펼 수 있음으로써 인간이 걷는 것도 가능케 하였으나 그 반면에 가장 혹사되기 쉬워 관절 안에 있는 뼈와 뼈 사이의 연골이 마모되어 변형하고 충격이나 압력을 흡수할 수 없게 되기 때문에 통증이 발생하게 된다.

초기에는 어쩐지 아침에 일어났을 때에 무릎이 뻣뻣해진 것처럼 움직이기 어려움을 느끼지만 차츰 정좌 등의 무릎을 깊이 굽히는 동작이나 계단의 오르내리기에 통증을 느끼게 된다. 또한 앉을 때, 일어설 때 등, 움직임을 바꾸려고 할 때에 통증이 나타나는 것도 특징이다. 통증의 대부분은 무릎의 안쪽에 느끼는 일이 많지만 가쪽에 느끼는 일도 있다. 이에 더해서 통증 때문에 무릎을 충분히 굽히고 펴는 기회가 적어져 무릎은 서서히 구축을 초래하게 된다. 구축이 일어난 관절은 굽히고 펼 때에 통증이 일어나게 되고 게다가 움직임을 제한하게 된다.

남녀 모두 O형 다리방향으로의 동요성이 증가하는 일이 많지만, 여성고령자에서는 X형 다리방향도 적지 않다. 남성에서 고도의 변화를 나타내는 것은 O형 다리가 압도적으로 많다.

무릎 동요성의 원인에는 무릎 주변의 인대, 즉 십자인대(cruciate ligament), 곁인대(collateral ligament), 관상인대(coronary ligament) 등의 연장, 이완 등이 관찰되고 안굽이무릎(내반슬)・밖굽이무릎(외반슬)에는 각각 가쪽・안쪽곁인대의 이완이 관찰된다(그림 Ⅲ・K・30).

안굽이무릎・밖굽이무릎을 교정하지 않은 채로 보행하고 있으면 넙다리뼈, 종아리뼈에도 변형이 일어나고 넙다리뼈가 변형하는 것을 넙다리내반(femora vara) 또는 외반(valga)이라 부르고 종아리가 변형한 것을 종아리내반(crus varum), 또는 외반(valgum)이라 부른다.

증상으로서 무릎관절통을 호소하고 파행이나 졸렬한 보행을 나타내고 O형 다리 또는 X형 다리 보행을 특징으로 한다. 방치하면 연골, 뼈·연부조직 등의 파괴가 진행되고 보행을 비롯하여 활동력은 저하하고 자리에 눕는 일이 차츰 증가하며 이것에 기타의 노화현상이 급속히 더하여 마침내 자리보전하게 된다.

b 평가

1 통증

변형성무릎관절증에서는 기본적인 통증의 체크 이외에 무릎 안쪽부분의 압통이 관찰된다. 특히 운동시 통증은 계단 오르내리기, 보행 시의 정도나 정좌 시의 통증의 유무가 중요하다.

2 형태 계측

무릎의 내반·외반변형, 관절불안정성에 의한 가쪽 측방동요 등의 체크를 중심으로 다리의 정렬의 파악, 관절수증에 의한 관절의 종창의 정도나 체중측정과 비만의 유무도 잊지 않도록 체크한다.

3 관절가동범위(ROM)

무릎관절 굽힘구축과 엉덩관절 굽힘구축의 유무를 주로 체크한다.

4 근력

특히 넙다리네갈래근의 위축이나 근력저하는 중대한 문제이다. 등척성 근력과 가능하다면 등속성 근력의 평가를 시행한다. extension lag의 유무와 정도를 체크한다. 또한 넓적다리 둘레길이의 좌우차이의 비교도 필요하다. 앞에서 언급한 것처럼 다리 전체에 대한 근력강화훈련의 접근이 요망되므로 무릎관절·발목관절 주위근육의 근력평가도 필요하다.

5 보행능력과 ADL

통증, 다리의 정렬 변화, 근력저하 등에 의한 보행기능의 문제를 체크한다. 비정상 보행의 분석과 보행속도, 보행거리를 측정한다. 또한 선 자세 하중자세에서의 ADL 평가로서 계단 오르내리기 능력 등도 체크한다. 이 때, JOA 스코어 등을 도입하면 좋다(그림 Ⅲ•K•31).

c 치료

주된 치료는 보존적 치료이며 그 내용은 넙다리네갈래근 근력강화훈련, 발바닥판이나 서포터 등의 장구치료, 경구나 관절 내 주입치료 등의 약물치료, 체중의 감량 등이다[22]. 또한 증상의 중증정도에 따라서는 수술적 치료가 선택된다. 수술적 치료의 내용으로서는 관절내시경 하 수술, 고위정강뼈 골절술, 인공무릎단관절융기치환술, 인공무릎전치환술 등을 열거할 수 있다.

이들의 치료법의 선택에서는 가급적 침습이 적은 치료법부터 선택하는 것이 원칙이다.

1 보존적 치료

노인에서는 관절장애와 병행해서 일어나는 근력저하는 매우 빠르고 또한 불가역성으로 되기 쉬운 것이다. 근력저하는 다시 정렬을 무너뜨려 관절에 무리한 역학적 부하를 가하게 되기 때문에 가능한 한 근력저하를 방지하여야 한다.

a. 통증완화

변형성무릎관절증의 무릎의 통증은 운동 시와 보행 시의 하중통증이 특징이다. 게다가 정좌 때의 통증이나 변형이 진행하면 국한된 압통이 인지된다. 이들의 통증은 운동저하에 의한 폐용성 위축이나 반사성의 넙다리네갈래근 위축이나 근육 연축(spasm)에 의한 다수술전 · 수술후 병원명 ____________ 기입자 성명 ____________ 기입 : _____ 년 ___ 월 ___ 일
차트번호 _____ 환자성명 ____________ 수술명 : 수술월일 _____ 년 ___ 월 ___ 일
성별 : 남 · 여 연령 : _____ 세 체중 : _____ kg 주소 : ______________________ 전화 : ___________

		우	좌
통증 · 보행능력	1㎞ 이상의 보행가능, 통상 통증이 없으나 동작 시에 이따금 통증이 있어도 좋다.	30	30
	1㎞ 이상의 보행가능, 통증은 있어도 좋다.	25	25
	500m 이상, 1㎞ 미만의 보행가능, 통증은 있어도 좋다.	20	20
	100m 이상, 500m 미만의 보행가능, 통증은 있어도 좋다.	15	15
	실내보행 또는 100m 미만의 보행가능, 통증 있음	10	10
	보행불능	5	5
	기립불능	0	0
통증 · 계단오르기내리기 능력	오르내리기 자유 · 통증 없음	25	25
	오르내리기 자유 · 통증 있음, 난간을 사용하고 · 통증 없음	25	20
	난간을 사용하고 · 통증 있음, 1보1보 · 통증 없음	15	15
	1보1보 · 통증 있음, 난간을 사용 · 1보1보 · 통증 없음	10	10
	난간을 사용하여 1보1보 · 통증 있음	5	5
	할 수 없다	0	0
굽힘각도 및 강직 · 고도구축	정좌 가능한 가동범위	35	35
	다리를 모아 구부려 편안하게 앉은 자세 · 책상다리 자세가 가능한 가동범위	30	30
	110° 이상 굽힘 가능	25	25
	75° 이상 굽힘 가능	20	20
	35° 이상 굽힘 가능	10	10
	35° 미만의 굽힘 또는 경직, 고도구축	0	0
종창	수종 · 종창 없음	10	10
	때로는 천자 필요	5	5
	자주 천자 필요	0	0
	총계		

환자의 만족도	매우 좋았다	우	좋았던 사람에게 권유한다	우	좋았던 사람에게 권유할 정도는 아니다.	우	모르겠다	우	하지 않는 편이 좋았다.	우
		좌		좌		좌		좌		좌

특기사항				
		우	좌	
실측각도	통증	없음, 경증, 중등증, 중증	없음, 경증, 중등증, 중증	
	가동범위	~ °	~ °	
	강직	~ °	~ °	
	능동 폄 부전	~ °	~ °	
	내 · 외반			
동요	옆쪽			
	앞뒤			
넓다리 둘레	5㎝	㎝	㎝	
	10㎝	㎝	㎝	
장구	때때로			
	상용			
		1본 지팡이	2본 지팡이	휠체어
	때때로			
	상용			
10m 보행속도		초		
X선 소견		우	좌	
	선 자세 FTA			
	누운 자세 FTA			
	관절틈새	협소, 소실	협소, 소실	
	뼈가시			
	뼈 경화			
	불완전 탈구			
	뼈결손			
	환자의 인상			

변형성무릎관절증 치료성적 판정기준 기입요강

〈통증 · 보행능력〉

- 보행은 모두 연속보행(쉬지 않고 단숨에 걸을 수 있는 거리)을 의미한다.
- 통증은 보행 시 통증으로 한다(통증은 둔통, 가벼운 통증, 중등도 통증을 포함한다).
- 어떤 거리밖에 걸을 수 없으나 그 거리에서는 통증이 없을 때는 그 한단 위의 등급의 통증 · 보행능력으로 한다.

- 어떤 거리에서 통증이 나타날 때, 그 한단 아래의 등급의 통증 · 보행능력으로 한다.
- "통상 통증이 없으나 동작 시에 이따금 통증이 있어도 좋다"는 쇼핑 후, 스포츠 후, 작업 후, 장거리보행 후, 걷기 시작 등에 통증이 있는 상태를 말한다.
- "1㎞ 이상의 보행"은 버스정류장 2~3개소 이상 걸을 수 있는, 또는 15분 이상의 연속보행이 가능한 것을 말한다.
- "500m 이상, 1㎞ 미만의 보행"은 쇼핑이 가능한 정도의 계속보행을 말한다.
- 100m 이상, 500m 미만의 보행"은 이웃과 어울리는 정도의 연소보행을 말한다.
- "실내보행 또는 100m 미만의 보행"은 실내 또는 집 주위, 뜰안 정도의 연속보행을 말한다.
- "보행불능"은 기립은 할 수 있으나 걸을 수 없는, 보행은 할 수 있어도 격렬한 통증이 있는 경우를 말한다.

〈통증 · 계단오르내리기 능력〉

- 통증은 계단 오르내리기 때의 통증을 말한다.
- 통증은 둔통, 가벼운 통증, 중등도 통증을 말한다.
- 격렬한 통증이 있을 때는 한단 아래의 등급으로 한다.
- 근력저하 등으로 "할 수 없는"상태이지만 통증이 없을 때는 "난간을 사용하여 1보1보(1단 2족 오르내리기)에서 통증 있음"으로 한다.

〈굽힘각도 및 경직 · 고도구축〉

- 110° 이상 굽힘 가능"은 110° 이상 굽힘이 가능하지만 정좌, 다리를 모아 구부려 편안하게 앉은 자세 · 책상다리 자세는 할 수 없는 상태를 말한다.
- "75° 이상 굽힘 가능"은 75° 이상 110° 미만의 굽힘이 가능한 것을 말한다.
- "35° 이상 굽힘 가능"은 35° 이상 75° 미만의 굽힘이 가능한 것을 말한다.
- "고도구축"은 자세의 여하에 관계없이 arc of motion에서 35° 미만을 말한다.

〈종창〉

- "때때로 천자가 필요" : 최근 때때로 천자를 받고 있는, 또는 때때로 스테로이드의 주입을 받고 있는 등.
- "자주 천자가 필요" : 항상 수종이 있다.

그림 Ⅲ • K • 31 일본정형외과학회 무릎관절 치료성적 판정기준(JOA score)

리 주위근육 상호간의 협동부전이 일어난다. 또한 통증성 굽힘반사 항진에 의한 뒤넙다리근(hamstrings) 과다긴장과 단축을 일으켜 굽힘구축에 이른다.

이들의 통증완화에는 온열치료, 한랭치료가 중심이 된다.

b. ROM훈련

무릎 주위조직의 단축, 구축이나 변형 예방에는 가능한 한 조기부터 능동운동 주체의 ROM훈련과 신장훈련이 중요하다. 특히 신장훈련은 이마면 · 시상면의 다리 정렬에 영향을 주는 엉덩허리근, 모음근, 넙다리곧은근, 뒤넙다리그나, 넙다리근막긴장근, 종아리세갈래근이 반드시 필요하다. 최근에는 수술 후의 통증을 억제하면서 ROM훈련을 실시하는 CPM기기도 한창 이용하게 되었다. 또한 PT의 도수적 치료로서 앞에서 언급한 것처럼 관절형태 · 기능해부로부터 관절주머니 내의 뼈 운동을 고려하여 생리적인 관절면의 신연과 미끄럼을 유도할 목적으로 관절가동술(mobilization), 도수치료(manual therapy) 등이나 통증제거와 생리적 관절운동 촉진을 위한 근육 · 근막 신장법도 사용하게 되었다.

변형성관절염 그 자체에 의해서 ROM제한이 있는 경우가 많지만, 장기간 안정에 의해서 더욱 ROM 제한이 일어난다. 수동적인 ROM훈련, 가능하다면 가벼운 보조능동적 또는 능동적 ROM훈련을 시행해야 하며 그 때 가급적 온화하게 시행하여야 한다.

또한 변형성요추증에서는 자리에 눕는 것에 의해서 등근육, 무릎근유 등의 구축이 일어나기 쉬우므로 1일 수회의 다리를 길게 뻗고 편안히 앉은 자세에 의해서 이들의 구축을 예방하여야 한다.

c. 넓적다리 근력강화훈련

넙다리네갈래근의 근력저하나 관절면의 부정, 변형, 관절주머니의 구축 등은 무릎관절의 관절가동범위 제한의 원인이 된다. 또한 통증이나 가동범위 제한 때문에 폐용성 근육위축이 관찰되고 특히 넙다리네갈래근 근육위축은 조기부터 관찰되는 증상의 하나이다. 또한 무릎관절 측방안정화에 대한 넙다리네갈래근 가화훈련의 중요성이 당초부터 보고가 되어 있고 넙다리네갈래근 훈련이 물리치료에서의 기술표준으로서 정착되어 있다[23].

넙다리네갈래근에 대한 접근으로서 등척운동을 사용한 근력강화운동이나 근육위축에 대한 스트레칭 등이 시행되고 있다. 등척운동(isometric exercise), muscle setting은 관절을 너무 움직이는 일이 없이 안정하여 근력강화를 시행하는 데에는 최적이다. 1회의 muscle setting은 근력강화의 효과상으로는 6초 이상은 한계점에 이른다고 하고 있으므로 통상 6초간 유지시키고 그 후 이완 휴지하며 이후 이것을 반복한다.

일상 조우하는 일이 많은 변형성무릎관절증에서는 넙다리네갈래근의 근력저하가 일어나기 쉽고 그 예방 · 강화의 목적으로 straight leg raise(SLR)가 흔히 사용된다. SLR이란 바로 누운 자세에서 무릎을 편 자세 그대로 엉덩관절 굽힘을 시행하는 것으로 엉덩허리근, 넙다리네갈래근이 주로 작동하는 근육이 된다. 또한 넙다리네갈래근과 무릎 굽힘근의 동시수축을 명하여 (구체적으로는 바로 누운 자세에서 발돋움을 명하면 동시수축이 일어난다) 마찬가지의 목적을 도달할 수 있다. 아무튼 관절은 거의 움직이지 않고 그 주변의 근력을 강화 또는 유지하는 데에 중요한 운동방법이다.

게다가 관절의 가동술 기법에 의해서 관절운동의 재구축이 가능해지고 PNF나 기타의 근력강화기법의 개발에 의해서 효과적인 근력효과가 가능해졌다. 또한 뒤넙다리근에서도 넙다리네갈래근과 마찬가지로 근력저하가 인지되고 있다. 또한 무릎이 조절, 보행 시의 박차고 내딛기와 착지 시의 충격 흡수작용에 의한 비생리적 관절부하응력의 조절에 중요하다. 이 때문에 근력저하는 문제가 되고 넙다리근막긴장근은 가쪽 지지 기전의 2관절근이기도 하고 이마면에서의 다리 정렬조정에 중요하기 때문에 근력저하 방지가 반드시 필요하다. 또한 발바닥 아치의 이상은 무릎 정렬에 영향을 주기 때문에 발바닥근막 등 발목관절 주위근육의 근력저하고 방지해야 한다[24]. 이러한 것들을 고려하면 넙다리네갈래근의 근력강화훈련만이 아니라 무릎관절, 발목관절 주위근육도 포함한 다리 전체의 근력강화훈련에 대한 접근이 필요하다고 생각되기 시작하고 있는 것은 아닌가라고 추찰된다. 또한 보상과다[25]에 의한 건전한 쪽으로의 스트레스도 고려하여 무릎 주위근육의 등척성 수축에 의한 muscle setting, 점증적 저항운동, EMG 바이오피드백에 의한 근육재교육, 수영장에서의 수중훈련 등의 건전한 쪽을 포함한 종합적 배려도 반드시 필요하다고 하고 있다.

또한 가능한 한 다리관절의 신경-근육강조 기전을 저하시키지 않고 자세 · 균형기능의 향상을 도모하는 것이 중요하고 향후는 PNF나 균형훈련을 보다 적극적으로 도입해가야 할 것이다.

d. 보조기치료

안굽이무릎/밖굽이무릎이 원인으로서 무릎의 동요성에 깊은 연관성이 있다는 것은 확실하며 변형이 고도로 되기 전에 무릎보조기(knee brace)를 장착시키면 좋다. 경미한 변형이라면 무릎 서포터에 양쪽 free joint(제동이 없는 이음매)의 금속지주를 넣는 것이나, 신발에 안굽이무릎이라면 가쪽 쐐기(wedge), 밖굽이무릎이라며 안쪽 쐐기로도 괜찮다. 노인에게는 요란스러운 것은 오히려 운동을 제한하여 바람직하지 않다.

발의 내반 등의 변형 때문에 무릎관절이 불안정하여 있는 경우에는 단하지보조기에 의한 발의 조절도 필요한 경우가 있다. 그 정도에 따라서 T-strap, 아치 서포트, 안쪽/가쪽 쐐기(medial or lateral wedge) 등이 적당하게 사용된다. 아무튼 무릎 내반 · 외반을 교정하고 정렬을 시정함과 동시에 진행되는 변형을 억지하기 위한 예방적 의미가 주이다.

특히 발바닥 판자삽입 치료는 중요하고 발바닥에

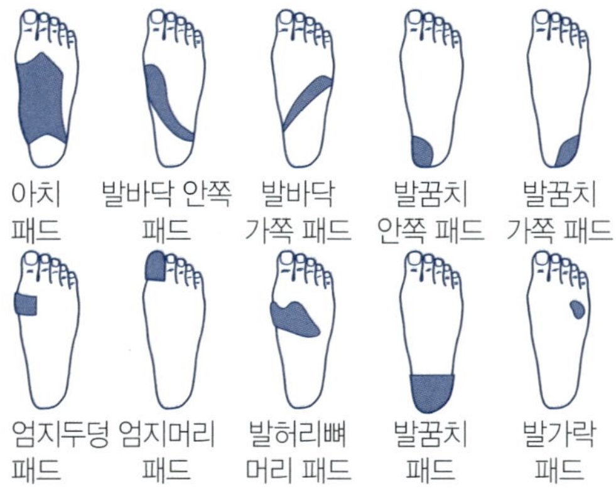

그림 Ⅲ • K • 32 여러 가지의 발바닥 삽입판자

판자를 삽입하고 발의 조절에 의해서 발을 안정시키고 하중자세에서 몸쪽 관절 및 몸쪽 근육군에 영향을 주는 수단으로서 사용된다.

발바닥 삽입판자에는 아치패드, 발바닥 안쪽 패드, 발바닥 가쪽 패드, 발꿈치 안쪽 패드, 발꿈치 가쪽 패드, 엄지두덩 패드, 엄지머리 패드, 발허리뼈 패드, 발꿈치 패드, 발가락 패드 등이 있고 각종 발바닥 삽입판자의 삽입은 개개의 증상사례의 동적인 보행평가, 특히 발의 상태를 진찰하고 여러 가지로 조합하여 사용한다(그림 Ⅲ • K • 32).

변형성무릎관절증에 대한 각 수술치료가 시행된 수술 후 물리치료에서는 각종 발바닥 삽입판자를 하중의 개시시기부터 적극적으로 제작하고 신발 안에 삽입하여 보다 안정된 보행을 학습시켜간다.

e. 약물치료

약물치료는 보존적 치료법으로서 물리치료가 시행되고 그 효과가 적었을 때에 시행된다.

경구투여에서는 주로 비스테로이드성 소염진통제를 사용한다. 비스테로이드성 소염진통제는 위장장애나 간, 콩팥의 장애가 심하므로 사용에 대해서는 부작용을 염두에 두고 사용방법을 궁리하면서 사용해야 한다.

관절 내 주입치료에서는 부신피질호르몬이나 히알루론산나트륨이 사용되고 있다. 부신피질호르몬의 관절 내 주입치료는 소염, 진통에 대해서 일시적으로 매우 효과가 인지되지만 스테로이드관절증의 발생이 관찰되므로 남용을 삼가야 한다. 관절 내 주입은 국소적 주입이라고는 하지만 장기간 자주 계속하면 뼈, 관절이 위축을 조장할 가능성이 있으므로 기껏해야 주에 1회의 비율로 5~6회 계속하고 염증증상이 경감하면 다른 치료로 전환하는 편이 좋다. 또한 스테로이드의 관절 내 투여에 의해서 의원성으로 화농관절염이 일어나는 경우가 있다. 고분자 히알루론산나트륨의 관절 내 주입치료는 관절연골이 보호제로서 개발되었다. 히알루론산은 관절액의 중요한 구성체이고 관절액의 점성이나 관절의 윤활에 관여하고 있다. 관절 내에 염증이 일어나면 관절액의 점성이 저하하는데 히알루론산의 관절 내 투여에 의해서 관절 구성체의 분해를 억제한다고 일컬어지고 있다.

f. 감량

변형성무릎관절증에서는 무릎통증 예방을 위해 무릎에 쓸데없는 하중을 가하지 않도록 하는 것도 중요하다. 변형성무릎관절증이 발병하는 환자는 비만 체형의 증상사례도 많고 식생활이 서구화한 현재의 일본에서 체격도 구미와 비슷하게 비만화가 되는 것이 예상된다[25]. 무릎관절은 하중부하를 크게 받고 있는 개소이고 구미의 역학조사로부터 비만이 변형성무릎관절증의 위험인자라는 것도 밝혀져 있으므로[25], 감량 등의 체중조절도 변형성관절증의 치료에서 중요한 요점이다.

현재 변형성무릎관절증에 대한 감량지도에서는 식이요법이나 식이요법과 운동치료를 조합시킨 지도가 주류로 되어있다. 토다(戸田) 등[25]의 연구에 따르면 운동치료에 감량법을 병용한 그룹에서는 다리의 지방제거율이 상승하여 비교적 좋은 결과가 얻어졌다고 한다. 또한 그 원인으로서 비만하여 있는 환자의 경우는 그 무거운 체중을 지지하기 위해 원래 다리의 근력이 발달하여 있고 충분한 운동을 시행하면서 감량하면 지방의 양만이 감소하고 상대적으로 다리의 근육비율이 증가하므로 병용하는 그룹이 비교적 양호한 치료성적이 얻어지는 것이 아닌가라고 하고 있다[25].

이 연구에서는 운동치료를 넙다리네래근의 등척성, 등장성, 저항성 운동에 의한 훈련으로서 하고 있었다. 여기서 감량도 도모하면서 하는 운동치료를 처방하는 것이라면 이시카와(石川) 등[24]이 제창하고 있었던 것 중에 포함되어 있었다. 수중치료를 도입해 보면 어떨까 생각한다. 왜냐하면, 수중치료는 수중의 부력에 의해서 무릎관절의 과다부하가 감소하는 것만이 아니라 칼로리 소비량이 육상보다 증가한다고 하기 때문이다.

감량에 의해서 통증제거나 근력의 개선이 인지된다. 운동치료와 식이요법이 병용되지만, 운동치료 실시에 있어서는 가능한 한 무릎관절에 과도한 스트레스가 되지 않는 것 같은 프로그램이 중요하고 자전거 에르고미터나 전동 트레드밀, 수중운동이 적합하다.

이치바시(市橋) 등[29]에 따르면 자전거 에르고미터는 저강도 부하에서도 고강도 부하와 마찬가지로 효과가 있고 게다가 1회의 훈련 직후에 70%의 환자가 통증의 감소를 호소하였다고 한다.

g. 일상 · 사회생활 지도

장구 사용의 지도 등도 포함된다. 일반적으로는 정좌나 재래식 화장실의 금지, 장거리보행, 가파른 계단 · 비탈길의 오르내리기 제한, 보행 시의 충격완충을 위한 신발의 선택, 식사와 운동의 지도 등을 열거할 수 있다.

이에 더해서 무릎을 차게 하지 않게 하기 위해 서포터를 사용하거나 판탈롱 바지나 스타킹 등을 신는, 냉각기 앞에는 가지 않는, 목욕 시에 천천히 무릎을 따뜻하게 하는 등의 주의도 필요하다. 일상의 운동으로서 조깅 등의 심한 운동보다는 올바른 자세로 천천히 걷는, 수영장 등에서 천천히 수영하거나 수영장 안을 걷는 것 같은 적당한 운동이 좋다.

2 수술적 치료법

a. 관절내시경하 수술

변형성관절증에 대한 관절내시경 하 수술은 보존적 치료법과 수술적 치료법과의 중간적인 치료법이라 생각된다. 관절내시경하 수술은 인공관절치환술과 비교하면 보좌역적인 치료법이지만 그 이점, 적응의 한계, 어느 정도의 치료효과를 올릴 수 있는가라는 것을 파악함으로써 이 치료법을 선택지의 하나에 추가할 수 있다[26]. 모리야(守屋)[23]는 변형성무릎관절증에 대한 관절내시경하 수술의 좋은 적응은 변성반달판 손상에 대한 관절내시경하 반달판 절제술이며 그 수술 후 성적은 70~80%는 양호하지만 통증제거 및 영속성이라는 점에는 완전성을 기대하는 것은 아니라고 하였다. 모리야 등[26]의 연구에서 변형성무릎관절증에서의 관절내시경하 수술의 적응에 대해서는 수술 전과 수술 후의 JOA 스코어에 전자의 안쪽반달판의 변성 파열이 주된 증상사례에서는 66.3점에서부터 87.3점, 안쪽관절주머니에 유착도 아울러 관찰되는 증상사례에서는 56.0에서부터 71.2점, 후자에서는 72.2점에서부터 85.5점으로 의미 있는 개선이 관찰되었다고 하여 여러 조건에 따라서는 선택해도 좋은 하나의 수술방식이라 하고 있다.

b. 고위정강뼈 뼈자름술(그림 Ⅲ • K • 33)

모리야[23]는 변형성무릎관절증에 대한 고위 정강뼈 뼈자름술(osteotomy)의 양호한 장기성적의 보고는 많으며 특히 비교적 젊고 굽힘구축이 없으며 교정각도가 10° 이하이고 인대의 불안정성이 없는 증상사례에 대한 성적은 안정하여 있다고 하고 있다.

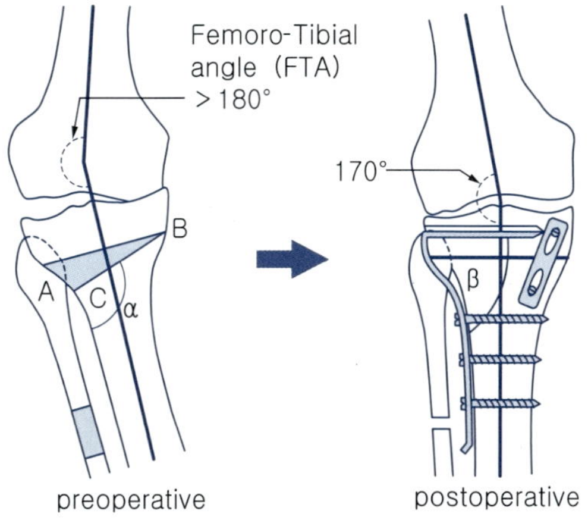

그림 Ⅲ • K • 33 고위정강뼈 뼈자름술

고위정강뼈 뼈자름술의 목적은 뼈의 자름에 의해서 무릎관절의 변형을 적절한 다리 정렬로 교정하고 안쪽형에서는 변형에 의해서 증가한 부분적 하중을 가쪽으로 분산시키는 일이지만, 그 통증제거효과 발현기전에는 불명한 점이 많다[27]. 사이토(齊藤) 등[27]의 연구에서는고위정강뼈 뼈자름술을 시행한 111사례의 장기성적(평균 13.2년, 최단 10년, 최장 20.6년)의 증상사례의 수술 전과 조사 시의 JOA. 스코어를 비교하였더니 전자의 종합점수는 평균 56.2점이었던 것에 반해서 조사 시에는 81.6점으로 평균치의 비교에서 25점의 개선이 장기간에 걸쳐서 유지되어 왔다고 하고 있다. 또한 이에 더해서 고위정강뼈 뼈자름술이 병태에 미치는 효과로서 윤활막 성상의 변화, 연골밑뼈의 변화, 관절액 성상의 변화를 열거하고 있다. 또한 윤활막 성상의 변화로서는 윤활막 염증의 진정이 인지되고 변형성무릎관절증의 진행방지가 인지되었다고도 하고 있다.

그러나 그 한편에서 최근의 인공관절치환술의 진보에 따라 고위정강뼈 뼈자름술은 그 단기성적도, 장기성적도 인공관절치환술에는 미치지 못한다는 보고도 볼 수 있었다[1]. 또한 이 수술법은 장기적으로는 내반변형을 재발하거나 다대한 교정을 필요로 하는 경우에는 정강뼈의 안쪽 불완전탈구를 일으키고 장기적으로는 예후 불량인자가 된다는 보고도 있다[23].

c. 인공무릎단관절융기치환술

단관절융기치환술의 적응에 대해서는 논의의 여지가 많지만 특히 최근의 보고에서는 수술 후의 재활이 용이한 것이나 양호한 가동범위 때문에 다시 검토되는 경향에 있는 치료법이다. 병변이 단일 구획에 국한되고 변형이 현저하지 않으며 인대 불안정성이 없는 증상사례나 뼈 괴사사례라면 좋은 적응이 된다[23].

아키쓰키(秋月) 등[28]의 연구에 따르면 단관절융기치환술을 시행한 52사례에 대해서 수술 전과 수술 후의 JOA 스코어를 비교하였더니 수술 전 평균 47±8.6이 수술 후 5년에서 평균 91±5.6점, 수술 후 10년에서는 평균 91±5.0으로 의미 있게 개선을 보였다고 하고 있다. 또한 이 치료법에서는 인공관절로 치환되지 않은 부분이 많기 때문에 해가 경과함에 따라 관절증 변화는 진행하고 이것이 수술 후의 장기성적에 영향을 준다는 것이 염려되지만 관절연골의 전체 층 결손을 포함하는 중간정도까지의 관절증 변화도 적응으로 하고 이들의 증상사례에서도 임상성적은 양호하였기 때문에 이 수술법의 적응에 있다고 생각해도 된다고 하고 있다.

그러나 이 치료법은 수술 후의 성적이 수술자의 기량에 의존해버린다는[23] 것도 염두에 두고 치료법을 선택해야 한다고 생각한다.

d. 인공관절전치환술

광범위에 걸치는 변형성관절증이 있는 증상사례나 다른 수술방식으로는 대응할 수 없는 것 같은 중증 변형, 뼈 결손, 굽힘구축, 인대기능부전 등에 대해서 적응이 되고 해마다 수술 후 성적도 향상되어 왔다. 최근에는 비만환자나 55세 이하의 증상사례에서도 좋은 성적이 있다는 보고도 있어 그 적응은 차츰 확대되고 있다.

또한 최근에는 수술 후에 골프 등의 스포츠가 가능한 증상사례도 볼 수 있다[23].

그러나 인공무릎관절에는 내용성이나 합병증 등 미해결이 문제도 있어, 이 치료법을 선택함에 있어서는 계획성을 갖고 시행하는 것이 필요하다. 또한 수술 후 가동범위의 점 등 아직 해결해야 할 문제도 있어 그 적응에는 신중을 기할 필요가 있을 것이다.

e. 변형성무릎관절증 수술 후의 재활 프로그램

변형성무릎관절증의 수술 후의 재활의 프로토콜의 예로서는 다음과 같은 것이 있다.

고위정강뼈 뼈자름술 후의 재활 프로그램

수술당일 : 무릎장구로 고정, 다리 올림(종아리신경마비에 주의)
수술 후 1일 : 흡인 배출관(suction drain)을 뽑아냄, 넙다리네갈래근 훈련, CPM(0~30°) 개시
수술 후 2일 : CPM 0~40°로 올린다.
수술 후 3일 : 무릎장구 장착 하, 휠체어 이동을 허가, CPM은 매일 10~15°씩 올려가고
수술 후 7일까지에 ROM을 110° 이상 확보한다.
수술 후 1주 : 하중을 면제하여 보행을 개시한다.
수술 후 4주 : 부분하중(1/3 하중) 개시
수술 후 6주 : 부분하중(2/3 하중)으로 올린다.
수술 후 8주 : 완전하중 개시

인공무릎관절치환술 후 재활 프로그램 (시멘트가 있는 경우)

수술당일 : 무릎장구로 고정, 다리 올림(방석정도로), 환부의 아이싱(종아리신경 마비에 주의)
수술 후 1일 : 넙다리네갈래근 훈련, 다리의 올림훈련 개시, CPM(0~30°) 개시
수훌 후 2일 : 흡인 배출관 뽑아냄, CP을 40°로 올린다.
수술 후 3일 : 무릎장구 장착 하, 휠체어 이동을 허가한다, CPM은 매일 10° 정도씩 올려 가고 수술 후 7일까지에 ROM을 90° 이상 확보한다.
수술 후 1주 : 부분하중(1/3 하중) 개시(시멘트 없음은 이후, 하중은 뼈의 강도에 맞춰서 올린다).
수술 후 2주 : 부분하중(2/3 하중)으로 올린다.
수술 후 3주 : 완전하중 개시

6 어깨관절주위염(사십견, 오십견)

a 생성원인, 증상

통증이 있는 어깨관절 운동제한이 만성으로 경과하고 후에 자연회복을 하는 일이 많고 어깨관절주위염은 일종의 변형성어깨관절증이라고도 생각되고 있다. 퇴행변성을 기반으로 하여 발생하는 것으로 40~50세에 잘 발생하고 사십견, 오십견이라 불리고 있으나 수명의 연장과 더불어 그 발병시기도 노년기 쪽으로 옮겨가고 있다.

어깨관절주위염은 관절 그 자체에도 염증을 수반하는 경우가 많고 게다가 관절주위의 점액주머니염, 힘줄염(건염), 힘줄윤활막염(건초염), 회전근개의 손상 등이 추가된 복잡한 병상을 나타내는데 단순 X선으로는 통상 변화가 관찰되지 않는다.

어깨관절은 굽힘/폄, 벌림/모음, 가쪽/안쪽회전 등의 복잡한 운동을 시행하는 관절이다. 또한 구조적으로도 복잡하고 동시에 취약한 면이 있다. 게다가 인간이 서서 걷게 되어 팔은 보행 이외의 목적으로 사용하게 되었기 때문에 기본적 역학적 구조의 변형이 이에 더하여 있는 것이라 생각된다.

어깨의 움직임은

① 위팔뼈 — 어깨뼈 사이
② 위팔뼈 — 부리어깨봉우리인대(오훼견봉인대)
③ 어깨봉우리 — 빗장뼈
④ 빗장뼈 — 갈비뼈
⑤ 빗장뼈 — 복장뼈
⑥ 복장뼈 — (반대쪽의) 갈비뼈
⑦ (반대쪽의) 갈비뼈 — 척추

어깨관절주위염의 원인

① suprahumeral gliding mechanism의 장애. 즉 회전근개 파열, 힘줄염, 석회침착, 견봉하활액낭염(subacromial bursitis) 등.
② 위팔두갈래근 힘줄집(건초)의 gliding mechanism의 장애
③ 부리돌기염(오훼돌기염), 어깨간관절낭염

등의 사이에 일어나는 운동과 조합된 종합운동으로서 관찰된다.

어깨관절주위염은 위팔두갈래근의 긴갈래힘줄이 관절주머니 내에 들어가 있는 부분이나 회전근개(rotator cuff)(가시위근, 가시아래근, 작은원근, 어깨밑근의 힘줄로 구성된다)의 부위에 높은 비율로 일어나기 쉽다.

여러 가지 관절 중 어깨만큼 연령적인 변화가 두드러지게 관찰되는 곳은 없다. 현미경적으로도 육안적으로도 40세를 경계로 하여 현저한 변화가 관찰된다. 40세를 넘어서면 현미경적으로도 가시위근에 석회화, 공포화 등의 병변이 관찰된다. 어깨관절주위염은 병기에 따라서 급성기(동결진행기), 만성기(동결기), 완화(remission)기로 나뉘고 있다. 각 시기의 관절내시경에 의해서 채취한 관절주머니를 현미경으로 조사해보면 급성기에는 중등도의 급성윤활막염의 소견이 어느 부분에도 관찰되고 만성기가 되면 관절주머니의 비후가 두드러져 정상의 10배 전후가 되며 탄력섬유가 관찰되지 않고 유착도 관찰되지 않는다. 이러한 것들로부터 오십견의 운동제한은 관절주머니의 유착이 아니라 탄성의 저하와 비후가 원인이라 생각되고 있다.

어깨관절주위염의 병인은 불명이지만 나이가 듦에 따른 관절 밖 연부조직의 퇴행변성을 기반으로 하여 조직이 쉽게 손상되는 성질과 쉽게 구축되는 성질, 치유의 천연, 부동 등이 서로 얽혀 어깨관절 내외의 윤활막에 유착성 병변이 일어나 관절구축을 초래하는 것이라 추측되고 있다.

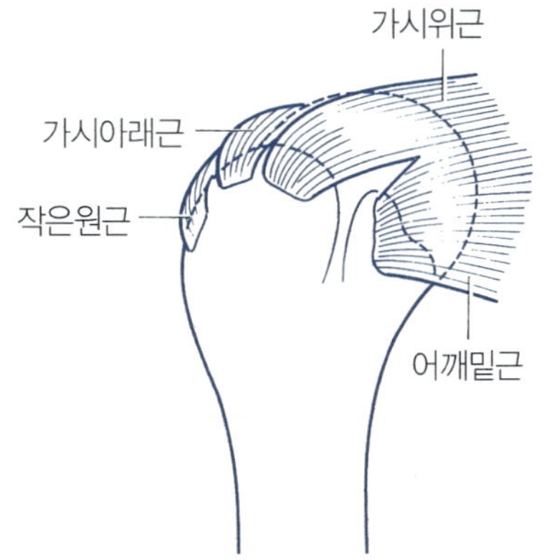

그림 Ⅲ・K・34 회전근개(Cailiet에서부터)
위팔뼈머리에는 회전근으로서 가시위근, 가시아래근, 작은원근, 어깨밑근이 부착하여 있고 이들의 힘줄은 일체가 되어 회전근개를 형성하는데 기계적인 장애를 받기 쉽다.

어깨관절주위염의 원인의 하나로서 회전근개 부전파열이 주목되고 있다. 임상적으로 어깨관절주위염이라 생각되는 증상사례에 회전근개 부전파열이 자주 관찰된다. 또한 어깨관절주위염은 치유될 수 있는 회전근개 부전파열의 치유과절일지도 모른다는 사고도 있다.

종말영상으로서의 관절구축의 병태에 대해서는 관절주머니, 윤활막에 유착을 일으키는 유착관절낭염(adhesive capsulitis)이라는 의견도 있으나 많은 보고에서 관절용량은 감소하지만 관절 내의 유착은 없다고 하고 있다. 병리조직학적으로는 관절주머니 또는 윤활막 하층에서의 섬유의 증식, 염증성 수복영상, 혈관확장, 비특이적 혈관염, 피브리노이드 변성 등이 관찰되고 있다. 면역조직학에서는 TGF-β를 비롯한 사이토카인(cytokine)이 윤활막에 존재한다.

또한 어깨관절주위염이 유발요인・소인으로서 어깨를 움직이지 않는 것, 당뇨병, 목뼈질환, 갑상샘질환, 흉부질환, 뇌질환, 특유의 인격 등도 열거되고 있다(그림 Ⅲ・K・34).

관절낭염에서는 관절주머니이 구축, 유착 등을 수반하고 고도로 되면 위팔뼈와 어깨뼈 사이의 움직임은 거의 볼 수 없게 되어 frozen shoulder의 형태를 취하게 된다.

관절염에 의한 것은 주로 가쪽회전, 벌림(외전)에 제한이 심하고 관절 밖의 장애에 의한 것은 장애의 부위, 종류 등에 따라서 가지각색이다. 예컨대, 어깨세모근밑점액낭염에서는 벌림에 심한 제한이 있어도 안쪽/가쪽회전에는 거의 제한은 없고 힘줄염만으로는 능동적(active)ROM에는 제한이나 통증이 명백하지만, 수동적(passive) ROM에는 제한이 없는 것이 원칙이다. 그러나 실제로는 위에서 언급한 각종의 병상이 조합되어 있는 경우가 많다.

진단은 아래와 같은 소견으로 이루어진다. 일반적으로 유발요인이 되는 것이 없고 어깨관절의 운동통증 · 압통이 일어나 운동제한이 일어난다. 압통은 위팔뼈머리 주변, 특히 결절사이고랑에 두드러진 경우가 많다. 운동제한은 특히 벌림, 안쪽/가쪽회전, 굽힘 제한이 두드러진다. 어떤 동작에 의해서 위팔에 방산하는 전격통증(lightning pain)이 순간적으로 있다. 이것에 연령적 요소가 추가되면 진단이 용이해진다. 30세대의 후반에서도 일어날 수 있으나 감별해야 할 질환으로서 어깨회전근개 파열과 통증호 어깨가 있다. 어깨회전근개 파열은 보통 외상에 의해서 일어나지만, 40세를 넘으면 어떠한 어깨의 장애를 호소하지 않는 증상사례에서도 상당한 비율로 회전근개의 파열이 관찰된다. 정확한 감별은 관절조영이나 초음파 진단 등에 의하지 않으면 안 되지만 대충의 방법으로서 가시위근, 가시아래근 위축의 대소, 능동운동, 수동운동이 차이가 결정적 증거가 된다. 위축이 두드러지고 운동차가 크다면 회전근개 파열의 가능성이 크다. 통증호어깨는 팔을 이마면으로 올려서 어떠한 각도에서는 통증이 일어나고 어떤 각도에서는 소실하는 경우가 많다는 것, 그리고 수동운동이 거의 침해되어 있지 않다는 점으로 감별이 가능하다. 급성기는 압통이 주체이고 만성기는 운동장애가 주체이다.

검사로서는 관절조영, MRI 등이 유용하다.

부리돌기밑, 위팔두갈래근 긴갈래 점액주머니는 관절주머니 내와 연락하고 있으므로 조영되는 것이 정상이지만, 봉우리밑 그리고 어깨세모근점액주머니는 정상에서는 연락하고 있지 않으므로 만일 조영된다면 회전근개(rotator cuff)의 파열이 있다는 것을 의미한다.

또한 조영에 의해서 관절주머니의 변형, 유착 등이 있으면 관절주머니염, 유착성관절주머니염 등이 있다는 것을 시사하고 있다.

MRI에서는 관절공간, 어깨봉우리밑윤활주머니에 소량의 관절액이 괸 것이 관찰되는 경우가 있다. 겨드랑이 함몰부분에서 관절주머니의 비후가 관찰되는 일도 있다. 회전근개는 일반적으로 정상이다.

b 치료 및 재활

1 온열치료, 수치료

핫팩, 극초단파가 애용된다. 초음파는 온열효과에 더하여 조직의 신전성(extensibility)을 좋게 한다는 것이 알려져 있으므로 효과적이다. 어느 것도 ROM 훈련을 병용해야 한다.

수치료도 온열효과는 마찬가지이며 게다가 수중에서는 근육이완이나 부력 때문에 능동적 관절가동범위훈련을 용이하게 시행할 수 있는 이점이 있다.

2 부신피질스테로이드의 어깨관절 내 주입

어깨관절주위염이라고는 해도 관절주머니염을 수반하고 있는 경우가 많고 관절주머니의 유착도 일으키는 경우도 있으므로 관절공간 내에의 부신피질스테로이드의 현탁액 주입은 매우 효과적인 일이 많으며 때로는 극적인 효과도 관찰된다. 1주일에 한번,

5~6회를 1 쿠르(Kur, 치료기간)로 하고 이것에 ROM훈련을 추가한다.

3 프로카인, 싸이로카인® 등의 국소주사

1% 프로카인, 싸이로카인 등에 부신피질호르몬(수용성 또는 수성현탁액)을 혼합하여 어깨밑점액낭, 결절사이고랑의 위팔두갈래근 긴갈래 힘줄집, 가시아래근(어깨위신경 압통점), 등세모근(승모근), 마름모근(능형근) 등에 국소주사를 하고 이어서 능동운동에 의한 ROM훈련을 시행한다. 지속시간은 부신피질스테로이드보다 짧다.

4 어깨위신경 차단(그림 Ⅲ • K • 35)

관절주머니는 어깨위신경으로부터의 신경지배를 받고 있으며 1% 프로카인, 싸이로카인에 의한 차단으로 극적인 효과를 보는 일이 있다. 충분히 차단되면 순식간에 통증은 완화되고 가시위근, 가시아래근의 근력이 저하한다. 이어서 ROM훈련을 온화하게 시행한다.

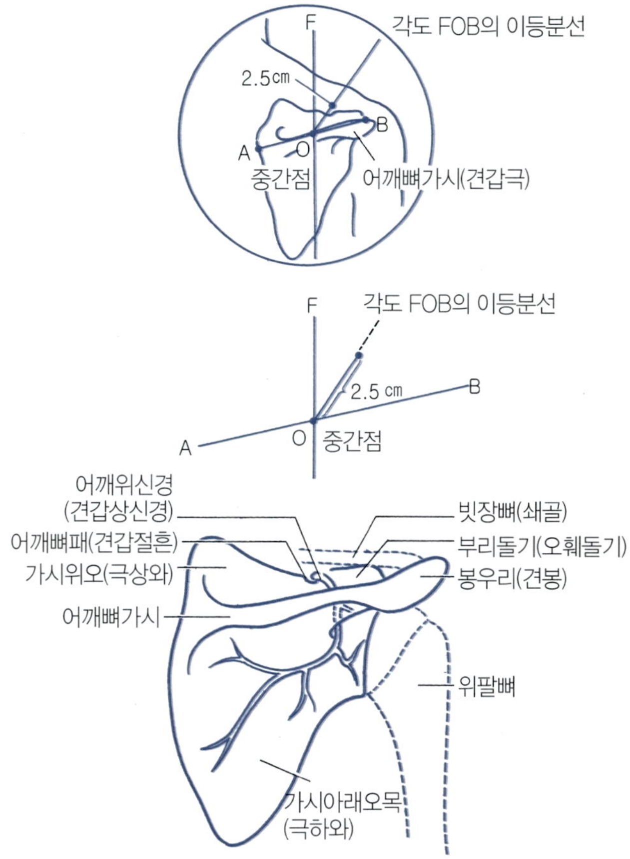

그림 Ⅲ • K • 35 어깨위신경 차단

어깨관절주머니는 어깨위신경으로부터의 지배를 받고 있으므로 그 차단에 의해서 통증이 경감된다. 어깨뼈 위모서리의 어깨뼈패임으로부터 어깨위신경이 뒷면으로 나오므로 그 부위에서의 차단이 편리하다. 위치를 결정하는 방법은 그림에 나타낸 것과 같다.

(山本亭, 若杉文吉 : 도해 통증의 치료. p.125, 醫學書院, 1972).

5 별모양신경절 차단(stellate block)

1% 프로카인을 15~20㎖, 별모양신경절 주변에 주사함으로써 통증의 경감을 보는 경우가 있다. 특히 어깨손증후군(shoulder hand syndrome)을 나타내고 있는 경우에는 효과적이다.

6 운동치료

앞에서 언급한 각종의 치료는 이른바 운동치료를 위한 준비이고 Codman의 운동치료[Codman's exercise(그림 Ⅲ • K • 36)]는 본증의 치료 및 재활의 주류를 이루는 것이다.

a. 선 자세(팔의 흔들이모양 운동)

몸의 앞쪽굽힘, 팔을 아래로 늘어뜨린 자세에서 팔의 힘을 빼고 허리의 운동에 의해서 수동적인 환부 팔다리의 앞뒤, 좌우 또는 원운동 등을 시행한다. 손에 아령 등 과도하게 무거운 것을 쥐게 하면 운동에 관성이 붙어 하기 쉬워지지만 노령자에서는 발 위에 낙하하거나 하는 위험성이 있으므로 끈으로 손에 잡아매어 시행시키면 좋다.

b. 선 자세(벽을 따라서 팔의 올림)

벽을 향해서 서서 위팔 벌림 위치에서 손을 벽에 대고 상체를 지지하고 팔의 굽힘/폄을 시행한다.

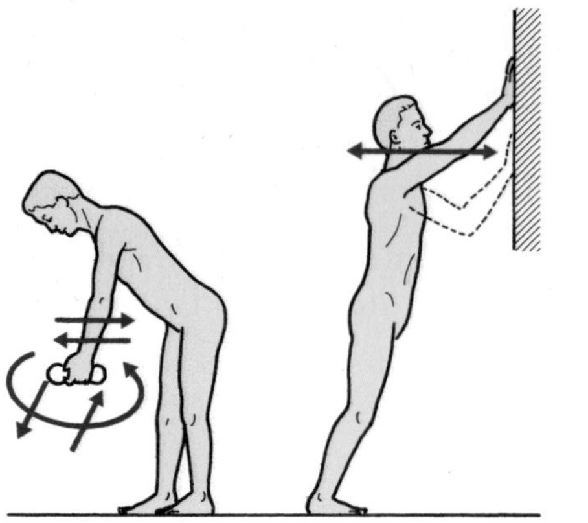

그림 Ⅲ • K • 36 Codman의 운동

선 자세, 몸통 앞굽힘, 팔을 아래로 늘어뜨린 자세에서 팔의 힘을 빼고 허리의 운동에 의해서 환부 쪽 팔의 앞뒤, 좌우, 원운동 등을 수동적으로 시행한다. 벽을 향해서 서서 능동적으로 앞쪽 올림을 하고 몸통을 앞뒤로 이동하면 어깨의 ROM 훈련으로서 효과적이다.

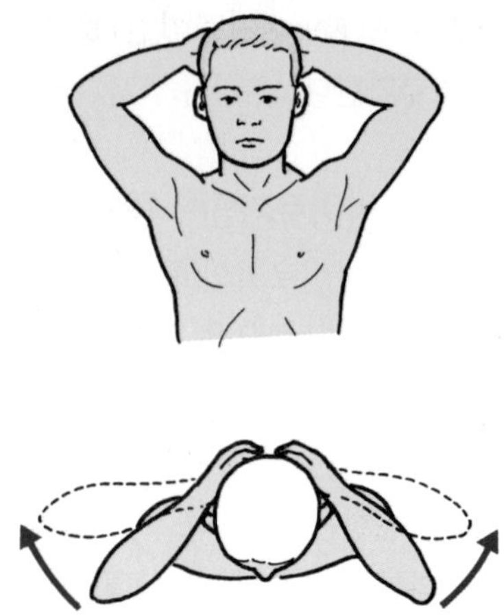

그림 Ⅲ • K • 37 어깨 수평 폄

양손을 뒤통수에 대고 팔꿈치를 충분히 벌리도록 하면 어깨의 가쪽회전, 벌림의 가동범위를 넓히는 데에 편리하다.

최초에는 손을 허리 또는 가슴 높이부터 시작하여 차츰 벽 위를 위쪽으로 뻗어가고 가능하면 머리 위 완전올림 위치까지 가져간다.

어깨관절주머니의 앞부분(가장 수축하기 쉬운 부위)은 신장되고 또한 노인에서는 수축하기 쉬운 가슴근육도 동시에 신장되므로 편리하다. 그러나 허리, 목에 통증이 있을 때는 피하는 것이 좋다.

c. 선 자세 또는 앉은 자세

1) 건전한 쪽 팔에 의한 굽힘, 벌림, 가쪽회전, 안쪽회전 등

환부 쪽 팔을 건전한 쪽 팔로 잡고 목, 등에 도달하도록 한다. 뒤통수부분, 목에 댄 위치에서는 특히 벌림, 가쪽회전이 강조되므로 효과적이다.

팔꿈치가 충분히 열려서 어깨의 수평 폄이 가급적 완전히 시행되도록 지도하는 것이 필요하다(그림 Ⅲ • K • 37).

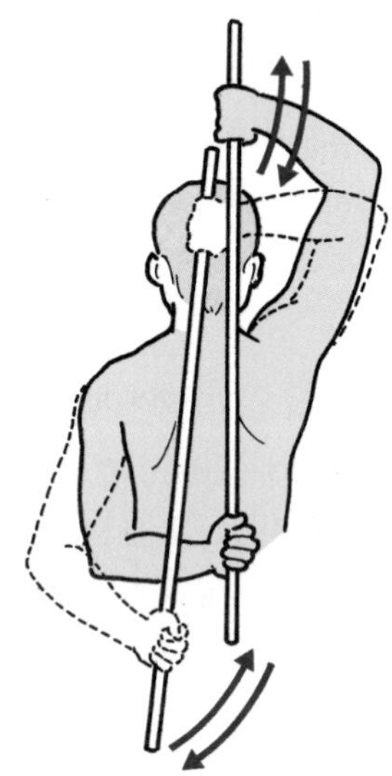

그림 Ⅲ • K • 38 봉운동

봉을 사용하여 각종 어깨의 운동이 가능하다. 그림과 같이 등부분에서 상하로 쥐고 상하로 움직이면 상부의 어깨는 가쪽회전이 강조되고, 하부의 어깨에서는 안쪽회전이 강조된다.

2) 봉운동 (그림 Ⅲ • K • 38)

양손으로 봉을 잡고 양쪽 팔의 올림, 올림 위치에서의 좌우의 운동, 가능하면 올림 위치에서 다시 뒤쪽으로 가져가는 것이 바람직하다. 그러나 노인에서는 어깨만이 아니라 가슴근육, 넓은등근(광배근)이 수축할 기미가 있어 무리인 경우가 많다.

몸 뒤쪽에 수평으로 쥐고 봉을 상하시키면 어깨의 폄, 안쪽회전이 강조된다.

또한 아래위로 잡고 봉을 상하시키면 아래쪽에 있는 팔의 안쪽회전이 심하게 관찰되고 가쪽회전근, 관절주머니 앞부분이 신장된다.

d. 앉은 자세 또는 바로 누운 자세

① 위팔은 몸 쪽에 붙이고 팔꿈치를 90° 굽힘 위치로 유지하여 수동적 · 능동적으로 가쪽회전을 한다.

② 어깨를 90° 벌림 위치, 팔꿈치도 90° 굽힘 위치로 유지하여 수동적 · 능동적으로 가쪽회전을 한다.

[주의]

어깨 벌림 80~110° 에서는 위팔뼈의 큰결절이 봉우리에 근접하여 가시위근은 사이에 끼이는 형태가 되므로 손상을 받기 쉽다. 특히 안쪽회전 위치 그대로 강요하는 경우에는 회전근개(rotator cuff)가 파열을 일으키는 경우가 많다(관절공간 내에 주입된 조영제가 봉우리밑 또는 어깨세모근밑점액낭으로 파열부분을 지나서 이행하는 것에 의해서 진단할 수 있다).

이와 같은 사고를 방지하기 위해서는 어깨 벌림 때에 80° 이상은 가급적 가쪽회전 위치로 하고 큰결절의 부분을 뒤쪽으로 회전시켜 봉우리에 부딪히지 않도록 주의해야 한다.

7 작업치료

관절가동범위 개선, 근력강화, 내구성 증대, 협동성 개선, 보상기능강화 등을 목적으로 한 기능적 작업치료가 시행된다. 실제로는 직물작업에서의 날실(warp threads) 끼우기, 직물작업에서의 테두리 뜨기나 매듭 뜨기, 쇠망치질 작업, 셔플 보드, 사포질 등이 기능의 정도에 따라서 처방된다. 이들에 의해서 의복의 착탈동작, 몸 단정히 하기 동작 등의 일상생활활동이 개선된다.

L 고령자 척수손상의 재활

1 노인에게 많은 만성호흡기질환

뼈인 목뼈는 7개, 등뼈는 12개, 허리뼈는 5개, 엉치뼈는 5개가 유합하여 1개로 되어있다. 신경인 목척수(경수, Cervical spinal cord)는 8개(C1~8 : 뒤통수뼈와 제1목뼈로부터 제1목뼈신경이 나와 있고 제7목뼈와 제1등뼈의 사이로부터 제8목척수가 나와 있기 때문에 뼈인 목뼈는 7개, 신경은 8개가 있다), 가슴척수(Thoracic spinal cord)는 12개(Th 1~12), 허리척수(lumbar spinal cord)은 5개(L1~5), 엉치척수(Sacral spinal cord)도 5개(S1~5로 되어 있다(그림 Ⅲ・L・1).

척수가 손상을 받으면 그 이하의 신경이 마비된다.

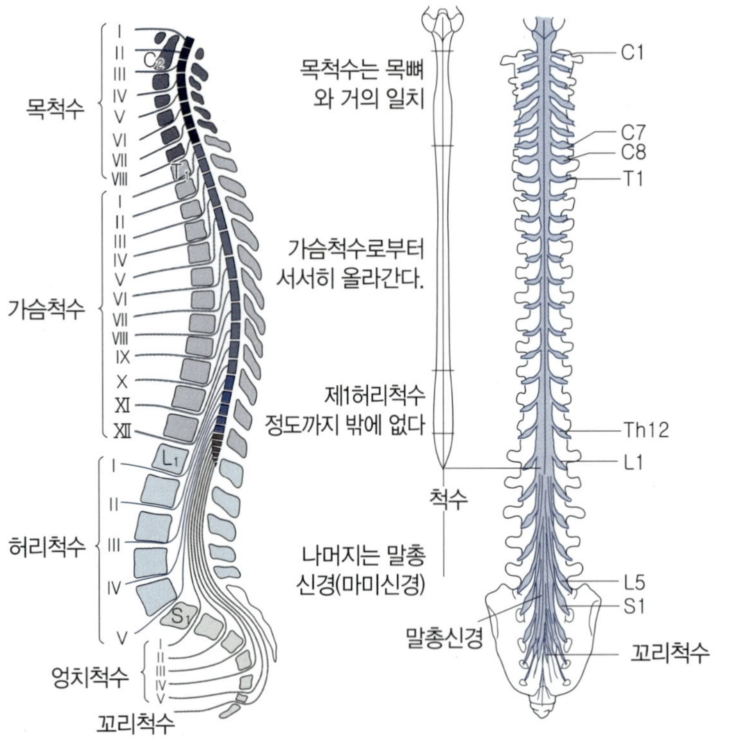

A. 척수신경을 나타내는 측면영상 B. 척수신경절을 나타내는 등쪽면 영상

그림 Ⅲ・L・1 척수의 해부

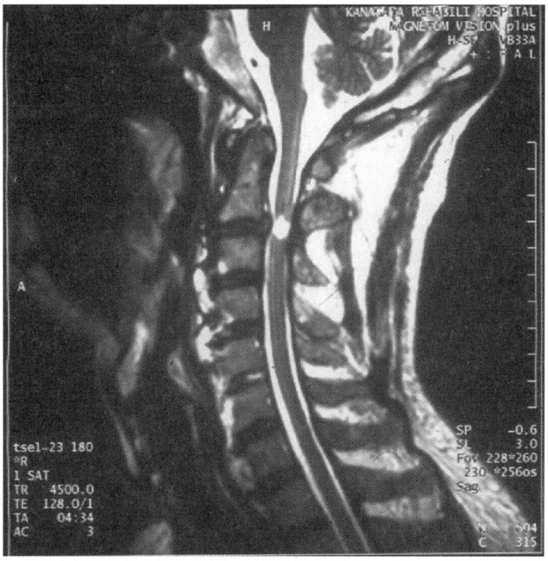

그림 Ⅲ・L・2 굴러 떨어짐 외상에 의한 고위척수손상의 MRI

이 때문에 일어나는 여러 가지의 장애를 치료할 필요가 있다. 또한 목척수 손상에서는 팔의 신경도 손상되기 때문에 양 손발의 마비를 초래하여 사지마비가 되고 가슴척수 이하의 척수손상에서는 양발의 마비를 초래하기 때문에 하반신마비가 된다. 가장 아래의 척수인 엉치척수 손상에서는 운동마비는 일어나지 않지만 방광직장장애나 성기능장애가 일어나며 이 장애는 모든 척수손상에 공통되는 증상이 된다.

2 고령자의 척수손상의 특징

최근에 젊은이의 척수손상이 감소하고 고령자의 척수손상이 증가하고 있다. 부상원인으로서 젊은이는 교통사고가 많지만 고령자는 굴러 떨어짐, 넘어짐이 많은 것이 특징이다(그림 Ⅲ・L・2). 게다가 고령자에서는 목척수 손상의 빈도가 높고 70세 이상에서는 80% 이상이 목척수 손상이다. 척수손상 고위에서는 60세 이상의 척수손상자에서는 고위 목척수의 C1～4가 30%, 하위 목척수의 C5～Th1이 50%, Th2 이하가 20%로 되어있고(목척수 : 가슴허리척수 = 4 : 1), 게다가 뼈 손상이 적다는 것(뼈 손상이 아닌 것 : 뼈 손상 = 3 : 1)도 특징으로 되어있다.

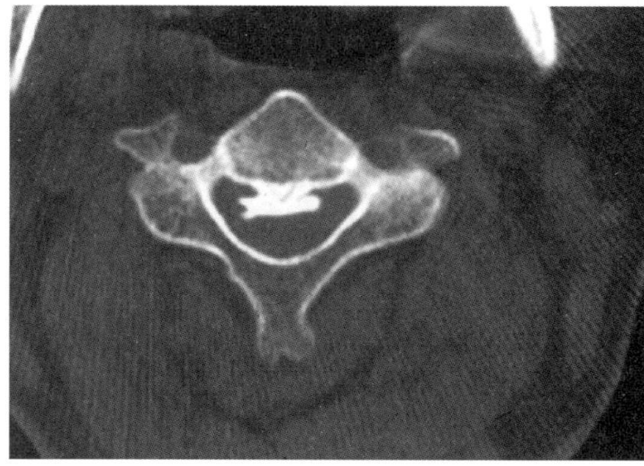

그림 Ⅲ・L・3 뒤세로인대(후종인대) 골화증
척추뼈몸통의 후방에서 인대가 골화하여 있다.

고령자에서는 운동기능이 어느 정도 잔존하는 ASIA(American Spinal Injury Association0 분류에서는 부전마비로 하는 C, D의 비율이 높지만, 대부분은 별로 개선되지 않는다(마비 개선 : 마비 개선 없음 = 3 : 7). 게다가 마비영역이 저린 느낌・통증을 호소하고 빈도가 높은(80% 이상) 것도 특징이라 할 수 있다(재활학회 2007 : 住田).

또한 다른 원인으로서 나이가 듦에 수반하는 척추증(경추증, 요추증 : 뼈의 나이가 듦에 수반하는 변형에 의해서 뒤쪽의 척수가 압박을 받는다)이나 뒤세로인대골화증(척추뼈몸통의 뒤쪽, 척수의 앞쪽에 있는 인대의 골화에 수반하는 신경압박 : 그림 Ⅲ・L・3), 척추원반 탈출증(척추뼈몸통과 척추뼈몸통 사이에 있는 쿠션의 역할을 하는 척추원반의 대부분은 나이가 듦에 따른 변화에 수반하는 뒤쪽으로의 돌출), 척수종양(원발성, 전이성), 척주관협착증, 척수동맥 폐색 등이 있다.

3 급성기의 합병증과 호흡물리치료

a 급성기의 합병증

굴러 떨어짐이나 교통사고 등의 외상 직후에는 머리외상, 혈기흉(hemopneumothorax), 근육 · 골격의 손상, 가슴 · 배 장기손상 등을 수반하는 일이 많고 쇼크 등의 문제를 일으키는 일이 있다.

게다가 척수손상 그 자체에 의해서 호흡장애, 욕창, 관절구축, 배뇨장애, 소화관장애, 순환장애, 심리적 문제 등이 부상 직후부터 문제가 된다.

b 호흡장애

주된 호흡근에는 가로막근육과 갈비사이근육이 있다. 가로막근육은 주로 제4목척수에 지배되기 때문에 제4목척수 이상의 고위목척수 손상에서는 인공호흡기를 장착하게 될 가능성이 높다. 그러나 그 이하일지라도 각 갈비사이근육이 가슴척수 각 수절수준에 지배된다는 것으로부터 가슴척수 이상의 손상에서는 다소의 호흡기 장애를 일으키게 된다. 이 때문에 고위척수손상에서는 호흡물리치료 등이 재활이 필요하게 된다. 이와 같이 호흡 상태는 손상 수준이 예후를 결정하고 본질적으로 흉곽이 확장하지 않는 것에 기인한 구속성 호흡장애이고 환기장애, 감염 등으로 허파 실질의 기질화가 발생하여 차츰 폐색성 장애가 추가되어 혼합성 호흡장애가 된다.

그 병태는 ① 호흡근마비, 흉벽과 복부의 협동운동장애, 가로막의 가동범위 제한, 한숨을 쉴 수 없는 등에 의한 폐포 낮은 환기에 기인한 환기부전, ② 부교감신경 우위에 기인한 기도분비물 증가, ③ 배근육의 근력저하에 의한 기침과 배담 능력의 저하이다.

호흡장애의 회복은 ① 갈비사이근육이나 배근육의 경직출현에 의한 긴장으로 잔기량이 감소하고 이 때문에 가로막의 수축이 효율적으로 된다는 것과, ② 가로막, 호흡보조근의 근력강화에 의한 들숨기능의 개선 등에 의한 것이다.

c 인공호흡기하의 재활

인공호흡기는 ① 하위 목척수 손상 후의 부종이 위로 향하여 호흡상태가 절박한 경우, ② 한쪽 가로막 마비가 있고 피로가 극단적인 경우, ③ 고령자의 사지마비로 호흡기질환의 기왕증이 있는 경우 등에서 필요로 하고 환기부전에 대한 환기보조나 저산소혈증에 대한 고농도 산소투열ㄹ 목적으로 장착된다.

d 호흡물리치료 (respiratory physical therapy)

급성기의 호흡물리치료의 목적과 구체적인 방법은 표 Ⅲ • L • 1, 2와 같다.

표 Ⅲ • L • 1 호흡물리치료의 목적

1. 기도정화
   - 체위배담법(postural drainage)
     목뼈의 허용범위 내에서
   - 흉부에의 두드림과 진동
     흡입 후
   - 기침보조법(assisted cough technique)
     환자의 협력이 필요

순환기계 스트레스 때문에 ECG 모니터가 필요 흡인기 준비 갈비뼈 골절의 가능성(고령자)
2. 폐포 허탈을 방지한다. 흉곽 가동성의 유지 • springing • air shift • bagging
3. 호흡근육 강화 • 복부에 모래주머니를 올려놓는다. 가벼운 부하부터 점증시킨다. • 날숨 때에 기도저항을 가한다. • 머리의 낮은 위치
4. 호흡패턴을 바꾼다. • 깊고 큰 호흡패턴에의 유도 • 호흡근육의 근력과 지구력이 증가할 때까지 지도를 계속한다. • 목 보조근육군의 이완

(大橋 등에 따름)

표 Ⅲ • L • 2 구체적인 호흡물리치료

1. springing • 흉곽의 탄성을 이용하여 가동성을 유지한다. • 날숨 때에 천천히 압박하고, 들숨 때에 급격하게 해제한다.
2. air shift • 허파 하부의 공기를 허파 상부로 이동시킨다. • 심호흡을 시킨 상태에서 복벽, 하부가슴을 압박하여 허파 상부를 부풀린다.
3. bagging • 마스크와 주머니로 허파를 부풀린다.
4. 가로막 근력강화 • 날숨 때에 기도저항을 가하거나 복부의 올림에 저항을 가한다. • 최초는 500g 정도의 모래주머니를 복부에 놓고 심호흡을 시행시킨다. 이어서 부하를 점증시킨다. • 머리의 낮은 위치에서 호흡운동을 시켜도 같은 효과가 있다.
5. 호흡패턴의 변화 • 얕고 빠른 호흡[죽은공간(사강, dead space)의 증대 · 환기부전)에서부터 깊고 천천히하는 호흡으로 약간 길게; 호흡시킨다. • 어깨의 올림에 저항을 가하여 목근육군을 수축시키고 이어서 이완시킨다.

4 만성기의 호흡물리치료

목척수 손상자 만성기의 호흡기 장애의 병태는 ① 구축성 장애, 예비호흡량의 감소에 수반하는 폐활량의 감소, ② 기능적 잔기량의 감소, 폐포 환기량의 감소, ③ 호흡 순응도(compliance)의 저하에 수반하는 가로막 일량의 증가 등이다.

만성기의 호흡물리치료의 신체적인 대상은 흉곽, 기도, 폐, 가로막, 호흡근육, 심폐기능 등이다.

그리고 양호한 기도의 유지나 일상생활에 필요한 호흡법의 획득을 목적으로 ① 체위배담법, ② 호흡물리치료, ③ 호흡훈련(breathing exercise), ④ 기침보조법 등이 이루어진다(표 Ⅲ • L • 3).

고위 목척수 손상에서 인공호흡기 장착관리 하의 환자에게는 ① 호흡기 재활(호흡물리치료, 체위배담법), ② 팔다리관절 가동범위 훈련, ③ 체위잡기(positioning), 압력제거 기법, ④ 앉은 자세 훈련(침대 위, 휠체어 위) 등이 시행된다. 그 다음에 재가에서 인공호흡기를 장착하여 생활하기 위해서는 표 Ⅲ

표 Ⅲ • L • 3 만성기의 호흡물리치료

체위배담법	• 중력을 이용한 담(가래)의 굵은 기관지에의 유도 • 청진, X선 사진으로 담이 괸 위치를 확인 • 허파 구분에 따른 체위 • 급성기에는 목뼈의 안전성에 따른 제한이 있다.
흉벽의 두드림과 진동	• 흉벽에의 물리적 자극으로 담을 이동시킨다. • 피부손상을 방지하는 배려가 필요하다. • 고주파, 저주파, 진동기(vibrator) 등도 사용
기침보조	• IPPB나 분무기(nebulizer)로 담을 객출하기 쉽게 해둔다. • 환자의 기침에 맞춰서 흉곽 하부, 상복부를 머리 쪽으로 압박한다. • 담을 흡인하는 준비가 필요하다.

표 Ⅲ • L • 4 재가인공호흡기관리 HCV : Home Care Ventilation)에의 조건

환자 쪽의 조건
1. 호흡상태가 안정되어 있다.
2. 감염이 없다.
3. 기도가 확보되어 있다.
4. $PaO_2 > 60$ Torr, $PaCO_2 < 40$Torr(FiO_2,: 0.4)
5. 생명에 위험한 심장질환이 없다.
6. 정신적으로 안정하다.
사회적 조건
1. 환자가족의 의욕
2. 환자의 이해, 협력, 교육에 대한 순응도
3. 경제적 측면
4. 지역사회의 원조체제(물적, 경제적)
5. 지역사회의 원조체제(인적 : 가족 이외의 보조자)
6. 의료 측의 지원체제

• L • 4에 나타낸 조건을 가미하면서 진행시켜야 한다.

5 신체적 재활

목척수 손상에서는 탈구골절이 없으면 목척수의 부종 등이 소실하는 3주간에서 기능훈련을 시작할 수 있다. 프로그램의 내용은 부상에서부터의 시기(① 급성 와상기, ② 아급성기 : 골절치료 종료 후, 앉은 자세가 가능하지만 아직 어떻게 움직이면 좋을지 모르는 시기, ③ 사회복귀 준비기)나 장애 높이에 따라서 다르다.

작업치료도 부상에서부터의 시기에 맞추고 침대 와상기에는 의학적 관리가 우선하고 기능획득에는 ADL의 획득을 중심으로 하며 사회복귀기에는 사회생활에 적응시켜가는 프로그램으로 한다. 그러나 침대 와상기에도 ROM 유지연습(어깨의 양호한 자세 · 부종의 예방 등), 너스 콜의 연구, 심리적지지, 호흡훈련 등의 2차적 장애예방을 위한 프로그램을 시행한다.

6 척수손상 높이와 도달수준

일반적으로 척수손상은 조기부터 기능예후 예측이 용이하고 획득능력은 잔존기능의 크기 에 좌우된다. 팔의 기능평가에는 Zancolli의 분류를 사용하는 경우가 많다(표 Ⅲ • L • 5). 척수손상 높이별의 예후예측으로서는 대략 표 Ⅲ • L • 6과 같이 생각된다. 그러나 고령자에서는 손상 전부터 근력저하나 가동범위의 저하 등을 수반하는 경우가 많아 목표로 하는 수준에 도달하는 것이 곤란한 경우가 많다.

이동능력의 도달목표로서 손상 높이 이상이 근력이 충분한 경우에서도 사지마비에서는 위팔세갈래근, 하반신마비에서는 넙다리네갈래근의 기능에서 목표가 크게 다르다. 예컨대 사지마비에서 위팔세갈래근이 잔존하여 있으면 휠체어를 사용하여 ADL의 대부분이 자립하지만, 남아있지 않다면 자조구, 복지기기를 사용한 생활이 된다. 한편, 하반신마비에서 넙다리네갈래근 기능이 남아있지 않으면 휠체어 사용으로 완전 ADL 자립이 되는 경우가 많다. 또한 ADL에서의 배설동작의 하의의 착탈은 Zancolli 분류의C6B Ⅱ(2-B-Ⅱ)에서 이 수준이 잔존하여 있지 않으면 바지 · 양말은 실용화할 수 없다. 게다가 배설은 C4/C5 이상에서는 침대 위가 되고 C6에서 세로로 긴 변기좌석을 가진 목척수 손상용 변기를 앞쪽 이동 접근으로 변기를 사용할 수 있고 C7이하에서는 난간이 부착된 통상의 변기를 사용할 수 있다. 이들 능력의

표 Ⅲ • L • 5 Zancolli의 분류

레벨	주요 근육		분류
C2, 3	목빗근(흉쇄유돌근), 가로막근육		
C4	목 굽힘근 · 폄근, 등세모근 상부		
C5	두갈래근, 뒤침근(회외근), 어깨세모근 앞부분 · 중간부분		1–A
	등세모근 중간부분 · 아래부분, 마름모근, 어깨안쪽회전근, 위팔노근		1–B
C6	노쪽손목근육군	충분하지만 약한 수축	2–A
		강한 수축	2–B–Ⅰ
	앞톱니근(전거근), 엎침근군(회내근군), 큰가슴근(대흉근)		2–B–Ⅱ
C7	넓은등근, 어깨세모근, 노쪼손목굽힘근(요측수근굴근)		2–B–Ⅲ
	손가락 · 엄지손가락의 벌림근군 자쪽손목굽힘근 자쪽손목폄근	자쪽손가락의 폄	3–A
		노쪽손가락의 폄	3–B
		엄지손가락 폄, 자쪽손가락 굽힘	4–A
		노쪽손가락 굽힘, 엄지손가락 굽힘	4–B–Ⅰ
		얕은손가락 굽힘근	4–B–Ⅱ
C8–Th1	손가락 · 엄지손가락의 고유근육군		

표 Ⅲ • L • 6 척수손상 수준과 ADL

C–4 손상	턱 조절 전동휠체어, 인공호흡기, 환경제어장치 : 완전보조 : 어깨를 웅크리는 동작 가능
C–5 손상	어깨의 약한 움직임, 팔꿈치의 약한 굽힘 가능, 놉(knob)(미끄럼 방지 손잡이 테) 부착 휠체어
C–6 손상	보통형 휠체어 조작가능, 힘줄고정(tenodesis) · 부목(splint), 팔꿈치 폄 lock에 의한 일어나기(할 수 없는 경우가 많고 천장에서부터의 끈이나 보조가 필요하게 된다)
C–7 손상	자동차의 운전이 가능(회전장치 부착 핸들)
C–8 손상	보통형 휠체어를 독자적으로 자동차에 적재 가능(적재장치의 이용이 많다)
Th6 손상	이 수준 이하에서 기립성저혈압이 일어나지 않는다.
Th10~12 손상	장하지장구를 사용하여 몸통을 비틀다, 동작에서 보행 가능, 팔을 크게 흔드는 보행(그러나 대부분은 도달할 수 없어 휠체어 수준이 된다)
L3~4 손상	단하지장구 보행
S1 이하	방광직장장애 · 성기능장애

획득에 영향을 주는 요소로서 고령자는 물론 근력저하나 부상 전의 운동능력이 낮고 게다가 척수손상 높이가 높거나 합병증도 많고 도달목표에 도달할 수 없는 경우가 많다.

7 물리치료

척수손상에서의 물리치료이 목적과 획득해야 할 기능에는,

① 잔존근력의 강화
- 중력에 대해서 손발이 위로 올라가는 것
- 마찰에 대해서 저항할 수 있는 힘이 있는 것
- 몸을 조종할 수 있을 정도의 근력을 붙이는 것

② 운동지구력의 강화 : 스태미나를 붙인다.
③ 기술(정교성)이 양성 : 외상 전이 이미지와 다르므로 기술로서 몸에 익힌다.
④ 균형의 양성 : 상반신의 위치가 바뀌어도 균형이 무너지지 않도록 한다.
⑤ 운동감각 양성 : 균형이 바뀐 신체의 감각을 파악하도록 한다.
⑥ 문제해결능력 양성 : 타인과 다르므로 자기가 해결해가는 능력을 양성한다.

등이 있다.

구체적으로 관절구축은 ADL에 주는 영향이 크고 C5의 팔꿈치 굽힘구축 등 마비손상 높이에 따라서 고유의 구축이 있으나, 감각장애가 관찰되는 관절의 관절가동범위 연습(ROM 연습)은 온화하게 시행할 필요가 있다. ADL이나 장구장착에 필요한 관절가동범위는 표 Ⅲ • L • 7과 같다.

또한 목척수 손상에서는 앉은 자세는 균형이 나빠지므로 뒤넙다리근은 펼 수 없고 허리는 100～110° 정도에 그쳐야 한다고 구미에서는 일컬어지고 있다. 그러나 일본에서는 다리를 길게 뻗고 편안히 앉은 자세가 되는 일이 있어 양말을 신을 때에는 부드러운 편이 좋으므로 스트레칭을 하고 있다.

초기의 연습으로서 기립성저혈압의 예방과 연습을 포함하여 경사면대(tilt table)의 연습이 발병 후 몇 주일에서 시행된다. 이어서 몸 구르기 연습(roll over), 체위변환, 일어나기 동작, 앉은 자세 균형연습으로 진행시킨다. 팔의 근력강화와 이동 동작의 획득, 욕창 예방 등을 위해 팔굽혀펴기(push up) 연습을 시행한다. 팔굽혀펴기는 손상 높이에 따라서 볼기 부분이 올라가는 방법이 다르고 손상 높이가 높을수록 올라가지 않는다.

표 Ⅲ • L • 7 사지마비 환자의 장구치료에 필요한 관절가동범위

관절	운동	범위
어깨관절	굽힘 · 벌림	0~90°
	안쪽회전 · 가쪽회전	60~0~45°
팔꿉관절	폄 · 굽힘	−15~135°
아래팔	엎침 · 뒤침	60~60°
손목관절	굽힘 · 폄	50~50°
손가락	가능한 한 정상 가동범위	
엉덩관절	굽힘	0~90°
무릎관절	굽힘	0~90°

게다가 휠체어-침대 사이의 옮겨타기 동작, 하반신마비에서는 선 자세 균형연습, 보행연습으로 진행시키지만, 장하지장구 장착으로 선 자세가 가까스로 가능한 L2 수준 이상에서는 보행 시의 에너지 소비도 현저하고 보행이 실용성은 부족하다.

8 작업치료

작업치료도 잔존 신경기능이고 예후의 예측은 거의 가능하다.

잔존근육과 관절운동의 주된 것을 표 Ⅲ • L • 8에 나타냈다. 또한 기능수준과 팔의 장구 · 자조구에 대해서도 표 Ⅲ • L • 9에 나타냈다. 이들의 기능에 따르는 실용적인 작업치료를 전개할 필요가 있다. 게다가 최근의 컴퓨터 제어기술의 발전에 수반하여 여러 가지 기계를 용이하게 조절할 수 있게 되었다. 복지기기 등에 대한 정보를 많이 받아들여 환자에게 적합한 기기를 도입함으로써 QOL이 향상한다고 생각한다.

자동차의 이용에 관해서도 다양한 자동차의 연구가 있고 휠체어 그대로 승차할 수 있거나 적재의 간소화가 이우러진 것이 다수 있다.

표 Ⅲ•L•8 잔존근육과 관절운동

레벨	잔존근육	관절운동
C4	등세모근	어깨뼈의 올림 · 모음
	어깨올림근	어깨뼈의 올림
C5	어깨세모근 위팔갈래근 위팔노근	어깨 굽힘 · 벌림 팔꿈치 굽힘 · 아래팔 뒤침 팔꿈치 굽힘(엎침 위치)
C6	노쪽손목폄근	손목관절의 폄
	원엎침근	아래팔의 엎침
C7	위팔세갈래근	팔꿈치의 폄
	노쪽손목굽힘근	손목관절의 굽힘
C8	얕은 · 깊은손가락굽힘근	손가락의 굽힘
	긴엄지폄근	엄지손가락의 폄

표 Ⅲ•L•9 기능수준과 팔의 장구 · 자조구

레벨	팔의 장구	자조구
C4	외력 구동식 파지장구 (매킨벤의 인공근육)와 BFO 또는 sling	턱 조절식 전동휠체어 음성제어부착 리모컨
C5	BFO 또는 sling FES (기능적 전기자극) 라체트 스플린트	ECS(환경제어장치) cuff부착 손목관절 등쪽굽 힘장구
C6	손목관절 구동 파지장구	
C7	짧은 대립 부목 용수철 부착 손가락 장구	만능 커프 만능 커프
C8	적응 없음	적응 없음

9 자율신경기능장애

자율신경은 교감신경이 가슴 척수절 이하에서부터 척수절을 따르고 부교감신경은 눈돌림신경(동안신경) · 삼차신경 · 얼굴신경(안면신경) · 혀인두신경(설인신경 · 미주신경의 각 뇌신경과 제2~4 엉치 척수로부터 나와 있고, 척수손상에서는 엉치척수의 신경의 손상이 반드시 발생한다. 이들의 신경은 생체의 항상성을 유지하는 혈압, 심장, 소화관, 배뇨 · 배변, 체온 등의 기능을 지배하고 있다. 척수손상에서 문제가 되는 것은 기립성저혈압, 자율신경 과다긴장반사, 배뇨 · 배변장애, 체온조절장애 등이다.

a 기립성저혈압

현관의 수축은 교감신경 지배이고 그 손상으로 일어나는 기립성저혈압은 하반신의 혈관의 수축이 관찰되는 수준인 제6가슴척수절이 잔존하여 있으면 일어나기 어렵다. 일어나는 경우의 연습으로서 ① 경사면대 등에 의한 기립훈련, ② 탄성 스타킹이나 복대 등을 착용하는, ③ 만일 일어난 경우에는 신체를 옆으로 넘어뜨려 고치는 등의 방법이 있다.

b 자율신경 과다긴장반사

이 반사는 방광이나 직장의 확장에 의해서 일어나는 일이 많고 발작성고혈압, 발한, 서맥 등의 증상이 출현한다.

① 원인
- 방광의 과다긴장(배뇨곤란 · 요폐)
- 직장의 과다신장(급격한 관장 · 만성변비)
- 도뇨 조작, 내시경적 조작
- 욕창으로부터의 자극
- 백선증(dermatophytosis) 등의 피부자극

② 증상
- 발작성고혈압
- 발한
- 두통 · 머리가 무거운 느낌
- 서맥
- 피부의 홍조
- 소름이 끼치는 현상
- 가슴속 고민
- 오심 · 구토
- 전신권태감 등

자율신경과다반사가 가장 많은 원인은 방광의 충만이고 현저한 혈압의 상승과 서맥 등의 증상을 나타낸다. 그 때에는 우선 도뇨를 하는 것이 긴요하다. 처치가 늦어지면 뇌내 출혈 등을 일으키는 일이 있어 주의가 필요하다.

따라서 연습 등으로 혈압이 올라가면 우선 자율신경 과다긴장반사를 생각하여 도뇨를 시행한다. 혈압이 내려가면 기립성저혈압을 생각하여 몸을 옆으로 하여 발을 올리도록 하면 좋다.

c 체온조절장애

신체로부터의 열의 방산은 방사열(60%), 복사열(22%), 공기에의 전도(15%), 물건에의 직접 전파(3%)로 되어있다. 척수손상에서는 자율신경장애 때문에 손상부위 이하에서는 발한에 의한 조절을 할 수 없다는 것과 근육의 마비 때문에 열이 근육에서 생성되지 않는 것에 의한 장애가 있다. 이 때문에 (여름의) 기온이 높을 때에는 열이 울체되어 높은 체온으로, (겨울의) 기온이 낮을 때는 열 생산의 감소 등 때문에 저체온이 된다.

10 배뇨 · 배변관리

a 배뇨관리

발병초기부터 요폐에 대한 처치, 요로의 무균관리, 배뇨연습 등이 필요하게 된다.

① 정상적 축뇨

- 방광에 요가 괴면 자극(요의)이 뇌줄기부분에서부터 대뇌겉질에 있는 배뇨중추로 전달된다(초발 요의 150㎖)
- 배뇨의 조건 · 태세가 갖춰질 때까지 대뇌겉질로부터의 명령(억제)으로 배뇨반사를 억제한다(충분히 참을 수 있다).
- 요실금은 없다.

② 정상적 배뇨

- 배뇨의 의사가 작동하면(조건 · 태세가 갖춰지면) 대뇌겉질로부터의 억제가 제거되고 뇌줄기부분의 배뇨중추로부터의 명령으로 단숨에 방광의 출구 · 요도의 주위의 근육(조임근)이 이완하여 방광이 수축하여 배뇨가 시작된다.
- 배뇨가 시작되면 특별한 노력을 필요로 하지 않는다.
- 20~30초 이내에 방광 내의 요를 모두 배뇨할 수 있다.
- 잔뇨는 없다.

척수손상은 축뇨, 배뇨의 각각에 장애를 초래한다. 이 때문에 축뇨장애에서는 요실금이 항상 일어난다는 것으로부터 외출 등 장소나 시간의 제한을 받고 QOL의 장애로 연결된다. 또한 배뇨장애는 노폐물을 배출할 수 없다는 것으로부터 요독증→신부전→죽음으로 연결되는 장애가 된다(그림 Ⅲ • L • 4).

정상적 방광은 골반신경계에 지배되고 배뇨근과 조임근의 협동관계를 유지하며 콩팥을 위해 저압환경을 유지하고 있다. 따라서 소변의 누출이 없이 축뇨하여 남기지 않고 배뇨할 수 있는 것이다.

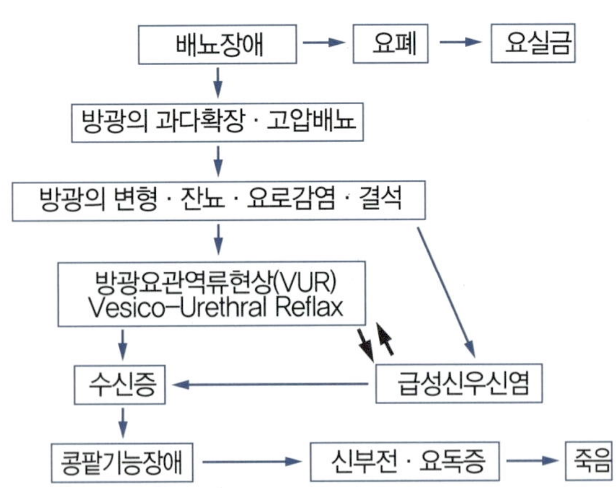

그림 Ⅲ • L • 4 척수손상자의 배뇨장애와 합병증

b 요로관리법

척수손상에서의 요로관리의 원칙은 ① 콩팥기능의 보전, ② 요로감염의 예방, ③ 정상적 요로에서부터의 배뇨의 확보의 세 가지이다.

배뇨관리의 방법에는 유치 카테터, 무균적 간헐도뇨법, 방광루 등이 있다.

1 유치 카테터

유치 카테터는 요로감염의 발생률이 높고 카테터에 의한 이물반응도 일어나기 쉽다. 이 때문에 정기적인 X선 검사를 포함하여카테터 관리를 철저하게 하여야 하고 초기라도 별로 바람직한 것은 아니다.

2 배뇨훈련

배뇨훈련에서는 방광이 요의 충만의 인지가 중요하고 두덩뼈(치골)의 위에서부터 뒤 아래쪽으로 천천히 눌러가는 수압에 의한 복압배뇨 등을 지도한다. 반사방광도 이요할 수는 있다. 그러나 배뇨훈련을 시행하면 나오기 쉬워지지만 새기 쉬워지기도 하게 되므로 한계의 판단은 늦지 않고 할 필요가 있다.

3 무균적 간헐도뇨

자기가 시행하는 방법과 보조로 시행하는 방법이 있다. 이 방법은 일시적 · 영구적 배뇨법으로서 저압 · 완전배뇨가 가능하고 요실금 대책으로서 우수하여 QOL에 공헌할 수 있는 것이다.

표 Ⅲ • L • 10 배뇨유도법과 요로감염증

무균적 간헐도뇨(남성)	19.8%
무균적 간헐도뇨(여성)	33.7%
방광루	29.7%
유치 카테터	48.2%
최초부터의 배뇨 가능	7.0%

배뇨유도법과 요로감염률의 비율은 표 Ⅲ • L • 10과 같고 무균적 간헐도뇨법이 우수하다는 것을 알 수 있다.

c 척수손상에 관찰되는 요로합병증

척수손상에 수반하는 요로합병증에는 ① 경직위축방광, ② 요도감염, ③ 방광요관 역류현상(VUR), ④ 요로결석, ⑤ 요도게실, ⑥ 요도피부루, ⑦ 요실금, ⑧ 자율신경 과다긴장반사 등이 있다.

그 중, 방광요관 역류현상은 콩팥깔때기(신우)에의 역행성 감염과 요관 · 콩팥깔때기에의 고압요의 역행에 의해서 발열이나 물콩팥증(수신증, hydronephrosis), 물뇨관증(수뇨관증, hydroureter) 등을 일으키고 게다가 급성 콩팥염이나 전립샘염, 부고환염 등도 합병하는 일이 있다. 콩팥기능장애를 초래하면 콩팥기능상실(신부전)으로 연결되고 생명예후에도 영향을 준다는 것으로부터 요로관리의 목적은 콩팥기능의 보전이 가장 크다.

d 배변관리

척수손상에서는 부교감신경의 마비로부터 통상 변비가 되는 일이 많지만 개중에는 실금이 항상 일어나기 때문에 외출할 수 없는 등의 QOL의 문제를 일으키는 일도 있다.

대부분의 척수손상자는 변비경향이기 때문에 자율신경 과다긴장반사가 일어나지 않는 범위에서 배변시간을 정하여 설사약, 좌약, 관장 등을 사용하여 조절하도록 한다. 상시 항문이 열려 변이 나와 버리는 것 같은 사람에서는 탐폰(tampon) 등의 기재가 있고 사용하면 좋다.

M 고령 절단자의 재활

1 절단부위와 의지의 명칭

절단부위에 따라서 그림 Ⅲ・M・1, 2와 같은 명칭과 대응하는 의수・의족이 있다.

2 다리절단

a 원인

이전에는 교통사고 외상이 많았으나 최근에서는 순환장애에 의한 것이 절반 이상을 차지하며 폐색성동맥경화증(ASO)이나 당뇨병에 의한 순환장애가 다리 절단원인의 60~70%를 차지하고 연령은 60세 이상이 대부분이며 절단은 고령자의 장애로 되어있다. 이 경향은 홍콩(1995~1997년 조사 : 순환장애 63.6%, 평균연령 74.1세), 대만(1997년의 조사 : 순환장애 72%), 한국(1950년대 : 외상 85.9%, 순환장애 10% 미만 → 1990년대 : 외상 58.3%, 순환장애 23.5%)에서도 마찬가지이다. 구미에서는 고령인구에서의 절단원인의 90%는 말초순환장애로 되어 있다. 일본의 장래의 고령화를 생각하면 2050년에는 65세 이상의 인구가 전체인구의 30%를 차지한 경우, 85% 이상이 말초순환장애가 될 가능성이 있다.

b 다리 절단자의 보행획득률

고령절단자의 의족보행 획득률은 종아리 절단이 70~80%에 대해서 넓적다리 절단이 50%이고 넓적다리 절단은 종아리 절단보다 성공률이 상당히 낮아져 있다. 보행에 필요한 에너지가 종아리 절단에서는 각별히 적기 때문에 가능한 한 종아리 절단으로 하는 것이 중요하다. 이들의 기능 예후에 영향을 주는 인자로서 고령자의 체력, 한쪽다리 기립능력, $\dot{V}O_{2max}$, 합병증이 있다. 고령자의 넓적다리 절단자의 실용의족보행 획득에 관한 예후예측에서의 저해인자로서 ① 치매, ② 중증의 신경내과질환, ③ 울혈성 심부전, ④ 폐색성폐질환, ⑤ 고도의 엉덩관절 굽힘구축 등이 있다. 구체적인 의족보행의 이동능력 평가에는 Narang의 기능분류(표 Ⅲ・M・1)를 사용하면 분류하기 쉽다.

표 Ⅲ・M・1 의족보행의 이동능력 평가 : Narang의 기능분류(Pohjolainen의 변법)

I	의족보행 자립, 지팡이 없음
II	옥내 의족보행, 옥외 지팡이, 한쪽목발
III	옥내 의족보행, 옥외 양쪽목발, 때로는 휠체어
IV	옥내 의족과 목발 또는 보행기, 옥외 휠체어
V	옥내 단거리 의족보행, 대부분은 휠체어
VI	의족 없음, 보행보조구로 보행
VII	보행불능, 휠체어 이동

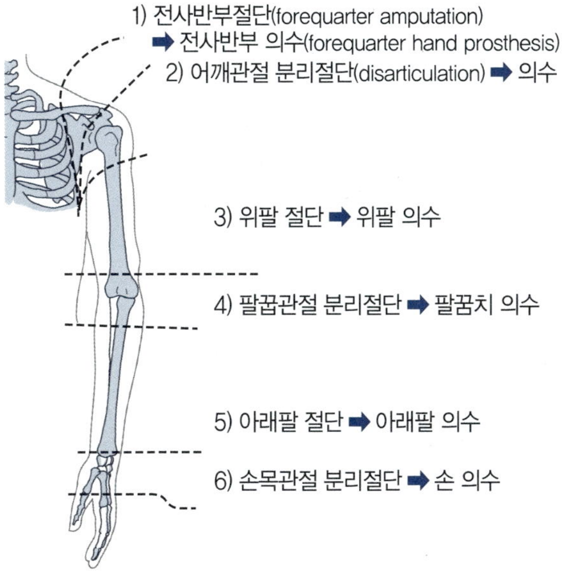

그림 Ⅲ • M • 1 팔의 절단부위와 의수의 명칭

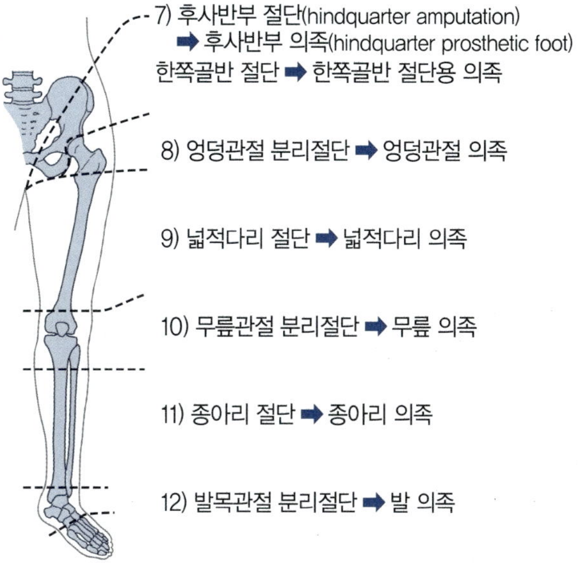

그림 Ⅲ • M • 2 다리의 절단부위와 의족의 명칭

절단 끝의 드레싱(dressing)에 대해서도 1993년에는 73%의 환자가 rigid dressing이었으나 2001년에는 67%의 환자가 soft dressing으로 되어있다. 이것은 rigid dressing이 의사의 경험이 중요시되어 전문병원 이외에서는 시행이 곤란하다는 등, 오늘날 soft dressing은 수술 후 절단 끝 케어이 주요 선택지로 되어있다.

c 고령자의 의족처방

1 실용보행 획득을 기대할 수 없는 경우

① 합병증 : 치매, 중증의 신경내과질환, 울혈성심부전, 폐색성폐질환, 고도의 엉덩관절 굽힘구축

② 심장질환 : NYHA Ⅲ(BMP > 200 pg/ml), 심장초음파검사로 구출분획률(EF : ejection fraction) < 50%

③ 장기요양형 병상이나 시설의 이용자 등이 있다.

2 고령 넓적다리 의족 처방

① 종아리 의족에서는 장착의 용이성으로부터 PTB 쪽이 TSB에 비하여 많다.

② 넓적다리 의족에서는 삽입형이고 고정무릎, 단일축족, 장식용의 것이 많아져 있다.

③ 넓적다리 의족의 무릎은 회전기능을 가진 턴테이블을 사용하면 책상다리나 정좌 등 한국식 생활에도 지장이 적다(그림 Ⅲ • M • 3).

d 고령 절단자의 경과

절단자는 고령이기 때문에 다른 합병질환이나 넘어짐 등의 사고 그리고 나이가 듦에 따른 근력저하 등으로 기능저하를 초래하고 의족의 적응이 되지 않는 경우가 나타난다. 그 경우에는 의족에 연연하지 않고 다른 이동방법으로 전환하거나 의족의 적응이 있었다 해도 의족의 변경을 하는 편이 좋은 경우가 많다.

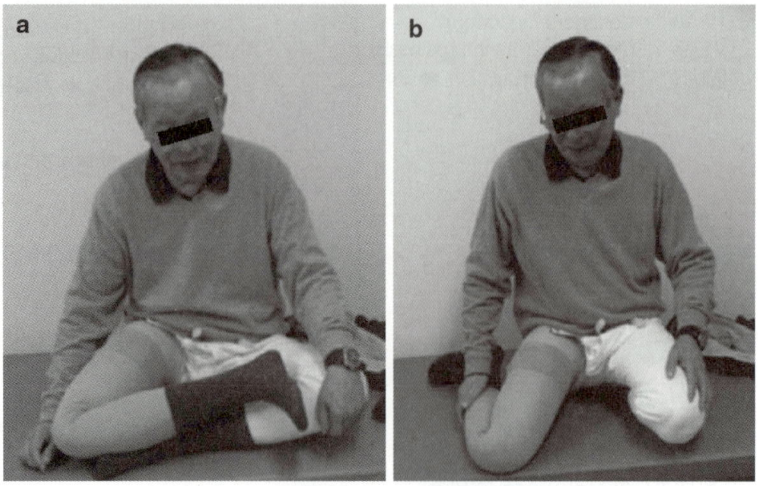

그림 Ⅲ・M・3 턴테이블(turntable)을 사용한 넓적다리의족 환자의 책상다리(a)와 정좌(b)

절단자의 고령화에 따른 기능저하에 대한 대응으로서의 의족의 변경은 ① 외피구조나 골격구조에 구애되지 않는 형식변경이나 경량화, ② lock식 이음매・넓적다리 코르셋 등에 의한 입각기(stance phase)의 안정성 확보, ③ 소켓 형상을 완전접촉식에서부터 삽입식으로, 현수장치를 강화・추가하는 등으로 장착을 용이하게 하는 것, ④ 나이가 듦에 따른 근력저하 등의 변화에 맞춘 기능에의 변경, 등을 고려해야 한다.

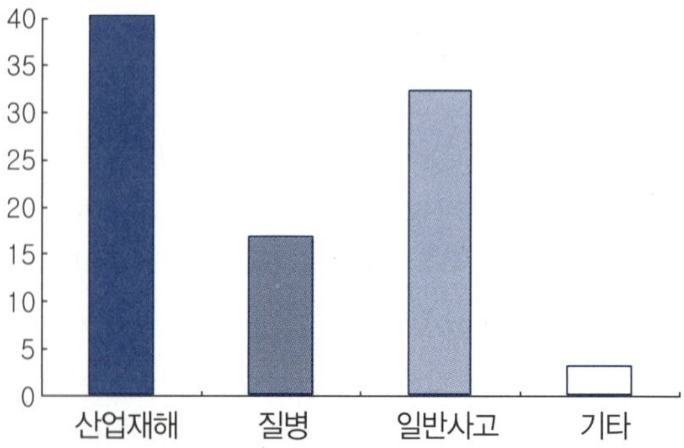

그림 Ⅲ・M・4 팔 절단의 절단원인

3 팔의 절단

a 원인

팡 절단의 원인은 다리의 혈관원성의 절단에 비하여 취업연대에 일어난 산업재해 등에 의한 절단이 많으며 고령자가 되어서부터는 악성종양 등에 의한 것이 증가하고 있는 것도 특징이다(그림 Ⅲ・M・4).

의수에는 일상생활에 사용하는 상용의수와 일 등에 사용하는 작업의수가 있다. 또한 상용의수에는 움직이는 능동의수나 전동의수와 외관을 중요시한 움직이지 않는 장식용 의수로 나뉘고 있다. 고령자의 팔 절단의 재활은 섬세한 기술이 필요한 일이 적어 한쪽의 팔이 남아있으면 많은 ADL을 해낼 수 있다는 것으로부터 의수훈련에 시간을 소비하는 일이 없이 외관을 만족하는 장식용 의수를 처방하는 경우가 많아져 있다. 능동의수가 필요한 경우에는 양팔 절단

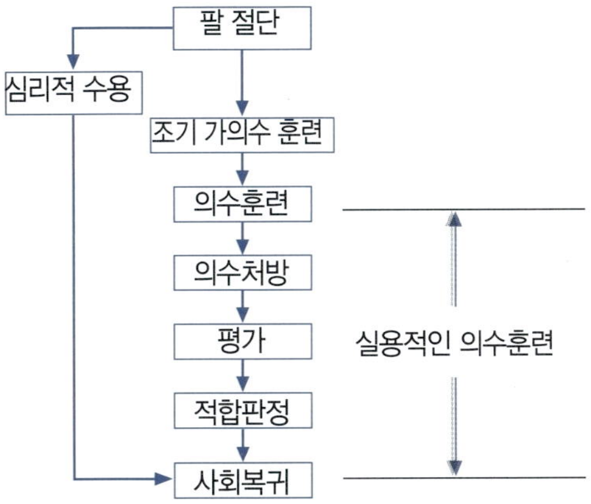

그림 Ⅲ • M • 5 팔 절단의 재활

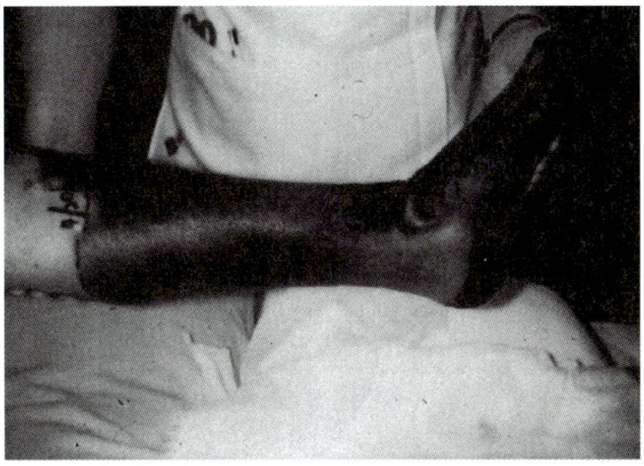

그림 Ⅲ • M • 6 다리의 괴저
종아리 상부에 혈류의 유무에 의한 명확한 경계선이 보인다.

등에서 돌란스 훅 등이 사용되는 경우도 있다. 그러나 많은 경우, 근력이나 어깨 주위의 가동범위의 문제로 사용하기 힘들어 처방까지는 이르지 않는 경우가 많다. 향후, 의수의 기술의 진보에 따라 다대한 훈련기술을 필요로 하지 않는 고령자에 대한 전동 의수의 활용성은 높다고 생각한다.

혈관성 질환이 적은 팔의 절단에서는 조기 가의수 훈련 등이 많은 경우 가능하고 그 후의 실용적인 의수 훈련 등으로 연결할 수 있는 것도 가능하다(그림 Ⅲ • M • 5).

4 절단이 일어나는 주된 말초혈관성 질환

a 동맥경화성폐색증 (artrioscleosis obliterans[ASO])

1 동맥폐색에 대해서

동맥경화(뮌케베르크 경화, 죽상경화)에 의해서 혈류가 장애된 상태에서 일어나는 다양한 허혈성 증후의 총칭이다.

복부대동맥, 엉덩동맥(장골동맥), 빗장밑동맥(쇄골하동맥), 팔다리 주간동맥 등에 동맥경화성의 내막의 섬유 증식, 지질 침착 및 석회 침착이 일어나고 동맥내강의 폐색기전에 의해서 팔다리 혈류장애가 일어난 것을 동맥경화성폐색증(ASO)이라 하고 고령자에 관찰되는 것은 대부분은 이것에 속한다. 엉덩동맥의 폐색에 의한 것이 가장 많지만 복부대동맥 하부에서부터 엉덩동맥, 또한 오금동맥(슬와동맥)에서부터 종아리, 발에 걸쳐서 폐색이 관찰되는 일도 있다. 팔은 일반적으로 침해되지 않지만, 빗장밑동맥의 폐색이 관찰되는 경우도 있다. 폐색되면 그것보다 말초에 혈액이 흐르지 않게 되고 초기에는 통증, 차츰 색조의 변화도 수반하여 괴저가 된다(그림 Ⅲ • M • 6). 폐색부위와 곁혈류의 진단에는 MRA가 유용하다(그림 Ⅲ • M • 7).

이 질환은 말초혈관장애의 개선과 발 궤양의 치료가 중심이 되지만 동맥경화성 위험인자라 하는 "생활습관병"에 대한 대책이나, 동시에 합병할 수 있는 전신성동맥경화성 질환(뇌혈관장애, 심근경색 등)의 대책을 잊어서는 안 된다. 말초순환장애의 치료법은

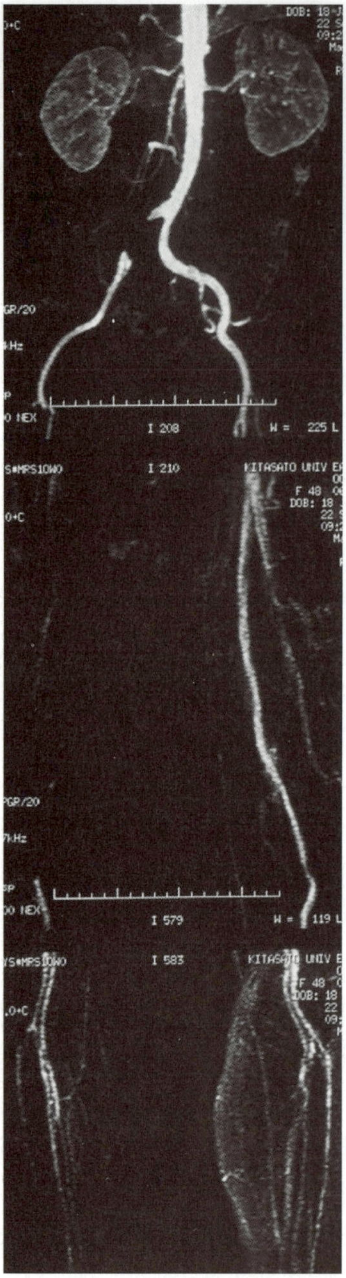

그림 Ⅲ・M・7 동맥경화성폐색증의 MRA
오른쪽 엉덩동맥, 오른쪽 넙다리동맥 등에 폐색이 관찰된다.

① 물리치료・생활지도, ② 약물치료, ③ 혈류재건술 등으로 대별된다.

종전에 폐색성동맥경화증의 치료의 기본적인 사고방법은 가능한 한 완전한 혈류재건을 지향하는 것이었다. 그러나 피부경유 혈관성형술(PTA)이나 수술의 적응이 되지 않는 경우, 또한 환자가 거기까지 희망하지 않는 경우에는 운동치료는 효과적인 치료수단의 하나가 된다[1].

그 요점으로서 다음의 것을 열거할 수 있다.

① 중증정도를 객관적으로 확정한다.
② 원인이 되는 동맥병변의 중증정도 및 전신성의 위험인자를 파악한다.
③ 물리치료 프로그램과 실시 상의 리스크에 대해서 검토한다.
④ 물리치료 계속효과 및 계속불가 인자를 객관적으로 판정한다.

ASO의 문진

요점

① 걷고 있을 때에 발의 근육이 뻣뻣해지거나 아파지는가?
② 걷고 있을 때에 장딴지가 아픈가?
③ 선 채로라도 쉬면 통증이 진정되는가?
④ 휴식하고 걸으면 또 같은 정도의 거리를 걸을 수 있는가?
⑤ 자고 있을 때에 경련을 하거나 저린가?

다른 질환과의 감별

① 척주관협착증
원래 요통이 있다.
휴식을 취해고 서서히 계속해서 걷는 거리가 짧아진다.
웅크리면 증상이 제거되어 자전거에서는 증상이 없다.
② 당뇨병성신경장애
맥박은 만져진다.
지각장애가 있다.
③ 정맥질환
발의 올림 등, 울체의 경감으로 증상이 개선된다.

표 Ⅲ • M • 2 혈관성간헐성 파행과 신경성간헐성 파행의 감별

혈관성간헐성 파행	신경성간헐성 파행
① 뇌경색이나 심근경색 등 다른 혈관성 질환을 합병하고 있는 경우가 많다. ② 예후는 불량하다. ③ 다리의 동맥폐색 때문에 다리의 근육에 허혈이 일어난다. ④ 선 자세에서는 다리통증은 출현하지 않고 자세의 변화는 통증에 관계가 없다. ⑤ 통증으로 보행을 할 수 없다. ⑥ 발등의 동맥 등의 박동의 소실 내지 약화	① 척수성, 말총성, 말초의 신경뿌리성이 있어 신경을 따르는 증상이 있다. ② 남성에서는 허리부위 척주관협착[lumbar spinal canal stenosis(LSCS)]에 수반하는 신경뿌리성 통증이 많고, 여성은 허리뼈 전위증을 수반하는 일이 많으므로 말총성이 많다. ③ 신경조직에 대한 기계적 압박에 수반하는 신경의 영양부전이라 생각되고 있다. ④ LSCS의 특징 a 선 자세가 되는 것만으로 다리의 통증이 유발된다. b 앞굽힘 자세만으로 다리통증이 완화된다. c 걸음에 따라 통증의 범위가 확대된다. ⑤ 통증이나 저림 때문에 충분히 걸을 수 없다.

2 말초순환장애의 증상

고령자에게 일어나기 쉬운 국소적인 기질적 순환장애증상으로서 다음과 같은 것이 있다.

1. 간헐성 파행(intermittent claudication) (표 Ⅲ · M · 2, 그림 Ⅲ · M · 8)
2. 맥박의 소실 또는 미약화
3. 피부색채의 이상(창백, 청색증 등. 특히 손발의 올림 또는 아래로 늘어뜨렸을 때. 특히 손가락에 심하다).
4. 정맥의 부풀어 오름, 부종 또는 종창
5. 국소의 온도저하 또는 상승
6. 궤양형성, 괴사
7. 강피증모양의 피부. 손톱, 털 등의 발육장애
8. 신경염 증상

고령자에서는 교감신경 긴장에 이한 비정상적인 혈관수축에 의한 것은 적고 대부분이 기질적인 것이다.

이와 같은 순환장애에 기초하는 고령자의 절단의 문제점은 표 Ⅲ • M • 3과 같은 것을 생각할 수 있다.

표 Ⅲ • M • 3 순환장애에 의한 절단의 문제점과 주의사항

절단의 문제점	고령자의 증가 중증의 합병증의 존재 좌우 양쪽성 절단이 되는 경우도 있다. 절단 끝의 관리가 어렵다(쉽게 감염됨 등) 혈류장애 관리가 불충분(상처 등)
절단 시의 주의사항	1회로 성공하는 수술 상실된 발을 그리워하지 않게 한다. 통증이 없는 발 보행에 연연하지 않는 예후의 지도

b 폐색성혈전성동맥염(thromboarteritis obliterans : Burger' s disease)

동맥경화성의 것에 비하면 발생연대는 젊고 청년남자에 많다. 노년질환이라고는 말하기 어렵고 여기서는 생략한다.

c 당뇨병성세혈관장애 (diabetic microangiopathy : DM)

당뇨병에 동맥경화증이 합병한 경우 다리에서 특

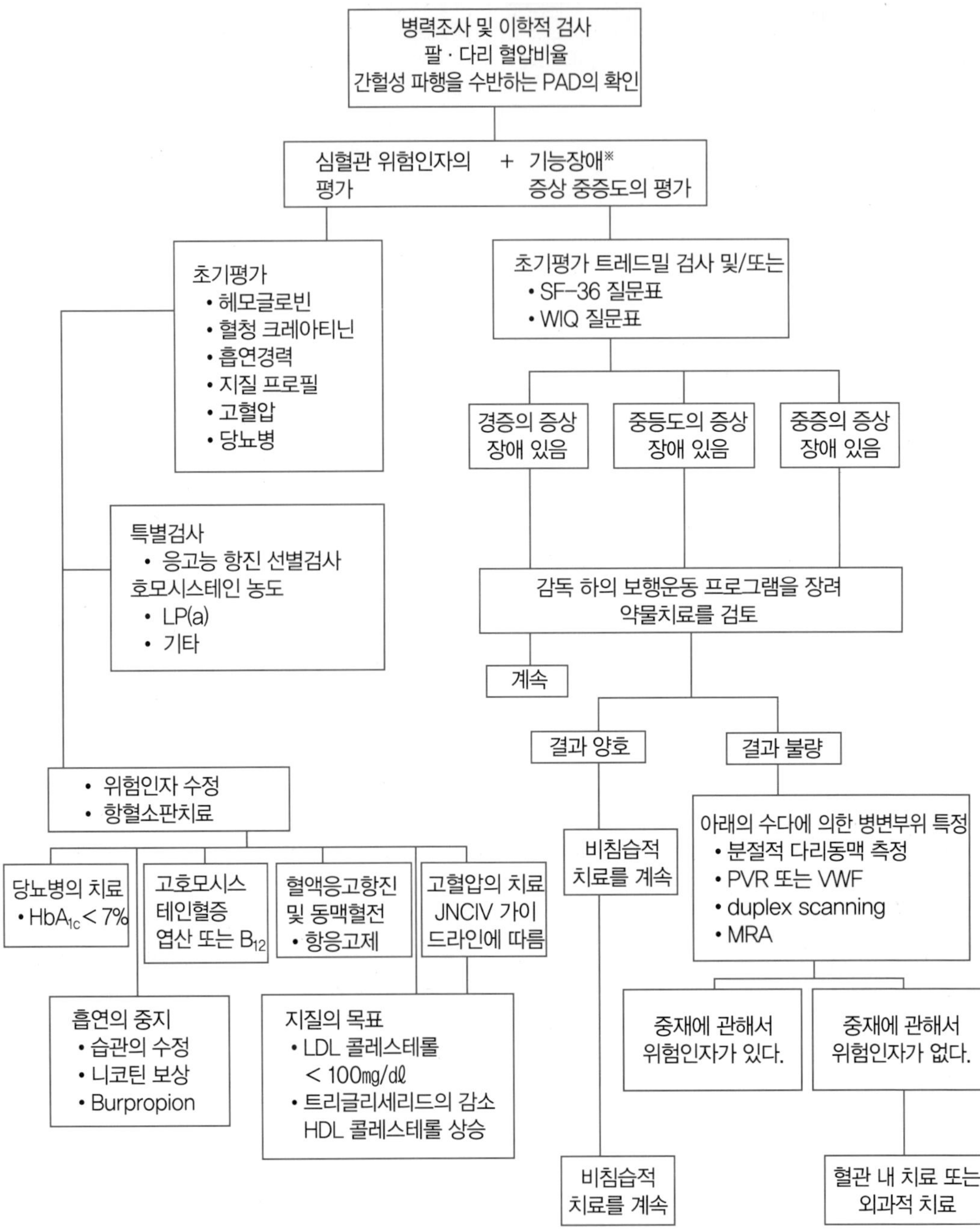

그림 Ⅲ • M • 8 간헐성 파행의 상세한 치료 알고리듬

SF-36 : 의학적 결과 간이형 36항목 질문표 JNC : joint national commission WIQ : 보행장애 질문표 HbA_{1c} : 헤모글로빈 A_{1c} PVR : pulse volume recording법(주 : 용적맥파 측정과 동의어) LDL : 저밀도 리포단백 VWF : 속도파형 분석
HDL : 고밀도 리포단백 MRA : 자기공명혈관조영 ※ 각 환자에 따라 정의되는 기능장애PAD : peripheral arterial disease(주 : 일본에서의 폐색성동맥경화증과 동의어)
[일본맥관학회편 : 다리의 폐색성동맥경화증의 진단 · 치료지침(일본어판). p127, BIOMEDIS, 2000][2)]

히 문제가 되는 것은 당뇨병성 괴저(diabetic gangrene)이다. 당뇨병성 괴저는 당뇨병을 기반으로 하여 신경장애와 말초혈관장애를 수반하고 있고 감염, 궤양형성, 괴저를 합병한 것을 말한다. 부위로서는 대부분은 발 · 발가락에 국한되어 있는 경우가 많고 절단에 이르는 일도 많다.

d 급성동맥폐색증 정의

뇌경색이나 심근경색과 마찬가지로 급속한 동맥폐색이 노인에 일어나는 경우가 있다. 특히 다리의 비교적 굵은 동맥의 혈전이 있으나 곁혈행로의 형성이 좋은지 아닌지에 따라 증상이 다르다.

색전에 의한 것은 갑자기 순환부전 증상을 나타낸다. 색전의 원인으로서는 다음과 같은 것이 있다.

① 심성 : 심방세동, 승모판협착증(좌심방 내 혈전), 심근경색(혈관 벽에 있는 현전), 좌심실류, 심내막염, 좌심방점액종, 인공판막 사용, 심장수술 등
② 동맥성 : 혈관 벽에 있는 혈전, 동맥경화, 동맥류, 혈관염, 종양, 죽종(atheroma) 박리
③ 정맥성 : 정맥혈전과 심장 내 션트(shunt)
④ 기타 : 공기, 종양, 지방 등

5 말초혈관성 질환의 예후, 치료, 재활

a 예후

예후를 좌우하는 인자로서는

① 연령
② 원질환의 종류, 그 진행성
③ 곁혈행로 형성의 좋고 나쁨
④ 관상동맥, 뇌동맥, 기타의 내장의 동맥 등의 혈관장애의 병발의 유무

등이 있다.

개개의 증상사례에서 경과는 다양하지만, 다리에서는 절단에 이르는 빈도는 높고 팔에서는 손가락의 절단에 이르는 예는 때때로 있어도 손, 팔의 절단을 하는 예는 거의 없다.

b 치료 및 재활

ASO의 경우는 Fontaine의 분류에 따라서 시행하면 좋다.

폐색성동맥경화증의 Fontaine의 중증도 분류와 그 치료

① Ⅰ도 : 찬 느낌 · 저린 느낌
위험인자(흡연 · 고혈압 · 고지혈증 · 당뇨병 · 고요산혈증 등)의 관리 + 항혈소판제 등의 약물치료

② Ⅱ도 : 간헐성 파행
Ⅰ도에 준한 치료 + 보행연습과 운동훈련

③ Ⅲ도 : 안정시 통증
허리부분 교감신경절제술, 프로스타글란딘 점적 정맥주사법, 혈류재건술

④ Ⅳ도 : 궤양 · 괴사
Ⅲ도에 준한 방법으로도 개선되지 않을 때에는 절단이 부득이하다.

만성동맥폐색에 의한 허혈증상을 중증도에 따라 4단계로 분류한 것으로 일반적으로 사용되고 있으며 최적의 치료법을 선택하기 위해서도 반드시 필요

물리치료

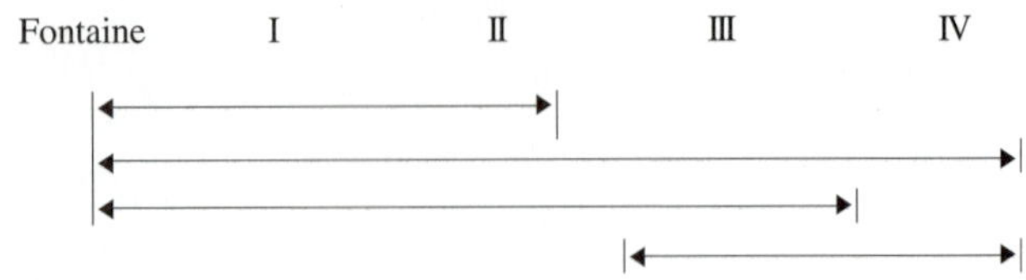

보행훈련
다리(발가락) 근력훈련
발가락 가동범위 훈련
다리 가동범위 훈련

물리적 인자에 의한 물리치료

어느 중증도서도 말초순환의 개선 및 진통을 목적으로 한 물리적 인자에 의한 물리치료가 필요하지만, 이것에 대해서 탄산온천치료도 효과적이라는 보고가 있다. 실시시기 및 빈도에 대해서는 논의 중이다. 환류장애 출현 시에는 압박치료를 시행한다.

생활지도

생활지도는 예방기 또는 발병 후 조기부터 시행하는 것이 바람직하다.
지도항목에 대해서는 아래에 예를 나타낸다.

폐색성동맥경화증에 대해서 조기발견의 요점
폐색성동맥경화증의 병태와 진행예방
폐색성동맥경화증의 경과와 합병증 관리에 대해서
폐색성동맥경화증의 foot care

그림 Ⅲ・M・9 물리치료의 흐름

하다.

I도에 대해서 원저에서는 "임상적으로 증상이 없는 동맥폐색증"에서 무증상이라 하고 있고, 있다 해도 때때로 차가운 느낌, 저린 느낌 정도이다. 차가운 느낌은 일반적으로 좌우의 피부에 2~3℃ 이상의 온도 변화가 관찰된다. 저린 느낌은 본질적으로는 신경에 대한 장애라 해석되고 말초동맥의 혈류장애에서의 빈도는 낮다[3].

Ⅱ도는 간헐성 파행(intermittent claudication)의 출현으로 확인된다. 간헐성 파행이란 일정한 운동량에서 재현 가능한 허혈성 통증이 발생하고 안정에 의해서 몇 분 이내에 완화하는 것이다. 파행을 나타내는 다른 질환이 합병하는 일도 드물지 않고 파행원인의 감별도 필요하다.

Ⅲ도는 안정 시에도 허혈성 증상이 관찰되는 상태, Ⅳ도는 조직의 viability를 유지할 수 없게 된 상태이며, 궤양, 괴사의 정도에 따라 다시 2개로 나뉜다[4].

또한 Fontaine의 분류 Ⅲ, Ⅳ도는 이른바 중증 허혈팔다리라 일컬어진다.

1 생활관리, 전신적 개호

① 금연
② 당뇨병 · 고요산혈증이 있는 경우는 그 관리
③ 혈청지질 관리를 위한 식이요법 및 약제의 사용
④ 보온

2 국소적 개호

① 국소의 청결 : 미온탕목욕 · 파우더 사용
② 피부의 보호 : 유연하게 유지하기 위해 연고(라놀린 등) 사용
③ 손톱의 손질
④ 털양말 등에 의한 보온
⑤ 백선, 상처, 물집 등의 피부질환이 있을 때에는 그 치료

3 물리치료

물리치료는 중증도에 따라 실시내용이 다르다. 내용은 운동치료, 물리적 인자에 의한 물리치료, 생활

지도로 구성된다(그림 Ⅲ • M • 9).

a. 운동치료

운동 · 보행치료는 Fontaine Ⅰ도에서부터 시작하는 것이 이상적이다. Fontaine Ⅱ도에서 간헐성 파행이 확인되지만 감시 하에서의 잦은 운동은 폐색성동맥경화증 유래의 파행거리 연장에 대해서 효과적이다.

간헐성 파행의 운동치료로서 효과적인 프로그램이란

① 감시 하 운동일 것.

② 운동 내용은 보행운동을 중심으로 한 것.

③ 운동 강도는 최대부하 가까이로 할 것.

④ 운동 횟수는 주 3회 이상 정기적으로 시행하고 기간은 3개월 이상 계속할 것,

등으로 요약된다[5].

일본에서 실시되고 있는 감시형 보행훈련은 주에 3회, 초기평가에서 확인된 최대 보행거리의 75%부터 시작하고 다리의 허혈증상이 출현하는 정도의 보행을 1회에 2~3 세트 시행하는 것이 일반적이다. 또한 최대보행거리는 첫 회 및 이후 정기적으로 측정한다.

운동의 타이밍과 종류에 대해서는 광범위한 연구가 시행되고 있고 논의 중이다. 이 시기는 합병증 등에 의해서 보행이 곤란한 상태가 아니면 적극적으로 보행훈련을 시행한다. 다리 근력저하가 현저한 경우에는 근력훈련을 시행한다. 실시에 있어서는 어느 근육에 부하가 가해지는지를 이해하여 동맥 폐색부위에 상응하는 운동을 선택한다[6].

심장질환을 합병하고 있는 경우는 운동치료 실시 중의 혈압측정 및 심전도의 감시가 필요하다.

보행능력 개선의 기전에 관해서는 아직 명확히 된 것은 적으며 복수의 기전에 의한 것이라 생각되고 있다. 현재까지의 연구에서 추론되고 있는 기전은 곁혈행로의 발달, 근육세포 내의 미토콘드리아 수나 크기의 증대 등에 의한 산소 이용효율의 개선, 혈액유동학(rheology)의 입장에서부터 혈액유동성의 개선, 보행에 관여하는 근육군의 효율적인 사용법에 의한 경제적인 보행기술의 터득 등이다[1].

한편, Ⅲ도나 Ⅳ도와 같은 중증허혈 팔다리에 대해서는 안정시 통증이나 피부궤양을 악화시키는 위험성이 높기 때문에 적극적인 보행훈련은 피하고 가동범위훈련 · 비허혈 근육에 대한 근력훈련을 중심으로 시행한다[2].

운동치료는 계속해서 시행함으로써 상기 효과를 유지할 수 있다. 계속함에 있어서는 환자의 훈련에 대한 수용성과 순응성이 중요하다고 일컬어지지만[7], 이 밖에 전신 상태를 양호하게 유지하는 것, 사회적 환경을 정비하는 것 등이 필요조건이 된다.

또한 특수한 것으로서 Bürger의 운동(Bürger's exercise)나 oscillating bed에 의한 치료가 있다.

> **Bürger의 운동**
>
> ① 환부 쪽 팔다리를 가급적 심장수준보다 낮게 내리고 정맥이 충분히 부풀 때까지 그 위치를 유지한다(약 1분간).
>
> ② 이어서 환부 쪽 팔다리를 심장수준보다 높게 올리고 정맥이 부풀음이 소실할 때까지의 최단시간을 그대로 유지한다.
>
> ①, ②를 번갈아 연속 20회 시행하고 이것을 1일에 몇 회 반복한다.
>
> **Ratschow식 회전훈련**
>
> 바로 누운 자세에서 다리를 올려서 발목관절 운동을 시행하고 다음으로 다리를 아래로 늘어뜨리거나 또는 기립한다. 3~5분 간격으로 매일 자주 반복한다.
>
> 어느 것도 중력을 이용하여 환부 쪽 팔다리의 순환개선을 목적으로 곁혈행로의 형성을 촉진하는 것이다.
>
> **oscillating bed(흔들이처럼 움직이는 침대)**
>
> Bürger나 Ratschow의 체조가 능동적으로 시행하는 것에 반해서 이것을 수동적으로 침대의 움직임에 의해서 시행하여 마찬가지의 목적을 달성하려고 하는 것이다.

b. 물리적 인자를 이용한 물리치료

허혈 팔다리에 대해서는 진통을 목적으로 한 물리적 인자를 이용한 물리치료가 필요하다.

1) 온열치료

이 경우 화상에 세심한 주의를 기울여야 한다. 순환이 극도로 나빠 혈관은 cooling system으로서의 기능을 수행할 수 없고 게다가 말초신경장애에 의한 지각 저하를 수반하고 있는 경우가 많으므로 용이하게 화상을 일으킨다는 것을 명심해야 한다. 그러한 의미에서 적외선, 초음파, 극초단파 등의 건열은 가열의 조절이 어려워 환부에 사용하는 것은 금기로 되어있다.

국소의 온도상승은 대사를 높이지만 이에 수반하는 혈류증가를 바랄 수 없는 경우에는 오히려 괴사를 촉진하게 된다. 이러한 경우에는 "반사성 혈관확장(reflex vasodilation)(다른 부위를 따뜻하게 함으로써 반사적으로 환부의 혈관이 확장한다)"을 이용하는 편이 안전하다. 온욕요법을 시행하는 경우에 환부쪽 팔다리만을 밖으로 내고 들어가는 방법은 이 원리에 의한 것이다.

교대욕은 원래 강력한 순환개선요법으로서 알려져 있으나 고도의 순환장애가 있는 경우에는 혈관이 반응할 수 없어 금기가 된다.

c. 보조기 치료

물리치료를 시작할 때는 발의 보호기능을 담당하는 신발 및 발바닥 판자의 처방도 조기에 시행해야 한다.

4 혈관외과적 치료

폐색부위에 따라서 인공혈관 우회이식술, 자가 정맥 우회이식술, 혈전내막 박리술이 시행된다.

각 동맥폐색에 대한 혈행재건술

① 복부대동맥-엉덩동맥
ⓐ 인공혈관 우회이식술 ⓑ 혈전내막 박리술

② 넙다리동맥-오금동맥
ⓐ 자가 정맥 우회이식술 ⓑ 인공혈관 우회이식술
ⓒ 혈전내막 박리술

5 절단(amputation)

a. 적응과 절단부위의 결정방침

절단은 최종적 수단이며 다른 방법으로 치료할 수 없는 경우에 시행해야 한다.

절단의 주된 적응

① 괴사, 괴저
② 중증의 감염. 항생물질 등으로 조절할 수 없는 것
③ 견디기 어려운 통증
④ 고도의 구축, 변형 등 때문에 팔다리 기능을 상실하였을 때

절단부위의 결정에 대해서는 아래의 점에 유의한다.

① 혈류상황 : 오금동맥, 발등동맥, 뒤정강동맥 등의 촉진, 피부의 색조, 온도 등이 참고가 된다.
② 괴사, 궤양 등의 상황 : 괴사부분과 주위조직과의 경계(demarcation)의 유무가 중요한 의미를 갖는다. 경계가 없는 경우에는 괴사의 진행을 의미하고 절단부위를 결정하는 것이 어렵지만, 경계가 분명한 경우에는 그 몸쪽부분에서의 절단부위의 결정을 할 수 있다. 인접 피부에 청색증이나 혈류장애 때문에 광택을 띠고 있는 경우는 그 부위에서의 절단을 피해야 한다.
③ 감염의 상황 : 괴사부분, 궤양부분에 기인하는 림프관염, 혈전성정맥염 등을 합병하면 항생물질 등에 저항하는 일이 많다. 특히 패혈증 등의 중증의 합병증의 우려가 있을 때는 응급으로 절단술을 시행하여야 하는 경우가 있다.
④ 통증의 상황 : 순환장애나 감염 등의 범위를 나타내는 하나의 지표가 된다. 발가락에 괴저가 있고 통증이 종아리부분까지 있는 경우는 발허리뼈에서의 성공률은 낮아진다.
⑤ 절단 후의 절단 끝 상황의 예측 및 의지 장착에 의한 기능적 관점 : 재활의 입장에서는 매우 중요한 일이다. 양호한 절단 끝은 피부에 적당한 가동성과 긴장성이 조화되어 있어야 한다.
좋은 절단 끝을 만들기 위해서는 피부, 혈관, 신경, 뼈, 근육 등의 처리방법에 충분한 배려가 필요하지만, 이들도 고려한 다음에 절단부위를 결정해야 한다.

표 Ⅲ • M • 4 말초혈관장애의 원인에 의한 다리 절단부위의 선택(사와무라에 따름)[9]

	적응	금기 및 주의	성공률(보고자와 증상사례 수)
발가락 절단	괴저가 PIP관절보다 먼쪽에 있는 경우	제1발가락, 제5발가락의 경우는 첫마디뼈(기절골)보다도 발허리뼈 뼈머리 아래에서 절단	
발허리뼈 절단	괴저가 제1~2발가락에 국한되고 발바닥부분 MP관절보다 먼쪽에 있는 경우	피부 절개선까지 괴저가 진행되고 감염이 있는 경우	78%(Silbert 59) 74%(Haimovici 46) 64%(Mckittrick 145) 67%(Warren 43) 73%(Pederson 23)
Syme 절단	① 괴저가 발가락에 있고 발허리뼈 절단불량의 경우 ② 전신상태가 불량하고 다리 절단의 적응에 위험성이 있는 경우	여성의 경우(외관이 불량)	64%(Silbert 14)
다리 절단	① 발허리뼈 절단에 실패하고 괴저가 발목관절 위쪽으로 미치는 경우 ② 대부분의 발가락이 MP관절을 넘어서 괴사에 빠지고 건전한 부분과의 명료한 경계선이 없는 경우 ③ 발가락의 감염의 확산이 두드러지고 패혈증의 우려가 있는 경우	① 종아리 중앙부분에서 근육의 변색이 현저한 경우 ② 오금동맥, 넙다리동맥의 맥박이 만져지지 않을 때, 또한 혈관조영으로 무릎 상부에서 오금동맥의 혈류가 인지되지 않는 경우에도 종아리 절단의 가능성은 충분히 있다. 특히 최근의 석고소켓의 장착에 의해서 성공률이 높다.	93%(Silbert 183) 90%(Hoar 100) 83%(Pederson 60) 91%(Shumacker 58) 84%(Kendrick 51) 80%(Kelly 131) 85%(Bradham 84) 71%(Warren 121)
무릎 분리절단	다리 절단으로서 가능성이 없으나 넙다리부분의 혈류가 양호한 경우	긴 앞쪽 피부판(skin flap)보다 내외에 피부판을 가진 절개를 사용한다.	50%(Chilvers 22) 90%(Baumgarter 72) (내외 피부판에 의함)
넓적다리 절단	① 종아리부분의 괴저와 감염이 광범위하고 무릎 분리절단이 불능인 경우 ② 반대쪽이 넓적다리 절단이나 장애가 있고 장래의 목표로서 휠체어가 고려되는 경우 ③ 넙다리동맥의 폐색이 급성으로 일어난 경우		84.4%(Thompson 128) 100%(Warren 41) 98%(Shumacker 61) 98%(Claugus 71) 96%(Bradham 46)

이상의 여러 사항을 잘 관찰, 고려한 다음에 사와무라(澤村)[9]는 기본적인 절단부위의 결정방침을 표 Ⅲ • M • 4와 같이 보여주고 있다.

b. 절단자에서의 문제점

노인의 혈류장애의 경우 의족보행이 성공하는지 아닌지는 종아리 절단으로서 양호한 절단 끝 형성, 절단 끝 치유가 얻어지는지 아닌지에 달려있다. 가능한 한 종아리 절단으로서 남기도록 아래의 점에 대해서 세심한 주위를 기울이면서 수술 및 케어를 시행해야 한다.

> ① 피부판의 혈류를 유지하기 위해 긴 뒤쪽 종아리 피부판을 사용한다. 이 때, 근육과 피부 사이를 박리하지 않고 손가락 끝으로 온화하게 잡고 매트리스 봉합 내지는 멸균 테이프를 사용해서 피부판을 맞춘다.
>
> ② 15㎝ 이하의 절단 끝 길이가 되도록 절단한다. 길게 하면 양호한 피부의 치유를 얻기 어렵고 재차 절단하게 될 가능성도 높다.

③ 절단부분의 출혈, 괴사의 상황을 보기 위해 압박띠는 사용하지 않는다.

④ 다리절단의 금기

ⓐ 정강뼈 높이에서 절단하였을 때에 피부에서부터 출혈이 전혀 관찰되지 않을 때

ⓑ 무릎관절 굽힘구축이 50° 이상의 경우

ⓒ 건전한 쪽 다리의 상태나 다른 합병증 때문에 의복보행을 전혀 기대할 수 없을 때

⑤ 수술 후는 탄성석고붕대를 사용한 석고 소켓(rigid dressing)을 원칙으로 한다.

종전의 탄성붕대의 결점은

ⓐ 절단 끝 몸쪽부분을 압박하기 쉽다.

ⓑ 절단 끝 창상의 치유의 지연

ⓒ 환지통 · 절단 끝 통증이 나타나기 쉽다.

등의 이유로 혈류장애에는 사용하지 않는다.

이 석고소켓을 사용한 수술 직후 의지장착법은 하중에 의한 절단 끝 창상의 치유를 저해하므로 최근에는 원칙적으로 시행하지 않는다.

c. 절단구축의 예방(그림 Ⅲ • M • 10)

고령자의 절단수술 후는 특히 구축을 방지하도록 지도하여야 한다. 특히 절단 끝 주변근육의 구축이 조기에 일어난다. 절단에 의해서 필연적으로 일어난다. 그 주변근육의 균형의 무너짐(imbalance)에 의한 것이 주이고 엉덩관절에서 말하며 엉덩관절 굽힘, 벌림, 가쪽회전 구축 등이다. 따라서 이들의 패턴을 취하는 것 같은 자세를 극력 피하는 것이다. 또한 동시에,

① 엎드려 누운 자세를 가급적 취하게 한다(엉덩관절 굽힘 방지). 가능하면, 넓적다리 앞면과 침대와의 사이에 모포, 베개 등을 넣고 엉덩관절 폄 위치를 유지한다,

② 건전한 쪽을 아래로 하는 옆으로 누운 자세를 취하게 하고 절단 쪽 엉덩관절이 모음 · 폄 위치가 되는 것 같은 자세를 유지시킨다,

등을 시행시킨다.

또한 절단 쪽 엉덩관절의 굽힘 · 벌림구축 등이 골반, 허리뼈의 전위, 변형의 영향을 받거나 보상되는 일이 있으므로 이들을 정규의 위치로 유지하도록 주의해야 한다. 특히 허리뼈의 전만, 측만, 골반의 앞경사, 좌우의 기울기 등에 주의해야 한다. 또한 근육사이의 근력의 균형을 잡기 위해 약한 근육에 대한 근력 강화훈련이나 가의족을 부착해서 하는 보행연습 등은 의미가 있다.

d. 의지장착 전 훈련

1) 절단 끝 훈련(stump exercise)

조기에 시작하는 것이 바람직하지만 절단 끝부분의 상황에 따라 좌우되어 혈류장애에서는 신중하게 시행하여야 한다. 노령자에서는 원질환이나 수술 후 일어나기 쉬운 합병증 등 때문에 그 시작이나 진행이 늦은 경향이 되는 것은 어느 정도 부득이하다.

2) 몸통근육 강화훈련

노인에서는 원래 몸통근육이 약한 경우가 많은데 더해서 수술의 침습과 수술 후의 와상기간 때문에 예상 밖으로 몸통근육이 약화하는 것이다. 게다가 어떠한 합병증으로 와상기간이 늘어난 경우는 근력저하가 더욱 현저해진다. 따라서 수술 전은 물론 수술 후 조기부터 시행하여야 한다. 배근육, 등근육, 회전근, 골반올림근의 강화를 중심으로 하여 바른 몸통의 자세, 골반의 위치 등의 유지에 유의해야 한다.

또한 동맥경화의 위험인자를 가진 고령자의 뇌졸중 환자에게 ASO에 의한 다리 괴저를 합병하는 것은 그 후의 운동기능에 중대한 영향을 미친다. 종전의 에너지 소비에서부터 본 절단 높이의 연구에서는 고령자에게 의족보행은 건전한 발의 보행과 비교하여 종아리 절단에서는 120% 정도, 넓적다리 절단에서는 200% 이상의 예상 이상의 에너지를 필요로 하기 때문에 고령자는 마비가 없어도 종아리 절단 이하가

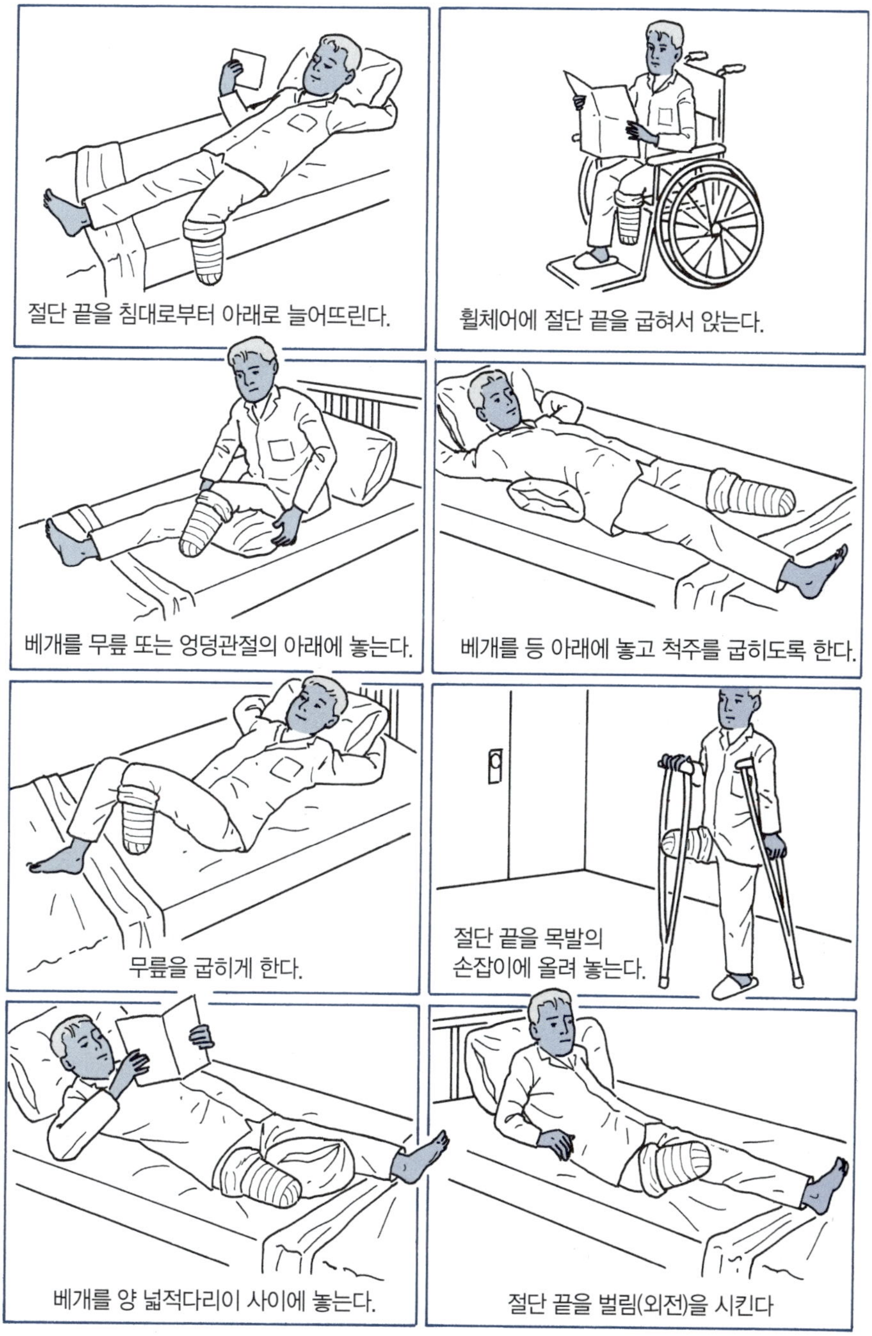

그림 Ⅲ • M • 10 수술 후 해서는 안 되는 것, 절단 끝에 바람직하지 않은 것 (武智[10]에서 인용)

아니면 보행의 실용성은 매우 낮다고 생각된다. 하물며 뇌졸중에 의한 편마비가 수반하고 있는 경우, 절단 쪽이 가령 마비 쪽이었다 할지라도 보행능력의 실용화는 매우 곤란한 것으로 된 가능성이 크다. 생존할 수 있었던 자기실험 예도 전체 사례 보행불능이었던 것은[11] 뇌졸중 편마비만으로도 안정 와상 등에 의한 근력저하를 초래하기 쉬워 그 재활의 조기개시에 의해서 근력저하를 최소한으로 방지하도록 유념해야 하지만, ASO의 합병에 의한 안정이나 수술에 의한 폐용성 근력저하는 보행능력 회복에 결정적 저해요인이 된다고 생각된다.

3) 건전한 쪽 다리의 강화훈련

몸통근육과 마찬가지로 수술 전 수술 후를 통해서 유지해야 하는 능력이다. 고령자에서는 일반적으로 다리근력은 저하하고 지각-운동(sensory-motor)의 장애도 더하여 한쪽 발 서기 균형은 연령과 더불어 나빠진다. 그러나 건전한 쪽 한쪽 발 서기 균형의 정도는 거울 등을 사용한 시력에 의한 조절을 하면 고령자에서도 어느 정도의 개선은 기대할 수 있다. 숙달의 정도에 따라서 한쪽 발 서기 그대로 중력중심의 앞뒤 · 좌우이동, 몸통의 회전 등을 추가하여 가면 더욱 효과적이다.

한쪽 발 서기 훈련에 있어서는 골반의 환부 쪽으로의 경사, 척추의 측만을 초래하지 않도록 주의해야 한다. 이 밖에, 가능하면 한쪽 발 서기 그대로 무릎의 굽힘과 폄을 시행시키면 좋지만 고령자에서는 기껏해야 45° 정도까지가 한도이다.

e. 의지의 처방 및 장착훈련

절단부위, 절단 끝의 성상, 장래의 생활상황, 또는 직업상이 니즈(needs), 외관상의 니즈, 구축 등의 2차적인 변형 등에 의한 정렬의 변화 등, 그 밖에도 여러 가지의 요소를 고려하여 처방되지만, 그 구체적 사항이나 그 후의 장착훈련에 대한 상세는 전문서적을 참조하기 바란다.

일본에서는 구미 여러 나라에 비하여 폐색성동맥경화증 등의 인지도가 낮기 때문에 발견이 늦어져 중증으로 되어버리는 증상사례가 적지 않다. 이들의 조기발견을 목적으로 하여 의사를 비롯한 관련 직종과의 연계체제를 구축하고 발병 조기부터 재활을 실시하는 것은 임상에서의 급선무일 것이다.

N 류마티스관절의 재활

류마티스관절(rheumatoid arthritis : RA)는 자기면역기전에 이상이 있어 전신의 관절에 염증을 초래하지만 초기 무렵에는 관절 이외의 증상, 권태감, 식욕부진, 체중감소, 발열과 같은 것이 관찰된다. 그 후 아침의 손발의 뻣뻣해짐(관절이 어쩐지 어색하고 부기가 있어 동작을 하기 어렵다), 손가락관절의 염증이 나타난다. 게다가 전신의 관절통, 부기 등이 출현한다.

높은 빈도로 침해되는 관절은 손 · 발의 작은 관절이지만 손 · 발 · 무릎 · 팔꿈치 등의 큰 관절도 침해되고 일반적으로 좌우 대칭성으로 되는 경우가 많다. 또한 관절염이 장기간 계속되면 관절 중의 윤활막에 혈관이나 세포의 증식을 초래하여 윤활막이 두껍게 부어오르는 상태가 된다. 부어오른 윤활막에 의해서 관절연골이 파괴되어 관절의 불완전탈구 · 구축 · 강직을 일으켜 기능장애를 남긴다.

1 연령분포

발병연령은 40～50세이고 여성 : 남성 = 4～7 : 1 정도로 한창 일하는 여성에 잘 발생하는 질환이다. 그러나 전체의 구성영령은 고령화와 더불어 60세 이상의 이환자가 증가하고 있고 생활환경이 좋아짐과 함께 치료제나 치료방법의 진보에 의해서 성인발병의 류마티스관절 환자가 장수하게 된 것에 더하여 60세 이상에서 발병하는 고령발병 류마티스도 고령자가 증가함에 따라 증가하고 있어, 고령자의 질환의 하나로 되어있다(그림 Ⅲ • N • 1).

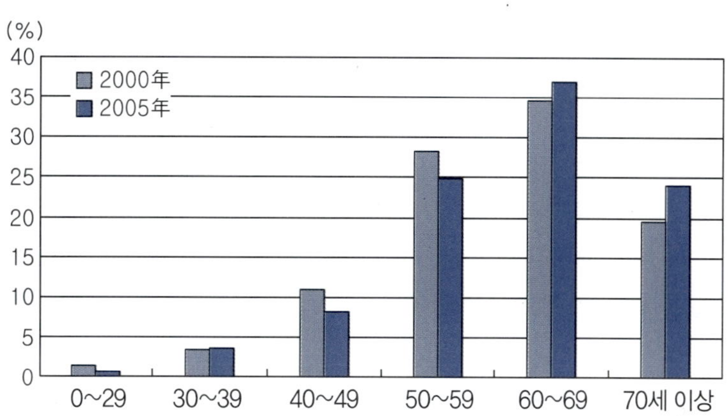

그림 Ⅲ • N • 1 RA의 연령분포

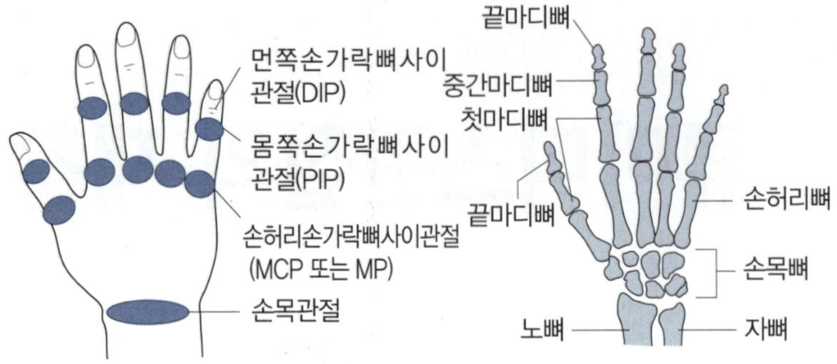

그림 Ⅲ・N・2 RA에 의해서 침해되기 쉬운 손의 관절

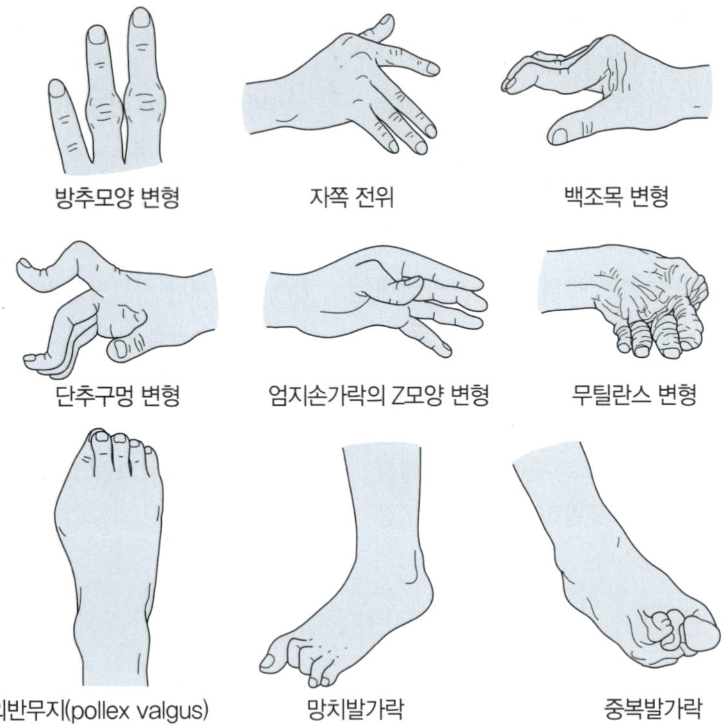

그림 Ⅲ・N・3 RA에 흔히 관찰되는 변형

2 증상

초기에는 "아침의 뻣뻣해짐"이 출현한다. 아침에 일어나서부터 손을 쥐는 것이 곤란하지만, 많은 경우 낮 무렵에는 개선되어 있다. RA는 여성에 많으므로 아침식사 준비를 할 수 없게 되는 등 생활에 지장을 초래하는 일도 많다.

이어서 관절통이 일어나게 된다. 손가락의 관절(특히 몸쪽손가락뼈사이관절과 손허리뼈사이관절 : 먼쪽손가락뼈사이관절은 변형성관절증으로 침해되기

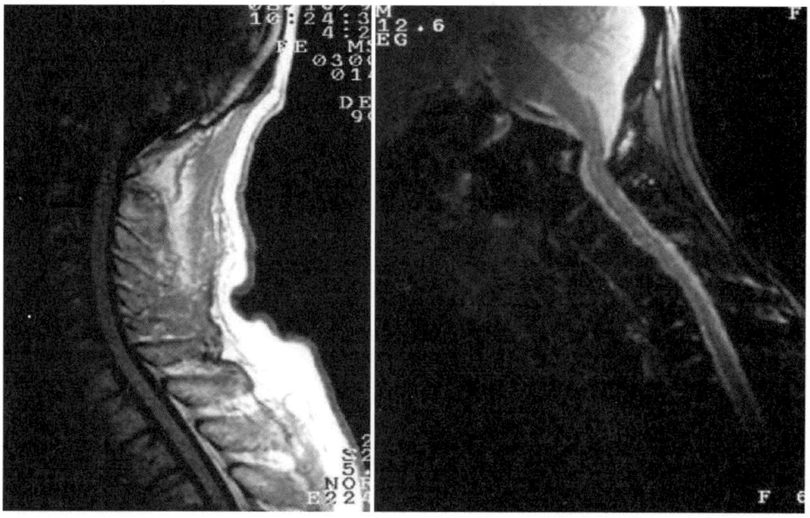

그림 Ⅲ • N • 4 우 : 뒤굽힘 때, 좌 : 앞굽힘 때

뒤굽힘 때에는 척수에 변화가 없지만, 앞굽힘을 하면 상부 목척수가 압박 굽힘을 하고 있는 것을 알 수 있다.

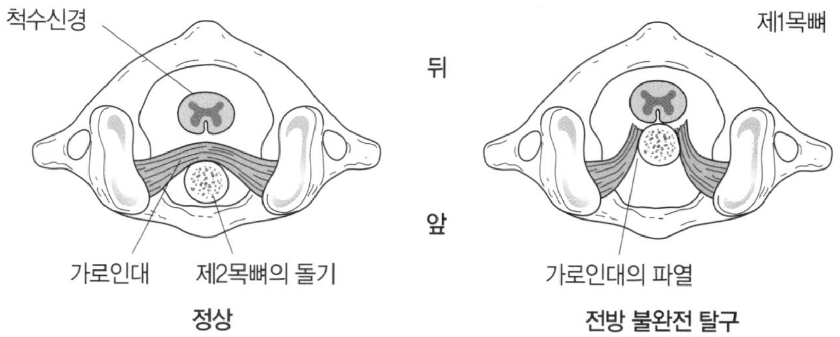

그림 Ⅲ • N • 5 제1, 2목뼈의 불완전탈구

좌 : 정상, 우 : 불완전탈구. 제2목뼈의 돌기의 후방에 있는 가로인대의 파열 등에 의해서 후방에 있는 목뼈가 돌기로 압박된다.

쉽지만 RA에서는 침해되기 어렵다(그림 Ⅲ • N • 2), 발가락의 관절, 손목관절, 팔꿈치, 무릎 등의 관절의 통증을 느끼게 된다. 이 시기에는 손가락의 방추모양 변형을 일으키기 쉽다.

RA는 전신성염증성 질환이므로 전신 권태감이나 쉽게 피로한 느낌, 식욕부진, 체중감소, 발열이 수반하는 경우가 많다.

관절염이 진행하면 관절 자체가 변성한다. 관절 내의 연골이 소실하고 뼈에는 미란이 발생한다. 게다가 관절 그 자체가 파괴되고 관절변형을 일으키거나 뼈나 섬유조직끼리 달라붙어 관절이 뼈나 섬유조직으로 치환되는 강직이라는 상태가 된다. 또한, 반대로 관절이 파괴되고 관절 자체가 용해된 것 같은 형태가 되어 흐물흐물한 상태가 되는 경우가 있으며, 이 상태를 무틸란스모양 변형(mutilans deformities)이라 부른다. 이것은 강직보다도 훨씬 빈도는 낮은 변형이

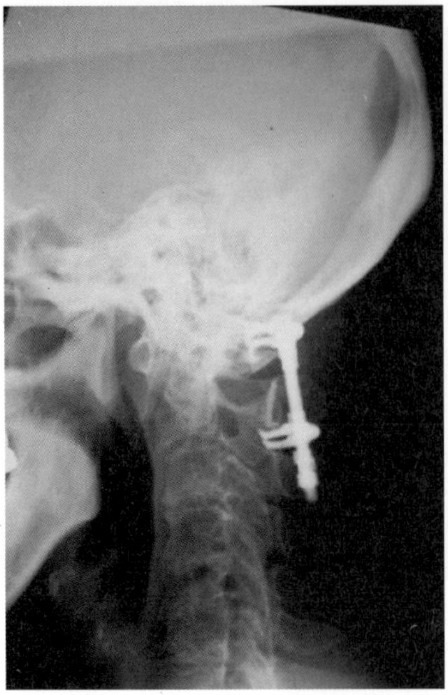

그림 Ⅲ • N • 6 고리중쇠뼈(환축추) 불완전 탈구에 수반하는 척수신경 장애의 목뼈 고정술

표 Ⅲ • N • 1 미국류마티스협회(ACR)의 진단기준(1987년)

- 1시간 이상의 아침의 뻣뻣해짐
- 3개소 이상의 관절의 종창
- 손의 관절의 종창
- 좌우 대칭적인 관절의 종창
- X선 소견
- 류마티스 결절(관절 폄 쪽의 피부 병변)
- 채혈에서의 류마티스인자 양성

4개 항목 이상이 해당되는 것

표 Ⅲ • N • 2 일본류마티스학회의 조기 류마티스관절의 진단기준

- 3관절 이상의 압통 또는 운동시 통증
- 2관절 이상의 종창
- 아침의 뻣뻣해짐
- 류마티스결절
- 채혈에서의 염증반응 양성
- 채혈에서의 류마티스인자 양성

3개 항목 이상이 해당되는 것

지만 재활로서는 지지점이 되는 관절구조가 없으므로 힘이 잘 전달되지 않아 ADL 등에 큰 장애를 초래한다.

손가락의 변형에서는 방추모양 변형, 자쪽 전위(ulnar deviation), 백조목변형(Swan neck deformities), 단추구멍 변형(Button-Hole deformities), 엄지손가락의 Z모양 변형(Z-like deformities) 등이 있다. 발가락의 변형에는 외반무지, 망치발가락변형, 중복발가락 등이 있다(그림 Ⅲ • N • 3).

손발의 관절 이외에 목뼈도 침해되기 쉽다(그림 Ⅲ • N • 4). 목부분 통증을 일으키거나 또는 목뼈가 불완전 탈구를 하여 목척수 손상을 초래한다(그림 Ⅲ • N • 5). 이와 같은 증상사례에서 목척수 손상이 염려될 때에는 목뼈고정술이 시행되는 경우가 있다(그림 Ⅲ • N • 6).

3 진단기준

진단법은 미국류마티스협회(ACR)가 정한 진단기준(표 Ⅲ • N • 1)을 사용해서 진단하지만 최근의 약물치료의 진보에 따라 조기치료가 중요하게 되어 ACR의 기준에서는 발병한 6주일 미만의 환자에서는 이것에 기초하는 확정 진단은 불가능하다. 그래서 조기에 진단하려면 발병 1년 이내의 조기 류마티스관절의 진단을 목적으로 작성된 일본류마티스학회의 조기진단기준(표 Ⅲ • N • 2)을 사용하면 좋다.

최근에는 진단의 보조로서 조영제를 사용한 MRI, 관절초음파진단, 류마티스 관련인자(CARF, MMP3, 항CCP항체) 등도 이용함으로써 조기에 진단할 수 있다.

관절외 증상

① 류마티스결절 : 팔꿈치, 뒤통수부분, 아킬레스힘줄에 잘 발생한다.
② 혈관염(류마티스악성관절) : 관절병변이 심한 증상사례나 류마토이드 인자의 높은 역가 양성 사례에 관찰된다. 류마티스악성관절의 진단기준에 열거되어 있는 각 증상이 인지된다.
③ 흉막 · 허파병변 : 흉막염, 간질성폐렴이 인지된다.
④ 눈 병변 : 상공막염이나 중증의 공막염이 인지된다.
⑤ 혈액학적 이상 : 펠티증후군은 비종, 백혈구 감소를 나타내고 때로는 빈혈이나 혈소판 감소를 수반한다.

진단이 확정되면 즉각 치료를 시작한다. 확정되지 않은 경우에도 12주간 이상 계속되는 다발성관절염은 고령자나 다른 합병증이 없는 한 치료를 시작하는 편이 좋다. 현대의학에서는 파괴된 관절을 약물로 수복하는 것은 곤란하며 확정 진단 후 조기에 치료를 시행한 것일수록 관절파괴가 적으며 시기를 놓치지 않도록 하였으면 한다.

RA는 최근의 약물치료 등의 진보에 의해서 증상의 진행이 억제되는 환자가 증가하고 있지만 그래도 서서히 진행되는 경우가 많은 질환임에는 틀림없다.

이와 같이 서서히 진행하는 RA환자는 생활하는 가운데 변화하는 자기의 신체상황에 맞춰서 여러 가지의 연구를 하거나 그 사회생활에 대응하고 있는 것이 현 상황이라 생각된다.

4 치료

RA의 치료는 일상생활이 주의사항이나 RA의 지식을 터득하는 등의 기초치료, 항류마티스 약제 등의 약물치료, 인공관절치환술 등의 외과적 치료, 그리고 재활의 4개의 기둥이 강조되고 있다.

a 기초치료

기초치료는 바른 RA의 질환의 지식을 갖는 것부터 시작하여 관절을 차게 하지 않는 것 같은 관절보호, 체중을 관리하는 것 같은 일상생활상의 주의사항이 이것에 해당된다.

b 약물치료

RA의 약물치료는 통증의 완화만이 아니라 관절파괴의 진행을 억제하고 관절기능(운동기능)을 유지하여 QOL을 확보한다는 목표를 추구하고 있다.

RA에서 활성화, 증식하는 세포는 ① T세포, B세포라 일컬어지는 림프구, ② 관절의 안쪽을 덮는 윤활막세포, ③ 뼈를 흡수하는 파골세포이다.

주로 세 종류의 약물이 사용되고 있다.

① 비스테로이드성소염진통제(non-steroidal anti-flammatory drug : NSAID) : 항염증 · 진통의 목적으로 사용되고 RA의 질환은 본질적인 변화는 없다.
② 스테로이드제 : 주로 항염증작용을 기대하지만 면역이상에도 관여한다.
③ 항류마티스약(disease-modifying anti-rheumatic drug : DMARD)(생물학적 제제도 포함) : 면역이상에 관여하고 일부에 뼈의 파괴 억제작용이 있다.

항류마티스약은 생물학적 제제와 그것 이외로 나뉜다.

1 생물학적 제제

TNFα(림프계가 만들어내는 사이토카인이라는 단

표 Ⅲ • N • 3 항류마티스약

일반명	상품명
Methorexate	메토트렉세이트
Leflunomide	아라바
Salazosulfapyridine	
Bucillamine	리마틸
악타리트	
Sodium Aurothiomalate	오로치오
Auranofin	라노폰
Mizorbine	브레디닌
Penicillaine	알타민
Lobenzalid	
Tacrolimus	타리뭇

표 Ⅲ • N • 4 인공관절치환술의 임상진료지침(재활부분만)

경과	재활
수술 전 1~2일	수술 전 평가
수술당일~1일	발가락 · 발목관절의 운동
수술 후 2일째	발목관절 능동운동, 침대 위 자주적 재활
3~6일째	무릎 굽힘과 폄의 능동훈련(CPM)
1주째	훈련실에서의 하중훈련, 평행봉 내
2주째	보행기 보행
3주째	계단 오르내리기 등의 응용보행
4주째	지팡이 보행으로 병원 내 보행
5주째	퇴원 전 평가 · 지도, 퇴원

백의 일종이며 염증을 일으키는 다른 사이토카인을 만드는 명령을 내리고 RA의 중심적인 역할을 담당하고 있다)가 염증에 중요한 역할을 갖고 관절염증 · 관절파괴에 관여하고 있다.

인플릭사맙(레미케이드®)이나 에타너셉트(엔브렐®)는 이 TNFα에 대한 항체이고 TNFα를 신체 안에서 불활성화한다.

2 기타의 항류마티스약

기타의 항류마티스약으로서 표 Ⅲ • N • 3에 나타낸 것 같은 것이 있다.

이 중에서 메토트렉세이트는 단독치료에 의해서도 뼈의 파괴가 진행되지 않는 사람도 있고 생물학적 제제와 병용하는 기본적인 약의 하나로 되어 있다.

c 외과적 치료

외과적 치료법에는 윤활막 절제술이나 인공관절치환술 등이 있다.

① 윤활막 절제술은 관절내시경 하에서 시행하는 경우가 많고 관절 내의 증식하는 윤활막을 절제하는 수술이며 손, 팔꿈치, 무릎 등에서 시행되는 경우가 많다. 관절내시경 하 수술이라면 조기에 생활복귀가 가능하다.

② 인공관절치환술은 주로 엉덩관절, 무릎관절, 팔꿈관절에서 시행되고 시기를 선택해서 시행함으로써 양호한 성적이 얻어진다(표 Ⅲ • N • 4).

d 재활

RA에 흔히 관찰되는 장애에는 ① 통증에 의한 장애, ② 변형에 의한 장애, ③ 도달범위의 장애(관절가동범위의 장애), ④ 악력, 핀치(pinch)력의 저하에 의한 장애, ⑤일어서기의 장애, ⑥ 보행 장애 등이 있다. 이들에 대해서 재활은 ① 소염 · 진통, ② 관절보호 및 관절의 가동범위나 근력 등의 운동기능의 유지 · 개선, ③ 변형의 예방 또는 교정, ④ 운동과 적절한 안정의 균형 확보, ⑤ 매일의 생활의 활성화, ⑥ 장애에 대한 지식과 이해, ⑦ 자조구 · 보조기 · 휠체어 등의 적절한 도입, ⑧ 가옥이나 방 등의 환경조정 등이 주된 목적이 된다. 초기평가로서 쉽게 피로해지는 것이나 내구성의 정도, 관절장애, 근력 등 현 시점의 병상의 평가를 시행한다. 그리고 평가에 기초한 목표

설정을 하고 재활처방(물리적 인자를 이용한 물리치료, 운동치료, 작업치료, 보조기치료, 자조구 처방 등)을 한다. 치료실시 후 재평가를 시행하고 목표에 대한 도달상황을 파악하여 필요에 따라 재차 처방을 시행한다.

표 Ⅲ • N • 5 Steinbrocker의 기능장애도 분류

class 1	신체기능은 완전하고 부자유가 없이 보통의 일을 전부 할 수 있다.
class 2	동작 때에 1개소 또는 그 이상의 관절에 고통이 있거나 또는 운동제한이 있어도 보통의 활동이라면 어떻게든 할 수 있다.
class 3	보통의 일이나 자기의 신변동작을 극히 약간 할 수 있으나 대부분에 보조가 필요하다.
class 4	자리보전, 또는 오직 휠체어에 앉는 것뿐이고 신변동작도 대부분 또는 전혀 할 수 없다.

1 평가

신체상황의 평가방법으로서 대표적인 것에 간편한 Steinbrocker법(표 Ⅲ • N • 5)이 있다. 이 4단계의 지표에서는 전체적인 파악에는 도움이 되지만 재활지표로서는 불충분하다. 재활에서 사용되는 평가방법에 ADL(일상생활활동)의 평가방법으로서 20항목의 HAQ를 8항목으로 변경한 mHAQ(Modified Health Assessment Questionnaire)[1)]이 사용되는 경우가 많다(표 Ⅲ • N • 6).

생활관련 동작, 생활의 질(QOL)을 파악하는 평가방법의 하나로서 AIMS2(Arthritis Impact Measurement Scales-2)[2)]가 있다.

AIMS2는 관절염환자의 QOL 연구에서의 표준적 측정방법의 하나이고 구미에서는 널리 사용되고 있다(표 Ⅲ • N • 7). QOL 평가는 12개의 척도로 구성되고(이동능력, 보행능력, 손가락기능, 팔의 기능,

표 Ⅲ • N • 6 mHAQ : ①~⑧의 각 카테고리 중의 최고점을 그 득점으로 하고 최고점수 총계/카테고리 수를 구한다.

아래의 일상생활 동작에 대해서 이 1주일간이 당신의 상태를 평균하여 오른쪽 4개 중에서 선택하시오.	전혀 곤란이 없다.	다소 곤란하다.	상당히 곤란하다.	할 수 없다.
① 의복의 착탈 및 몸차림 • 신발 끈을 매는 것이나 단추를 채우는 것도 포함하여 자기가 할 수 있습니까?	0	1	2	3
② 기상 • 취침, 기상의 동작을 할 수 있습니까?	0	1	2	3
③ 식사 • 물이 가득 찬 찻잔이나 컵을 입까지 가져갈 수 있습니까?	0	1	2	3
④ 보행 • 옥외의 평탄한 길을 걸을 수 있습니까?	0	1	2	3
⑤ 위생 • 신체 전체를 씻고 타월로 닦을 수 있습니까?	0	1	2	3
⑥ 폄 • 무릎을 굽혀 바닥에 있는 옷을 집어 올릴 수 있습니까?	0	1	2	3
⑦ 악력 • 수도꼭지의 개폐를 할 수 있습니까?	0	1	2	3
⑧ 활동 • 자동차에 타고 내릴 수 있습니까?	0	1	2	3

표 Ⅲ・N・7 AIMS2 일본어판 질문표[3)]

질문항목 : "당신은 이 1개월 동안…"에 잇달아서 아래의 질문이 이루어진다.		
이동능력	1	자기 혼자서 버스나 전차에 탈 수 있었다.
	2	1일 안의 어떤 시간 내라면 혼자서 외출할 수 있다.
	3	혼자서 인근의 볼일을 볼 수 있었다.
	4	집밖으로 나갈 때는 누군가에게 도움을 받지 않으면 나갈 수 없었다.
	5	온종일 침대나 의자에서 떠날 수 없었다.
보행능력	6	달리거나 무거운 물건을 들거나, 스포츠 등의 격렬한 운동을 하는 것이 곤란하였다.
	7	몇 블록(400~500m) 걷거나 2~3단의 계단을 오르거나 하는 것이 곤란하였다.
	8	등을 굽히거나 웅크리는 것이 곤란하였다.
	9	1 블록(40~50m) 걷거나 계단 1단을 오르는 것이 곤란하였다.
	10	누군가에게 지지를 받거나 지팡이, 목발, 보행기 등을 사용하지 않으면 걸을 수 없었다.
손가락 기능	11	펜이나 연필을 사용하여 편안하게 쓸 수 있었다.
	12	셔츠나 블라우스의 단추를 편안하게 채우거나 벗길 수 있었다.
	13	자물통 열쇠를 편안하게 돌릴 수 있었다.
	14	편안하게 끈을 매거나 매듭을 만들 수 있었다.
	15	잼이나 다른 식품이 들어간 새로운 병의 뚜껑을 편안하게 열 수 있었다.
팔	16	냅킨으로 편안하게 입을 닦을 수 있었다.
	17	머리부터 뒤집어써 입는 스웨터를 편안하게 입을 수 있었다.
	18	머리를 빗거나 솔질을 편안히 할 수 있었다.
	19	손으로 등 부근을 편안하게 닦을 수 있었다.
	20	머리보다 높은 선반에 있는 물건을 편안하게 꺼낼 수 있었다.
신변	21	목욕이나 샤워를 하는 데에 도움이 필요하였다.
	22	양복이나 옷을 입는 데에 도움이 필요하였다.
	23	화장실에서 용변을 보는 데에 도움이 필요하였다.
	24	침대에 들어가거나 나오는 데에 도움이 필요하였다.
가사	25	만일 슈퍼에 갈 수 있었다고 하면 혼자서 쇼핑을 할 수 있었다.
	26	만일 부엌 설비가 있다고 하면 혼자서 식사를 만들 수 있었다.
	27	가사도구 일식이 있다고 하면 혼자서 가사를 할 수 있었다.
	28	만일 세탁시설이 있다고 하면 자기의 빨래는 혼자서 할 수 있었다.
사교	29	친구나 친척사람들과 시간을 함께 하였다.
	30	친구나 친척사람들을 자택에 초대하였다.
	31	친구나 친척사람들의 집을 방문하였다.
	32	친한 친구나 친척사람들과 전화로 이야기하였다.
	33	클럽이나 동호회, 잡다한 모임에 출석하였다.
지원	34	당신이 도움을 필요로 할 때, 힘이 되어주는 가족이나 친구가 주위에 있다고 느끼고 있었다.
	35	당신의 가족이나 친구는 당신의 개인적인 의뢰에 잘 응답하여 준다고 느끼고 있었다.
	36	당신의 가족이나 친구는 당신이 어려울 때 자진해서 도움을 준다고 느끼고 있었다.
	37	당신의 가족이나 친구는 당신의 질병을 잘 이해해준다고 느끼고 있었다.

〈계속〉

통증	38	당신이 평소 느끼고 있는 류마티스의 통증은 어느 정도입니까?
	39	류마티스에 의한 격렬한 통증은 며칠 정도 있었습니까?
	40	동시에 2관절 또는 그 이상의 관절의 통증은 며칠 정도 있었습니까?
	41	기상 후, 아침의 뻣뻣해짐이 1시간 이상 계속된 날은 며칠 정도 있었습니까?
	42	잠을 잘 수 없을 만큼 아팠던 날은 며칠 정도 있었습니까?
직업	43	일(근무 · 가사 · 학교)을 쉬지 않으면 안 되었던 날은?
	44	일(근무 · 가사 · 학교)을 조퇴하지 않으면 안 되었던 날은?
	45	일을 하고 있고 일(근무 · 가사 · 학교)이 자기가 생각하는 것만큼 완전 · 정확히 할 수 없었던 날은?
	46	일을 하고 있고 일(근무 · 가사 · 학교)을 여느 때와 같이할 수 없어 하는 방법을 변경하지 않으면 안 되었던 날은?
긴장	47	몇 회 정도 마음이 긴장된 정신적 긴장상태에 빠졌습니까?
	48	몇 회 정도 신경질이 나거나 신경과민이 되어 곤란한 일이 있었습니까?
	49	몇 회 정도 편안하게 이완할 수 있었습니까?
	50	몇 회 정도 정신적 긴장으로부터 해방되어 느긋한 정신상태가 되었습니까?
	51	몇 회 정도 조용하고 진정된 평화로운 기분이 되었습니까?
기분	52	몇 회 정도 일을 즐겁게 할 수 있었습니까?
	53	몇 회 정도 침체된 우울한 기분이 되었습니까?
	54	"무엇 하나 생각한 대로 잘 되지 않는다"라고 느끼는 일이 몇 회 정도 있었습니까?
	55	"당신이 죽어주는 편이 낫다"라고 느끼는 일이 몇 회 정도 있었습니까?
	56	"무엇 하나 즐거운 일이 없다"라고 기분이 가라앉고 울적해지는 일이 몇 회 정도 있었습니까?
만족도	57	QOL 12항목 각각에서의 당신 자신의 신체적 · 정신적 기능에 어느 정도 만족하고 있었습니까?
기인도	58	QOL 12항목 각각의 문제 중, 어디까지가 류마티스의 원인으로 되어있다고 생각합니까?
개선 우선도	59	QOL 12항목 중, 지금 당신이 가장 좋아지기를 희망하는 항목을 3개 열거하시오.
	회답형식 : 중증도 · 장애도가 높을수록, 만족도가 낮을수록 득점이 커지도록 1~4, 1~5의 점수가 할당되어 있다.	
	1~20, 29~33, 39~47매일 · 며칠 · 때때로 · 1일도 없다	
	21~25, 34~37, 47~56 언제나 · 자주 · 때때로 · 거의 없다 · 없다	
	38	격렬 · 중간정도 · 경증 · 매우 경증 · 전혀 없다
	57	매우 만족하고 있다 · 어느 정도 만족하고 있다 · 만족도 불만족도 아니다 · 약간 불만족 · 완전히 불만족
	58	완전히 다른 것이 원인이다 · 대부분 다른 것이 원인이다 · 질병과 다른 원인이 반반이다 · 대부분은 질병이 원인이다 · 전부 질병이 원인이다

신변기능, 가사수행능력, 사교, 사회적 지원, 통증, 일의 수행능력, 긴장 및 불안), 게다가 건강에 대한 만족도, 장애가 질환에 기인하는 정도 및 장애의 개선 우선정도를 측정한다. 12개 척도의 각각에 대해서 4~5항목의 질문항목이 있고 질문마다 5단계의 회답을 요구하고 있다.

2 목표설정

RA의 목표설정에서는 느린 진행성의 질환이기 때문에 목표설정은 그 때마다 시행할 필요가 있다. 그러나 실제로 생활하는 가운데 다양한 연구가 이루어지고 있는 일도 있어 포괄적인 목표설정이 요구된다. 통증이나 염증의 평가 · 치료계획으로부터 시작하여

표 Ⅲ•N•8 구체적인 재활처방 내용

치료방법	치료목적	방법
운동치료 : 부위에 따라서 PT 또는 OT	관절가동범위의 유지 · 확대 근력의 유지 · 개선 보행 · 이동기능의 유지 · 개선 등	관절가동범위연습(팔 : OT, 다리 : PT) 등척성 근력강화연습 수동 · 능동운동 마루 위 운동 기립연습 평행봉 내 보행연습 옥외 응용보행연습 등
작업치료 : 주로 OT	팔의 기능의 유지 · 개선 정교성 동작의 유지 · 개선 가정 내 역할의 회복 직업복귀 심리적지지	기능적 작업치료 ADL 연습 가사연습 직업 전 연습 취미적 작업치료 기분전환적 작업치료
물리적 인자를 이용한 물리치료	진통 순환개선	온열치료(핫팩, 파라핀욕, 초음파치료, 극초단파치료 등) 한랭치료(cold air 등) 물치료(수영장 치료, 소용돌이목욕, 기포목욕) 온천요법
장구치료	안정 고정지지성 향상 변형예방 · 교정	목뼈 칼라, 허리뼈장구 팔 · 다리장구, 발바닥 판자(arch board) 등 부목(splint) 제작
자조구, 휠체어, 가옥개수	ADL · QOL의 개선 이동능력의 유지 · 개선	여러 가지 자조구(reacher, 마개 따개, sock aid 등) 지팡이, 보행차, 휠체어 층계차이 해소, 난간, 가옥조정
사회복지사	사회 · 경제적 어려움의 해소	개호보험, 각종 연금, 장애인수첩, 가정 내 역할조정, 직장조정 등

재활의 진행상황, ADL이나 재가환경, 사회환경 등의 총괄적인 평가 하에 달성 가능한 목표를 적절하게 설정하는 것이 보다 양호한 ADL · QOL로 유도하는 것에 연결된다.

3 구체적인 재활처방

물리적 인자를 이용한 물리치료, 작업치료, 장구치료, 자조구의 처방 등 다양한 것이 있다. 물리치료와 작업치료는 명확한 처방상의 경계는 없으며 몸 구르기, 일어서기, 보행과 같은 주로 몸통/다리의 연습은 물리치료가 처방되고 어깨 · 팔꿈치 · 손이나 ADL의 연습 등이라면 그 부목의 제작 · 자조구 등도 포함하여 작업치료를 처방하게 된다. 물리적 인자를 이용한 물리치료는 그 목적이나 부위에 따라서 어느 쪽에 처방하는지가 결정된다(표 Ⅲ•N•8).

e 운동치료

RA의 운동치료는 통증관리, 관절변형 예방을 목적으로 한 발병조기부터 시작하는 것이 바람직하다[4]. 다리에 대해서는 엉덩관절이나 무릎관절 등 적절한 시기에 인공관절의 치환술을 시행하는 일이 많고 수술 후의 재활에 대해서는 많은 병원에서는 임상진

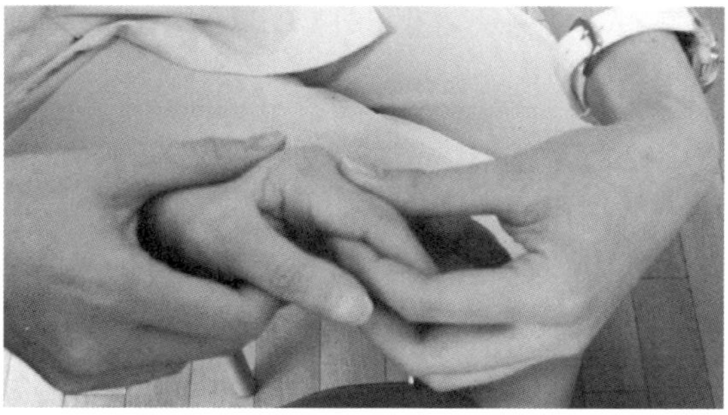

그림 Ⅲ • N • 7 손가락의 관절가동범위 연습
하나하나의 관절을 정성을 들여 굽히고 편다.

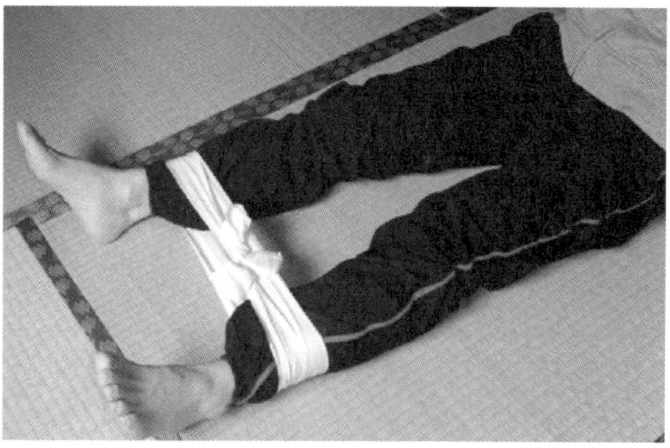

그림 Ⅲ • N • 8 엉덩관절의 벌림운동

료지침(clinical pathway)에 따라서 시행하여 양질이고 효율적인 의료가 공급되어왔다[5]. 수술 후의 재활에 대해서는 변형성관절증 등과는 달리 류마티스 특성상 온화하게 시행하여야 한다.

RA환자의 재활은 수술 시 등에 입원치료도 시행되지만 외래생활을 하고 있는 경우가 많다. 변형이나 근력저하 방지 등을 목적으로 하여 여러 가지 운동치료가 시행된다. 다음으로 외래나 가정에서 시행할 수 있는 재가에서의 주의사항이나 운동치료의 대표적인 것에 대해서 언급한다[6].

1 각 부위의 운동치료

a. 목

RA 특유의 관절파괴에서 주의를 필요로 하는 것이 제1목뼈(고리뼈)와 제2목뼈(중쇠뼈) 사이의 불완전 탈구이다. 이 변화가 있으면 제2목뼈의 돌기가 후방으로 전위하여 용이하게 목뼈가 압박되는 경우가 있다. 이 때문에 목뼈 칼라로 예방하는 일이 있으나 실제로는 불충분하다. 그러나 일상생활상의 주의환기로는 연결된다. 또한 팔의 가동범위에 맞춰서 목의 뒤쪽에서 맞추는 유형은 없으며 목의 앞에서 맞추는 것 같은 목뼈 칼라를 처방하는 경우도 많다. 목의 운동에 대해서는 일상생활에서도 충분히 움직일 기회가 많다는 것으로부터 시행하려고 하면 불완전 탈구를 악화시키지 않도록 굽힘 방향으로의 운동은 피하고 머리를 눌러서 목이 움직이지 않도록 고정하여 좌우로의 옆굽힘이나 뒤굽힘 방향의 등척성 운동을 시행한다.

b. 어깨 · 팔꿈치 · 손

어깨는 굽힘 · 올림방향으로의 구축이 일어나기 쉬우므로 관절주머니 등을 손상시키지 않도록 온화하게 가동범위의 확대를 시행한다.

팔꿈치는 굽힘 · 폄 양쪽 모두 구축이 일어나기 쉽지만 특히 폄 방향의 제한이 일어나기 쉬우므로 펴는 방향으로 주의해서 시행한다. 손목관절은 구축하기 쉬우므로 손목의 바닥쪽굽힘 · 등쪽굽힘을 천천히 반복한다. 손가락은 하나하나의 관절을 정성을 들여 굽힘과 폄을 한다(그림 Ⅲ • N • 7).

c. 엉덩관절

모음(내전) · 안쪽회전 방향의 변형이 일어나기 쉽고 그 예방목적으로 엉덩관절 벌림근군의 근력강화를 시행하면 좋다(그림 Ⅲ • N • 8). 또한 폄의 제한도 일어나기 쉬워 선 자세나 누운 자세에서 폄 방향으로의 운동도 시행해야 한다.

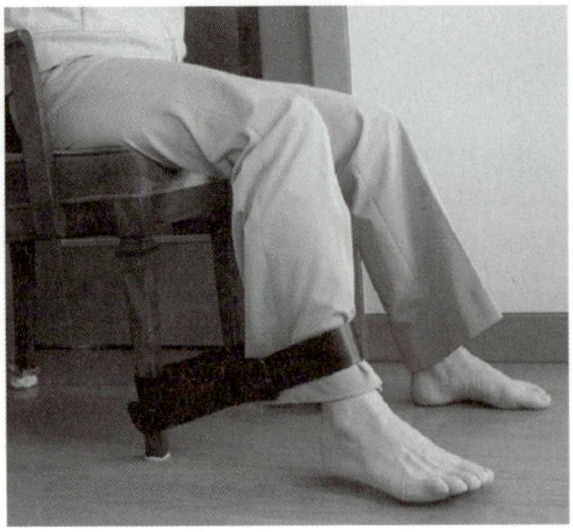

그림 Ⅲ • N • 9 의자에 앉은 자세에서의 넙다리네갈래근의 근력강화

d. 무릎관절

폄의 제한이 일어나기 쉬우므로 넙다리네갈래근의 근력강화에 중점을 두고 시행한다(그림 Ⅲ • N • 9). 의자에 앉은 자세에서 의자다리에 맨 고무벨트 등에 발목을 넣고 앞쪽으로 걷어차는 것 같은 운동이나 바닥에 발을 내던지는 것 같이 앉아서 무릎을 위에서부터 누르는 등의 운동도 있다. 또한 천천히 의자에 앉거나 서거나 하는 것도 효과가 있다.

e. 발목관절

발목관절 주위에서는 발바닥의 장심(arch)의 저하에 의해서 평발이 되는 일이 많다. 이 때문에 발허리발가락관절의 아래에 체중이 걸리거나 굳은살(callosity)이 생기거나, 발가락굽힘근힘줄군이 잡아당겨져 망치발가락 등이 일어나기 쉬워진다. 이것에 관여하는 주된 근육은 앞정강근이며 이 근육의 근력유지 · 강화가이들의 변형을 예방한다. 예컨대 바닥에 깐 타월 등을 끌어당기는 것처럼 발바닥 장심을 들어올리는 것 같은 운동을 하면 효과적이다.

또한 발목관절 자체의 운동으로서 가동범위를 유지하가 위해 앉은 자세에서 바닥쪽굽힘/등쪽굽힘이나 회전운동을 시행한다.

표 Ⅲ • N • 9 통증 경감을 목적으로 한 물리적 인자를 이용한 물리치료

1) 온열치료 핫팩, 파라핀욕, 전신온욕 · 부분온욕, 극초단파(microwave), 초음파
2) 한랭치료 아이스 마사지, 콜드 에어
3) 광선치료 원적외선, 레이저
4) 기계적 자극 소용돌이목욕 · 기포목욕

f. 발가락

발가락의 변형은 아치가 낮아지는 것에 기인하는 일이 많고 발바닥판자(arch support : 그림 Ⅲ • N • 15 참조)가 효과적이다. 또한 발가락의 운동은 발가락 하나하나를 손으로 움직이도록 한다.

f 물리적 인자를 이용한 물리치료 (통증대책)

물리적 인자를 이용한 물리치료로서 온열, 한랭, 광선, 기계적 자극을 사용한 것 등이 있다(표 Ⅲ • N • 9).

g 수중운동

부력에 의해서 체중이 발허리에 걸리지 않고 보행할 수 있고 근력을 유지 · 강화할 수 있다. 이것을 온수 중에서 시행하면 통증을 경감하면서 보행연습을 할 수 있다(그림 Ⅲ • N • 10).

또한 수영장운동(그림 Ⅲ • N • 11) 등도 도입한 운동치료를 시행하면 한층 효과적이다.

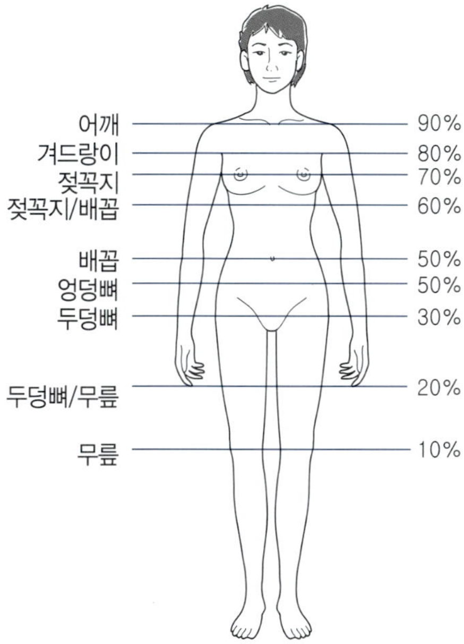

그림 Ⅲ • N • 10 수위와 체중부하 면제의 비교

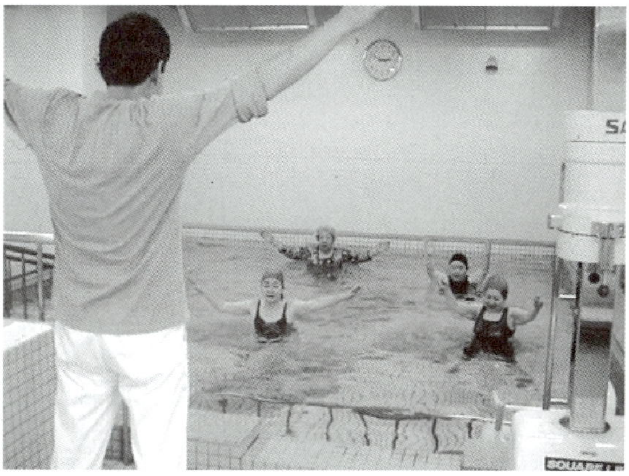

그림 Ⅲ • N • 11 RA환자의 수영장운동

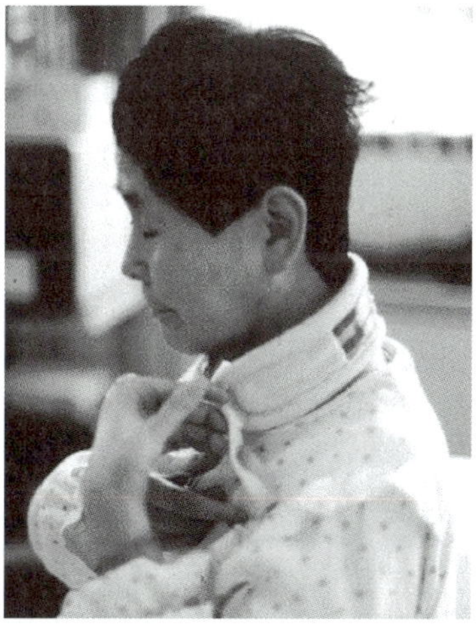

그림 Ⅲ • N • 12 앞이 트인 목뼈 칼라

h 각 관절의 운동

1 목부분

목뼈의 변화에 주의하기 위해 목은 별로 움직이지 않고 등척운동으로 근력을 유지하도록 한다. 목뼈의 변화가 일어났을 때에는 목뼈 칼라(그림 Ⅲ • N • 12)를 사용해서 예방을 하는 것이지만 그 때의 목뼈 칼라는 환자 본인이 벗길 수 있도록 앞이 터지게 하는 등의 연구가 필요하다.

2 다른 관절

RA에서는 구축이 일어나기 쉬운 방향이 있으므로 관절가동범위 연습 때에는 아래와 같은 점에 주의하여 온화하게 시행한다.

어깨 : 앞쪽올림 · 옆쪽올림
팔꿈치 : 폄 · 굽힘
손 : 바닥쪽굽힘 · 등쪽굽힘
손가락 : 손가락 1개 1개를 세심하게 굽히고 편다.
엉덩관절 : 옆쪽벌림 · 뒤쪽 폄
무릎관절 : 폄
발 : 바닥쪽굽힘 · 등쪽굽힘
발가락 : 발가락 1개 1개를 세심하게 굽히고 편다.

i 일상생활활동(ADL) 연습(그림 Ⅲ • N • 13)

하나의 관절에 부하가 지나치게 가해지지 않는 것 같은 동작을 지도한다(컵을 들다, 손바닥을 위쪽으

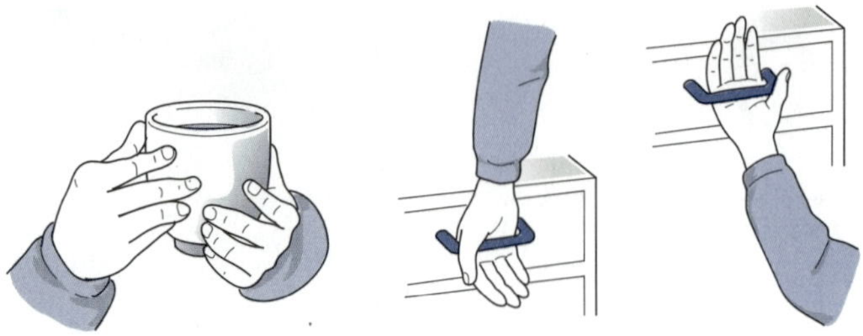

그림 Ⅲ・N・13 일상생활동작(ADL) 연습

로 하여 사용한다). 약물과 병행해서 통증이나 뻣뻣함이 없는 시간대에 시행한다. 체력의 소모나 심리적 피로에 주의한다. 자조구나 부목을 사용한 연습도 시행한다.

j 부목치료

부목(splint)은 플라스틱이나 가죽, 천 등으로 만들어지고 주로 손의 기능장애를 경감하거나 변형을 예방하는 보조기이다.

RA의 부목은 ① 움직임의 제한에 의한 통증, 염증의 경감, ② 관절의 기능적 위치관계 유지에 의한 구축의 방지, ③ 기능개선을 위해 관절의 안정성을 얻음, ④ 활동 시의 관절의 스트레스 방지, ⑤ 구축의 경감 또는 교정 등의 목적으로 사용된다.

부목은 관절이 약간 불안정하고 힘이 잘 전달되지 않는 것처럼 느꼈을 때, 변형이 일어날지도 모른다고 생각하면 사용해야 할 것이다. 무리한 힘이 가해지지 않도록, 변형이 조장되지 않도록 조기부터 장착해야 한다.

안정 자세로 고정하는 부목도 있으나 사용할 때에 실용적인 힘을 발휘할 수 있어 실제로 사용할 수 있는 것 같은 부목을 장착하는 편이 사용하기 쉽다(그림 Ⅲ・N・14).

k 보조기 치료

팔에서는 팔꿈치 보조기 등이 사용되는 일이 있다.

다리에서는 무릎장구(서포터)나 발목관절장구 등이 사용된다. 발의 변형에서는 외반평발, 넓적발(spread foot), 외반엄지발가락, 내반새끼발가락 등이 있고 이들에 대해서 발바닥판자(그림 Ⅲ・N・15)가 유용하다. 발바닥판자의 처방에 있어서 안쪽의 세로아치를 발허리발가락 사이의 부위의 가로아치로 충분히 지지하여 되밟기 부위에의 체중부하를 분산함으로써 발바닥의 굳은살(변지)의 통증을 경감하는 일도 많다.

l 자조구

일상생활을 하는 데에 편리한 도구로서 reacher(그림 Ⅲ・N・16)나 button aid, 자루가 긴 빗, spoon holder, 병뚜껑 따개, socks aid(그림 Ⅲ・N・17) 등이 있다. 이들의 자조구는 적절하게 사용함으로써 생활의 활성화가 얻어진다.

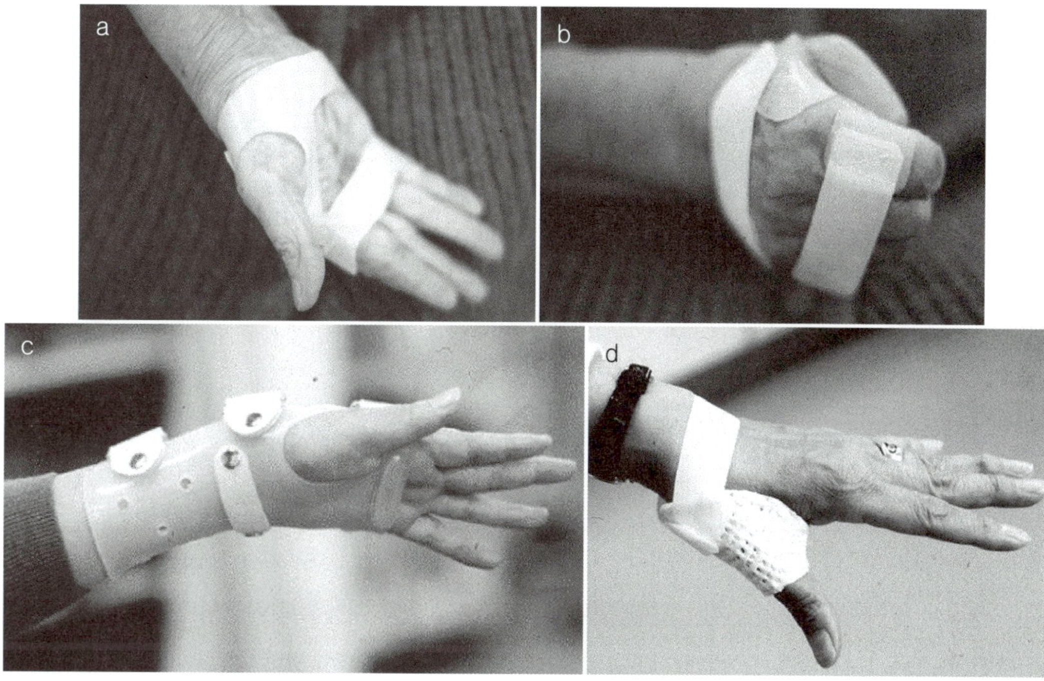

그림 Ⅲ · N · 14 부목의 장착

a, b : 악력유지와 자쪽 전위방지 목적의 부목
c : 손목관절 고정용의 부목
d : 엄지손가락의 관절고정용 부목

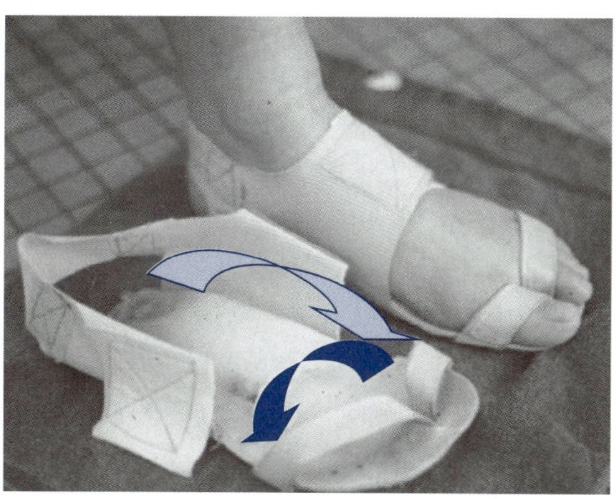

그림 Ⅲ · N · 15 발바닥판자(arch support)

세로와 가로의 아치로 지지한다.

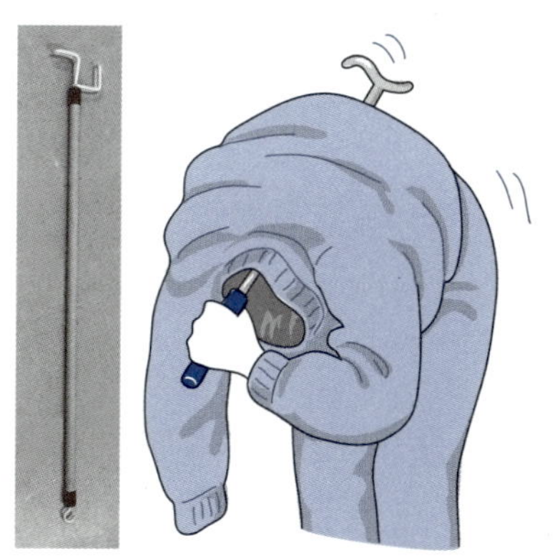

그림 Ⅲ · N · 16 reacher에 의한 의복의 착탈

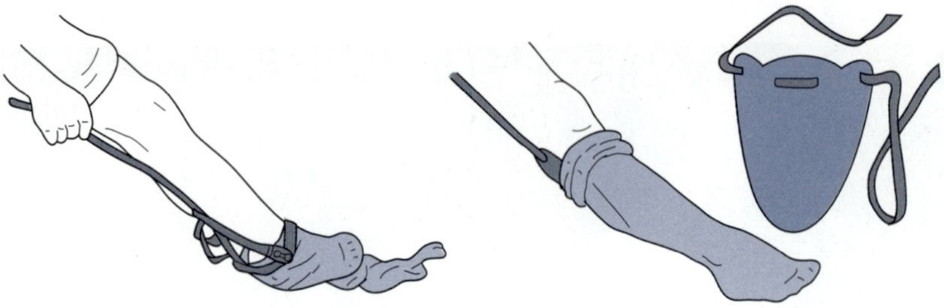

그림 Ⅲ • N • 17 socks aid

m 환경조정

가옥환경 조정도 류마티스관절의 재활에서 중요한 일이며 개개의 주택상황에 맞춰서 접근한다. 조정하는 부분은 변기의 높이, 목욕탕의 난간, 도어의 손잡이, 열쇠, 침대, 부엌 등이 주된 장소이다.

부엌일을 할 때의 주의사항은 ① 서지 않고 가급적 앉아서 시행한다, ② 양손을 사용해서 시행한다, ③ 편리한 조리 기구를 적극적으로 사용한다, ④ 조리는 들어 올리지 않고 옆으로 미끄러지게 하는 연구를 한다, ⑤ 잡기 동작이 적은 조리기구 · 식기를 선택한다, ⑥ 일의 내용으로 작업영역을 고정한다, ⑦ 스위치 등은 손이 닿기 쉬운 곳에 배치한다, 등이다.

Ⅳ. 알아두어야 할 다양한 문제점

A 장애인의 심리

1 장애인의 인권

네안데르탈인(Neandertals) 등 인류가 지구에 탄생하고부터 5만년의 세월이 경과하였다고 하는데도 전체 시민을 포함한 인권사상은 불과 200년 남짓 전인 18세기 중기이후에 지나지 않는다. 프랑스의 시민권리 선언, 미국의 독립선언이 그것에 해당한다. 일본은 인권을 명확히 한 헌법을 가진지 아직 60여년 남짓하다. 하물며 최근의 의학이나 유전자학이 발달하지 않았던 사회에서는 불가해한 이형이라고도 받아들여진 장애인은 어떤 때는 종교적 사악이나 인과관계와도 연결되어 배제하고 근절하는 대상이고, 또한 어떤 때는 조소, 애완 또는 연민의 대상에 지나지 않았다.

일본의 신체장애인의 역사를 보면 2차 대전 후 상이군인을 지키기 위해 직접 군인을 지키는 것 같은 정책을 수립하는 것은 방침 상 할 수 없어 전상자를 지키기 위해 신체장애인복지법이 만들어진 경위가 있다. 그 결과 시민 속에서 우러나오는 것 같은 발달의 방법을 하지 않았던 것에 문제가 있다.

예컨대, 신체장애인복지법 안에도 1983년의 개정까지 지방공공단체는 장애인이 만든 것을 구매하지 않으면 안 된다는 법률의 문면이 있었다. 내용을 보면 장애인이 만든 것의 리스트에 총채, 비, 걸레, 자루걸레 등이 기재되어 있고 오늘날 별로 사용하지 않고 구매하지 않는 것이 있었다. 입법자의 머릿속에 누구도 사용하지 않게 된 것 정도밖에 만들 수 없다는 발상이 있었는지도 모르고 장애인이 잘 이해되어 있지 않아 이념과 현실이 괴리된 모순이 있었다.

또한, 현대의 과학이의 발달에서부터 태어난 우생학에 기초한 나치독일이나 제1차 세계대전 전후의 미국의 단종법 등은 유전법원 등을 사용해서 연간 몇 만 명의 장애인을 말살한 것은 단지 어제의 전율해야 할 사실이다. 이것은 일본의 우생보호법이라는 법률도 민족발전이라는 관점에서는 인류학의 역행이 될지도 모르지만, 마찬가지의 것이 일어날 가능성도 있어 의학과 자연 사이에서 고려하지 않으면 안 되는 것이라 생각된다.

무릇 중세의 유럽에서 성직자, 교수 등의 지위에 대한 것을 가리킨 "habilitation"이라는 말을 기초로 하여 그 무렵 천동설에 대항하여 지동성을 재창한 갈리레이 등이 종교재판 후의 권리의 회복을 나타낸 "rehabilitation"이라는 말에서부터 출발하고 있다는 것을 생각하면 이 인권과 재활을 생각하는 것은 매우 의미가 깊은 것이다. 즉 재활은 장애인의 인격의 복권을 포착하지 않으면 안 되는 것이다.

2 정상화에 대해서

여기서 최근 일반사회에서 흔히 일컬어지는 정상화(normalization)에 대해서 생각해보기로 한다. 이것과 연관성이 있는 것으로서 차별과 편견에 충만한 격리라는 의미의 "분리(segregation)"라는 말이 있다. 정상화는 이 차별과 편견에 충만한 분리는 안 된다고 하는 것이다. 따라서 장애라는 것을 사회로부터 일탈한 것이라 정하여 나눠버리거나 장애인을 인간이 사는 장소로부터 떨어진 멀리 병원이나 시설을 만들어 보이지 않는 곳에 분리하는 "차별(discrimination)"과 같은 것을 하지 않고 많은 사람들이 생활하는 가운데 건전한 사람과 아무런 차별 없이 함께 지내는 것이 중요하다. 즉 사회의 주류(main stream)의 사람과 장애인과의 사이에 격차를 만들지 않는 것이야 말로 정상화의 이념이라 생각된다. 여기서 통합(integration)의 개념이 생겨나는 것이다.

이러한 정상화에 반하는 사상은 일본의 옛 서적에도 나온다. 예컨대 고지키(古事記)의 일본 창조의 설화에도 다음과 같은 문장이 있다. "검의 물방울에서부터 일본을 만들었다. 그 안에서 최초의 남녀인 "이자나기노미코토"와 "이자나미노미코토"가 처음으로 자손을 만들 때 우선 여성 쪽으로부터 남성 쪽으로 말을 걸어 아이를 만들었더니 히루코(蛭子)(역주 : 일본 신화에서 두 신 사이에 태어난 첫째 아이)(뼈가 없는 것 같은 손발이 부자유스런 아이 : 이른바 장애인)였다. 그 아이는 물에 떠내려 보내졌다. 다음으로 남성 쪽으로부터 말을 걸어 아이를 만들었더니 훌륭한 신이 태어났다". 틀림없이 장애인을 배제하려고 하는 문장이라고도 받아들여진다. 또한 사람들 사이의 편견에 대해서는 예부터 남녀의 편견이 있다. 대지도론(大智度論)[역주 : 인도의 대승불교 초기의 고승인 용우가 저술한 대품반야경(大品般若經)]의 "여인지체(女人之體)"에 "여자는 어려서 아버지를 따르고 출가해서는 남편을 따르며 늙어서는 자식을 따르기에 집주인이 되어 안주할 곳이 없다"라는 문면을 볼 수 있다. 이것은 장애인은 아니지만 같은 인간으로서 평등한 입장에서 접할 수 없다는 것에서는 공통점이 있다. 장애인에 대한 에피소드로서 일본 관동지방 사람들이 흔히 사용하는 말에 "이 병신아"라는 말이 있다. 이 사람은 일본 에도시대의 사람이고 작은머리증(소두증, microcephaly)의 사람이며 당치도 않은 일을 잘도 저질러 태어났다는 말이라는 것이다. 틀림없이 장애인을 "당치도 않은 사람"이라고 하는 말이다.

여러 외국의 역사를 보아도 정상화에 관한 다양한 것이 있다. 고대영화를 누린 스파르타의 나라에도 다음과 같은 에피소드가 있다. 강한 나라를 만들기 위해 6~30세까지 병역을 부과하였다. 강한 나라이기 위해서는 여성은 강한 남자를 만드는 것에 열심히 힘써 가르치고 단련시켰다. 거기에는 신체장애인을 키워서는 안 된다는 법률이 있어 자연히 태어나는 장애인을 부모로부터 격리시키지 않으면 안 되었다. 이러한 부분으로부터 국가의 방침과 인간의 마음과의 사이에 균열이 생겨 배제의 마음이 시민에게 받아들여지지 않고 멸망했다고 한다.

일본에는 "모든 국민은 개인으로서 존중된다"는 헌법 제13조는 있으나 건전한 사람과 장애인 사이의 거리는 일부의 사람 사이에서는 차츰 없어지고 있으나 일반사람 안에서는 아직 크다.

최근에 와서 미국에서는 마침내 1990년이 되어서 "장애를 가진 미국인법"이라는 법률이 만들어졌다. 그 내용은 미국인 2억8천만 명 중 4천만 명은 어떠한 장애를 갖고 있다. 그 중에서 장애인에 대해서 "건강진단 때 차트를 별도로 하거나 별도로 검사를 받게 해서는 안 된다"라든가, "버스는 휠체어가 탈 수 있는 것이 아니면 안 된다. 그렇지 않으면 폐차가 된다", "샌프란시스코의 노면전차와 같은 역사적인 것일지라도 별도로 장애인이 탈 수 있는 것 같은 연구를 하지 않으면 그것조차 역사적이라 하여 남겨두어서는 안 된다" 등이 포함되어 있는 것은 괄목할 만한 것이 있다.

이와 같이 정상화의 사상은 확실히 정착되어가고 있으며 우리들은 장애인이 사회에 있고 보통으로 건전한 사람과 차이 없이 생활할 수 있는 세상으로 만들어갈 의무가 있다고 생각된다.

3 재활과 심리

재활을 진행함에 있어서 신체적 문제와 병행해서 시행해야 할 문제에 심리적 문제에 대한 접근이 있다. 아래에 그 구체적인 문제점과 그 해결방법에 대해서 개괄적 해설을 한다.

재활의 입장에서 본 장애인의 바람직한 심리상태는 자신감과 자부심, 자주결정의 의지, 잠재능력의 인식과 활용의욕, 삶의 보람 등에 대한 적극적 지향이다. 그러나 일반적으로는 이러한 정신활동의 적극적 지향은 신체장애의 정도에 상응한 억제를 받고 있는 것이 현실이다. 그래서 그 억제의 인자라고도 해야 할 문제점을 장애인 자신과 그것을 에워싸는 환경의 두 가지 측면에서부터 검토한다.

a 장애인을 에워싸는 쪽으로부터의 문제점

우선 장애인을 에워싸는 쪽으로부터의 문제점은 첫째로 장애인의 장애상을 막연하게 평가하여 "장애인 = 사회적 부적응자"라고 단정지어버리는 사회적 편견이 아직 남아있다는 것이 지적된다. 장애인 개인 개인이 가지는 하나하나의 능력을 평가하고 그 사회적 적응에 대해서 어떠한 점이 부적응이고 어떠한 점이 적응인지를 끝까지 확인하는 것이 중요하다. 두 번째는 "장애는 없지만 척도로 사물을 측정하여 판단하는 경향"이 지적된다. 예컨대 장애가 없는 사람이 장애인을 보고 고생이 많을 것이라고 생각되는 일도 장애인으로서는 그 환경 내에 적응하고 있으면 고생 없이 생활하고 있는 일이 때때로 있다. 세 번째는 "장애인과 비극적인 생애와 직관적으로 결부되어버릴 가능성"이 지적된다. 이러한 것이 동정심과 그 반자용으로서의 우월감이 생기게 하여 장애인에 대해서 바른 이해의 방해가 된다. 네 번째는요즘은 상당히 줄어들었지만 "장애인 = 죄악"이라는 사고방식이 지적된다. 예컨대, 뇌성마비에 대한 어머니의 죄악감이나 손발의 변형 절단에 대한 죄악감이고 이러한 장애 그 자체가 수치라고 하는 사고방식이다.

이상 네 가지 점에 대한 대책, 즉 사회심리학적 재활의 기본적 접근방법은 이러한 사고방식의 하나하나를 시정하여 장애를 바로 이해하고 사회 안에 장애인이 있다는 것이 오히려 당연하다는 사고방식 하에 장애인을 에워싼 사회야말로 자연스런 태토라는 계몽을 끈기 있게 계속해가는 것이 필요할 것이다.

b 장애인 쪽의 문제점

다음으로 장애인 쪽의 문제를 생각해보자. 일반적으로 팔다리 기능의 장애의 정도가 커지면 커질수록 행동할 수 있는 생활공간은 한정된다. 그러나 일괄적으로 팔다리 기능의 장애가 크다고 해서 심리적 장애가 반드시 크다고는 할 수 없다. 또한 교통사고 외상과 같은 장애가 커도 비진행성인 것, 근위축성 측삭 경화증과 같이 초기에는 장애가 적지만 진행성이라는 것처럼 장애가 진행성인지 비진행성인지에 따라서도 다르고 장애인을 에워싼 환경조건에 따라서도 한결같지 않다.

예컨대 장애가 중증이고 일어나는 것도 불가능하더라도 보장을 받을 수 있거나 향후의 생활의 전망, 삶의 보람 등이 확립되어 있다면 그 심리상태는 안정되어 있다. 반대로 어중간하게 장애가 발생하여 있기 때문에 건전한 사람도 아닌가 하면 장애인도 아니고 어중간하게 되어있기 때문에 건전한 사람이 되려고 해도 또는 장애인 그대로 있으려 해도 마음속에 경합하는 것이 있다. 또한 장애를 숨기려고 하거나 반대로 과장하려고 하여 심리적으로 불안정한 경우가 있다. 이 경우의 심리적 부담은 커진다.

C 연령별 심리적 접근

그리고 심리적 요소로서의 하나에 장애인의 연령을 열거할 수 있다. 어느 연령층에서 장애가 발생하였는지에 따라서 장애 및 주위 사람들의 심리적 상황이 달라진다.

이 항에서는 주로 이 연령의 문제를 채택하여 그 대책을 논하기로 한다.

1 유아기

유아기에서는 장애아 그 자체는 자기가 놓인 환경에 대해서 비교적 순응성이 좋고 심리적 부담은 적다. 그러나 문제는 장애아를 가진 가족에게 파급하여 육아, 교육문제를 포함하여 사회적인 척도를 갖고 사회와의 사이에 끼이어 딜레마 상태가 되는 일이 있어 특히 어머니에게는 명백한 것이 관찰된다. 따라서 이 시기의 심리적 접근방법으로서는 가족, 특히 어머니에 대해서 장애의 내용, 예후, 이제부터의 생활에 대해서 상세하게 이야기를 나누는 것이 중요하고, 이러한 것이 장애아의 육성에서 심리적 안정감을 주는 것이라 생각된다.

2 사춘기

다음으로 사춘기에 장애가 일어난 경우는 유아기부터 계속 갖고 있었던 미래상이 장애에 기인한 제한에 의해서 박살나는 일이 많아 라이프 사이클에 있어 혼란이 일어난다. 또한 결혼 등을 유보하고 성적인 억압도 커서 장래에 대한 불안이 크다. 이와 같은 것으로부터 심리적인 혼란이 젊었을 때부터 발생하여 사물에 대한 사고방법에 미숙성이 수반되기 쉬워진다. 따라서 이 시기의 장애인에 대한 심리적 접근은 어렵고 심리적 성숙성을 육성하면서 장애에 대해서 상세한 이해를 시키는 것이 중요하고 이러한 것에 많은 시간을 들이고 그 다음에 장애를 향해서 장애인으로서의 자기의 생활방법을 명확히 파악시키는 것이 이상적이다.

3 청장년기

이어서 청장년기에 장애가 발생한 경우이다. 이 시기에는 장애인은 일가의 기둥이거나 배우자가 있거나 하는 경우가 대부분이고 가족 내에서 어떠한 역할을 담당하고 있기 때문에 장애가 발생하면 가족 내에 혼란이 일어난다. 이 때문에 심리적 접근방법으로서는 가족전체를 치료대상으로 하는 것이 중요하고 가족의 역할변경 등을 포함하여 서로 이야기를 나누는 것이 필요하다. 여기서 중요한 것은 장애인의 역할이며 모든 역할을 다른 가족으로 변경시키지 않고 장애인이 할 수 있는 한의 범위 내에서 어떠한 역할을 담당하도록 하는 것이다.

4 노년기

마지막으로 노년기에 장애가 발생한 경우, 일가의 기둥인 일은 적어져 가족 전체에 대한 영향도 적어진다. 심리적 접근방법으로서도 장애인에 있어서 이제까지 쌓아올린 성격이나 생활양식을 극단적으로 변경하는 것은 어려워 장애의 정도에 따라서 그 상황에 적응하는 것을 학습시키도록 하여 장애와 연령에 의해서 쇠퇴한 상태에 맞추도록 하여가는 것이다. 그 다음에 자기가 시행할 수 있는 범위 내에서 향후의 삶의 보람을 찾아내가도록 지도해야 한다고 생각된다.

이상과 같이 하여 장애로부터 오는 심리적 요인을 극력 배제하고 안정된 심리상황을 장애인도 주위의 사람들도, 나아가서는 사회도 얻을 수 있도록 해가야 한다.

d 장애고지와 그 후의 심리적 과정

사회적 환경으로서 장애에 대한 이해도는 해마다 높아지고 있으며 일상생활의 여러 가지 장면에서 장애인과 접하는 기회가 비교적 많아져 있다. 이러한 것은 장애인이 자기 방에 틀어박혀 있었던 훨씬 이전의 시대에서부터 적극적으로 외출하게 된 경향의 표시이며 그만큼 장애인 자신의 심리상황은 개방적인 방향으로 향하고 있다 할 수 있을 것이다. 그러나 이러한 사회적 환경은 장애인에 대해서 의존적인 심리를 배제하고 사회의 일원으로서 확고한 자립심이 요구되고 있는 일이기도 하다.

1 단계이론에 의한 수용과정

장애인이 심리적 자립에 이르기까지의 심리적 회복과정에 대해서는 많은 사람들의 연구가 있다. 아래에 단계이론이라 일컬어지는 장애인지의 과정을 언급한다.

Cohn[1]은 폴리오의 환자에 대해서 장애 후의 심리상태를 조사하고 있다. 그것에 따르면 장애 직후의 무엇이 일어났는지 모르는 쇼크기, 잇달아서 자기의 장애에 대해서 막연하게는 알고 있으나 인정하려고 할 마음이 없고 부정하는 기분이 강한 부정의 시기, 이에 이어서 어떻게 하여 이러한 장애에 빠져버렸는가, 또한 그 때에 이러한 일을 하지 않았으면 좋았을 것을 등 과거에 시행한 것에 대한 후회의 비탄 · 낙담의 시기, 이들을 거쳐 다음으로 회복해가는 노력과 여러 가지 심리적 갈등에 대한 방어기전이 일어나는 시기를 거쳐, 마지막으로 심리적 자립을 맞이하여 사회복귀를 할 수 있는 상태가 된다고 하고 있다.

Klaus와 Kennel은 장애인을 에워싸는 쪽으로서 장애아를 가진 어버이의 심리적 경과를 조사하였다. 이에 따르면 쇼크, 부인, 슬픔과 노여움, 적응에서부터 재기에로 차례대로 진행하고 장애인이 가지는 심리적 과정과 같은 경과를 밟는 것을 보여주고 있다[2].

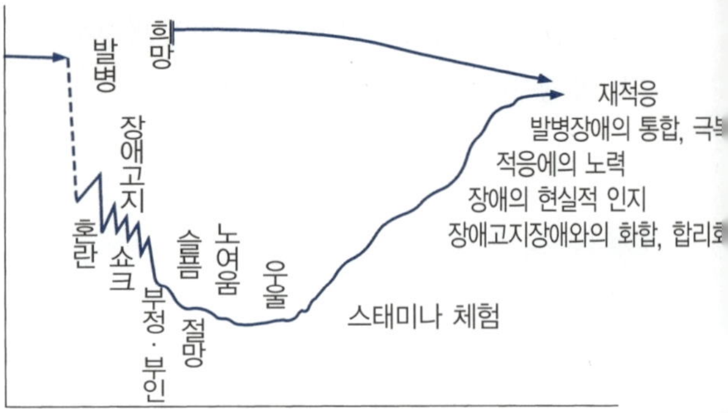

그림 Ⅳ • A • 1 중도 장애인의 전형적인 장애수용과정의 모델[미자와(三澤)에 따름, 일부 추가]

즉 이들의 심리경과는 장애인만이 특이적으로 가지는 것이 아니라 건전한 인간이 보여주는 환경적응의 하나의 반응에 지나지 않는다고 생각된다. 따라서 장애인과 주위 사람들의 심리반응은 가령 시간적인 차이가 있었다 해도 마찬가지의 과정을 밟는다는 것을 알 수 있다(그림 Ⅳ • A • 1).

2 단계이론에 대한 반론

장애수용과정에 대한 최근의 연구에서는 모든 장애인이 쇼크에서부터 부인, 우울, 수용으로 경험하는 것은 아니라는 것을 알게 되었다. 장애의 수용에 대해서 Wright(1960)[3]는 가치범위의 확장, ② 신체적 외관을 종시키다, ③ 상대적 가치로부터 자산 가치에의 변환, ④ 장애에 기인하는 파급효과의 억제의 네 가지의 가치변환이 있다고 하고 있다. 이들의 가치전환을 경험하는 것이 수용에 대해서 중요한 요소라 하고 있다. 또한 표 Ⅳ • A • 1에 볼 수 있는 것처럼 Fink (1967)[5]는 다양한 각도에서부터 심리적 변화를 검토하고 있다.

또한 Cohn(1961)[1], Kübler-Ross(1969)[6, 7] 등에 의해서 다양한 단계이론도 그 후에 전개되어 있다(표 Ⅳ • A • 2). 표에서 볼 수 있는 것처럼 단계이론에서는 장애를 수용함에 있어서자기가 상실한 것을 한탄

표 Ⅳ • A • 1 위기에서의 심리적 변화

	쇼크	방어적 퇴행	용인	적응과 변화
신체면	급성의 장애	회복	회복의 정체	고정
현실 검토	"압도"되다	도피	직면화	새로운 현실 검토
정서적 체험	패닉	무관심	우울	만족감 증대
인지면	붕괴상태	방어적 재편성	방어의 붕괴	현실에 기초하는 재편성

(Fink, 1967에서 일부 변경)

표 Ⅳ • A • 2 다양한 단계이론

보고자	대상질환	추리방법	단계내용
Cohn(1961)	폴리오	통찰	쇼크→회복에 대한 기대→방→적응
Kübler-Ross(1969)	죽음으로 가는 사람들	관찰	부인→노여움→우울→ 거래→수용
Drotar(1975)[8]	선천장애(어버이)	면접결과로부터의 추론	쇼크→부인→슬픔과 노여움→적응→재편성
Weller(1977)[9]	척수손상자	인상	쇼크→부인→노여움→우울

하고 슬퍼하는 것은 장애를 수용하는 중요한 과정이라 하고 있다.

그러나 이들 단계이론에 대해서 Rohe(1993)[10]는 모든 장애인이 ① 장애 직후에 쇼크를 체험하는가, ② 그 후에 우울상태를 체험하는가, ③ 마지막으로 "수용"의 경지에 도달하는가, 등의 의문을 던지고 있다. 그리고 이들의 단계를 거치지 않는 사람도 두 가지 심리적 전환을 경과한다고 하고 있고 그 하나가 자기의 신체에 자각을 가질 때이며 또 하나가 자기를 에워싸는 사회에 자각을 가졌을 때이라고 제안하고 있다[11].

e 자립과 병전 성격

이러한 과정을 거쳐 많은 사람들은 장애로부터 자립하게 되는 것이지만 이 심리적 경과는 병전 성격에 따라서 크게 좌우된다는 것이 알려져 있다. 즉 심리적인 자립에 바람직한 조건으로서는 ① 성숙(maturity), ② 끈기, ③ 적극성, ④ 사교성, ⑤ 가족의 협력과 화합을 열거할 수 있고 이들의 하나하나가 자립을 촉진하는 요인이 된다. 반대로 바람직하지 않은 조건으로서는 ① 무관심, ② 과도한 의존성, ③ 비사교성 등을 열거할 수 있고 이들은 저해요인으로 작용한다. 그러나 개인 개인에 따라서 그 성격은 다르고 일률적으로 다뤄서는 안 된다. 과도하게 의존적인 성격, 감정적으로 되기 쉬운 성격, 자기희생적인 성격, 우월감을 갖기 쉬운 성격, 냉담한 성격 등의 바람직하지 않은 성격의 사람과 이것과는 완전히 대조적으로 잘 통제되어 자립성의 성격의 사람을 일률적으로 다루는 것은 절대적으로 피하고 개인의 심리상태에 맞춰서 지도할 필요가 있다.

f 심리적 도달수준

그런데 이 병전 성격에 따라 최종적으로 도달하는 심리수준이 다르며 이들을 크게 네 가지로 나누고 있다. 차례로 언급한다.

첫째는 어리광과 제멋대로 구는 것이 그 경과 중에

크게 작용해버리는 유형이고 낮은 수준의 심리수준에서 헤어나지 못하고 헤매고 "퇴행"이 일어난다. 이것은 장애를 극복할 수 없어 자기의 마음을 자제할 수 없게 되어버려 병전의 심리수준 이하가 되는 상황이다.

둘째는 '타협"이라는 수준이다. 이것은 장애에 대해서 충분히 이해하고 양해하는 것이 일정수준에 도달하지 못하고 장애를 견디고 참고 있는 상황이다. 현대의 재활에서는 이 제1, 제2의 수준을 다음에 언급하는 단계로 결부시켜가는 것을 목표로 하는 것이 요구된다.

제3의 수준이란 "절충"이며 자기의 장애를 이겨내도록 항상 노력하고 경합하고 있는 상황을 말하며 적어도 병전의 심리수준에 도달하여 있는 단계이다.

제4의 수준은 "장애의 통합"이다. 이것은 병전의 심리수준을 넘어서는 것으로 장애를 받았기 때문에 여기까지 승화하였다는 사고방법이다. 장애를 정확하게 받아들여 장애를 영양분으로 하여 병전보다 고도의 심리단계가 되는 것이다.

이 제4의 수준은 우리들이 항상 목표로 하는 수준이며 장애를 받은 것에 의해서 출발하는 새로운 생활에 대해서 장래로 향해서 밝은 전망을 품는 것이다. 따라서 재활에 관여하는 우리들은 장애인의 심리를 제3의 수준에서부터 제4의 수준으로 유도하는 것, 즉 심리적으로는 항상 장애에 대한 것이 머리에 남아있는 상황인 제3의 절충수준에서부터 장애를 시인하고 그 곳을 출발점으로 하여 적극적으로 장래에 대한 전망을 설계하여가는 제4의 통합수준에 도달하는 것 같은 지도를 유념해야 하며, 이러한 것에 돌리는 노력이야말로 재활의 성패를 쥐고 있는 최대의 요점이라 해도 지나친 말이 아니라 생각한다.

g 구체적 지도방법

우선, 보다 나은 장애의 수용과정의 필요조건으로서 적극적인 행위의 의지(동기부여, motivation)[12)]가 필요하다. 이것은 장애에 대한 현실에 직면하는 용기와 지혜를 주는 것이며 극복과정에서의 비관적인 체념을 피하는 것이다.

1 동기부여의 형성

동기부여를 형성하기 위해서는 현실의 상황을 잘 이해하는 것부터 시작하는 것이 중요하다. 즉 장애에 대한 생성요인, 병상을 알기 쉽게 설명하여 장애수준에서의 상태를 이해시키는 것부터 시작해야 한다. 그 다음에마비가 있기 때문에 무엇을 할 수 없다는 것보다도 마비가 일어나 있어도 무엇을 할 수 있는가라는 장애수준(disability level)의 설명, 인식이 필요하며 이를 위한 수단으로서는 오로지 자기체험을 거듭 쌓아 인식을 높여가는 것이 효과적이다. 게다가 그 장애의 자연경과, 치료, 예후에 대해서 설명을 하고 이것과 병행해서 사회복지제도 등에 대해서도 교육하고 handicap 수준에서의 장래의 현실적 전망을 파악시켜간다. 이들 어느 과정이 결여되어도 양호한 동기부여가 형성되지 않는다는 것을 충분히 인지할 필요가 있다.

2 효력감과 목표설정

또한 동기부여 형성에는 언제나 장래의 목표에 대한 효력감(competence)이 필요하다고 하고 있다. 효력감이란 보다 양호한 변화가 노력에 의해서 얻어지는 자신감과 전망을 갖고 적극적인 자세로 주위에 작용하고 그 결과 자기의 노력이 효과적이라는 효력이 발생하여 그 효과가 내인적 동기부여를 일으킨다고 하고 있다. 재활에서 이 효력감을 갖기 위해서는 우선 이제부터 앞으로 사는 것의 의미와 목표를 갖는 것이 근본적으로 중요하다. 아무리 재활을 시행하였다 해도 사는 것의 의미를 파악하지 못한 사람에게는 무의미한 것이다. 그 다음에 재활에서는 지나치게 쉽지 않고 약간 어렵구나 하는수준을 목표로 설정하고 이 목표를 향하여 재활의 의미를 개별적으로 납득시켜가는 과정이 필요하다. 그리고 가까운 장래에 대한 목표를 하나하나 터득하여가고 반영구적으로 가급적 무한한 목표를 향해서 진행시켜야 한다. 그리고 그 과정에서 우리들은 효력감을 향상시키기 위해 하나하나의 장애인의 노력에 대해서 민감하게 응답하는 것이 중요하다.

이들에 의해서 장애를 받은 시점의 미숙한 자기로부터 사회복귀를 해가는 성숙된 자기가 되는 것이다. 즉 ① 수동적 상태에서부터 능동적 상태, ② 타자의 존성으로부터 자주독립, ③ 단일행동양식에서부터 다양한 행동능력, ④ 천박한 관심에서부터 보다 깊은 관심, ⑤ 짧은 시간전망에서부터 보다 긴 시간전망으로, ⑥ 종속적인 지위에서부터 평등 또는 보다 우월한 지위, ⑦ 보다 낮은 가치에 대한 집착에서부터 보다 높은 가치의 실현으로 개선하여가는 것이 재활에서의 심리적 개선이다. 이러한 것에 의해서 자제심, 자기결정성, 자기계획성이 탄생하는 것이다.

h 장애인과 의료인 사이의 차이와 그 접근방법

이와 같이 세심한 주의를 기울이면서 장애인에게 접근을 해도 상호간의 인식의 차이로부터 다양한 문제점이 떠오른다. 급성기에는 패닉의 상태로부터 망상이나 불안이 생기고 훈련기에는 치료에 대한 이해의 차이로부터 훈련거부 등이 일어나고, 만성기에는 사회적 자각의 결여로부터 사회복귀에 대한 의욕저하나 훈련의욕의 저하 등이 일어나는 경우가 있다. 표 Ⅳ • A • 3과 같이 특히 치료개시기에는 의료인과 장애인의 이해의 차이로부터 훈련의 큰 저해인자가 되는 경우도 많다.

또한 충분한 이해가 이루어지지 않은 채로 다양한 정보가 들어오면 인지적인 비뚤어짐이 일어나는 경우가 있어 시정을 필요로 하는 일도 있다.

표 Ⅳ • A • 3 의료인과 환자의 이해의 차이로부터 오는 문제점

의료인	장애인
급성기를 벗어나서 질환의 의학적 치료는안정되어 있으므로 환자라 하기보다는 한사람의 장애인으로서 자립했으면 한다.	손발이 움직이지 않고 이전의 상태로 빨리 되돌렸으면 하므로 환자로서 치료를 바라는 수동적으로 있을 수 있는 환자로 있고 싶다.
잔존한 기능훈련을 빨리 시행하고 싶다.	마비 쪽 팔다리의 기능회복을 희망
마비영역의 자기관리 지도를 하고 싶다.	거부 : 마비의 통고를 받아들이고 싶지 않다.
재활훈련 병동을 나갈 것을 지시	걸을 수 없다면 내버려두었으면 한다.

신체장애 후의 "인지적 비뚤어짐"(Beck, 1976)

① 과도한 일반화 : 어떤 경우에 옳았다면 유사한 모든 경우에 적응된다.
→골프를 칠 수 없었다면 스포츠는 모두 못한다.
② 선택적 추상화 : 중요한 유일한 것은 실패이다.
→무엇을 해도 안 된다.
③ 자의적 추론 : 증거가 없는데 추론으로 비약한다.
→성관계를 하면 재발한다.
④ 이분법적 사고 : 모두는 양 극단의 어느 쪽이다.
→"완전히 낳지 않으면" 일하러 갈 수 없다.

이러한 문제점에 대해서 ① 지지적인 환경을 만들면서 ② 인지적 비뚤어짐을 시정하여 신체적 자각 · 사회적 자각을 촉진하도록 인지면에 작용하고, ③ 새로운 행동패턴 형성의 강화하여, ④ 가치관 변화의 촉진을 하면 좋다.

i 심리적 접근의 개시시기와 그 문제점

이들의 심리적 접근의 개시시기와 각 시상에서의 구체적인 문제에 대해서 아래에 언급하기로 한다. 아세르스탄은 개시시기에 대해서 혼란의 시기부터 접근을 시작해야 한다고 하고 있고 극히 초기의 시기부터 장애인 및 주위 사람들에게 적극적인 심리적 지도가 필요하다고 하고 있다. 그러나 이 시기는 자기에 대해서 현실에 무엇이 일어나고 있는지를 모르는 시기이며 상세하게 설명해도 납득되는 일이 적다. 그래서 그 접근방법은 제1단계로서의 인간끼리의 신뢰감을 높이는 것이 중요시되고 이러한 것에 전력이 기울여진다. 구체적으로는 지식을 심화시키는 것 같은 설명을 가하면서 여러 가지의 구체사례를 정확하게 전달하는 것과 장애인 쪽으로부터는 장애를 받기 전의 성격이나 생활양식을 물어서 알아내는 것부터 시작한다. 이어서 부정, 우울의 시기에 정확한 장애의 상태, 예후 등을 이야기하여간다. 이 시기의 이야기하는 방법으로서 관찰할 수 있는 것 같은 어느 정도의 거리를 항상 열어두면서 초기에는 전면적으로 의지하게 하여 따뜻하게 지켜보도록 하고(tender loving care), 부정에서부터 비탄, 낙담으로 옮겨가는 시기에는 어느 정도 경합심을 높이기 위해 목표설정을 차례로 올려간다. 이것에 의해서 효력감을 높이면서 재활을 진행한다. 거의 같은 시기부터 여러 가지 성공사례를 언급하면서 장래에 대한 전망을 정확히 제시하여야 한다. 이 때에 중요한 것은 장애인 자신의 자주결정 판단의 범위를 좁혀서는 안 된다는 것이다. 이 시기를 극복하면 자립심이 생기고 장애에 대해서도 충분한 이해가 얻어진다. 이렇게 되면 장애인은 자기가 장래의 길을 결정할 수 있고 이제까지 병원 내에서 제한되어 있던 것이 밖으로 나감으로써 더욱 넓은 시야로 사물을 볼 수 있으며 게다가 위의 단계의 삶의 보람을 가진 인생을 설계할 수 있는 능력을 가질 수 있게 된다. 따라서 가족에게 충분히 준비시킨 다음에, 이 시기에 병원에서부터 사회로 나가는 시기를 선언하여야 한다. 무턱대고 이 시기를 당겨도 늦춰도 사회적 자립의 시기를 늦추는 것이 되어 이 타이밍이 사회복귀에 중요하다고 생각된다. 이로부터 앞날은 장애인 자신이 자기의 의사로 사회복귀를 하게 되고 우리들은 사회인 끼리로서 동등한 수준에서 이야기할 기회를 갖게 되는 것이다.

이와 같이 하여 한 사람 한 사람의 장애인에 대해서 심리적 접근을 통해서 건전한 사회생활을 영위하도록 지도하는 것이 의료인의 책무라 생각된다. 그러나 이러한 경과를 통해도 현대사회에서 장애인 및 주위 사람들에 있어서 문제가 되는 점이 몇 가지 있다. 이들을 나열하면 사회에 나갔을 때의 대인관계, 프라이버시의 확보, 사회로부터의 편견, 또한 이전에 비하여 취직의 기회가 많다고는 하지만 행동제한으로부터 오는 직업상의 차별이 존재하는 것 등을 열거할 수 있다. 이들에 대한 개혁적 접근법이 적극적으로 진행되고 문자 그대로 장애인이 자연에 살 수 있는 사회를 맞이하게 되면 그 만큼 장애인의 심리적 부담은 경감되는 것이 필연적이고 사회적 개혁도 심리적 접근의 큰 요인이 된다는 것을 마지막에 부언한다.

B 폐용증후군, 오용증후군, 과용증후군

1 폐용증후군, 오용증후군, 과용증후군이란

신체의 일부나 전체를 사용하지 않고 둔 경우에 일어나는 2차적 장애를 폐용증후군(disuse syndrome), 운동이 적절히 이루어지지 않았던 경우의 2차적 장애를 오용증후군(misuse syndrome)[1], 갖고 있는 근력이나 신체기능에 걸맞지 않은 과도한 신체활동에 의해서 야기되는 2차적 장애를 과용증후군(overuse syndrome)이라 한다[2].

폐용 · 오용 · 과용증후군은 각각의 개념이 다르지만, 재활에서 문제가 되는 것은 그 원인은 마비나 근력저하가 근원이 되고 움직이지 않으면 폐용이 일어나지만 움직임 등을 보완하기 위해 잘못된 사용방법이 이루어지거나(오용), 또한 근력저하에 빠진 근육을 병전의 근력과 마찬가지의 감각으로 사용하는 등에 의한 과다사용(과용) 등이다. 또한 마비 등에 의해서 근력저하가 있으면 통상의 사용으로도 그 근육으로서는 과다사용을 하게 되는 경우도 있어, 간단히 과용증후군이 일어나는 일도 있으므로 특히 훈련을 시행할 때에는 주의가 필요하다[3]. 게다가 보상운동도 나타나기 쉬워 오용이 되기 쉽다는 것도 명심할 필요가 있다. 이와 같이 폐용성에 빠진 근육은 오용도 과용도 발생하기 쉽다는 것처럼 각각의 개념은 달라도 서로 연관성이 있는 현상이라고도 생각된다.

폐용증후군…disuse syndrome

오용증후군…misuse syndrome
과용증후군…overuse syndrome

a 폐용증후군

폐용증후군은 "장기와상 등으로 활동하지 않았거나 석고붕대 또는 기타로 고정되어 움직일 수 없었던 것에 기인해서 발생하는 합병증이다. 근육위축, 관절구축, 뼈 위축, 심폐기능이나 소화기능의 저하 등의 신체적 저하와 함께, 지적 · 정신기능의 저하 등도 인지되는 경우가 있다"라고도 정의되고[4], "안정의 해악"을 나타내는 2차적 장애의 총칭[5]이다. 폐용증후군의 대표적인 것에 표 Ⅳ • B • 1과 같은 것이 알려져 있다.

대표적인 것에 대해서 아래에 언급한다.

표 Ⅳ • B • 1 재활에서 문제가 되는 폐용증후군

① 폐용성 근육위축 : 근력저하(1일 2%, 월 50%), 근육내 구성 저하
② 관절구축 : 근육 · 힘줄 단축
③ 골다공증 : 고칼슘혈증, 요로결석
④ 기립성저혈압
⑤ 2차성 치매 : 뇌에 자극이 없는 것에 의한 치매
⑥ 욕창
⑦ 심폐기능 저하 : 심박출량 저하, 폐활량 저하
⑧ 자발성 저하 : 가성우울
⑨ 혈전성정맥염
⑩ 어깨손증후군(shoulder hand syndrome)
⑪ 소화기기능저하 : 식욕부진, 변비
⑫ 쉽게 피로함

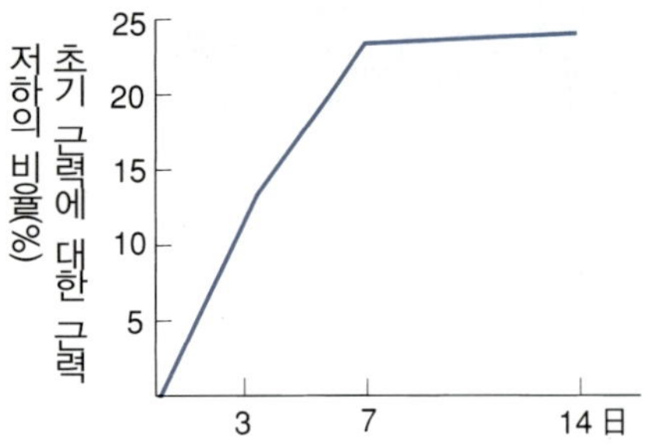

그림 Ⅳ・B・1 석고붕대로 고정하였을 때의 위팔두갈래근의 근력저하

1 근육위축(amyotrophy)

근육위축은 신경손상 등에 수반하는 "움직일 수 없는 것"에 의한 것과 석고붕대 고정 등에 의한 "움직이지 않는 것"에 의한 것이 있으나, 쌍방 모두 근력은 완전히 움직이지 않는다고 하면 1일 2~5% 정도씩 저하한다(그림 Ⅳ・B・1). 근력유지를 위해서는 일상생활동작(ADL) 이외에 2주일마다 최대 근육수축을 시킬 필요가 있다고 일컬어지고 있다[6].

노인에서는 나이가 듦에 수반하는 자연・생물학적인 근력, 지구력의 저하가 이미 있기 때문에 부동에 수반하는 근력저하를 초래하기 쉽다. 이에 더해서 중증의 환자에서는 통상 근육을 움직이는 기회가 적어 폐용증후군은 진행하기 쉽다. 따라서 고령자나 중증 환자일수록 조기에 회복을 위한 훈련을 시행할 필요가 있다.

구체적인 예방법으로서 근력유지 강화를 위해서는 1일 1~2회 최대근력의 20%로 몇 초 동안 근육수축을 시키거나 각 근육의 몇 초 동안의 등척성 수축운동이 필요하다[7]. 게다가 1일 2시간 정도의 운동량도 폐용성 근육위축을 예방할 수 있다고 하고 있다[1].

그러나 폐용성 근력저하는 재차 움직이면 반드시 회복된다고는 할 수 없고 회복은 생각한 것보다 오래 걸린다는 것을 명심해야 한다.

또한 폐용성 근력저하 등의 훈련에서는 훈련을 시작할 때는 피로도 심하므로 단시간을 몇 회나 반복하는 소량을 자주하는 훈련이 효율적이다.

아래에 구체적인 예방법에 대해서 언급한다.

① 능동운동(active exercise)
도수근력검사 4~5의 경우
- 운동 가능한 부분 모두를 1~2분간 움직이는 것을 매일 5~6회 반복한다.
- 침대 위의 몸 구르기, 체위변환, ADL도 포함하여.

② 능동보조운동(active assistive exercise)
도수근력검사 3~4의 경우
- 다소 능동운동이 가능하고 관절 전체가동범위의 움직임이 없으면 보조하면서라도 움직이도록 한다.

③ 수동운동(passive mobilization)
도수근력검사 0~3의 경우
- 능동운동을 할 수 없을 때는 수동적으로 전체관절을 전체가동범위에 걸쳐서 움직인다. 마비가 중증일 때는 관절에 대한 손상을 피하기 위해 온화하게 시행한다.

④ 체위변환
- 체위변환에 의해서 중력을 이용하여 몸통근육의 근력유지를 도모한다.
- 침상에 누워있는 환자라면 앉은 자세로, 앉은 자세가 가능한 환자라면 선 자세로 하는 것도 중요하다.

⑤ ADL・보행
- 일정 이상의 일상생활을 함으로써 위축을 방지한다. 특히 수십 분 이상의 보행은 중요하다. 보수(걸음 수)에 대해서 1일 3,000보 이상[8].

⑥ 체조・레크리에이션
간단한 체조나 즐기면서 시행할 수 있는 레크리에이션은 심신 모두를 양호한 상태로 유지할 수 있다.이상을 한 번에 시행하는 것이 아니라 몇 회로 나눠서 시행하는 편이 좋다(소량을 자주한다).

2 구축(contracture)

구축은 뼈 및 관절연골을 제외한 관절구성체(윤활막, 관절주머니, 인대), 근육, 힘줄, 피하조직, 피부 등의 단축에 의한 관절 가동성의 저하라 정의된다.

노인의 관절구축은 뇌혈관장애나 척수손상 등의 운동마비가 인지되는 예에서 특히 출현하기 쉽고 또한 고령자에서는 경미한 질환이라도 구축을 일으키기 쉬우며 그것이 자리보전을 유발할 가능성이 매우 높으므로 주의가 필요하다.

관절가동범위에 대한 나쁜 영향[9)]

어깨 손상의 경우

1일간 안정 : 완전회복에 18일이 필요하다
7일간 안정 : 회복에 52일이 필요하다
14일간 안정 : 회복에 121일이 필요하다
21일간 안정 : 회복에 300일이 필요하다

구축예방은 관절가동범위(range of motion, ROM)의 유지 및 증대훈련이 가장 효과적이고 아래에 그 구체적 방법[10)]을 나타낸다.

① 관절가동범위 유지훈련

연부조직의 구축예방에는 각 관절의 정상가동범위를 1일 3~5회(각각 2~3회씩) 움직임으로써 유지된다. 이 때, 수동적 운동에 의한 관절의 손상을 극력 방지하기 위해 온화하게 시행하는 것을 원칙으로 한다.

② 관절가동범위 증대훈련

이미 구축되어 있는 근육에는 통증을 약간 넘을 때까지 천천히 신장운동을 시행하고 그 자세를 몇 초 동안 유지한다. 뼈의 위축, 마비가 있는 경우에는 조직손상에 극력 주의한다. 가능하다면 핫팩이나 파라핀욕 등으로 온열치료를 변용하고 조직을 보호하면서 시행하는 것이 좋다. 통증은 중단하면 곧 진정될 정도에 그친다.

③ 양호한 자세유지

모든 관절의 기능을 온존하기 위해서도 양호한 자세유지는 필요하지만 특히 어깨관절 및 발목관절의 양호한 자세의 유지는 중요하다. 이 부위는 침대 위 안정에서 구축이 일어나기 쉽다는 것으로부터 어깨관절에서는 팔꿈치 아래에 베개를 넣는 것에 의해서 어깨의 약간 앞쪽올림 · 약간의 벌림 위치로 유지하고 엉덩관절에서는 넓적다리 가쪽에 베개를 넣음으로써 가쪽회전을 방지하며 발목관절에서는 발판(foot board) 등을 사용하여 말발(첨족)을 예방하면 좋다. 또한 선 자세에 필요한 엉덩관절 폄 20°의 부족을 회복하기 위해 엎드려 누운 자세를 단시간이라도 취하게 할 것을 권장한다[8)].

④ 일상생활에서의 예방

보행함으로써 다리의 구축은 예방할 수 있다. 보행불능의 경우에도 휠체어나 의자의 생활을 준비한다. "자리보전의 생활"을 시키는 것보다 "앉는 것뿐인 생활"을 시키는 편이 좋다. 이렇게 함으로써 걸터앉거나 이동 동작에 의해서 다리의 폄 구축의 예방은 가능해진다. 팔에서는 식사, 몸 단정히 하기, 착탈의 등을 자력으로 시킴으로써 손가락이나 어깨, 그리고 팔꿈치의 구축예방을 시행한다.

a. 자세잡기(positioning)에 대해서[11)]

운동마비나 근력저하가 있는 환자로서 조기에 기능적 재활로 이행하기 위해 급성기, 만성기에 관계없이 침대 위에서 취하는 자세잡기는 의미가 있는 것이다. 특히 급성기는 구축예방, 경직의 경감에 있어서 반드시 필요한 것이다. 중추성 운동신경마비로 대표되는 강직마비에서는 다른 치료를 정확히 시행하였다 해도 부주의한 자세로 많은 시간을 지내면 치료도 효과가 없을지도 모른다. 그 구체적인 방법을 뇌졸중을 예로 언급한다.

뇌졸중에서는 편마비를 일으키는 경우가 많고 좌우 어느 쪽인가 운동마비나 지각마비를 일으켜 환부쪽이 된다.

강직에 의해서 일어나는 비정상 자세

① 어깨뼈의 후방돌출
② 어깨의 굽힘/벌림
③ 팔꿈치의 굽힘
④ 손목관절의 바닥쪽굽힘
⑤ 손가락의 굽힘
⑥ 엉덩관절의 굽힘/벌림/외측회전
⑦ 무릎의 굽힘
⑧ 발목관절의 바닥쪽굽힘
⑨ 발의 꿈치바깥들린휜발(내반첨족)
⑩ 발가락의 굽힘

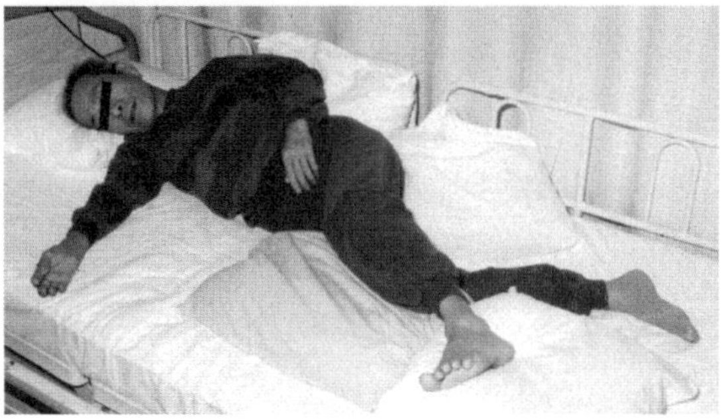

그림 Ⅳ・B・2 편마비 환자의 건전한 쪽이 위가 되는 옆으로 누운 자세(왼쪽 편마비)

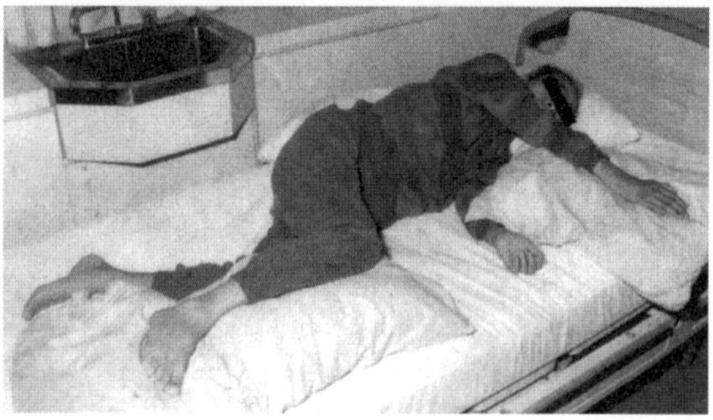

그림 Ⅳ・B・3 편마비 환자의 환부 쪽이 위가 되는 옆으로 누운 자세(오른쪽 편마비)

b. 편마비 환자의 건전한 쪽이 위가 되는 옆으로 누운 자세(그림 Ⅳ・B・2)

이전에는 이 자세는 환부 쪽의 어깨를 손상시킨다 하여 금기로 하고 있었던 일도 있었다[12]. 최근에는 어깨뼈를 충분히 앞쪽으로 끌어내고 어깨를 보호하면서 환부 쪽 팔 전체를 폄 위치로 함으로써 강직이 경감되고 게다가 건전한 쪽의 팔을 자유로이 사용할 수 있다는 이점[13]도 있어 제법 이용을 하게 되었다. 그러나 어깨의 통증이 이미 나타나 있는 환자에서는 통증이 강화되지 않는 범위에서 시행하는 것이 바람직하다. 감각장애가 심한 경우는 어깨를 손상시킬 위험성이 크므로 5분, 10분으로 단시간부터 주의 깊게 도입할 필요가 있다[14].

① 머리는 베개로 충분히 동시에 편안하게 지지해 둔다.
② 목은 약간 굽힘 위치에서 턱을 당기도록 해둔다.
③ 등은 베개를 대고 충분히 지지하고 약간 기대는 경향으로 한다. 어깨관절에 대한 직접적인 하중을 피하기 위해서도 바로 옆으로는 하지 않는다.
④ 보조자는 어깨뼈와 어깨관절을 갖고 충분히 환부 쪽 팔을 앞쪽으로 온화하게 끌어낸다[13]. 환부 쪽 팔은 어깨 굽힘 90°로 유지한다.
⑤ 환부 쪽 팔꿈치는 펴고 아래팔은 뒤침(회외)로 해둔다.
⑥ 손은 자연스럽게 바로 누운 자세가 되고 강직이 심할 때에는 손가락 굽힘근군의 근육긴장을 유발하지 않기 위해 손에는 아무것도 쥐지 않게 한다[13]. 그러나 이완성마비의 경우에는 어깨손증후군에 수반하는 손가락의 굽힘 제한이 일어날 확률이 높으므로 hand roll 등을 가볍게 쥐게 하면 좋다.
⑦ 환부 쪽 엉덩관절은 폄 자세로 하고 무릎은 약간 굽힘 자세로 한다.
⑧ 환부 쪽 발은 강직이 심한 경우 아무것도 하지 않고 자연스럽게 해둔다(발판 등을 사용해서 90°로 하지 않는다[13,15]). 발바닥굽힘근, 발가락굽힘근군의 근육긴장 항진을 유발하지 않기 위해서이지만 최근과 같이 조기의 선 자세, 보행이 일반화되면 말발 예방을 위한 발판의 사용은 그 필요성이 없어진다. 그러나 어떠한 이유로 부득이 장기와상을 하게 되는 환자나 이완성마비의 환자에서는 발판, 기타를 사용해서 말발구축 예방을 위해 발목관절을 90°로 유지할 필요가 있다[16].
⑨ 건전한 쪽 팔은 몸의 위 또는 약간 후방으로 둔

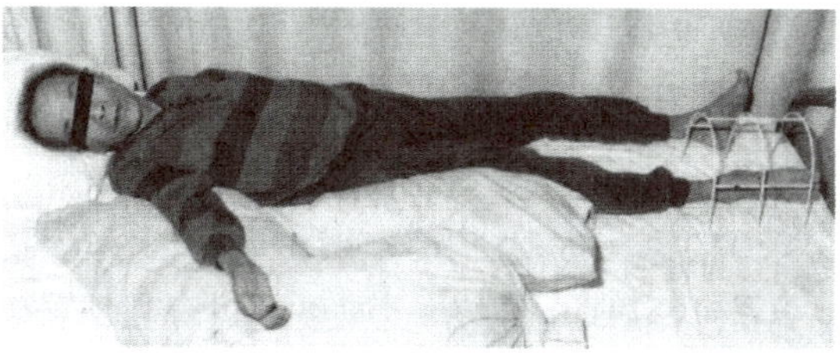

그림 Ⅳ • B • 4 편마비 환자의 바로 누운 자세

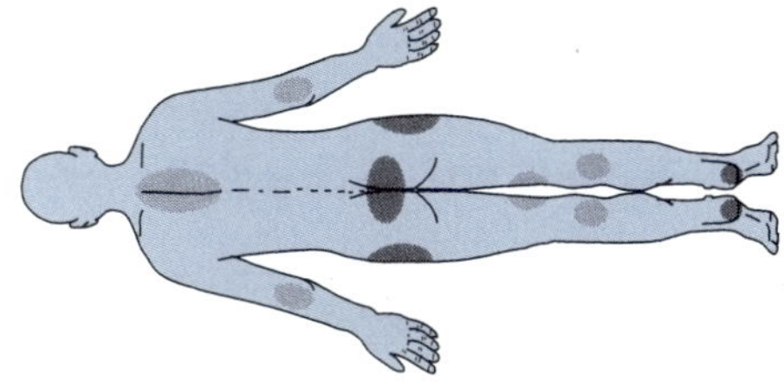

그림 Ⅳ • B • 5 욕창의 분포

다(환부 쪽 어깨뼈의 후퇴 예방을 위해 건전한 쪽 팔은 앞쪽으로는 가져가지 않도록 한다).

⑩ 건전한 쪽 다리는 환부 쪽 다리의 앞에 베개를 놓고 그 위에 엉덩관절 · 무릎관절 굽힘 자세로 올려놓는다.

c. 편마비 환자의 환부 쪽이 위가 되는 옆으로 누운 자세(그림 Ⅳ • B • 3)

건전한 쪽 팔이 위가 되는 옆으로 누운 자세에 비하여 건전한 쪽 팔의 자유도는 적고 활동성은 낮아지기 쉽지만 안정감이 있어 환자가 좋아하는 체위의 하나이다.

① 머리는 베개로 지지하고 뒤로 젖히지 않도록 한다.
② 몸통은 대략 바로 옆으로 한다.
③ 환부 쪽 어깨뼈는 충분히 앞쪽으로 끌어내고 환부 쪽 어깨는 100° 정도로 굽히게 하여 베개 위에 팔을 올려놓는다[13].
④ 팔꿈치와 손은 베개 위에 편안하게 놓고 팔꿈치나 손목관절은 가능한 한 폄 위치로 하여 굽힘 방향의 강직을 억제한다.
⑤ 손가락은 강직이 인지될 때에는 아무것도 쥐지 않게 하고 이완성마비 때에는 hand roll 등을 쥐게 한다[b)의 ⑥과 마찬가지].
⑥ 환부 쪽 다리는 엉덩관절 약간 굽힘, 무릎관절 약한 굽힘에서 1보 내디딘 것 같은 모습으로 건전한 쪽 다리의 앞쪽에 둔 베개 위에 확고하게 옆으로 눕힌다.
⑦ 환부 쪽 발은 꿈치바깥들린휜발(내반첨족)이 조장되지 않도록 발끝까지 베개 위에 올려놓고 공중에 뜨지 않게 한다. 발목관절 90° 유지에 대해서는 b)의 ⑧과 마찬가지로 강직의 유무에 따라서 결정하면 좋다.
⑧ 건전한 쪽 팔은 편안한 곳에 두지만 자유도는 건전한 쪽이 위가 되는 옆으로 누운 자세에 비하여 적다.
⑨ 건전한 쪽 다리는 환부 쪽 다리의 후방으로 편안하게 눕히도록 하고 환부 쪽 골반이 후방으로 당겨지지 않도록 한다.

d. 편마비 환자의 바로 누운 자세(그림 Ⅳ • B • 4)

바로 누운 자세는 간호함에 있어서 가장 취하게 하기 쉬운 자세이다. 긴장성미로반사나 긴장성목반사에 의한 이상반사 활동이 일어나기 쉬운 자세이기도 하다[13].

① 머리는 낮은 베개로 지지한다. 베개가 지나치게 높으면 긴장성미로반사에 더하여 대칭성긴장성목반사의 영향으로 다리 폄근의 강직을 강화하는 결과로 연결된다.

② 비대칭성긴장성목반사의 영향을 피하고[15], 환자가 받는 자극을 많이 하기 위해 얼굴은 환부 쪽을 돌리도록 한다. 특히 급성기나 한쪽무시가 있는 환자는 그 필요가 있다[17].

③ 환부 쪽 어깨뼈를 앞쪽으로 끌어내도록 환부 쪽 어깨뼈의 아래에 베개를 넣는다.

④ 위팔은 팔꿈치 폄 위치에서 그 베대 위에 올려놓고 아래팔은 뒤침을 하며 손은 약간 등쪽굽힘 위치, 손가락 폄 위치로 베개 위에 눕힌다. 손가락의 hand roll의 유무에 대해서는 강직에 의해서 결정하면 좋다[b)의 ⑥과 마찬가지]. 또한 팔꿈치에 관해서는 완전 폄 위치에서의 강직을 회피하는 관점에서 약 90° 굽힘 위치로 한다는 의견[18]도 있다.

⑤ 팔은 전체로서 말초로 갈수록 베개로 높여둔다.

⑥ 게다가 환부 쪽 넓적다리가 가쪽회전을 하지 않도록 가쪽에서부터 넓적다리부분을 베개로 지지한다.

⑦ 무릎은 양쪽 모두 펴고 굽힘구축 예방을 위해서도 무릎 아래에 베개 등을 넣지 않는다.

⑧ 발꿈치 아래에 베개를 넣으면 무릎의 젖힘(과신전)을 일으키거나 욕창의 원인이 되므로 만약 발을 올린다면 골반의 뒤에서부터 다리 전체의 아래에 베개를 넣고 전체로서 말초에 갈수록 베개로 높여둔다.

⑨ 발에는 강직이 있는 경우에는 말발 예방을 위한 발판 등은 사용하지 않고 아무것도 붙이지 않고 그대로 옆으로 눕혀두지만 이불 등으로 바닥쪽 굽힘을 하지 않도록 할 필요가 있다. 발판의 사용에 대해서는 마찬가지이다.

3 욕창(decubitus, pressure sores)

욕창은 과도한 지속적 압박에 의한 조직의 국소적 괴사이며 병리학적으로는 피부의 압박성 궤양이지만, 때로는 피부 · 피하조직만이 아니라 근육이나 뼈조직에 미치는 경우도 있다. 그 발생요인에는 낮은 영양, 실금에 의한 피부의 습윤 등 다양한 인자가 관여하고 있는 일이 많고 그 예방, 치료에 있어서는 각각의 요인에 대한 대책이 필요하다.

욕창이 일어나는 압박의 힘과 시간의 관계에 대해서는 60mHg 정도 1시간 압박을 가하면 조직학적 이상이 발생하고[19] 게다가 70mmHg 2시간에서 근육에 호중구, 림프구의 침윤을 수반하는 괴사가 일어난다고 일컬어지고 있다[20](그림 Ⅳ • B • 5).

압박에 의해서 피부는 처음에는 발적하고 다음으로 수포를 형성하며 표피의 미란 박탈이 인지된다. 거듭 압박이 계속되고 피부 전체 층, 피하조직, 근육이 괴사가 된다. 처음에 흑색으로 변화한 괴사조직이 자괴탈락을 하여 궤양을 형성한다(그림 Ⅳ • B • 6).

특히 일어나기 쉬운 곳은 뼈의 돌출부이고 엉치뼈부위 · 넙다리뼈 큰돌기부위 · 어깨뼈 뒤쪽부위 등이다.

발생에 관여하는 요인에는 아래와 같은 국소인자와 전신인자가 있다.

① 국소적 인자
- ⓐ 피부의 오염 · 비위생 : 땀이나 소변으로 오염된 피부는 저항력이 없고 특히 자리보전 생활에서는 등도 불결하게 되기 쉽다.
- ⓑ 피부염 : 소변이나 대변 또는 기저귀 등에 의한 자극은 엉치뼈부위나 큰돌기부위 등에 피부염(독기를 탄 피부염)이 일어나기 쉽다.
- ⓒ 부종 : 피부의 신장이나 대사순환의 저하로부터 피부의 저항력을 약화시킨다.
- ⓓ 운동마비, 지각마비 : 마비에 의해서 정상적 압력 제거 기전과 자극에 대한 피드백 기전의 결여에 의해서 국소에 압력집중이 이루어지고 지속된다. 욕창의 최대의 원인이 된다.

② 전신적 인자
- ⓐ 전신상태의 악화 : 부득이 안정을 하게 되는 환자는 전신상태가 나쁜 경우가 많다. 이 때문에 대사이상이 일어나기 쉽고 피부의 저항성의 약화를 초래한다.

③ 관절구축 : 압력이 일부에 집중할 가능성이 높고 특히

〈계속〉

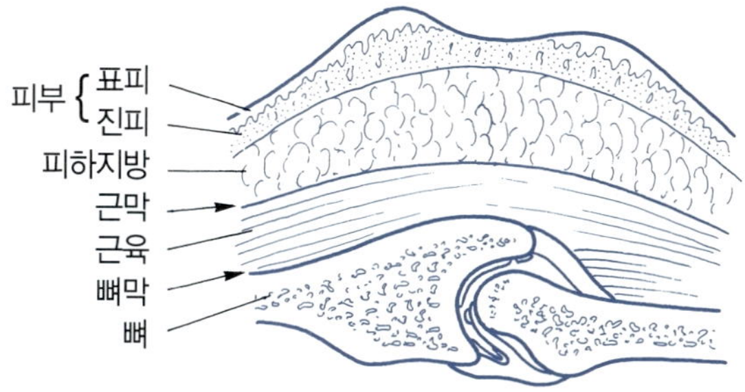

① 욕창 단계 I
급성의 염증반응은 연부조직 전체 층에 관찰되지만 부정형의 습윤된 궤양은 표피에만 국한되어 있고 진피층을. 노출시키고 있다.

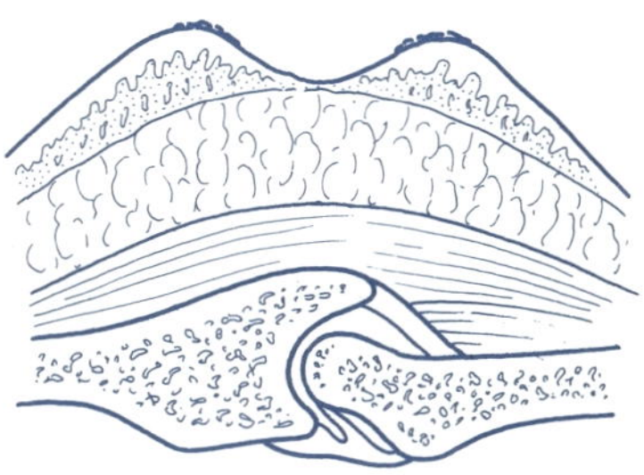

② 욕창 단계II
마찬가지로 염증반응은 연부조직 전체 층에 관찰되지만, 궤양은 피하지방층에 도달하고 있다.

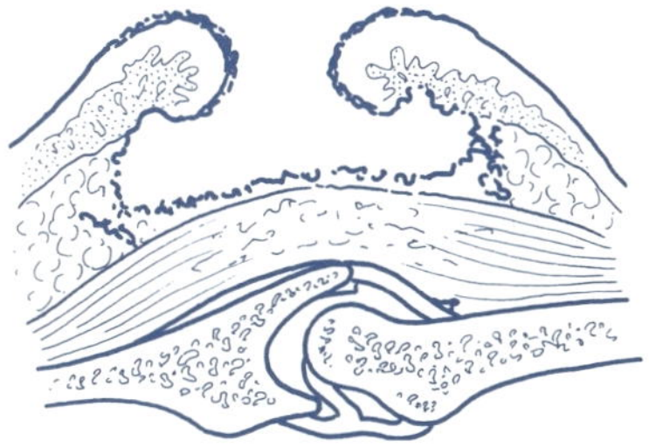

③ 욕창 단계 III
전형적인 욕창은 이 단계인 경우가 많고 감염을 일으킨 오염된 괴사조직은 피하지방층으로 확산되어 피하에 잠입한다. 괴사는 가까스로 근막에서 억지되고 있으나염증반응은 근막 · 뼈막에도 미치고 있다.

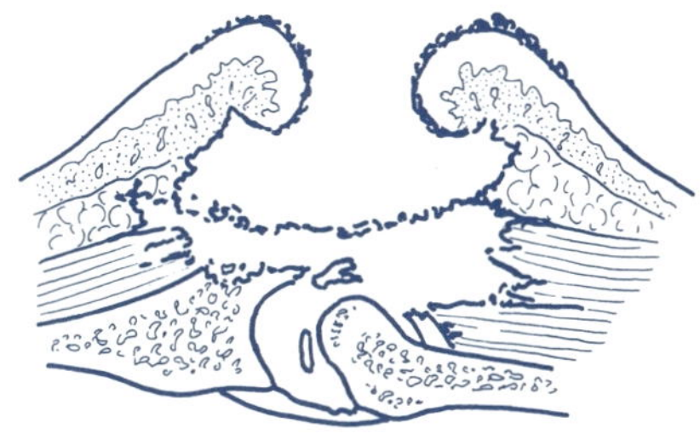

④ 욕창 단계 Ⅳ
괴사는 근막에서부터 더 깊은 부분에도 미치고, 골수염이나 화농성관절염을 수반한다

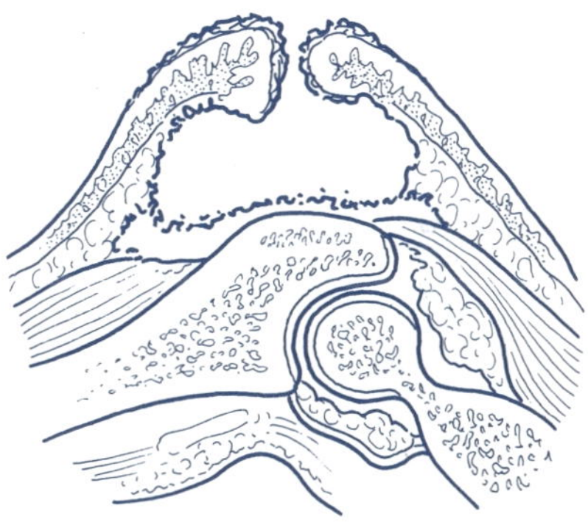

⑤ 윤활막강모양 욕창(closed pressure sore)
큰 윤활막강과 같은 내강을 만들고 그 내벽은 만성의 염증성 조직으로 덮여있다. 심부 근막에서부터 뼈까지 이르지만 주변의 염증반응은 비교적 적다. 염증성 침출액이 작은 누공에서 배출되고 있다.

그림 Ⅳ • B • 6 Shea의 욕창의 분류[21)]

다리의 굽힘 구축은 주의가 필요하다.

④ 빈혈, 저산소 상태 : 빈혈이나 심폐질환에 의한 저산소 상태는 세포의 저산소 상태를 초래하여 피부의 저항성을 약화시킨다.

⑤ 낮은 영양 : 만성적인 낮은 영양 상태는 신진대사를 저하시키고 피부나 피하조직의 저항성을 약화시키며, 게다가 빈혈, 저단백에 의한 부종을 조장한다는 악순환으로부터 욕창의 위험성을 증가시킨다.

a. 욕창의 예방

1) 전신관리

원인질환의 치료, 관절구축의 예방, 낮은 영양상태, 빈혈, 부종 등의 개선, 전신의 청결유지 등.

2) 국소관리

① 체위변환 : 마비 등 신체가 움직이지 않는 경우는 국소에의 압박을 집중시키지 않도록 1~2시간마다의 체위변환이 필요하다. 이 때, 욕창의 초기증상으로서의 피부 발적에 주의해야 한다. 게다가 시트나 의복의 주름 등에 주의하여 압력이 집중하지 않도록 하는 배려도 필요하다.

② 깨끗이 닦음, 목욕 : 깨끗이 닦는 것과 목욕은 전신 및 국소의 청결을 유지하고 순환개선, 체위변환에 의한 압력제거 등의 효과가 있다.

③ 욕창 예방용 매트와 침대 : 펌프로 공기를 보내어 시간적으로 압박부위를 바꾸는 에어매트나 체중을 분산시키는 워터매트, 시간으로 침대의 각도가 바뀌는 회전침대 등을 사용한다. 그러나 이들을 과신해서는 안 된다.

3) "자리보전"에서부터 "앉아서만 지내는" 생활에의 이행

침대 위에서의 자리보전 생활을 피하고 앉은 자세에서 지내는 시간을 증가시키는 것에 의해서 엉치뼈 부분이나 큰돌기, 발꿈치 등에 욕창을 만드는 위험성을 저하시킬 수 있다.

욕창의 예방

① 환경요인에 의한 예방
- 1) 침대
  - a) 에어매트
  - b) 워터매트
  - c) 회전침대
    stryker hospital bed
  - d) 클리니 시스템
  - e) 블록매트
  - f) 둥근 방석, 양모
- 2) 휠체어
  - a) floatation pad
  - b) foam rubber cushion

②신체적 요인에 대한 예방
- 1) 전신관리
  - a) 영양관리
  - b) 순환개선
- 2) 국소관리
  - a) 체위변환
  - b) 관절구축 예방
  - c) 화상 · 외상 예방
  - d) 변실금 · 요실금에 대한 예방

③ 정신 · 심리적 요인에 대한 예방
  - a) 생활환경의 향상
  - b) 욕창에 대한 교육지도

b. 욕창의 치료

1) 보존적 치료

보존적 치료의 원칙은 ① 국소압박의 제거, ② 엄중한 무균조작, ③ 영양공급 · 수분공급에 이한 전신관리이다.

ⓐ 약물치료 : 각종 항생물질, 소염효소제(엘리스 연고) 등이 사용된다.

ⓑ 욕창 주변부의 마사지 : 알코올이나 도수적 마사지(light stroking massage)가 사용된다. 국소

의 반응성 충혈에 의한 순환개선작용이 있다.

ⓒ 온습포 · 적외선 치료 : 열에 의한 혈류의 자극작용이 있다. 특히 탄산가스에 의한 온습포도 효과적이다[22, 23].

ⓓ 일광욕, 헤어드라이어 : 온품에 의한 자극과 순환개선작용

ⓔ 자외선치료 : 주로 궤양면의 살균효과를 기대한다.

ⓕ 약욕 · 목욕 : 이소딘 등의 소독액을 넣어 기포 등에 의해서 창상부분의 침출액이나 고름을 씻어내고 육아조직에 마사지적 효과를 주며, 온열효과에 의한 순환개선과 소독살균효과를 기대하여 시행한다.

2) 외과적 치료법

데브리망(debridement), 욕창성형술이 있다. 회전피부판성형술이나 유경피부이식술 등 효과적인 방법이 있으나 어느 것도 전신상태가 개선되지 않는 한 성공 가능성은 적다.

4 뼈 위축(bone atrophy)

뼈의 수산화아파타이트 결정이 외력에 따라서 그 양면에 정부(±)의 전기[압전기(piezoelectricity]가 발생하여[24], 수산화아파타이트 결정의 용해도가 낮아지는 결과 세포외액의 칼슘농도가 낮아진다[25]. 반대로 뼈에 대한 기계적 자극이 감소하면 세포외액의 칼슘농도가 높아짐으로써 파골세포의 뼈 유해능력이 높아져 요 중의 칼슘의 양이 증가하고 이 때문에 뼈의 양의 감소를 초래한다 하고 있다. 4~5일 정도의 침대 위 안정으로 질소나 칼슘의 균형이 마이너스가 되고 결과적으로 폐용성 뼈 위축이 일어난다.

무중력 하에서의 우주비행사에서는 불과 4일간의 생활에 의해서 손의 뼈의 양 감소는 최대 12%에 도달하고 8일간의 제미니 5호에서는 뼈의 감소량은 20% 이상이 되었다고 한다. 제미니 7호에서는 비행 중의 운동처방으로 뼈의 감소량을 작게 억지할 수 있었다 26, 라는 것처럼 중력의 관여도 크다.

고령자에 대한 폐용성 뼈 위축의 예방은 항중력 자세에서 체중을 부하하고 일상생활 중에서 자주 사용하는 것밖에 없다. 이를 위해서는 가능한 한 기상을 앞당겨 보행능력을 유지하고 조기부터 운동훈련 등을 침대 곁에서도 시행하면서 뼈 위축의 진행을 억지할 필요가 있을 것이다.

5 기립성저혈압(orthostatic hypotension)

누운 자세에서부터 앉은 자세, 선 자세에의 갑작스런 체위의 변환에 의해서 일어나는 저혈압(통상 수축기 혈압으로 30mHg 이상의 저하)에 대한 것을 가리킨다. 현기증, 몸의 힘이 빠짐, 시력장애, 실신 등의 증상을 나타내는 경우가 있다.

기립에 의한 순환동태의 변화는 심장 이하의 정맥의 확장, 심장에의 정맥 환류량의 감소, 심박출량의 감소, 말초저항의 감소, 동맥압의 하강, 뇌 혈류량의 감소 등이 일어난다. 한편 이 변화에 대해서 교감신경계 등의 자율신경계에 의해서 정맥계의 반사적인 수축, 내장 및 팔다리의 반사적 수축에 의한 말초혈관 저항의 증가 등의 조절이 이루어지고 있다. 따라서 이들의 조절기전은 동맥벽의 압력수용체를 포함하는 자율신경계나 근육의 펌프작용 등이 관여하고 있다.

예방으로서 와상기간을 가급적 짧게 하는 것은 당연하지만, 노령자에서 와상기간이 장기간에 걸치는 경우는 가치침대(Gatch bed)나 등받이를 이용해서 서서히 앉은 자세의 시간을 연장하거나, 경사대(tilt table)를 사용해서 서서히 기립자세를 취함으로써 자율신경의 회복을 촉진하는 것이 중요하다. 또한다리 근력의 개선을 기대할 수 없고 정맥이 괴는 것을 회피할 수 없는 사례에는 탄성붕대나 탄성 스타킹 등을 사용해도 좋다.

6 정맥혈전증

일본에서는 발생빈도는 낮다고 하고 있지만 폐색전이 일어나면 생명예후에 관여하게 되기 때문에 조기발견과 예방이 중요하다.

부위로서는 한쪽의 다리, 특히 왼쪽이 일어나기 쉽고 종아리 둘레 등을 정기적으로 측정하여 조기발견에 노력해야 한다. 발생기전으로서는 운동마비에 의한 근육펌프작용의 소실과 교감신경계 장애에 의한 혈관운동마비가 정맥의 울체를 야기하고 혈구성분의 sludging으로부터 혈전 형성으로 발전한다. 따라서 그 예방으로서는 종아리 둘레 측정, 다리 올림, 체위변환 등을 엄격히 시행하는 것이다.

7 요로결석

요로결석의 발생률은 와상기간의 증가에 비례해서 많아진다. 그 원인에는 많은 요인이 얽혀 있으나 뼈로부터의 칼슘흡수 증가의 결과로서 고칼슘혈증이 되는 것도 그 원인의 하나이다. 이 밖에 장기간의 바로 누운 자세의 유지나 체위변환 부족에 의한 요의 콩팥 · 방광에서의 정체, 잔뇨의 결과로서 일어나는 요로감염증, 알칼리뇨도 그 원인이 된다.

예방으로서는 적절한 체위변환, 체중부하에 의한 뼈로부터의 칼슘흡수 저하, 잔뇨의 감소 · 도뇨, 요의 산성화제의 사용 등이다. 결석이 생겨버린 것에 대해서는 작은 것이라면 자연배출이나 방광내시경에 의한 배출을 시행할 수 있으나 큰 것에 대해서는 파쇄술이나 개복적출술을 강구해야 하는 것도 있다.

8 정신적 · 지적 · 심리적 장애

장기와상에 의해서 신체적으로도 정신적으로도 별로 자극이 없는 상태가 지속되면, 지적 능력의 저하나 의존성 이외에 흥미 · 자발성의 저하, 식욕저하, 수면장애, 감정 · 행동이상, 호스피탈리즘(hospitalism) 등의 정신적, 또는 인격적 변화가 일어난다.

정신적 · 지적 · 심리적 장애 중, 특히 고령자에서 문제가 되는 것은 지능일 것이다. 지능의 구성요소는 기억, 이해, 판단, 계산, 추리, 학습능력 등을 포함하고 경험이나 지식에 힘입은 바가 크다. 고령화에 따라서 지능의 각 요소는 똑같이 저하한다는 것이 알려져 있으나 일반적으로는 노화의 영향을 받기 어려운 것은 지식이나 경험에 의한 언어성 지능이고 반대로 쇠퇴하기 쉬운 것은 동작성 지능 등 속도요소를 가진 지능이다.

이들의 장애에 대해서 특이적인 치료법은 없으며 예방이 중요하다. 이를 위해서는 아래와 같은 것에 주의해야 한다.

① 뇌혈관장애나 전신적 쇠약을 초래하지 않도록 내과적인 관리, 치료를 한다.
② 넘어짐에 의한 골절을 방지한다 : 넙다리뼈 경부골절이 흔히 치매를 일으키기 쉽다.
③ 심리적 상황, 환경상황의 안정화 : 급격한 환경변화를 시키지 않는다.
④ 가족 · 지역사회와의 연계를 유지한다 : 가정에서의 자기의 장이라는 것을 항상 유지시킨다.
⑤ 항상 적절한 자극을 준다 :가정 내에서 일어난 일 등 노인의 신병의 일 등을 이야기하거나, 독서나 쓰는 일을 생활습관으로서 편입시키거나 작업치료 등을 시행함으로써 뇌에 적절한 자극을 주어 지적 기능을 유지시킨다.

최근, 호스피탈리즘을 문제로서 채택하게 되었다. 즉 자기의 장애를 극복하려고 하는 의욕을 상실하고 그만큼 병원에 대한 의존이 강해져 사회복귀에의 작용에 저항을 나타내는 상태에 대한 대응이 문제가 되고 있다. 이 심리적 기전의 배경에는 우선 첫째로 신체장애라는 대상상실에 수반하는 고뇌의 심리적 과정을 거치지 않고 입원이 장기화한 경우이다. 장애고지에 의해서 통상은 쇼크, 현실의 부인, 우울의 후에 장애수용으로 진행하는 것이지만, 이것을 경험하지 않았던 경우는 언제까지나 장애의 치유를 꿈꾸고 고집하게 된다. 따라서 장애수용에는 예후고지를 포함

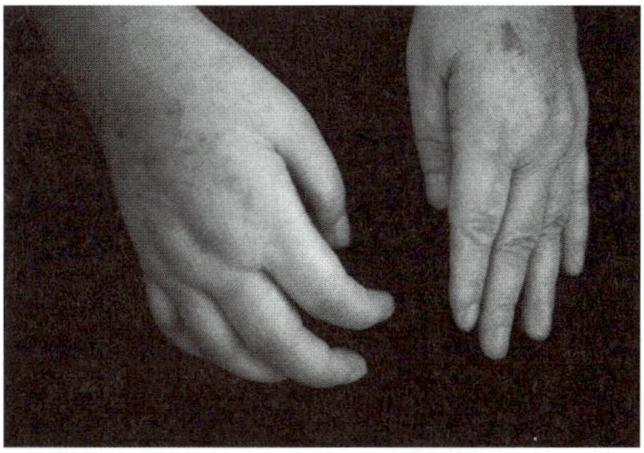

그림 Ⅳ • B • 7　어깨손증후군의 손(오른손)

하는 심리적 접근이 반드시 필요하다고 생각된다. 둘째는 나이가 듦에 수반하는 문제이다. 고령자는 사회적으로는 복직이나 재취업의 가능성은 부족하고가정 내에서는 자기의 장을 상실하기 시작하고 있다. 이러한 노인에 있어서 병원은 친구나 이야기 상대를 얻을 수 있는 모양의 장소가 된다. 향후 이러한 사회적 배려를 한 시설 등의 설립이 과제가 될 것이다.

9 어깨손증후군(shoulder hand syndrome)

뇌졸중이나 심근경색 등으로 팔을 움직이지 않는 것 같은 상태가 지속되면 특히 세동맥 등에 분포하고 있는 혈관운동성의 자율신경이 장애되는 경우가 있다. 이 때, 어깨의 통증과 푸석푸석한 부드러운 손의 종창(puffy swelling), MP나 PIP관절부분의 붉은기의 증가, 온도상승, 손의 구축과 뼈 위축 등을 초래한다(그림 Ⅳ • B • 7).

이 진단에는 ① 어깨손증후군을 유발하는 선행질환의 존재, ② 어깨와 손을 주로 침해하고, 팔꿈치에는 변화가 없는 특징적인 임상증상, ③ X선 소견 등이 참고가 된다. 그 특징적인 병기분류를 표 Ⅳ • B • 2에 나타냈다. 치료는 파라핀욕 등의 온열치료나 목의 교감신경 차단 등이 효과적이다(표 Ⅳ • B • 3).

표 Ⅳ • B • 2 어깨손증후군의 병기분류[27)]

	제1기	제2기	제3기
어깨	자발통, 운동통, 압통 운동제한	통증완화 또는 지속적 관절구축, 근육위축	통증회복, 구축회복 또는 잔존
손가락	통증 종창 열감 압통 지각과민 이상발한 운동제한	통증완화 또는 지속 종창완화 피부 · 피하 · 고유근육의 위축 냉감 손톱의 영양장애 관절구축	통증회복 피부 · 피하 · 고유근육의 위축 잔존 손톱의 변화 잔존 관절구축 회복 또는 잔존
X선	위팔뼈머리와 손가락의 관절근방의 얼룩모양의 뼈 위축	왼쪽에 기술한 변화가 보다 두드러진다.	불투명유리모양의 전체적인 뼈 위축

표 Ⅳ • B • 3 어깨손증후군의 치료

내과적 치료	소염진통제, 노이로트로핀, 스테로이드, 항간질제, 항불안제, 항우울제, 향정신약, $\alpha \cdot \beta$차단제, 칼슘길항제, 칼시토닌치료
외과적 치료	교감신경절절제술 경질막밖척수자극법
신경차단	통증유발점 차단 교감신경절 차단 경질막밖 차단 국소정맥 내 교감신경 차단
재활적 접근	물리적 인자를 이용한 물리치료 : 온열치료, 한랭치료, 물치료, 저주파, TENS, 양음압치료기, ROM 훈련, 양호한 자세유지 삼각붕대(각종 슬링, 부목)

신체 여러 기관에서의 폐용증후군

① 근육 : 근육위축, 근력저하(1일 2%, 월 50%)
② 관절 : 힘줄, 인대, 관절주머니의 경화, 구축
③ 뼈 : osteoporosis
④ 심장 : 심근위축, 수축력 저하, 혈압저하, 심박출량 저하, 부하예비력 저하
⑤ 혈관 : 모세관/조직비율의 저하, 순환부전, 부종, 욕창, 냉감
⑥ 혈액, 체액 :혈액량 저하, 빈혈, 저단백, 저칼륨
⑦ 내분비, 대사 : 호르몬분비 저하, BMR 저하, 저체온,

쉽게 감염됨, N 균형, Ca 균형
⑧ 호흡기 : 호흡근육 위축, 폐혈류 불균일, 무기폐, 폐렴
⑨ 콩팥 · 요로 : 콩팥 혈류저하, 감염, 결석, 실금
⑩ 소화기 : 소화액 감소, 호흡부전, 변비
⑪ 정신기능 : 우울, 가성치매, 환각, 망상
⑫ 자율신경 : 긴장저하, 반사기능부전, 저혈압, 기립성저혈압
⑬ 감각기 : 말초감각기의 기능저하는 적지만 중추의 감수성 저하

또한 대사기능의 악영향으로서 1일 3.5g의 질소의 소실, 칼슘의 소실(골다공증), 대사조절기능의 실조 등이 알려져 있다[28-30].

b 오용증후군

운동의 부적절에 의해서 일어나는 것이며 훈련사에 의한 적절한 훈련에 의해서 예방할 수 있는 것이다. 따라서 훈련 시에는 특히 주의하여 관찰 · 지도할 필요가 있다. 아래에 대표적인 원인을 열거한다.

오용증후군

① 관절에 대한 무리한 힘에 의한 염증
② 인대, 힘줄 등의 연부조직의 손상
③ 뼈, 관절의 변형
④ 경축의 강화
⑤ 강한 근육과 약한 근육의 불균형의 악화
⑥ 이상보행 패턴의 습관화
⑦ 넘어짐에 의한 골절

부적절한 가동범위 훈련에 의해서 관절에 무리한 외력이 가해져 손상을 초래하는 경우가 있다.

1 어깨관절

어깨관절은 좁은 의미의 어깨관절(어깨위팔관절)과 어깨뼈와 갈비뼈 사이의 연부조직에 의해서 움직이고 어깨위팔관절과 연부조직이 2 : 1의 리듬을 갖고 움직이고 있다. 그러나 마비 등으로 근육이 움직이지 않고 어깨관절이 보호되지 않으면 직접 인대나 관절주머니에 외력이 가해져 파열이나 내출혈을 초해하고 이것이 반복되면 만성염증이 되어 불가역성의 구축을 만들어버리는 경우가 있다. 또한 그 때의 어깨의 통증으로부터 어깨손증후군(shoulder hand syndrome)(통증자극에 대한 교감신경의 이상흥분이라 생각된다)[31]을 야기하는 일이 있으므로 주의가 필요하다. 이 때문에 어깨관절의 관절가동범위훈련은 안전영역을 고려하여 굽힘 · 벌림은 90° 이내에 그쳐야 한다.

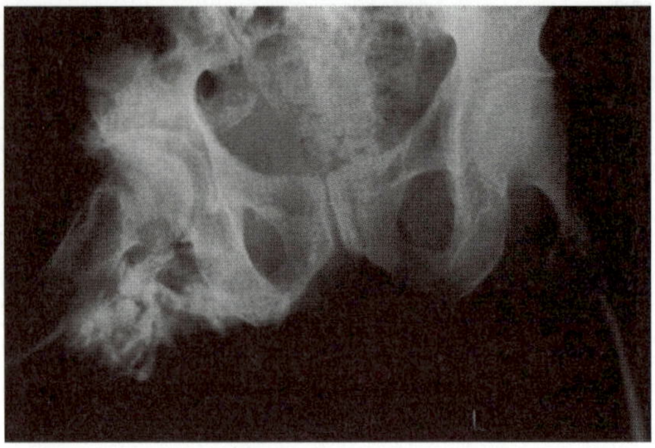

그림 Ⅳ • B • 8 엉덩관절의 이소성 골화(오른쪽 엉덩관절)

2 엉덩관절

엉덩관절의 지나치게 크고 잦은 관절가동범위의 훈련은 엉덩관절 주위의 연부조직의 손상을 초래하고 그 결과 칼슘 침착을 초래한다. 이 이소성 골화(ectopic ossification)는 엉덩관절의 불량 자세에서의 구축을 초래하여 훗날의 재활에 큰 저해인자가 된다(그림 Ⅳ • B • 8).

3 기타

발목관절 말발교정을 위한 수동적 등쪽굽힘운동에

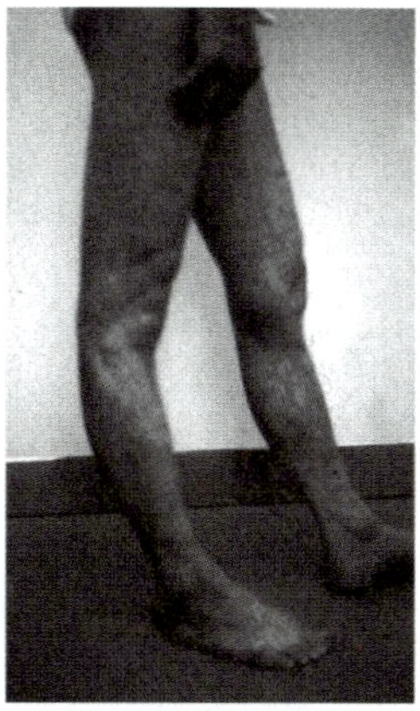

그림 Ⅳ • B • 9 젖힌무릎(반장슬,genu recurvatum)

의한 평발이나 배바닥발, 부적절한 하중보행훈련에 의한 젖힌무릎, 지팡이의 부적절한 사용에 의한 정중신경마비나 겨드랑이신경마비(crutch palsy)[32], 휠체어의 사용에 의한 손목뼈부분의 관절증33)에도 주의해야 한다(그림 Ⅳ • B • 9).

C 과용증후군

과용증후군은 과격한 스파르타식의 훈련으로 일어나기 쉽다고 생각될지도 모르지만, 실제로는 마비나 폐용성 근력저하로 약화된 근육에는 보통보다 약간 많은 근력훈련으로도 과다사용이 되기 쉽고 손상을 일으키기 쉽다. 과용성 근력저하는 폴리오, Guillain-Barre증후군, 근육위축성측삭경화증(ALS) 등 신경근육질환에서 보고가 많이 있다.

C 노인과 성

고령의 남녀 쌍방에 있어서 바람직한 성의 본연의 모습을 생각하는 경우 고령남성의 성, 고령여성의 성에 대한 이해에 대해서는 아직 충분하다고는 말하기 어렵다. 특히 고령자로서 인연이 없는 것, 과거의 것으로서 고려되지 않는 경향이 있다. 또한 보행장애나 ADL 장애는 재활치료의 대상이 되기 쉽지만 이것과 비교해서 성의 고뇌는 문제화되는 일은 적고 치료대상으로서 열거되는 일은 적다.

그러나 고령 장애인으로서 만족이 적은 것에 여가활동과 성생활을 열거할 수 있고 이 만족도와 QOL이 연관성이 있다는 보고도 있거나[1)], 성적 문제로부터 이혼이나 생활파괴에까지 이르는 일도 있어 중요한 재활의 문제로서 포괄적인 재활 중에 성의 문제에 대한 카운슬링을 포함한 접근이 필요하다고 생각된다. 게다가 고령자의 남녀관계의 본연의 모습을 생각하면 성행동만이 아니라 더 넓게 이성에 대한 애정이나 관심을 포함한 성생활(sexuality)의 관점에서 다루는 것이 필요하다고 생각된다.

1 관련되는 신경기전과 호르몬

많은 고령자는 나이가 듦과 함께 성욕의 감퇴를 호소하지만 이것에는 다양한 신경기전과 호르몬 등이 관계하고 있다. 이것에 심리적, 사회적인 인자가 복잡하게 얽혀 개개의 증상사례에서 다양한 문제를 나타내고 있다.

남성에서는 발기나 성행동의 대부분은 대뇌변연계와 시상하부에서 조정되고 게다가 새걸질(신피질, neocortex)의 관여가 심리적인 성욕과 연관성이 있다. 발기와 사정에는 자율신경과 호르몬이 연관성이 있고 그 중 테스토스테론은 발기나 사정에 직접 연관성을 갖고 촉진적으로 작용하고 프로락틴은 억제적으로 작용하고 있다. 자율신경계는 발기반사중추로서 S2-S4 엉치척수(부교감신경)이고 들길(구심로)은 음부신경, 날길(원심로)은 골반신경이다. 정서에 수반하는 발기엔 Th11-L1의 교감신경이 중요하고 가슴척수절 이상의 척수의 장애에서는 정서성 발기가 일어나지 않는다. 사정의 수준의 중추는 시상하부이고 하위중추에 가슴척수, 허리척수, 엉치척수가 있다. 정액은 하부 가슴척수에서부터 상부허리척수의 교감신경의 흥분이고 수정관의 수축에 의해서 후요도부위에 운반된다. 그 후 엉치척수의 부교감신경의 흥분에 의해서 후요도부위 등이 수축하여 사정이 일어난다. 이러한 교감신경과 부교감신경의 협동이 사정에는 필요하며 이들의 장애에 의해서 성기능장애가 일어난다.

여성은 수동적인 성생활도 가능하며 성적 흥분 시에는 부교감신경이 관여도 있으나 남성만큼 명확하지 않다. 다만, 폐경 후는 에스트로겐 농도의 저하에 의해서 상대적으로 안드로겐의 효과를 강화하므로 성욕은 약간 강화되는 경향에 있으나 남편과의 관계나 심리적인 것에 의해서 그 상태는 다양하다.

2 남성의 나이가 듦과 성

남성의 성적 흥분에 연관성이 있는 테스토스테론은 20세 전후를 지날 무렵부터 감소하기 시작하여 60세 이후 급격한 감소가 관찰되지만 성욕을 유지하는 것만의 것은 지속된다. 그러나 개인차도 커서 노년이 되어서도 젊을 때와 바뀌지 않는 성욕을 가져 비정상적으로 보는 경우도 있다. 그러나 대다수는 성적 상상 등에 의한 발기는 나이가 듦에함께 약화되고 성교불능을 초래한다. 또한 이에 대한 불안이나 초조감으로부터 심리적인 발기불능이나 사정 불능을 초래하여 악순환이 된다. 60세 이상의 사람이 이러한 고뇌를 갖는 일이 많지만, 선뜻 상담도 할 수 없어 나이 탓이라고 체념하는 경우도 많다.

원래, ED(erectile dysfunction)는 심리적인 것과 기질적인 것이 있으나 심리적인 것에서는 이른 아침에 잠에서 깨어났을 때나 REM 수면 때에 발기현상이 인지되지만 기질적인 것에서는 관찰되지 않으므로 감별할 수 있다. REM 수면 때의 관찰에서의 음경의 용적맥파(penile plethysmograph)나우표나 종이테이프를 음경에 감아 기상 시에 절단되어 있는 것을 확인하는 우표시험 등, 그 진단에 사용된다.

나이가 듦에 수반하여 사정도 힘이 감퇴하고 지속시간도 짧으며 쾌감도 적어진다. 또한 정액도 정자수도 감소하여 전립샘으로부터의 분비량도 감소하여 점성의 저하를 초래한다.

사정 후, 재차 발기하기까지의 기간은 20세 전후에서는 몇 분에서 좋다. 그러나 개인차는 크지만 나이가 듦에 수반하여 연장되고 70세에서는 대부분은 수일에서 수 주일에 이른다. 또한 바쁜 생활이나 수면부족, 위장장애 등은 성욕저하를 일으키는 일이 있고 당뇨병이나 고혈압 등이 관련되는 경우도 많다.

3 여성의 나이가 듦과 성

여성에서도 남성과 마찬가지로 느린 성기능 저하가 관찰되지만 폐경을 계기로 큰 변화를 일으키는 일이 있다. 심리적으로도 여성기능을 상실한 것 같은 느낌이 되는 일도 있다. 나이가 듦에 수반하여 자극에 대한 반응이 둔해지고 바르톨린샘(bartholin gland)으로부터의 윤활작용도 불충분하여 성교에는 통증을 수반하며 윤활보조제를 사용해야 한다.

4 ED(발기부전)에 대해서

a ED(발기부전)란

최근에 이들 발기능력 저하에 대해서 ED라는 표현이 사용되고 있다. ED는 “성교 시에 충분할 만큼의 발기가 얻어지지 않기 때문에, 또는 충분한 발기를 유지할 수 없기 때문에 만족한 성교를 시행할 수 없는 상태”라 정의되고 있다.

일본에서 시행된 ED에 대한 역학조사의 결과에 따르면 일본에서도 현재 40~70세의 남성의 절반 이상이 어떠한 원인으로 ED가 되어있다고 생각된다(그림 Ⅳ・C・1). ED는 남성이라면 많은 사람에게 일어날 수 있는 병이다.

정상적인 발기를 일으키려면 발기에 관여하는 신경이 신호를 전달하였을 때에 음경의 혈관이 확장될 필요가 있다. 많은 남성에서 발기능력의 저하와 심장에의 혈류장애의 기초원인은 거의 같다고 할 수 있다.

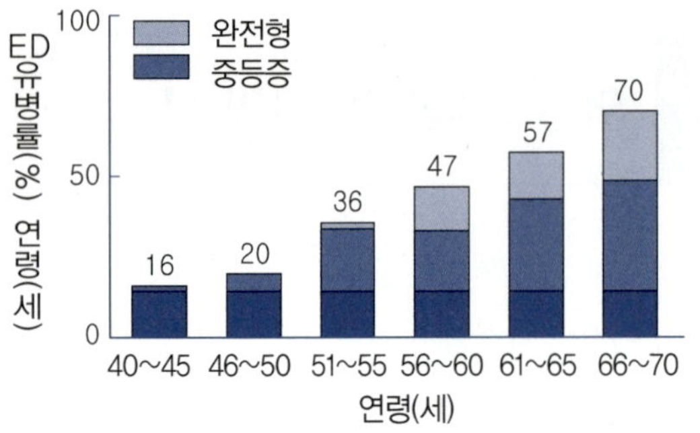

그림 IV・C・1 일본인 남성의 ED 유병률

[白井將文, 기타 : 제8회 ISIR(국제 임포텐스학회), 암스테르담, 1998]

b ED(발기부전)의 진찰방법

우선 ED의 증상의 지속기간 등을 문진하고 신체검사나 혈액검사를 시행하여 관련되는 건강상태나 생활습관(흡연습관이나 특정 심장질환 치료제의 복용 등), 기타의 원인이 없는지 어떤지를 조사한다. 때로는 ED의 원인이 흡연이나 복용하고 있는 약에 있다고 생각되는 경우에는 금연이나 심장병 치료제를 변경하거나 심리적 원인의 경우는 카운슬링을 하거나 한다.

c ED(발기부전)의 치료

대부분의 ED는 치료 가능한 경우가 많고 치료법의 첫걸음은 흡연이나 높은 콜레스테롤 수치 등의 관련인자의 제거부터 시작된다. 기타, 의사의 지도하에 여러 가지 치료법을 선택할 수 있다.

① 약물치료 : 경구약제로 음경의 혈관확장을 일으키는 화학물질의 급속한 분해를 저해함으로써 발기시킬 수 있는 것이 있다(구연산실데나필 : 비아그라R).

② 음경주사제요법 : 음경에 약제를 직접 주사하여 음경의 혈관을 이완・확장하여 발기를 일으킨다.

③ 진공식 요법 : 진공식 발기보조구로 음경에 혈액을 유입시켜 음경 밑 부분에 장착한 포착 밴드로 발기를 유지한다.

④ 카운슬링에서는 ED에 연관되어 있다고 생각되는 근본적인 문제에 대해서 정신과의사나 심리학자와 이야기를 나눈다.

ED(발기부전)문진표

이 문진표 "국제 발기기능 스코어"는 ED의 진단의 보조 자료로서 이용할 수 있고 선별검사나 치료의 효과판정에 사용되고 있다. 합계 21점 이하에서 ED가 의심된다(Rosen RC et al : International Society for Impotence Research(ISIR). Amsterdam, 1998).

ED(발기부전) 문진표(IIEF5 : International Index of Erectile Function)

최근 6개월에서 해당되는 부분에 체크하시오.

① 발기를 유지하는 자신감의 정도는 어느 정도 있었습니까?
1. 매우 낮다 2. 낮다 3. 보통 4. 높다 5. 매우 높다

② 성적 자극에 의한 발기의 경우, 몇 회 삽입 가능한 발기의 딱딱함이 되었습니까?
0. 성적 자극 한 번도 없음 1. 전혀 없음 또는 거의 없음 2. 때로는(절반보다 상당히 밑도는 횟수) 3. 때때로(절반 정도) 4. 대부분 매회(절반보다 상당히 웃도는 횟수) 5. 매회 또는 거의 매회

③ 성교 중, 삽입 후 몇 회 발기를 유지할 수 있었습니까?
s0. 성교의 시도 한 번도 없음 1. 전혀 없음 또는 거의 없음 2. 때로는(절반보다 상당히 밑도는 횟수) 3. 때때로(절반 정도) 4. 대부분 매회(절반보다 상당히 웃도는 횟수) 5. 매회 또는 거의 매회

④ 성교 중에 성교를 종료하기까지 발기를 유지하는 것은 어느 정도 어려웠습니까?
0.성교의 시도 한 번도 없음 1. 거의 곤란 2. 상당히 곤란 3. 곤란 4. 약간 곤란 5. 곤란하지 않다

⑤ 성교를 시도하였을 때에 매회 만족스럽게 되었습니까?

0. 성교의 시도 한 번도 없음 1. 전혀 없음 또는 거의 없음 2. 때로는(절반보다 상당히 밑도는 횟수) 3. 때때로(절반 정도) 4. 대부분 매회(절반보다 상당히 웃도는 횟수) 5. 매회 또는 거의 매회

5 당뇨병과 성기능의 저하

당뇨병과 발기능력의 저하에는 밀접한 연관성이 있다. 당뇨병에 의한 혈관장애나 신경장애가 음경에의 혈류를 억제하고 당뇨병환자의 거의 절반은 발기능력의 저하를 느끼고 있다는 보고가 있다[2].

I 형(인슐린 의존형) 당뇨병의 남성은 젊은 나이에 발병하였기 때문에 조기부터 ED를 경험하는 일이 있다. 한편, 일본인에 많은 II 형(비인슐린 의존형) 당뇨병은 중고년이 되어서 발병하는 일이 많고 그 후에 발기능력의 저하를 합병하게 된다.

또한 당뇨병환자에서는 흡연의 양과 기간이 ED와 연관성이 있다는 것을 알게 되었다(그림 Ⅳ • C • 2).

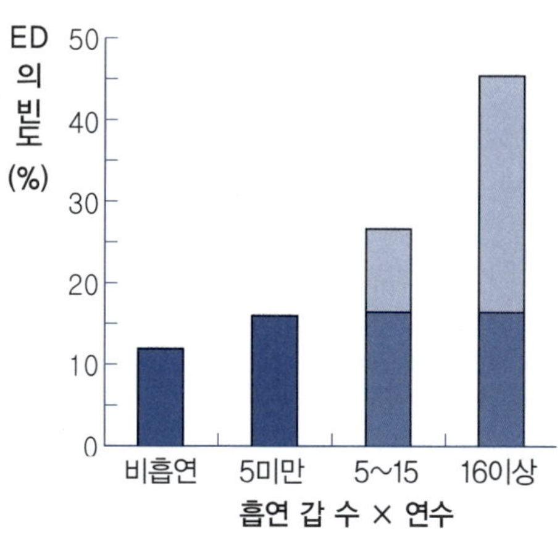

그림 Ⅳ • C • 2 당뇨병환자의 흡연과 ED(발기부전)

6 심혈관계 질환과 성기능의 저하

a 고혈압증과 성기능

고혈압증은 혈압이 높아도 어기가 아프거나 마비되거나 하는 고통을 수반하는 증상은 나타나지 않는 경우도 많고 이 때문에 질병이라는 의식이 자칫 낮아지기 쉽다. 그러나 혈압이 높다는 것은 다양한 점에서 건강에 영향을 미치고 있다. 콩팥이나 혈관 등의 체내의 장기에 장애를 주는 이외에 성기능에도 영향을 준다. 고혈압증의 남성이 거의 4명에 1명은 그 정도에는 차이가 있지만 발기능력이 저하하고 있다는 보고가 있다.

발기는 음경에 충분한 혈액이 흘러들어감으로써 일어나므로 혈관에 영향을 주는 것 같은 질병은 발기능력의 저하의 요인이 되기 쉽다는 신체적 요인이 될 수 있다.

또한 생활양식이 발기능력의 저하에 크게 연관성이 있는 경우가 있고 고혈압증의 흡연자가 발기능력의 저하가 될 가능성은 비흡연자와 비교하면 12%나 높다고 보고되어 있다.

b 심혈관계 질환에서의 ED

40~70세의 전체 남성의 50%에 ED가 있다고 일컬어지고 있다. 또한 40~60세의 무증후성 ED의 80%에 심혈관계이 위험인자가 인지되고 40%에 중등도 이상의 관상동맥 병변이 인지되었다는 보고도 있다. ED의 원인은 대부분의 경우, 발기에 필요한 만큼의 충분한 혈액이 음경으로 가지 않는다는 것에 있다. ED의 발생에 관여하는 위험인자의 대부분은

동시에 심혈관계 질환(협심증이나 심근경색)의 위험인자(흡연, 높은 콜레스테롤 수치, 고혈압 및 당뇨병)이기도 하다. 심장병 등의 환자의 대부분은 ED에 대해서 의사나 전문가에게 상담하는 일을 부끄럽게 생각하고 있거나 "심장이 나쁘니까 성교 등은 당치도 않다"라 생각하고 있는 경우가 있다. 둘이서 지내는 인생에서 성행위도 중요한 일부라고 생각하는 것이라면 두 사람이 이야기를 나누는 것이 우선 해결의 실마리라 생각된다. 또한 환자의 파트너는 이미 두 사람의 성교의 관계를 바꾸는 것 같은 무언가 일어나고 있는 것을 인지하고 있고 애정이 식어가거나 성욕이 저하한 것이 아니라 아마도 건강상태의 이상으로부터 일어나고 있다는 것을 쌍방이 이해할 필요가 있다고 생각된다.

심장병 등, 순환기의 병을 갖고 극단적으로 심장기능이 저하하여 있는 사람은 운동이나 성행위를 제한하는 일이 있으나, 예컨대 심근경색 후의 환자에서도 심장 재활로부터 적당한 운동을 하는 편이 좋다는 것이 최근의 사고방법이다. 성행위도 정신적인 흥분의 정도에도 따르지만 심장에 대한 영향은 가벼운 운동과 같은 정도라 생각되고 빨리 걷기를 하는 정도의 부하라 생각된다.

7 뇌혈관장애와 성기능

a 뇌졸중 후의 성기능

뇌졸중 후의 성욕의 회복은 전체의 76%에 성교가 회복된 예는 전체의 62%에 도달하여 젊은 나이일수록 회복이 좋다. 또한 신체장애와 성교회복의 연관성은 혼자걷기 그룹이 66%, 보행불능 그룹이 33%, ADL 자립 그룹이 68%, 보조 그룹이 29%로 신체기능이 양호할수록 회복이 좋다는 보고도 있다3). 남성에서는 성욕이 감퇴한 증상사례는 30~50% 관찰되지만 6개월 이내에 대부분은 재차 성욕을 느끼고 있다. ED는 뇌졸중 후 30% 정도 증가하지만 절반이상은 발기가 가능하고 성교가 재개되지 않았던 것은 남성 환자의 30%, 여성 환자의 20% 정도이다.

실제의 성행동은 운동장애나 지각장애, 자율신경장애 등의 신체적 요인이나 우울상태나 재발작에 대한 막연한 불안, 배우자와의 관계 등 복잡한 요인이 있다. 그러나 성생활과 신체장애, 병소부위 등과는 연관성이 인지되지 않는다는 보고도 많다.

b 성기능에 영향을 주는 약물

뇌졸중환자에게 투여되는 약물 중, 어떤 종류의 혈압강하제, 자율신경작용 약제, 향정신약 등이 성기능에 영향을 줄 가능성이 있다. 예컨대, 항콜린작용을 가진 혈압강하제는 발기장애, 아드레날린 수용체 차단제는 사정장애, 이뇨제, 항우울제에서는 성욕장애, 소량의 알코올이나 향정신약의 소량 사용은 변연계의 억제가 적어져 성욕항진이 일어나고 다량 사용에서 대뇌기능의 억제에 의해서 성욕감퇴가 일어난다.

성기능장애가 일어날 가능성이 있는 약제의 예

혈압강하제

① 교감신경차단제 : 발기 장애, 성욕감퇴, 사정장애
메틸도파(methyldopa)
염산클로니딘(clonidine HCL)
레세르핀(reserpine)

② α차단제 : 사정장애
메실산펜트라민

③ β차단제 : 발기장애
염산프로프라놀롤(propranolol HCL)

④ 이뇨제: 성욕저하

스피로노락톤(spironolactone)
향정신약
염산클로미프라민(clomipramine HCL) : 성욕감퇴, 발기장애
아목사핀(amoxapine) : 발기장애

C 성생활이 지도

뇌졸중 후는 성교의 신체에 대한 나쁜 영향을 막연히 불안해하는 예가 많고 어떠한 지도가 필요하다.

바른 지식을 갖는 것은 뇌졸중 후의 인생을 충실화하기 위해서는 반드시 필요한 것이며 가족 전체의 불안을 제거하고 원활한 성생활을 가져오는 것이라 생각된다.

신체적인 반응에서도 혈압은 정상혈압 예에서 성교 전 112/60mmHg → 성교 시 최대혈압 148/79, 고혈압환자에서 남성 155/87 · 여성 144/79 → 237/138 · 216/127이 되어 혈압의 조정은 중요하다[4]. 그러나 혈압이 조정되어 있으면 재발의 가능성은 많지 않다. 심박수의 변화도 180/분에 도달한다는 보고도 있어 재발을 두려하는 일도 있으나 대부분은 최대 90~140 정도이고 문제는 없다. 운동강도도 75~100와트이고5~8㎞/시 정도의 빨리 걷기나 가벼운 테니스 정도이다.

이들에 입각하여 지도의 요점은 아래와 같다[1].

① 뇌졸중이 성기능장애를 직접 야기하는 일은 적다.
② 성교에서는 혈압이 1.5배, 심박수가 1.9배 정도이고 혈압, 부정맥의 관리가 충분하면 재발작이나 마비의 악화를 초래하는 일은 없다.
③ 복상사(coition death)는 내인적 급사사례의 0.6%에 불과하고 그 원인은 심장사와 뇌내 출혈이 많고 별로 친숙하지 않은 상대와의 성교, 음주 때 등 정신적 흥분을 유발요인으로서 열거할 수 있다.
④ 고혈압의 조절 등 재발방지책을 강구하고 있으면 성생활을 삼갈 필요는 없고 뇌졸중 전과 가까운 성생활을 할 수 있다.
⑤ 성교 시의 체위는 마비의 상태나 어깨의 통증 등에 맞춰서 연구하여 시행하면 좋다.
⑥ 성욕장애, ED 등이 관찰되는 예는 전문적인 진단이나 카운슬링을 받을 수도 있다.

이와 같이 하여 성생활의 재활은 인간생활의 바탕이기도 하며 심리적으로도 신체적으로도 개선시킴으로써 뇌졸중 후의 보다 나은 인생으로 연결시킬 수 있다.

8 고령자의 성에 관한 조사

많은 조사가 있으나 여기서는 60세 이상의 건전한 고령자 428명의 조사를 소개한다[5].

배우자가 있는 42%가 월 1회 이상의 성교가 있지만 그 빈도는 나이가 듦과 함께 감소하고 있다. 성교가 없어진 연령은 남성은 50세대 전반~70세대 전반에 집중되고, 여성에서는 50세대~60세대에 집중하고 있다. 그 이유는 미국에서는 압도적으로 남성 쪽에 있는 것에 반해서 일본에서는 상호간의 관심이 없어진 것을 이유로 하고 있다.

고령자로서 바람직한 성적 관계는 남성의 42%가 성교에, 여성은 55%가 정신적 위안을 추구하고 있고 여성이 성교를 희망하는 것은 8% 정도이며 월 1회 이상의 성교를 갖고 있는 사람의 1/3정도이다. 이러한 것으로부터도 고령자에서는 여성이 배우자의 요구에 맞추고 있는 현 상황인 것처럼 생각된다. 심리적으로는 "바람직한 상대를 만나면 심신 모두 불탄다고 생

각하는가"라는 질문에 남성은 "불탄다고 생각한다"가 38%로 많지만 여성은 "모른다"가 42%로 태도를 보류하는 경향이다. 그러나 "생각하지 않는다"라는 명확한 부정은 남녀 모두 같은 정도이다. 또한 "남성과의 교제를 희망하는가"에서는 남성은 61%가 희망하고 있는 것에 반해서 여성은 19%로 적다. "노혼은 인생의 충실로 연결된다고 생각하는가"의 질문에서는 남성은 "연결된다고 생각한다" 58%, "모른다" 26%, '생각하지 않는다" 16%인 것에 반해서, 여성은 24, 45, 31%이며 남성 쪽에 긍정적 상황이었다. 이상과 같이 일반적으로 성욕은 남성에서 활발하고 어떠한 성적 관계를 추구하는 사람이 많지만 여성은 정신적 애정을 추구하는 사람이 많다.

이러한 성적인 문제는 노인요양소 등에서 생활하는 고령자의 생활 속에서 남녀의 성생활이 존중되는 것은 고령자의 QOL의 공헌에 연결되어간다고 생각된다.

D 삼킴 장애

노인에서의 삼킴 장애는 여러 가지 원인에 의해서 일어나고 일상생활에서 가장 문제가 되는 장애의 하나이다. 이 때문에 삼킴 장애에 대한 대응은 중요하다.

1 삼킴 장애란

삼킴 운동은 음식물이 입에서부터 인두, 식도를 경유하여 위에 도달하기까지의 일련의 움직임을 말한다. 이 운동은 극히 단시간에 시행되지만 통상, 삼킴은 그 시기에 따라서 다음의 3기로 나뉜다(그림 Ⅳ・D・1).

삼킴 제1기(구강단계) : 수의운동으로 구강에서부터 인두로 음식덩이를 보낸다.

삼킴 제2기(인두단계) : 불수의적 반사운동으로 인두에서부터 식도로 음식덩이를 보낸다.

삼킴 제3기(식도단계) : 연동운동으로 식도에서부터 위로 음식덩이를 보낸다.

또한 재활적인 관점에서는 제1기 구강단계의 전에 음식물이라는 것을 인식하여 먹으려고 하는 의욕이 나타나는 선행기와 음식물을 손 등으로 입으로 운반하여 저작해서 음식덩이를 만드는 준비기의 5단계로 분류하여 삼킴 운동을 파악하는 편이 임상적이다[1].

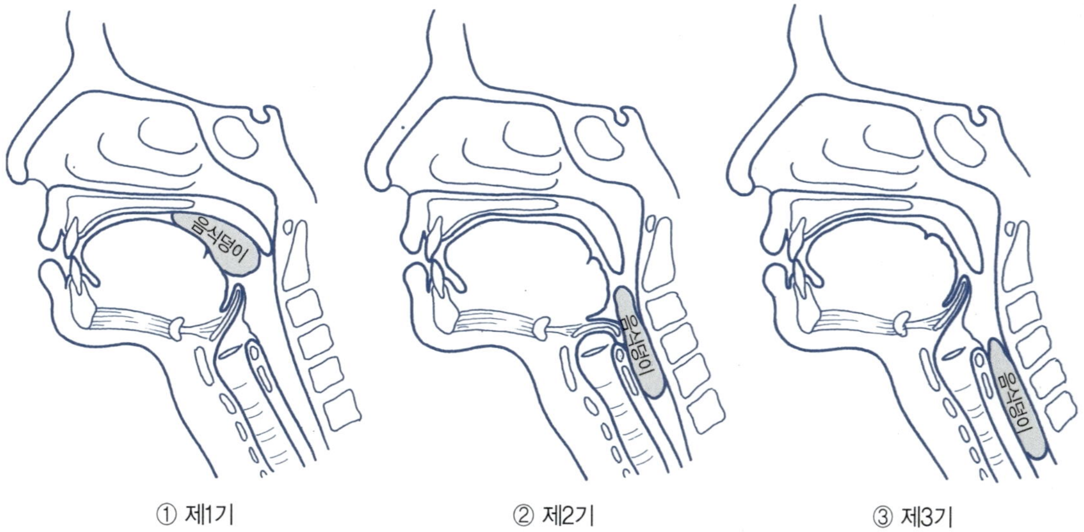

그림 Ⅳ・D・1 삼킴의 각 단계의 약도

뇌장애 등으로 지적인 저하가 출현하였기 때문에 먹으려고 하지 않는 것은 선행기의 장애이고 운동의 지속의 장 때문에 입안까지는 음식물을 운반하지만 줄곧 입에 머금은 채로 좀처럼 삼키려고 하지 않거나 뇌졸중 등의 안정 기간 후에 틀니를 한참 동안 벗겨두고 있었기 때문에 틀니가 맞지 않아 먹기 어려워지는 것은 준비기의 장애로 파악된다.

삼킴 장애(넓은 의미)란 삼킴 제1, 2, 3기의 장애를 총칭하지만 일반적으로 삼킴 장애(좁은 의미)라 하면 삼킴 제2기의 장애를 가리키는 일이 많다. 즉 삼킴 장애를 넓은 의미로 해석하면 삼킴 제1기 장애의 인두염이나 편도염으로 통증 때문에 삼킬 수 없는 경우나 소화기내과적 진찰에 의해서 진찰되는 것 같은 식도암으로 환자가 식도로 음식덩이의 정체감을 의식하는 것 같은 삼킨 제3기 장애로서의 식도통과 장애도 포함되지만 여기서는 좁은 의미의 삼킨 제2기의 신경 또는 근육의 장애에 의해서 일어나는 경우를 주로 언급한다.

2 병태생리

구강 내에 들어온 음식물은 저작운동에 의해서 음식덩이가 된다. 이것이 일련의 조직화된 삼킴 운동에 의해서 위에 도달한다. 이 삼킴 운동에 관여하는 신경근육 기전은 복잡하다. 운동조절의 중심이 되는 것은 숨뇌(연수)의 삼킴 중추이며 이것에 중추신경계의 대뇌겉질, 시상하부, 뇌줄기그물체 등과 말초신경계의 구강, 인두, 후두근육 등과의 신경 · 근육 네트워크에 의한 조직적인 운동에 의해서 삼킴 운동이 영위되고 있다.

아래와 같은 3기로 나뉘어 있다.

표 IV • D • 1 삼킴에 작용하는 주된 신경[2]

삼차신경	얼굴신경	미주신경	혀밑신경
관자근 깨물근 가쪽날개근 안쪽날개근 두힘살근앞힘살 턱목뿔근 얼굴근육	얼굴근육 두힘살근뒤힘살 붓목뿔근 (경돌설 골근)	반지방패근 방패모뿔근 가쪽반지모뿔근 모뿔사이근 모뿔덮개근 방패덮개근 입천장올림근 입천장혀근 입천장인두근 붓인두근 관인두근 위인두수축근 중간인두수축근 방패인두근 반지인두근 식도근	안혀근 아래턱혀근 목뿔혀근 붓혀근 아래턱목뿔근 방패목뿔근

a 삼킴 제1기(구강단계 : 0.5~0.8초)

이 시기는 음식덩이는 구강 내에서부터 인두로 이동한다.

주로 혀의 수의운동이 중심이 되고 관여하는 것은 목뿔위근육군(설골상근군)[입천장올림근(구개거근), 입천장긴장근(구개범장근), 입천장혀근(구개설근), 턱목뿔근(악설골근) 등]이고, 이 작용에 의해서 혀는 올라가서 구강 내압은 높아진다. 이와 동시에 구강내근육군[입천장올림근, 입천장긴장근, 입천장혀근, 입천장인두근(구개인두근) 등]의 긴장수축에 의해서 구강 내는 매우 좁아져 아래인두수축근군(하인두수축근군)의 수축에 의해서 음식덩이는 인두로부터 아래인두로 보내진다.

이 때주로 작용하는 운동신경은 혀밑신경(설하신경), 삼차신경, 얼굴신경(안면신경)이지만 인두부분의 근유수축에 관해서는 미주신경의 영향도 받는다. 감각신경은 삼차신경, 미주신경이다(표 IV • D • 1).

b 삼킴 제2기(인두단계 : 1.0~1.4초)

불수의적 반사운동에 의해서 음식덩이가 인두, 아래인두에서부터 식도로 보내지는 시기이다.

이것에 관여하는 근육군은 수축하는 순서로 열기하면 아래인두수축근군, 목뿔아래근군(설골하근군), 방패목뿔근(갑상설골근), 방패인두근(갑상인두근), 반지인두근(윤상인두근), 후두안 근군[반지후두근(윤상후두근), 방패모뿔근(갑상피열근), 가쪽반지모뿔근(측윤상피열근), 모뿔근(피열근)]이다.

차례대로 움직임을 요약한다.

① 후두의 올림이 시작된다.
② 물렁입천장(연구개)의 올림과 혀뿌리 부분이 뒤쪽으로 돌출한다.
③ 후두덮개(후두개)는 뒤 아래쪽으로 넘어지기 시작한다.
④ 후두는 다시 올라간다.
⑤ 후두덮개는 완전히 뒤 아래쪽으로 넘어져 후두 입구부분을 덮는 형태가 된다.
⑥ 후두 입구부분은 폐쇄한다.
⑦ 식도 입구부분이 열린다.
⑧ 혀뿌리 부분은 앞쪽으로 이동하고 원래의 위치로 되돌아간다.
⑨ 후두가 내려감을 시작한다.
⑩ 후두덮개는 그 탄력에 의해서 직립자세가 된다.
⑪ 후두는 내려가서 원래의 위치로 되돌아간다.

작용하는 신경은 우선 혀인두신경(설인신경)이 인두의 촉각수용기로부터 임펄스를 받아 숨뇌의 삼킴중추에 보내진다. 거기서부터 미주신경 등으로 운동 임펄스가 반사적으로 보내져 삼킴 운동이 일어난다.

c 삼킴 제3기(식도단계 : 3.0~4.0초)

음식덩이가 식도를 통과하는 시기이다. 음식덩이가 이완된 반지인두근을 통과하여 식도에 도달하여 제2기가 끝나면 후두는 바로 하강하여 호흡을 재개한다. 제3기는 이 직후에 상부식도조임근의 수축에 의해서 개시된다. 조임근의 수축에 의해서 식도 입구부분이 밀폐되어 호흡기계로 음식덩이가 역류하는 것을 방지하고 있다. 그 후, 식도의 연동운동에 의해서 음식덩이는 위로 보내진다.

이 단계에서 작용하는 신경은 주로 미주신경의 불수의적인 운동기능에 의한다.

3 삼킴 장애의 원인질환(표 Ⅳ・D・2)

삼킴 장애가 일어나는 방법으로부터 분류하면 통로가 좁아져 있거나 폐색하여 있는 정적 장애와 음식덩이를 운반하는 움직임이 장애되어 있는 동적 장애로 크게 나뉜다.

4 삼킴 장애의 진단

삼킴 장애라 해도 "목이 아파서 삼킬 수 없다" "먹은 것이 목에 메다" "먹은 것이 코로부터 역류하다" "심한 기침을 하다" 등 그 증상은 다채롭다. 고령자의 경우 이러한 증상에 더하여 "폐렴의 반복" "식사를 삼키

표 Ⅳ • D • 2 삼킴 장애의 원인과 그 분류

A. 기질적 장애[정적 장애(static disorder)]
통로의 협착 내지 폐색, 통로 자체의 병변과 통로 주위의 병변이 포함된다.
① 염증 : 비특이성 급성 · 만성염증, 화상(열, 화학약품 등)에 의한 염증, 매독, 결핵 등
② 종양, 종류 : 양성 · 악성종양, 정맥류, 동맥류 등
③ 외상(수술을 포함함)
④ 이물질
⑤ 기형
⑥ 흉터협착 : 염증의 후유증 Plummer- Vinson증후군의 기질적 장애형 등
⑦ 기타 : 곁주머니(게실), 변형성목뼈증 등

B. 기능적 장애[동적 장애(dynamic disorder)]
삼킴 운동의 장애
Ⅰ. 핵상성 : 피라미드로 양쪽 장애 = 가성숨뇌마비, 피라미드바깥길 장애(운동감퇴성 불수의운동, 운동항진성 불수의운동)
① 혈관장애 : lacunar state, 위시상정맥굴혈전증, 양쪽성 다발성뇌경색, 뇌출혈(대출혈 또는 양쪽성)
② 종양 : 이마엽종양(신경아교종, 전이성뇌종양 등)
③ 외상성 : 양쪽만성경질막밑혈종, 광범위한 뇌좌상(contusion)
④ 염증 : 뇌염, 신경매독, 다발성뇌농양, 크로이츠펠트 · 야콥병
⑤ 탈수성 질환 : 다발성경화증
⑥ 대사성질환 : 저산소뇌증, 리피도시스, 아미노산대사이상, 요독증성뇌증
⑦ 변성질환 : 근위축성측삭경화증, 줄무늬체흑색질변성증, 파킨슨병
⑧ 기타 : 정상압물뇌증, 중독
Ⅱ. 핵성(숨뇌마비)
① 변성질환 : 근위축성측삭경화증, 척수성진행성근위축증 등
② 혈관장애 : Wallenberg증후군 등의 숨뇌의 경색, 또는 출혈
③ 염증 : 급성폴리오, 뇌줄기뇌염 등
④ 종양 : 숨뇌부분의 종양
⑤ 선천성 : 숨뇌구멍증(연수공동증)
⑥ 중독
⑦ 외상
Ⅲ. 핵하성
① 염증 : 뇌신경염, 수막염, 길랭-바레증후군
② 종양 : 머리뼈바닥부분, 목 부분, 가슴 등의 종양
③ 대사이상 : 당뇨병 등
④ 중독
⑤ 외상(수술을 포함함)
Ⅳ.신경근육접합부, 근원성
① 특발성 : 중증근무력증, 근육퇴행위축(눈근육형, 근육긴장형, Duchenne형 말기) 등
② 염증 : 다발성근염, 전신성홍반성루푸스 등
③ 중독 : 유기인 중독, 보툴리누스 중독
④ 외상(수술을 포함함)
⑤ 내분비장애 : 갑상샘기능항진증(갑상샘 중독성근육병증)
Ⅴ. 심인성
① 히스테리
Ⅵ. 기타
① 식도경련, 특발성식도확장증[무이완증(achalasia)]

C. 지각이상
Ⅰ. 삼킴통증을 초래하는 것
① 구강 내의 통증(구내염,아프타)
② 인두통증(급성편도염, 편도주위농양)
③ 후두통증(후두덮개, 모뿔부분의 염증 · 궤양
④ 식도통증(염증성 통증)
Ⅱ. 지각둔마를 초래하는 것

(平野實에 의한 표를 변경)[2)]

려고 하지 않다" "식사 중 사레들리는 일이 많다" "야간의 기침이나 가래가 많다" "식사의 양이 줄어 야위었다" 등의 증상에도 눈을 돌려야 한다. 또한 반드시 사레가 들리는 것은 아니며 사레들리지 않는 흡인(silent aspiration)도 있어 주의해야 한다(표 Ⅳ • D • 3).

삼킴 장애를 생각게 하는 임상증상

① 의식장애, 기관절개
② 잦은 흡인이 필요
③ 입이 열려 있는 일이 많다
④ 군침, 입 주위를 휴지로 닦는 횟수가 많다
⑤ 입술이나 혀의 움직임이 완만, 좌우 비대칭
⑥ 구음장애 · 쉰 목소리, 구강 · 볼 행위상실
⑦ 사레들림, 반복되는 폐렴
⑧ 먹기 어려움의 자각
⑨ 체중감소

표 Ⅳ • D • 3 삼킴 장애의 문진에 의한 감별

	구강 · 인두성	신경근육마비	식도성
삼킴 곤란의 발생기전 및 발생 시간	삼킴 운동의 1기, 2기의 장애로 삼킴 직후에 나타난다.	삼킴 운동의 2기의 장애로 삼킴 직후에 나타난다.	삼킴 운동의 3기의 장애로 삼킴 후 5~15초에서 나타난다.
비강 · 기관에의 유입	있음	있음	없음
삼킴 장애를 초래하기 쉬운 음식물	유동물	유동물	고형물
머리나 목을 굽히면	삼키기 쉬워진다	조금 삼키기 쉬워진다	변화가 없다
언어장애 · 날숨이 코로 빠지면서 나는 소리	없음	있음	없음
복장뼈 후방의 답답한 느낌	없음	없음	있음
전흉부(명치) 통증	없음	없음	가끔 있음
명치 언저리가 쓰리고 아픔	없음	없음	가끔 있음
원인질환	구강 · 인두 · 후두질환	숨뇌마비 가성숨뇌마비	식도질환

(戸倉에서 인용)

그러나 주의 깊게 계통적으로 문진을 시행하면 원인질환의 진단, 부위, 중증도 등을 어느 정도 예측할 수 있고 신속한 처치, 전문의에 대한 소개를 적절히 할 수 있다.

표 Ⅳ • D • 4 숨뇌마비와 가성숨뇌마비의 감별

	숨뇌마비	가성숨뇌마비
삼킴 장애	고형물이 먼저 장애되다	유동물이 먼저 장애되다
혀 위축	있음	없음
얼굴근육	긴장저하, 표정이 부족하다	긴장항진, 딱딱한 인상을 주다
강제웃음, 강제울음	없음	있음
턱반사, 눈둘레근 반사	저하	항진
snout reflex	−	+

5 삼킴 장애의 검사

a 신체소견(표 Ⅳ • D • 4)

의욕의 장애, 운동지속의 장애, 의식수준, 지적 장애, 뇌신경장애(삼차신경, 얼굴신경, 혀인두신경, 미주신경, 혀밑신경), 구강얼굴해위상실의 유무, 틀니의 적합성, 목의 안정성 등의 소견을 보는 것부터 시작한다.

그 다음에 실제로 스푼으로 물을 입에 머금게 하여 신호와 도이에 마시게 해본다. 이 때 신호 후에 바로 삼킬 수 있는가, 사레들리지 않는지 등을 관찰하고 삼킨 후에 기침을 시켜보아 수의적으로 기침을 할 수 있는지 어떤지를 조사하며, 거듭 “아~”라 말하게 하여 그렁그렁 쉰 목소리가 없는지를 볼 필요가 있다. 습성 쉰 목소리의 존재는 인두부의 음식덩이의 잔류를 의심케 하는 것이다.

b 임상검사

삼킴의 객관적 평가에는 환산바륨 등의 조영제에 의한 X선 사진검사나 비디오테이프에 의한 검사(VF)가 필요하고 삼킴 기관의 움직임과 음식덩이의 움직임, 흡인의 유무나 흡인하기 어려운 자세 등을 평가하여 어느 단계에서 장애되어 있는지를 진단한다.

6 삼킴 훈련

a 삼킴 훈련 팀에 의한 접근법(표 IV・D・5)

삼킴 치료에는 구미에서는 삼킴 치료사라는 특수 직종이 있으나 이 유무에 관계없이 의사(재활과, 이비인후과, 신경내과, 방사선과 등), PT, OT, ST, 영양사, 보건사, 간병사 등 많은 직종의 삼킴 훈련 팀에 의한 접근이 필요하다. 각 스태프는 흡인이나 폐렴 등의 징후에 주의하여 훈련을 진행시켜야 한다.

식사의 섭취는 QOL에 관여하는 요소가 높은 것이지만, 고령자에서 장애가 어느 정도 중증인 경우는 무턱대고 훈련에 연연하지 않고 조기에 안전하게 영양관리를 할 수 있는 방법을 고려하면서 무리를 하지 않고 외과적인 방법 등도 고려하여 진행하면 좋다.

b 훈련내용(표 IV・D・6)

삼킴 훈련에는 음식물을 사용하지 않고 훈련하는 기본훈련과 음식물을 사용하는 섭식훈련이 있다. 앞에서 언급한 각 장애시기에 맞춰서 훈련내용을 선택한다.

표 IV・D・5 삼킴 장애의 팀 의료

의사	전신관리, 리스크관리, 검사, 훈련지시, 목표・치료방침의 결정 병상・치료방침의 설명과 동의
언어청각사	구강기능평가, 기초훈련, 섭식훈련, 구음훈련, 고차뇌기능 평과와 치료
물리치료사	목/몸통훈련, 체력 향상, 전신내구성 향상, 신체운동치료, 폐 물리치료
작업치료사	실인증・실행증 평가와 훈련, 자세훈련, 팔의 훈련, 식기의 연구, 자조구
간호사	생명징후(vital sign), 약의 투여, 점적주사, 튜브경유 영양공급, 기관절개 삽입관(cannula), 구강 케어, 섭식보조, 섭식・삼킴 훈련, 심리적지지, 가족지도
간병인(가족)	구강 케어, 섭식 보조, 심리적 지지
영양사	삼킴 장애식사 제조공급, 칼로리・수분 등의 영양관리, 삼킴 장애식사를 만드는 방법의 지도와 소개
약사	조제, 삼키기 쉬운 야제의 약제형태 조정, 약효의 설명
치과의사	충치, 치주염 등의 구강질환의 치료, 틀니의 조정 등
치과위생사	구강 케어, 구강위생관리의 지도
방사선 기사	삼킴의 조영검사
사회복지사	환경조정, 가족 등과의 관계조정, 사회자원 소개

1 선행기의 장애

주위가 산만해지지 않도록 한다. 의욕을 지속시키는 등, 섭식의 페이스와 환경 만들기에 배려하고 기본훈련에 중점을 두도록 한다.

2 준비기 및 구강단계(삼킴 제1기)의 장애

얼굴근육, 입술, 아래턱, 혀의 운동치료에 중점을 두는 기본훈련이 효과적이다(표 IV・D・7). 급성기에 벗긴 틀니는 가능한 한 조기에 다시 장착시키도록

표 Ⅳ•D•6 선행기의 섭식장애와 그 대책

섭식장애	대책
① 관념 · 관념운동실행증 : 식기의 사용법에 장애가 있어 먹을 수 없다. ② 한쪽공간무시 : 음식물의 일부를 남기다. ③ 주의장애, 집중력장애 : 먹는 것이 지속되지 않고 식사량이 적다. ④ 정서장애 : 감정실금 등이 식사 중에 일어나 먹을 수 없다. ⑤ 음식물을 볼이 미어지도록 입에 넣은 채로 씹으려고도 삼키려고도 하지 않는다.	① 식기, 식사방법의 연구 ② 밥상차림의 연구 ③ 식사시간 배분의 연구 ④ 감정실금을 일으키지 않는 것 같은 접촉방법 ⑤ 지속적인 섭식훈련 ⑥ 식사환경의 조정 ⑦ 환자의 기호를 고려한 식사내용 ⑧ 1회에 주는 식사량의 조정

하는 것이 중요하다. 또한 구강 내의 감각능력을 높이고 흡인성폐렴을 예방하기 위해 구강 케어[3]를 병행하여 시행할 필요가 있다. 또한 구강단계에서는 기본훈련과 아울러서 흡인의 위험성이 적으면 효과적인 섭식훈련도 시행한다. 이 때 환자의 기호에 맞춘 내용으로 소량의 음식물부터 시작하도록 한다. 사레들리는 것은 안전을 위한 것이라는 것을 전달하여 삼킴의 실패가 아니라는 것을 설명하고 자신감이 붙도록 지도하면 좋다.

3 인두단계(삼킴 제2기)의 장애

인두단계의 훈련은 삼킴 반사를 원활하게 일으키는 것이 중요하고 안정된 구강기를 확립하기 위해 구강기관에 대한 운동치료를 충분히 시행할 필요가 있다. 그 다음에 삼킴 반사의 활성화를 위해 설압자(tongue depressor)나 브러시에 의한 혀 뒤쪽이나 물렁입천장의 자극, 전구개궁(anterior palatine arch)을 냉각 자극하는 thermal stimulation, 인두부의 아이스마사지, 목부분의 이완을 시행한다. 흡인방지를 위해 수의적으로 성대를 닫아 음식물이 기관에 들어가지 않도록 하는 pushing exercise도 유용하다. 수

표 Ⅳ•D•7 삼킴 관련 근육의 기본훈련

대상근육군	주된 신경	훈련방법
얼굴근육	얼굴신경 : Ⅶ	볼의 안쪽 · 가쪽에서부터의 스트레칭 각 얼굴근육의 저항운동 등에 의한 근력강화 아이스마사지도 긴장을 제거하는 데에 효과적이다.
입술	얼굴신경 : Ⅶ	입둘레근(구륜근)의 스트레칭, 진동 거울에 의한 입술의 운동, 빨대를 빨기 · 불기 운동 볼을 부풀리는 운동, 이완 구순음(labial sound) (파, 바, 마)의 발성연습
아래턱	삼차신경 : Ⅴ	아래턱의 스트레칭, 관자근 · 깨물근의 진동 거즈나 고무를 물게 하는 근력강화 아래턱의 능동운동, 이완
혀	혀밑신경 : XⅢ	볼의 안쪽을 혀로 밀어 올리는 운동 입술을 핥는 운동 혀를 앞으로 내미는 운동, 혀끝을 잡고 혀를 뒤쪽으로 당기는 운동 혀를 좌우 비스듬히 밀어 저항에 대항하는 운동

(本多[4]의 표를 변경)

표 Ⅳ•D•8 섭식이 용이한 체위의 이점과 결점

	이점	결점
30° 가치업	음식물이 기도에 들어가기 어렵다 베개 등을 사용하여 자세를 안정시키기 쉽다 목의 긴장완화	목이 뒤로 젖혀지기 쉽다 밥상을 바라볼 수 없다 자력으로 섭취가 곤란하다
80° 정도의 앉은 자세	인두 · 목뿔이 움직이기 쉽다 밥상을 바라볼 수 있어 식욕이 생기기 쉽다 자력으로 섭취가 용이하다	음식물이 기도에 들어가기 쉬워 흡인하기 쉽다 몸통이 불안정하여 유지하기 어렵다

의적인 기침의 훈련도 흡인방지에 도움이 된다. 크게 숨을 들이마시고 → 멈추고 → 삼키고 → 숨을 내뱉고 → 기침을 한다는 일련의 동작으로 호흡 · 삼킴의 협

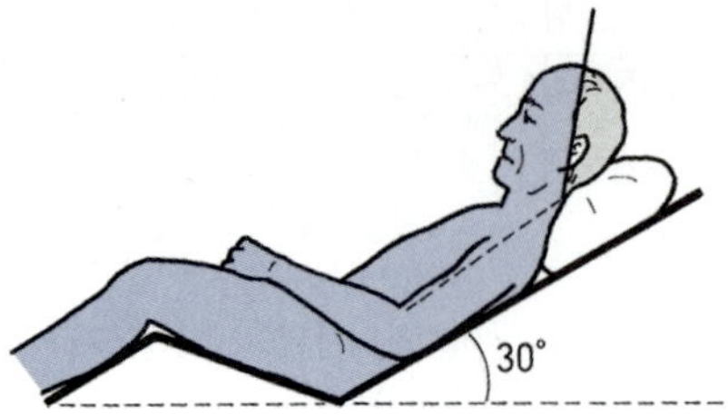

그림 IV・D・2 섭식이 용이한 체위
30° 가치업(Gatch up), 무릎 약간 굽힘, 목의 약간 앞굽힘

동운동이나 흡인방지를 습득하는 supraglottic swallow라는 훈련도 있다.

또한 섭식훈련에서는 흡인을 방지하기 위해 30° 정도의 비스듬히 기대는(reclining) 자세에서 목을 약간 굽힘 위치로 한 체위가 좋다(그림 IV・D・2, 표 IV・D・8).

7 삼킴 장애의 치료법

a 섭취방법

1 한입의 양

1회에 삼킬 수 있는 양을 한입이 양이라 한다. 지나치게 많으면 흡인의 원인이 되고 적으면 삼킴반사가 일어나기 어렵다. 적당한 양은 VF검사(비디오 X선하 삼킴기능검사)로 확인하는 것이 이상적이다.

2 섭취속도

환자의 페이스에 맞춘다. 음식물을 입에 넣으면 확실하게 삼킴반사가 일어날 때까지 다음의 한입을 넣지 않는다. 한입 한 삼킴이 기본이다. 보조자가 후두 올림을 확인한다. 곤란한 경우에는 목뿔과 방패연골의 사이에 가볍게 손가락을 대어 확인한다.

3 삼킴 동작으로의 주의집중

삼킴 동작에 대해서 의식부여를 하여 흡인을 방지한다.

b 보상적 삼킴 방법

1 목의 회전[5)]

마비가 있는 경우 목을 마비 쪽으로 회전시킴으로써 마비 쪽의 조롱박오목(이상와)에 음식물이 유입하는 것을 방지하고 음식덩일ㄹ 통과장애가 없는 건전한 쪽 조롱박오목을 통과시켜 식도로 유도한다. 식도 입구부분에 통과장애가 있을 때에 적응이 되고 식도 입구부분의 정지압을 내려서 통과하기 쉽게 한다.

2 노력성 삼킴

혀를 뒤로 끌어들이도록 힘을 넣어 삼키는 보상적 삼킴 방법이다. 혀뿌리부분의 인두방향으로의 움직임을 강화하고 음식덩이를 보내는 압력을 상승시킨다. 후두 올림을 강화하는 효과도 있어 삼킴 때에 인두압력이 충분하지 않은 환자에게 적응한다.

3 supraglottic swallow
(숨을 멈춘 삼킴/삼킴 패턴훈련)

삼키기 전에 숨을 멈추고 성문을 폐쇄하여 삼키기 전과 삼키는 중의 흡인을 방지하는 방법이다. 들숨→숨을 멈춤→삼킴→바로 기침 또는 날숨의 패턴의 반복을 훈련한다. 도중에 들숨을 넣으면 인두 내이 잔류 음식물을 기도 내로 흡인하게 되므로 주의가 필요하다.

4 멘델존의 기법(Mendelsohn maneuver)

후두 올림의 강화와 식도입구부분의 벌림을 목적으로 하는 방법이고 삼킴을 계통적으로시행시켜 삼킴 전체의 협동성의 개선도 기대할 수 있다. 훈련사나 환자 자신의 후두를 접촉시킴으로써 후두의 움직임을 인식 · 학습시킨다. 삼킴을 촉진하고 반사가 일어나 후두가 가장 올라간 위치에서 숨을 멈추고 깊은 속 혀를 입천장으로 밀어붙여 유지시킨다. 식도 입구부분이 열려 있는 것을 VF로 확인하면 좋다.

5 복수 회의 삼킴, 번갈라 삼킴

한입을 삼킨 후 몇 회 빈 삼킴을 시행한다(복수 회 삼킴). 빈 삼킴이 곤란하다면 한입마다 소량이 냉수를 삼키게 하는(번갈아 삼킴) 방법이다. 후두부의 음식물 찌꺼기를 청결하게 하여 삼킴 후의 흡인을 방지한다.

c 보상적 영양관리법

1 비강 튜브

흡인에 의한 기도의 폐색, 또는 흡인성폐렴 등의 중증의 합병증을 예방하기 위해 비강 튜브에 의한 수분 및 영양확보를 첫째로 생각해야 한다(식도정맥류가 있을 때 등에는 금기이다).

특히 만성신경질환 등의 증상고정 질환이나 진행성 질환에서의 삼킴 장애의 치료로서 조기에 비강 튜브를 사용하는 것이 필요하다. 그러나 비강 튜브는 일시적으로는 영양공급의 수단으로서 사용되지만 불쾌감이 수반되고 콧구멍의 압박성 괴사나 후두의 폐쇄부전을 일으킴으로써 오히려 흡인의 원인이 되는 일도 있다. 만일 비강 튜브를 사용한다면 가능한 한 작은 직경의 것이 좋다.

2 간헐적 튜브경유 섭식방법 (intermittent tube feeding[ITF])

섭식 때에만 튜브를 식도까지 유치하여 영양을 섭취하는 방법이고 이것 이외는 튜브로부터 해방되기 때문에 환자의 위화감은 적다.

d 외과적 치료법

1 위샛길(위루) 또는 식도샛길(식도루)

중증의 근력저하나 의식장애가 있는 환자에서는 보통 자력으로 식사를 취할 수 없기 때문에 위샛길이 영양확보의 수단으로서 시행된다. 최근에는 의식장애나 중증 지적 장애인에서도 용이하게 시행할 수 있어 수술적 침습이 적은 내시경을 통한 위샛길조성술도 한창 시행되고 있다[6](그러나 잦은 복부수술, 특히 위의 수술을 시행하고 있는 경우는 위샛길보다 위의 목부분에서의 식도샛길 쪽이 좋다). 장기간 비강을 통한 영양튜브를 사용하기보다 가족간병이나 본인의 부담을 경감하고 폐렴 등을 예방하기 위해서는 항상 효과적인 방법을 사용할 수 있다.

위샛길 · 식도샛길은 영양공급 중에는 튜브를 삽입하고 그 이외에는 거즈로 덮어두는 것만으로 좋다는 것 때문에 외래환자에게 유용한 방법이다.

2 흡인방지술

인두단계 장애에 의한 흡인방지를 목적으로 반지인두근절개술, 후두올림술이 시행되는 경우가 있다.

3 후두적출술 + 기관절개

중증의 가성숨뇌마비 등의 경우, 실성상태이고 동시에 기도가 항상 열려있기 때문에 흡인의 가능성이 매우 높을 때는 기관절개를 시행한 다음에 후두적출 또는 성대봉합을 시행하는 경우가 있다. 이러한 것에 의해서 경구섭취가 가능해지고 동시에 흡인도 방지

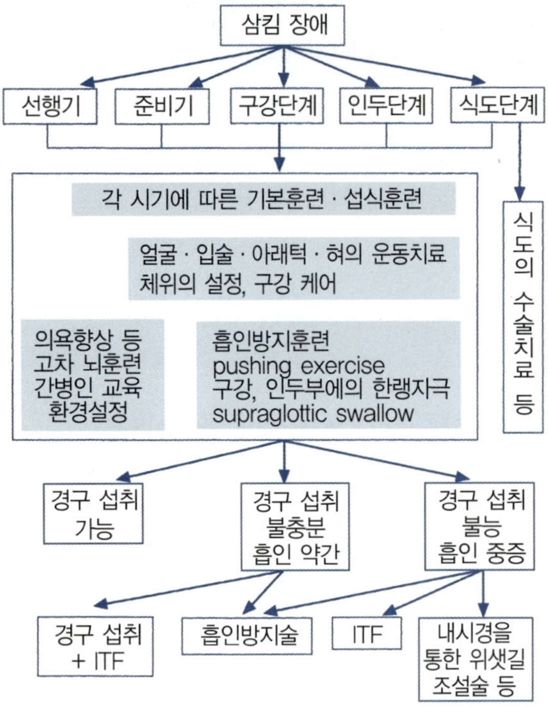

그림 Ⅳ • D • 3 삼킴 장애 치료의 알고리듬

할 수 있다. 그러나 발성은 할 수 없게 되므로 수술 전에 환자에게 충분히 설명할 필요가 있다.

삼킴 장애 치료의 진행방법의 개략을 그림 Ⅳ • D • 3에 나타냈다.

e 반유동물에 의한 수분공급

경증에서부터 중등도의 가성숨뇌마비의 경우는 고형물은 사례들리는 일이 적고 영향공급은 할 수 있으나 유동물에 사례들리기 쉽기 때문에 수분부족이 일어나 탈수상태가 되는 경우가 있다. 이러한 경우 한천, 젤리, 시판되는 스프재료 등의 반유동물에 의해서 수분공급을 하는 경우가 있다. 이 때 삼킴의 훈련이 필요한 경우가 있으며 전문 훈련사와 잘 상담하면서 진행시키면 좋다.

표 Ⅳ • D • 9 삼킴 장애의 평가와 훈련목표

중증	경구 불가	① 삼킴 곤란 또는 불능, 삼킴 훈련 적응 없음 ② 기초적 삼킴 훈련만 적응 있음 ③ 조건이 갖춰지면 흡인은 감소하고 섭식훈련이 가능
중등증	경구와 보조 영양 병용	④ 재미로서의 섭식은 가능 ⑤ 1~2식은 경구섭취 ⑥ 식사마다 경구섭취 + 보조영양
경증	경구만	⑦ 삼키는 식사이고 식사마다 모두 경구섭취 ⑧ 특별히 삼키기 어려운 식품을 제외하고 식사마다 경구섭취 ⑨ 일상식사의 경구섭취 가능, 임상적 관찰과 지도를 필요로 함
정상	경구만	⑩ 정상적 섭식 삼킴 능력

삼킴 장애에 대한 수분섭취의 연구

① 인스턴트식품점도증가제
특징 : 음식물의 온도에 좌우되지 않고 점도를 조절할 수 있다.
가열처리의 필요가 없다.
무미무취

② 녹말
특징 : 가정에서 간편하게 이용할 수 있으나 가열처리가 필요하다.
온도가 낮아지면 점도가 증가한다.

③ 젤라틴 · 한천
특징 : 고형물을 포함하는 식품을 굳히는 데에 편리하다.
젤라틴은 열탕에서 녹이고 한천은 펄펄 끓여서 녹인다.
젤라틴은 냉장에서 굳고 한천은 상온에서 굳는다.

삼킴 장애의 중증도와 훈련목표를 표 Ⅳ • D • 9에 나타냈다.

8 실제의 삼킴 장애 식사

저자의 시설에서 시행되고 있는 삼킴 장애 식사를 아래에 나타냈다.

a 영양기준량

1,400cal, 단백 60g, 지방 30g, 당질 220g, 염분 8~10g

b 적응

① 삼킴 장애인, ② 저작 장애, ③ 식도수술 후의 삼킴 장애

c 특징

① 부드럽게 조리한 것을 잘게 으깨거나 주방용 믹서로 갈고 그리고 겔화제로 굳히거나 점도를 올린 것이다.
② 대부분 저작을 필요로 하지 않는다.
③ 표면이 매끈매끈하고 점조성이 있어 목을 넘기기가 부드럽다.
④ 스푼 등으로 다루기 쉽고 동시에 구강 내에서 어느 정도의 음식덩이를 형성할 수 있다.
⑤ 마실 것은 천연 점도증가제(수용성 식물섬유)를 가함으로써 반유동상으로 되어있다.

d 내용

① 삼킴이 곤란한 환자는 그 기능수준에 따라서 섭취할 수 있는 식품의 형태나 양이 다르기 때문에 어느 단계에서도 적응할 수 있는 것으로 하였다.
② 수분공급식사(액체), 훈련식사(고형물), 삼킴 기준 식사를 설정하였다.
ⓐ 수분공급식사 : 삼킴이 곤란한 환자는 액체의 섭취가 곤란하고 수분공급이 곤란하다.
또한 삼킴 장애가 없는 환자에서도 고령자에서는 수분의 공급이 곤란한 상황에 있기 때문에 어느 환자에게도 적응하도록 하였다.
ⓑ 훈련식사 : 훈련식사의 단계에서는 삼킴 기능이 불안정하기 때문에 필요 영양량은 창자경

삼킴 장애가 있는 분을 위한 식사원조
(환자 · 가족용 팸플릿 : 호쿠리대학 히가시병원)

안전한 형태의 식사로 하는 것, 식사 중의 체위나 속도에 주의하는 것이 중요하다.

식품선택의 요점
허에 닿았을 때의 촉감이 매끈매끈할 것
적당한 끈적거림과 균일성이 있을 것
소량으로 영양가가 높을 것
기호를 도입할 것

음식물 형태
점도가 낮은 것 : 물 · 뜨거운 맹물
점도가 높은 것 : 설탕을 탄 갈분 암죽, 걸쭉한 스프(potage), 넥타(과즙음료) 등
음식덩이를 만들기 쉬운 것 : 푸딩, 젤리
음식덩이를 약간 만들기 어려운 것 : 죽, 호박, 매시드 포테이토
음식덩이를 만들기 어려운 것 : 밥, 생야채

다음과 같은 것은 흡인하기 쉬우므로 주의하자.
- 신맛이 강한 것 : 식초, 감귤류
- 자극이 강한 것 : 향신료
- 파삭파삭한 것 : 완숙달걀, 빵
- 끈기가 강한 것 : 떡, 낫토
- 목에 들어붙는 것 : 콩고물 · 참깨 · 땅콩
- 극도로 뜨거운 것, 지나치게 찬 것

유 영양제나 점적주사의 병용에 의해서 확보한다.

이상과 같은 치료법의 선택은 환자의 전반적 상태를 잘 파악한 다음에 시행하여야 한다(표 IV • D • 10~12).

9 삼킴 훈련

신경질환 등에 수반하는 삼킴 장애환자의 구체적인 삼킴 훈련법에 대해서 언급한다.

a 훈련자세

기관에 음식물이 들어가지 않도록 앉은 자세에서 머리를 앞경사를 시키고 턱을 내리게 한다. 좌우 어느 쪽인가 마비가 가벼운 쪽이 약간 아래가 되도록 한다.

훈련사는 건전한 쪽 방향에서부터 접근한다.

b 거짓 삼킴 훈련

실제의 음식을 사용하지 않고 훈련한다.

우선, 면봉 등에 묻힌 글리세린 등으로 입술 · 혀 등의 지각의 상태를 조사하고 각 부위에 자극을 준다.

다음으로 입술을 다물게 하여 들이마시는 흉내 등을 시켜본다. 게다가 침을 삼키게 하여 목을 촉진하면서 삼킴을 시행시켜본다.

표 IV • D • 10 수분공급식사를 만드는 방법

요리이름	분량(1개분의 용량은 100)
녹차	(2개분) 시중판매 캔 엽차 200㎖ 분말 젤라틴 2.5g (작은 스푼 하나)
벌꿀레몬	(3개분) "벌꿀레몬" 300㎖ 분말 젤라틴 5g (큰 스푼 1/2)
100% 백포도 주스 100% 사과 주스	(3개분) 100% 과즙 240㎖ 물 60㎖
맑은 장국	(2개분) 맛을 우려낸 국물 20㎖ 간장 · 술각각 2㎖ 소금 1.2g 분말 젤라틴 5g (큰 스푼 하나)
보리차	(2개분) 우려낸 보리차 200㎖ 분말 젤라틴 2.5g (작은 스푼 하나)
애콰 젤리	(2개분) 포카리스웨트 200㎖ 분말 젤라틴 2.5g (작은 스푼 하나)
콘소메 젤리	(2개분) 콘소메 스프 200㎖ 분말 젤라틴 2.5g (작은 스푼 하나)

각 재료에 젤라틴을 첨가하여 가열을 하면서 잘 혼합한 후 용기에 부어서 굳힌다(호쿠리대학 히가시병원)

c 고형물의 삼킴 훈련

최초에 시행하는 음식물은 고형물이다. 극히 소량의 가는 체로 거른 고형물을 사용하여 환자에게 그 이름을 가르치고 흡인장치를 항상 준비하여 훈련을 시행한다.

후두 올림을 확인하면서 삼킴을 시행시키지만 통

표 Ⅳ • D • 11 수분공급식(1품 100㎖, 요리형태 : 젤리, 1일 수분량 600㎖)

	제1일	제2일	제3일	제4일	제5일	제6일	제7일
아침식사	벌꿀레몬 보리차	사과주스 보리차	파인주스 보리차	백포도 보리차	벌꿀레몬 보리차	사과주스 보리차	파인주스 보리차
점심식사	중국스프 애콰젤리	맑은장국 애콰젤리	중국스프 애콰젤리	맑은장국 애콰젤리	중국스프 애콰젤리	맑은장국 애콰젤리	중국스프 애콰젤리
저녁식사	파인주스 녹차	벌꿀레몬 녹차	사과주스 녹차	벌꿀레몬 녹차	파인주스 녹차	백포도 녹차	사과주스 녹차
에너지	107kcal	107kcal	107kcal	114kcal	107kcal	114kcal	107kcal

표 Ⅳ • D • 12 삼키기 훈련식사

	제1일	제2일	제3일	제4일	제5일	제6일	제7일
아침식사	물에 삶은 두부	순두부에 달걀을 넣어 찐 요리	반숙달걀	찬 날두부를 양념간장에 찍어 먹는 요리	순두부에 달걀을 넣어 찐 요리	반숙달걀	순두부에 달걀을 넣어 찐 요리
점심식사	인삼젤리	과일젤리	참마즙장국	인삼젤리	매시드 포테이토	호박을 찐 것	
저녁식사	일본과자	가락국수	도미찜	차완무시 (일본요리의 하나)	요구르트	나물무침 젤리모듬	데친 야채 젤리모듬
에너지	160kcal	207kcal	217kcal	155kcal	150kcal	227kcal	148kcal

상의 시간보다 상당히 오래 걸린다는 것을 명심해야 한다. 1회 삼킴이 종료한 시점에서 한번 기침을 시킨다. 그리고 더 한번 삼키게 하고 "아~"라는 소리를 내게 하여 후두에 음식물이 없다는 것을 확인한다. 그 후에 다음의 삼킴을 시행시키면 좋다.

이것을 시행함에 있어서 어느 정도의 점도라면 삼킬 수 있는가, 수용성 조영제 등을 섞은 음식물로 삼킬 때의 후두조영을 시행하여보면 좋다.

d 반유동물의 삼킴 훈련

고형물의 훈련에서 완전히 삼킬 수 있게 되면, 다음으로 반유동물로 옮겨간다. 이것은 고형물에서는 수분섭취에 한계가 있기 때문에 탈수 등을 방지하기 위해서도 필요하다.

앞에서 언급한 점도증가제 등으로 연구하면서 점도를 내려가고 충분한 수분섭취량이 확보되는지 아닌지를 확인한다. 또한 이때의 소욕시간과 피로도도 체크할 필요가 있다.

e 액체의 삼킴 훈련

최초의 단계로서 액체의 훈련을 시행한다. 최초는 짧은 빨대와 얕은 컵을 사용해서 단지 1~2㎖ 정도 시행하는 것에만 그치고 그 때, 훈련사가 주는 것이 아니라 환자가 자기가 마시도록 촉진하는 편이 타이밍을 잡기 쉽다. 마비가 있는 경우, 빨대의 끝은 건전한 쪽을 향하게 함은 말할 것도 없다. 또한 상온의 것보다 얼음 등으로 냉각시키는 편이 삼키기 쉬우므로 찬 것부터 시도하면 좋다

문헌

Ⅰ. 노령과 질환

1) 平均余命の推移：国民衛生の動向, 厚生統計協会, p68, 2007
2) 人口と世帯：国民の福祉の動向, 厚生統計協会, pp4-20, 2007
3) 亀山正邦：老年者内科疾患の特徴. 内科 59：804-808, 1987
4) 平井俊策：図説老人疾患の治療と管理. メジカルビュー社, pp13-19, 1985
5) 大塚哲也：寝たきり老年患者の看護ケアと家族の役割. 臨床リハビリテーション；老年者の機能評価と維持(岩倉博光, 他編), 医歯薬出版, pp185-216, 1990

Ⅱ. 노인의 존엄과 그 응대하는 방법

1) 江藤文夫：老人症候群とは. Medical Tribune, p21, 1996.3.21

Ⅲ. 주된 노인성 질환의 재활

A. 신경질환과 재활

1) Broderick JP, Phillips SJ, Whisnant JP, et al：Incidence rates of stroke in the eighties：the end of the decline in stroke? Stroke 20：577-582, 1989
2) Kanaya H, Yukawa H, Ito Z, et al：Grading and indications for treatment in ICH of the basal ganglia (cooperative study in Japan). *In* Spontaneous Intracerebral Hematomas (Pia HW, et al eds), Springer-Verlag, Berlin, pp268-274, 1980
3) 金子尚二, 沢田徹, 衣川秀一, 他：脳内出血における CT 上の血腫進展様式と臨床症状の対比検討. 臨床神経 20：1091, 1980
4) 金谷春之, 西沢義彦：クモ膜下出血の疫学—とくに欧米と日本の相違について. Clin Neurosci 3：835-840, 1985
5) 吉田洋二, 大根田玄寿：脳卒中の病理. 内科 22：1223-1232, 1968
6) Locksley HB：Report on the cooperative study of intracranial aneurysms and subarachnoid hemorrhage. Section V Part I. Natural history of subarachnoid hemorrhage, intracranial aneurysms and arteriovenous malformations. Based on 6368 cases in the cooperative study. J Neurosurg 25：219-239, 1966
7) 鈴木二郎, 他, ：わが国脳神経外科における脳動脈瘤. 日本医事新報 2407：11-17, 1972
8) 中里洋一：脳動静脈奇形の病態, 病理と分類. Clin Neurosci 15：486-489, 1997
9) 高木誠：脳梗塞—臨床病型の鑑別法. ブレインアタック—超急性期の脳卒中診療(藤井清隆, 岡田靖編), 中山書店, 1999
10) Graf CJ, Perret GE, Torner JC：Bleeding from cerebral arteriovenous malformations as part of their natural history. J Neurosurg 58：331-337, 1983
11) 岡部信彦：脳梗塞の臨床病理. 脳卒中(第 2 巻), 脳梗塞, にゅーろん社, pp27-31, 1976
12) 前田真治, 頼住孝二, 横山巌：脳卒中患者の屋外歩行能力獲得に関する要因の分析. 脳卒中 11：111-118, 1989
13) Britton M, Faire U, Helmers C：Hazards of therapy for excessive hypertension in acute stroke. Acta Med Scand 207：253-257, 1980
14) 稲田良宣, 斉藤昭人, 藤津和彦, 他：被殻出血急性期の治療方針—血腫拡大因子と意図的低血圧治療. 高血圧性脳出血の治療 2：145-154, 1987
15) 稲田良宣, 斉藤昭人：意図的低血圧治療, ICH'95 抄録集"集中討論"高血圧性脳出血の現状と将来, p30, 1995
16) Newman M：The process of recovery after hemiplegia. Stroke 3：702-710, 1972
17) 福井圀彦：脳卒中の機能回復. 総合リハ 13：385-391, 1985
18) Merrill EG, et al：Plasiticity of connection in the adult nervous system. *In* Neuronal Plasticity (Cotman CW ed), Raven Press, pp97-111, 1978
19) Goldberger ME：Recovery of Movement after CNS Lesions in Monkeys. *In* Plasticity and Recovery of Function in the Central Nervous System. Academic Press, pp265-337, 1974
20) Adams HP, et al：Guidelines for the management of patients with acute ischemic stroke. Stroke 25：1901-1914, 1994
21) 佐鹿博信：脳卒中急性期プロトコール, 日本における脳卒中急性期リハビリテーションの標準化—プロトコールを中心に. 臨床リハ 8：17-22, 1999
22) 近藤克則：急性期リハビリテーションの安全管理. 総合リハ 23：1051-1057, 1995
23) 高見彰淑：脳卒中の病期別理学療法ガイドライン. 理学療法 19：7-14, 2002
24) 前田真治：脳卒中超早期からのリハビリテーション. 医学のあゆみ 170：1020-1021, 1994
25) 前田真治, 長沢弘, 他：発症当日からの脳内出血・脳梗塞リハビリテーション. リハ医学 30：207-216, 1993
26) 原寛美：脳卒中急性期患者に対するリハ—私の早期離床プログラム. 臨床リハ 6：38-43, 1997
27) 大野喜久郎：脳卒中急性期の神経増悪因子—離床待機を考慮すべき病態. 医学のあゆみ 186：397-400, 1997
28) Davis PM：Steps to Follow. Springer-Verlag, pp57-83, 1985
29) Hirschberg GG, et al：Rehabilitation. 2nd ed, JB Lippincott, Philadelphia, 1976
30) Peszczynski M：Rehabilitation in Hemiplagia. Rehabili-

tation and Medicine, Elizabeth Licht Publisher, 1968
31) Peszczynski M：Therapeutic Exercise. p721, Elizabeth Licht Publisher, New Heaven, 1961
32) 上田敏：目で見る脳卒中リハビリテーション．第２版，東京大学出版会，1994
33) 前田真治，丹沢章八，他：脳卒中片麻痺患者の下肢装具．総合リハ 10：919-926，1982
34) 日本義肢装具学会編：脳卒中片麻痺者の下肢装具．医歯薬出版，1981
35) 橋崎仁司，広瀬好郎，他：脳卒中後片麻痺患者に対する short-SHB，応用動作における SHB との比較分析．理学療法学 15：421-426，1988
36) 前田真治，頼住孝二，他：新しいプラスチック製下肢装具の試み(short shoe horn brace)．リハ医学 23：305，1986
37) Brunnstrom S：Movement therapy in hemiplegia. Harper & Row Publisher, New York, p83, 1970
38) 服部一郎：脳卒中のリハビリテーション．治療 50：373，1968
39) 福井圀彦：脳血管障害の予後とリハビリテーション．脳血管障害の診断と治療．武田薬品，1967
40) 上田敏，福屋靖子，間得之，他：片麻痺機能テストの標準化—12 段階「片麻痺回復グレード」法．総合リハ 5：789-766，1977
41) Cailliet R：Shoulder Pain. FA Davis Company, Philadelphia, 1972
42) Cyriax J：The Shoulder. *In* Text Book of Orthopedic Medicine, vol 1, pp219-291, Bailliere Tindall & Cassell, London, 1969
43) Lance JW：Symposium synopsis. *In* Spasticity：Disordered Motor Control (Feldman RG, Young RR, Koella WP, eds), Year Book Medical Publishers, Chicago, 1980
44) Ashworth B：Preliminary trial of carisoprodol in multiple sclerosis. Practitioner 192：540-542, 1964
45) 平上二九三，軸屋和明：脳卒中による痙性に対する物理療法．理学療法 4：121-126，1987
46) 前田真治：脳卒中による筋緊張異常とそのみかた．臨床リハ 2：523-529，1993
47) 村上富士夫，塚原仲晃：シナプスの可塑性と学習．生理学(入来正躬，外山敬介編)，文光堂，1986
48) Khalili AA, et al：Management of spasticity by selective peripheral nerve block with dilute phenol solution in clinical rehabilitation. Arch Phys Med & Rehab 45：513-519, 1964
49) Khalili AA, et al：Clinical and neurophysiologic effect of phenol block in spasticity-eight year's experience. Arch Phys Med Rehab 51：722-723, 1970
50) 金原宏之：Phenol block の意義と成績．リハ医学 14：248-250，1977
51) Mense S：Effects of temperature on the discharges of muscle spindles and tendon organs. Pflugers Arch 374：154-166, 1978
52) Knott M, Voss DE：Proprioceptive Neuromuscular Facilitation, Patterns and Techniques. 2nd ed, Harper & Row, 1969
53) Fellows SJ, Ross HF, Thilmann AF：The limitations of the tendon jerk as a marker of pathological stretch reflex activity in human spasticity. J Neurol Neurosurg Psychiatry 56：531-537, 1993
54) 山本正昭，浅山滉：脳卒中片麻痺による足部変形に対する手術的療法．整・災外 28：647-650，1980
55) 三島博信：脳卒中片麻痺による整形外科的手術．総合リハ 1：143-155，1973
56) 田川宏：片麻痺の下肢の手術．総合リハ 1：157-166，1973
57) Keenan MAE, Ure K, Smith CW, et al：Hamstring release for knee flexion contracture in spastic adults. Clin Orthop 236：221-226, 1988
58) Braun RM, West F, Moony V, et al：Surgical treatment of the painful shoulder contracture in the stroke patient. J Bone Joint Surg 53A：1307-1312, 1971
59) 松尾隆：脳性麻痺手の治療．整・災外 34：995-1002，1991
60) 浅山滉：脳卒中の痙縮，固縮と対策．リハ医学 34：346-357，1997
61) Burke D, et al：Reflex mechanism in Parkinsonian rigidity. Scand J Rehabili Med 9：15-23, 1977
62) Mano T, et al：Muscle spindle activity in Parkinsonian rigidity. Acuta Neurol Scandinav (Suppl) 60：176, 1979
63) 間野忠明：パーキンソン病の固縮時の筋紡錘活動について．厚生省特定疾患・神経変性疾患調査研究班 1979 年度研究報告書，pp181-186，1980
64) 間野忠明：ヒトの固有受容器活動とその病態．新生理科学大系(第 10 巻)　運動の生理学(佐々木和夫，本郷利憲編)，医学書院，pp417-430，1988
65) Imitola J, et al：炎症ニューロン分泌ケモカイン，移植神経肝細胞を誘引．Medical Tribune，2005. 2. 17
66) Imitola J, Snyder EY, Khoury SJ：Genetic programs and responses of neural stem/progenitor cells during demyelination potential insights into repair mechanisms in multiple sclerosis. Physiolog Genomics 14：171-197, 2004
67) Imitola J, Raddassi K, Park KI, et al：Directed migration of neural stem cells to sites of CNS injury by the stromal cell-derived factor 1-alpha/CXC chemokine receptor 4 pathway. Proc Natl Acad Sci U S A 101：18117-18122, 2004
68) Whitall J, Waller SM, Kenneth HC, et al：Repetitive bilateral arm training with rhythmic auditory cueing improves motor function in chronic hemiparetic stroke. Stroke 31：2390, 2000
69) 本望修，他：脳卒中(日本脳卒中学会雑誌抄録集) 24：141，2002
70) 正門由久，千野直一：ADL，APDL の評価．臨床リハ別冊：リハビリテーションにおける評価(米本恭三，他編)，医歯薬出版，pp45-54，1996
71) 上田敏：日常生活動作を再考する—「できる ADL」，「している ADL」から「する ADL」へ．リハ医学 30：539-549，1990
72) 服部一郎，細川忠義：図説脳卒中のリハビリテーショ

ン　第2版．医学書院，1978
73) 井口恭一：脳卒中のホーム・エクササイズ　第2版，(荻島秀男監修)．医歯薬出版，1985
74) 村上慶郎：寝たきりを防ぐ脳卒中の家庭リハビリ．主婦の友社，1989
75) Davis PM：Steps to Follow. Springer Verlag, pp57-83, 1985
76) 原　斉：脳卒中危険因子のコントロールと再発予防．循環器疾患の治療指針(国立循環器病センター編)，丸善，pp385-395，1987
77) Arakawa S, et al：Blood pressure control and recurrence of hypertensive brain hemorrhage. Stroke 29：1806-1809, 1998
78) Irie K, et al：J-curve phenomenon in stroke recurrence. Stroke 24：1844-1849, 1993
79) 杉本淳，宮野佐年：内科的併存症の管理．MB Med Reha 13：12-20，2002
80) 土肥豊：片麻痺における心疾患の合併と治療上のリスク．理学療法と作業療法 5：438-441，1964
81) 頼住孝二，前田真治，他：脳卒中リハビリテーションにおけるホルター心電図の有用性の検討．リハ医学 25：226，1988
82) 前田真治，椿原彰夫，高岡　徹，他：リハビリテーション医療における安全管理・推進のためのガイドライン．医歯薬出版，pp2-17，2006

B. 뇌혈관장애의 영상진단

1) Moulin T, Cattin F, Crepin-Leblond T：Early CT sings in acute middle cerebral artery infarction：predictive value for subsequent infarct locations and outcome. Neurology 47：366-375, 1996
2) 松井孝嘉，平野朝雄：CT scan のための脳解剖図譜．医学書院，1977

C. 뇌손상과 고차뇌기능장애

1) Mesulam MM：Frontal cortex and behavior. Ann Neurol 19：320-325, 1986
2) Teuber HL：The middle of frontal lobe function in man. *In* The Frontal Granular Cortex and Behavior (Warren JM, et al eds), McGraw-Hill, New York, pp410-444, 1964
3) Luria AR：Osnoby Neiropsikhologii. MGY, Moscow, 1973
4) Shallice T, Coughlan AK：Modality specific word comprehension deficits in deep dyslexia. J Neurology & Psychiatry 43：866-872, 1980
5) Baddeley AD, Wilson B：Comprehension and working memory：A single case neuro-psychological study. J Memory and Language 27：479-498, 1988
6) Fuster JM：The Prefrontal Cortex. 2nd ed, Raven Press, New York, 1989
7) Damasio AR, Tranel D, Damasio H：Individuals with sociopathic behavior caused by frontal damage fail to respond automatically to special stimuli. Behavioural Brain Research 41：81-94, 1990
8) Lhermitte F：Human autonomy and the frontal lobes. Part II：Patient behavior in complex and social situations：the "environmental dependency syndrome". Annals of Neurology 19：335-343, 1986
9) Baddeley AD：Working memory. Science 255：556-559, 1992
10) Behrmann M, Black SE：The evolution of pure alexia：a longitudinal study of recovery. Brain & Language 39：405-427, 1990
11) Arguin M：Pure Alexia：attempted rehabilitation and its implications for interpretation of the deficit. Brain & Language 47：223-268, 1994
12) Seki K, Yajima M, Sugishita M：The efficacy kinesthetic reading treatment for pure alexia. Neuropsychologia 33：595-609, 1995

D. 실어증, 실행증, 실인증과 기억회복

1) 安保雅博，宮野佐年：高次脳機能障害への対応．MB Med Reha 13：38-46，2002
2) 重野幸次：失語症のみかた．臨床リハビリテーション，脳卒中 1 脳卒中のみかた(岩倉博光，他編)，医歯薬出版，pp153-180，1990
3) 杉原勝宜，新舎規由，田谷勝夫，他：特集 半側空間無視 リハビリテーション．総合リハ 29：23-28, 2001
4) Kinsbourne M：A model for the mechanism of unilateral neglect of space. Trans Am Neurol Assoc 95：143-146, 1970
5) Davis PM：Steps to Follow. Springer Verlag, pp57-83, 1985
6) 水野勝広，辻哲也，長山洋史，他：Catherine Bergego Scale (CBS) を用いた左半側空間無視の評価 Behavioral Inattention Test (BIT) との比較．リハ医学 44 (Suppl)：S253，2007
7) 市川勝，前田真治，菅原光春，他：右大脳半球損傷患者の談話の分析—SLTA「まんがの説明」を用いて—．第30回日本高次脳機能障害学会抄録集．2006
8) 福井圀彦：失行・失認の診断と治療．医学のあゆみ 116：392-398，1981
9) 石合純夫：脳梗塞・脳出血(右大脳半球損傷)．MB Med Reha 70：1-7，2006(BIT)
10) 石合純夫：半側空間無視と関連症状. Clinical Neuroscience 19：441-444，2001
11) Halligan PW, Marshall JC：How long is a piece of string? A study of line bisection in case of visual neglect. Cortex, 24：321-328, 1980
12) 中野直美，石合純夫，小山康正，他：左半側空間無視患者の線分二等分試験結果に与えるフレームと線分配置の影響．神経心理学 18：200-207，2002
13) 石合純夫：半側空間無視—新たなメカニズム論と無視改善への手がかり—．神経心理学 18：182-187，2002
14) Driver J, et al：Can Visual neglect operate in object-centered co-ordinates? An affirmative single case study. Cogn Neuropsychol 8：475-496, 1991
15) Ota H, Fujii T, Suzuki K, et al：Dissociations of body-centered and stimulus-centered representations in uni-

lateral neglect. Neurology 57 : 2064-2069, 2001
16) Maeda M, Nakagome Y, Shimizu S, et al : Effects of left hemineglect in facial image recognition. 3rd International Society of Physical and Rehabilitation Medicine (ISPRM), April. 10-14, San Paulo, Bragil. 2005
17) 武田克彦：半側空間無視とそのリハビリテーションはここまで変わった．高次神経機能障害の臨床はここまで変わった(宇野彰，波多野和夫編)，pp93-114，医学書院，2002
18) 田川皓一：半側空間無視．Clinical Neuroscience 15：738-741，1997
19) 前島伸一郎，坊岡進一，松本朋子，他：責任病巣．総合リハ 29：15-21，2001
20) 石合純夫：視床と半側空間無視．Clinical Neuroscience 24：1129-1130，2006
21) Henderson VW, Alexander MP, Naeser MA : Right thalamic in jury, impaired visuospatial perception and alexia. Neurol 32 : 235-240, 1973
22) Valenstein E, Heilman KM : Unilateral hypokinesia and motor extinction. Neurol, 31 : 445-448, 1981
23) Valenstein E, Heilman KM, Watson RT, et al : Nonsensory neglect from parietotemporal lesions in monkeys. Neurol 32 : 1198-1201, 1982
24) Damasio AR, Damasio H, Chui HC : Neglect following damage to frontal lobe or basal ganglia, Neulopsychol 18 : 123-132, 1980
25) Bauer RM : Visual hypoemotionality as a symptom of visual-limbic disconnection in man. Arch Neurol 39 : 702-708, 1982
26) Healton EB, Navarro C, Bressman S, et al : Subcortical neglect, Neurol 32 : 776-778, 1982
27) Watson RT, Miller BD, Heilman KM : None sensory neglect. Ann of Neurol 3 : 505-508, 1978
28) Kertesz A (ed) : Localization in Neuropsychology, Academic Press, New York, 1983.(邦訳：鈴木康裕，長田乾：無視を呈する病巣の局在，神経心理学の局在診断(田川皓一監訳)，pp361-378，西村書店，1987)
29) McGlone J, Kertesz A : Sex difference in cerebral processing of visuospatial task. Cortex 11 : 313-320, 1973
30) Kinsbourne M : Mechanism of unilateral neglect. *In* Neurophysiological and aspects of spatial neglect (Jeannerod M, et al eds), Elsevier, pp69-86, 1987
31) Weintraub S, Mesulam MM : Neglect ; hemispheric specialization, behavioral components and anatomical *correlates*. *In* Handbook of Neuropsychology, Vol. 2, (Boller F, Grafman J eds) : Elsevier Science Publishers, Amsterdam, pp357-374, 1989
32) Bisiach E, Luzzatti C : Unilateral neglect of representation space. Cortex 14 : 129-133, 1978
33) Heilman KM, Watson RT, Valenstein E : Neglect and related disorders, *In* Clinical Neuropsychology, 3rd ed, (Heilman KM, Valenstein E, eds), pp279-336, Oxford University Press, New York, 1993
34) Tegnér R, Lavander M : Through a looking glass : a new technique to demonstrate directional hypokinesia in unilateral neglect. Brain 114 : 1943-1951, 1991
35) Vallar G, Perani D : The anatomy of unilateral neglect after right-hemisphere stroke lesions : a clinical/CT-scan correlation study in man. Neuropsychologia 24 : 609-622, 1986
36) Weinberg J, Diller L, Gordon WA, et al : Visual scanning training effect on reading-related tasks in acquired right brain damage. Arch Phys Med Rehabil 58 : 476-486, 1977
37) Rubens AB : Caloric stimulation and unilateral visual neglect. Neurology 35 : 1019-1024, 1985
38) Diller L, Weinberg J : Hemi-inattention in rehabilitation : the evolution of a rational remediation program. Adv Neurol 18 : 63-82, 1977
39) Vallar G, Rusconi ML, Barozzi S, et al : Improvement of left visuo-spatial hemineglect by left sided transcutaneous electrical stimulation. Neuropsychologia 33 : 73-82, 1995
40) 網本和：半側無視治療における電気刺激療法．理学療法 14：554-558，1997
41) Robertson IH : Use of left vs right hand in responding to lateralized stimuli in unilateral neglect. Neuropsychologia 29 : 1129-1135, 1991
42) 前田真治：音楽療法．小林祥泰(編)：脳血管性うつ状態の病態と診療，メディカルレビュー社，pp169-173, 2001
43) Stanton KM, Pepping M, Brockway JA, et al : Wheelchair transfer training for right cerebral dysfunctions : An interdisciplinary approach. Arch Phys Med Rehabil 64 : 276-280, 1983
44) Butter CM, Buchtel HA, Santucci R : Spatial attentional shifts : Further evidence for the role of polysensory mechanisms using visual and tactile stimuli. Neuropsychologia 27 : 1231-1240, 1989
45) Butter CM, Kirsch N : Combined and separate effects of eye patching and visual stimulation on unilateral neglect following stroke. Arch Phys Med Rehabil 73 : 1113-1119, 1992
46) Rossi PW, Kheyfets S, Redding MJ : Fresnel prism improve visual perception in stroke patients with homonymous hemianopia or unilateral visual neglect. Neurology 40 : 1597-1599, 1990
47) Rossetti Y, Rode G, Pisella L, et al : Prism adaptation to rightward optical deviation rehabilitates left hemispatial neglect. Nature 395 : 166-169, 1998
48) Arai T, Ochi H, Sasaki H, et al : Hemispatial sunglass ; effect on unilateral spatial neglect. Arch Phys Med Rehabili 78 : 230-232, 1997
49) Gordon WA, Hibbard MR, Egelko S, et al : Perceptual remediation in patients with right brain damage : a comprehensive program. Arch Phys Med Rehabil 66 : 353-359, 1985
50) Seron X, Deloche G, Coyette F : A retrospective analysis of a single case neglect therapy ; a point of

therapy. *In* Cognitive approaches in neuropsychological rehabilitation. (Seron X, Deloche G eds), Lawrence Erlbaum Associates. Hillsdale, New Jersey, pp289-316, 1989

51) Robertson IH, North N, Geggie C : Spatiomotor cueing in unilateral left neglect : three case studies of its therapeutic effects. J Neurol Neurosurg Psychiatry 55 : 799-805, 1992
52) Karnath HO, Schenkel P, Fisher B : Trunk orientation as the determining factor of the physical anchor of the internal representation of body orientation in space. Brain 224 : 1997-2014, 1991
53) 杉本諭, 他：体幹回旋により見かけ上の右無視(左偏位)を示した左半側半側無視の 1 例. 失語症研究 15：209-214, 1995
54) Fleet WS, Valenstein E, Watson RT, et al : Dopamine agonist therapy for neglect in humans. Neurology 37 : 1765-1770, 1987
55) 井上雄吉：半側空間無視に対する低頻度経頭蓋磁気刺激(rTMS)の効果と局所脳血流量(rCBF)の変化について. リハ医学 44：542-553, 2007
56) 大沢愛子, 前島伸一郎：半側空間無視と身体失認. Clinical Neuroscience 24：810-812, 2006
57) Denny-Brown D, Banker BQ : Amorphosynthesis from left parietal lesion. Arch Neurol Psychiat 71 : 302-313, 1954
58) Weinstein EA, Kahn RL : Denial of Illness : Symbolic and psychological aspects. Charles C Thomas, Springfield, 1955
59) Ullman M : Behavioral Changes in Patients Following Strokes Ⅲ, Charles C Thomas, Springfield, 1962
60) Babinski J. : Contribution al' etude des troubles mentaux dans l' hemiplegie organique cerebrale (anosognosie). Rev Neurol 27 : 845-848, 1914
61) Bisiach E : Unawareness of disease following lesions of the right hemisphere : Anosognosia for hemiplesia and anosognosia for hemianopsia. Neuropsychologia 24 : 471-482, 1986
62) Cutting J : Study of anosognosia. J Neurol Neurosurg Psychiatry. 41 : 548-555, 1978
63) Starkstein SE, Fedoroff JP, Price TR et al : Anosognosia in patients with cerebrovascular lesions. A study of causative factors. Stroke 23 : 1446-1453, 1992
64) Hecaen H, Albert ML : Human neuropsychology. John Wiley & sons, New York, pp303-307, 1978
65) 久保浩一, 木村臣良：身体失認と病態失認. 脳卒中と神経心理学(平山恵造, 田川皓一編), 医学書院, 東京, pp309-313, 1995
66) Fredericks JAM : Disorders of body schema. (Vinken PJ, Bruyn GW, Klawans HL et al eds), *In* Handbook of Neurology Clinical Neuropsychology. Elsevier, Amsterdam. vol 45, pp373-393, 1985
67) 森　悦朗. 右半球損傷患者における片麻痺の否認と半身の認知異常　─脳血管障害急性期での検討. 臨床神経 22：881-890, 1982
68) 峰松一夫：病態失認. 失語症研究 11：100-106, 1995
69) Hecaen H : Clinical symptomatology in right and left hemisphere lesions. *In* Interhemispheric relations and cerebral dominance (Mountcastle V, ed), Johns Hopkins University Press, Baltimore, pp215-243, 1962
70) Hier DB, Mondlock C, J, Caplan LR : Berhavioral abnormalities after right hemisphere stroke. Neurology 33 : 337-344, 1983
71) Maeshima S, Dohi N, Funahashi K et al : Rehabilitation of patients with anosognosia of hemiplegia due to intracerebral hemorrhage. Brain Injury 11 : 691-697, 1997
72) Berti A, Bottini G, Gandola M, et al : Shared cortical anatomy for motor awareness and motor control. Science 309 : 488-491, 2005
73) Sakai Y, Nakamura T, Sakurai A, et al : Right frontal area 6 and 8 are associated with simultanapraxia, a subject of motor imperisistence. Neurology. 54 : 522-524, 2000
74) Denny-Brown D, Banker BQ : Amorphosynthesis from left parietal lesion. Arch Neurol Psychiatry 71 : 302-313, 1954
75) Yamadori A : Self-awareness and its disorders. Proceedings of International Symposium "Computation, cognition & consciousness" International Institute for Advanced Studies, Kyoto, pp137-142, 1994
76) Geschwind N : Disconnection syndromes in animals and man. Brain 88 : 237-294. 1965
77) Levine DN : Calvanio R, Rinn WE : The pathogenesis of anosognosia for hemiplegia. Neurology 49 : 1316-1322, 1991
78) Heilman KM : Anosognosia : possible neuropsychological mechanisms. *In* Awareness of deficit after brain injury (Prigatano GP, Schacter DL eds), Oxford University Press. New York. pp53-62, 1991
79) Weinstein EA, Kahn RL, Malitz S et al. : Delusional reduplication of parts of the body. Brain 77 : 45-60, 1954
80) Mesulam MM : Attention, confusional state, and neglect. *In* Principles of Behavioral Neurology (Mesulam MM ed), FA Davis. Philadelphia, pp125-168, 1985
81) Denny-Brown D : The nature of apraxia. J Nerv Ment Dis 126 : 9-33, 1958
82) Gerstmann J, Schilder P : Ber eine besondere Gangstrung bei Stirnhirnerkrankung. Wien Med Wschr 76 : 97-102, 1926
83) Yamadori A, Osumi Y, Imamura T, et al : Persistent left unilateral apraxia and a disconnection theory. Behav Neurol 1 : 11-22, 1988
84) Jackson JH : *In* Selected Writings (Talor J ed), Hodder and Stoughton, London, 1932
85) 前島伸一郎, 前島悦子, 松本朋子, 他：構成障害のリハビリテーション. 臨床リハ 8：504-508, 1999
86) Gerstmann J : Fingeragnosie : Eine umschriebene Storung der Orientoerung am eigen Koper. Wschr 37 :

1010, 1924.：Fingeragnosie und isolierte Agraphie：ein neues Syndrom. Z Gesamte Neurol Psychiatr 108：152, 1927.(坂東充秋，杉下守弘訳，解説．精神医学 24：665，773．1982)

87) Heimburger RF, Demyer W, Reitan RM：Implication of Gerstmann's syndrome. J Neurol Neurosurg Psychiatry 27：52, 1964

88) Poeck K, Orgass B：Gerstmann's syndrome and aphasia. Cortex 2：421, 1966

89) 前田真治，頼住孝二，横山巌：脳卒中患者の屋外歩行能力獲得に関する要因の分析．脳卒中 11：111-118, 1989

90) 福井圀彦，小林邦雄，今村哲夫，他：脳血管損傷と失認症(第1報)．リハ医学 5：323，1968

91) 日本失語症学会編：標準高次動作性検査，失行症を中心として．医学書院，1985

92) 日本失語症学会編：標準高次視知覚検査．新興医学出版，1997

93) Weinberg J, Diller L, Gordon WA, et al：Visual scanning training effect on reading-related tasks in acquired right brain damage. Arch Phys Med & Rehab 58：479-486, 1977

94) Luria AR, Naydin VL, Tsvetkova LS, et al：Restration of Higher Cortical Function Following Focal Brain Damage. Handbook of Clinical Neurol (Vinkin PJ, et al), vol 3, pp368-433, North-Holland Publish Company, Amsterdam, 1969

95) Siev E, Freishtat B：Perceptual Dysfunction in the Adult Stroke Patient (福井圀彦，河内十郎監訳：失行・失認の評価と治療，成人片麻痺を中心に，医学書院，1980)

96) Ayres JA：Perception of space of adult hemiplegic patients. Arch Phys Med 43：552-555, 1962

97) Ayres JA：Institute on Sensory Integrative Dysfunction and Learning Disabilities. Lecture, Sheraton-Boston, p13-14, 1972

98) Fox JVD：Effect of Cutaneous Stimulation on Performance of Hemiplegic Adults on Selected Tests of Perception. Thesis Univ S. Cal, 1963

99) 鎌倉矩子：失行・失認の治療とリハビリテーション．精神科 MOOK，失語・失行・失認，金原出版，pp148-154，1982

E. 파킨슨병과 재활

1) 山永裕明，中西亮二，野尻晋一：パーキンソン病．別冊/実践リハ処方，臨床リハ，医歯薬出版，pp89-97，1996

2) Wroe M, Greer M：Parkinson's disease and physical therapy management. Phys Ther 53：849-854, 1973

3) Bilowit DS：Establishing physical objectives in the rehabilitation of patients with Parkinson's disease (gymnasium, activities). Phys Ther Rev 36：176-178, 1956

4) Bobath B：The treatment of neuromuscular disorders by improving patterns of coordination. Physiother 50：246-249, 1969

5) Kabat H.：Studies on neuromuscular dysfunction. XV. Role of central facilitation in restoration of motor function in paralysis. Arch Phys Med 33：521-533, 1952

6) Szekely BC, Kosanovich N, Sheppard W：Adjunctive treatment in Parkinson's disease；physical therapy and comprehensive group therapy. Rehabil Lit 43：72-76, 1982

7) Gauthier L, Dalziel S, Gauthier S：The benefits of group occupational therapy for patients with Parkinson's disease. Am J Occup Ther 41：360-365, 1987

F. 심장질환과 재활

1) 土肥豊：虚血性心疾患．リハビリテーション医学全書Ⅱ(明石謙編)：合併症の管理，医歯薬出版，pp148-153，1988

2) 佐藤徳太郎：内部障害のリハビリテーション．医歯薬出版，1995

3) International Society and Federation of Cardiology. Scientific Council on Rehabilitation of Cardiac Patients：Myocardial Infarction：How to Prevent, How to Rehabilitate, pp63-68, 1983

4) Borg G：Perceived exertion as an indicator of somatic stress. Scan J Rehab Med 2：92-98, 1970

5) 丸岡弘，他：虚血性心疾患の病気別理学療法ガイドライン．理学療法 19：225-232，2002

6) American association of cardiovascular and pulmonary rehabilitation：Guidelines for cardiac rehabilitation program, 3rd eds, Human Kinetics, 1999

7) 川久保清：運動負荷試験．理学療法 11：97-105，1994

8) 篠山重威：心不全，重症度，現代医療 22：555-560，1990

9) 宮野佐年：急性心筋梗塞；実践リハ処方．臨床リハ別冊，医歯薬出版，pp149-154，1996

10) 村上元彦，大津正一，他：老年心筋梗塞の特徴．老年病 1：137，1957

G. 호흡기질환과 재활

1) Pauwels RA, et al：Global strategy for the diagnosis, management, and prevention of chronic obstructive pulmonary disease. NHLBI/WHO global intensive for the chronic obstructive lung disease (GOLD) workshop summary. Am J Respir Crit Care Med 163：1256-1276, 2001

2) 谷本晋一：呼吸器疾患のリハビリテーション．標準リハビリテーション医学(津山直一監修)，医学書院，p315-327，1986

H. 생활습관병의 재활

1) 佐藤祐造：糖尿病のコントロールと運動．臨床リハ 3：187-191，1994

2) 佐藤徳太郎：糖尿病．臨床リハ別冊/リハビリテーションにおける評価，医歯薬出版，pp296-304，1996

I. 요로질환과 재활

1) 服部孝道，安田耕作：神経因性膀胱の診断と治療 第 2 版，医学書院，1990
2) 河邊香月：排尿のメカニズム，神経因性膀胱の原因，分類，診断・治療の原則．臨床リハビリテーション；排尿排便障害　性機能障害(岩倉博光，他編)，医歯薬出版，pp1-25，1990
3) 安田耕作，東條雅季，服部孝道：脳血管障害による排尿障害．Pharma Medica 8：41-45，1990
4) 能登宏光，土田正義：脳血管障害における排尿筋無抑制収縮に関する検討．脊椎脊髄ジャーナル 4：13-17，1991
5) 土田正義，西沢理：脳血管障害と排尿障害．老化と疾患 5：24-27，1992

J. 치매의 재활

1) 大塚俊男：医療施設内における痴呆性老人の出現率に関する研究．昭和 62 年度厚生省科学研究補助金報告書，1988
2) American Psychiatric Association：Diagnostic and Statistical Manual of Mental Disorders. Ⅳth ed, American Psychiatric Association, Washington DC, 1994
3) 厚東篤生：痴呆の病理学—Alzheimer 病における Meynert 核の病変. Clinical Neuroscience 1：156-159, 1983
4) 森島真帆，井原康夫：Alzheimer 病とタウ蛋白．Clinical Neuroscience 9：28-30，1991
5) 朝長正徳：痴呆の病理．痴呆の百科(長谷川和夫監修)，平凡社，pp122-134，1989
6) 介護保険制度の検討．国民の福祉の動向，厚生統計協会，p92，1997
7) Hachinski VC, Lassen NA, Marshall J：Multi-infarct dementia. A cause of mental deterioration in the elderly. Lancet 2：207-210, 1974
8) 赫彰郎：痴呆性疾患の画像診断．第 94 回日本内科学会総会抄録集，pp84-85，1997
9) 正木かつら，前田真治，古橋紀久，他：緩徐進行性失語症とその症候—本邦報告例による文献的考察．北里医学 26：397-411，1996
10) Hakim AM, Mathieson G：Basis of dementia in Parkinson's disease. Lancet 2：729, 1978
11) 松下正明：パーキンソン病の臨床—痴呆とその病理学的背景．老年精神医学 5：353，1988
12) Benson DF：痴呆とパーキンソン症候群(新井平伊訳)．精神医学 30：1277，1988
13) 下垣光：アルツハイマー病のデイケア．老年期痴呆診療マニュアル　第 2 版(上田慶二，他編，長谷川和夫監修)，日本医師会，pp251-260，1999

K. 근골격계 질환의 재활

1) 関直樹：老人骨折の特徴. 臨床リハ 5：995-1001, 1996
2) Kane RL, et al：Instability and Falls. Essentials of Clinical Geriatrics. McGraw-Hill Information Services, New York, pp191-211, 1989
3) Magness JL, Garrett TR, Erickson DJ：Swelling of the upper extremity during whirlpool baths. Arch Phys Med Rehab 51：297-299, 1970
4) Duffield MH(ed)：Exercise in Water(宮下充正，他訳：ダッフィールド・水治療法．医歯薬出版，1984)
5) 木村博光：脳血管障害に合併した大腿骨頸部骨折．臨床リハ 2：718-722，1993
6) Garden RS：Low-angle fixation in fractures of the femoral neck. J Bone Joint Surg 43-B：647-663, 1961
7) Jensen JS, Michaelsen M：Trochanteric femoral fractures treated with McLaughlin osteosynthesis. Acta Orthop Scand 46：795-803, 1975
8) 軽部俊二：大腿骨頸部内側骨折に対する私の治療法．整形外科 MOOK 62，金原出版，pp104-108，1991
9) 軽部俊二，亀田英俊：大腿骨頸部骨折の治療とリハビリテーション．臨床リハ 5：1002-1008，1996
10) 鈴木一太，他：大腿骨頸部外側骨折に対する観血的治療成績の検討．整形外科 29：1707-1713，1978
11) 渡辺丈眞：高齢者の転倒の疫学．理学療法 18：841-846，2001
12) Bougie JD, Morgenthal AP：The Aging Body, Conservative Management of Common Neuromusculoskeletal Conditions, McGraw-Hill, New York, pp1-45, 2001
13) Perell KL, et al：Fall risk assessment measures：an analytic review. J Gerontol A Biol Sci Med Sci 56：M761-766, 2001
14) Shumway-Cook A, Woollacott M：Motor control theory and practical applications. Williams & Wilkins, Baltimore, pp119-142, 1995
15) 折茂肇(編)：新老年医学．東京大学出版会，pp125-143，291-319，411-437，527-536，1999
16) Winegard KJ, et al：A 12-year follow-up study of ankle muscle function in order adults. J Gerontol Biol Sci 51：B202-207, 1996
17) 新野直明：老年症候群　運動療法(1)転倒．Geriatric Medicine 36：849-853，1996
18) Rich C：Osteoporosis, Principles of Internal Medicine. Harrison, McGraw-Hill, New York, p1335, 1966
19) 水野耕作：老年者の診断，各論—運動系(主として osteoporosis)．診断と治療 77：(別冊号)：206-215，1989
20) Williams PC：Examination and conservative treatment for disc lesion of the lower spine. Clin Orthop 5：28-40, 1965
21) 石田肇：骨関節疾患．臨床医 11：982-986，1985
22) 守屋秀繁：シンポジウム変形性膝関節症の病態から見た治療法の選択，変形性膝関節症の治療方針．臨床整形外科 35：114-116，2000
23) 石井信一郎，石井美和子，赤木家康：変形性膝関節症の理学療法における課題と今後の展望．理学療法 17：31-34，2000
24) 石川齋，武富由雄(編)：図解理学療法技術ガイド—理学療法臨床の場で必ず役立つ実践の全て．第 2 版，文光堂，p986-994，2001
25) 戸田佳孝，竹村清介，他：変形性膝関節症と体重に

対する下肢除脂肪量の関連性について．整形外科 51：356-360，2000
26) 守屋秀繁，他：シンポジウム変形性膝関節症の病態から見た治療法の選択—変形性膝関節症に対する鏡視下手術．臨床整形外科 35：133-139，2000
27) 斎藤知行，他：シンポジウム変形性膝関節症の病態から見た治療法の選択—変形性膝関節症に対する高位脛骨骨切り術．臨床整形外科 35：141-147，2000
28) 秋月章，他：シンポジウム変形性膝関節症の病態から見た治療法の選択—人工膝単顆置換術の術後成績と非置換部位の変化—術後 5～12 年の前向き研究．臨床整形外科 35：149-157，2000
29) 市橋則明，他：変形性膝関節症に対する筋力トレーニング再考．理学療法学 28：76-81，2001

M. 고령 절단자의 재활

1) 林富貴雄：閉塞性動脈硬化症に対する運動療法プロトコールと効果．循環器科 45：542-547，1999
2) 三島好雄，日本脈管学会編：下肢閉塞性動脈硬化症の診断・治療指針日本語版．BIOMEDIS，2000
3) 吉川純一，松尾汎，高木誠：閉塞性動脈硬化症診療の手引き．協和企画，2000
4) 古森公浩：重症別薬物治療の実際．末梢血管疾患の薬物治療(江里健輔，善甫宣哉編)，医歯薬出版，pp127-136，2000
5) Regensteiner JG, Meyer TJ, Krupski WC, et al：Hospital vs home based exercise rehabilitation for patients with peripheral occlusive disease. Angiology 48：291, 1997
6) 中山彰一：四肢閉塞性動脈硬化症．理学療法ハンドブックケーススタディー(細田多穂，柳沢健編)．第1版，協同医書出版社，pp819-828，1994
7) 石神重信：下肢血行障害とリハビリテーション．臨床リハ 4(6)：515-521，1995
8) 岡田恒夫：ASO と高脂血症．臨床リハ 7：998-1001，1998
9) 沢村誠志：末梢血管障害と切断部位の決定方針，切断と義肢．医歯薬出版，pp28-29，1973
10) 武智秀夫：切断のリハビリテーション．標準リハビリテーション医学(津山直一監修)，医学書院，pp252-260，1986
11) 前田真治，長澤弘，正木かつら，他：脳卒中発症後に生じた下肢閉塞性動脈硬化症による壊疽患者のリハビリテーション．第 32 回日本リハビリテーション学術集会抄録集，1995

N. 류마티스관절의 재활

1) Pincus T, Summey JA, et al：Assessment of patient satisfaction in activities of daily living using a modified Stanford Health Assessment Questionnaire. Arthritis Rheum 26：1346-1353, 1983
2) Meenan RF, Mason JH, et al：AIMS2：The content and properties of a revised and expanded arthritis impact measurement scale health status questionnaire. Arthritis Rheum 35：1-10, 1992
3) 佐藤元，他：AIMS2 日本語版の作成と慢性関節リウマチ患者における信頼性および妥当性の検討．リウマチ 35：566-574，1995
4) 水落和也，高倉朋和：早期リハのかかわり(特集　関節リウマチ—最近の知見とリハビリテーション)．総合リハ 32：723-727，2004
5) 福元哲也：クリティカルパスを用いた計画的治療(特集　関節リウマチ—最近の知見とリハビリテーション)．総合リハ 32：729-738，2004
6) 前田真治：増補リウマチの生活ガイド．医歯薬出版，pp61-73，2000
7) 南川義隆：手の痛みと変形(特集　リウマチの外来リハビリテーション—主訴からみるコツ)．臨床リハ 11：280-288，2002
8) 佐浦隆一，木田晃弘，伊藤智永子：足部の痛みと変形(特集　リウマチの外来リハビリテーション—主訴からみるコツ)．臨床リハ 11：289-297，2002
9) 松元義彦，安藤千恵，古別府さおり：関節リウマチ(増大特集　最新版　テクニカルエイド　福祉用具の選び方・使い方　Ⅳ．障害・疾患特性からみたテクニカルエイドのプランニング)．OT ジャーナル 36：741-745，2002

Ⅳ. 알아두어야 할 다양한 문제점

A. 장애인의 심리

1) Cohn N：Understanding the process of adjustment to disability. J Rehabil 27：16-18, 1961
2) Lozoff B, Brittenham GM, Transe MA, Kennel JH, Klaus MH.：The mother-newborn relationship：limit of adaptability. Josanpu Zashi 32(9)：564-567. 1978
3) Wright BA：Physical disability-A psychological approach, Harper & Row, New York, p134-137, 1960
4) 三沢義一：障害と心理．リハビリテーション医学講座第 9 巻，医歯薬出版，1985
5) Fink SL：Crisis and motivation：A theoretical model. Arch Phys Med Rehabil 48：592-597, 1967
6) Kübler-Ross E：The care of the dying-whose job is it? Psychiatry Med 1：103-107, 1970
7) Kübler-Ross E：On death and dying. McMillan, 1969 (川口正吉訳：死ぬ瞬間．読売新聞社，1971)
8) Drotar D：The adaptation of parents to the birth of an infant with a congenital malformation：a hypothetical model. Pediatrics 56：710-717, 1975
9) Weller DJ.：Emotional reactions of patient, family, and staff in acute-care period of spinal cord injury：part 1. Soc Work Health Care 2：369-377, 1977
10) Rohe DE：Psychological aspects of rehabilitation. *In* Rehabilitation Medicine (DeLisa JA, et al eds), Principles and Practice ed, 2, Lippincott, Philadelphia, p131-151, 1993
11) 本田哲三：障害適応へのアプローチの概説．リハ医学 32：648-650，1995
12) 加藤正明，他(編)：精神医学事典．弘文堂，1978

B. 폐용증후군, 오용증후군, 과용증후군

1) Hirschberg G, et al：リハビリテーション医学の実際. pp34-45, 日本アビリティーズ協会, 1980
2) 蜂須賀研二：二次障害の発症と予防—廃用, 過用, 誤用. リハ医学 30：634-638, 1993
3) 大川弥生, 上田敏：重症ハイリスク疾患による全身体力消耗状態のリハビリテーション—東京大学の場合. 総合リハ 17：330-336, 1989
4) 竹内孝仁：図解・リハビリテーション事典. 広川書店, p155, 1988
5) 上田敏：リハビリテーションの思想. 医学書院, pp45-57, 1987
6) Muller EA：Influence of training and of inactivity on muscle strength. Arch Phys Med Rehabil 51：449-463, 1970
7) Washburn KB 著, 千野直一監訳：リハビリテーション・マニュアル. 医学書院, pp99-102, 1987
8) 広瀬好郎, 松本真美, 橋崎仁司, 他：在宅脳卒中後遺症者の QOL とその活動量. 第 22 回日本理学療法士学会抄録, 1987
9) Perkins G：Rest and movement. J Bone Joint Surg 358：521-539, 1953
10) Kurzen F, 他(編著), 荻島秀男, 他(訳)：KRUSEN リハビリテーション体系. 医歯薬出版, 1981
11) 前田真治, 横山巌：ポジショニングと姿勢変換. 総合リハ 20：749-754, 1992
12) 服部一郎, 細川忠義, 和才嘉昭：体位変換. リハビリテーション技術全書, 医学書院, pp418-421, 1974
13) Davis II, Davis PM：急性期—ポジショニングとベッドや椅子での動き. Steps to Follow(富田昌夫訳), Springer-Verlag, pp63-83, 1987
14) 松井猛, 他：ベッドポジショニングと体位変換(1). Brain Nursing 5：502-506, 1990
15) 両角久子：片麻痺患者のベッドの上の良肢位をどう保つべきか. 脳卒中最前線(福井圀彦, 他編), 医歯薬出版, pp65-66, 1987
16) 豊倉穣：ベッドサイドのリハビリテーションプログラム. 臨床リハ 1：18-25, 1992
17) 箭原修：Right neck rotation. 神経心理学 3：27-32, 1987
18) 横山巌：リハビリテーション・プログラム. 治療学 6：84-88, 1981
19) Kosiak M：Etiology of decubitus ulcers. Arch Phys Med Rehabil 42：19-29, 1961
20) Landis EM：Micro-injection studies of capillary permeability：Effect of lack of oxygen in permeability of the capillary wall to fluid and plasmaprotein. Am J Physiol 83：538-542, 1928
21) Shea JD：Pressure sore. Clin Orthop Relat Res 112：89-100, 1975
22) 前田真治, 高橋由美, 頼住孝二, 他：人工炭酸泉浴剤の褥創温湿布療法における皮膚温の変化. 日本温泉気候物理医会誌 53：195-199, 1990
23) Maeda M, Hayashi H, Yokota M：The effects of high concentration artificial CO_2 warm water bathing for arteriosclerotic obstruction. 34th World Congress of the International Society of Medical Hydrology and Climatology(ISMH), 2002
24) Bassett CAL, Becker RO：Generation of electric potentials by bone in response to mechanical stress. Science 137：1063-1064, 1962
25) Justus R, Luft JH：A mechanochemical hypothesis for bone remodeling induced by mechanical stress. Calcif Tissue Res 5：222-235, 1970
26) Mack PB, La Chance PL：Effects of recumbency and spaceflight as bone density. Am J Clin Nutr 20：1194, 1967
27) Steinbrocker O：The shoulder-hand syndrome. Present perspective. Arch Phys Med Rehabil 49：389-395, 1968
28) Detrick JB, et al：Effects of immobilization upon various metabolic and physiologic functions of normal men. Am J Med 4：3-36, 1948
29) Taylor HI, et al：Effects of bed rest on cardiovascular function and work performance. J Appl Physiol 2：223-239, 1949
30) Buxton WH, et al：Effects of decreased variation in the sensory environment. Can J Psychol 8：70-76, 1954
31) 上田敏：肩手症候群. 日本臨牀 45：278, 1987
32) 太田喜久夫：杖の使用による誤用症候群について. 総合リハ 22：375-380, 1994
33) Blankstein A, et al：Hand problems due to prolonged use of crutches and wheelchairs. Orthop Rev 14：29-34, 1985

C. 노인과 성

1) 川平和美：脳卒中患者の性機能, 臨床リハビリテーション(排尿障害, 性機能障害). 医歯薬出版, pp209-221, 1990
2) Klein R, Klein BE, et al：Prevalence of self-reported erectile dysfunction in people with long-term IDDM. Diabetic Care 19：135-141, 1996
3) 川平和美, 田畑さよ子, 他：脳卒中患者の性機能障害と身体要因の関連について. リハ医学 23：7-73, 1986
4) Nemec ED, Mansfield L, Kennedy JW：Heart rate and blood pressure responses during sexual activities in normal males. Amer Heart J 92：274-277, 1976
5) 荒木乳根子：高齢者の性. 総合リハ 23：869-874, 1995

D. 삼킴 장애

1) 藤島一郎：嚥下障害の評価. 臨床リハ 1：705-708, 1992
2) 平野実：嚥下の生理と病態生理. 理学療法 2：167-179, 1985
3) 鈴木俊夫監修：口腔ケア. 日総研出版, pp24-32, 1996
4) 本多知行：嚥下障害. 臨床リハ別冊：脳卒中リハビリテーション外来診療, 医歯薬出版, p150-154, 1997

5) Ohmae Y, Ogura M, Katahara T, et al：Effects of head rotation on pharyngeal function during normal swallow. Ann Otol Rhinol Laryngol 107：344-348, 1998
6) 前田真治，頼住孝二，古橋紀久，他：脳血管障害後の仮性球麻痺による嚥下障害のリハビリテーション．第 26 回日本リハビリテーション医学会総会抄録, 1989
7) 藤島一郎：脳卒中の摂食・嚥下障害　第 2 版，医歯薬出版，p85，1998

노인의 존엄

노인의 존엄이라는 말이 있다. 중년 이상의 인간이라면 누구라도 잘 알고 있는 말이다. 현재의 노년이라 불리는 사람들이라면, 유교에서 유래되는 "임금에게 충성, 어버이에게 효도"라든가, "연장자에게 복종하라" 라든가, "아침에 마주치면 반드시 인사를 올려라"든가 일상의 예의를 모두가 교육받고 있다. 이들은 살아가는 데에 당연한 예의로 되었다. 초등학교에서의 교육 안에서 그것은 인간으로서 당연한 행위로서 지켜야 할 규칙으로 하여 살아왔다. 숙제를 잊고 가면 머리에 군밤을 맞거나 물이 들어간 양동이를 양손으로 들고 서 있게 하여도 트집을 잡는 어버이는 한 사람도 없었다. 형편이 어려운 동료가 있으면 모두가 감싸서 위로하지만 나쁜 일을 하는 동료가 있으면 모두가 그 악동에게 대항하는 용기를 가져라, 라고 교육받았다.

옛날에는 수신이라는 시간도 있어 이들의 교육을 전문으로 교육받는 시간도 있었으나 기타의 교과목에서도 "인간이 걸어야 할 길"을 항상 교육받고 있다.

현재도 우리들 의료에 관여하는 사람들이나 상기와 같은 교육을 받아온 사람들은 그러한 정신은 잊지 않고 있으며 일본 후생성이나 시도의 위생과의 담당자는 옛날의 유교적 정신에 기초하여 의료시설이나 간병시설을 지도 · 관리하고 있다.

그것은 그것으로 훌륭한 일이며 당연한 것이라 생각하고 있다. 그러나 최근에는 과연 그것으로 좋은 것인가, 옛날처럼 획일적으로 수정 없이 받아들여도 되는지 아닌지 갈피를 못 잡 는 부분이 적어지고 있는 것이 현 상황이다.

그래서 조금 생각해보고 싶은 것이다. 중국, 한국을 거쳐 일본에 들어온 유교를 그대로 현재의 일본에서 실시하려고 하는 데에 다소 무리가 있을지도 모른다. 이들의 교육을 받은 시대로부터 60년 이상 경과하고 그 동안, 태평양전쟁, 패전, 교육제도의 변화, 사회세상의 대변혁, 등 여러 가지가 있어 국민의 사고방법도 상당히 바뀌어버렸다.

옛날에 "장로(덕망을 갖춘 연장자)의 존엄"을 제창한 시대는 인간의 수명은 50~60세이고 우리들이 장로라 불렀던 사람들은 건강에도 예지에도 복을 받은 소수의 사람들이고 일반 사람들보다 한층 장수하고 70~90세, 얼굴모양이나 자태 · 풍모 · 인격이 우수하고 무슨 일이 있을 때마다 민중을 지도하고 통솔을 할 수 있으며, 오랜 경험 · 실력에 기초하여 민중을 지도 · 교육할 수 있는 상태를 일컬은 것이었다.

현재는 어떠할까? 어디를 향해도 장로들뿐이고 치매가 예상을 넘어서 증가하고 있으며 간병에 다대한 노고와 일손을 필요로 하고, 뜻도 모르는 이야기를 하거나 때로는 난폭하고 의복도 더러워진 채가 되면 옛날의 장로의 존엄과는 훨씬 다른 이미지가 되어버려 존경은커녕 경멸의 생각이 솟아올라 학대하고 싶어지거나 때로는 살인에까지 이르는 것이라 생각된다.

최근의 TV나 신문에 매일같이 자식에게 살해된 어버이가 많은 데에는 정말 우리들의 연대의 사람에게는 슬프고 마음을 찌르는 것이다. 거기까지 이르지 않을 수 없었던 사정은 오랜 동안 치매를 보아온 우리들에게는 잘 이해될 수 있는 것이다.

세상에 이러한 문제가 일어나면 "그것은 가치관의 문제다"로 끝내는 사람이 많지만, 보석과 인간을 함께 할 수는 없다. 인간과 보석에서는 그 참된 가치는 수가 많고 적은 것도 아닌가 하면 가격도 아니고 외관의 보기 좋고 나쁜 것도 아니다. 몸속을 흐르고 있는 혈액(빛남)이다.

"장유유서"라는 말이 있는 것처럼 겉보기는 별거 아닌 것처럼 보이는 인간에서도 자기보다 먼저 태어나고 보다 많은 경험을 하고 있는 선배이기 때문에 무언가 지기보다 우수한 면을 갖고 있을 것이다. 치매의 환자에서도 100% 잘못된 것을 말하고 있는 것은 아니다. 몇 %는 바른 말을 이야기하고 있는 것이다. 그것을 습득할 작정으로(때로는 가르침을 받을 작정으로) 듣는 마음의 준비를 하고 있는 것이 반드시 필요하다. 때로는 가슴에 와 닿는 것 같은 발언도 있다. 심기가 좋지 않으면 멍청한 놈이라 불리는 일도 있다. 나에게 침을 뱉을지도 모른다. 그 정도로 물러날 것 같으면 간병의 길이 프로라고는 할 수 없는 것이다.

색인

ㅅ